U0177144

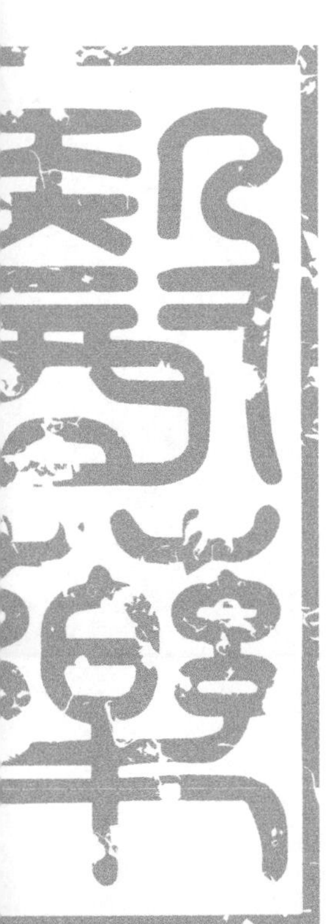

中国近现代中医药期刊续编

第一辑

幸福报

（三）

王咪咪◎主编

2019年度北京市古籍整理出版资助项目

北京科学技术出版社

本報特聘羅家衡律師為法律顧問

幸福三日刊

中華郵政特准掛號認為新聞紙類

幸福報

銘儀署

第二四一期

（民國十八年八月十一日）

◀每份售洋二分▶

館址上海三馬路雲南路口

定報價目

每三日出一張五個月一元全年二元寄費在內本外埠一律國外加倍郵票代現九五計值

廣告價目

每期每格（共計五方寸）五元均排於新聞之旁如嵌入新聞中長期面議

本期為花柳病專號讀者注意

可怕的花柳病（一）

（蔣文芳）

□花柳病的種類
□花柳病的危險
□花柳病的治療
□花柳病的避免

△花柳病的種類▽ 花柳病的起因。大概是從性器官的接觸上得到的。因着所受毒勢的輕重。以及療治的適當與否。那所發的症狀。也就各各不同。我們大概分別起來。約有下列的五種(一)同已有花柳病的異性接觸之後。大約在一星期至二星期的中間。也許有不滿一星期。或者不止二星期的。那是例外了。在小便的時候。覺得熱烈烈地有些疼痛。小溲頻數。時時要解。但是每次解得很少。剛才坐定。又要解溲。排洩出來的尿色。或黃或紅。中間有時雜下些砂粒狀的硬塊。或者一條條的血和其他粘質混合的東西。解完之後。常常有些淡黃色的粘液。從尿孔中流出。後來溲時雖已不痛。可是這淡黃色的粘液。還是流個不停。這就叫做淋濁。(二)在淋濁已發之後。或未發之前。性器官上覺得又癢又痛。發出一二顆細粒。這種細粒漸漸地腐化開來。在女性要從陰道腫腐到外面的大小陰唇以外。所以格外痛苦。尤其是小溲的時候。格外難受。然而男性有時先把包皮腐腫起來。也是異常受累。往往一瀉千里。把這孽根爛得盪然無存。解除武裝。淪入無槍階級。雖說是窮兵黷武者應有的結果。可是這局部問題。往往牽涉到全體。竟然要危害到性命上的。這就叫做下疳。(三)在淋濁雜下的時候。腿根的裏面。結了一個硬塊。這種硬塊。在體弱的人。多跑了路。也能夠生出來的。紅色鮮明。易潰易斂。不比那有毒的硬塊。疆硬異常。一時不肯作膿。顏色紫暗。膿少多流黃水。硬塊雖腐不消。往往延長到半年以上。不肯收斂。這叫做橫痃。(四)上面所說的花柳病還是發在局部的呢。再有發洩到全身體去的。在皮膚之下。隱隱現出一粒粒像棉子般大的瘢痕。騷癢難忍。牠竟不肯替人隱瞞。公然發到頭部。使人一望而知。那真有傷顏面了。並且隨時隨地在身體的各部分。結成紫色的小塊。漸漸腐爛開來。不容易收功。尤其歡喜惡作劇。在頭頂上爛成一個窖隧。說得好聽些。叫牠開天窗。或者竟然把整個的鼻子爛掉。這就叫做楊梅瘡。(五)還有一種毒勢深入到骨骱裏去。在平常的人。一時也看不出他有病。但是手腳一天天的痠痛。難動難行。只得睡倒。身體也一天天瘦弱下來。或者各種病狀同時顯露。更加利害了。這種人若不好好的療治。真是『坐以待斃』這就叫楊梅瘋。

本期要目

幸福　三日刊

淋病之豫防法

淋症因淋毒菌侵襲而起。與梅毒同。其原因蓋一在於不潔之交接也。故其確實之豫防法。亦惟在於不與娼妓等交接。然此又豈能盡人而强之者。必不得已。仍須講求豫防之法。而爲急則治標之計。則誠舉其重要者於左。以備參考焉。一、交接時、用混德兒。卽魯鐵撒克。（風流如意帶之類）頗有效、一、交接後。直以百倍之硝酸銀水。注入尿道之內。亦有効。雖然。此等方法。於實際上究不免煩累也。則更述其最簡便者。一、交接後。卽時排溺。卽以其尿沃其局部。充分洗之。此事雖稍近不潔。然絕無妨礙。可遥行之。且排溺時。兼能洗滌尿道。而尿又有消毒之性。必有濟也。其次所宜注意者如左。一、陰莖有創痕時。決不可爲不潔之交接。一、交接時。宜以里斯林、或油、塗於陰莖。一、未交接前。如稍有所疑。決不可過於飲酒。一、交接不可中途而廢。一、發洩宜速。請更就其理由而說明之。蓋淋毒菌者。往往能自細微之創痕侵入。故有創傷時。宜切忌之。而油爲粘滑劑。能造一種之薄層。故有防禦淋毒直接之功。多飲則發洩必遲。局部相接過久。則其感染之機會亦必多也。至交接不可中途廢止者。因射精時。其尿道内之不潔物必能流去。萬一中止。則其作用亦必與俱停。凡以一次發洩爲不足。尙欲鼓勇復戰者。此至危極險之事也。故發洩必宜從速云。（完）

梅毒之預防法

梅毒由接觸傳染而起。預防方法。留意於接觸可矣。就社會論之。對於娼妓之花柳病。當加以嚴重之取締。以防遏病毒之蔓延。就個人而言。務宜砥礪品行勿作狎邪遊。方可達自衛之目的。常人有以梅毒爲局部之疾病。而不加意者誤矣。蓋一經感染。不特害及全身。且長存於體内。至於數年數十年之久。尤可畏者。如侵入腦脊髓。則發生精神病。侵入心臟。則發生心臟病、此外由梅毒而起之疾病。不勝枚舉。若其病根已深。卽成不治之痼疾矣。（完）

可怕的花柳病（二）

是花柳病中最重的一種。

△花柳病的危險▽ 花柳病的傳染。極其迅速容易。一接觸間。那毒氣就傳過去了。有些病人們。常常哭喪着臉向我說『因爲酒醉的緣故。跑到娼門中去。可憐剛剛碰了一碰。不信覺然發得這們利害。』果然。初次涉足到花叢裏去的人。因着神筋上的恧縮和羞慙。不能得到充分的興奮。强而行之。自然容易放弛受毒了。尤其是一種經濟家。顧到他的代價問題。不願意輕於放棄權利。還是不雖到棄甲曳兵的時候。不肯出關。那所受的毒量。就格外可觀。將來發病也就格外嚴重了。嫖妓的人。至少一半也有妻子。然而大都瞞着妻子的。這位嫖先生他起初也不信自己已經受毒。他的夫人也無從曉得她的丈夫已經受毒。夫倡婦隨。那位無罪的夫人。勢必追踵步武。賢伉儷就變爲同病相憐了。可歎不可歎呢。花柳病的受着。旣然自從生殖器進去。而且大半又從生殖器發出病來。對于生殖問題。自然發生妨礙。我們中國人對于嗣續問題。非常重視。受着了這種病。所謂受香烟問題。吃糧飯問題。也就發生障礙了。卽使天不絕其嗣。那所生的小孩。也一定畸形不健全的。我曾看見過三位毒先生的令郎。生產下來。週身是沒有表皮的。紅滴滴着實可怕。兩位是不滿十三朝就跑到閻王那兒交卷去了。還有一位。千方百計的和他療治。居然還是活着。可是將來如何。那就不能保證了。還有五位毒夫人產下來的孩子。是盲目的。直到現在。還沒有法子使他們見見世面。這種孩子

介紹衛生方法　幸福三日刊　指導健康途徑

梅毒之來源與歷史

夫梅毒發現之歷史。據今人之所評論。頗難一律。而歐羅巴。則確在十五世紀之末。考古醫書中。絕無記錄此病者。按十五世紀終期。法蘭西查爾八世。嘗侵擾意大利之耐布爾斯。此次戰爭。雖於歷史上不甚顯著。而醫學上。因其爲屠戮人種。蔓延梅毒於歐州之一動機。故頗重視之。蓋當時查爾八世。以梟勇無賴之夫。尺攘寸奪。於千四百十四年。侵擾意大利。屢戰屢勝。進攻耐布爾斯。且圍嘉士代羅、努奧坡城。其時意大利之繁庶。亦與今日之巴黎相若。且又爲文明之中心點。美術之風。稱盛一時。一旦爲北狄法人之所侵敗。踐其他。廬其居。而淫其女若妻。慘無人理。此滅人國家者之長技也。而夷狄尤甚。於是法國軍隊所至。耐布爾斯之人民。皆罹有一種聞所未聞見所未見之奇疾。既苦戰爭。復患疾病。以爲人種將絕。人民大譁。草檄飛書。誓死抵抗。而梟勇無賴之查爾八世。竟狼狽逃歸。其初有兵三萬八千。中途戰死逃亡及罹病而死者。殆難以數計。而此等兵隊中。除法人而外。尚有瑞士、西班牙、德意志、及斯拉夫族之俄羅斯等人。於是其毒直蔓延及於歐洲之全部。卽此梅毒之謂也。至於梅毒之來源。經一再調查。始知輸入此病者。卽爲發見西大陸之哥侖波。按哥倫波於千四百九十三年三月十五日。事畢告歸。航於西班牙。時有卡鐵伊斯醫士者。與之偕行。曾於其日記錄中。載有某水手於歸途時。忽患一種奇疾、爲未經聞見者云云。是爲輸入梅毒之明證。而查爾八世之遠征。適當此毒輸入之明年。西班牙與耐布爾斯。相距又僅界一海峽。交通頗爲頻繁。當耐布爾斯被圍時。西班牙人之流寓者。實居多數。且當時習慣。凡軍隊必伴以婦人。是時城中婦人。因兵食不足。大多安置城外。法蘭西兵得直捕之。掠入陣中。大恣淫嬲。故未幾而梅毒大行。此其大概也。試一更溯其本源。則最初有此病者。實爲亞美利加之土人、由哥侖布輸入西班牙後。更由西班牙人而輸入耐布爾斯。再由耐布爾斯而輸入法蘭西軍。輾轉介紹。由是遂遍全歐矣。或曰。日本自何時始傳播此毒。曰。自葡萄牙人。瓦士庫達戛馬至印度始。在千四百九十八年。爲歐洲梅毒極盛之時。而其後葡萄牙艦隊。登陸而入中國之廣東。蓋在千五百二十七年。其時日本方與中國交通。或卽於是時傳入。亦未可知。考中國醫書。有所謂黴毒者。於明弘治之末正德之初。卽自千四百八十八年、至千五百二十三年之間。由嶺南卽廣東地方始起。日本則方永正九年壬申卽西歷千五百十二年。始見人民有此一種奇瘡。當時謂之廣瘡。一謂之琉球瘡。卽今所謂梅毒者是也。其後天龜、天正在十六世紀時代。羣雄割據。爭戰頻仍、因而其毒蔓延亦速云。（完）

可怕的花柳病（三）

。依着『性善』的學說講起來。都是好好的小國民呀。弄得兩眼失明。是誰的過失呢。是誰的罪惡呢。花柳病還有一層最可怕的地方。就是蘊毒。人們受到了這種惡疾。請醫生治療之後。病狀也消滅了。同康健的人已經差不多了。但是往往還有毒勢深藏在體內。非但病人自己不明白。就是很好的醫生。有時也要被牠瞞過。將來發作起來。往往成楊梅瘋。重症。我中國受着禮教的束縛。社會的制裁。對于男女這一回事。防得非常利害。比較世界文明各國。花柳病的猖獗。倘還輕微。不過限于一種特殊社會。——妓女裏罷了。在花柳病未曾撲滅以前。一方面主張社交公開。（社交果然並非就是性交然而結果往往有誤入性交歧途的可能）一方面主張廢止妓女。這差不多把這禍水的圍堤抉破。泛濫到各種社會裏來。照新道德家的眼光裏看來。或者是非常合理。在我們醫學家看起來。是非常危險的呵。

△花柳病的治療▽

剛剛受到花柳病的人。毒不過逗留在尿道裏。等到小便頻數。表明己經達到膀胱了。在這當兒。治療還是容易。只消刺激膀胱•使得小便通利有力。把依附在尿道和膀胱口的毒液。借着射尿的力量。時時冲刷出來。和小便一同排洩到體外。這病就可痊癒。因爲小便既通。淋濁可淨。疼痛跟着解除了。瞿麥萹蓄石葦山梔木通車前猪苓澤瀉都是通利尿道的藥品。在嫖妓後。覺得有些特殊的感覺。馬上煎服。是狠有效力的。經過的時候太多了。或者在淋濁的時候早吃了止濇的藥品。毒就跑到血分裏去了。下疳橫痃就可以接聯地發生。這病就此更進一層了。拖延下去。再進一步。就此變爲楊梅瘡和楊梅瘋了。在血分裏的毒。排除頗難一面固然要吃清血的藥一面還是要通利尿道。有時大解熱結。並且還要通他的大便。治療的方法。不免消爲複雜。在沒有充分醫藥知識的人。要想

出版務求信用有切實保證　又名社會醫藥常識報　主持者有學識經驗及人格

可怕的花柳病（四）

祕密自療。恐怕反而要弄出大毛病。所以我不敢詳細的說。因爲一種時期一種病症。有一種治法。羅列的方法太多了。足夠使得閱者目迷五色。非但不能按圖索驥。還恐怕要歧途亡羊咧。諱疾拒醫。輕病可變重病。有病就治。總可縮短痛苦期間。但是年輕的人們。有了這種花柳病。總是『諱莫如深』雖在極知己的朋友面前。也不肯宣佈。弄到後來『欲蓋彌彰。』一走路一拐一拐了。面上掛起招牌來了。那是雖然發憤求治。醫生也就非常吃力。即使治好。那所受的痛苦。已經深了。所以非但確實發現了花柳病。應當立刻要去診治。就是在『疑是之間』——昨夜失足妓寮。今天心理上有異樣感覺。也應當先請醫生診治一下。所謂『臨渴掘井』不如『未雨綢繆』就是這個道理。

▲花柳病的避免▼人們既然曉得花柳病的危險。治療的困難。和名譽的損失。一定情願曉得避免牠的方法。有許多自作聰明的探險家。以爲我有防毒的藥物。便可有恃無恐了。然而不曉得尊貎所用的藥物是否可靠。即使認這藥物有滅毒的能力。然而這種藥物。放到的地方。至多在那陰道的一部分。決不能像泥水匠粉刷牆壁般的。從天井粉刷到客堂廂房。一直到臥室灶間披屋。一處沒有遺漏的地方。而且工作的時間。陰道陰核子宮排兆淋液質裏。多少含有毒質。這種藥物。恐怕要衆寡不敵。無法維持罷。還有崇拜物質文明的說。現在的工作。可以借重器械。排日登載在日報上的節育防毒器。套上一只。局部隔離起來。花柳病就可避免了。然而他們還沒有曉得在劇烈運動之下。也很容易破裂的。而且已有花柳病的女性的口腔內也有傳染的可能性。這種避免法。似乎過重物質。偏於科學化了。不一定很妥善的吧。要曉得在我們中國現在情形之下。避免花柳病。還是一件很容易的事體。因爲花柳病還未蔓延到一般社會裏來。不過限于妓女階級便了。可以說是數千年來道德觀念撲滅亂交習慣的良果。使得我們容易認識何種女人是危險的東西。時時刻刻當她們爲毒蛇猛獸。永不去親近她們，也用不着藥物器械。花柳病決無傳染的可能。這就是精神文明勝過物質文明的一證。爲免除外界的引誘起見。第一要提倡正當的娛樂。調劑人們的情緒。不使衝動到性慾上去。第二要選擇朋友。凡喜歡冶遊的朋友。晚上不可同他吃酒濫跑。在政府方面。應當設立花柳病院。勸令妓女檢驗療治。一方可以阻止花柳病的散佈。一方可以減少妓女的痛苦。因爲妓女的確也是人呀。現行民律上。結婚後男女的一造。發現彼造有瘋疾時。得提出離婚的訴訟。花柳病也許認爲瘋疾的一種。但是大多沒有提訴離婚的勇氣。即使依法離異然而不免已經幾度的接觸。或者已經傳染到彼方去了。最好明白規定到刑法裏去。凡自已曉得有花柳病。或尚未斷根的人。與人結婚。須處以嚴厲的刑罰。並宣布其婚姻爲無效。這麼一來。使得有花柳病的人。不敢輕易嘗試。和人結婚。貽害他人了。這是很合人道主義的呀。（完）

梅毒感染之徑路（四）

甲　先天性梅毒之感染徑路

（一）梅毒之病毒。與精蟲或卵子結合。由父母遺傳於其胎兒。

（二）梅毒病毒。通過胎盤。自母體以移行於胎兒體，

乙　後天性梅毒之感染徑路

健康人之皮膚黏膜。若有破損皸裂時。與梅毒病毒接觸。即能傳染。其接觸之機會如下。

（一）由交媾接吻授乳接觸握手等而被傳染。

（二）衣服手巾剃刀茶杯食器等。染有病毒時。若接觸之。亦被傳染。

後天性梅毒多由男女之關係發生。故第一項最須注意。至先天性梅毒。則皆由父母遺傳而來也。（完）

風流小病（秋）

世上惟有少年人最快活。年紀既輕。面目又麗。水也掐得出的肌膚。再配上幾件時髦的衣服。逛逛馬路。白相堂子。其樂無窮。然而樂極每易生悲。因此有的患遺精。有的患白濁。時有所聞。本館代售的遺精散（專治遺精）白濁丸（專治白濁）都是對症的靈藥。

本報特聘羅家衡律師爲法律顧問　幸福三日刊　中華郵政特准掛號認爲新聞紙類

幸福報

鉛儀署

第二四二期

（民國十九年八月六日）

◀每份售洋二分▶

館址上海三馬路雲南路口

定報價目　每三日出一張　五個月一元　全年二元　寄費在內　本外埠一律　國外加倍　郵票代現九五計值

廣告價目　每期每格（共計五方寸）五元　均排於新聞之旁　如嵌入新聞中　長期面議

本期要目

對於女子貞操問題之討論

（醒佛）

試驗時祇須一望而知

不必測量與探摸

近日關于處女問題、討論者漸衆、然皆無適當之證明、于是因貞節非貞節問題、離婚者亦漸衆、此中冤獄、正不知凡幾也、閱本報第二二七期、朱涼月君答馬善徵君問之二則、覺有不妥之處、第一條以喉管大小爲標準、恐未能有效、蓋據生理研究、犯手淫之女子、喉管有放大之可能、即有效、則量時以何爲標準、女子喉管、因發育關係、大小不同、豈人人喉管大小皆一哉、且量時、必須旁立一的確處女、二人量後、互相比較、方可知、否則又由何而知其喉管已否放大、且量時、苟告其因試驗貞操、彼必以爲侮辱、恐至反目、離婚、亦未可知、此項辦法、實爲千萬分之不妥、萬不可用，第二條、則不宜于近日之女子、惟欲知貞節與否、處女膜、喉管、喉音、臀部、眉毛、乳部之大小皆不可靠、蓋皆因運動手淫發育之關係、未必人人如斯也、且試驗時、須一望而知、如測量、探摸等等，足以引起對方疑惑、更爲不妥、今有一法、即觀察乳暈是也、未曾交媾之處女、乳暈爲淡茶色、經過一次交媾、色暈即沉深少些、妊娠以後、爲暗褐色、蓋此物非接受男子精液、其色不變、或以乳形爲標準、初達青春期者、（十五六歲）爲圓盤形、已達青春期者（十七八至廿九歲）爲半球形、如剖球爲二、其一半是也、已結婚、或已分娩者、爲圓錐形、已產者、爲半鐘形、至於三十歲之處女、生理大起變化、則無標準之可言矣、惟鄙人非醫僅據生理學之所知、以告諸君、效之與否、尚未敢固定、蓋非曾結婚故也、尚望涼月及學識廣博諸君、匡我不逮是幸、

吊脚痧

（寒霍亂之劇證）　秦丙乙

原因　寒氣蘊積中焦、上衝於胃、胃竅閉而作吐、下侵及脾、脾氣閉而作瀉、脾胃屬中土、而旁達四肢、中土之氣窒塞、四肢因而厥冷、肢冷則經絡之氣閉塞、而血脈之周流、遇冷而凝、血脈一凝、筋攣急、手足拘牽矣、此本症之大概原因也、本症範圍、不出寒霍亂之界、

證象　本症初起、或吐或瀉或吐瀉交作、腹中疼痛、漸至兩腿抽掣、手足並皆拘急。愈痧愈抽、愈抽愈甚、俄而肌肉盡削、汗出眶陷、聲嘶力竭、六脈全伏、霍亂病勢至此、去生遠矣

治法　亟用姜汁灌服、燒酒塗擦吊痧急處、再取沸水于隔衣熨腹部、及兩腿、一面烘運、一面捶敲、多運多敲、熱氣一透、自不弔矣、

豫防　此症原因、全屬涼積、預防之道、雖在盛夏、亦當切忌貪涼過度、露宿兜風、即爲造成本症之屬階、再於食飲方面、加以謹慎、稍覺不適、即須注意、

霍亂病之研究（續）

（謝炳耀）

暑令節欲。即爲保身。設或身體不爽。頭昏胸悶。心泛欲吐先用閘關散以取嚏。試其輕重有嚏者輕。無嚏者重。可用下擬之方試服。

△霍亂初起擬方。　藿香一錢五分。　香薷一錢。木香八分●砂仁八分。鬱金二錢。桂枝八分。白芍一錢五分。酒炒川連八分。吳萸八分。腹痛者吳茱萸倍用。陳皮一錢五分。茯苓三錢●益元散（包）三錢。此方不論霍亂之寒症熱症。初起時均可服也。如麵滯加炒麥芽三錢肉滯加山查炭三錢。（完）

夏令衛生法

（十四）（王庚）

（4）用藥粉燃燒，使屋內發生濃厚之煙，煙起的時候，可用扇一將房內暗中的蚊蟲，趕得飛起來，然後再于窗前光明之處舖一張大白紙，不多時則蚊蟲盡死於白紙上然後取而燒之。

（附註）科學藥房有『立斃蚊蟲藥粉』出售。中國化學工業社有『三星蚊煙線香』出售，均爲滅蚊之佳品。

蚊蟲述過，再述蠅蟲；蠅蟲之爲害，又十百倍於蚊。因最危險之傳染病如霍亂，傷寒，赤痢等，都是由蠅做媒介的。蠅類生育之地，普通均爲廁所，雌蠅產卵於其中，約一百二十小時內，卵即孵化而成白色無足之蛆；以糞便爲食，生長極速。四五日間脫皮二次，即成蛹；再越五日，蛹破而成蟲，即出殼。後不久即能產卵，每次約一百二十枚，每蠅算他每季產卵一次，每季之中，可產卵四次，其後代可至五五九八七二〇〇〇〇頭；而每蠅在每季中，其繁殖之數誠是令人可怕！蒼蠅有家蠅及刺蠅兩種；刺蠅即夏日專吸人血，家蠅即夏日普通習見的蒼蠅，專門介紹一切危險傳染病的。

蠅蟲是複眼，體質既大，位置又高，故不易捕他。他的食量很大，每頓所食、約等於身體重量之半。但是他的消化力有限，且胃腸短，沒有什麼曲折、所以飽食後隨即瀉出或吐出。食時所吞進的細菌，並沒有受他胃腸消化的影響，細菌進吞幾個，出來仍是幾個。

蠅之足上有無數細毛，病常常生出一種黏質，他能夠帶各種病菌到人類的食物上，就是依賴這個毛足。所以糞便，痰，（尤其蠅的食物，愈污穢愈腐爛，他愈喜歡。所以糞便，痰，（尤其喜歡病人所吐的痰。）膿瘡，腥羶腐敗之物，以及一切有壞味怪氣的東西，是蠅最好的食品。但是很清潔的食品，他也要嘗一嘗滋味，只要他有相當的機會。

蠅之害人如此，其消滅法及預防傳染，不得不十分注意，述如左；（未完）

初乳何以下痢性

幸福社社員林兆瑩

哺乳類動物、當初產後、其乳汁人若飲之、能令人洩瀉、病痢者飲之亦然、故人謂之初乳有下痢性、唯初乳何以具此特性、醫學家知其然、不知其所以然也、唯哺乳動物、當初生時、腸胃留有積糞、須瀉劑下之爲佳、而初乳適具此性、甚哉造化之奇妙也、

介紹衛生方法　幸福三日刊　指導健康途徑

種因得果（丙乙）

冷水沐浴、泳池泅身、水寒淒滄、入不復出，傷寒大病、於是乎生矣、露宿當風、汗液嚴閉、夜涼露重、侵人骨髓、一時不即發作、秋後為瘧疾之基、電扇旋轉掣馳、風生腋下、溽暑初未盡蠲、身體頓呈反應，或受之背腧、即生喘嗽、或受之巔頂、乃為脹痛、可哂者愚昧之徒、不勝風力之猛、鼻塞涕清、頭重腦脹、尚硜硜然以為熱傷風也、（未完）

外科自療學（四）

（姚夢石）

有形似燕窩者、即以燕窩名之、十難全一、不易治也、有初生項後、流注四肢者為流注癧、夏枯草散最妥、究其原因、蓋由憂思惱怒、氣鬱使然、積年累日、久則肝胆風熱血燥、及肝腎陰虛生熱，氣結而成、如初起寒熱拘急、腫痛、邪在表也、宜荊防敗毒散、用蒜餅、安癧核上、艾灸六七壯、可消軟、外用敷癧丹，內服立效散、或患頂膿成軟熱、以鍼刺破、外貼琥珀膏、內服托裏散、如結核焮腫、肝經風熱也、梔子清肝湯加龍胆草、發熱抽痛、肝經血燥也、加味逍遙散、脈弦尺數、肝腎陰虧也、地黃丸加白芍五味、癧核堅而不移者、連翹散堅湯、或海藻潰堅湯、怒傷肝火筋攣者、柴胡清肝湯、鬱傷心脾掣痛者、歸脾湯，惟耆朮草必須生用、氣血俱虛、膿汁清稀者、八珍湯加生綿耆、經久不愈、體羸自汗者、保元湯加熟地白芍五味之類、

凡婦女項癧、流注徧體、孔竅相穿、膿水淋漓者、以化氣調經湯為主（潰久瘡口不斂者）先服益氣養營湯、次進十全大補加香附貝母遠志、如氣血巳復、癧核不去者用必效散、丹溪云、治癧用必效散、與括蔞散間服、多獲奇驗、瘡口斂後、再服益氣養營湯、男子患此、忌潮熱咳嗽、加味地黃丸、婦人患此、忌潮熱經閉、但以加味逍遙散、添入澤蘭牛膝、拌解鬱調經之品、立齋曰、堅而不潰、潰而不斂，皆由於氣血不足、若不加調治、變為瘵症、朝服補中益氣湯、晚用六味地黃丸、（未完）

衛生俚語

健儂

早眠又早起。好比喫補劑。夜飯少喫口。年紀活到九十九。夏天熱來些。。油膩少喫些。無煩無惱。斷勿成癆。冬喫蘿蔔夏喫薑。就是却病的良方。蒼蠅蚊子。生病的種子。生拌豆腐下粥。可享夏天無病的清福。

百病治療法

寒疫（續）

（李健頤）

治法　宜扶肝腎、調脾胃、辟惡去寒為主、如頭暈體倦、善嘔胸滿者、宜藿香正氣散、或加減正氣散、筋節懈弛不任、藏寒迴風、食不消化者、宜白芍橘皮川樸木香半夏藿香炒扁豆佩蘭葉、煨白皮煨訶子炒肉蔻炙甘草肉桂煨薑等、霍亂轉筋、四體逆冷至節者、宜理中湯、四逆湯（此症與熱霍亂不同、）洞泄寒中者、宜藿香澤瀉白蔻花炒扁豆木瓜肉桂佩蘭蚕沙乾薑等、

飧泄

定義　大便溏薄而勢緩者、為泄飧、泄是水穀不化、而完出者、

原因　濕熱傷肺、肺虛而大腸不固、受盛無能、故食穀不化、虛泄不止也、

病理　秋為清肅之氣、秋失衛生、風邪入肺、濕氣干胃、肺與大腸表裏、清氣下陷、而不升、濁邪內亂、而不分、胃酸腸液、因之缺少、消化不良，肺氣不收、即為飧泄、素問四氣調神大論云、『秋三月、此謂容平、收斂神氣、使秋氣平、無外其志、使肺氣清、逆之則傷肺、冬為飧泄、』素問氣交變大論、曰『歲土不及、民病飧泄、霍亂、』（未完）

出版務求信用有切實保證　**又名社會醫藥常識報**　主持者有學識經驗及人格

□古今名醫驗案

清代名醫　金子久先生驗案

西洋參　連翹　葉豆衣　省頭草　柏子仁
蔞仁　鮮苗葉　銀花　黑豆皮　生子芩
冬瓜仁　杏仁

十二方　百呼不應之更衣、纔至昨宵而得、腸腑久留之宿垢、尙難一旦廓淸、下流未暢之時、卽上源難淸之日、氣分淹留之熱、猶有逗遛、營中未盡之邪，尙堪擾害，陽亢則頭暈難免、陰虧則盜汗自多、胃納日增、正氣有支持之勢、津液漸復、風陽無竊發之虞、治法仍照前方、免致亂投雜藥

西洋參　石斛　池菊　葉豆衣　子芩
蔞仁　鮮苗葉　知母　桑葉　黑豆衣
連翹　佩蘭

十三方　更衣又得一度、宿垢當難盡撤、六腑以陽明爲長、陽明以通降爲治、腑氣未淸、餘邪留戀，得食則腹笥作痕、消磨尙未復權、多飲則脘泛欲嘔、升降猶難循度、口中甜膩、舌質絳紅、仍主甘凉、略參苦降、

□愛情障礙

愛香惡臭…人之恆情
鼻流濁涕…腥臭異常
愛情破產…理所必然
挽救之策…其惟保腦

程君青心爲本埠著名之小說家。平日用腦過度。致患腦漏。終日流涕。腥臭異常。其夫人惜春。深痛惡之。結婚未久。愛情破產。程君心竊憂之。遍求中西名醫均無效驗。後無意中在友人處見幸福報上載有保腦丸可治腦漏。購服二盒。試之果效。不數日而宿疾頓愈。夫妻愛好如初云。

保腦丸專治腦漏有意想不到之效每盒大洋五角不折不扣

上海康健保障社簡章

第一條　定名
本社定名爲上海康健保障社

第二條　宗旨
本社以保障民衆康健增進人羣幸福爲宗旨

第三條　資格
凡欲謀康健幸福者不限男婦老幼均可隨時入社

第四條　社費
入社者每年應繳常年費洋兩元第一次於報名時繳納之（報名費免收）

第五條　社證
凡入社時發給精美社證一張

第六條　顧問
本社由幸福報主編楊志一朱振聲兩醫士担任常年醫藥顧問保障社員四季康健

第七條　權利
凡本社社員得享下列各種權利
（甲）本埠社員得免費診病（不論內外婦幼咽喉花柳等症均可診察惟出診不在此例）
（乙）外埠社員得免費問病及一切醫藥上之質疑問難本社無不盡情答覆
（丙）凡遇疑難雜症而一時不能解決者本社當召集海上名醫共同討論研究良善治法
（丁）凡社員於第一次入社時一律增送皮面燙金精美異常之『社員手冊』一本
（戊）凡社員定閱幸福報全年者（計一百二十期）減收大洋二元（非社員照收洋二元）
（己）凡社員購買幸福報館出版之各種醫藥書籍得照定價對折計算

第八條　義務
本社社員有擴充社務介紹社員之義務

第九條　信用
本社由上海名醫所創辦基金充足組織完備並由上海康健報館及幸福報館負信用上之担保

第十條　社址
上海三馬路雲南路會樂里二六七號

第十一條　附則
本章程有未盡善處得隨時修改之

發起者　楊志一　張少波　朱振聲　張贊臣
贊助者　夏應堂　謝利恆　丁仲英　王仲樂　蔡濟平　陸士諤

本報特聘羅家衡律師為法律顧問

幸福三日刊

中華郵政特准掛號認為新聞紙類

幸福報

鄧儀署（印）

第二四三期
（民國十九年八月九日）
◀每份售洋二分▶
館址上海三馬路雲南路口

定報價目
每三日出一張，五個月一元，全年二元，寄費在內，本外埠一律，國外加倍，郵票代現九五計值。

廣告價目
每期每格（共計五方寸）五元，均排於新聞之旁，如嵌入新聞中，長期面議。

◀本期要目▶

問病新章

（一）近接讀者問病函件。日多一日。幾使本報同人。無從答覆。故自本期起。另印問病紙一種。分送定戶。如非用此紙詢問者。概不答覆。

（二）此種問病紙。每定戶各發一張。請勿隨意亂用。如再欲索取。每張收費半元。

（三）非本報定戶。而欲用此種問病紙。可預先向本館購買。本埠每張半元。外埠每張一元。以示限制。

霍亂之鑑別法

秦丙乙

霍亂寒熱之辨、首須鑑別清楚、然後應手施治、自無不愈之理、

一、嘔吐　下咽卽吐、所吐純乎清水者屬寒、吐出之物、酸臭穢濁者屬熱

一、瀉利　大小便俱清利者、屬寒、小溲短赤、瀉利臭穢異常、肛門自覺熱痛者、屬寒、

一、腹痛　綿綿不止、唇口發白者、屬寒、痛勢乍輟乍緊、一陣一陣、難過莫名者、屬熱、

一、神志　神志清爽屬寒、神昏寃亂、不省人事屬熱、

一、轉筋　反復轉側、坐立不甯者、屬熱、下半身安靜者、屬寒、

一、脈舌　舌苔白膩、脈息沈緊者、屬熱、舌苔微黃、脈息微細帶數者、屬熱、（完）

□痧藥水

秦丙乙

痧藥水混互之名詞也，有性熱而治寒證者，有性涼而治熱症者，分道揚鑣、各副其用、執一藥以治異同之病、其危殆也必矣、每見服痧藥水而病起霍然者、亦見服後頃刻致命者、此中消息之機、蓋亦不待言矣、此事也、竊願施者本其濟施之誠、進一步於藥之性質上、加以注意與說明、病者則於服用之先，出以審慎之態度，毋以爲藥屬萬能、貿然從事、過分崇信、而失之轢妄、往年夏際，未嘗不大聲疾呼、略貢鄙見，而迄未獲些微之效果，今者時光如流、盛暑又屆。爰不辭許子之不憚煩、而爲舊事之重提焉、讀者明達、儻亦不厭其詞費乎、

□吊脚痧（續）

（秦丙乙）

方劑　通治方、

川桂枝八分　熟附塊一錢
淡吳萸六分　淡干姜六分
製川朴六分　姜半夏錢半
大白芍錢半　宣木瓜錢半
炙甘草五分　白苓塊三錢
陳廣皮錢半

如灌藥不納、於方內加川連三分、再吐加烏梅六分、候冷再灌、即可止吐、

□黃疸之經濟驗方

楊舒榮

[illegible]世居僻鄉。（吳興千金）臨[illegible]農民。夏秋間。除痢瘧等應時流行病外。每夥遇黃疸病。鄉人因患是病者。『喫得做勿得』。諺稱『懶惰病』。其症眼睛碧綠。皮膚臘黃。日晡微熱。或渴或不渴。口味苦淡。食量或較常反增。神疲力倦。涉跰疲楚。行路兩足如綫石。症情無變重或轉輕。淹纏難堪。良由東南地卑多濕。霉雨潮沴。暑氣薰蒸。人在氣交之中。感受其邪。逸者弱者。濕溫病鮮不由是發生矣。蓋農工育蚕耘田。爲生計所關。胼手胝足。終朝碌碌。勞者多汗。晴合排泄蘊邪。故不遽病。然欠服藥。終有蘊遺。積至夏秋交替之際。天時當濕土司令。農民正休息之時。人體歇工作。機能少運轉。內蘊少排泄。或乘之外遇新涼。毛竅爲之緊秘。夫脾臟屬土、惡濕。濕既困於中。（未完）

□夏令衛生法（十五）（王庚）

（1）滅蛆法最爲緊要，凡廁所內宜用蓋，露天糞缸，可用硫養鐵鹽兩磅，化水四升潑於糞上，蛆遇之即死！

（2）蔴省克拉克大學教授霍志氏，有一滅蠅法，其法即製一捕蠅籠，置於垃圾之旁，內以肉類或糖類爲餌，蠅即羣入籠中，每日捕得無算！

（3）黏蠅紙亦大有效用。

（4）一切和外界流通之地設以鐵絲網。

（5）食物切勿露在外面。

（附註）因蠅而媒介之傳染病，另詳簡易實用急救法一篇，茲略而不講。

（六）　夏令傳染病的預防

夏令傳染病，不外乎霍亂，赤痢，傷寒，瘧疾等，我們知道以上諸病的預防法，則夏令傳染病一層，可說是不成問題。有幾個常人不大注意的事項，但是對於身體的健康，是極有關係，述之如左；

（甲）請你少吃些冰淇淋　冰淇淋雖然有什麼牛乳等滋養品，但其溫度太低，對於胃腸，是極不相宜的。身體強壯的人，少吃些，倘屬沒有多大的妨礙，但體質弱的人，多吃了之後，是極危險。因爲夏季重要傳染病，均在胃腸，胃腸衰弱，則傳染病菌入內，立即發爲疾病。還有一層，冰是否清潔，製冰的器具，是否清潔？製冰的人，是否有衛生常識，均屬一大問題。所以最好不吃他，實在要吃，則少吃些。（未完）

□種因得果

（秦丙乙）

西瓜有天生白虎湯之美譽、顧其汁清醋、而其質膠黏、取其汁而吐其瓤、雖多食而無妨、若恣意大嚼、糟粕不遺、則留滯腸胃、即釀造痢疾之原料也、夏日行房、洩精縱慾、一有過度、有病時必感纏綿、偶攖霍亂時疾、多致不救、且樂極生悲、稍著寒涼、夾陰尤屬可畏、

（完）

□時毒結核外消方

（普善社）

時疫結核。純係吸受天地之戾氣、濁氣而發。乃時毒中於血分。血凝不行而結成核。歷來按症治療、多不得法。死人不知凡幾。茲得是法、已經試驗、治愈多人。唯初得症切忌服藥。服藥即引邪深入。多至不救。可用摩擦之法、汗出核化。眞有起死回生之功。茲見若聾藉此方法漁利誤人。用特傳佈。俾染斯疫者。有所補救焉。有力善士。能將藥料預製施送。功德尤爲無量。

方用

口米硃砂五錢　雄黃五錢

木鱉仁八錢　紫地丁五錢

大泥片二錢

蟾酥二錢　大黃五錢

慈菇八錢　麝香二錢

紅靈丹六錢

此料共重四兩八錢。或製半料或三分之一均可。共研細末。令病人仰坐椅上。將藥粉擦於手足掌心及各關節等部。少頃鼻中覺有香味。須忍住呼吸。勿令藥氣外洩。否則罔效。擦畢須熱飲初沸米汁一碗。覆被出汗。核即消化。其有未消者。如法再擦。另用紅毛膏。加此藥粉貼在核上極好。

百病治療法

症狀　腹痛不已，面色青白、舌質厚滑、腹滿腸鳴、飧泄不止、不飲水而穀完出者、

診斷　脈虛而細爲虛寒、脈滑而遲爲寒濕，脈緩而虛弱爲脾虛、不能運化精微也、如飲食下嚥而輒出者危，

治法　宜興升陽以助元、却風以勝濕、用升陽益胃湯、去黃連倍白芍、如因風冷入中、泄瀉不止、日夜數行，口渴、腹痛不已者、宜白朮湯，久風飧泄、不飲水而完穀出者、宜痛瀉要方、宜散導之、後服蒼朮防風湯，脾虛不能運化精微，腸鳴腹滿者，用補中益氣湯、當歸易白朮、若每日夕食不化者、宜滋養元氣、用八仙糕、或改食麥類最宜、

□痎瘧

定義　夜病爲痎、晝病爲瘧、痎瘧論疏云、『瘧屬陽、痎屬陰、日作者、屬陽，間日間數日作者、屬陰、』

原因　夏熱傷心、榮衞不和、衞屬陽、熱伏于衞、則成瘧、榮屬陰、熱伏于陰、則成痎、

病理　夏暑內伏、秋涼外束、心氣內洞、榮衞不和、血中受夏秋之毒氣、遂生一種瘧蟲、盤踞作祟、其病淺者、邪在三陽、則一日一作、病深者、邪在三陰，則間日一作、或間三四日一作、西醫謂瘧蟲繁殖愈多、而病愈深、即此之故也、素問四氣調神大論云、『夏三月、此謂蕃秀、逆之則傷心、秋爲痎瘧、奉生者少、』又曰、『逆夏氣則太陽不長、心氣內洞』、由此觀之、斯症古人所謂心瘧是也、

□外科自療學（五）

（姚夢石）

如患者眼內有赤脈貫瞳人、或纏頸至胸潰爛、精神薄怯等、皆爲逆象、再有堅如石、形長似蛤、瘡名馬刀、屬肝胆三焦部痰瘀凝結而成。無論已潰未潰、用鮮夏枯草熬膏服、并敷患處、初則氣血未損、用立應散一錢、濃煎木通湯下、毒從小便而出、如粉片血塊之物、倘小便濇用益元散並燈心湯調下、宜毒後、接服薄荷丹、疏散風熱、如腫猶未消、海藻潰堅和消腫湯、氣血虧耗、補中勝毒餅、潰久不愈、治同前例、

立齋曰、瘤者留也、隨氣留滯、皆因藏府受傷、氣血乖違、當求其屬、而治其本、癭亦類乎此、小如梅李、大若盃卵、形狀或長或圓、皮嫩、且光、有筋脈呈露者爲筋癭、宜玉壺散與破結散、有赤脈交絡爲血癭宜化癭丹合四物、有皮色不變者爲肉癭、宜人參化癭丹、又有隨憂思消長者爲氣癭、宜白頭翁丸消癭散、歸脾丸之類、有堅硬不移者爲石癭、以破結散治之、

出版務求信用有切實保證　**又名社會醫藥常識報**　主持者有學識經驗及人格

古今名醫驗案

清代名醫　金子久先生驗案

西洋參　扁石斛　芸糯　廣皮　川連
蔓苗葉　生子芩　佩蘭　蔞仁　銀花
黑豆衣

十四方　更衣幾度、腑氣已通、肺胃之陰分受傷，肝脾之餘邪未靈、脘宇乍通乍塞、脈象忽細忽弦、熱甚于掌心、汗泄于頭面、仍用甘涼清氣，參以寒苦堅陰、

西洋參　連翹　山梔　上川連　知母
佩蘭　扁石斛、銀花　子芩
青蒿　池菊　枳殼

十五方　脈象弦大、餘邪定有逗遛、盜汗頻多、陰分早經虧損、邪鬱復從火化、陰虧易致陽升、陽明胃氣不和、中脘之懊憹益甚、乙木肝陽竊發、巔頂之疼痛復萌，擬白虎湯，以清肺胃之熱、加桑菊飲、藉潛肝胆之陽、

西洋參　石膏　川連　滁菊　銀花
鮮佛手　扁石斛　知母　子芩　桑葉
佩蘭　黑豆衣

幸福之門

手淫

（可憐的青年問）

茲啓者鄙人是年一十有八於十六齡之際即好手淫後竟成癖日必一度以暢所慾初無所覺迨至是春智識漸開頓悟手淫之害尤如洪水猛獸回覩已身面黃骨瘦繼而百病齊侵致時臥牀因思食人之餐臥則究非久事自此痛戒前非卒因乏志一時難改『月非三四度不可』故遷延至今身尤如是耳不意近奉　家親玉旨欲爲爲子者早日成婚得悉之下喜而甚至雀躍忽而悲從中生何者蓋鄙人患癖二載有餘致礙生殖發育年雖十八而其物竟與小弟弟然何以對付新娘耶因思先生醫理深明早爲衆所佩服特函懇詢求將戒除手淫法及生殖發育法二種刊於
貴報幸福之門俾藉救同病相憐者

答可憐的青年問

（楊志一）

可憐的青年謹啓

按生殖器縮小。全屬手淫斲傷所致。治療之道。首在戒除手淫惡習。今自謂手淫之害。尤如洪水猛獸。似已感覺手淫之痛苦。自應痛改前非。以作亡羊補牢之計。否則執迷不悟。而求助於無情之藥石。蓋亦無能爲力矣。今謹答數條如下。

（一）戒絕手淫惡習。（戒除法詳見青年書中。）
（二）病愈後方可結婚。
（三）刻因天氣關係。不宜進補。至冬天後。延醫酌擬補方。（市上流行之壯陽藥。有害無益。切勿浪投）

介紹內科小兒科專家　尤學周醫士

尤學周醫士。任康健報編輯有年。大作傳誦一時。尤爲讀者所欽佩。又得已故名醫朱少坡先生眞傳。於虛勞及小兒各病。頗有經驗。現設診所於北山西路盆湯弄橋北首泰安里五十八號。同人等特爲介紹。俾病家問津有途。

介紹者楊志一　朱振聲　仝啓

本報特聘羅家衡律師為法律顧問　**幸福三日刊**　中華郵政特准掛號認為新聞紙類

幸福報

鈕儀署（印）

第二四四期
（民國十九年八月十二日）
◀每份售二分▶
（館址上海三馬路雲南路口）

定報價目　每三日出一張五個月一元全年二元寄費在內本外埠一律國外倍加郵票代現九五計值

廣告價目　每期每格（共計五方寸）五元均排於新聞之旁偶嵌入新聞中長期面議

◀本期要目▶

△痧藥之種種
△問病新章
△雷齋素
△黃疸之經濟驗方
△夏令衛生法（續）
△中暑驗方
△外科自療法（續）
△百病治療法（續）
△經驗良方
△古今名醫驗案（續）
△介紹專家尤學周醫士
△各種良藥

問病新章

（一）近接讀者問病函件。日多一日。幾使本報同人。無從答覆。故自本期起。另印問病紙一種。分送定戶。如非用此紙詢問者。概不答覆。

（二）此種問病紙。每定戶各發一張。請勿隨意亂用。如再欲索取。每張收費半元。

（三）非本報定戶。而欲訊問疾病者。亦須用此種問病紙。可預先向本館購買。本埠每張半元。外埠每張一元。以示限制。

痧藥之種種

秦丙乙

夏令痧藥、至繁且衆、除襲古相傳、載在方書者外、慈善家每多重聘名家、修治配合、以濟施貧民者、玆為慎重計、特就藥肆中著名之痧藥、解剖其內容、說明其主治、為病家告焉、

藿香正氣散（藥品）藿香、蘇梗、半夏、白朮、厚朴、茯苓、陳皮、白芷、桔梗、甘草、生姜、大棗、（服法）每服三錢、開水吞下、

純陽正氣丸（藥品）藿香、蒼朮、白朮、半夏、陳皮、茯苓、丁香、肉桂、木香、（服法）每服三四分、開水送下

時疫辟瘟丹　藥品繁多、寒熱兼有、熱者居多、（服法）每服三四分、熱水調下、

十滴水　屬西藥、中含鴉片嗎啡哥囉顛熱性之藥、猛烈異常、（服法）每服十滴為度、涼水送下、

以上四種、治寒證霍亂、

紫雪丹（藥品）犀角、羚羊角、石羔、寒水石、磁石、滑石、消石、玄參、升麻、丁香、木香、沈香、多寒性之藥、（服法）每服三四分、涼水送下

以上一種、治霍亂熱證、

人馬平安散（藥品）麝香、雄黃、冰片、硼砂、硝石、硃砂、飛金、（服法）每服三五分、涼開水送下、

武侯行軍散（藥品）牛黃、珍珠母、冰片、麝香、雄黃、蓬砂、火硝、（服法）同前、

臥龍丹（藥品）牛黃、金箔、蟾酥、燈蕊、麝香、冰片、硃砂、月石、豬牙皂角、（服法）每服一二分、涼開水調下、或吹鼻取嚏、

以上三種、治普通霍亂、寒熱混淆、一時不容鑑別者、

外此有蟾酥丸、飛龍丹、飛龍奪命丹、為治疔瘡癰疽之藥、近人多以治霍亂、以其內容藥可兼治故也、藥屬涼性者為多、又以上各種、孕婦在所必忌、因中多礙胎之藥也、

□雷齋素

秦丙乙

每屆六月、持雷齋素者、實繁有徒、竊以爲此舉利弊參半、始創者一片婆心、實可欽敬者也、

素食之富於滋養、遠非肉食之比、此固無論矣、肉食殘害生靈、於心安忍、此宗教觀念、亦非夏日持素之本旨也、夏日持素、衛生而已矣、祈福云何哉、古之明哲、深有鑒於斯、利用炎暑、藉曰雷部正神主令用事、創爲朱天雷齋、於以消災禳禍、迷信者聳於聽、惑於言、自服膺之拳拳、此雷齋素之作用也、飲清茹淡、屏絕脂味、當溽暑天氣、於衛生上亦不無小補云、

乃有口腹之饕、惑於種種、强忍持素、事前既肆其饕餮、暢飲大嚼、預備三旬之清苦、一月之後、奚啻功行圓滿、於是如脫牢籠、如釋扃鑰、又將恣意食飲、一若飢荒而新獲食者、腸胃甫經清肅、又告盛儲、有所不勝、疾病隨之、此新秋所以多瀉利、亦雷齋素之遺孽也、

粳米糠（一升微炒去頭次取二次）皂礬（二兩研末）猪胆（廿個取汁）

爲丸如桐子大苡仁紅棗作湯送每服三四十丸日三服另用赤豆糙粳作飯食忌茶麵魚腥油膩

猪胆苦以燥濕。寒以勝熱。（汁已和丸。晒燥。無潤下之性。如大便虛秘。可專取胆汁服之。）爲主。皂礬燥濕利洩。爲從。米糠燥濕兼含維他命。以補不足。爲輔。苡仁紅棗健脾利水。爲使。（是方配置是否有當還祈同道指教附識）

□黃疸之經濟

驗方（續）　（楊舒榮）

鬱而化熱。濕熱交鬱。瘀熱外行而發黃。脾主四末。濕着而肢重。胃脘爲瘀熱所蒸。以致饑嘈。故食量反增。或便秘。陽明失乎束筋骨以流利機關。故髀骱痿𤸇也。金匱論黃疸證治甚詳。儘可援引施治。奈濕爲粘膩之邪。非如風溫之一汗可解。一涼可清。兼之邇來藥物昂貴。農民大抵貧乏者夥。每苦不經濟。余因此退研病理藥性。發明一方。乃農民自產品。又經濟。又簡易。屢試輒獲効果。茲錄之。聊貢一得。並質高明。

□夏令衛生法

（十六）（王庚）

（乙）飲汽水的注意　汽水俗名荷蘭水。飲之有益於胃之消化。但清潔一層，宜特別注意。靠不住的汽水，飲之極危險。譬如拿生水製的，瓶被蒼繩吃過並不消毒洗淨的；飲這種汽水，就和飲毒藥一樣。

（丙）偏於素食　素食主義，我是反對的。但是在夏季，我很贊成偏於素食。因素食食物，其消化大致都較肉食爲易。可以免掉消化不良，及食物停滯等夏季極危險的病。

（丁）多飲開水　夏季排泄很盛，體內時有缺乏水分之患。故宜多飲沸過的白開水，以補其不足。苟水分減少而不補足，則血液內水分缺乏，體力與精神兩方面，並受其累，以致身體虛弱，抵抗力減少，傳染病菌一入身內，即發生疾病。——在下午四五句鐘宜多飲。至少飲二三杯。

（戊）快樂主義　憂慮能使人趨於衰弱，快樂能使人的身體變爲健康，這是個個人都知道的。所以快樂主義，爲夏令衛生上一個重大的問題。

（七）夏令與運動　夏令的天氣很熱，普通人都怕運動。更有一部分的求學青年，在學校中極歡喜運動。但是到了暑假，則坐在家中，終日休息，以致身體虛弱者，不知凡幾。可見運動是不能停止的。所應注意者，不過運動的方法和時間的關係罷了。述其注意點如左，（未完）

介紹衛生方法　幸福三日刊　指導健康途徑

中暑驗方

青萍

▲際茲盛夏烈日之下。時有中暑倒斃者。時有所聞。爰錄驗方一則。以告世之樂善者。

避暑錄話云。道路城市間。中暑昏仆而死者。此皆虛人勞人。或飢飽失節。或素有疾。一爲暑氣所中、不得泄。則關竅窒塞。非暑氣使然。氣閉塞而死也。大蒜一握。道上熱土。雜研爛。以新水和之。濾其滓。刔其齒灌之。有頃卽甦。

外科自療學（六）

（姚夢石）

凡筋瘤者自筋腫起，按之如筋、或有赤縷、此怒動肝火、血涸而筋攣也、六味湯或四物加山梔木瓜，血瘤者自肌肉腫起，久而現赤縷、或皮色赤、此勞役動火、血沸而邪搏也、四物湯加茯苓遠志、肉瘤者自肌肉腫起、按之實軟、此鬱結傷脾、肌肉傷而邪搏也、如歸脾補中益氣之類、氣瘤者、自皮膚腫起、按之浮軟、此勞傷肺氣、腠疏而邪搏也、補中益氣湯、骨瘤者、自骨腫起、按之堅硬、此房勞腎傷、陰虛不榮骨也。六味丸、外有膿瘤、宜海藻丸、石瘤內服神效開鬱散、外敷一井散、如脂瘤者用鍼挑去脂粉、不藥而愈、大抵癭瘤二者、皆忌決破、令膿血崩潰、多致夭枉、設或崩潰者、宜敷桃花散、以止其血、惟脂粉瘤、紅色全是痰結、可決去脂粉、又有形似重茄、根甚小者、用五灰膏、點斷其蒂、俟茄落、以生猪脂貼之、有手背生瘤、如雞距、如羊角、向明照之、如桃膠、名膠瘤、以排鍼刺破、出膿而愈、有立平生於面部者爲粉瘤、用海藻浸酒飲之、有翻花瘤、以馬齒莧燒灰、研猪脂調服

百病治療法

症狀　心瘧之狀、初起之時、先見戰寒、而後壯熱、熱甚之時、翕翕不休、或反寒多不甚熱、煩躁胸悶、譫語、自午後至夜半、得汗而解、解後胸脘不舒、食少神疲、肌削面慘、肢有微汗、脈浮弦而大、苔薄膩而黃、素問刺瘧篇曰、「心瘧者、令人煩心甚、欲得清水、反寒多、不甚熱，刺手陰少、此卽夏時失養、秋成心瘧之病症也

診斷　醫者、宜察其邪之深淺、其症之陰陽、令其自臟而腑、散而越之、邪去則愈、脈象多弦、弦數則熱重、弦遲則寒重、弦長爲傷食、弦滑爲痰甚、亦有久病而脈虛微無力，似乎不弦、然必於虛數中之見弦、但不搏手者、脈遲緩者自愈、

治法　清心榮、固衛氣、兼以涼血疎邪爲主、其病淺者、一日一作、宜桂枝白虎湯、加蓮子心、竹葉、元參、病深者、間日一作、或間數日一作、宜白虎湯、加犀角元參蓮心丹皮鱉甲常山、如綿延三載、正氣大虛、神不守舍、六脈沉寒、心臟虛乾、自汗昏昏者、宜橘皮半夏藿香木香白芍當歸扁豆五味枸杞厚朴棗仁遠志何首烏等、或歸脾湯、補中益氣湯、

經驗良方

▲女子夢交自療方　南山

川黃柏炒成炭研末水泛爲丸每服一錢鹽湯送下

（按）男子有遺精。而無經帶。女子有經帶。而無遺精。殊不知女子亦有遺精病乎。金匱有云。男子失精。女子夢交。夢交者。卽女子遺精病也。女子有此病多隱羞不肯告人。知者甚鮮。考其原因。由於腎虛相火熾盛。用黃柏一味。寒苦堅陰。滋腎水而泄相火。服此丸。頗有神效。

▲子癇良方　佩德

烏魚頭（卽黑魚頭二枚）

（製法）於冬至日取用黑魚頭掛風簷處經九九八十一日婦人不可着手

（說明）孕婦於五六月、忽然眩暈卒倒、口噤不能語、狀若中風、須臾卽醒、醒而復發、謂之子癇、是症良由胎氣上升、挾痰召風、風痰壅阻陽明經脈、陡然暴發、危狀畢現、煎湯飲之、頗有靈效、

▲乳生積核良方　夢蘭

山茨菇一錢　胡桃肉三枚

（按）婦人初起、乳內積核、並不疼痛、致乳屬肝胃兩經、肝氣抑鬱、痰瘀蘊結乳房、延久恐成乳巖、方用山茨菇散結化痰、胡桃肉消腫行瘀、

古今名醫驗案

清代名醫 金子久先生驗案

十六方　近日病情、又見增重、將就慈航之渡、復蹈苦海之濱、寤寐不安、飲食減少、掌心焦熱、遍體汗蒸、左脈更弦、右脈轉數、耳中鳴響、巔頭眩暈、目竅昏花、脊背寒冷、陰陽不濟、營衛失和、清氣分之邪、尚宜膏斛、化陰分之熱、仍用芩連、潛風陽、復入桑麻、和營衛、更添桂芍、

西洋參　石斛　川連　桑葉　滁菊
天麻　桂枝　炒白芍　淡甘草　石膏
子芩　佩蘭　糯稻根鬚

十七方　桂芍爲辛甘化風之法、草芍有酸甘化陰之功、風已見漸平、陽亦形稍斂、昨日開涼片刻、中宵熱度又加、手臂痠麻、風濕乘于經絡、巔頭暈痕、肝陽擾及清空、大便復停、肛門裏急、脈來略靜、舌質依然、昨方既見微功、茲當稍加出入、

西洋參　石膏　吳萸　炒川連　子芩
桑葉　雲茯神　絲瓜絡　淡甘草　石斛
桂枝　炒白芍　佩蘭　銀花

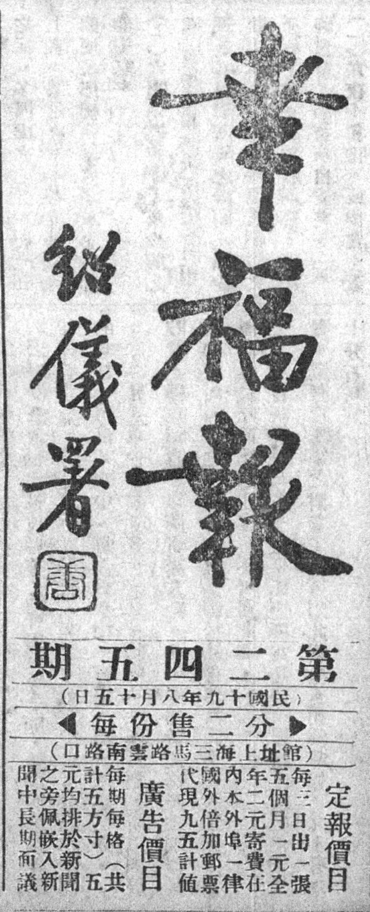

本報特聘羅家衛律師爲法律顧問

幸福三日刊

中華郵政特准掛號認爲新聞紙類

幸福報

紹儀署

第二四五期

（民國十九年八月十五日）

◀每份售二分▶

（館址上海三馬路雲南路口）

定報價目：每三日出一張五個月一元全年二元寄費在內本外埠一律國外加倍郵票代現九五計值

廣告價目：每期每格（共計五方寸）五元均排於新聞之旁佩嵌入新聞中長期而議

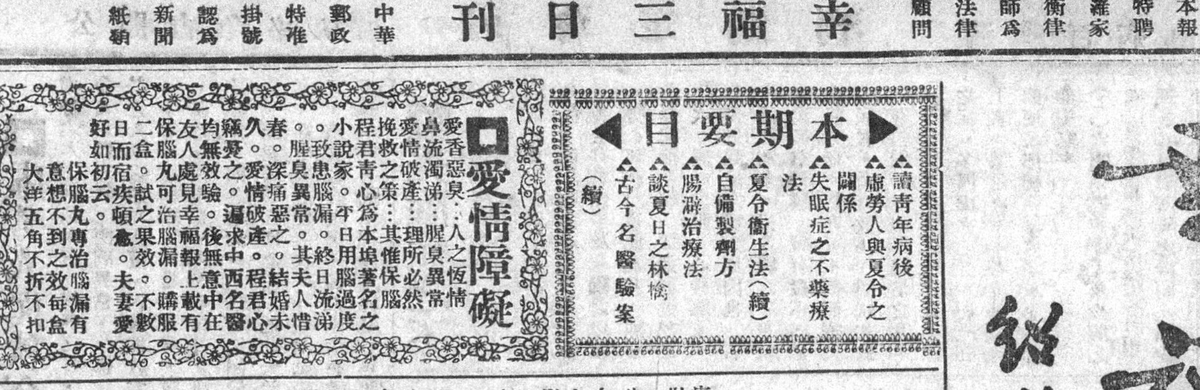

本期要目

□讀青年病後（一）

可怕　寶貴的青年時代　爲病魔剝奪蹂躪

特約撰述　尤學周

（一）何謂青年病

疾病之襲於人身也、初不擇人。有隙即乘。無懈則不擊。體强力壯。注意衛生。失其所襲之機。疾病則少所發生矣。青年時代發育之初。體魄日以强。精力日以壯。彼勞力之人。不解衛生。雖有天賦病魔之抵抗力。固有時而窮。而讀書識字。站於知識階級。處處講究衛生者。每爲病魔所困。則又何耶。曰青年病也。青年時代必有之病也。以氣候而言。春有傷風濕溫。夏有霍亂冒暑。秋有痎瘧下痢。冬有傷寒咳嗽。以年齡而言。小兒有痧痘驚疳。婦人有經產帶下。老人有風痰喘咳。至於青年。獨有之青年病。爲人生之歷程上。大半所不能免者也。

楊志一君之青年病一書。即指示迷津。解決青年爲病魔所困之痛苦。其卷頭語解釋青年病之意義曰。『青年病者。現代一般青年所最流行之性病也。』青年爲性之萌芽時代。即性生活出發之時代也。讀古人少之時。則慕少艾。食色性也等句。知青年於性的衝動。爲不可免。不可遏之事。則性病之發生。亦不能防不可防。如洪水之泛濫。獨當其衝之青年。則苦困萬狀。生趣剝削。豪氣銷沈。楊君此書。不可謂非苦海慈航。暗室明燈矣。

（二）青年病與性病

楊君之青年病。謂爲最流行之性病。因時下青年。所同感痛苦。而不能振拔者。乃性病而非其他各病。爲急其所急計。先指示解決性病之法。或得以防微杜漸。非謂青年病者。僅性病一端而已也。

青年雖亦有頭痛。健忘。不眠等神經衰弱。而其主要原因。與性病不無關係。余嘗診治上述諸現象之青年。而考其得病之初。太半由性病而起。觀於此謂性病爲青年病可。謂青年病即性病亦無不可。

□愛情障礙

愛香惡臭：人之恆情。鼻流濁涕：腥臭異常。愛情破產：理所必然。挽救之策：其惟保腦。程君青心爲本埠著名之小說家。平日用腦過度。致患腦漏。終日流涕。腥臭異常。其夫人惜春。深痛惡之。結婚未久。愛情破產。程君心竊憂之。遍求中西名醫。均無效驗。後無意中在友人處見幸福報上載有保腦丸可治腦漏。購服二盒。試之果效。不數日而宿疾頓愈。夫妻愛好如初云。

保腦丸專治腦漏有意想不到之效每盒大洋五角不折不扣

幸福三日刊　（十七）

□虛勞人與秋令之關係　秦丙乙

虛勞之人、最怕秋令、蟬鳴之日、每爲彼入木之時、蓋秋金主令、肅殺之氣、凛冽異常、草拂之而色變、木遭之而葉脫、虛勞之人、以將傾大廈、何堪摧敗零落之殘、其夭折竊亡也宜矣、今爲未雨綢繆計、當此炎暑天氣、正宜及時注意、亟起挽救、審係身無外感、藉草木藥石之功、就罅隙處而補之塡之、要於其嘗、則多年沈疴、或可挽回於一旦、大暑進補、非難病所宜、而爲虛勞人所必需、過此失治、新秋金行肅殺、無可爲力矣、亦環境之使然也、今敢為忠告之進、凡患虛勞者、際此盛夏、亟宜服藥調理、爲未來之恐慌計、爲病軀之前途計、均非圖治不可、臨渴掘井、終難免焦頭爛額之苦也、

□失眠症之不藥療法　管駿凡

近世之文化日進。生活之程度日高。而謀慮之心。日趨複雜。甚至有晝思不及。繼之以夜。勞心耗神。莫此爲甚。或多食厚味而生痰。或過動惱怒而生火。痰火內阻。心神難安。此皆失眠症之絕大原因也。古今治法雖多。惟內經之半夏秫米湯最有效驗。誠有覆杯即愈之能力也。然亦可不藥而療失眠症者。余有數法。屢試甚效。茲錄於下。以備患者之用。

（一）臨臥時宜先洗足。蓋不寐之症。多因虛火上炎。虛火在上者。其足必冷。若洗其足。能使足部轉溫。火歸於下。即能安寐矣。

（一）宜臨臥揣摩臍蓋及少腹之處。蓋少腹爲眞火所歸之丹田。臍蓋爲陽明所轄之機關。揣少腹則眞火歸元。揣臍蓋則胃火下行。眞火與胃火同降。則心神自寧。而夜寐自安矣。

（一）宜夜不食物。或少食。蓋少食則胃中無食滯停留。上下之心神得安。即安寐矣。觀夫經言胃不和則臥不安。即可明其理矣。

（一）臥中宜細數鐘表之擺聲。使其心不亂思。或默念數目。使其心歸于一。亦易安眠耳。

（一）日間宜于空氣潔淨之處。行深呼吸。使其心血清靜。即能安睡矣。

此數者。皆爲引火歸元、安靜心神之良法。苟能依此行之。則失眠之症。不藥可療也。

□夏令衛生法　（十七）（王庚）

（1）運動的時間　在中午日光極烈的時候去運動、當然是不合乎衛生。但是在早晨天氣不熱、我們可以做幾分鐘的運動。下午五六句鐘左右，日光漸下，可以運動。必間睡眠前能做幾分鐘的運動，尤有益於身體。

（2）運動的種類　網球是夏季裏最好的一種運動。所以對於網球有興味的人，宜設法練習。不能練習網球的人，則可操練普通的健身術，如王懷琪編的『實驗深呼吸練習法』拙作『實驗簡易健身運動法』等，均可規定時間，每天練習。

（3）運動後身體清潔　夏令即不運動。汗液的排泄。也是很盛的。所以運動之後，務宜清潔其身體。——溫水的沐浴，爲最適宜。運動的沐浴，沐浴後身體的愉快，比什麼還要快樂。

（八）普通消毒藥品

夏季因傳染病的關係，所以應用消毒藥品的機會很多。下面幾種藥品，是極普通的，學校以及家庭中。均不能不備：

（1）石灰酸水Carbolic solution適用於各種器具之消毒。可以用以浸患者之衣服被褥等。也可用以洗手足。如接觸患霍亂者之衣，手上恐附有糞便。可用此水洗之。痰盂中也可放此水，用的時候，可混入水中，每百分水中，可混入石灰酸水兩分。

（2）昇汞水Bichloride solution此藥品性極猛烈，所以對於貯藏上極宜留意，以防毒死人類。本藥適用於瓷器及玻璃器的消毒。如病者之痰盂等。但是對於飲食器具，小兒的玩物，金屬器具及吐瀉物之消毒，不可用此藥。

（3）石灰乳 Milk of line 此藥極爲和平。最適宜於吐瀉物消毒。還有陰溝等之消毒，也可用此藥品。用的時候，九十分水十分石灰乳。

自備製劑方

小犀角丸——犀角黑丑（半生半炒）靑皮陳皮（各一兩）連翹（五錢）皂角（二條捶泡絞汁一碗）鮮薄荷（二斤取汁）熬膏和藥爲丸

內消丸——牽牛子陳皮靑皮（各二兩）皂角（去皮搗）薄荷（各四兩）取汁熬膏和藥爲丸荆芥湯送下每次約卅丸

琥珀散——殭蠶滑石白丑黃芩（各一兩）連喬木通（各七錢）斑蝥（去頭足翅炒）甘草琥珀（各三錢）共研細分作六股，水煎下

立效散——皂角刺（挫細炒八兩）甘草（二兩）製乳沒（各一兩）括蔞（五個）共研細每用一兩陳酒煎服

夏枯草散——夏枯草（六錢）甘草（一錢）研末每用二錢茶淸下之

必效散——硼砂（二錢半）射香（五分）輕粉（一錢）巴豆（去心膜五粒）全蠍（四十個去頭足尾炒黃）檳榔（一個）共研細以雞子清調藥仍入殼內蒸熟晒乾、研用五分酒下

玉壺散——海藻海帶昆布雷丸（各一兩）靑鹽廣皮（各五錢）用陳酒爲丸含化

化瘻丹——海蛤海藻海帶昆布澤瀉連喬猪靨（卽囊中之卵）羊靨（各十枚）蜜丸一說猪羊靨不是外腎。生於猪羊項下如棗大。微扁色紅。

白頭翁丸——白頭翁（五錢）昆布（一錢）通草海藻（各七分）連喬元參（各六分）白蘞（五分）桂心（三分）蜜丸酒下

神效開結散——沈香木香陳皮（四錢）眞球（煅）猪靨子（各四十九粒）共研末每用二錢陳酒調下

一井散——雄黃銅砂粉霜輕粉乳香沒藥土黃射香各等分研末用津涎塗於頂上以濕紙蓋之

立應散——當歸白芍川芎連翹甘草滑石（各五錢）黃芩（三錢）斑蝥（糯米炒）川烏尖（各七個）土蜂房白丑（各二錢半）每次用末一錢木通煎湯下

腸澼治療法

李健頤

定義痔漏，古名腸澼，卽腸管爲熱之澼積也，

原因濕熱本盛，又加過食煎煿厚味之物，熱毒蓄積于大腸，大腸之筋脈橫解，（橫解卽弛懈，謂不順理而解散也，）血管栓塞，瘀結爲痔，

病理食物入胃，受消化之作用，乃發散精氣，內存於肝，肝得其氣，淫流于筋，是爲康健者，否則，邪傷肝脈，食傷腸胃，則不能淫散其食氣，而筋脈橫解於下矣，食氣留滯，而濕熱之澼積於陽明大腸，而爲痔矣，素問生氣通天論曰，『因而飽食，筋脈橫解，腸澼爲痔，』骨空論云，『督脈生病癃痔，』金匱五藏風寒聚病脈篇曰，『小腸有熱者，必痔，』可見痔之原因，是由於腸熱也，

症狀肛門內外四旁，忽生紅瘰，先痒後痛，或有膿瀋潰潰，痒痛難堪，大便下血、尺脈滑數、

診斷此症屬慢性者，

治法宜涼血滲濕，厚腸淸胃爲主，內服當歸尾生白芍生地黃石斛薏仁苦參蒲黃黃連甘草地榆之屬，外用蔓蘿花根苦參皂礬小皂川山甲樟腦膏朮雄黃等，煎湯薰洗，如有膿水者，用冰片雄黃水粉研細末調田螺汁時時塗抹，自愈

談夏日之林檎

秦丙乙

夏日瓜果繁多，每有偏性、獨林檎純而不雜、用藥爲讀者一談之、林檎俗名花紅、味甘微濇、可口而淸穢濁、爲落葉喬木、開花於季春、結實於仲夏、皮有紅暈、鮮潔可愛、爲治消渴之良品、無桃李杏荔之助熱動火、有菱藕蓮薺之淸冽可口、性味中和、雖多食而無妨、猶之小品文章、淸雋可喜、洵夏日果品之佳選也

出版務求信用切實保證　**又名社會醫藥常識報**　主持者有學識經驗及人格

古今名醫驗案

清代名醫 金子久先生驗案

十八方　潮熱忽平、證表邪之已解、更衣幾度、知裏氣之漸通、而病後餘邪、尚難遽盡、故掌心焦灼、猶有見端、脈象虛柔、尚帶滑數，舌質乾絳，略有膩苔，虛實參半之時，應擬兩全之法、

西洋參　麥冬　地骨皮　白芍　銀花
茯神　扁石斛　玄參　青蒿梗　子芩
佩蘭　忍冬

十九方　掌心之熱依然、盜汗之多未減、汗多則陽越、熱久則陰虧，肝木上升、頭痛為之頻作、陰陽不濟、寤寐為之欠安、左脈滑數、右脈虛弦、舌質淡光、後半薄膩、當養肺胃之陰、兼清肝脾之熱、使正氣不致重傷、而餘邪不為留戀、

西洋參　石斛　知母　棗仁　川貝
子芩　覓麥冬　玄參　甘草　茯神
池菊　白芍

本報特聘羅家衡律師為法律顧問

幸福三日刊

中華郵政特准掛號認為新聞紙類

幸福報

鈕儀署

第二四六期

（民國十九年八月十八日）

◀每份售洋二分▶

館址上海三馬路雲南路口

◀本期要目▶

問病新章

（一）近接讀者問病函件。日多一日。幾使本報同人無從答覆。故自本期起。另印問病紙一種。分送定戶。如非用此紙詢問者。概不答覆。

（二）此種問病紙、每定戶各發一張。請勿隨意亂用。如再欲索取。每張收費半元。

（三）非本報定戶。而欲訊問疾病者。亦須用此種問病紙。可預先向本館購買。本埠每張半元。外埠每張一元。以示限制。

ロ讀「青年病」後（二）

可怕　寶貴的青年時代　為病魔剝奪蹂躪

尤學周

（三）開端便是遺精

青年病最盛者。莫若遺精。十人中有九人患之。故不得不列於第一。前此余亦患之。於本病之原因經過治療頗為熟悉。曾有數萬言發表。同病者。時承垂詢。惟以職業所關。不能一一答復。良用歉仄。遺精一症。固非易治之症。亦非難治之症。所難者。無果敢之氣。堅一之志耳。蓋色既為人天性。目之所接。耳之所聞。不能無感動。精雖藏於腎。而實為心所宰。心有所動。精亦不安矣。服藥不見速效。非藥之不靈。乃心之不定也。若操守既定。不為外誘。而滑泄仍不能已者。乃關門不固。精出不由自主。或為慣性。其症雖重。其治則易。患遺精者。誤解慣於遺精。身體必虛。好聽人談補。治病者亦每以補藥媚人。其害不可勝言。蓋遺精之人。其體固虛。貿用補藥，則又不能取效。譬諸房屋。既燬於火。急待建設。然當火燄未盡之時。其所建設者。反益火之勢而已。必也撲其餘焰。去其灰燼。方能談及建設。又如患食積病。易饑善食。食不生肉。人以其易饑以為消化力足。不知邪火殺穀。食入盡以補邪。反損正元。彼妄用補藥者。實不知此理也。凡遺精之人。陽物易舉。相火之強盛可知。妄事補益。徒張相火而已。治療之法。宜先用苦寒藥。直折相火。再參鎮心寧神之劑。不使無端興波。然後以補藥收功。輕便易舉。而又穩當無弊。若陽不易舉。是相火不強。遏用補劑。則又無妨。殺相火之方。如大補陰丸。（黃柏、知母。熟地。敗龜版）封髓丹（黃柏。砂仁甘草）等。有鎮靜作用者。如金鎖玉關丸。（芡實。蓮子。藕節粉。白茯苓。白茯神、乾山藥）荊公妙香散（龍骨。益智仁。人參。白苓。遠志。茯神。硃砂。甘草。）補方甚多。恕不另舉。

（未完）

公開古今祕方　社會定期刊　造成百病自療

挑痧與刮痧

秦丙乙

患霍亂者寧刮毋挑

挑痧頗多流弊刮痧有利無害

挑痧刮痧、同屬古法之一、惟刮痧方法簡單、並無損害、行之不妨、挑痧則古法失傳、多滋流弊、遺患無窮、每致不可挽救、故時疫醫院、拒而不收、即此謂也、且刮痧制錢一文、蘸以青油、就背部自上而下、既無弊害、又可使內邪運化、所以頗具愈病之能力、若挑痧則無論販夫走卒、不學無術之輩、襲其祖傳師授、因循謬誤、手續功夫、俱欠精純、對於穴道經絡、並未明晰、往往一經挑刺、邪竄絡道、變爲轉筋、不可救藥、故夏令患時疫痧氣霍亂等症者、最忌延請挑痧、寧刮毋挑、或另謀正當之治療、斯可已、

經驗良方

▲產後自汗簡易驗方（義）

（藥方）左牡蠣煅一錢
淮小麥炒一錢

（服法）右藥研細末以豬肉汁調服二錢日二服

（說明）產後營陰虧虛、肝陽升旺、疏泄陰液爲汗、延久不治、變成痙病、主以淮小麥、培養心陰、牡蠣介類潛陽、引以豬肉汁、豬爲水畜、用肉汁取其滋水涵木、服之汗自得收、

▲難產催生方（南）

眞乳香　研細末酒泛爲丸每服一錢五分溫開水下即產甚效

（按）此方專治富貴婦人、受孕之後、不事動作、以致氣血凝滯、胞胎難下、乳香行氣活血、功效甚著、故善治此種難產也、非但胎兒胎衣俱易產下、而且產後無瘀、惟僅於富貴氣滯之人、不宜於勞工藜藿之體、蓋因逸而難產者、宜行氣活血、因勞而難產者、宜益氣養營、不可拘泥此方、以免虛虛之禍也、

▲最靈驗最經濟的止血方

柳劍南

桂圓核外層黑皮、頁爲剝下、分兩不拘多少、研爲細末、加入冰片末和勻、磁瓶收貯、不可洩氣、如遇金石刀刃創傷見血、急將此藥敷上、立可止血、此方我家施送有年、眞神方也、

夏令衛生法（十八）（王庚）

（4）漂白粉溶液 Colorinated lime 適用於廁所及陰溝之消毒。用的時候九十六分水四分漂白粉溶液●

（5）硼酸水Boric soiution 此藥品性極和平、適用於耳目口鼻諸腔之消毒。用的時候、水九十五分、硼酸水五分●

（6）過錳酸鉀　性極和平、可做口腔消毒、和洗手消毒等

（7）淡錏精水 Ammoniawater 可用以治蛇、蝎、蜈蚣、毒蜘蛛等之咬傷●其用法即以布浸水中、然後敷貼傷處●

（8）芳香阿摩尼精 Aromatic spiritofammonia 是一種很好的興奮劑●用於失神昏迷頭痛腹痛、極有效。服法每十五分鐘服一次、每次服二十滴、加於溫開水內飲之、至多以四次爲限。

（9）蓖麻子油 Castoroil 可用以治便秘及腹痛、每服一匙至二匙可混於茶水內飲之。

（10）痧症藥水 Cholera mixture用以治腹痛吐瀉、每次服十滴到二十滴●加於溫開水內飲之●

（九）　結論

夏令是生命危險期，要保護生命，就不得不注意夏令衛生。茲尚有兩事欲與讀者述者，一即夏季的旅行，一即病人之注意是也。夏季旅行，當然要擇天氣涼爽之日，並在早晨出發，其外並宜急救上應用的藥品，如痧藥水、芳香阿摩尼亞精等，而水尤不可不帶。因旅行在外，不易得清潔之水，而旅行之際，處處要需用水的。

介紹衞生方法　幸福三日刊　指導健康途徑

述吳氏治疫主『下』法喻氏治疫主『芳香逐穢』法張氏治疫主『汗』法三家不同之原因

邱元熙

疫之爲病不一，傳變最速，如霍亂瘧痢濕熱暑疫等症，其邪率由口鼻吸受，傳布中道，或趨於腸，或侵膜原，隨邪之傳變經腑，而爲病之不同也，疫病自古有之，惟仲景傷寒無片言及疫，後人無善治之法，迨及近世吳又可喻嘉言張景岳輩，論治疫病，精切無餘，三氏均爲名家，但治疫之法則大異，如吳氏主下，喻氏主芳香逐穢，張氏主汗，厥考其因，三氏各治之疫有不同耳，吳氏所論之疫是溼濕痧暑熱邪，從口鼻吸受，伏於膜原，膜原者、脾與胃以膜相連，爲脾胃半表半裏之界，邪伏於此，入胃最速，邪既入胃，故以下法爲主，此是溫疫溼濁之邪，襲入六經，而傳陽明胃腑，是四時之常氣，即溼溫嵐瘴時氣之症，與毒癘天行瘟疫之病，自是兩種，截然不同也，喻氏所論是眞瘟疫大病，乃天地不正之氣，惡毒瘴癘，合病氣尸氣，交結互蒸，人受其氣由口鼻吸入，直行中道，流布三焦，最多閉結，故以芳香逐穢，解毒開化之法，上焦如霧，升而逐之，中焦如漚，疏而逐之，下焦如瀆，決而逐之，營衞既通，邪自外出，故治法專主一通字，張氏論疫，是二時感冒，應暖熱而反寒涼，非其時而有其氣，名爲三時寒疫，邪由肌表而入，故同傷寒治，而先用汗法，由是可知三氏治法之不同，而各有所因，各合其宜，不得執此而議彼也，總之疫邪之兼六淫之氣入於足經，從表裏汗下，同傷寒施治，惟逐穢解毒一法，從手經治，用芳香開泄三焦，與傷寒之治法不同，又有傳表傳裏，表裏分傳，九傳之法，當各以見症之偏勝，病灶之輕重，而分別施治，惟邪之或結或開，或表或裏，本無一定，故每多表而再表、裏而再裏、表裏分傳再見之症，此病情之傳變不常，邪氣之聚散不定，乃病勢之當然，非關調理之失宜，然必病者元氣不虛，方可隨症施治，若虛弱之體，恐未能當此纏擾耳，風寒暑濕溼熱諸病，則未有如此見症也，學者當悉心領略，隨机應變，再參以三氏大法，則治疫無餘蘊矣，

□氣逆治療法

李健頤

定義　氣上行而不順也、

原因　胃火犯肺、肺葉大舉、肺氣上逆、心囊動跡、以致氣逆、亦有因於大飲傷肺者、

病理　飲水太多、胃臟擴張、心囊動跡、障礙肺臟、肺布葉舉、故氣逆而上奔也、素問生氣通天論云、『因而大飲、則氣逆、』然氣逆之病、雖屬於肺、而其根蒂、則由於脾胃之伏火者、巔狂篇云、『氣逆則取其太陰陽明、』內經曰、『諸逆皆屬於火、』此即可以爲證也、

症狀　胸脇滿痛、大氣上奔、坐臥不安、鼻煽口張、背骨痠楚、胃臟擴大、肝胃盧孔、心肝細弦、

診斷　此症皆爲胃火上升、肺氣不收、治宜降火斂肺爲先鋒、

治法　屬陽明氣逆者、宜四磨飲七氣湯、屬肺絡氣逆者、小青龍湯越婢湯、或蘇子降氣湯、屬腎經氣逆者、麻黃附子細辛湯、腎氣丸、屬濕熱氣逆者、宜吳氏三仁湯、加亭壢沉香靑皮、

□避時疫的警告語

（知心）

一、不要吃生冷的食物。
二、不要貪夜間的風冷。
三、不要住穢污的房屋。
四、不要近患疫的人病。

古今名醫驗案

清代名醫 金子久先生驗案

二十方　手掌係手少陰脈、足心屬足少陰脈、三陰當不足之時、四肢爲諸陽之本、足心手掌、均覺焦熱、陽亢陰虧、可無疑義、値此餘邪未撤、尙宜攻補兼施、

西洋參　石斛　丹參　白芍　知母
子芩　寛麥冬　元參　茯神　甘草
川柏　忍冬

二十一方　痧從營化、痞自氣生、痧痞雖同、氣營已耗、餘邪未盡、蔓怖三焦、熱勢蒸騰、發爲痱瘰、先見于頭面、繼及于胸膺、左股右臂疲疼、徒然復作、手掌足心之熱度依舊未除、胃不知肌、汗不停息、陽升頭痛、津耗口乾、舌質中光、脈象左大、脈大主乎陽亢、舌光乃是陰虛、治當並顧氣營、藉以兩存津液、

西洋參　石斛　丹參　白芍　人中黃
青蒿　寛麥冬　元參　茯神　子芩
忍冬籐　菊花

本報特聘羅家衡律師為法律顧問

幸福三日刊

中華郵政特准掛號認為新聞紙類

幸福報

鈕儀署

第二四七期

（民國十九年八月廿一日）

◀每份售洋二分▶

館址上海三馬路雲南路口

定報價目

每三日出一張 五個月一元全年二元寄費在內本外埠一律 國外加倍郵票代現九五計值

廣告價目

每期每格（共計五方寸）五元均排於新聞之旁如嵌入新聞中長期面議

◀本期要目▶

讀『青年病』後（三）

尤學周

可怕 寶貴的青年時代 為病魔剝奪蹂躪

（四）最怕是淋濁

遺精雖多。並不可怕。最怕者為淋濁。淋與濁。普通人以為二症。實則非也。淋為初期現象。濁則為第二期現象。舊所謂五淋。並不限於青年。青年亦不一定患此症。此處所謂淋濁。乃專指白濁而言。白濁初起。尿道微癢。龜頭覺熱。放尿之際。灼熱疼痛。尿意頻數而不能暢下。繼則黏液之分泌增加。自尿道口流出。其狀如膿。或白色。或黃色。或綠色。夜間往往陰莖勃起。發劇痛。不能安眠。此時以通利小便為主。則病毒隨小便俱去。如瞿麥海銳砂。扁蓄。川萆薢。豬苓。車前子等。若失治或治不得法。小便亦漸能自利。痛亦漸減。惟病毒不去。盤踞愈深。成為慢性白濁。操勞則發。經年累月。不能斷根。受苦不淺。除善自調理。增加本身抵抗力。使病毒自然消滅外。實無第二法可想。近日新出之西藥如阿梯共及過去之油類蛋白銀類時行之電類光類療法。亦並無顯明功用。甚矣治療之難也。本病傳染於婦女。則為頑固之白帶。與男子同一徵象。其危險則尤甚。

問病新章

（一）近接讀者問病函件日多。一日幾使本報同人無從答覆。故自本期起。另印問病紙一種。用此紙分送定戶。如非此紙詢問者。概不答覆。

（二）此種問病紙。每定戶各發一張。請勿隨意亂用。如再欲索取。每張收費半元。

（三）非本報定戶。而欲訊問疾病者。亦須用此種問病紙。可預先向本館購買。本埠每張半元。外埠每張一元。以示限制。

□霍亂須知

吳少雲

預防　病從口入、飲食先宜講求。無間河水井水。皆要清晨取用。蓋經夜露。毒氣沈消。食品更當素潔。不可隔宿。不可雜投。

急救　初見吐瀉。宜用鮮扁豆葉數十片。絞自然汁。約一酒杯。和陰陽水飲之。或加小明礬塊。約重五六分。但不可化開。恐濇口難下耳。

愼針　凡病皆可放針。何霍亂獨不可也。蓋若輩多不知針耳。與其誤針。不如不針。愼之可。

分治　凡病皆有虛實寒熱。霍亂爲尤也。虛宜補。實宜瀉。寒宜溫。熱宜清。盡人皆知。若吐瀉數次。卽渴思冷飲不休。身靑黑。舌絳乾。瓜枯目陷。氣促聲嘶。純是沙毒爲患。竟有人斷爲寒症。亦傎甚矣。譬如一疋布。浸于水中。幾時得化。投之火內。立見成灰。卒中卒死者。爲火毒無疑。

善後　沏病解後。務必少說話。多養神。食粳米稀粥。十分保養。乃可復元。

□經驗良方

□產後陰戶破碎之治法

陸文表

婦人臨產之時。兒自陰戶而下。陰戶未免損傷。或因產時艱難。穩婆動用手術。不愼而致破碎。及至產後。輕則紅腫疼痛。甚則腐爛流脂。遷延不治。苦楚莫名。僕居鄉間。每聞村嫗傳述。對於此病。有一簡易外治法。留心探聽。果屢試無不驗。誠奇方也。爲特錄之於下。俾女同胞之遭此疾苦者。得以治療焉。

(配合及用法。)以蚌殼煅成灰。研極細末。和入冰片少許。摻於患處。或用菜油及麻油調揉。均能奏效。

□小兒耳中流濃之治法

何嘉濟

小兒有因啼哭太過。眼淚入耳。或沐浴不愼。水流耳中。日而月之。遂患耳中流濃。淋漓不止。腥臭異常。甚則耳聾不聞。醫治頗難見効。今得一簡便方法。用陳廣皮一錢。燒灰存性研末。和入梅片少許。取胡桃油調勻。滴入耳內。立見功効。屢試屢驗。幸勿輕視。

□免除脚跟起泡方

凌霞彩

若行遠路。足跟易於起泡。宜用蘿蔔子炒研末。和白礬末。舖於鞋底。卽行遠路。決不起泡。便可免此痛苦矣。

□夏令衛生法 (十九)(王庚)

夏令是各種傳染病最盛行之時，所以到處有病人，卽到處有受其傳染之患。因此不得不時時刻刻的留意。凡有可疑之點，務必不和他直接接觸。家中如有病人，須看其病之經重，酌量送入醫院，以救病人生命，並保護健康者的生命。

夏令中還有一個很大的危險，卽命無知無識者挑痧是也。常人稍覺身體不很適意，卽名之曰痧，以針挑之，放其汚血，以爲可告全愈。實則最爲危險。他所用的針，針尖上不知有幾千萬的傳染病菌，其病本不甚緊要，可以自愈的，但是因爲他的針一挑，將無數的病源體放入體血，而成爲重症不可救藥者不知多少！作者敢斷言曰；因病而挑痧，因挑痧而治愈，乃是他的萬幸，不過他若不挑，治愈上一定要比不挑爲早。因爲不挑，可以將抵抗挑痧所入的病菌之力，用在恢復自已的身體上！總之因挑痧而治愈病，世界上是沒有這回事！。夏令的天氣，容易使人疲倦，俗語上有『夏日炎炎正好眠』一句，正是形容一班人疲倦的狀態。因此無論何人，在夏季應注意有規則的生活，夜深賭博，入游戲場，最有害於身心，使身體抵抗力減少，誘起各種疾病，不可不謹。夏令對於房事，最好停止、不得已則不得不有節制。

(全篇完)

介紹衛生方法　幸福三日刊　指導健康途徑

婦人乳巖證之實驗一席話

吳承忠

父執胡君。開設茶棧於北蘇州路之德安里。予時相過從。一昨聆其婦人乳岩證之實驗一席話。頗有紀載之價值。特錄出以告世之患斯疾者。俾知所擇焉。

胡君夫人。在鄉患乳間結核。如棋子大。時有隱隱一針之痛。蓋乳岩之初期也。就診於某中醫。曰。無紅無熱。陰證也。投以陽和湯。兩目暴腫而結核如故。乃置不治。及來滬上。結核寖長如雞蛋大矣。且硬甚。胡君有友金某者。自言其夫人亦患斯症。曾入某西醫院。行開割之術。並去其腋下之核。剜其左臂股皮。以塡補其乳際。雖覺微痛。而一星期出院矣。以是勸胡夫人亦就及某醫院。胡君心終懷疑。自憶少時。耳後亦患結核。多方求治不得愈。因以生薑切片。敷其上。用艾絨灸之而獲效。但不可圖速功。私念部位雖不同。而結核則一。且中國醫籍。乳岩亦重灸法。因與夫人約曰。余自爲爾治。一年以爲期。期過。聽爾開割可也。乃常以薑艾艾絨。如前法遍灸之。及痛不可忍。始去艾。初毫未之效。及三月。灸時覺癢。核稍軟。五月流出黑黃水甚多。核竟全消而愈矣。然金夫人以第一年三月間開割。至第二年三月病復作。較舊患處稍偏。且痛甚。久則遍身筋脈牽引。人瑟縮如猴。痛苦難以名狀。金某見狀愴絕。爲之百計求醫苦。又用按摩術。欲以減少其痛。並日服滋養品。至第三年三月間而亡。所費近萬金。而金某商業。亦因之不振。深悔從前開割之非計。胡君談時。意頗自得。以未盲從開割。引爲生平快事之一云。

予聞竟。作而起曰。中西醫之各有所長也。中西醫有溝通之必要也。人嘗言。西醫擅外科。中醫長內術。以是證觀之。又豈其然。蓋西醫器械雖精。手術雖工。不能揣其本也。近日西醫余君。將中醫一筆抹煞。謂欲溝通中西。是猶强黃白進化之種。以與南非土人。臺灣生番。調和其知識。認爲必不可能之事。嗚呼。何其不思之甚也。夫尺有所短。寸有所長。他山之石。可以攻玉。豈宜存入主出奴之見哉。余君目空一切。徒以科學萬能等名詞。以駭世炫俗。不知醫者目的。在能愈病而止。故竹頭木屑。其對證有時效且過於人參馬寶。非必高深莫測也。至中醫之能否愈病。自有數千年之歷史在。又予親見戚友中之一病而並受中西醫治者。其變化效驗。歷歷可尋。相須相成之處甚多。容當次第錄出。以與世之虛心好學者。一商榷焉。

內傷咳嗽之種種（上）

（楊志一）

內傷咳嗽。乃與外感咳嗽對待而言。外感咳嗽。至淺至輕。治以疎散。病無不愈。內傷咳嗽。至深至重。苟不速治。即易成癆。咳嗽既以外感爲輕。內傷爲重。爰舍外感而言內傷。

遺精咳嗽

遺精是腎病。咳嗽是肺病。二症幷作。最易成癆。蓋腎水耗傷。肺失水蔭。猶之草木。無雨露之灌溉。有不枯萎者乎。故治療之法。以治腎爲主。治肺爲副。欲求腎肺雙治。效力兼有者。惟八仙長壽丸。最爲合宜。余嘗用之。均獲奇效。屢見一般時醫。對此等症不求正本清源之治。但用杏貝套藥。以敷衍病家。誤人實甚。

咯血咳嗽

余嘗言曰。肺癆無不見咳嗽。咳嗽未必盡肺癆。惟視其兼見之證如何耳。如咳嗽而兼咯血。即有成癆之可能性。以故咯血實居於重要地位。豈可專事治肺止咳而已乎。按咳嗽固由肺氣之不降。咯血固由肺絡之損傷。然肺氣所以不降。肺絡所以損傷者。則責之肝火擾犯使然也。故必於咳嗽咯血之外。兼見胸膺悶痛。氣急頭眩等症。治法宜重用白芍、丹皮、黛蛤散、生石決、以平肝。茜草炭、側柏炭以止血。旋覆花、參三七、以祛瘀。桑叶、蔞皮、以肅肺。肝火不升。肺氣下降。咳嗽咯血。未有不止者。（未完）

止呃法

—樹人—

偶然呃逆。可用紙撚通鼻取嚏。其呃自止。或以熱湯。驟然嚥下。亦止。

出版務求信用有切實保證　又名社會醫藥常識報　主持者有學識經驗及人格

古今名醫驗案

清代名醫 金子久先生驗案

二十二方 熱起于湧泉、迫及于勞宮、有汗則衰、無汗則盛、食入之頃、脘腹依然滿痕、熱來之際、巔頭尚覺眩暈、痲痓未平、胸膺更劇、痛如針刺、痒若蟲行、氣分猶有餘邪、血絡尚多風熱、自汗雖少、盜汗仍多、脈象弦虛、左部偏大、舌苔薄膩、中央淡光、治宜養液存津、參入化風清血、

西洋參　首烏　元參　芥荆　忍冬
石斛　覓麥冬　白芍　池菊　茅根
谷芽　子芩

青蒿露代水煎藥

二十三方 手足心熱、固屬陰虧、頭目眩暈、無非陽亢、陰虧生熱、陽亢化風、風熱入營、蒸騰爲痓、得食徒增腹脹、不食微覺脘嘈、寤寐欠安、屬陰陽之不濟、曲池痠楚、乃經絡之失舒、滋陰潛陽、不容稍緩、熄風清熱、尤未可刪、

幸福之門

腫脹

(汕頭陳克道君問)

身體羸弱、面色黃而不甚亮、脈象虛濇、臍下及左脇下結塊甚大、堅如鐵石、雖重按亦不覺痛、大便數日一次而乾枯、小便短、色如米泔、(或如豆漿)其人困倦喜涼、兩手瘦弱特甚、上午覺無何痛苦、至下午則於腹部不結塊處微脹、兩足腫、惟結塊處、則始終頑而不知所苦、前嘗西醫注射、服西藥不見效、而增劇、又服生草藥及藥散、承云瀉有白細虫甚多、惟結積如故、經請中醫多人、亦不見效、及前月延余診、擬以和中丸服二劑不效、再診服太無神功散、(見醫學心悟積聚門)加靑皮莪朮川朴紅花、服後腹痛、約三時許則瀉大便一次、糞氣非常腥臭色赤而黑、并有白細虫很多、此方計服四劑、大便與第一劑同、再服三劑、則腹不痛、而糞黃無細虫矣、然堅積如故、惟精神略爽、下午腹脹減半、足腫稍消、症象如此、請示治法、

答陳克道君問

(楊志一)

據所述症狀而論。乃屬肝旺脾弱。中樞不運。氣滯血瘀。虫積凝聚所致。治擬疎肝理氣。健脾殺虫。參以祛瘀導滯之品。是否有當。尚希明正。

銀州柴胡 一錢　大腹皮 三錢
炙烏梅 五分　生白朮 二錢
靑陳皮 各錢半　川楝子 二錢
赤白芍 各錢半　炒枳實 錢半
使君肉 三錢　當歸尾 三錢
製小朴 一錢　陳鶴虱 錢半
五積散 三錢 (包煎)
陳葫蘆瓢 四錢

幸福三日刊

中華郵政特准掛號認爲新聞紙類

幸福報

紹儀署

第二四八期
（民國十九年八月廿四日）
每份售二分
（館址上海三馬路雲南路口）

定報價目

每三日出一張五個月一元全年二元寄費在內本外埠一律國外加倍郵票代現九五計值

廣告價目

每期每格（共計五方寸）五元均排於新聞之旁倘嵌入新聞中長期面議

●眼睛的衛生

夏羲伍

人們的兩隻眼睛，是個非常寶貴的東西；那是最要注重衛生。倘若不注重，勢必發生疾病；或患目赤；或病目痛、或起翳；或生星，或變近視眼，或變遠視眼；更有變成瞎子。好像入黑暗的地獄一般，失盡人生的樂趣。那時悔不注重衛生，已經噬臍莫及了；所以眼睛的衛生，不可不講究。我且把平日所知的眼睛衛生方法，寫在下面；給我親愛的同胞們瞧瞧。

1 讀書習字的時候，不要身靠偏方，眼近桌面，免得造成近視眼的疾病。

2 夜間做事的時候，須要燈光適宜；燈外加罩，免得妨礙眼睛的視力。

3 臥在床上的時候，不宜看書。

4 坐在舟車的時候，不宜看書。

5 行在有風的路上，須戴墨晶眼鏡，以免沙泥入目。

6 居在黑暗的地方，不要勉强視物，以免瞳神受傷。

7 不要常戴眼鏡；免阻眼睛的視線。

8 不要多看細字；免傷眼睛的視力。

9 早晨起牀的時候，應該用食鹽湯，或微溫湯洗滌眼睛，以除去目裏的積垢。

10 有了目疾的時候，應該戒絕烟酒，並忌房事，保護眞陰，以免除疾病的纏糾。

以上幾種，都是眼睛的衛生方法，吾們應當注意的；我願看此的諸位先生姊妹們，不要輕易看過啊！

▶本期要目◀

□答友人問遺精（一）

宮際園

頃接手書。辱以疾下問。弟之謭陋。何可語此。書還而不答。則有負盛意。竊不揣謭陋。試與足下言之。人之罹疾。必有其因。七情六慾是也。故善養生者。必愼其風寒。節其情慾。恬淡虛無。而疾不生。近者、風俗靡靡。奢淫佚樂。而爲小說家言者。競爲香豔之詞。以放縱濃紅情。深入少年心坎。遂不惜以蒲柳之姿。與情慾奮敵。人身不幸。常爲疾病所罹。足下曾讀小說。尤嗜豔情。情竇初開。易於迷惑。然則、足下之遺精。爲情慾亢進所致。非斷言也。考之醫籍。遺精有有夢無夢之別。有夢而遺爲相火盛。無夢而遺爲腎氣虛。夫所謂相火盛者。蓋指慾念言耳。日之所思。夜則夢焉。（未完）

□經驗良方

□簡易解毒法

俞步卿

當今之世。米珠薪桂。人多事少。欲謀一飯之飽。極感不易。欲圖一枝之棲。亦頗爲難。其强者。挺而走險。淪變盜匪。其弱者。一籌莫展。遂致輕生。吞服毒物。慘死甚多。豈不深可憫哉。余特選錄簡而易行之解毒法數端。分述於下。

（一）解砒霜毒　防風一兩。研末。冷水調服。頗效。

（二）解水銀毒　川椒數斤。炒熟。鋪蓆上臥之。水銀從毛孔中鑽出。

（三）解鴉片毒　雞蛋清數十枚。頻灌之。再用鵝翎攪喉吐之。

（四）解金器毒　服白鴨血。其金器卽從大便而出。

（五）解鏹水毒　速灌蘇打水。可解。（按蘇打價甚廉可向西藥店購之）

（六）解紅燐毒　灌肥皂水一碗。使之速吐。

（七）解巴豆毒　吃冷粥一碗。卽解。

（八）解鹽滷毒　生豆腐漿灌下。再用鵝羽探吐之。

□小兒食滯簡易方

何家驥

昔余賦閒在家鄉時。每見小兒偶患停滯。常用雞肫皮一個燒炭。和白糖少許。調勻與服。其病卽癒。按雞肫皮。卽雞之胃也。善消各種食物。小兒之脾胃虛弱。易致停滯。惟不可妄投攻瀉。而雞肫皮爲血肉之品。藥性和平。實爲有利無弊之妙方也。

薄厥治療法

李健頤

定義　爲有升無降、而厥逆者、卽暴逆、

原因　生產過多、血液枯竭、臨產之時、偶觸寒冷之氣、瘀血上升、而不降、蓄積胸中、

病理　婦人生產、專藉血液爲灌溉、交骨之開闔、亦藉血液爲扶助、夫血者、氣之帥、氣者血之佐、氣血相需、生產最易、如生產過多、血枯氣鬱、則子宮裏之血不能養胎盤、胎盤枯澀不開、氣道阻礙不行、血反上積于胸、胸爲衝脈之區、要衝脈阻滯、血菀於上、上升不降、牽引鼓舞、刺戟心房、心血卽被暴阻、氣機卽爲暫停、故霎時人事昏瞀、四肢厥逆、素問生氣通天論云、大怒則形氣絕、而血菀於上、使人薄厥、

症狀　臨產之時、陡然瘀血上升、四肢厥逆、神昏不醒、牙關緊閉、脈微細似無、或腹痛多日、交骨不開、胎兒上升、昏倒氣絕、脈弦急而數、

診斷　此爲最險惡之急症、急宜急治、卽可濟功、如遷延時刻、則有性命之虞、

治法　如見氣升不降、交骨不開、昏迷不醒者、急用鐵器燒紅、粹醋、向病者薰之、內服佛手散、（當歸一兩川芎八錢龜板五錢乾薑二錢、）加童便灌之、產後受怒、怒氣上升、瘀血菀結者、內服宜六鬱湯、（卽神麯川芎黑梔子蒼朮香附）加香沉木香青皮赤芍藥丹皮之屬、兼法照上

產後房勞之研究

顧文山遺著　尤學周錄

婦人生產二三月後，身忽發熱。逾時暫解，數日後又熱。仍復暫解。浸假兩三日一發熱。漸進至連日脈數身熱。不能暫解。身體困倦。飲食漸減。面色萎黃，似外感而非外感。似內傷而非內傷。咸目之爲蓐勞。但蓐勞乃產後月內之病。因坐草艱難所致。此乃生產二三月內之病。與蓐勞似同而實異。俗稱產母病也。每見醫者調治此種病時。始用發表疏解。不應。旋用養陰清熱。後用健脾開胃補虛等藥。總歸無效。其人日見困頓。熱仍不解。脈象虛數。沉分帶弦。一病淹淹。漸成勞怯。遍攷方書。既無確論。又無專方。醫家無所折衷。束手坐視而已。殊不知此症乃生產一月之內。八脈空虛。惡露未盡。夫婦同床。致將惡露阻住子宮。不能盡去。是以血絡日漸瘀積。氣亦窒滯。一身氣血。不能晝夜流通。而營衛不調。身熱作矣。初不甚覺。以後血愈積。則身愈熱。身愈熱。則氣愈弱而血愈積。遂成乾血癆症。而難治矣。療治之法。不外補氣通血四字而已。蓋氣爲血帥。若氣不足。則瘀難通。故補氣通血。不可偏廢。若但知養陰清熱。則血更滯而熱更甚。熱久不解。勢必血漸涸而氣愈餒。欲望不成勞得乎。謹錄兩方。臨症加減。聊爲此症之規法。庶幾後之學者。有所適從焉。

延胡索散　延胡索　生赤芍　生蒲黃　上肉桂　琥珀　當歸　紅花各二錢

右藥用好醋浸一宿。共爲細末。每服二錢。七服而盡。陳酒送下。如虛弱者。用人參煎湯下。

八珍加味湯　川芎一錢　全當歸三錢　赤芍錢半　熟地四錢　人參三錢　茯苓三錢　冬朮土炒三錢　炙甘草六分　廣陳皮三錢　桃仁泥三錢　新絳一錢　蘇木錢半　五靈脂三錢　上桂心五分　延胡索一錢　大紅鷄冠花一兩乾者減半　引用生姜三片　大棗二枚　青葱管三根。加酒三杯。煎服十劑。

如月分尙淺。氣血稍弱。則服前方。若月分已多。氣血大傷。則服後方。

吐血急救法

（楊志一）

炎夏已去。新秋又屆。一般虛勞吐血之人。莫不憂形於色。惟恐舊恙之復發。蓋以秋主肅殺之氣。虛勞之人。一旦接觸。往往身體極感不適。宿恙捲土重來也。日前往診九畝地吳宅男子。年近三十。據述素有吐血之病。近來未發。不過咳嗽而已。不料於昨日（卽交秋日）晚間。忽然咯血數口。余讀先生手著之吐血與肺癆書中。有鹽湯止血法一則。因如法泡製。漸止。今晨忽又狂吐盈碗。來勢甚猛云云。余一經診察。知爲陰虛肝火逼血妄行而然。遂處涼血平肝一方與之。余料與吳君同病者。正復不少。爰將吐血急救法。畧列一二。想亦讀者所樂聞歟。

（一）凡吐血陡然而來。不及請醫者。急先取童便一茶杯。頓服之。卽止。然後延醫診治。（按如無童便。可以淡鹽湯代之。須冷服。）

（二）凡吐血陰虛火旺者。可購鮮生地一兩。搗汁開水沖服。

（三）凡吐血便秘。血不下行者。急購十灰丸三四錢。淡鹽湯呑服。

（四）咯血不正者。可用鮮藕搗汁。燉溫服之。

夏秋防病法

夏秋之間。若偶見小溲色黃者。便知有伏暑矣。防其生病。宜卽用六一散三錢。以荷葉包之。多刺小孔。煎湯代茶。可免病矣。（張又良）

古今名醫驗案

清代名醫 金子久先生驗案

西洋參　首烏　決明　甘黃　忍冬
子苓　覓麥冬　石斛　谷芽　伏神
菊花　荷葉梗
青蒿露代水煎藥

預擬方　懷麟久病、營陰無有不傷、自汗偏多、陽氣何嘗不損、氣陰未能即復、餘邪安得遽清、手掌足心、熱雖漸退、胸膺頭面、痤尚未蠲、病在陽明、熱躍血絡、舌光脈糊、肺胃之津液早傷、頭痛目眩、肝胆之風陽偏亢、預擬養陰清熱、藉資善後調治、

西洋參　石斛　白芍　伏神　橘紅
葉豆衣　覓麥冬　甘草　子苓　池菊
忍冬　白茅根
大生地露代水煎藥、吉林參鬚煎湯另服、

（完）

介紹內科小兒科專家 尤學周醫士

尤學周醫士。任康健報編輯有年。大作傳誦一時。其關於性病各稿。尤爲讀者所欽佩。又得已故名醫朱少坡先生眞傳。於虛勞及小兒各病。頗有經驗。現設診所於北山西路盆湯弄橋北首泰安里五十八號。同人等特爲介紹。俾病家問津有途。

介紹者　楊志一　朱振聲　仝啓

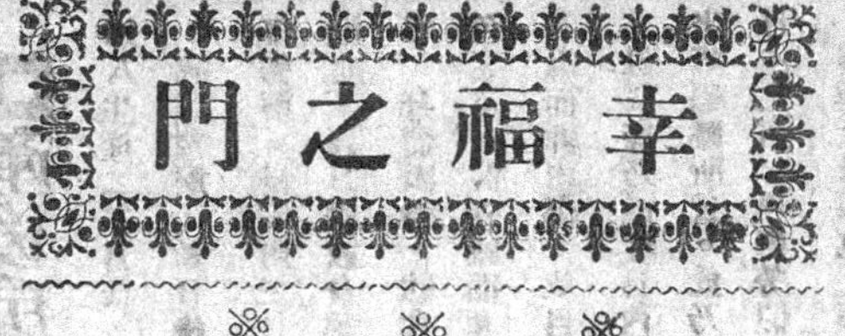

※　※　※

脚氣

（康健保障社員王岳洲君問）

四肢麻木。兩脚浮腫。不能站立。腹痕每天瀉五次。所瀉之物形如鷄蛋白。適時卽薄如水。請問治法。

答王岳洲君問

楊志一

症屬脾虛健運失常。濕邪襲入絡道所致。慮其上衝之險，今宜鷄鳴散加減。

紫蘇梗錢半　生白朮錢半
陳木瓜三錢　苦桔梗一錢
陳廣皮一錢　生熟苡仁各三錢
連皮苓五錢　大腹皮三錢
川牛膝三錢
冬瓜皮及煎湯代水
指迷茯苓丸三錢（包煎）

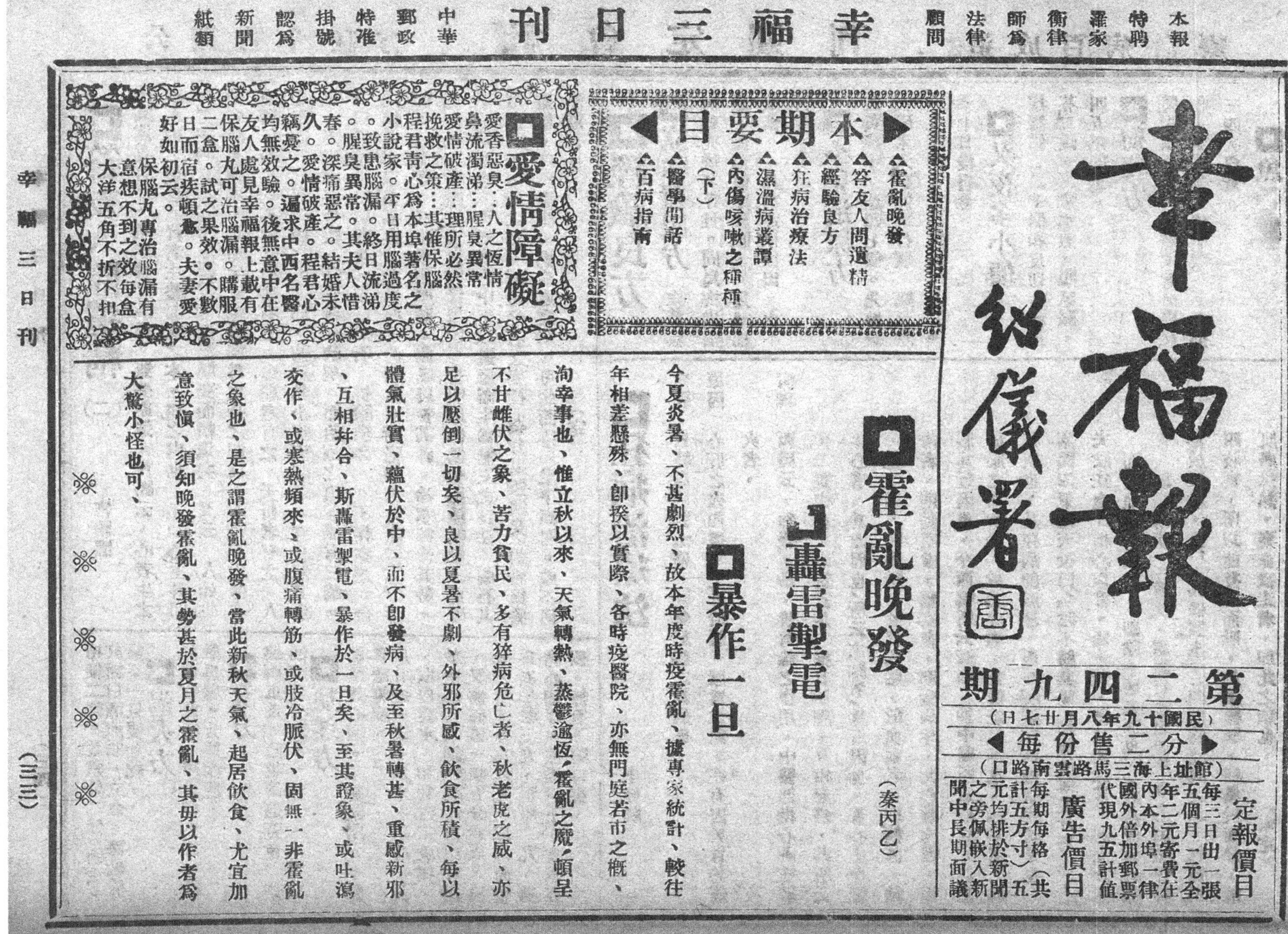

本報特聘羅家衡律師為法律顧問　幸福三日刊　中華郵政特准掛號認為新聞紙類

幸福報

紹儀署

第二四九期
（民國十九年八月廿七日）
◀每份售二分▶
（館址上海三馬路雲南路口）

定報價目
每三日出一張　五個月一元全年二元寄費在內本外埠一律　國外加倍加郵票　代現九五計值

廣告價目
每期每格（共計五方寸）五元均排於新聞之旁佩嵌入新聞中長期面議

▶本期要目◀

◁霍亂晚發　◁答友人問遺精　◁經驗良方　◁狂病治療法　◁濕溫病叢譚　◁內傷咳嗽之種種（下）　◁醫學閒話　◁百病指南

霍亂晚發

轟雷掣電

暴作一旦

（秦丙乙）

今夏炎暑、不甚劇烈、故本年度時疫霍亂、據專家統計、較往年相差懸殊、卽揆以實際、各時疫醫院、亦無門庭若市之概、洵幸事也、惟立秋以來、天氣轉熱、蒸鬱逾恆、霍亂之魔、頓呈不甘雌伏之象、苦力貧民、多有猝病危亡者、秋老虎之威、亦足以壓倒一切矣、良以夏暑不劇、外邪所感、飲食所積、每以體氣壯實、蘊伏於中、而不卽發病、及至秋暑轉甚、重感新邪、互相幷合、斯轟雷掣電、暴作於一旦矣、至其證象、或吐瀉交作、或寒熱頻來、或腹痛轉筋、或肢冷脈伏、固無一非霍亂之象也、是之謂霍亂晚發、當此新秋天氣、起居飲食、尤宜加意致慎、須知晚發霍亂、其勢甚於夏月之霍亂、其毋以作者為大驚小怪也可、

※　※　※　※　※

答友人問遺精（二）

宮曙園

故其遺也有夢。久則精滑氣虛。無夢亦遺。內經云、心者生之本。神之變也。腎者主蟄封藏之本。精之處也。是知心主神明。腎主潛藏。不能清心寡慾。則潛陽動而精遺矣。又云、人始生先成精。精成而腦髓生。誠以精爲生身之源泉。而腎爲生命之玄關。苟長此不治。陰痿有之。尪弱者有之。夭折者有之。人生至此。有何樂趣之可言耶。倘視爲小疾而忽之。直自戕其生矣。不幸而罹是疾。急宜與以治療。而治療之道。厥有三端。一曰道德。二曰衛生。三曰藥石。排除慾念。。不作空想。含醕抱樸。以全其眞。此道德之治療也。斷絕煙酒。早眠早起。下體不宜溫暖。夜眠戒用厚被。側臥以養其神。冷水頻淹其勢。此衛生之治療也。或澀或補或瀉。皆所以補其偏而救其弊。此藥石之治療也。而三者之中。以道德衛生爲無上之良法。藥石其次焉。若不此之務。而惟藥石之妄投。余知其無濟矣。尙希修養道德。勵行衛生。則病愈之期。可坐而待。足下高明。或不河漢斯言也。

（完）

經驗良方

立除雞眼方

徐兆祺

將蛇殼燒灰存性。同烏梅肉搗爛。做薄餅貼雞眼上。用絲棉紮緊。一日夜連根拔出。永不再生。

小兒遺尿方

硫黃錢半。葱頭七個。先將硫黃研末入葱頭再打爛。臨臥陰小兒臍內。布包肚臍。夜三換。七日後自愈。

又夜多小便

益智仁　二十個和皮切　赤茯苓二錢。二味水煎。臨臥服。四五劑卽愈。

狗咬方

馬蘭頭草搗爛。將咬處擠出惡血。須擠盡。將草敷上。日換三四次自愈。

魚骨鯁

桔梗二錢。威靈仙二錢。研末。紅糖白酒煎服。立愈。諸般骨鯁、一見便如綿。

湯火方

白青菜打汁。用鉛粉少許。調敷患處。止痛生肌。

又方

將西瓜皮　陰乾煅過黃色　采油調敷少許、

痰迷方

治痰迷心竅。牙關緊閉。不能言語等症。

用甘遂一錢、爲末、猪心一具、取內血水、和甘遂末成塊、放猪心內入鍋燒熱、取出甘遂、又將硃砂一錢五分爲末、搗成一塊、分爲六丸、以佛面金爲衣早服三丸、晚服三丸、將猪心切片、煎湯送下、食四五個、無有不開口矣、

狂病治療法

李健頤

定義　內經謂陽熱太盛、駢集於腦之爲病也、

原因　心肝之火內燔、上升於腦、腦爲之亂、亦有因於胃熱痰火者、

病理　西醫云、知覺運動、皆爲腦之作用、中醫卽指心神靈敏、二說相異、未審誰是、推其原理、互相參敷、其所云主心者、爲遠因也、所云主腦者、爲近因也、蓋心主血脈、血生精、精生髓、髓貫入腦、故血虛者、則精薄、精薄者、則髓空虛、髓空虛、則腦病生、此心爲遠因、而腦爲近因也、今西醫所云腦病、卽中醫所云心病之波及於腦之爲病也、故腦虛者、爲健忘怔忡也、腦熱者、爲狂疾也、是狂病卽腦熱、西醫所謂結核性腦膜炎是也、素問四氣通天論曰『陰不勝其陽、則脈流薄疾并乃狂、』夫陰主血、指心以言、陽主氣、指熱度以言、熱度升高、而陰血爲之制肘、（卽陰不勝其陽也、）熱甚流滿於脈管、故脈薄疾、（薄疾、謂脈行急迫速疾也、）由脈管并集於四肢、（并、謂盛實也、）四肢爲諸陽之本、熱癃則四肢實、所以能登高而歌、熱滿經脈、駢集於衛分、故肌膚烘熱、棄衣欲走者、卽此之類也、

（未完）

介紹衛生方法　幸福三日刊　指導健康途徑

□濕溫病叢譚

幸福社社員王壽喬

時症病之中、似以溫病爲大宗、然溫病之中、似又以濕溫爲纏綿也、苟治失當、更易輕而轉重、重而瀕危、即診治如法、亦需相當之時日、故古有抽蕉剝繭之喻、今有秋呆子之名、則其病勢纏綿、可見一班、因濕乃濡滯粘濁之邪、溫係氤氳薰蒸之氣、混淆醞釀、夾雜黏膠、一宜燥去、一宜清解、燥濕則溫如火燎原、清溫則濕如油入麵、非若風寒之可以一汗而解、溫熱之可以一涼而愈、診既如此其難、應宜分別處治、審其濕重於溫，則重去濕而輕治溫，審其溫重於濕、則重治溫而輕去濕、如其兩重、則以兩治之，病輕藥重，則藥過病所，病重藥輕，則還延病增、勿半明而半暗、勿畸輕而畸重、如惡寒發熱、首蒙身重、此係濕重、邪遏衛陽、治宜辛涼輕化、胸痞嘔噁、汗出苔膩、挾熱下利、此係濕重、邪阻足太陰、治宜芳香淡滲、壯熱煩渴、狂燥便結、此係溫重、邪實足陽明、治宜攻下、神昏譫語、手足蠕動、此係溫重、邪入三陰、治宜甘寒開泄、倘症傳變、即宜隨變施治、固不具論、惟患此濕溫症之病家、須毋躁急遑謀、多事更皷、方藥雜投、自貽伊戚、再若醫家認證既確、即宜迅速施治、切勿游移誤人、如此、則誠爲病家之福也、

□內傷咳嗽之種種（下）

（楊志一）

□便溏咳嗽

咳嗽而見便溏。乃肺病脾敗之徵也。按臟腑自然作用。脾爲後天之本。凡水穀之消化。氣血之生化。肺臟之滋養。悉惟脾臟是賴。一日脾胃衰敗、則後天之本搖撼。水穀不能消化。氣血無從生化。肺臟滋養告竭。以致咳嗽氣急。納少便溏。形瘦神疲。惟此症象。於肺癆末期始見之。治宜以補脾爲急務。脾健而肺自強。方用炙黃芪、潞黨參、生白朮、淮山藥、炙甘草、雲茯苓、生苡仁、白扁豆、御米殼、訶子皮。如有虛熱盜汗。乃陰虛陽浮。津液外泄也。宜加銀州柴胡、浮小麥、麻黃根之退熱止汗。至於沙參、麥冬、杏仁。瓜蔞、一派養肺之品。均在禁忌之列。以其有傷脾滑腸之弊也。

□音瘖咳嗽

音瘖咳嗽。有虛實兩種。實者爲風邪襲肺。肺氣不宣。以致咳嗽失音。咽喉燥癢。或鼻塞頭痛。祇宜用薄荷叶、淨蟬衣、牛蒡、桔梗、冬桑葉、光杏仁、等輕開肺氣之品。即能咳止音開。若夫虛者。乃久咳傷肺。肺損音瘖。氣急形瘦。蓋肺猶懸鐘。鐘破則不鳴。與初起傷風。肺氣窒塞。金實不鳴者。截然不同。治宜補肺阿膠湯加減。方用蛤粉炒阿膠、蜜炙馬兜鈴、南北沙參、大麥冬、冬桑葉、光杏仁、川貝母、鳳凰衣、玉蝴蝶。如便溏納少者。加白朮山藥健脾之品、總之金破不鳴。已入癆損之門。治之非易奏效也。

□醫學閒話

呂叔平

子煩者。妊娠於四六兩月間。或以火盛而煩。或以氣滯而煩。即俗所謂病悶也。子鳴者、小兒口中脫出胞乳。故有哭聲也。須曲腰就地。如拾物狀。一二刻時。即痊癒有聲。乃入兒口乃止。子瘖者、腎派繫于舌本。胎氣壅塞。故不能言。不必治。俟分娩後。即能言矣。妊娠乳自出者。名曰子泣。生多不育。疳者。乾也。久熱傷陰。津液乾涸之症。即俗名童子癆也。產後不眠者。每由心腎不交。氣血虧虛所致。產後腹痛而上連脊背。下連腿膝者。風也。產後狂言。如見鬼神者。有敗血上冒也。產後身痛而拒按者。血淤凝滯也。清氣升而津液四布。濁陰降而水道下行。脾不制水。固宜燥。脾不生津則宜滋、催乳須補脾胃。氣爲血之帥。血爲氣之守。氣和則血靜。氣結則血凝。氣虛則血脫。氣逆則血走。

中西合纂 百病指南（續）

張治河

□痢疾

（病原）本症病原，與霍亂彷彿，亦爲食滯與細菌，特其形狀不同耳。霍亂菌形微曲。痢則形如桿狀，有桿菌浸入體中，未能單獨成病，復得寒暑食滯刺激，相助爲害者，有先受寒暑食滯所傷，復染桿菌，一觸卽發者，

（病灶）本症病灶，多在大腸，亦有害及小腸，脾胃者，

（病狀）本症病狀，爲惡寒發熱，周身痠疼不兼感冒，則無此象肚腹疠痛，數至圊而不能便，肛門重墜。甚則灼熱，或下脫，四肢逆冷，嘔惡不食，所下或如敗醬，或如魚腦，或夾膿血，或夾脂油，延久不愈，每多發腫發脹，

（病理）惡寒發熱，周身疼疼，寒暑刺激皮膚，軀殼間發生變化也，理與傷寒溫病略同，

肚腹疠痛，腸膜發炎故也，

數至圊而不能便，腸膜發炎，分泌出多量之粘液，粘液膠滯腸中，故欲下而不得暢下，

肛門重墜，甚則灼熱下脫、直腸發腫，故覺重墜，腸腹發炎，故覺灼熱，腸膜腐蝕、腸壁神經痲痺，結腸靭帶弛緩，故而脫肛。（未完）

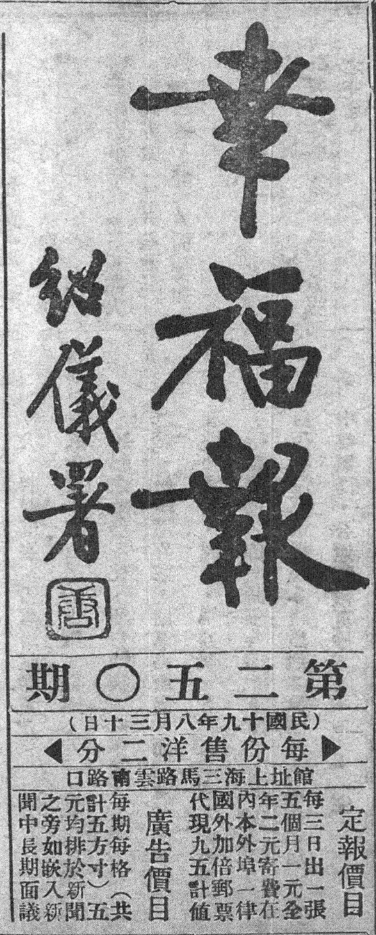

本報特聘羅家衡律師為法律顧問　幸福三日刊　中華郵政特准掛號認為新聞紙類

幸福報

鈕儀署

第二五〇期
民國十九年八月三十日
每份售洋二分
館址上海三馬路雲南路口

定報價目
每三日出一張、五個月一元、全年二元、寄費在內、本外埠一律、國外加倍、郵票代現九五計值

廣告價目
每期每格（共計五方寸）五元、均排於新聞之旁、如嵌入新聞中、長期面議

本期要目

△已涼天氣未寒時
△可怕之痢疾
△經驗良方
△便祕治療法
△瘧病之研究
△慧心錄
△花柳病治療學
△百病指南
△怪病奇治

問病新章

（一）近接讀者問病函件、日多一日。幾使本報同人無從答覆。本報故自本期起。另印問病紙一種。分送定戶。如非用此紙詢問者、概不答覆。

（二）此種問病紙、每定戶各發一張。請勿隨意亂用。如再欲索取。每張收費半元。

（三）非本報定戶。而欲訊問疾病者。亦須用此種問病紙。可預先向本館購買。本埠每張半元。外埠每張一元。以示限制。

已涼天氣未寒時（秦丙乙）
實為發生疾病之良機

金風送爽、玉露橫秋、當玆蟬鳴梧落、蓐收主令之天、自然界氣象、既一換其面目、病魔穢毒之進行、又將變更其工作焉、一夏之中、貪涼中寒者有之、積飲停滯者有之、縱慾耗精者亦有之、秋金肅殺、新邪與舊邪互合、瘧痢即大宗之成績品、其次莫如欬嗽、至於泄瀉傷風、尤其不一而足、伏暑霍亂、無異夏日、當事秋溫、寒熱纏綿、試製一縝密之普徧統計、則新秋殆無一可免疾病之變化者、俗所謂總算賬、信然矣、葆身明哲、致意於夏日之衛生、從事乎未雨之綢繆、庶疾病之魔、無以顧我身而臨我體、惟是炎暑之日、貪涼積滯、在所難免、四季疾病、新陳代謝、然則新秋之叢滋疾病、謂為夏日之遺毒也可、謂為應時之點綴也、亦無不可、

※　※　※　※　※

可怕之痢疾

（秦丙乙）

百病痛苦、莫甚於痢、後重裏急、膿血稠黏、非個中人殆難道其萬一、病由夏秋之間、恣意食飲、糟粕不化、留戀腸胃、傳化失職、變而爲痢、或赤或白、如凍如涕、腥穢難聞、奔迫無度、此痢疾產生之經過大略也、初起早用苦寒、則陽氣遏抑、脾失升運、穀氣消爍、食飲不納、卽爲噤口重痢、（噤口痢亦有因胃陰被灼、津氣告匱所致者、）初起勉强止澀、則宿滯不去、陳腐不化、經年累月、時發時已、謂之休息大痢、此皆痢中逆證、可畏異常、稍有失治、危亡可待、且病家患痢、往往不耐痛苦、强謀早止、對於醫家、動輒以固濇相屬、惴惴然以爲體虛之不勝也、而鴉片等止濇之品、尤樂於服用、用是邪留不清、滯積不化、醞釀他患者、蓋比比然也、

治汗班方

幸福社社員李寒吻

患有汗班。取鄉野之大沙石上石花刮下。和以醋擦患處。有効。

治火燙方

被火燙傷。宜用遠年陳石灰。和以新汲之井水敷患處。立愈。

治水燙方

被沸水燙傷。用醬瓣敷傷處立愈。

蜈蚣蛟傷方

偶被蜈蚣咬傷。急用白糖和水敷傷處立効。

經驗良方

痢疾初起單方

（林兆瑩）

生車前子五錢、炒車前子五錢、生南查五錢、南查炭五錢、煎畢蜜五錢冲服、

醫案　小女十歲、於十八年夏、患痢、日十餘次、服一劑病減大半、三劑全愈、十九年七月、八歲女孩、復患痢、日十餘次、服一劑便大下、而病亦減、二劑全愈、同時止其米食、僅給以牛乳并白麵少許、止其飢而已、

腳氣病驗方

米糠研末、同紅糖麵粉、作薄餅、加油少許、炙食、

醫案　鄰媼患腳氣、足腫頗大、得此方服一二次全愈云、效驗之速、罕他方而上之、

又方　蠶豆并殼、同米糠（袋之）煮汁飲、并食豆肉、

醫案　鄰兒患腳氣、得此方服之亦愈、

便秘治療法

（李健頤）

定義　卽陰寒氣秘、而大小便不通也、

原因　產後血枯、命門火衰、上焦不升、血凝氣閉、

病理　素問生氣通天論云、『陽不勝其陰、則五臟氣爭、九竅不通、』陽氣卽熱度、熱度式微、陰寒鴟張、夫血見熱卽散、氣遇寒卽凝、寒氣凝滯、內竅秘塞、內竅、卽前後陰也、前陰屬膀胱、後陰屬大腸、陰寒氣秘、腸液枯澀、大腸蠕動不暢、不能傳送糟粕、膀胱氣機不靈、不能通調水道、以是前後二陰不通、然其下竅不通者、是由於上升氣閉所致、如瓶存酒、塞其上竅、則酒斟不出之意也、

症狀　額冷顴白、頭眩耳聾、小腹前後脹滿、兩便時秘、寸關弦伏、右腎沉寒、舌質滑膩帶黃、

診斷　嚴寒生產、寒氣閉於上竅、氣逆不升、大腸之蠕動無能、膀胱之氣機不化、所以前後二陰不通、宜與升持化氣之藥、如誤用苦寒、則氣秘愈固、而病愈危矣、

治法　宜啓肺通腸、開胃、導膀胱、升胃氣爲主、非苦降之藥所能治也、卽兔絲餅生薏仁火麻仁川鬱金菖蒲金石斛白茯苓沒藥桔梗絲瓜絡黑荊芥佩蘭升麻肉桂之屬、或補中益氣湯、合通關散更妙、（完）

□痙病之研究

幸福社社員王壽喬

痙之一病、未發之前、毫無朕兆、及其發也。則如風馳電掣、猝不及防、尤其是病情有寒熱虛實急慢閉脫之分、治法有溫固救脫清降鎮逆之異、診斷稍不如法、卽有頃刻性命之虞、茲將病原證狀治療諸端、分述如下□病原、內經云、肝主筋、又云、肝之變動爲握、因腎水不能涵養肝木、肝風內動、風火挾邪上竄、衝激腦氣經、、則神經失其知覺、遂起變化、暴發各種險狀、或因久病痢瀉疳積、脾虛胃弱、營衛之氣、不能榮養經絡、肝木來乘、卽內經所謂陰氣虛、則陽氣入、則胃不和、則精氣竭、則不榮其四肢也、病各有因、應宜尋索□證狀、皆係猝然昏倒、不省人事、四肢抽搐、角弓反張、祇以痰涎壅阻、口眼喎斜、兩手握固、牙關緊閉、面赤氣麤、脈息洪數爲閉證、以痰涎流出、口開眼合、手撒遺尿、甚則四肢厥冷、踡曲而臥、面青脈微、額汗如油爲脫證、絕無喎斜偏廢之象、以此辨別了無餘蘊□治療、病原證狀、旣各同、治法亦當有異、閉證爲急性、屬熱屬實、治宜熄風降火、以清內熱、左入化痰鎮逆之品、以滌內邪、如已傳變入腦、則如牛黃丸紫雪至寶太乙回春四丹、隨證擇一投之可也、脫證爲慢性、屬寒屬虛、治宜養榮補氣、以防外脫、佐入龍牡濟陽之類、以資外固、倘至載陽發厥、則如附子獨參理中四逆白通四湯、隨證擇一投之可也、總括之、醫家如遇此證、扼要以閉脫二字、爲辨別此證寒熱虛實急慢之綱領、庶幾能心緣膽椽、據證施治、納病者於幸福之門也

□慧心錄

幸福社社員李寒吻

△扶危濟急。固爲美事。能不自誇。其德益厚。△人生世上。如白駒易過。自初生至老死。條忽間耳。何苦不做個好人。徒造許多罪孽回去。故吉人之爲善。惟日不足。亦惟於此見得透耳。

百病指南

中西合纂　　張治河

□痢疾（續）

四肢厥冷　此係腦力失脫，體溫渙散，最危之象也，

嘔惡不食　病毒犯胃之故也

大便或如敗醬，或如魚腦，或夾膿血，或夾脂油，炎處滲出之粘液，與消化不良之食物混合，則如敗醬魚腦等狀，腸膜潰爛，血管破裂。則夾膿血油塊等物矣。

日久發腫發脹，　神經沉滯，靜脈血行緩慢，水分停於組織之內則發腫脹，

（治法）本症初起，有寒熱痠疼之表證者，宜用倉廩湯合木香檳榔丸，一方面刺激汗腺，恢復軀殼間之生理工作，一方面刺激腸胃，掃除內臟中之生理障礙，如無表症者，可一味消導攻下，以木香檳榔丸為主，惟須審其舌赤唇焦，目有紅絲，屬於充血變化者，再加苓連甘芍，等品，以清熱消炎，舌苔淡白白睛發青，屬於充血變化者，再加桂附姜朮等味，助其腸胃工作，其經久不愈，成為慢性腸炎者則宜烏梅丸，加稚片苦參子等藥，激神經，助消化，排積滯，消腸炎，兼顧治之，

（調攝）本症者，務要慎口避風，多加衣服，腹部尤要溫暖，

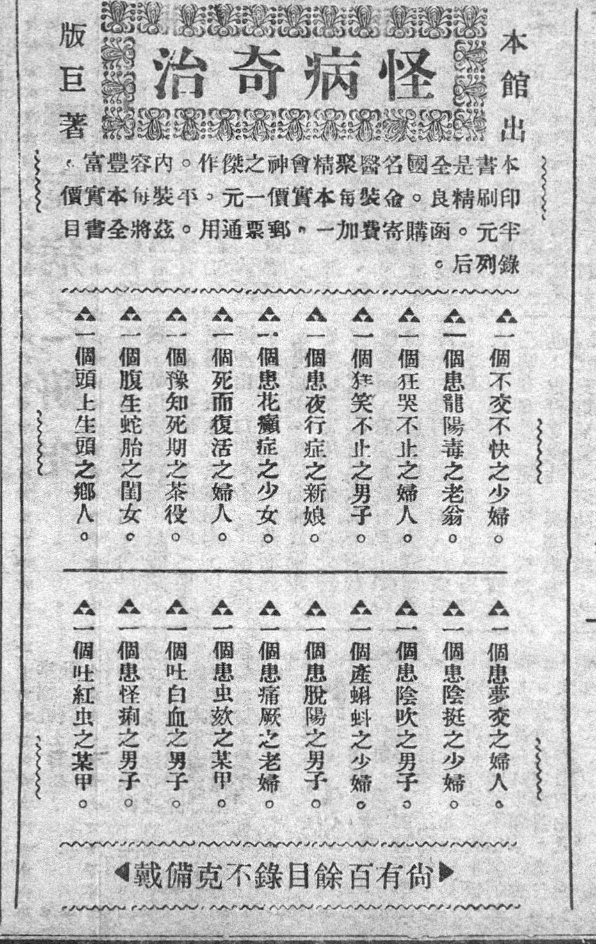

本報特聘羅家衡律師為法律顧問　　幸福三日刊　　中華郵政特准掛號認為新聞紙類

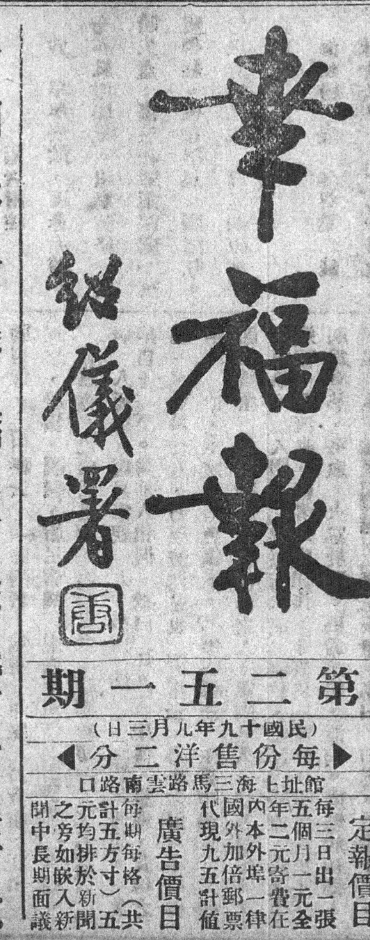

第二五一期
（民國十九年三月九日）
◀每份售洋二分▶
館址上海三馬路雲南路口

定報價目
每三日出一張 五個月一元全年二元寄費在內 本外埠一律 國外加倍 郵票代現九五計值

廣告價目
每期每格（共計五方寸）新聞五元 均排於新聞之旁 如嵌入新聞中 長期面議

本期為肺癆病專號讀者注意

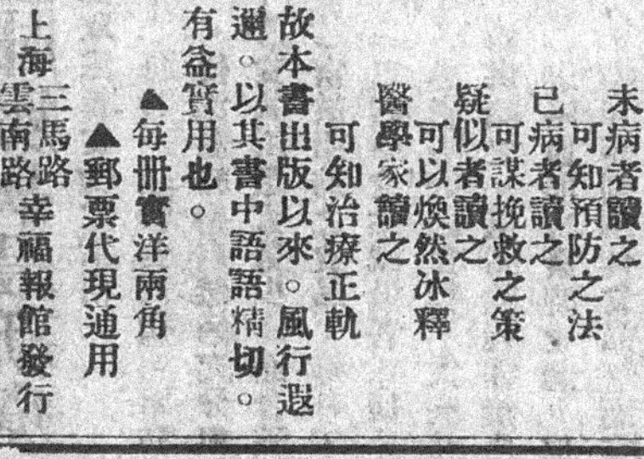

肺癆病最新療法三種

（一）營養療法

人命之生存。全賴乎營養。營養之吸收。歸功於腸胃。是以腸胃之健全與否。與人生有莫大之關係。肺結核患者之精華。既為癆菌削伐殆盡。故營養之需要。尤為緊急。此所以列『營養療法』於首也。

據諸醫家之臨床報告。凡肺結核之患者。如消化不良及食慾不振者。則雖症候頗輕。而轉不易療治。反之食慾旺盛。而消化力健全者。則其症候雖較重。而轉易療治。蓋肺結核。有發熱、咳嗽、盜汗、不眠等症狀。皆間接危害於消化器系統之健康。故昔日一般治療肺癆之藥品。太半以胃腸藥、消化劑。列為主藥之一。良有以也。

△吾人每日所需之營養量

據現下歐美醫家之研究。凡健康無病之人。一日需要營養量如下。

脂肪　五十格蘭姆

含水炭素　四百五十格蘭姆

但中西人之體格秉質。各有不同。就平均計之。吾人每日所需各種營養量如下。

蛋白質　八十八格蘭姆

脂肪　五十格蘭姆

含水炭素　三百格蘭姆

此係指健全之中年者而論。應有出入。其標準依患者之食慾如何而定。申言之。即食慾減退者。宜取含滋養料豐富而質量微薄之食品也。

□肺癆病最新療法三種（二）

△攝取滋養食物之指南

（1）每日。須混食肉類、脂肪、米、麥、及菜蔬等各種食料。使滋養料得自然的充分與調和。

（2）食品須選質量少小而含滋養料豐富者。

（3）富於脂肪之食品。每日不可缺乏。

（4）患者中食慾減退者。切忌過量之飽食。

（5）患者嗜好之食物。大概爲其體內感缺乏而需要者。故不妨供給之。但刺戟性等禁忌食物例外。

（6）患咯血而時發時止者。切勿飲熱水、酒類、汽水、濃茶、咖啡等刺戟性食品。而宜食微溫不冷之稀飯、雞卵、牛乳等食品。其咯血停止。在二星期以內者。亦遵此禁忌之。

（7）咯血旺烈時。當少飲水。以免促進出血。

（8）注意通便。每日必須一次。

（9）夫『滋養料』云者。固其含有豐富之『熱量』Calorie也。故選擇之法。當以此爲準則。茲列舉吾人日常食物中所含之『熱量』表如后。

□肺癆醫案（王仲奇）

王君仲奇。海上名醫之一也。擅調理。於肺癆一症。尤有心得。茲覓得肺癆醫案數則。亟爲披露。以供同道之研究。　編者附識

一診　早年嗜飲。面鼻赤皻。今春風溫燥氣。迫動肺絡。咳嗆失血。傷痕在肺葉深處。咳痰帶紅。恆在早起。脈濡弦。治以清絡保肺。蔓延則防葉焦肺壞。

海蛤粉三錢　冬桑葉二錢
川貝母錢半（去心）　粉丹皮錢半（炒）　射干一錢
絲瓜絡三錢　馬兜鈴錢半
（炙）紫菀錢半
杏仁三錢（去皮尖）
仙鶴草三錢　生苡仁三錢
枇杷葉三錢（去毛布包）

二診　昨日咳嗆見減。今晨痰紅就弭。肺絡裂痕較固。氣亦漸得肅降。脈弦象較柔。仍以清絡保肺可也。

海蛤粉三錢　生苡仁三錢
冬蟲夏草錢半　冬瓜子四錢
金釵斛二錢　紫菀錢半
仙鶴草二錢　款冬花錢半
（炙）
霜桑葉二錢

□中醫對於肺癆病之治療

前清太醫院御醫蔡弼成先生述

（一）中醫解剖學上之肺臟

按『肺形似人肩。又如磬。懸於五臟上首。而爲華蓋。分二系。一系上通咽喉。中與心系相通。一系自心入於肝。兩大葉之間。曲折而後』（見入門）『在乳直上三肋間。在背則肺俞在第三顀下。是肺之部位也。』（見銅人）

（二）中醫學上肺結核之病理

君樞云。『邪在肺。則病皮膚。痛寒熱。上氣。喘汗。出咳。動肩背。』內經云。『肺病者。喘咳。逆氣。肩背痛。汗出。尻陰、股膝、髀腨、胻足皆痛。虛則少氣。不能報息。』又曰。『肺熱者。色白而毛敗。』綱目云。『肺癆卽癆瘵。又名『傳尸』病。人死後。復易家親一人。故曰『傳尸』。』亦名『傳疰』。』其病自上注下。與前人相似。故曰『疰』。』有屋傳、服傳、食傳之異。又傳易傍人。乃至滅門是也。』直指云『癆瘵之因。多有少年時。血氣未定。酒色傷損。其熱毒鬱積。生異物惡虫。（按卽結核菌）蝕人臟腑。其侍奉之人。薰陶日久。受其惡氣。多遭傳染。』入門云『癆瘵有六症。潮熱、盜汗、咯血、痰嗽、遺精、泄瀉也。輕者六症間作。重者六症兼作。蓋火動於上。則爲潮熱、咯血。火動於下。則爲遺精、泄瀉。癆瘵病初得。半起半臥。爲號『殗殜』。』氣急痰嗽。名曰『肺痿』。骨髓中熱。

介紹衛生方法　幸福三日刊　指導健康途徑

肺癆醫案(續)

（王仲奇）

絲瓜絡三錢(帶子)
射　干一錢　玫瑰花二朶
枇杷葉三錢(去毛布包)

三診　清絡保肺。咳血獲安。日前久坐勞神。咳嗆又劇。兩日來痰中復帶紅少許。夜難安寐。痰多。脈濡弦。仍以原意清絡肅肺。參以寧心。

仙鶴草二錢　海蛤粉三錢
丹　參二錢　粉丹皮錢半
(炒)　炒蒲黃錢半
絲瓜絡三錢　炒茜根錢半
生苡仁三錢　紫　菀錢半
款冬花錢半(炙)
川貝母錢半(去心)
枇杷葉三錢(去毛布包)

四診　氣候亢燥。咳嗽痰多。日前以咳劇之故。震動肺絡。血又外溢。咯唾而出。偏左腰脇稍覺引痛。脈濡弦稍數。治法仍以清絡保肺。肺肅絡寧。自可見愈。

仙鶴草二錢　炒茜根錢半
丹　參二錢　炒小薊錢半
炒蒲黃錢半　絲瓜絡三錢
旱蓮草三錢　茯　苓三錢

肺癆病最新療法三種 (三)

(品名)	每百瓦中所含之熱量
牛乳	七〇
乳酪	七八四
鷄蛋	一六一
馬鈴薯	八六
菠菜	一九
蘿蔔	一八
豌豆(乾)	三三
牛肉	一三〇
豚肉	三一九
生鷄肉	八六
鯉魚	一六四
蠶豆(乾)	三一五
蕎麥(粉)	三六〇
小麥麪包	二九〇
餅乾	四一三
鷄蛋糕	三三〇
魚肝油	九三〇

(10)在一食品中。而能包含適宜之蛋白質、脂肪、含水炭素等三要素者。厥惟牛乳。故牛乳爲肺癆患者所必須常服之滋養料也。但胃弱者。當每隔半小時或一小時。與餅乾同食之。以助消化。設有厭之者。不妨加少量之咖啡、紅茶、食鹽、或白蘭地洋酒等混和飲之。以引起各人之嗜好也。

稱爲『骨蒸。』內傳五臟。名爲『復連』因虛損而得。名爲『癆極。』得效云『肺癆病症。大概令人寒熱、盜汗、或腹中有塊形。成小結核。心胸滿悶。肩背疼痛。兩目不明。四肢無力。膝股炎痛。多臥少起。狀如佯病。每至平旦。精神尙好。日午向後。四肢微熱。面無顏色。喜見人過。常懷忿怒。行立腳弱。睡臥不安。或多驚悸。有時咳嗽。痰涎稠黏。或咯膿血。如肺痿狀。或時下痢。羸瘦困乏。口燥鼻乾。臉紅唇赤。雖思飲食、不能多餐，死在須臾，精神尙好。狀若涸魚。不久死矣。

(三)中醫學上肺結核之衛生營養療法

據正傳云，『治癆病之發，一則殺其虫，(按卽結核菌)以絕其根本，一則補其虛，以復其眞元，』入門云『癆瘵三十六種，惟陰德可以斷之，人患此疾，或入山林，或居靜室，清心靜臥，叩齒焚香，節食斷慾，專意保養，庶乎或免，若不遵此禁忌，雖服藥無效，』內經云『肺氣上逆，是其氣有餘也，肺欲收急，食酸以收之，用酸補之，辛瀉之，』本草云『肺病者之食品。須取下列各品，

(未完)

幸　三　日刊

出版務求信用有切實保證　文名社會醫藥常識報　主持者有學識經驗及人格

肺癆病最新療法三種（四）

(11)凡不喜牛乳者。可以豆腐漿代之。其成分與牛乳幾相彷。計每百瓦中。含脂肪二•五瓦。蛋白質五•四瓦。含水炭素一•二瓦。而價廉物美之良好滋養物也。

(12)脂肪中所含之熱量。遠過於蛋白質及含水炭素。故向來一般肺病患者。每服用魚肝油。因魚肝油百瓦中約含九三〇之熱量也。食慾良好者。每日可服三十瓦至四十五瓦。分三次服之。

(13)植物油中以芝麻油及花生油爲最上。但花生油。宜於胃強者。不適用於胃弱者。

(14)含水炭素。於穀類及菜蔬類中，多含之•

(二)空氣療法

空氣之於人。猶水之於魚也。人能數日不食而不能片時不呼吸空氣。故空氣之於人。尤屬首要。肺臟司呼吸空氣之職。一旦而患結核症。則對於吸取新鮮之空氣。爲肺癆患者療治上之一大前提。蓋空氣中之酸素。爲吾人生命活存所瞬息不可或缺者。其作用能使肺臟機能亢進。吾人呼吸。一日二十四小時。一時六十分。略不間斷。是以其吸取之空氣。是否新鮮清潔。爲一極重要之問題。否則頻吸腐敗惡濁之空氣。直接施刺戟於肺臟內之結核病竈之瘡面。使其症勢。促進加劇。試以外科喻之。設吾人皮膚患瘡。則必消毒敷藥。裹布保護。使一切不潔之物。無由侵着。而瘡面遂得快愈。嬌嫩之肺臟亦如是也。但肺臟非如皮膚可以隨時消毒敷藥。裹布保護。故當常吸取新鮮清潔之空氣。一似以淨水洗刷瘡面也。今將空氣療法上各項要點。臚述於次•

(1)凡室外之空氣。較室內之空氣爲清潔新鮮。因其常流通故也。米格爾博士曾有一統計報告。就法京巴黎各市街上一立方『米突』空氣中。比較其所混雜之黴菌數如下。

門修里摩天樓上	八〇
理渡里街上	九二〇
提泗旅館內	七五〇〇
比齊耶醫院內	二九〇〇〇

觀此表可明瞭室內空氣較室外爲污濁。而幽寂之山林及廣闊之郊野中空氣。更爲清淨新鮮。是以病者•不論日夜晴雨寒暖。必須時常與室外之空氣相接觸。而得不斷呼吸清氣也。

(未完)

肺癆醫案（續）

（王仲奇）

霜桑葉三錢　粉丹皮錢半(炒)
紫　菀錢半　生苡仁四錢
藕　節四錢　枇杷葉三錢(去毛布包)

五診　血靜已三日。咳嗆較減。腸胃未實。傳化分泌失常。尚未罷休。脈弦動已較緩和。啜稀粥後大便即溏。再以肅肺甯金。兼實腸胃。

仙鶴草三錢　金釵斛二錢
白芨片一錢　淮山藥三錢(炒)
生苡仁四錢
茯　苓三錢　白扁豆三錢
絲衣絡三錢　紫　菀錢半
欵冬花錢半　海蛤粉三錢
玫瑰花兩朵

六診　裂痕稍瘥。氣未肅降。痰紅數日中偶爾一見。咳嗆如舊未寧。喉痒即咳。肺苦氣逆。喉即肺系也。左脈已和。右稍弦搏。仍以肅肺甯金可矣。如啜稀粥。即大便溏。亦當兼實腸胃。

北沙參三錢　仙鶴草二錢
淮山藥三錢(炒)
金釵斛二錢　茯　苓三錢
生苡仁四錢　炒白芍二錢
紫　菀錢半(炙)
欵冬花錢半(炙)
叭杏仁二錢(去皮尖)
馬兜鈴一錢(炙)
白芨片八分

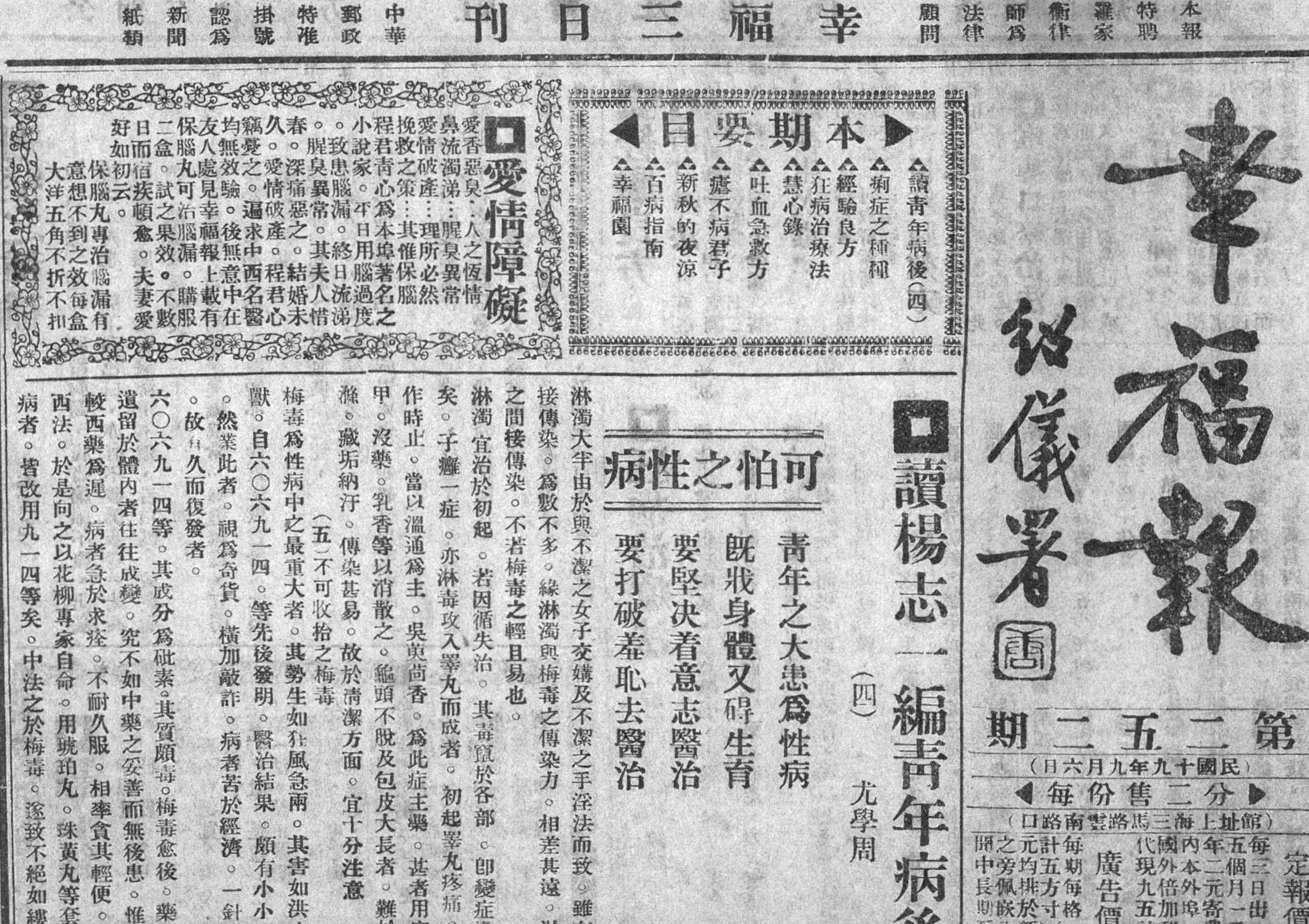

本報特聘羅家衡律師為法律顧問

幸福三日刊

中華郵政特准掛號認為新聞紙類

幸福報

鈕儀署（印）

第二五二期

（民國十九年九月六日）

◀每份售二分▶

（館址上海三馬路雲南路口）

定報價目：每三日出一張，五個月一元，全年二元，寄費在內，本埠外埠一律，國外加倍，郵票代現九五計值

廣告價目：每期每格（共計五方寸）五元，均排於新聞之旁，佩嵌入新聞中，長期面議

▶本期要目◀

愛情障礙

愛香惡臭：人之恆情　鼻流濁涕：腥臭異常　愛情破產：理所必然　挽救之策：其惟保腦

程君青心為本埠著名之小說家。平日用腦過度。致患腦漏。終日流涕。腥臭異常。其夫人惜春。深痛惡之。結婚未久。愛情破產。程君心竊憂之。遍求中西名醫。均無效驗。後無意中在友人處見幸福報上載有保腦丸可治腦漏。購服二盒。試之果效。不數日而宿疾頓愈。夫妻愛好如初云。

保腦丸專治腦漏有意想不到之效每盒大洋五角不折不扣

讀楊志一編青年病後（四）

尤學周

可怕之性病

青年之大患為性病
既戕身體又碍生育
要堅決着意志醫治
要打破羞恥去醫治

淋濁大半由於與不潔之女子交媾及不潔之手淫法而致。雖有間接傳染。為數不多。緣淋濁與梅毒之傳染力。相差甚遠。淋濁之間接傳染。不若梅毒之輕且易也。

淋濁宜治於初起。若因循失治。其毒竄於各部。即變症蠭起矣。子癰一症。亦淋毒攻入睪丸而成者。初起睪丸疼痛。時作時止。當以溫通為主。吳萸茴香。為此症主藥。甚者用穿山甲。沒藥。乳香等以消散之。龜頭不脫及包皮大長者。難於洗滌。藏垢納汙。傳染甚易。故於清潔方面。宜十分注意

（五）不可收拾之梅毒

梅毒為性病中之最重大者。其勢生如狂風急雨。其害如洪水猛獸。自六〇六九一四。等先後發明。醫治結果。頗有小小成績。然業此者。視為奇貨。橫加敲詐。病者苦於經濟。一針即止。故有久而復發者。

六〇六九一四等。其成分為砒素。其質頗毒。梅毒愈後。藥毒之遺留於體內者往往成變。究不如中藥之妥善而無後患。惟其功較西藥為遲。病者急於求痊。不耐久服。相率貪其輕便。改就西法。於是向之以花柳專家自命。用琥珀丸。珠黃丸等套藥治病者。皆改用九一四等矣。中法之於梅毒。遂致不絕如縷。

痢症之種種

（秦丙乙）

寒痢——利白如凍、如涕、肢冷胸悶、腹痛綿綿不盡、此寒痢之本證也、然下利色白、亦有不盡屬寒者、此其鑑別全在脈舌、凡脈象濡滑不數、舌白膩、或黃而潤、則屬寒無疑矣、

熱痢——利下色赤、膿血稠黏、臭穢異常、奔迫無度、肛門灼熱、口渴喜飲、小溲短赤、舌黃脈數弦滑、此熱痢之現象也、

赤白痢——利下赤白相雜、乃氣血俱傷所致、

五色痢——利兼五色、乃腸胃積滯過多所致、

噤口痢——下利而食飲不納、乃脾胃兩傷、初起早用寒涼所致、

奇恆痢——下利而喉塞嗌乾、咳嗆喘逆、乃腸胃鬱火上衝所致、

陰虛痢——下利之際、繼以發熱、乃素體虧損所致、（初起寒熱未是爲患、延久始爲陰虛之徵）

蟯蟲痢——腹膨腐黃、蟲隨利出、乃溼熱過盛所致、

休息痢——經年累月、時發時已、乃初起時早用固濇所致、

慧心錄

幸福社社員李寒吻

△凡待奴婢。不可不寬。亦不可過寬。須要寬嚴得中。

△安祥恭敬、是教小兒第一法。公正嚴明。是做家長第一法。

△妻雖賢。不可使與外事。僕雖能。不可使與內事。

△置產者吃虧三分。便享用十分。征租者。少收一合。便多幾年。

△處事讓一步爲高。退步卽進步的張本。待人寬一分是福。利人實利己的基根。

經驗良方

尹祥裕

消目障法

用烏鰂骨研極細末。和白蜜調均。白骨針蘸點眼角。一日三四次。點過靜坐二十分鐘。甚驗。

初生火毒

小兒初生。火毒甚者。往往間紅腫破爛。可取鮮紫背浮萍煎水洗之。應手輒愈。

消目紅腫效方

用靑菓核磨水。和人乳及黃丹白蜜和均。塗兩太陽穴卽消。此方治愈多人。莫不應手而愈。

喉痺口緊治法

此症最爲危險。若遲不救。多致痰閉而死。可急用馬蘭根葉。擣汁入米醋少許滴鼻孔。或灌喉中。取痰自鬆。

治耳暴聾神效方

耳猝爲巨聲所震。暴聾者。用活磁石一塊。棉花包裹。塞耳內。口含生鐵一塊。候耳內有風雨之聲。卽去鐵及石。而耳聾自通矣。

狂病治療法（續）

李健頤

症狀　神志失常、猖狂剛暴、詈罵歌唱、不避親疎、六脈洪大、急數、寸關尤甚、登高而歌、棄衣欲走、力大無窮、數人不搏、若有鬼邪附身者、

診斷　其病雖屬於腦、而根蒂則多由於胃、胃熱上騰、痰涎停滯、腦中鬱熱、神經失職、

治法　上焦實者、宜抑之、用生鉄落飲、（卽鉄落一兩石膏二兩龍齒茯令防風各錢半元參秦艽三錢、）陽明胃熱、則脈伏、宜大承氣白虎湯、或涼膈散、悲哀動中傷腦而狂者、宜龍齒清魂散、（卽龍齒（醋煅）遠志（甘草湯泡去骨）西洋參當歸各五錢茯神麥冬桂心甘草各三錢元胡一兩細辛錢半生薑三片大棗三枚、按桂心細辛。不可輕用。）瘀熱上聚腦海而狂者、宜先服癲狂夢醒湯、（卽桃仁八錢柴胡木通赤芍腹皮桑皮陳皮各三錢香附半夏青皮各二錢蘇子四錢甘草五錢、）散腦中鬱血、繼與黃耆赤風湯、（卽黃耆四兩防風一錢赤芍三錢、）補助腦汁、

介紹衛生方法　幸福三日刊　指導健康途徑

●吐血急救方

（張又良）

吐血一症。傷人最劇。暴吐之際。當急止之。惟古書止血之法。每有流弊。既無寒熱虛實之分別。又有停瘀成痼之大害。甚非宜也。余從經驗而來。發明急救吐血之法。分寒熱虛實四種。屢試頗有效驗。不敢自秘。謹佈於左。以供社會家庭之用。幸勿以輕淡簡易而忽之。

吐血寒症　脾胃虛寒。統攝無權。血不歸經而上溢者。血紫而多。舌淡苔白。宜用灶心土一兩。井水煎湯。去滓澄清。和入荆芥炭末少許。俟稍冷服之。

吐血熱症　邪熱內伏。擾動榮分。血熱妄行而吐血者。血紅而多。舌絳苔黃宜用蚌蛤一個劈開其口。入鹽少許。傾取蚌涎。炖溫服之。

吐血虛症　眞陰虧耗。虛火上亢。血隨火升而吐血者。血紅而少。舌絳無苔。宜用鮮生地汁。加白蜜少許。燉溫服之。

吐血實症　熱積於胃。腑氣不通。胃火上衝而吐血者。血紅甚多。舌紅苔厚。宜用大黃一錢五分。浸汁溫服。

□瘧不病君子

□病君子乃爲瘧耳

秦丙乙

瘧之爲病、乍寒乍熱、熱則煩冤少氣、寒至戰慄欲死、其苦不勝、誠虐乎其虐矣、按瘧疾原因、一言以蔽之貪涼中寒而已矣故瘧疾四時皆有、而秋日爲尤甚、蓋夏暑之餘孽也、淒滄水寒、日積月累、深伏於人身少陽一經、少陽經居半表半裏、表爲陽分而熱、裏爲陰分而寒、少陽之邪、隨人身衛氣之消長而移行、出與陽爭則發熱、入與陰爭則凜寒、衛氣強則發作時近、反是則遠、故有日作間日三日之異、其邪彌深、其病彌厲、而其治彌難也、約其大概、則熱多寒少、或但熱不寒者、謂之癉瘧、亦曰溫瘧、多寒少熱、或但寒無熱者、謂之牡瘧、亦曰寒瘧、三日一作者、謂之三陰瘧、瘧久脅間結痞者、謂之瘧母、古法以小柴胡湯爲通治之劑、今則始起率以二陳湯平胃散（厚朴、半夏、茅朮、陳皮、甘草、茯苓、）之屬、隨症之寒熱而加減治之、四五發之後、用截瘧法截之、如截瘧飲（黃芪、人參、茯苓、白朮、草果、烏梅、五味子、砂仁、橘紅、甘草、姜、棗、）七寶飲（厚朴、青皮、陳皮、檳榔、草果、甘艸、）等類、體虛延久、經年不愈、腎氣丸主之、（桂枝、附子、熟地、山萸、山藥、茯苓、澤瀉、丹皮、）善後調理、六君子補之、（人參、白朮、茯苓、甘草、半夏、陳皮、）此皆一定之常法也、

□新秋的涼夜

（楊舒榮）

初秋天氣的熱，比較伏天熱得氣悶，難過，『秋老虎』的名稱，眞個不虛誣的，雖然，日中熱得非常，究竟是秋天了，『金風颯颯，玉露瀼瀼，』一到了晚上，就多嗎風涼，再到午夜，非特是涼，簡直可說夜冷了，假如我們爲了日中的悶熱，貪着晚上的風涼，還欲乘乘涼，抖抖風，身上感覺着了涼，也不添衣，夜裏睡着了，也不蓋被，那是最易發生咳嗽，腹痛，泄薄等疾病的，因爲我人經過了長時期的熱天，汗己出得不少，衛外的能力，不免虛而疎了：這時的感冒，比較任何時期來得容易嚇，而且一感了新涼，就會引動內裏的伏邪發作的，如痎瘧，伏暑等正屆蠢蠢發動時期了，試看往年秋天的醫生，不是比較夏天更忙嗎？，寄語親愛讀者們，『注意新秋的夜涼』啊

中西合纂 百病指南（續）

張治河

瘧疾

（病原）本症病原，為寒暑與胞虫，有受寒暑刺激，生理自起變化者，有被胞虫侵入，障礙生理工作者，

（病灶）本症病灶，多在神經系統，（內經云，邪氣客於風府，風府卽中樞神經部也，）亦有延久不愈，毒隨血液入脾，則脾臟受累腫大，而成瘧母，此症夏秋多而他時少者，雖有蚊虫吮毒，為之傳播禍胎，要亦因為，春令人多裸體，中樞神經，易受寒暑刺激故也，

（病狀）本症特徵，為惡寒發戰，炕熱出汗，亦有發現頭痛背重，腹痛嘔瀉，煩躁昏譫等狀，

（病理）惡寒發戰，此時病理變化，為神經沉滯，血管貧血，發熱出汗，此時神經由沉滯轉為興奮，血管由貧血轉為充血，

頭痛背重　顱腦脊腦，受刺激也，
腹痛嘔瀉　食滯內蘊，腸胃受刺激也，
煩躁昏譫　熱甚灼腦，知覺錯亂故也，

（治法）本症主方，古人多以小柴胡湯加減，此藥實有上升激腦，橫散發汗之功，惟體溫過高，腦充血者，則不可用，宜投白虎芩連等藥，制其燃燒作用，大便閉者，承氣湯抽釜底之薪，表解裏和，仍不愈者，則屬神經衰弱，精神方面病也，宜用金雞納霜，或少量之砒素，既能補腦，又能殺虫，如病人迷信鬼神為災，則可迎合其心理，而用符咒療法，則無不愈矣，（未完）

幸福園

生理上之特殊

寄鷗

秋暑酷熱。迫人難堪。佰昇診餘無俚。偕友瀹茗於舜湖濱之水榭上。金風拂柳。瑩波映窗。遠矚浮鷗出沒。俯瞰游鱗唼喋。品茗清談。滌淨塵襟。秩聞逸事。頗多紀述價值。座中林君劍谷談鋒最健。伊精攝影術。故談資均屬攝影故事。取檢畸形照片數幀。述其由來。頗堪發噱。撫拾數則。濡筆紀之。以供讀者一粲。

三隻手　武林陳君堯文。舉第三雄。在第十四五脊椎間生一手。具腕而無肘。五指俱備。且能伸曲。下垂尻上。吮乳啼睡。均倦好如常兒。諺者謂。是兒成年後。設欲背後取物。或使畢去穢。可無轉身反手之勞也。陳君曰。不。手祗下垂。不能上舉。徒覺贅疣。無裨於事。盍去之。因墮地呱呱。難任刀圭。飴養閱八月，育強碩肥，先攝一影，而後倩西醫施以鋸割，經數星期，疤結痕平。此第三隻手與是兒永遠脫離關係矣，

界乎男女兩性間，　錢塘城隍山下，白姓某，業商，家道頗豐，子年逾弱冠，語音尚然雌聲，前陰兩爿墳起如大陰唇，中陷生形如蚕蛹之小陽具，授室為難。嗣續堪憂，非特獨子，兼祧數房，更勞多人之焦煩也，後捐八百金予西醫某，將兩陰唇以利刃割去，敷匕斂口藥，內餌獸類動物之腎腺，久久則生殖器雄舉矣，事前亦攝此不牡不牝之畸形照片，以留鴻爪云，

本報特聘羅家衡律師為法律顧問　　幸福三日刊　　中華郵政特准掛號認為新聞紙類

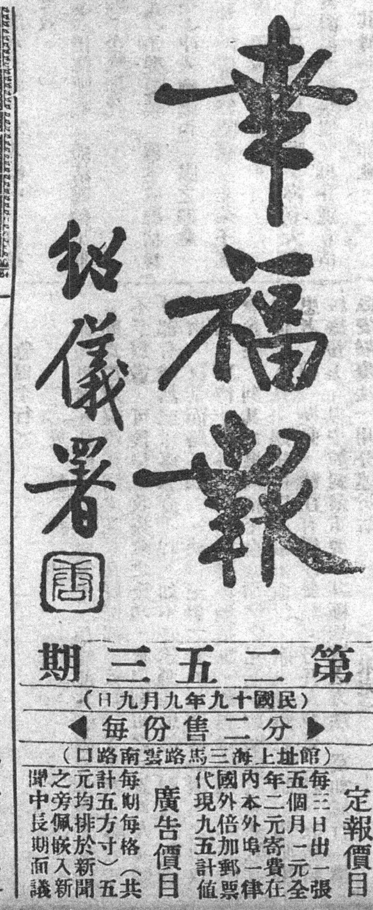

第二五三期
（民國十九年九月九日）
◀每份售二分▶
（館址上海三馬路雲南路口）

定報價目
每三日出一張。五個月一元。全年二元。寄費在內。本外埠一律。國外倍加。郵票代現九五計值。

廣告價目
每期每格（共計五方寸）五元。均排於新聞之旁佩嵌入新聞中。長期面議。

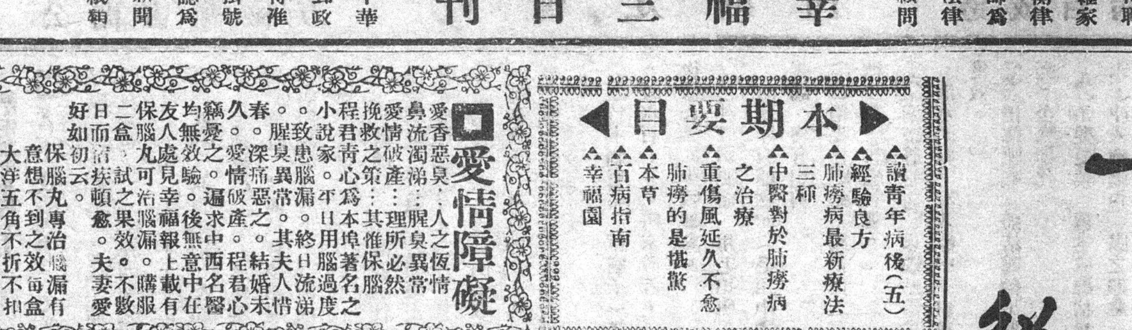

◀本期要目▶

△讀青年病後（五）　△經驗良方　△肺癆病最新療法　△三種中醫對於肺癆病之治療　△重傷風延久不愈　△肺癆的是讖黴　△本草　△百病指南　△幸福園

□讀楊志一編青年病後（五）

尤學周

可怕之性病

青年之大患為性病

既戕身體又碍生育

要堅決着意志醫治

要打破羞恥去醫治

治梅毒當分輕重，輕者用當歸三錢。赤芍三錢。防風三錢。銀花三錢。花粉三錢。川連一錢。犀角五分。木通一錢。甘草一錢。酒軍三錢。蒲公英三錢。麻仁一兩。清火解毒。重者用姜蚕三錢。蟬衣一錢。猪牙皂三錢。穿山甲尾（炙）三錢土茯苓一兩。炒靈脂二錢。以通下為主。毒盡為愈。

楊君之梅毒特效藥聖靈丹。指毒已外發者而言。初起不必用此藥。即用亦失之過早而無相當效果。大凡毒未外發。總以清下為先。若已發。雖攻無用。徒傷正氣。宜重用寒涼清解。如聖靈丹等是。梅毒瘡火毒漸消。宜用當歸。生地。芍藥等肝經藥調裏之，

楊梅毒發。生殖器破爛。用八寶丹調搽。八寶丹方。西黃一分。珍珠粉二分。琥珀四分。冰片二分。乳石九分。白石脂四分。爐甘石二錢。（用黃連一兩同煮。水乾。去黃連不用。）為細末外搽。

如梅瘡結為魚口便毒。初起用五倍子二兩白芨二兩。白斂二兩赤小豆一兩五錢。芙蓉葉二兩白礬三錢。兔絲子一兩五錢、乳沒各一兩。共為極細末。雞子青調糊敷周圍、使不向外蔓延。輕者用青黛二兩。細茶葉熬水調為糊，厚敷患處。重者用南星、桂枝。黃柏各二錢白芷。玉金。大黃各三錢。共為細末。火酒調塗。乾則再上。

經驗良方

諸哽急救法 (又良)

咽喉爲飲食要道。設或不愼。誤吞鋒鋭之物。哽在咽喉之間。吐之不出。嚥之不下。每致哽痛甚劇。飲食不進。勢頗緊急。此種救治之法。實爲居家所常知也。今將最普通諸哽。略舉簡易治法於下。以備家庭急救之需要焉。

(一)魚骨哽痛　橄欖核磨汁。徐徐咽之。少頃。骨隨痰出。屢試頗有效驗。

(二)鷄骨哽痛　將狗倒掛取涎。緩緩嚥下。其骨卽化。凡各種禽獸之骨哽痛者。服此均効。

(三)竹木刺哽痛　萞麻子一錢。凝水石七分。研末置舌上。徐徐含嚥。少頃卽愈。

(四)艸屑刺哽痛　用毛珀研末。溫水冲服卽愈。(毛珀中國藥舖。均有出售。)

(五)稻麥芒哽痛　鷄蛋白入白糖少許。含嚥自愈。

(六)銅鐵屑哽痛　以螻蛄研末。溫水調勻。滴入喉中。自得獲效。

(七)田螺哽喉　將活鴨倒吊取涎。含嚥卽化。

(八)頭髮哽喉　舊木梳燒枯爲末。冲入鹽湯內。服之卽愈。

(九)碗磁碎鋒哽喉　韭菜子煮湯。頻服探吐卽出。

(十)碎玻璃屑哽喉　赤豆大黃煮濃湯。儘量服。再吞進豆渣。其屑隨渣瀉出卽愈。

肺癆病最新療法三種(續)

(2)實行空氣療法。決非難事。蓋使患者常居室外已得。吾人每誤解寒冷之空氣不宜於病體。殊不知歐美各國之著名肺病療養院。莫不設於寒地高山之上。雖在冬季。猶須患者散步於積雪之中。甚此可以證明寒冷之氣。不僅非不患於病體。且有利也。但室外强烈之大風。則康健之人。亦所宜避。肺病患者。自更當加意趨避可也。(又室外空氣療法。以漸次養成慣性爲最妥)

(3)患者如有發熱。宜居住室內。但務使室內空氣與室外空氣同一清潔。如勿使埃塵飛揚。常使空氣流通。而兼行『橫臥療法』尤爲各國肺癆病療養院所嚴厲實行者。蓋此法簡而易行。卽使患者。常安臥柔適之牀榻上。以被或氈包圍全身。使體溫暖。且時使接觸日光。向陽而臥。如慊日光强烈。或寒風直砭者。可以窗簾或屏風等掩避之。

(4)患肺病者之住宅。最不宜於市塵繁盛。人烟稠密及工廠附近之處。因其空氣最不淸潔而以附近有樹林及高曠之地爲最佳。且須患者獨居一室。四方遍關玻璃窗。使日光常得射照。空氣時得交換也。至於轉地療養。則夏季宜山間。冬季宜南向之海濱。

(5)患者之衣服。不論寒暑。以白色毛製呢絨爲最合。但夏令則當用稍薄者。上下衣服毋過緊束。以寬大舒適爲宜。務常保持清潔。

(6)每見一般人之呼吸。輒舍鼻而口。須知口之呼吸。爲害綦巨。亦釀成呼吸器症之一大原因。而鼻腔則蜿蜒曲折。旣能防塵埃細菌之竄入。又能使寒燥之空氣。變爲溫潤。對於咽喉、氣管、肺體。不啻第一道之防線。如以口腔呼吸。其危險不難想像矣。(又患者於寒氣中。須忌談話及急促步行)

(三)安靜療法

肺癆患者在新鮮清潔之空氣中。如能使其軀體得常保其安靜。則爲加速療治肺病之唯一良好捷徑。蓋軀體安靜者。其病肺不受震盪。可獲早日收痊愈之全功。試以例明之。設吾人身體外部有發熱或痤疹患瘡毒時。如不時運動其患部。則其症勢必亢增。反是而略不觸動。使得絕對之安靜。則其治療上之功效。指日可待。以外喻內。肺癆亦猶是也。如患者不遵行『安靜療養法』則其結果將招至血液循環之亢進、刺觸病竈局部組織之伸展。且引起結核毒菌溢出血行。而現發熱之症狀。凡肺癆患者。稍一操動。往往有微汗發熱。乃吾人習見之者。故肺結核療養上。以安靜爲最重要。其極切實之方法。莫如履行『橫臥安靜療法』用分述於后(未完)

介紹衛生方法　幸福三日刊　指導健康途徑

口中醫對於肺癆病之治療

（一）牛乳　潤肺養肺。作酪粥常食之佳。

（二）雞蛋　潤肺清氣。宜生吞之。

（三）胡桃　斂肺止喘。常服之。

（四）黍米　肺病宜食。可代飯。

（五）桃子　肺病宜食。

（六）鰻魚　殺癆瘵虫。久病癆症者。和五味煮粥常食之。或暴乾炙之令香。常食亦良。昔有一女子。病肺癆。家人納諸棺中。流之於江。漁人聞呼吸聲。開而活之。常以此魚佐膳。病竟愈。遂為偶也。

（四）中醫學上肺癆病之藥劑療法

我國醫聖李時珍氏本草綱目一書。為中醫學唯一之藥物典籍。雖至今日。亦為中西醫家所參攷研究之重要巨著。良以其所說之藥理盡為數千年來經驗之集成也。茲將本草所載關於肺癆病之最寶貴藥物。述其一二。

（一）胡桃　本草云『氣味甘。平溫。無毒。補氣養血。潤燥化痰。溫肺潤腸。治虛寒喘嗽。』又云『殺蟲攻毒』據柏格爾氏發明新學說胡桃葉中，含有主要成分之鞣酸。故能溶解肺病菌之蠟質，以殺結核菌也。

（二）獺肝　本草云『水獺一名水狗。其肝臟。氣味甘溫。主治鬼疰、虫毒。止久嗽。治上氣咳嗽。虛勞。嗽病。傳尸。勞極。虛汗。客熱。殺虫。』中國古名醫宗奭先生云『獺肝治癆。用之有驗。』又曰『古醫聖張仲景先生治癆有獺肝丸。』足見獺肝為治癆之特效藥也。（完）

口『重傷風延久不愈肺癆的是堪驚』

秦丙乙

關於本報二三九號拙作種因得果篇『重傷風延久不愈肺癆的是堪驚』二語、屢承讀者函詢、並及挽救方法、爰筆之於后、用代總答復、

『重傷風延久不愈、肺癆的是堪驚、』讀者驟覩此二語、固未有不懷疑駭異、而訝記者設詞之不類者、殊不知事有必至、理有固然、天下之事、往往轉輾變遷、出乎意料之外、正非疾病一項而然也、所謂重傷風者、頭痛鼻塞、神疲力乏、而外、欬嗽其主要之樞機、重傷風之痊愈也以此、重傷風之增變也亦以此、初起服藥數劑、宣散肺邪、助令暢欬、邪楚而病卽愈矣、乃或者初起之頃、以為傷風輕症、漠不關心、任其自然、其幸者果不數日、恢復常度、不幸者日復一日、傷風不愈、欬痰不爽、兼之忌口不淨、起居大意、（未完）

口本草

隨

或問中醫用藥。無不根據本草。而近人能備李時珍本草綱目者蓋尠。大率皆沿用本草從新而已。是書果足敷醫家之用乎。

曰。無論何種學術。凡墨守一書。而敢謂其足用者。妄人也。況新醫方依據西方科學。時有發明。欲本科學以解決藥物。學正待中西醫藥學專家。共同商榷。化除成見。釐訂新書。以餉學者。誰敢抱一書而侈然自謂已足。至本草從新之所以能風行一時。蓋亦有故。是書為吳儀洛氏據新安汪氏本草備要改編。固非未見李氏綱目者。觀其凡例。於藥品藥性之辨別。至為詳析。且卷帙不多。分門別類。檢閱甚便。醫生株守之。固為簡陋。以是為家庭衛生必備之書。則甚適當也。

幸福 三日刊 (第二)

主持者有學識經驗及人格　又名社會醫藥常識報　出版務求信用切實保證

中西合纂 百病指南（續）

張治河

（調攝）禁食葷腥生冷、避免風寒勞動、更勿胆怯、當存疑慮之心、以爲病根未除、屆時怕其後發、須知此症、如臨戰慄、其症病已隨汗液而去、宜於此時振作精神、病魔絕無捲土重來之理、

口疹

（病原）本症病原中醫認爲先天胎毒、感受時氣觸發、西醫疑爲原生動物、傳染所致、然而迄今、尚未查出確據、細玫瑰疹、實爲病狀之一、任何疾病、如其血中產生毒素、精新陳代謝之勢力、達於皮膚、則現此狀、如傷寒濕病喉痧濕熱等病、皆能發生本症、疹既非爲獨立疾病、自無特種病菌可查、究其病原、當與外感各病相同、或因六氣激變生理、細菌乘虛而入、或因先有細菌內伏、復感六氣而發、

（病灶）本症病灶甚廣、幾乎全體皆起變化、因毒素隨血流佈、無處不至、

（病狀）本症初起、惡寒發熱、噴嚏流涕、目胞含淚、咳嗽多痰、或吐或瀉、或咽疼音啞、或煩躁不安、或神昏抽搐、三五日後、則現紅點、大如麻粒、或密或疎、有鮮紅者、有紫黯者、又三五日、諸症漸退、皮膚脫屑而愈、若所出不暢、收沒太早、則有咳嗽灼熱、咽痛糜爛、嘔吐瀉痢、神昏痙厥等弊、又有一出即沒者、尤爲危險、此屬不治之症、

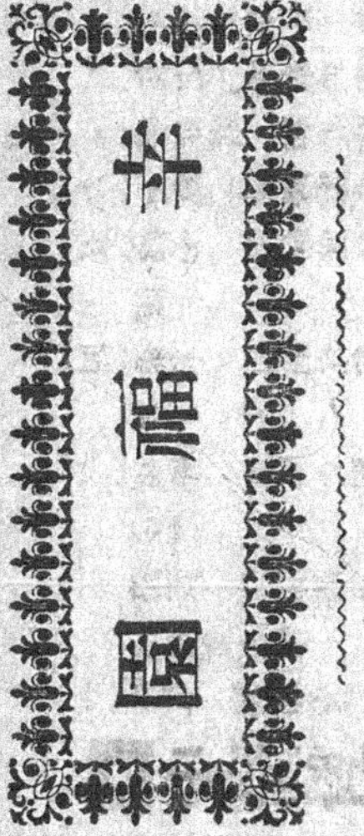

生理上之特殊（續）

孿生兩頭　吳興毗近城廂小村落。居民陸運慶。幼失怙恃。艱苦備嘗。幸有些少遺產。以勤耕而不虞凍餒。儉衣儉食。積蓄餘貲。娶妻劉氏。經年懷孕足月而分娩。詎料產一畸形怪胎。手足身軀。無異常兒。迥胼頸而前後孿生雙頭。前者。耳目口鼻俱備。而後者。較小。柔軟無骨。光滑如肉球。口鼻等處。一無所有。祇生茸茸之髮於頂耳。墮地即斃。陸某以爲不祥。棄之郊外。遠近傳爲奇聞。余（林君自稱）性好奇。攜鏡赴鄉覓攝此影云●

生殖器似驢　長興周某。綺年玉貌。倜儻風流。性喜冶遊。頗多豔史。『樂極生悲』『盈而昃』。猝然生殖器發生蓁癢。抓搔不能稍殺其勢。濕火歟。中毒歟。服藥無効。遂漸色紅而腫。胖大疊長。不腐不潰。則癢亦止。雖溲溺通利、外無痛苦。但褲中容碩大如驢具，踹跚似鵝行。累墜極矣。且將罪無用武地。不如閹宦之爲愈。先攝影而後施割。故此如驢之生殖器。經珂達鏡頭而躍現於有光紙上也。（『寄賜曰嘻。此漁色縱慾之報歟。』）

本報特聘羅家衡律師爲法律顧問　幸福三日刊　中華郵政特准掛號認爲新聞紙類

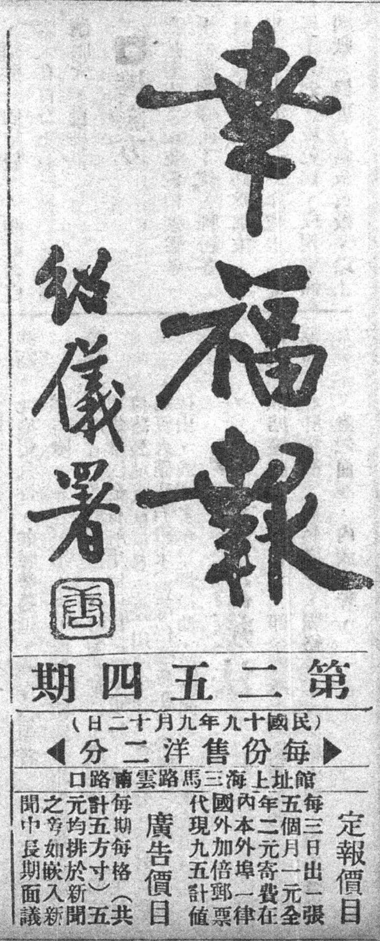

幸福報
紹儀署
第二五四期
民國十九年九月十二日
每份售洋二分
館址上海三馬路雲南路口
定報價目
每三日出一張五個月一元全年二元寄費在內本外埠一律國外加倍郵票代現九五計值
廣告價目
每期每格（共計五方寸）五元均排於新聞之旁如嵌入新聞中長期面議

本期要目

- 讀青年病後
- 川貝母與咳嗽之關係
- 經驗良方
- 大疔瘡治療法
- 秋燥之咳嗽
- 外科自療學
- 瘧之寒熱
- 百病指南
- 怪病奇治

讀楊志一編青年病後（六）

（尤學周）

陽痿……不一定是火衰
陽强……並非精强之徵
先天不足……無治法
後天病患……可復原

（六）生殖器病

該書於生殖器病。獨注意於陽痿一門。陽痿一症。有屬於先天的。有由於後天縱慾過甚的。有由於其他疾患的。先天發育不全。猶諸一件器具。原料本是不足。七拼八湊。勉强成一小器。必再無放大之希望。雖是醫治。必無效驗。由於後天縱慾者。如能懸崖勒馬　寡慾[illegible]。濟之以藥物治療。尚可挽救。以鄙人之經驗。曾於康健報發表三種治法。與楊君所言。大同小異。錄之如下。

（一）藥物治療　萆薢、杜仲。肉蓯蓉。兔絲子。海狗腎（酒浸）各等分。爲末梧子大，每服五錢。空心溫酒下。

（二）臟器治療　此法借助於內分泌。取獸之某部內分泌。而注射於人體之某部。與食肝補肝。食腎補腎之說同。此項治法非人人所能自爲。乞助於西醫。價亦奇昂。乃變通辦法。可宰取猪羊之睪丸而生吞之。不羨者。恐失其有效之成分也。如味腥難咽。不妨用酒浸數小時。榨汁取之。

（三）自然療法　用冷水摩擦脊背及生殖器。以紅潤率溫。生殖器微興爲度。不可動情。

（未完）

□川貝母與咳嗽之關係

秦丙乙

欬嗽至輕之症、極尋常之疾病也、乃有轉輾淹纏、陷於不可救藥之境者、此中蓋有故焉、愚而好自用、失敗之基也、世人不察、往往於凡百欬嗽、不論其初起日久、不顧其虛實寒熱、罔不視川貝母為無上靈品、而崇信服之、吾見其因循人誤者屢矣、原欬嗽初起、無非肺邪鬱伏不得暢宣、假欬嗽以出其邪、邪清而咳即止矣、此病機之作用也、乃昧者不明此理、好服川貝、川貝性寒潤肺、故於虛癆咳嗽、不啻無上聖劑、若投諸初起欬嗽則肺邪得潤、永無出路矣、但觀始服之初、未嘗不嗽止欬寧、效如桴鼓、不知無窮禍害、已潛伏於中矣、試思醫者治欬、無非開肺化痰、今以川貝母之潤而不開、肺邪何由而出、是養癰貽患耳、或問醫家治欬、每用杏仁貝母則又何也、曰、貝母有川貝浙貝之別、同一貝母、而性質迥殊、川貝則偏於清潤、宜於肺痿肺癰虛癆熱痰之欬嗽、浙貝（浙貝母亦稱象貝大貝）則偏於疎散、宜於傷風感冒尋常之痰嗽、毫厘千里、固不可以不察也、

兩方、西門吾園路、同願社歷年施送、索者甚多、

□雙目糊塗方

取活老鷹眼睛兩隻、生用、吞服、睛物復明如故、此老友斯公俠君親驗、果効

□清截腦漏丸　絲瓜藤根　製首烏　廣木香　澤瀉各二兩　龍胆草　辛夷各一兩　白芷一錢青黛三錢　共為末雄猪胆汁糊丸每服二三錢開水送下

按瓜藤根得龍胆青黛透腦清熱、辛夷白芷開竅．首烏木香益腦氣、澤瀉瞻汁瀉伏火、外用檀香油（即點檀香爐鼎上、刮下之煤油愈陳愈佳）當作鼻煙聞之、功能殺菌開鬱、收效甚宏、

□經驗良方

□牙痛方（澤谿漁人）

牙皂五分　梅片一分　射香五厘　共為末、點入牙縫、其痛立止、虫痛寒痛加川椒四分痰火痛加芒硝一錢

□截瘧方

嫩硫黃　白胡椒雄黃各二錢白信五分共為末、用法取小太平膏兩張、放藥末少許、遇發時、須早一個時辰、一張貼膏肓穴（在背脊上第三椎）一張貼臍眼穴、自止、

□摻濕方

白芷兩半　松花黃柏烟膠各一兩枯礬銅綠西丁雄黃輕粉各三錢粉甘草一錢　共為細末、治皮膚一切濕瘡、奇痒流水、蔓延不止者、或乾摻、或用麻油調敷、皆可、名金黃散、以上

●大疔瘡治療法

（李健頤）

定義　即疔瘡之大者、流注經絡而成

原因　由恣食膏粱厚味、內生熱毒、熱毒蘊鬱、或有因於中蛇蠱、及疫死牲畜之毒者、

病理　恣食膏粱厚味之物、加之體質素熱、熱質與厚味之食物、混和、遂成一種化學之變化、即為極毒之焰氣、毒氛氤蘊、乘脈絡之虛隙、而入肝臟、肝主筋、筋絡攣結、即發丁毒、丁毒、之盛、發炎蔓腫、痛極激骨、使病者週身細縛倦怠難支、正如受持虛器然者、素問生氣通天論曰、膏粱之變、足生大丁、受如持虛、」即此之謂歟、

症狀　多生於無毛處、或關節處、狀如丁釘、其形小、其根、、其發生猛速、蔓延劇烈、初起發熱、煩燥、頭暈眼花、、脈急疾有力、舌硬口渴、

診斷　此症屬急性、如腫勢蔓延、神昏心煩者、名曰走黃、最為危險、急宜早治、尚可挽救、稍延、即有性命之虞、

療法　內服宜荊芥敗毒散、加鮮菊花葉汁、或澤瀉湯、（即杭甘菊薏仁金石斛生扁豆甘露藤天花粉各四錢忍冬花生白芍蒲公英夏枯草各二錢川連小甘草各七分、）外治用巴豆火硝磁石研末、蓖麻仁生葱和蜜搗敷、一飯時、丁即拔出、或用多年旱烟筒油、厚塗四週、毒水流出自愈、

●頸瘻治療法

定義　頸結癧腫、而有管者、即金匱所馬刀俠瘻是也、

原因　心肝拂鬱、血熱逆行、脈絡栓塞、血結成瘀、內生癰蟲、蟲蝕血液、內成瘻管、

□秋燥之咳嗽

（秦丙乙）

秋高氣爽、燥金用事、熱症咳嗽、大形普徧、患者多肺虛內熱之人、陰虧於下、陽盛於上、當茲燥金天氣、亦或天時亢旱、口鼻所感、痰熱薰肺、腎水早竭、無以濟肺之枯槁、而欬嗽以作、其證咳而無痰、或痰質稀白、甚而帶紅、嗌乾喉癢。口渴欲飲、煩躁艱寐。音低息短、脅間作痛、納少神疲、舌苔乾薄、或黃或絳、脈浮而數或細或弦、凡此皆燥熱內蒸、肺陰被爍之象、延久失治卽屬肺癆之基、再加遺精咯血、或溢溏泄音瘖、則去生遠矣、

初起通治方、　水炙桑葉皮各錢半、　水炙紫菀茸一錢、　炙款冬二錢、　川象貝各錢半、　苦吉更八分、　瓜蔞仁三錢打、　白杏仁三錢去皮尖　生苡仁三錢、　雲苓神各三錢、　枳殼錢半同炒竹二青錢半、　枇杷葉二片去毛包、　甘葦莖二支、　本方治燥熱欬嗽初起平安神效、惟風寒咳嗽、切忌沾唇、

□外科自療學

□腦漏與鼻淵

（姚夢石）

鼻竅時流濁涕，而天庭間，有鬱悶閉塞之狀態，有似乎腦漏，而非腦漏，有似乎鼻淵，又非鼻淵，實鬱病也，夫鬱病五藏皆有，不獨肝木一經也，諺云，鼻滴腥水，勢倖復發，爲之腦漏，與鼻淵涓涓不絕者迥異，彼用清散，此宜滋養，其治法截然兩途，

夫腦爲最貴之物，必無滲漏，偶或有之，決非草木可以圖功，今所謂腦漏者，亦不過想象得之，非眞腦汁漏出證也，

（一）肺虛受寒，鼻滴清涕，而不臭者，過熱則止，纏綿無休，

溫肺止流湯　黨參　訶子　細辛　荊芥　淸炙草　桔梗　煅石首魚腦骨　天眞丸　當歸　麥冬　蓯蓉　黨參　白朮　綿著　山藥

（按）是方、氣味溫和，自能煖肺，略帶散邪祛風

外用石菖蒲搗塞鼻孔，再以生附子末，葱涎調塗足底湧泉穴或貼大蒜片亦可，

（二）肺經鬱火不宣，肺液上沸而結爲涕，其色黃濁

加味逍遙散　柴胡　白朮　茯苓　當歸　白芍　桔梗　半夏　白芷　黃芩甘草陳皮（按）桔梗散肺中之邪，黃芩瀉熱，引羣藥直入，滿鬱之不宣，故壅塞通而稠濁化耳，

外用辛夷二錢羌活獨活防風藁本細辛各五分共爲末蘄艾兩許，將藥末，摻艾內，捲作條，燃火薰之，

（三）膽移熱於腦，令人辛額鼻淵，常流腥水，稠而穢者是，

取淵湯　辛夷　炒梔子　貝母　柴胡　當歸　元參

按辛夷入膽，引當歸而補腦氣，元參解火，柴胡梔子舒膽中鬱熱

此症初起，大抵由風寒而化熱，由熱而鬱氣痺，而鼻竅塞矣，如蒼耳散防風通聖散川芎茶調散之類，佐以連翹苦丁茶荷叶邊蔓荊等味，辛以散之，腦熱甚者加羚羊石膏夏枯菊叶或購本報代售之保腦丸服之神效、

（四）鼻淌臭水，其色青黃不一，腦部不時作痛，名拎腦砂，有虫在腦中也，

□瘧之寒熱

（秦丙乙）

瘧有寒熱、或多熱少寒、或但寒不熱、或但熱不寒、此中消息、有大計較存焉、體質素強之人、富於能耐、徽寒小冷、漠不感覺、故其感冒獨深、著受獨重、不幸瘧發、勢必多寒少熱、甚或不熱但寒、蓋其秉體之強、而受邪深也、今時之人、身體早弱、未秋先槁、每況愈下、其貪涼之程度、固不亞於古昔、且或加甚焉、而陰虧陽盛、陽盛則熱、故雖寒邪深伏、多熱少寒、或但熱無寒、則比比然、此亦體稟之關係也、若夫治瘵、亦各異同、凡多寒少熱、或但寒無熱者、一味溫化、可任攻釋、數劑對症、不難霍然應手、惟反是者多熱少寒、或無寒但熱、則清化之中、須顧及其本、一有大意、出入不小、此其所以治之之難也、要之、瘧疾之患、寒甚者勢輕治易，熱甚者勢重治難、一猶眞小人，一乃僞君子、此喻近之、

出版務求出信用有切實保證　又名社會醫藥常識報　主持者有學識經驗及人格

百病指南（續）

中西合纂　張治河

（病理）惡寒發熱、此爲前驅症狀、乃血中產生毒素之現象也
、噴嚏流涕、鼻膜炎也、
目腫含淚、角膜炎也、
音啞咽疼、喉頭炎也、
咳嗽多痰、呼吸器炎也、
嘔吐瀉痢、消化器炎也、
煩躁不安、血中毒素、侵及神經系也、
神昏抽搐、神經受累、欲發炎也、
疹色鮮紅、血中毒素輕也、
疹色紫黯、血中毒素重也、
疹出不暢、收沒太早、炕熱咳嗽、咽破皮䶑爛嘔吐瀉痢、
、神昏痙厥、毒由皮膚、發泄未淨、浸淫內臟、變爲
慢炎也、
一出卽沒、致此之因、約有二種、一爲卒遭大寒刺激
、皮膚血管收縮、毒素不得外泄、一爲心臟衰弱、血液
循環欲停也

本報特聘羅家衡律師為法律顧問

幸福三日刊

中華郵政特准掛號認為新聞紙類

幸福報

紹儀署

第二五五期
（民國十九年九月十五日）
◀每份售洋二分▶
館址上海三馬路雲南路口

定報價目
每三日出一張，五個月一元，全年二元，寄費在內，本外埠一律，國外加倍，郵票代現，九五計值。

廣告價目
每期每格（共計五方寸）五元，均排於新聞之旁，如嵌入新聞中，加倍計，長期面議。

本期要目

□讀楊志一編青年病後（七）

尤學周

陽痿……不一定是火衰
陽強……並非精强之徵
先天不足……無治法
後天病患……可復原

（七）生殖器病（續）

至於本病其他疾患者。當相其原因而施治。善慮易愁者。亦能發生本症。需係由此而起。當開拓其胸懷。陽强不倒。並非人之精神强，而陽事亦强，乃相火過甚之症也。知柏八味丸。或丹溪大補陰丸。多服爲要。嘗男女媾精之時。正興會酣暢。猝受大驚。亦有陽强而不痿者。此症頗爲難治。與相火過甚者。原因不同。不能採取同一方法施治。藥物全失其效。蓋本症之陽强。雖强能垂。非强而不倒。蓋大驚之時。血管猝然收縮。陽莖正暴發緊張之時。不能同時萎縮。堅强勁直。不能還復原狀矣。此症不特陽莖失其收縮力。亦再無興起之權。治法須先採用心理。使陽物能自然興起。則不縮而自能縮矣。時時興起。乃易舉而非陽强。由於體質薄弱，局部之神經過敏。不必服藥。自己有克制力。一面再調養身體。日久自愈。

公開古今秘方 社會定期刊 造成百病自療

經驗良方

□治痢簡便方（尹詳裕）

焦山查肉四錢。研極細末。赤痢用沙糖四錢。白痢用白糖四錢。赤白痢二糖兼用。或伴食。或用開水調服。屢試屢效。誠治痢之簡便方也。

□又方

楮實（一名穀實）取其葉。研細末。白痢薑湯下。赤痢沙糖湯下。赤白痢薑糖湯下。

□治赤痢驗方

用苦參子四十九粒。龍眼肉七枚。分作七服。七日吞服。每服將苦參子七粒。包入龍眼肉一枚內。清晨吞下。極效。

□治久痢不止方

用臭椿樹根皮五錢。以酒一碗煎服。又方。薺菜花陰乾研末。紅棗煎湯日服三錢。三四服即愈。

□治噤口痢方

用五穀蟲三錢。焙研細末。小米湯調服極效。

□又方

用苦參子一二三十粒。去其外硬皮。以白糖水送下極效。此治下焦鬱熱下血之妙劑也。

□蚯蚓咬傷（尹詳裕）

蚯蚓傷人。令人形如大痲瘋。眉髮脫落。或遍身發腫。或夜則蚯蚓鳴於體中。治法用鹽湯頻頻洗之。用鴨血塗之。或石灰泡熱水。候冷洗患處。

肺癆病最新療法三種（續）

（1）安靜之能使患者不發熱。既如上述。然安靜之止境。非僅肉體方面靜止而已。精神之寧靜。其重要蓋相等也。當患者勵行橫臥療法時。不但須使身體安靜毋動。且須萬念皆空。思慮俱拋。任有若何重要之事故。應悉屏棄勿念、毋縈於心。務使腦海心田。無風波之蕩漾。儼如入定高僧。忘世忘身。此卽安靜之眞諦。亦肺癆患者之出路也。

（2）安靜療法之履行。除上述身心雙方入定之功夫外。並當隨時切戒高聲急語及久長深談。蓋病體發氣。卽感震動。惟有嚴守沉默狀態。使病體常處靜止。卽提管修函。亦在禁忌之例。

（3）在安靜療養期中。猶如方家煉丹。務要隨時留意。傾注於安靜狀態。凡一切有興奮或情感作用之書報。均不可閱。設若寂寞無聊。則可以瀏覽宗教哲學修養等類之書。使閱時有淸塵出俗之概。但亦不宜長時間閱讀。致違安靜之原則。且有熱度者及病愈後不久之患者。對於深呼吸及靜坐法。均不可行。至於高聲唱歌及長時談話。則無待贅述。知在禁忌之例矣。

（未完）

□治痢四大綱

秦丙乙

嘗論治痢之道、當分四層步驟、第一步攻擊是尙、第二步淸化爲主、第三步固澀滑脫、第四步調理善後、亦一定之道也、

□第一步攻擊

痢症初起、來勢凶凶、邪盛氣足、可任攻擊、木香檳榔丸、枳朮導滯丸、敗表邪荊防敗毒散加減、

□第二步淸化

業經攻打、邪勢稍殺、血熱轉盛、法從淸化、香連丸、芍藥湯、白頭翁湯、

□第三步固澀

症延日久、正氣虧弱、惟求固濇、不容濡延、桃花湯、赤石脂禹餘糧湯、

□第四步善後

恙勢均差、餘邪告楚、善後調補、急不容緩、四君子湯、

介紹衛生方法　幸福三日刊　指導健康途徑

□外科自療學

（姚夢石）

□鷄胸與龜背

（一）部位與形狀

胸骨凸起、皮色不變、是爲雞胸、屬肺經、而發於背者、肝脾肺腎皆有之、狀類龜背、因呼其名、

（二）診斷及用藥

夫肺位最高、處於胸中、爲五藏冠、孩兒一吮熱乳、或受外風、乳釀成痰、滯於胸膈、積而生熱、肺氣上浮、胸骨突起、是名鷄胸、必見氣粗、或有欬嗽、日久則羸瘦發熱、唇紅面赤、即成肺疳之候、宜清肺降氣、氣降痰消。胸首自平。又有鷄胸穿於背者、肺有熱痰、客風從風門而入肺俞、其背駝、在脊之第三椎、此肺氣壅遏、故胸背之骨、撐凸而起、亦有單脊凸而胸不高者、氣促頭低、或兼欬嗽、腰背板強、久則兩足軟弱、甚至不能站立、肺爲腎母、腎爲肺子、清肅不降、腎水不生、肺虛不能榮運藏府、灌溉經絡、上原竭而下元憊、即經之肺熱葉焦爲痿痺是也、然下枯還當治上、肺氣清肅、金能生水、子受母蔭、自然肥潤矣、

枇杷葉膏——治鷄胸穿背、肺俞脊駝、發熱欬嗽、氣粗喘促、呼吸有痰聲者、鮮枇杷葉（去毛）五斤煎濃汁去渣濾清熬至稠厚冰糖十兩溶化收膏、每服三錢開水冲服、

清肺飲——治鷄胸、內有痰熱、又受外風者、杏仁蘇梗蔞皮川貝桑叶枳殼橘紅大力子桔梗枇杷叶

加味瀉白散——治鷄胸、氣粗身熱、桑皮蘇梗杏仁川貝地骨皮蔞皮茯苓橘紅桔梗生甘艸

加味白微湯——治肺胃痰熱壅於膈上、身熱欬嗽、氣粗痰鳴、口乾作渴、白微瓜蔞仁海石橘紅杏仁 象貝丹 皮青蒿 桑皮竹茹

□『重傷風延久不愈肺癆的是堪驚』

（續）　秦丙乙

遷延既久、恙勢有增無減、始就醫診治、或方不對症、病久躁急、忽中忽西、乍張乍李、雜藥亂投、道謀紛出、終無起色、轉增壞象、種種舉措、每予病體以不利、敷衍蹉跎、寖入於肺勞之境、而此可怕之咳嗽、仍未嘗須臾離也、或者迷信深重、不可理喻、有病求治鬼神乞靈木偶、習爲當然之事、傷風欬嗽、更以爲皮毛小恙、非仙丹仙方不可、（曾見一病家、傷風欬嗽、求治仙方、其方載藥四味、視之則甘草一錢、黨參三錢、白芍四錢、黃連一錢、服後病乃大作、欬且不已、後經調治月餘而痊、）此其貽誤、更可想見、引成肺勞、直如反掌耳、凡此種種、不一而足、屢見屢聞愧無生花妙筆、以形容其萬一、識者痛焉、夫傷風欬嗽、與肺勞欬嗽、名同而其實則霄壤之殊也、此其出入之機、非病理之關係、實庸人之自擾耳、至於挽救方法、更感困難、欲以記載式而詳述之、實爲事實上所不能、要在初起時、勿以爲傷風輕症而忽視、正當圖治、務令早日痊可、既成肺勞、則因症施治、千變萬化、更非楮墨間事、足以盡之矣、傷風初起、通治方、本報迭有紀載。可參閱焉、

□秋令欬嗽補論

（秦丙乙）

前論秋燥欬嗽、並出一方、尚有未盡者、竊思秋令欬嗽、雖以燥熱居多、而純係風寒外感者、亦頗不在少數、若以治燥熱欬嗽者、轉以治風寒欬嗽、則爲禍之烈、尚堪勝言耶、蓋秋雖燥金、然新涼入序、起居方面、最易感受外邪、而發肺作欬、其證多端、與平常外感無殊、或表熱頭痛、或鼻塞頭脹、痰質稠黏、咯吐不爽、胸悶神軟、渴不欲飲、俗所謂寒包火是也、治宜疎風宣肺、散邪化痰、用藥稍帶清潤、即足以貽禍害耳、

初起通治方

經桑葉錢半　小前胡錢半（炒）　苦桔梗八分　辰赤苓三錢　老蘇梗錢半　金沸草錢半（包）　光杏仁三錢（打）　陳廣皮錢半（炒）　牛蒡子錢半（炒）　大貝母三錢　江枳殼錢半（炒）　蘇薄荷六分（後下）

中西合纂 百病指南（續）

張治河

（治法）本症治法、初宜辛散、繼宜清解、務使血擴張、皮膚鬆潤、新陳代謝之出路、無有障礙、毒素排泄盡淨、便無餘殃、若出而不暢、收沒太早、則貽患多矣、當按症施治、如炕熱咳喘者、宜用瀉白白虎竹葉石羔等方治之、咽破齦爛者、清火消毒飲、加板藍根牛膝根山豆根射干等藥治之、嘔吐瀉痢者、黃連解毒湯、黃芩湯、香連丸、六一散、等方治之、痙厥神昏者、犀角地黃湯、當歸養血湯、黃連安神丸、等方治之、發現以上症狀、尤要細審、有無表症、如出疹之際、復因風寒刺激、以致血管縮而毛竅閉者、則於應用方中、酌加荊、薄、桑、菊、銀翹、葛根、牛蒡、姜蠶、蟬衣、等藥治之可也、

（調攝）病者宜臥空氣流通而且溫暖之室、不可爲戶外之行動、飲食宜易於消化之物、切忌酸鹹辛辣葷膩之品、

未完

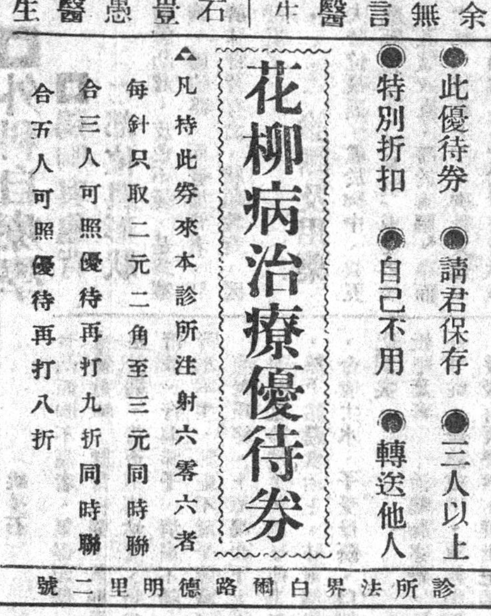

雜病徵答

同人等限於見聞。對於疑難雜症。無法解答。茲特分期披露。徵求海內同道賜答。實爲公便。

（一）劉武氏問（沙市洋碼頭安利英行內紀逸農轉）

她已生產數胎迨舊歲得孕後即攖下部泄氣之症初尚隱微不覺迄至今春四月間產后漸漸加劇作聲如屁甚至能延時四五十秒鐘平時素多屁刻乃稍減而前部泄氣日必十數次而身體亦无十分如何而于飯食亦無退縮胃納如恆並無變更惟時患肝氣疼痛時或四肢腹都不定及口臭眼疾等請示良方

（二）劉昌儒君問（鎮江美孚行）

敬啓者鄙人近來每日頭髮脫落不少市上出售之西藥治髮患者搽之殆遍而中國藥店之毛蒌亦皆用過然皆不見效果或謂此爲病後服藥過多或頭皮清潔所致惟鄙人三年以來尚未患病身體亦非常强健且每晨必休髮一次涼無不潔之處不悉眞因何在再鄙人右邊眉毛忽有落去一大塊似將一眉分爲兩個但左眉仍完好如故此種奇形怪像實有礙觀瞻尚希高明賜知病源及醫治良方則感激無涯矣

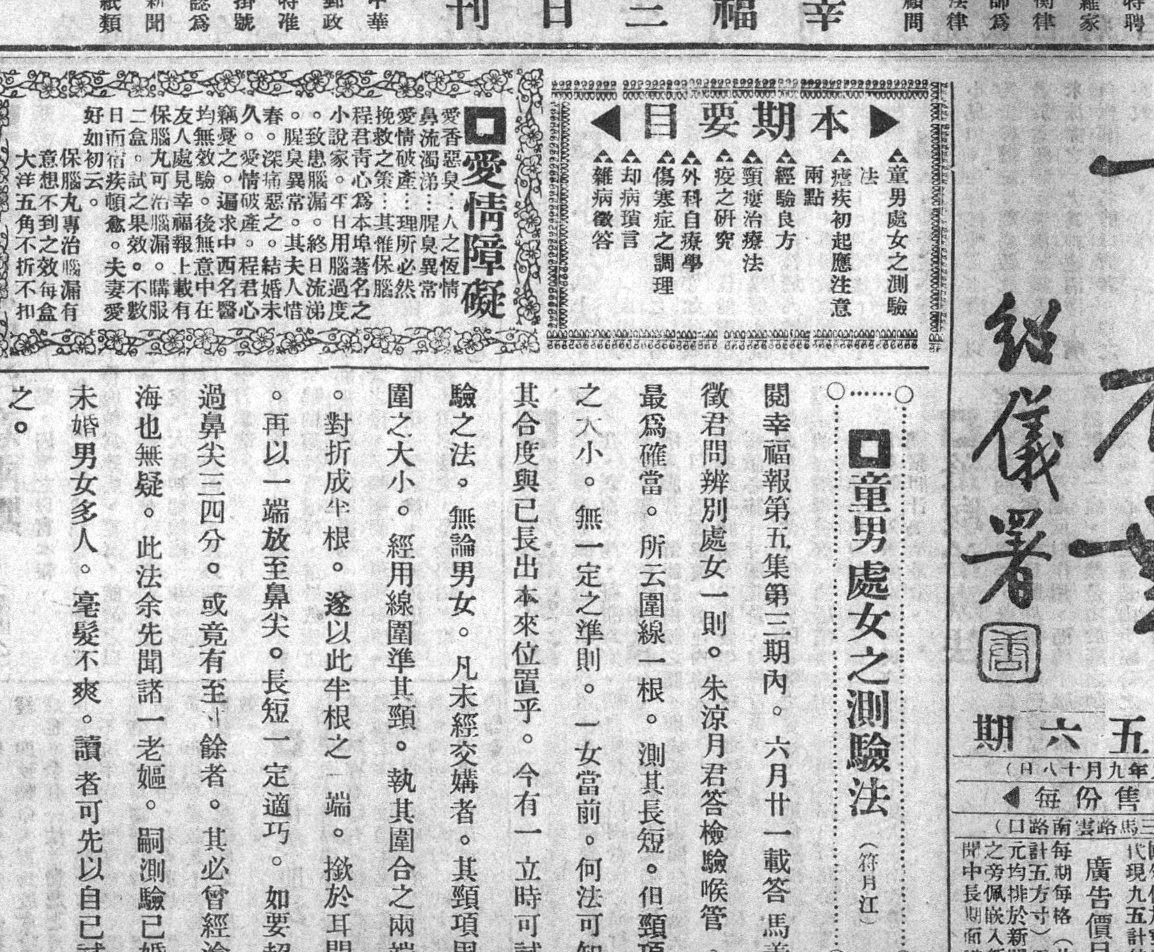

幸福三日刊

本報特聘羅家衛律師爲法律顧問

中華郵政特准掛號認爲新聞紙類

幸福報

紉儀署

第二五六期

（民國十九年九月十八日）

◀每份售二分▶

（館址上海三馬路雲南路口）

定報價目

每三日出一張五個月一元全年二元寄費在內本外埠一律國外加倍郵票代現九五計值

廣告價目

每期每格（共計五方寸）五元均排於新聞之旁偶嵌入新聞中長期面議

本期要目

童男處女之測驗法

（符月江）

閱幸福報第五集第三期內。六月廿一載答馬善徵君問辨別處女一則。朱涼月君答檢驗喉管。最爲確當。所云圍線一根。測其長短。但頸項之大小。無一定之準則。一女當前。何法可知其合度與己長出本來位置乎。今有一立時可試驗之法。無論男女。凡未經交媾者。其頸項周圍之大小。經用線圍準其頸。執其圍合之兩端。對折成半根。遂以此半根之一端。撳於耳門。再以一端放至鼻尖。長短一定適巧。如要超過鼻尖三四分。或竟有至寸餘者。其必曾經滄海也無疑。此法余先聞諸一老嫗。嗣測驗己婚未婚男女多人。毫髮不爽。讀者可先以自己試之。

（六一）

□瘧疾初起應注意兩點

(秦丙乙)

瘧疾初起，最宜注意者，厥有二點，因筆之以實本報、

(一)翕翕發熱、淅淅惡寒。或偶作於淩晨。或間見乎日晡、此固無所謂瘧疾、亦決不得遽執爲瘧疾、更萬不能治之以瘧疾之道也、乃不明病家、遽誤認爲瘧、而粗心醫家、竟卽以瘧治、此不瘧亦瘧矣、大概初起類瘧、非少陽之邪、乃肺胃之邪、但須以尋常感冒治之、佐以理溼化痰足矣、割鷄之力、焉用牛刀爲哉、

(二)瘧疾初起、世人好以金鷄納霜截之、殊不知初起發不數次、邪未清楚、而勉強截止、金鷄納霜性質慓悍、富於截瘧之功。能一服之後。立奏奇功、而邪遏於內、待時蠢動、無形之禍害、已種因於此矣、是必四五發之後、正體漸虧、蘊邪漸清、始參以少許金鷄納霜、依量照服、則一鼓成擒、永無遺患也、往往服之過早、逾時復發、纏綿不治者屢矣、是金鷄納之殺人也、亦人之不善用金鷄納霜也、

勺水難下。痰壅氣急。治稍稽緩。卽致斃命。實爲最危險之症也。余有一法。初起之時可用食鹽揉手心。鹽乾復易新鹽。不逾半時。卽可愈矣。若已重者。可用斷燈心數莖。纏于病人之指甲。就火薰灼。俟焦黃。再以臭蟲放瓦上炙焦。共研細末。向患處吹之。頗有奇效。

□立止鼻血法

鼻中出血。最易傷身。治法雖多。然亦有驗有不驗。茲得一最妙之法。收効甚速。其法以火紙一張。搓成一捲。用火燃着。倒插於竹管內。約十秒鐘時。俟熄。連灰塞於出血之鼻內卽愈。

□經驗良方

□治小腸氣法

以陳壁土炙於火爐。(或爆於烈日下)及熱。以布包之。用熏陰囊。冷則更熱而熏。如此數次。連熏數日而愈。且能斷根。又方。用打碎之生鷄蛋。置於銅器中。而以秤錘於火爐中燒紅先浸以醋。再置於銅器中。將鷄蛋收上。及冷後。剝下。於睡眠前食之。立愈。

□小兒黃水瘡

小兒頂上生瘡俗呼黃水瘡。以凡士林擦之。然易污枕褥。不若於煮飯時。將沸於鍋蓋上之米沫擦之。尤爲神速清淨。嘴角生瘡。俗名剪口瘡者。用之亦效。

□治喉蛾奇效方

喉蛾者喉間腫痛。狀如蠶蛾患在一旁者爲單蛾。二旁者爲雙蛾。單鵝病輕。雙蛾病重。甚至

□頸瘻治療法

(續)　(李健頤)

病理　頸項兩旁筋脈交遣、經血稽留不去、再加蟲蝕、則新血不生、新血不生、凝滯爲瘀、瘀血變化、阻碍營衞之循行、外之衞氣、不能與內之營血、互相聯絡、瘀毒獨得猖狂、陷入脈管、留連於肉腠之間、卽成爲瘻、素問生氣通天論曰『陷脈爲瘻、留連內腠、』

症狀　初起頸項腫痛、肉裏發生大核、如瘰癧之狀、高如破榴、痛徹心肺、寸關弦急、口燥舌黃、

診斷　此症宜急治、卽可扼阻毒勢之蔓延、否則危險堪虞、

療法　治宜解毒散瘀、開鬱消瘻爲主、可用當歸白芍花粉茯苓皮浙貝蒲公英夏枯草忍冬籐桔梗柴胡没藥乳香海藻昆布鬱金甘草等、外敷宜麻黃浙貝南星青黛生半夏大黃南香等研末調猪胆汁搗塗最效、

□驚駭治療法

定義　有觸而心動爲驚、驚之甚者爲駭、

原因　卒聞巨聲、或目擊異物、或遇險臨危、致心血大虛陡然搖動、乃起反射作用、而傳于腦、卽發驚駭、

病理　驚駭一症、雖然是由於腦之動搖、推其原因、實由於心血大虛、心血之虛是由于經命之氣化虛弱、外遇內薄以致也、夫經命之氣旺盛、則心血充郭、雖有危異之感、不能搖也、否則、外有所觸、卽傳人內、而干及於藏神之心臟、心血一動傳達於腦、而發驚駭、素問生氣通天論曰、『俞氣化薄、傳爲善畏、及驚駭、』然則驚駭一症、顯然由心病之波及於腦之爲病也、(未完)

介紹衛生方法　幸福三日刊　指導健康途徑

疫之研究

（易上達）

疫者天地之厲氣也。從疒從殳，如殳之殺人也。在歲有多寡。在方隅有厚薄。在四時有盛衰。觸之則病。寒之傷人也。首入足太陽經。熱之中人也。先入手太陰經。此疫氣之傷人。則多中半表半裏之際。故初中疫者。多發熱惡寒嘔吐泄瀉。甚則目眩耳閉。不省人事等。皆半表半裏之現像也。若陰虛體者。漸次化熱。熱溼之氣。浮越某經。則現某經之熱症。如口渴咽乾。時飲冷水。氣噴似火。身如炭灼。或見痲疹瘄斑痧子等。皆血不足以勝疫。疫與血搏而作故也。陽虛者漸次化寒。故凜凜惡寒頭痛身痛。四肢厥逆。甚則胸腹痛痕。四肢青腫。皆氣不足以勝疫。疫與氣搏而作故也。在初起時。祇宜和解。不可妄施汗吐下。若陰虛化熱者。用清畢兩解。清者清其熱。畢者畢其斑。陽虛化寒。用溫升兩解。溫者溫其臟府。升者升疫化汗而出也。

外科自學療

（姚夢石）

麥冬湯——治肺虛有熱、胃有濕痰、南沙參麥冬川貝法半夏橘紅薑皮茯苓海蛤粉生苡仁竹茹

補肺清金散——治雞胸龜背、脈虛數、身熱少食者、沙參懷山藥麥冬甜杏仁橘紅川斛蔞皮象貝茯苓毛燕蓮子

金水平調散——治雞胸龜背、內無痰熱、脚弱不能站立、沙參麥冬懷藥懷牛膝當歸女貞旱蓮草茯苓黑料豆玉竹毛燕桑寄生紅棗

龜背一證、蓋以形名病也、且患者多屬幼孩、其歲齡、大概一歲至十五、始起、都不甚覺察、雖微有腰痛、而視之無形、外無寒熱、內無泄瀉等症狀、胃納、時減時增、故每不注意及之、輕則舉動疏懶、重則啼哭無休、不久脊背高凸、此腎痹也、當日夜激痛之際。即投龜版鱉甲杜仲續斷茯苓陳皮獨活白芍秦艽草[鹽]牛膝之類或痛後病勢復實、惟間有欬嗽。兩足不能行步、背脊隆起、形若蠻僂、是瘋是痰、當細辨別、在有膿無膿耳、酌量用藥、不可輕施刀圭、爲無膿者獨活寄生湯加鱉甲龜版、食賬加南查肉生穀芽、病勢垂危者宜用四君加蛤粉川貝龍骨牡蠣天冬麥冬鱉甲龜版

按此症都由先天不足、風寒濕三氣、盤踞經絡、西醫名曰傴僂病、謂脊中缺少石灰質、治療多不效、在初起時中醫用滋腎通經絡藥、輒奏奇驗、

傷寒症之調理

（衛生教育會）

傷寒爲症甚險。且併發症甚多。危險尤甚。傷寒發熱。常症大約三星期。併發症在三星期內。隨時可以發生。在第三星期中最爲危險。然在熱度退後。猶須小心謹慎。蓋其反復甚易。且易牽動他部也。第一須服從醫生。苟一不慎。雖之何及。調養得宜而復原。固自不少耳。在調養痊復期內。有二種危險（一）起床太早。往往身熱已退之後。便自謂平安無事。急於起床。或復工作。以致受損而復發。危殆萬分。（二）飲食不慎。病時不能進食。以致身體消瘦。身熱一退。食慾大增。便思飲食。且思及各種刺激猛烈之物。且非立即進納不可。惜乎此時病人不能自見其腸內狀況。當知此時發炎雖減。疼痛未改。肌柔膜嫩。苟隨病人之欲。（未完）

□卻病瑣言

吳江潘緯亮甫遺著　許盟孚錄

我鄉潘亮甫先生。爲清道咸間名士。家貧。工詩文。醫名轉爲所掩。所著有卻病瑣言一卷。採擇諸子百家之說。又益以先生之閱歷及體驗之簡易可行者。條分治性、衛體、愼微、養疴、寢興、居處、飲食、衣服、道引、九門。日用動靜。雖似平淡無奇。而自有實理。讀者幸毋玩忽視之。　盟孚附識

□治性

人有一團太和之氣。則邪癘不能入。有一片誠敬之心。則物欲不能侵。和者樂之原。敬者禮之本。古之君子。禮樂不可斯須去身。職是故也。齋居寂處時如是。應事接物時亦如是。人不可無暇。有暇則邪念得乘之而入。逸則思淫。古有箴誡。善用暇者。莫如看書。經史百家之外。如古人詩話、尺牘、書畫譜、名人法帖。以及稗官野史。與凡時令、修養、農圃、種植、等書。皆可備閱。憤懣之時閱之。可以和氣而平心。暇逸之時閱之。可以怡神而適志。惟談論神怪及閨闈等書。斷斷不可看。養靜爲攝生首務。五官之司。俱屬陽火。精髓血脈則陰精也。陰足乃克濟陽。陰不足而受陽制。立見枯竭矣。故養靜卽所以養陰。

雜病徵答

同人等限於見聞。對於疑難雜病。無法解答。玆特分期披露。徵求海內同道賜答。實爲公便。

（三）曾君典君問（湖南鳳凰縣楠木埠朱覺五收轉）

上氣喘逆、呼吸抽急不順、牽引胃脘作脹、按之微痛、但較不按稍好、發作時、以夜十時起、天明始止、依息不能臥、汗出如雨、晚間尤甚、心悸、咳嗽、左半身稍覺麻木、日間狀如平人、飲食爲常、無他疾苦、現服藥方、稍覺好、但實際、並無痊可之機、間或一發作、仍然如病劇時、無少異、醫會三更現以寧心安神除汗驅寒方主治現服藥方列後

結雲苓四錢　黃芪三錢　杭寸冬三錢　酸棗仁三錢　牡蠣三錢　北五味一錢　野于朮二錢　吳萸一錢五　杭白芍三錢　油當歸二錢　明片一錢　法下二錢　炙甘草　浮小麥三錢　柏子仁二錢

現服藥方之醫者。已開方十次。最先只用五六味藥、概係最後藥方所列各藥品。但分量比較多耳、又病者氣喘痛時、以牛黃合拌鴉片、吸數口、略可止息痛苦，

（四）陳吳氏問（本埠大碼頭元裕承油蔴號陳狄章收）

本年三月十二號起患咳嗽後覺喉痛起出紅刺刺上白點爛開左右二條在喉管間下處相連腐處長一寸寬二分相連處寬三分左右吃鹹食品不覺痛惟吃甜物則疼痛請黃冕羣喉科診視據云爛喉痧遂付吹藥服煎藥因體虛弱打賜保命注射繼起重瘧疾[illegible]處覺稍寬刻下瘧疾已愈迄已數月腐處仍無變動

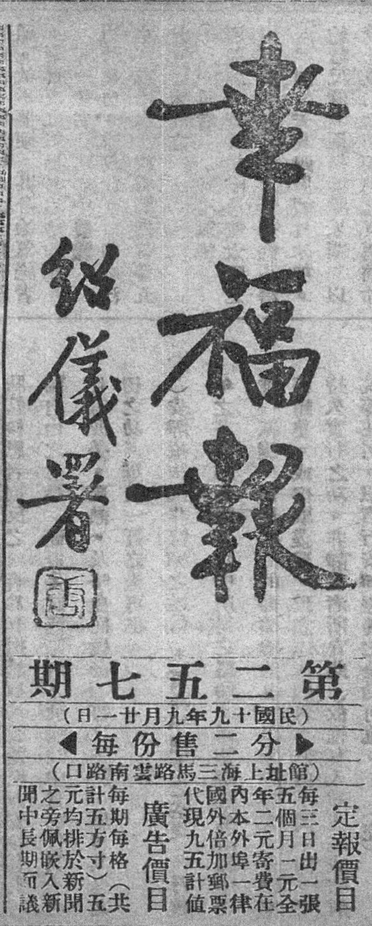

本報特聘羅家衡律師為法律顧問

幸福三日刊

中華郵政特准掛號認為新聞紙類

幸福報

鈕儀署

第二五七期

（民國十九年九月廿一日）

◀每份售二分▶

（館址上海三馬路雲南路口）

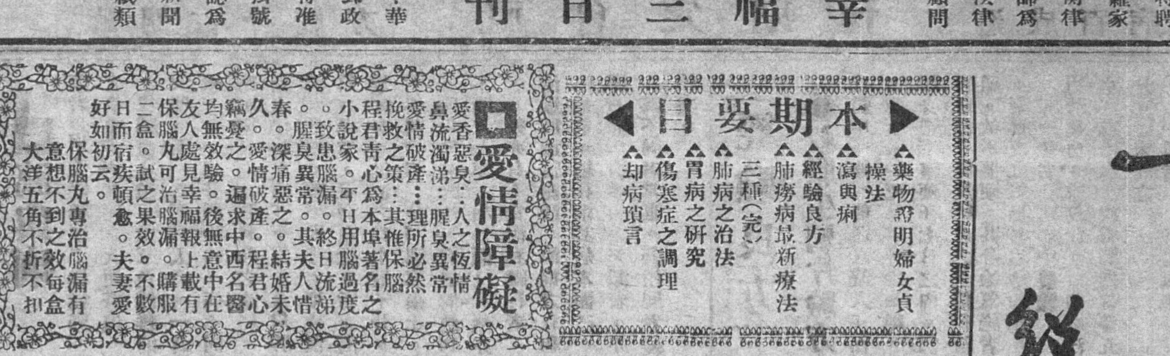

▶本期要目◀

△藥物證明婦女貞操法　△瀉與痢　△經驗良方　△肺癆病最新療法三種（完）　△肺病之治法　△胃病之研究　△傷寒症之調理　△却病瑣言

□藥物證明婦女貞操法

（永春）

□附辨淫婦女一則

讀貴報第五集三期之二二七期。馬善徵君問辨女子貞操之法。涼月先生所答生理辨別與羞恥辨別二則。其羞恥辨別既不能一例可靠。而生理上必待生理變態乃見。對生理變態。必視發育如何。時間亦有遲速之差別。亦非完滿辨法，茲有藥物試驗二方。較為明確可靠。爰錄登貴報。聊供一試。亦足以警淫女之一助也。

方用硃砂。密陀僧。乾胭脂。三味等分。為末。調蝙蝠血點之。貞操即成血點。不貞即去。

又方。眞血竭。硃砂。磠砂。射香。四味等分。為末。調龜血點之。貞則成血點。否則去。

□附辨淫婦一則

證辨女子之貞操較易。欲證辨婦人之淫正頗難。茲有不打自招之術一則。附錄於此。亦足為一般淫婦之誡。

方用鵓鴿心一個。田雞脛骨一付。晒乾為末。再取灘上小枚（蠶豆大）員石三小粒。同前末納布製袋中。帶身上。勿使婦知。待婦熱睡時。取置其胸上。即能將隱事喃喃自語。若以試於妓女。亦能將所經豔情。歷歷訴出。

（編者按）前二法與前清皇宮所用之守宮砂相彷。或能見效。亦未可知。至於附辨淫婦一則。據云。能將所經豔情，歷歷訴出。未必能也。姑誌之以待諸實驗。

幸福三日刊　（六五）

瀉與痢

（王洪海）

瀉者何。大便稀薄下泄無節。水穀不分。腹疼腸鳴。通利太過之病也。痢者何。大便窘迫。裏急後重。努責多時。稍下白沫。或膿血臭穢。或五色錯雜滯塞不通之病也。二者雖同爲病在大便。而一爲通利太過。一爲滯塞難通。原各不相同矣。故從來方書。咸分門論治。病不同故治亦異也。其詳不可盡述。其略可得言也。張會卿之論曰。瀉由水穀不分。出於中焦。痢以脂血傷敗。病在下焦。蓋以脾胃不運。土德有愆。水穀不分。濕邪淫佚。雜併而下。斯成泄瀉。所謂濕勝則濡瀉也。若夫。熱爲濕鬱。氣滯血愆。脂血傷敗。留積腸間，欲出而滯通。斯爲痢矣。惟瀉之爲水穀不分。濕邪淫佚也。所以施治大法。宜於泌別清濁。分利濕邪崇土。惟痢之爲熱。爲濕鬱氣滯血愆也。所以施治大法。宜於清熱利濕。調氣行血蕩積。二者。治法不同之大要。如是而已。然亦不可固執。瀉亦有不宜泌別分利者。痢亦有不宜清利調行者。如治瀉之有升提清涼疏利甘緩收濇燥脾溫腎諸法。治痢之有和胃溫中固脫舉陷散表消導逐穢等法是也。總在求其病本而已。求其病本則瀉與痢二症。固有病機迥異。治法相去天淵者。亦必有異流同源。治法若合符節者。其不同者常也。其相同者變也。明其常通其變。斯可與言至治矣。

經驗良方

◉救服生鴉片驗方

查鴉片一物。能迷人醉人。而不能致人於死。雖身冷氣絕。而身體不僵硬在七日之內。仍可救治蓋臟腑經絡之氣仍得流通。故不僵硬。其身冷氣絕者。藥性使之然也。治法如左。

一輕者　心中發躁

用活鴨血。或糞汁。（卽金汁水）或冷水。或明礬雄黃各五分。研末灌之。

一重者　身冷氣絕

速將患者安放於陰冷無太陽之地。（切不可見太陽。否則不治。）如暑天其四周須放冰塊。約離尺餘。用筷撑開牙關。以糞汁或冷水頻頻灌之。再將冷水在胸前摩擦。頭髮解散。浸在冷水盆內。卽可得活矣。右三方見於洗冤錄。廣東老仵作亦云。服毒者。開棺驗屍。決無平正。仰臥者。實悶煞而非毒死也。右方曾治愈三水縣入。服毒而死。已三日。仍得活轉云。

肺癆病最新療法三種（續）

（4）在絕對安靜之紀律的生活之下。有一極强烈之反應。爲患者所欲望不已者。卽當思活動自由。冀得運動而求食慾之增進也。就健全者論之。適當之運動。自有益無損。但肺結核患者則反之。適爲有損無益。設疑絕對安靜有失活動自由之志趣。而擬妄試運動者。彼病院中實驗告我。必日有疲勞。發熱。及咯血症復發等等之危險。患者其忍九仞之功。毋致一簣之失可也。

（5）安靜療法決非醫家之迷信。更非學理上之空談。乃數年之各國肺病療養院中所得之經驗。爲肺癆痊愈階梯中之惟一基礎。乃最確實的經驗診法也。但家居靜養。每因家務蝟集。或俗事叢聚。致意志薄弱者。無由不問不聞。虧持久實行之功。非靜養者所宜此。故惟有入靜養院或肺病院等住居。以實行安靜療養之全功可也。（完）

◉治誤吞銅元方

（其一）余少時亦有此事。後由隣家告知。多食荸薺。飯菜宜用韭菜。半月以後。果漸見效。（潘增桂）

（其二）閻普濟良方載。吞銅鐵者。砂仁煎濃汁服。又載。吞銅錢。食荸薺核桃自化。（時元）

（其三）誤吞金銀銅鐵方。用不見水羊脛骨燒灰。煮稀粥食。神效。誤吞銅錢可多食荸薺。（鮑化龍）

（其四）用長韭菜（不可切斷）淡煮成熟。令小兒飯前服食。每日三次。另置淨桶一只。任其一人大便。須驗。其糞汚。如有銅元發現。卽知已由大便解下。毋庸再服。二荸薺（一名地栗）確有消化銅質效力。祇須令小兒日常食之。每日斤許。以小兒恢復原狀爲度。（范醒蝶）

介紹衛生方法　幸福三日刊　指導康健途徑

肺病之治法

（張錫純）

肺病西人名爲都比迦力。謂肺臟生有堅粒如沙。久則潰爛相連。即東人所謂肺結核。方書所謂肺癰也。蓋中醫不能剖解。嘗其初結核時。實無從考驗。迨至三期之時。所結之核。已潰爛相連。至於咳吐膿血。乃始知爲肺中生癰。豈知肺胞之上。焉能生紅腫高大之癰。不過爲肺體之潰爛而已。然肺病至於肺體潰爛。西醫早諉爲不治。而古方書各有治法。用之亦恆獲效。其故何哉。蓋以西人之治病。惟治局部。但知理其標而不知清其本。本既不清。標亦終歸不治耳。愚臨證四十餘年。治愈肺病甚夥。即西人診爲不治者。亦恆隨手奏效。此無他。亦惟詳審病因而務爲探本窮源之治法耳。故今著論治肺病。不以西人之三期立論。而以病因立論。爰細列其條目於左。

肺病之因。有內傷外感之殊。然無論內傷外感。大抵皆有發熱之證。而後釀成肺病。誠以肺爲嬌臟。且屬金。最畏火刑故也。有如肺主皮毛。外感風邪。有時自皮毛襲入肺臟。阻塞其氣化。即暗生內熱。而皮毛爲風邪所束。不能由皮毛排出炭氣。則肺中不但生熱。而且釀毒。肺病即由此起。其初起之時。或時咳嗽。吐痰多有水泡。或周身多有疼處。或舌有白苔。或時覺心中發熱。其脈象恆浮而有力。可先用西藥阿斯必林瓦許。（合中量二分六釐四毫）白糖沖水送下。俾周身得汗。繼用玄參、花粉、各五錢。金銀花、川貝各三錢。煎湯送服粉甘草細末一錢半。至煎渣時。再送服甘草細末一錢半。再每日用阿斯必林一瓦。分三次服。白糖水送下勿令出汗。此三次中或一次微似有汗者亦佳。如此服數日。熱不退者。可於湯藥中加生石膏七八錢。若不用石膏。或用湯藥送服西藥安知歇貌林半瓦亦可。（未完）

胃病之研究（一）

楊志一

導言

吾嘗以臨床之審查。胃病一症。其流行性較諸青年之性病、可怕之肺癆。實不多讓。追求其故。良由近世以智進化。人事煩複。生活程度日高。吾人無日不在憂患困苦中。竣其腦筋。營其生活。因此胃神經日形疲弱。消化機能遂漸停頓。胃爲人身最要之關鍵。後天之根本。營養賴之以富。氣血賴之以生。胃氣强則氣血充旺。體力健壯。胃氣弱。則臟腑機能。均蒙其害。譬之戰鬬之時。軍糈缺乏。進退未有不敗者。然則胃之强弱。關係於人身至大。此余所以有胃病研究之作也。

胃之消化作用

胃之消化作用。共有兩種。一曰迴旋運動。二曰蠕動運動。何謂迴旋運動。曰食物入胃中。當胃壁時。固質向下。液質向上。迴旋逆流。向中心而旋繞。猶之溪頭之水。潆洄成漩渦之形。此迴旋之名所由來也。此種作用。爲混和胃液而起。若運動不活潑時。則混和紓緩。胃中食物。遂致腐敗。（未完）

傷寒症之調理（續）

（衛生教育會）

給以食物。危險萬分。故飲食一事。切須小心。僅限於流質及半液體之食物。迨其平隱過二星期。然後緩緩逐漸增加。以期恢復原狀。不可性急。

又病愈後人，往往仍續有病菌。一不小心。便可傳染及於家人。故第一善後辦法。病人大便。須請醫士檢驗。如未證明無礙。不能自由加入社交。以遺害於他人。蓋嘗聞病愈數月後之病人。猶能帶傷寒病菌也。

出版務求信用有切實保證　　又名社會醫藥常識報　　主持者有學識經驗及人格

却病瑣言(二)

吳江潘緯亮甫遺著　許盥孚錄

人身火有內外。外火有質。藉穀氣而生。內火無形。隨意而起。內火有三種。精爲民火。氣爲臣火。神爲君火。君火者心火也。性火也。性火發動。如木出火。身焚乃止。仙訣曰、性火不動則神定。神定則氣定。氣定則精定。三火既定。返於丹田。是爲三華聚鼎。

無事時。口宜常閉。目宜常垂。收視返聽。以養其神。揚子雲云、爰清爰淨。游神之庭。惟寂惟寞。守德之宅。

外感之病易祛也。人所必不可犯之病有二。一日妄想。理所必不可成。勢所萬不能遂。而營謀不已。必致寢食俱廢。形容枯瘠。陰精日涸。不可救藥。一日閉氣。多否少可。觸處生憎。一時之忿。固結不解。以致血氣逆行。積成痼疾。此二者。雖盧扁復生。不能療也。

七情內動。非調攝可却。其中喜怒二端。猶可解釋。倘事値其變。憂思悲恐驚五者。情更發於難遏。要使心定則情乃定。定其情之道何如。曰安命。

拂意之時。誦古人近體詩數十首。便可釋然。蓋詩之所言。有情有景。又有聲韻。最易移人。抑詩通於樂。樂者樂也。宜其有益於性情也。

暇逸之時。以書畫自娛。可以怡神適性。善書者。多享大年。此其徵也。

(未完)

本報特聘羅家衡律師為法律顧問　幸福三日刊　中華郵政特准掛號認為新聞紙類

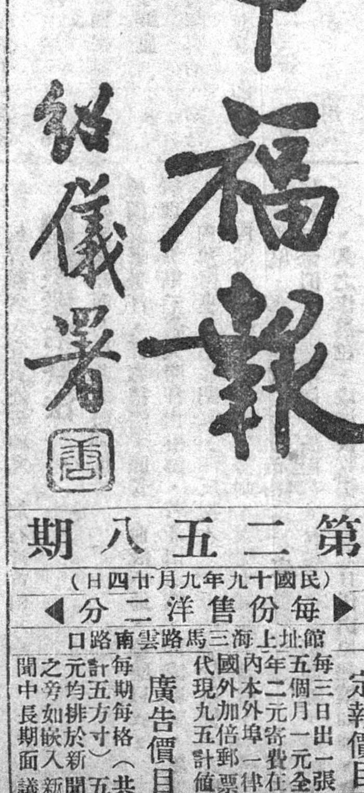

第二五八期
（民國十九年九月廿四日）
◀每份售洋二分▶
館址上海三馬路雲南路口

定報價目
每三日出一張。五個月一元。全年二元。寄費在內。本外埠一律。國外加倍。郵票代現九五計值。

廣告價目
每期每格（共五方寸）計五元。均排於新聞之旁。如嵌入新聞中。長期面議。

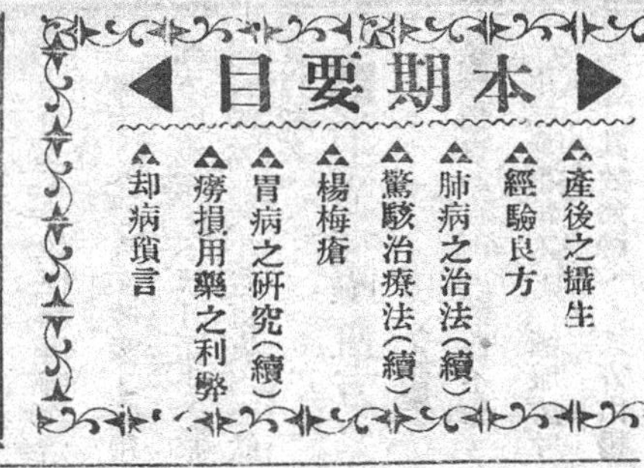

◀本期要目▶

- △產後之攝生
- △經驗良方
- △肺病之治法（續）
- △驚駭治療法（續）
- △楊梅瘡
- △胃病之研究（續）
- △癆損用藥之利弊
- △卻病須言

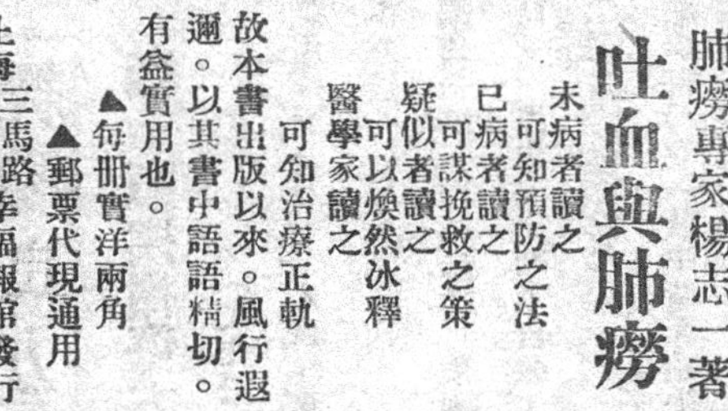

□產後之攝生

（吳成章）

人之最苦者。莫若病。人之最易致病者。莫若產後。蓋產後氣血大虛。稍一不慎。外邪即乘隙而入。苟延日久。鮮有不致成痼疾者。至此時。雖上醫。亦爲之束手。鄙人有鑒於斯。特將產後攝生。詳述於後。庶世人知所預防。免蹈覆轍。諒讀者所樂聞歟。

（一）倚坐　婦人產畢。須閉目靜坐。上床以被褥靠之。（夏日或以櫈靠之。）若自己把持不住。則惟依其他婦女可也。總之不宜遽然倒睡。且宜以手。從心胸之部。按摩至臍下。使瘀下行。房內宜燒漆器。或醋炭。以防血暈等症。

（二）擇飲　凡初產之後。宜專食白粥。數日後。以疏菜等食之無妨。至半月後。可食雞蛋。然須打開煮之。滿月後。始能食羊肉猪蹄少許。酒雖活血。然其氣性慓悍。亦不宜多。如此則產中無病。產後更加健康矣。

（三）避風　凡新產須避風寒。不宜梳頭洗面。更忌濯足。惟恐招風受濕。疾病隨起。以百日爲度。若氣血素弱者。不計日月。否則易患手足腰腿痠痛等症。名曰蓐勞。最難治療。又不宜獨宿。恐受虛驚。則神氣散亂。變證百出矣。

（四）慎言　初生小兒之際。不必問是男是女。恐因言語而泄氣。或因愛憎而動氣。雖平時亦宜減少言語。恐產婦元氣未復。中氣餒弱。皆能致病。故宜慎之戒之。

（五）服藥　古人曰。初產用熱童便飲之。（按此物確爲寶貴而有效之品。然一時難以猝辦。稍冷易致嘔噁。故宜付以生化湯。服之甚善）若產後心慌而自汗者。宜投以歸薑飲。加減如法。殊覺妥善。切忌妄投涼劑。又不當過以辛熱之品。蓋因婦人產後。氣血空虛。元氣大損。過涼則臟中受寒。設投以桂附等辛熱之品。若臟腑無寒。何處消受。故調理之法。藥宜和平。方爲合規。然有偏寒偏熱之症。又須變通治之。方能見效。否則竟食古不化。何異膠柱鼓瑟。其僨事必矣。

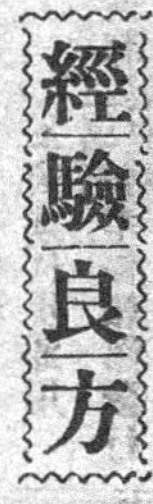

治顛撲損傷方

（戎先慶）

急用松節一斤、入鍋炒起青烟爲度、以黃酒二斤、入鍋內一滾、即濾去渣、俟酒溫時、灌之、咽下自愈、（方出談埜翁試效）

驗案鄰村有一牧牛童、騎牛背上、被牛急奔跌下人事不省、沈痛幾死、牛主便請吾師診治、師至、先行人工呼吸、隨用此方飲傷童、不三日而牛主來謝吾師云牧牛童傷痕出而飲食自如矣、

治墜損嘔血方

（戎先慶）

墜跌積血心胃、嘔血不止、用乾荷花爲末、酒服方寸匕、其效如神、（方出楊拱醫方摘要、）

驗案吾村有個八歲童子、素習奇怪遊頑、扒樹上屋、有天晚上、扒梯上屋、捕捉麻雀、故梯動墜跌、口吐鮮血、淋漓身地成汪、亦延吾師醫治、幸吾師有隨時預備乾荷花、即研爲末、酒服、每次二三錢一連四五次灌服、吐血遂止、後用八珍加味收功、

肺病之治法（二）

（張錫純）

若此時不治。病寖加劇。吐痰色白而黏。或帶腥臭。此時亦可先用阿斯必林汗之。然恐其身體虛弱。不可發大汗。宜用生懷山藥細末一兩。或七八錢。煮作茶湯。送服阿斯必林半瓦。俾服後微似有汗即可。仍用前湯藥。送服粉甘草細末。旱三七細末各八分。煎渣時。送服二藥如前。仍用阿斯必林三分瓦之一。（合中量八釐八毫）白糖冲水送下。或用生懷山藥細末四五錢。煮茶湯送下。日兩次。其嗽不止者，可用山藥所煮茶湯送服川貝細末三錢。凡用山藥茶湯。欲其適口。皆可以白糖調之。或用西藥以阿蘇四瓦。薄荷冰一瓦。調以乾綠豆粉末。以適可爲丸爲度。（蓋阿蘇是稀樹脂。摻以綠豆粉始可爲丸）爲丸桐子大。每服三丸。日再服。此藥不但能止嗽。且善治肺結核。（在奉時製此藥。其薄荷冰味甚涼。至滄州復製此藥。自天津購來薄荷冰。其味辣而不涼。似不宜用。遂改用好硃砂錢半代之。凡用此方者。若無味涼之薄荷冰。即當改用硃砂）至阿斯必林。亦治肺結核之要藥。而兼能發汗耳。且能使脈之數者變爲緩和。是以僕喜用之。若其咳嗽仍不止時。可服東人所製成藥康素。此藥治肺病咳嗽甚效。然性微熱。若服之覺熱者。可煎玄參數錢送服。至如何服法詳其發票上。

驚駭治療法

（續）（李健頤）

症狀無故卒驚、眠多夢異、每欲聚集多人圍坐、不敢獨臥、驚時則目睛不轉、不能呼氣、心肝之脈動躁、或結代、

診斷驚駭一症、有因心虛、有因胃熱、舉痛論曰、『驚則心無所倚、神無所歸、慮無所定、故氣亂矣、』此即心虛之驚駭也、素問至眞要大論曰、『少陽之勝、熱客于胃、善驚譫妄、』此即胃熱之驚駭也、

療法此症當求其因、以治之、如因於心虛者、宜歸脾湯、硃砂安神丸、加杞子柏子仁、或壽星丸、加熟地天麻橘絡、因於胃熱者、宜黃連安神丸、加石膏黃柏元參、

皶痤治療法

定義夏暑時面鼻所生之粉刺也、

原因夏暑勞汗、汗毒積滯于脈管、血液不通、蘊釀以成、

病理勞動則毛竅大開汗出淋淋、若汗出未乾、再感風寒、風寒內薄傳裏、毛竅閉塞、汗反收入、汗毒積滯於血管、玄府內閉、血液稽留、因生粉刺、素問生氣通天論曰、『勞汗當風、寒薄爲皶、鬱乃痤（痤詳在癰瘍篇中、）

症狀紅暈似瘡、浮起而著於面鼻、長於皮中、形如鍼、或如米、久之作黑色、或潰後收斂、一二日仍由原起墳如前、愈而復發、連留月餘

（未完）

介紹衛生方法　幸福三日刊　指導康健途徑

楊梅瘡

（魏步寬）

致西歷千四百九十三年。西班牙師征印度馬提島。士卒染黴毒病。不數年已遍傳歐州。至一千七百年間。（即明弘治末年）蒲萄牙人航海入廣東。與我國互市。自是黴毒遂侵入中國。俞辨續醫說云。明弘治末年。民間患惡瘡。自廣東人始。吳人不識。呼爲廣瘡。又以其形似、謂之楊梅瘡。近此瘡已遍傳國內。患者極衆。貽害較前益烈。我國遂不幸有黴毒國之稱焉。查楊梅瘡初起易治。若誤服輕粉水銀悍燥刼劑。妄希速效。致毒邪深入骨髓。積久外攻。而見牙根腐爛出血。及喉內腐痛結塊腫硬等症者。名結毒倒發。如醫者不察其病原。而加以適當治療。鮮有不誤人命者。特述治驗數則如下。

（一）庚申春。阜甯吳少青患淋濁愈後。牙根潰爛出血。遍服清熱養陰藥不效。乞先君治之。當用牛黃珍珠冰片各一錢。石鍾乳二錢。辰砂三錢。琥珀四錢。共爲末。入飛麵綠豆粉各二兩。研和勻。每服一錢。土茯苓煎湯和服。以清其餘毒。服一料而即痊。

（二）揚州汪某。患喉內腐痛。延喉科診治不應。乃聘予叔藤塘往診。予叔詢其致病之因。係由下疳愈後。毒邪上攻所致。當令先服九龍丹。以急瀉其毒。再服歸靈內託散加減。以清餘氛而愈。

（三）辛酉秋。淮揚鎮守使署一顧問官之公子。來余處診治。其護兵某甲。患兩腿腫硬結塊。破流污水甚多。外科調治經年。終未收口。因託其主人轉懇予爲擬一方。予疑是症必有異。詢之果起於楊梅瘡後。即用銀花甘草石決明苡仁木瓜木通土茯苓等敗毒之品。兼服西聖復煎丸。亦逾月而瘥。以上各節。不過述梅毒見症之大略。務望醫者臨症時。須細審病因。而善爲施治。不獨病者早占勿藥。抑亦醫者職務所當應爾也。

胃病之研究（二）

楊志一

何謂蠕動運動。曰胃筋纖維。由縱橫斜三者而成。當其受食物之刺戟時。即收縮而起特殊運動。若虫行蠕蠕然。故曰蠕動運動。此種作用。爲輸食於腸而起。若其不靈便時。食物即停留胃內。一經腐敗。遂成胃炎。語其程序。則迴旋在先。蠕動起於在後。蓋食物必經胃消化之後。乃始運於腸部也。此種運動作用。吾人在食後逾時。若以X光線照之。不難看見。事能徵實。固非空說無憑也。我國古有脾動推胃之說。由今觀之。脾固不能動。乃胃動也。

胃病之種種

（一）嘔吐

嘔吐屬胃病。故又名反胃。其原因雖多。要亦不外寒熱二種。王太僕曰。食不得入。是有火也。食入反出。是無火也。此數語辨別嘔吐寒熱二種。最爲精當。蓋熱吐者或屬陽明（即胃之別名）有熱。火勢炎上。或屬肝胆火熾。風陽上亢。（未完）

癆損用藥之利弊

（李雨蒼）

嘗聞用藥如用兵。立方如立陣。辨之不明。死生反掌。如癆損一證。本陰陽對待而言。果屬陽虛。非溫補不爲功。即兼客邪。參蘇飲足以治之。所難治者在陰虛耳。病有上損及下。下損及上之分。治有輕清宜化。滋補攝納之異。上損者、如風邪久客。因欬傷絡。煙辛泄肺。津傷熱戀。及肺氣膹鬱之類。若率爾滋補。或投收斂則閉門逐盜。永無愈期。下損者、如先天不足。金水本虧。色慾過度。真陰下傷。以至木火爍金之銷。倘耑事輕清。妄投肺藥。則病深藥淺。必致誤事。故葉天士雖善用滋補。亦必審其確係下虛。胃強脾健者。方用滋填。豈有使留邪而遺害哉。徐靈胎見世之過信葉氏者投藥之多誤也。矯枉過正。偏任輕清。以爲天下人但有病死。無虛死。則世之汗脫氣脫精脫血脫而死者則又何也。總之治肺者宜輕濟。治肝腎者宜滋補。二公之說。不可偏發。學者當詳審於輕重利弊之間。斯治癆損無餘蘊矣。

□却病瑣言（三）

吳江潘緯亮甫遺著　許盟孚錄

靜坐觀空。照見一切是非利害得失毀譽。皆妄非眞。譬如泡影。當下消亡一也。煩惱見前。一時不能排遣。便宜尋一暢快事。令其釋然。所謂借境調心。二也。常將不如我者。巧自寬解。三也。宿業見逢。不可逃避。歡喜領受。四也。家庭和順。朋友契合。無交謫之言。五也。日與竹石魚鳥相親。常使有脩然自得之趣。六也。覓高朋良友。講開懷出世之談。七也。毋以病爲苦。毋以死爲患。常令胸次寬平。襟期灑落。八也。

年至六十以上俗事可以交卸。應酬不妨簡略。每日亭午。略睡片刻。使心腎相交。於老年人裨益不少。

□衛體

頭爲諸陽之首。而髓海在其中。陽中有眞陰也。腎爲至陰之所。而命門界其中。陰中有眞陽也。陰陽互根。玩周子太極圖可悟。陰陽離則脫矣。動屬陽。靜屬陰。動極而靜。靜極而動者。天地自然之理。而人身應之。故人不可一於靜。亦不可一於動。智水仁山。須兼而有之。

丹田命門爲一身之根柢。不可受寒。丹田在臍下一寸三分。命門在兩腎中間。

腦後爲風門穴。脊梁第三節爲肺俞穴。易於受風。冬月多風。宜知遮護。

春日陽氣上升。最宜梳髮。以宣氣而散風。

□風流小病

（秋）

世上惟有少年人最快活、年紀既輕、面目又麗、水也掐得出的肌膚、再配上幾件時髦的衣服、逛逛馬路、白相堂子、其樂無窮、然而樂極每易生悲、因此有的患遺精，有的患白濁，時有所聞、本館代售的遺精散（專治遺精）白濁丸（專治白濁）都是對症的靈藥、

本報特聘羅家衡律師為法律顧問　幸福三日刊　中華郵政特准掛號認為新聞紙類

幸福報

銘儀署

第二五九期
（民國十九年九月廿七日）
◀每份售洋二分▶
（館址上海三馬路雲南路口）

定報價目
每三日出一張　五個月一元　全年二元　寄費在內　本外埠一律　國外加倍　郵票代現　九五計值

廣告價目
每期每格（共計五方寸）五元　均排於新聞之旁　佩嵌入新聞中　長期面議

◀本期要目▶

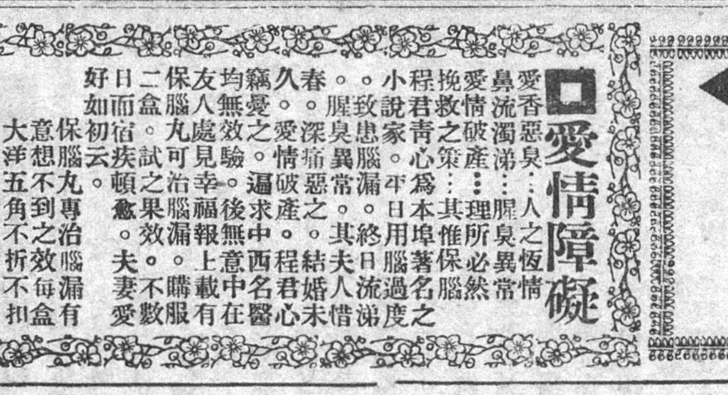

秋風起矣：痢疾橫行

「治痢之唯一方法」

應當通　不應當止

尤其不應當吞服鴉片

（涼月）

炎暑去。涼秋至。平日所受之生冷積滯。亦將乘時而舉發矣。於是乎痢疾叢生。茲將痢疾之原因。治法。事實。披露於后。以告世之患痢者。

（一）原因

痢多發於秋令。即內經之腸澼是也。症由胃腑溼蒸熱壅。以致氣血凝結。挾糟粕積滯。迸入大腸。傾刮脂液。化膿血下注。或痢白。或痢紅。或痢瘀紫。或痢五色。其痢也。必腹痛裏急後重。氣陷肛墜。因其閉滯不利。故亦名之曰滯下也。

（二）治法

痢疾初起之治法。最忌溫補。蓋症由濕熱蘊積。膠滯腸胃。故宜清熱邪。導滯氣。行瘀血。其病即去。若用參朮等溫補藥。則熱愈盛。氣愈滯。血亦凝。邪何由去。所以初起治法。宜於通。而不宜於止。宜於吃枳實導滯丸。（每服三錢中藥店有售）或香連丸。（每服一錢）而不宜吞鴉片。因鴉片為止濇之品。服之則邪留不去。猶盜未去而閉其戶。未有不致藏事者也。今將最近實事二則。錄之以告患痢之病者。（未完）

肺病之治法（三）

（張錫純）

若嘗此不治。以後病室加劇。時時咳吐膿血。此肺病已至三期。非尋常藥餌所療矣。必用中藥極貴重之品。若徐靈胎所謂用清涼之藥以清其火。滋肺之藥以養其血。滑降之藥以祛其痰。芳香之藥以通其氣。更以珠黃之藥解其毒。金石之藥填其空。兼數法而行之。屢試必效。又僕在籍時。有同邑孝廉曾鈞堂先生。精醫術。嘗告僕曰。治肺癰惟林屋山人證治全生中犀黃丸最效。余用之數十年。治愈肺癰甚多。後至奉天。遇肺病咳吐膿血。服他藥不愈者。俾於服湯藥之外。兼服犀黃丸。果如曾君所言。效驗非常。衷中參西錄第二卷。清涼華蓋飲後。有案可參觀。至所服湯藥。宜用前方。加牛蒡子瓜蔞仁各數錢。以瀉其膿。送服旱三七二錢以止其血。

有外感伏邪。伏於膈膜之下。久而入胃、又久而化熱。上薰肺臟。以致成肺病者。其咳嗽吐痰。始則稠黏。繼則腥臭其舌苔或白而微黃。其心燥熱。頭目昏眩。脈象滑實。多右勝於左。宜用生石膏一兩。玄參花粉生懷山藥各六錢。知母牛蒡各三錢。煎湯送服甘草三七細末如前。再用阿斯必林三分瓦之一。白糖水送服。日兩次。若其熱不退。其大便不滑瀉者。石膏可以加重。

（未完）

腋汗之特效藥

（孫效成）

腋汗與狐臭、大同小異、世人則知有狐臭治法、不知有腋汗治法、腋汗則污衣數重、並不甚臭、世人多忽之、而不求治、然醫亦罕知有斯疾、向來醫書缺少研究、雖無大害、於社交時殊不雅觀、今覓得西籍治腋汗之特效藥、以卅倍之格魯謨酸水、於壹星期內、塗布兩次、久之即止、誠補中藥之所缺也、屢試屢驗、故登諸報端、以供世人採用、

經驗良方

搭背實驗秘方

（孫效成）

搭背方雖多、而靈驗效速、萬全穩當、可靠者甚少、今將家傳秘方、爲治搭背之特效藥、用巴豆肉一兩、明雄一錢、同爲末、炒至黑色、研細、納瘡孔中、外貼膏藥、化腐提膿、較八將更速、不日腐脫生肌、治搭背有效、治發背亦效、用此藥治翻花瘡、更速效、翻花瘡雖有專藥、不及此藥之速效也、

煎厥治療法

定義　血因火升、故名煎厥、即煎迫暑熱、氣逆之病、西醫所謂腦充血證也、

原因　色慾過度、應酬太煩、精氣暗傷、心腎不任、再感暑熱、暑熱煎迫、上攻於腦、

病理　煩勞而傷其心、色慾而傷其腎、精氣竭絕於內、惟春秋冬時、尚有可以支持者、及延積於夏、暑熱令行、使熱氣直闖於心、心血受熱刺戟、乃上攻於腦、熱盛腦亂、故爲暴厥、素問生氣通天論曰、『陽氣者、煩勞則張、精絕、辟積於夏、使人煎厥、目盲不可以視、耳閉不可以聽、潰潰乎若壞都、汩汩乎不可止、』然則此症明係內傷心腎、再感暑熱之暴厥症也、或者大怒過甚、霎時人事不知、亦名煎厥、素問脈解篇曰、『善怒者名煎厥、』是也、

症狀　頭目昏冒、驟然暈厥、人事不知、脈象虛弦、兩尺虛芤、

診斷　心腎大傷、暑熱乘之、熱氣奔涌、故驟然暈厥、人事不知經云、煎厥、正合此症、

療法　凡色慾過度者多患之、宜服加味補陰丸、或加減復脈湯、生脈飲、若因傷暑、宜清暑益氣湯、或用生赭石石膏懷牛七元參天花粉柏子甘菊花白芍乳香沒藥䗪虫等。因暴怒者。宜六鬱湯加鬱金沉香。

介紹衛生方法　幸福三日刊　指導康健途徑

□晚飯後郊外散步之功效

彭祖壽

吾人欲獲精神上之愉快、形體上之安康、除每日按照適宜時間練習柔軟運動外、晚飯後郊外散步、爲最良善之法、每當夕陽西照、薄暮初垂、朋儕數人、或獨行踽踽、寄身原野之間、熙熙然如登春台、眞樂事也、計其功效、約得三種

(一)助長腸胃之消化　吾人日處斗室中、鮮少行動、則腸胃消化力、必因之漸減其作用、而身體之發達、亦必隨之停頓、能按晚飯後作效外之散步、腸胃蠕動力必由之增加定率、消化力亦大爲强進、一也、

(二)吸收清新之空氣　吾人每日居於人烟稠密之中、塵埃汚濁之內、勞心勞力、以任事務、常覺一種困鬱不快之象、畢露無遺、此皆呼吸不潔空氣有以致之也、倘能實行晚飯後郊外之散步、則清新之空氣、拂面而來、胸襟爲之開曠、神氣頓覺清醒、二也、

(三)具有自然界之觀念　人類不能離自然界而獨立、所以能親近自然界者、非徒可以引起吾人對之而有研究之興趣、要亦爲涵養德性、變化氣質之最良方法、蓋以遊山玩水、仰觀俯察之際、則方寸中無不具有清靜自在、活潑放逸之觀念、然舍晚飯後散步之外、其道末由、三也、

以上三種、不過畢其犖犖大端、其他功效尙多、要不能出此範圍外也、

□胃病之研究(三)

楊志一

□嘔吐　(續)

以致胃氣不能下降。食不得入。入則即吐。不容頃刻停留。大抵胃熱者必見苦黃口渴脈數。宜大黃甘艸湯。(大黃甘草)瀉火緩中。肝火者。必見頭眩呑酸。宜白芍、左金丸、青黛、烏梅、等柔肝降火。寒吐者。或因脾胃虛寒。淸陽不佈。或因腎陽衰微。火不生土。以致水穀不化。宿食停滯於內。朝食暮吐。暮食朝吐。大抵脾胃寒濕甚者。苔白脈緩。口不渴。宜理中湯(人參白朮甘草乾姜)合二陳湯。(半夏陳皮茯苓甘草)脾胃虛弱甚者。宜大半夏湯(半夏人參白蜜)或香砂六君湯。(木香砂仁人參白朮茯苓甘草半夏陳皮)腎陽衰微者。脈沉細。或兼泄瀉。宜理中湯加附子、肉桂、吳萸、川椒、之屬。　(未完)

□近視眼與遠視眼

成都易上達

近視眼與遠視眼。乃過猶不及之患也。夫人胎完氣足。始出母腹時。其瞳人皆大與近視眼無異。試以凹鏡投之尙可。以凸鏡投之則難受也。半週後。漸次縮小。至與常人之瞳子等。萬不能縮小。則爲近視。四十歲後。其瞳人更次縮小。視物尤較遠矣。近視與遠視。在瞳人大小之別耳。瞳人大。其光散而難聚。故用凹鏡以聚之。凹鏡中心薄而邊厚。是以能聚光。瞳人小。其光聚而難散。故用凸鏡以散之。凸鏡中心厚而邊薄。是以能散光。故老與稚。大與小。近與遠。皆非適中之謂。是曰過猶不及也。凡中年人初患近視或遠視者。皆瞳人散大縮小之弊。散大宜服磁硃丸。縮小宜服還睛丹。

卻病瑣言（四）

吳江潘緯亮甫遺著　許盟孚錄

三冬天地閉。血氣伏。如作勞出汗。陽氣滲泄。無以爲來春發生之本。此致病之原也。

每日晨起。以白鹽擦齒。用冷水嗽口。不但固齒。兼去飲食之毒。擦畢。漱水於手洗目。則至老夜能細書。

坐久則絡脈滯。居常無所事。卽於室內時時緩步。盤旋數十匝。使筋骸活動。脈絡乃得流通。

夏月不可坐熱櫈。他人方久坐。汗熱未散。乘熱坐之。必生熱瘡。

凡行遠路及爲勞力之事。汗出沾裏衣。雖極濕。不宜卽易。須靜坐俟其少定。則元氣徐回。然後換去。則通身蕭爽。而陽氣亦不致遏抑。

夏月洗浴。雖天氣極熱。亦須閉窗。蓋浴則毛竅開。風邪得乘之以入也。

洗浴久則湯冷。另以有蓋湯桶。貯滾水置於浴盆旁。徐徐滲入。使通體暢快而後已。

五月間天氣漸熱。初宜浴時以蓬艾煎湯。略加蒼朮、芳香辟穢。辛燥去濕。但每年宜浴一次。以後但用熱湯可也。恐艾朮發洩太甚耳。或秋季再浴一次亦可。

潮濕天洗足。最去風濕。活筋脈。

日光將暝之時。最易壞目。不宜作書。如有急書之札。亦宜呼燈料理。（未完）

答本報第一二五六期曾君典問

（秦丙乙）

氣喘有虛實二證、尊恙正虛邪實、如發作在夜分、左半身稍覺麻木、皆屬血虛之徵、而痰濁淫邪、當亦不在少數、惜病原經過、語焉不詳、姑從標本兼顧爲治、

甜葶藶一錢研　旋覆花三錢包　白蘇子錢半炙　法半夏二錢　陳廣皮錢半　炒象貝母三錢　瓜蔞霜三錢　江枳殼錢半　炒金錢卓錢半　抱木茯神三錢　都氣丸三錢包煎

九月十六日

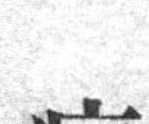
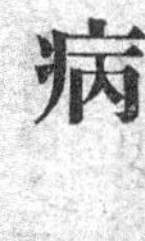

本報特聘羅家衡律師爲法律顧問　幸福三日刊　中華郵政特准掛號認爲新聞紙類

幸福報

鉊儀署

第二〇六期

（民國十九年九月三十日）

◀每份售洋二分▶

館址上海三馬路雲南路口

定報價目

每三日出一張　五個月一元全年二元寄費在內本外埠一律國外加倍郵票代現九五計值

廣告價目

每期每格（共計五方寸）五元均排於新聞之旁如欲入新聞中長期面議

◀本期要目▶

遺精新論

楊志一

續青年病集內容一斑

（一）便通遺精

遺精爲青年最流行之病。而便通遺精。則知者甚鮮。患者甚多。蓋所謂便通遺精者。卽在大便時有濃厚或稀薄之精液。無意流出是也。余曾診患此症者數人。推究其原。多由少年時妄事斲傷。精關弛緩。同時大腸失潤。糞便燥結。以致不約而同便通於前。精流於後。猶之膀胱水滿。壓迫精囊之遺精。同一理也。吾用六味地黃丸。（熟地黃、淮山藥、山萸肉、丹皮、茯苓、澤瀉、）加女貞子、芡實、蓮鬚。以固精關。加全瓜蔞、大麻仁、郁李仁、以潤大腸。雙管齊下。多獲奇效。

（二）赤色遺精

精爲白色。夫人知之。今曰赤色遺精。吾知一般讀者。必訝爲奇聞。然按之事實。確有其病。非虛搆也。月前有某君求診。自述云。余患遺精有年。前所遺者。爲白色之精。今所遺者。爲赤色之血云云。余曰。精液與血液本屬同源。故西哲云。『一滴的精液。是二十滴純粹的血液。』今久遺之後。精囊所儲之精液。洩出殆盡。精既盡矣。於是又繼之以血。此遺精病之最重者也。余用導赤散。（細生地、細木通、生草梢、）加丹皮、山梔、當歸、赤藥、清其相火。以甯其血。

（三）夢遺新藥

元明粉搓手掌中。可治夢遺之法。已載於初集青年病中。今更有勝於此之內服方一則。公開發表。方用川黃柏末一味。每次一錢。早晚空腹時。用開水冲服。其效力之偉大。無出其右。患者試服後。方知余言之不謬也。（服此方如嫌味苦。可託藥店製丸。吞服。亦可。）

□肺病之治法（四）

（張錫純）

曾治奉天大西邊門南徐姓叟肺病。其脈弦長有力。迥異尋常。每劑藥中。用生石膏四兩。連服數劑。脈始柔和。由是觀之。藥以勝病爲主。其分量之輕重。不可預爲限量也。若已咳吐膿血者。亦宜於服湯藥之外。兼服犀黃丸。

至於肺病由於內傷。亦非一致。有因脾胃傷損。飲食減少。土虛不能生金。而致成肺病者。蓋脾胃虛損之人。多因肝木橫恣。侮尅脾土。致胃中飲食。不化精液，轉多化痰涎。溢於膈上。黏滯肺葉作咳嗽。咳嗽久則傷肺。此定理也。且飲食少則虛熱易生。肝中所寄之相火。因肝木橫恣。更挾虛熱而刑肺。於是上焦時覺煩熱。吐痰始則黏滯。繼則腥臭。脇下時或作疼。其脈弦而有力。或弦而且數。重按不實。方用生懷山藥一兩。玄參沙參生杭芍柏子仁(炒不去油)各四錢。金銀花甘草茯苓片（茯苓多僞，惟其片中向明視之、有細根紋者，方可用、帶皮茯苓亦可用、須去皮搗爲末、不然、久煎亦不能透，徐靈胎曾言之、）各二錢。煎湯送服三七細末一錢。西藥百布聖三瓦半。湯藥煎渣時。亦如此送服。若至咳吐膿血。亦宜服此方。兼服犀黃丸。或因服犀黃丸減去三七亦可。至百布聖則不可減去。以其大有助脾胃消化之力也。

經驗良方

□猪膽膏能治暑天熱癤並醫天泡瘡

（謝子文）

夫暑天小兒。多易生熱癤。初生之時。余卽用皮紙攤猪膽膏貼上。二三日卽消。若已腫大而未破頭者。亦用是膏貼之。翌日卽破頭出膿。再用是膏貼之。卽可收口生肌。誠百試百驗之良方也。至天泡瘡一症。去歲余家小兒多患是症。乃照古方及醫報所載之方醫治。均未見效。後至秋凉始愈。今年有病者小兒。發生天泡。乞余方治。余乃用猪膽膏與之。令其泡之初起時。卽將泡挑破擠去泡漿。塗以此膏。不料果獲效驗。是以不敢自私。公諸同好。以濟嬰孩。

□附猪膽膏方

老松香一兩八錢。乳香去油一兩八錢。沒藥去油一兩八錢。廣膠三兩。鮮葱汁六兩。老薑汁六兩。猪膽一百二十個。伏天晒成膏。

□紅白痢輕易療法

（彭祖壽）

凡患紅白痢者、日苦於登廁、肛腸奔波不暇、而腹內隱痛、時起不安、最爲難受、茲爲人羣避免痛苦、圖獲幸福起見、敬將經驗輕易治療紅白痢方法、公開傳佈、如患紅白痢症時、可卽購米粉和蜜糖拌食數次、或以香蕉沾取蜜糖點食均可、試愈多人、誠良方也、

□皶痤治療法（續）

（李健頤）

診斷　此症係熱性之小瘡瘍、俗稱熱粉、無危險之慮、

療法　應宜開汗空、清肺熱爲主、如茯苓白芍防風浙貝花粉當歸桑白皮荆芥羌活滑石荷葉之屬、外用鎔銅土窩、搗研細末、調茶油塗或用荷葉汁時時抹之亦妙、

□偏枯治療法

定義　半身偏廢無用也、

原因　氣血偏虛、風濕留著臟腑、隨經俞而於一所阻隔脈道、

病理　營衛、卽動靜二脈、營衛調和，則身體安適矣、苟風邪內入於營衛，而達於全身，卽發傷寒諸病，風邪偏客於半身、則半身之氣血爲風所阻，其血卽枯，而發偏枯，靈樞刺節眞邪篇曰，『虛邪偏客於身半，其入深內居營衛，營衛稍衰，則眞氣去，邪氣獨留，發爲偏枯，』然不特風邪已也，若濕之留着，其尤甚焉，素問生氣通天論，曰汗出偏沮，使人偏枯，(沮卽濕之盛也，)濕邪偏枯之症，多見上半身有汗，下半身無汗，可以分別之、

症狀　手足枯瘦、骨節疼痛、舉動不便、四肢僵痛、

診斷　此症屬慢性、須多服疎風燥濕活血舒筋之藥、卽可漸漸而愈、

療法　用黃耆爲君、以助眞氣、防風引黃耆以行、而爲臣、如大劑參耆湯虎脛骨酒、黃耆酒之屬、若濕熱偏注筋絡者、宜用當歸絲瓜絡炒扁豆漢防已杭甘菊酒芎威靈仙羌獨活南木香薏米仁海桐皮、

介紹衛生方法　幸福三日刊　指導健康途徑

□乳頭內縮之治法

（孫效成）

謝姓媳、年二十餘、素來乳頭內縮、聯生三兒、皆不能吮乳、曾經中西醫醫治、且用手術、終不得出、一日就診於予、問有治法否、予曰有治、隨開方與之、囑服三劑、不意甫服一帖、乳頭即顯出、叠進三帖、竟完全外露、該婦驚喜異常、予後用此方、連治數人、皆驗、因思大道無私、方不宜秘、謹將原方、抄錄於後、以供醫界參攷、並將上海第十八期中醫雜誌、第四十七次討論會記事中第四條、關於斯症之研究。附錄於後。（四）某婦年二十歲兩乳頭凹陷不突、致小兒不能吮乳、請問有何治法、（四）答、此局部不能發達、有似天閹者然、實無治法、無已、令其夫吻之、（附此爲有斯疾者告）

□原方列後

生黃芪一兩　上肉桂一錢
綠升麻錢半　全當歸三錢
香白芷一錢　肥知母三錢
細木通五分　春柴胡錢半
苦桔梗錢半　皂角刺三錢

水煎溫服不須蓋被出汗

□胃病之研究（四）

楊志一

（二）噎膈

丹溪云。腸胃津液。傳化合宜。何噎之有。惟血液俱耗。胃脘乾槁。其槁在上。近咽之下。水飲可行。食物難入。名之曰噎。其槁在下。與胃爲近。食雖可入。亦即復出。名之曰膈。可知噎膈之症。以血乾津枯爲主要原因。然亦有寒膈熱膈氣膈血膈之分別。如脈遲而白。四肢厥冷。泛吐清水。脘腹脹滿。食不得入。乃寒膈也。因中焦陽氣不充。寒氣凝聚所致。宜五膈丸主之。（人參附子乾姜川椒桂心細辛橘皮吳萸茯苓白朮）脈數面赤。五心煩熱。口苦咽乾。食入卽吐。乃熱膈也。因陽明燥火熾甚。津液枯槁。火性上衝。則食不得下所致。熱而虛者。宜梨汁、藕汁、熬膏。加蜜不時噙服。熱而實者。宜調胃承氣湯。（大黃芒硝甘草類）如脈弦噎氣頻。中脘滿痛。食入梗阻。乃氣膈也。因肝失疎泄。氣機壅滯所致。宜逍遙散。（當歸白芍柴胡薄荷白朮炙草雲苓生姜）加薤白頭瓜蔞皮之類。如氣虛者。加參芪補氣之品。如脈細無力。四肢怠倦。肌膚乾燥。咽乾口渴。乃血虛而膈也。因食管無血液之濡潤。乾燥不能納食而然。宜生地黃、麥冬、當歸。石斛、煎膏。入乳汁、韭汁、童便、如大便秘結者。加入元明粉。如有瘀血者。加入桃仁泥鬱金末。有喉中生肉塊食不下者。用昆布二兩。洗去鹽水。小麥二合。水煎。俟麥爛熟。去渣服之。極效。有頑痰膠結于上脘。飲食難下者。宜二陳湯加蘇子、竹瀝、姜汁、之類。有卒然暴食。痰結于上脘食管之間。因而成膈者。宜開關利膈丸。（木香檳榔人參當歸藿香甘草枳實大黃厚朴）或用探吐法。均當分別施治者也。

□月經初潮之衛生

唐宗一

衛生者。保衛人身生活之道也。夫好生惡死。人之常情。趨吉避凶。勢之自然。誰不欲保其生活而謀其健康哉。是以無論男女。皆當注意衛生。設以酒爲漿。以妄爲常。不知葆養。不圖清潔無有不致疾病叢生。而生命危險者也。第衛生中之最宜注意者。莫如女子月經初潮之時。蓋含葩初放。難禁風雨。卵珠初熟。易染病魔。小則傷盡一生康健之幸福。大則累及國家種族之繁殖。豈可忽乎。苟于月經初潮之時。不守衛生之道。如恣食生冷酸物。（未完）

出版務求信用有切實保證　又名社會醫藥常識報　主持者有學識經驗及人格

□却病瑣言（五）

吳江潘緯亮甫遺著　許盥孚錄

以桑樹木作面盆。朝夕用之。則目不昏暗。

唾亦精液之餘。切勿多唾。

大小便不宜過忍。大便一日一次爲正。

處境閒適。及性耽寂靜者。亦不可不習小勞。如栽花、種竹、養茗。及灑掃庭除之類。語云、流水不腐。戶樞不蠹。蓋氣血以運而愈和。筋骨以用而愈健。

與人賭力爭勝。稍知自愛者必不爲。至於舉重物。亦不可勉強。往往有因此而得內傷諸症者。須自量其力。能舉則舉。否則倩人共舉可也。

禪理精深。非余所能測。然淺而論之。亦有可通於養生。如合掌誦佛號。能引氣下注丹田。清晨禮拜佛像、能利腰膝而活筋脈。（編者按。運動多術矣。此段涉及迷信。實所不取。）

□愼微

邵康節先生有四不出。大風不出。大雨不出。大暑不出。大寒不出。蚤行須飲酒一甌。以禦霜露之毒。否則以薑湯代之。

夏月午未兩時。切勿在道路行走。倘觸犯暑邪。遲則生痧痢之疾。急則有霍亂猝中之患。

夏秋出門。遇有臭穢之處。即以手巾掩其鼻。若遠出。可用鼻袋。袋以紗爲之。橫長二寸。旁繫兩線。掛於耳。袋中盛艾葉木香雄黃大黃等物。

□答本報二五五期劉武氏問

（秦丙乙）

尊恙在方書名謂陰吹、係產後肝腎不和、陰陽互乖、穀氣錯行、清陽下陷所致、故泄氣連連、所不由後陰、而前陰也、一可證明者、厥有二端、一、胃納如恆、二、肝氣痛疼、爰宗仲聖豬膏髮煎意、擬分利陰陽、佐以疎化、

川桂枝六分　大白芍一錢　北柴胡六分　青陳皮各一錢灸　老蘇梗錢半　淡吳萸四分　豬赤苓各三錢　福澤瀉三錢鹽水炒　亂髮灰四錢包　北五味四分灸　川升麻四分　苦桔梗六分

幸福三日刊

本報特聘羅家衡律師爲法律顧問

中華郵政特准掛號認爲新聞紙類

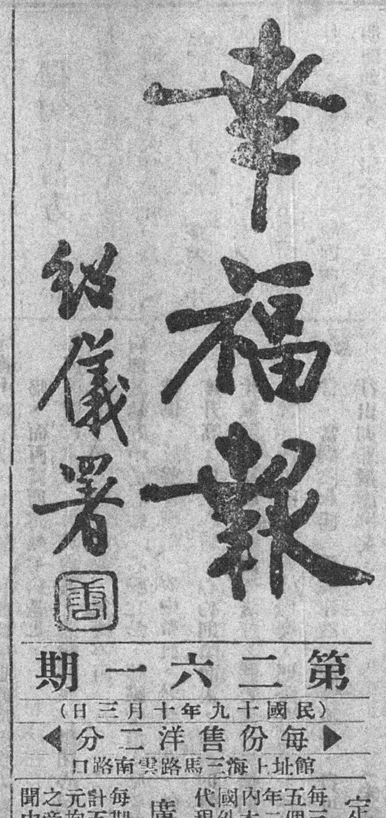

幸福報

鈕儀署

第二六一期

（民國十九年三月十日）

▶每份售洋二分◀

館址上海三馬路雲南路口

定報價目

每三日出一張五個月一元全年二元寄費在內本外埠一律國外加倍郵票代現九五計值

廣告價目

每期每格（共計五方寸）五元均排於新聞之旁偏欵入新聞中長期面議

本期要目

▲對於譚院長中風症之感言
▲精神治療淺說（一）
▲經驗良方
▲中暍治療法
▲肺病之治法（五）
▲胃病之研究（五）
▲衛生芻言
▲却病預言（六）

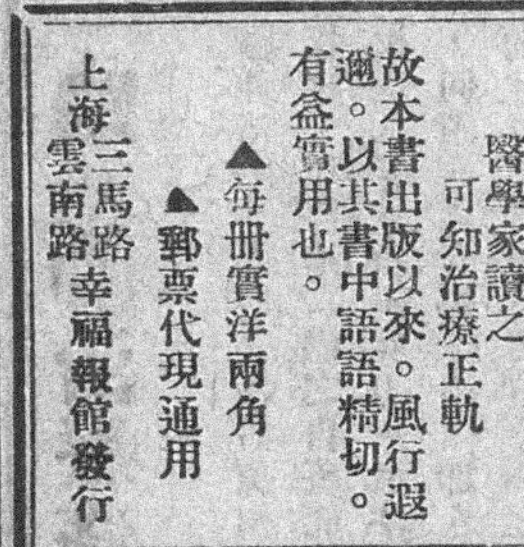

吐血與肺癆 肺癆專家楊志一著

未病者讀之可知預防之法
已病者讀之可謀挽救之策
疑似者讀之可以煥然冰釋
醫學家讀之可知治療正軌

故本書出版以來。風行遐邇。以其書中語語精切。有益實用也。

▲每冊實洋兩角 ▲郵票代現通用

上海三馬路雲南路幸福報館發行

對於譚院長中風症之感言

楊志一

閱報載行政院長兼代主席譚延闓氏。於廿二日晨以中風症暴發逝世云云。譚氏奔走革命。功在黨國。一朝撒手。殊深震悼。不佞廁身醫界。在醫言醫。對於譚氏中風症。覺有不能已於言者。

蓋中風并非絕症（即西醫所謂腦冲血）。苟當其發病之初。即用冷水拍其頭。熱水浸其足。高枕安臥。最忌震動。務使上冲之血。漸漸上行。則腦神經知覺。即可漸漸恢復。今據報載一則曰。譚偕公子乘汽車至明故宮賞馬。立場中一時餘。忽感頭眩不適。乃扶掖登車。再則曰車經中央醫院。公子等知有異。乃令停車。時譚已若失知覺。不能言。汗出如瀋。支持爲難。公子等乃令將車開回私宅云云。按譚氏初覺頭眩不適。乃中風發動之候。此時如依上述之法行之。再投以適當之治療。不難應手而愈。奈一再受汽車之震動。遂使腦神經昏亂。血管暴裂。而至不可收拾。此人謀之不臧也。當譚氏卒家時。知識已失。手足已不能動。舌已強硬。汗出如瀋。頭熱。四肢發冷。考之方書。此爲虛陽欲脫之象。急投參附龍牡等之回陽鎮逆。或可挽救于萬一。（此時絕非冷巾包頭熱水洗足所能奏效）乃不此之圖。謬用西醫靜脈放血之法。重虛其虛。愈使神經失血爲養。宜其當時血壓雖減。終不可恃。此醫治之未善也。總之譚氏之疾。既未防範於未然。又未急救於病後。遂致一病不起。良可痛惜也。

公開古今秘方　社會定期刊　造成百病自療

精神治療淺說（一）

毛達孫

精神治療，係與藥物治療相對之名詞也，藥物治療，借助化學作用，以促進人體之自療能力，精神治療，利用精神作用，以促進人體之自療能力，治法雖異，其所以促進自療之能力則同，何謂人之自療能力，即人固有抵抗疾病之能力也，誤吞惡物則起嘔瀉，此腸胃有拒毒之能力也，創傷出血，旋即凝止，此血液有止血之能力也，其他人體中白血輪淋巴腺液、均有抗毒之能力，一旦人體為黴菌所侵，則如二軍對壘，以決最後之勝利，副腎睪丸甲狀腺所製液質，生理上所謂之隱微分泌物，更隨血液而運達各處，而有調節臟腑，增長生活力之作用，故人之一身，可易孟子『萬物皆備於我』之句，而為『萬藥皆備於我』矣。近世科學日新，醫藥亦隨而登峯造極，然欲達疾病全治之目的，仍非藉人固有之自療能力不為功，精神治療既同具有促進自療能力之功用，故雖為藥物治療所掩蓋，而卒大重於今，日本醫藥之進步，幾軼歐美而遠過之，而其國中精神療法之發達，至今而益盛，歐戰以還，西洋各國復尋梅斯美爾催眠之學說，與佛洛得之精神分析學，而用之於戰時醫院，凡藥物無從着手之病症，以精神療法治之，幾有着手成春之效，蓋人體具有身心二方面，而心實為之主宰，吾國『望梅止渴』，『畫餅充饑』之說，均足徵明心身相關之至理，美國心理學家愛爾馬凱氏之實驗，至謂因精神之感動，而呼出之氣，產生一種化學之物質，例如憤怒時之物質為蔫色，悲哀時為灰白色，悔恨時為石竹色，其由憤怒感情所呼出之分泌物，一時間內，若與他人吸食之，足斃八十人之多云。（未完）

白髮轉黑方（前人）

方用黑芝蔴一斤。九蒸九晒研末。棗肉十二兩。搗爛和丸。每日早晚各服四錢。開水送下。常服勿間。有效。

治小便不暢方　周寬

暑熱下注膀胱以致小便淋痛宜以下方治之

龍胆草八分焦梔二錢川牛夕二錢車前子三錢烏藥錢半飛滑石三錢甘草梢一錢木通錢半荷梗三錢水煎服奇效

專治各瘡初起時方（周寬）

黱草紙一張燒酒少許將紙浸濕再粘以松香末敷於初起瘡時可去膿止痛數日即愈

經驗良方

雞盲治方　蔡濟平

用煅石決明三錢。夜明砂二錢。同研末。大雄雞肝一具。『忌鐵器●不可着水。並將肝中附帶之膜油去淨。』放入碗內。用竹筷搗爛。將上兩藥同肝拌勻。蒸熟食之。一服即明郎明如常。二服全愈

中暍治療法（李健頤）

定義中暍，謂一中暑氣，其聲即暍也此症即傷寒論所謂太陽中暍，而西醫所謂熱射病是也，

原因因腎臟素虛，暑熱內甚，蒸變為痰，壅閉心包，或疲勞於烈日之下，暑氣內襲，氣機停阻，

病理暑熱直中於心肺，心臟亢熱，肺臟受迫，肺管發炎，聲帶破傷，故聲音嘶喝，痰中帶血，暑熱內蒸，外迫為汗，熱度升高，內攻心肺，心灼則煩而渴，肺灼則熱而喘，素問生氣通天論曰，『因于暑汗，體若燔炭，煩則喘喝，靜則多言，汗出而散』暑熱內發，則體若燔炭，熱靜則口中多言，當調陰和陽，滋養津液，津液滋盛，自可蒸變為汗，汗出則邪散而解矣，（未完）

介紹衛生方法　幸福三日刊　指導健康途徑

肺病之治法（五）

（張錫純）

有因腎虧陰損。而致成肺病者。蓋腎與肺爲子母之臟。子虛必吸母之氣化以自救。肺之氣化暗耗。且腎爲水臟。水虛不能鎭火。火必妄動而刑金。其人日晚潮熱。咳嗽懶食。或乾咳無痰。或吐痰腥臭或兼喘促。其脈細數無力。方用生懷山藥一兩。大熟地甘枸杞柏子仁各五錢。玄參沙參各四錢。川貝母二錢。煎湯送服甘草三七細末如前。若咳吐膿血者。去熟地。加牛蒡子蔞仁各三錢。亦宜兼服犀黃丸。若服藥後。脈之數者不能漸緩。亦可兼服阿斯必林。日兩次。每次三分瓦之一。蓋阿斯必林之性。既善治肺結核。尤善退熱。無論虛熱實熱。其脈象數者。服之可使脈之至數緩和。然實熱服之。汗出則熱退。故可服至一瓦。若虛熱不宜出汗。但可解肌。服後或無汗或微似有汗。方能退熱。故一瓦必須分三次服。若其人多汗者。無論虛熱實熱。皆分毫不宜用。若其人每日出汗者。無論其病因爲內傷外感。所服湯藥中。皆宜加生龍骨、生牡蠣、淨萸肉，各數錢。或研服好硃砂五六分許。亦可止汗。蓋以汗爲心液。硃砂能涼心血故也。

胃病之研究（五）

（楊志一）

（三）呃忒

呃忒古名曰噦。其症狀卽喉間呃呃作聲而無物也。原因甚多。分述如下。

（一）凡營血不足。肝氣上逆。胃失降和。而致呃忒不止者。宜代赭旋覆湯。（代赭石、人參、覆花、甘草、半夏、生姜、大棗、）減參草、加左金丸、薤白頭、栝蔞皮、潼夕刺、白芍、之屬。

（二）凡因食冷物寒劑。致陽氣鬱遏。不得上升而呃者。宜丁香柿蒂湯。（丁香、柿蒂、人參、生姜、）加桂枝、半夏、陳皮、竹茹、之品。

（三）凡因水氣停蓄。而致呃逆。心下悸。苔白肢冷者。宜苓桂朮甘湯（茯苓、桂枝、白朮、炙草、）合二陳湯。

（四）脉滑吐痰甚多。呃逆不止者。痰濕中阻。胃氣不降也。宜二陳湯加蘇子、萊菔子、杏仁、砂仁、之類。

（五）有濕溫症挾痰濕蘊於中宮。清濁升降失司。而致呃逆者。身熱不揚。舌白垢膩。宜三仁湯（杏仁、蔻仁、苡仁、）加桂枝炒白芍、半夏、陳皮、瓜蔞仁、姜竹茹之屬。

（六）有傷寒症邪陷少陰、引動衝氣上逆、而呃逆者、脈來雖小而促、神識時明時昧、症勢危篤、宜黑錫丹、（此丹只可用數分。非眞寒症，不可妄投。）加龍骨、牡蠣、靈磁石、吉林參、半夏、鑞衡和胃。

（七）有久痢變爲噤口。呃逆口糜。食不得下。脈小數。舌紅無津。乃脾敗陰傷。肝火上冲之危症。宜西洋參、川石斛、黃連、石蓮子、炒黃芩、生白芍、炒竹茹、柿蒂、之淸養氣陰。苦降濕熱。切忌香燥滲利之品。

（八）常人因飲食不愼而致呃逆者。不足爲病。可以紙撚刺鼻。令嚏。立已。

衛生芻言

（黃楚九）

房屋宜潔淨。潔淨則炭氣消除。窗牖宜開放。開放則養氣充足。病從口入。故飲食須愼。寒從足起。故溫暖爲宜。勿食隔宿之肴。謹防臟腑受毒。勿飲過量之酒。免致肺腦受傷。晨起須早。吸受新鮮空氣。夜眠宜靜。屏除邪妄諸心。風露中不可磕睡。寒氣易侵。潮濕處切莫偶居。病根暗伏。花木最能養性。無事看來。山水最足怡情。得閒遊去。裏衣必須勤換。勿使髒及肌膚。濕衣不可偶披。勿使寒入毛孔。

出版務求信用切實保證　又名社會醫藥常識報　主持者有學識經驗及人格

却病瑣言（六）

吳江潘緯亮甫遺著　許盥孚

冬至節有疾風自南來。名曰虛風。能害人。宜避之。故冬至之時在夜。則冬季病者少也。

南方春日風大。恆有飛沙。俗名落沙天。受其毒者多發痧疹及喉痛之疾。凡遇落沙之後。含橄欖徐徐嚥之解其毒。否則以豬血拌生萊菔食之亦可。

香珠香囊等物。俱用麝香。能泄人真氣。居常不可佩帶。及置案頭。遇有臭穢。反能引邪入竅。

夏月曬裘服。收進時。不可置臥室內。近牀帳前。須另置一空室中。

夏季晚上納涼。不可向西北而坐。蓋陽光雖退。而餘燄尚留。暑氣未盡也。

暑月夕陽初退。餘熱尚留泥土間。斷不可在庭院中栽花蒔草。以受暑毒。

夏秋間小溲。偶有淡黃色者。卽知有暑矣、宜服清暑之品以化之。若赤色則暑已深矣。惟清晨小溲。不在此例。蓋清晨係隔夜濁氣下降。故常人皆有淡黃色。

夏月不可聞糞穢。聞則氣滯。而暑熱得乘之爲病。須備一艾繩。或蒼朮大黃。倘有臭穢卽爇之。臭止卽息之。

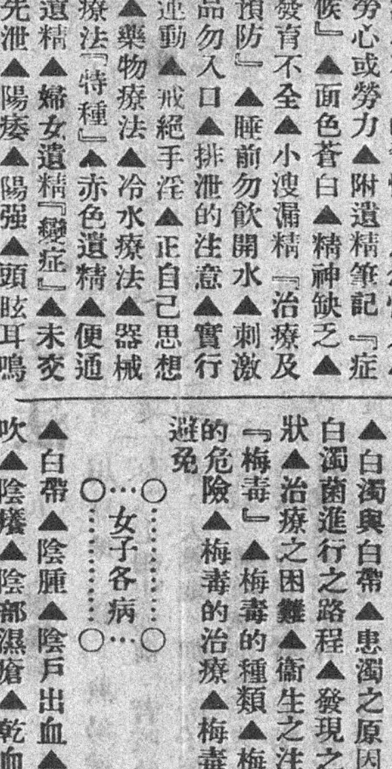

本集全書子目一斑

○…遺精問題…○

『原因』▲神經衰弱症▲陰部的刺激▲視官的刺激▲聽官的刺激▲不良的習慣▲思念情人▲勞心或勞力▲附遺精筆記『症候』▲面色蒼白▲精神缺乏▲發育不全▲小溲漏精『治療及預防』▲睡前勿飲開水▲刺激品勿入口▲排泄的注意▲實行運動▲戒絕手淫▲正自己思想▲藥物療法▲冷水療法▲器械療法『特種』▲赤色遺精▲便通遺精▲婦女遺精『變症』▲未交先泄▲陽痿▲陽强▲頭眩耳鳴▲心跳失眠▲健忘▲咳嗽肺癆

○…可怕的花柳病…○

『白濁』▲初病之治法▲急性之治法▲慢性之治法▲中西醫之處方▲檀香油之治濁功用▲白濁變睪丸炎之危險『女子白濁』▲白濁與白帶▲患濁之原因▲白濁菌進行之路程▲發現之症狀▲治療之困難▲衛生之注意『梅毒』▲梅毒的種類▲梅毒的危險▲梅毒的治療▲梅毒的避免

○…女子各病…○

▲白帶▲陰腫▲陰戶出血▲陰吹▲陰癢▲陰部濕瘡▲乾血癆▲子宮寒冷不孕▲血崩經漏▲陰痛

○…處方及驗方…○

▲遺精病處方▲早泄陽痿處方▲遺精陽强處方▲遺精兼白濁處方▲骨痿症處方▲遺精兼咳嗽處方▲遺精兼失眠處方▲遺精兼耳鳴處方▲疝氣處方▲遺尿處方▲黃帶處方▲陰痛處方▲陰腫處方▲陰癢處方▲梅毒處方▲楊梅結毒處方▲硬性下瘡處方▲慢性尿道炎處方▲腎虛遺精驗方▲勞心遺精驗方▲夢遺驗方▲氣虛滑精驗方▲疝氣驗方▲瘰癧驗方▲魚口便毒驗方▲五淋白濁驗方▲下瘡驗方▲乾血癆驗方▲子宮寒冷不孕驗方▲白帶驗方▲血崩經漏驗方

幸福三日刊

中華郵政特准掛號認為新聞紙類

幸福報

紹儀署

第二六二期
（民國十九年十月六日）
◀每份售洋二分▶
（館址上海三馬路雲南路口）

◀本期要目▶

秋風起矣：痢疾橫行

「治痢之唯一方法」（續）

（涼月）

應當通 不應當止

尤其不應當吞服鴉片

（三）事實

（一）浦東川沙人李揚慶、三十八歲、向在華德路華昌洋行冰廠棧房爲職員、家居保定路底平房內、妻楊氏、三十六歲、同住一處、生有二子、次子名榮泉、年六齡、近來忽患痢疾、已將三天、昨日李妻楊氏突覓一丹方、謂吞鴉片烟灰立可痊愈、其效如神、昨晨八時一刻、卽備烟灰少許、與榮泉吞服、詎烟入腹、未幾烟毒卽發、頓時面色慘變、立卽車送同仁醫院醫治、無如受毒過深、抵院內卽行斃命、（見九月十六日新聞報）

（二）住法租界巨籟達路第二十二號門牌江北老嫗從孫氏、今年五十八歲、近因患染秋疫、腹瀉不愈、因前日購服鴉片烟灰、以冀治病、不料吞服過多、素無煙癖、因此腹內煙毒發作呻吟、當由其子從民金得悉、立卽車送仁濟醫院、因煙毒蔓延已深、醫治無效、於昨日上午身死、由院通知盧家灣捕房、將尸體舁入同仁輔元堂驗尸所、旋由尸子投捕房、請求免驗、捕頭准之、諭令從速收殮、（仝上）

（完）

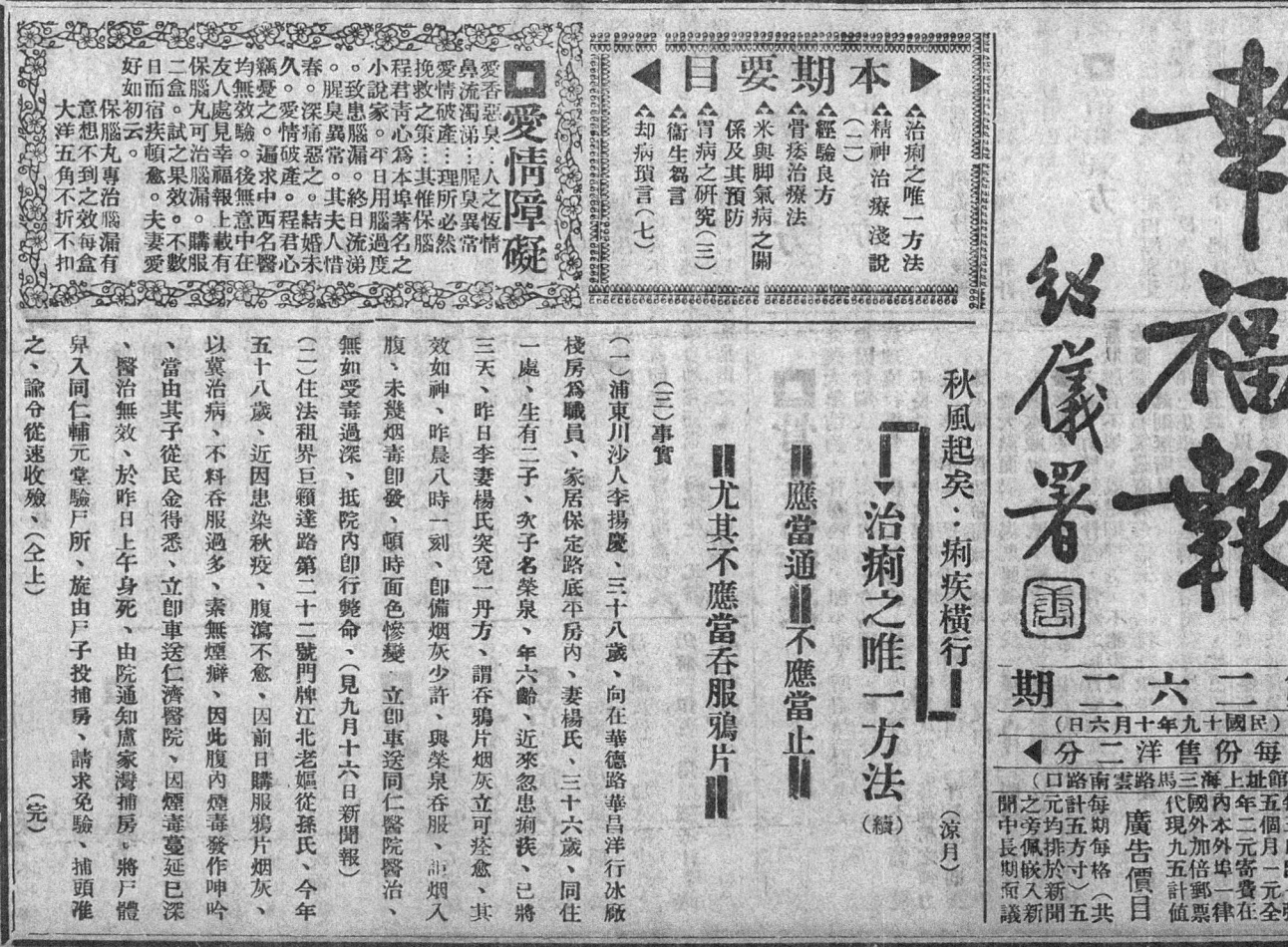

粉　冰糖。以上五味。不拘多少。煮服。

精神治療淺說（二）

毛逵孫

若以催眠術之理例之，則尤顯而易見，被術者能透視遠方之事物，絲毫不爽，聽覺則增十四倍，嗅覺可達四十英尺，能知薔薇之微香，以像皮貼膚而示為泡膏，則立發腫出水，以鉛筆觸肌而示為利錐，則立起創痕出血，日本福來氏以暑熱之暗示而令入發汗，寒冷之暗示而令人膚慄，精神治療家即應用此理，而轉移患者之精神，使達到健康之希望，固亦無所用其奇異也，

（二）

精神治療之意義已明，茲復進論精神治療之種類與方法，精神治療之種類與方法，不勝枚舉，撮其要端有四。一曰精神修養療法。一曰精神注射療法。一曰精神暗示療法。一曰自已精神暗示療法，精神修養療法。亦即靜坐療法，惟其式不一，如本日岡田氏藤田氏之靜坐法，一主凝腹，一主自然，顧習其法者，各數萬人，吾國因是子則取二者之長而兼修之，自謂自靜坐以來，百病消除，竟以其咯血之重症而根治之。其在北大至倡靜坐會，一時受其教者，以短期間而遺精胃病各種頑痼症候。無不減輕，或竟根治，其效可知，蓋人之百病，無不由於氣血不調，氣血不調。則發生充血鬱血貧血出血各症，靜坐則使下腹充實，血液調和，虛火不上炎，蓋即老子至人實其腹而虛其體之義也，今日靜坐之意義，不特自神秘而進入科學化，凡靜坐時之生理狀態，亦均可以實驗而指出之。

經驗良方

治天泡瘡方（戴鳴珮）

先將膿漿剔淨。用黃丹二錢五分。天花五錢。研細末。乳汁調敷。數日即愈。

治疝氣方

疝氣即小腸氣。其症由濕邪受於肝經。寒氣伏於厥陰之中。腎囊脹大。睡眠縮小。起床即脹墜。疼痛難忍。茲有一方。平正異常。久服有奇效。

荔枝　紅棗　薏苡仁　山查

治繡球瘋方

腎囊發奇癢。名繡球瘋。採老勿大。（大讀駝、草名、竹園陰濕之地、多叢生、）加滷水一杯。煎湯薰洗。一二次可愈。

治痔方

不論內外痔。用瓦松（人家屋上有之）薰洗。有奇效。

治痢疾方（鄒寶玉）

不論紅白痢。用冬瓜一個。去蒂。連皮帶子。加冰糖少許。仍將蒂作蓋。用礱糠煨汁。飲二三次即愈。（却酬）

骨痿治療法（李健頤）

定義　大熱消灼，骨膠內竭，即平潭人所謂熱病風也，

原因　腎臟伏熱，蒸灼內燒，骨枯髓減，發為骨痿，

病理　遠行傷骨，復逢大熱所感，熱勢內攻腎臟，腎不生髓，髓不長骨，骨中之膠質受熱之灼，變為灰質，其韌帶之彈力性，痿疲不舉，足不任身，素問痿論曰，『腎氣熱，則腰膝不舉，骨枯而髓減，發為骨痿，』又曰，『有所遠行勞倦，逢大熱而渴，渴則陽氣內伐，陽氣內伐，則熱舍於腎，腎者水藏也，今水不勝火，則骨枯而髓虛，故足不任身，發為骨痿，故下經曰，骨痿者，生於大熱也，』可見骨痿之症，由於熱灼骨髓，骨髓之膠質變成灰質是也，

症狀　腰脊不舉、或足脚攣急，不能步履也，

診斷　靈樞邪氣藏府病形篇云，『腎脉微滑，為骨痿，坐不能起、起則無所見』

療法　用芭蕉根四兩、萆薢一兩、肉蓯蓉扶筋膏一兩、（沖）兎絲子五錢、同猪腰子蒸服最效、按芭蕉根味甘大寒、瀉骨中大熱、以為君、萆薢甘苦平寒、堅筋骨以為臣、然專寒無補、則腎臟愈虛、再加蓯蓉扶筋膏兎絲子、直接補腎、以為佐、此方補瀉兼備、故有奇效之功，亦有食冬瓜一二百斤而愈者、

介紹衛生方法 幸福三日刊 指導健康途徑

米與脚氣病之關係及其預防

近據日本醫學博士樋口榮氏、在其『主婦之友』雜誌中發表一論文，謂白米之中有一種桿狀菌，幅短徑長，體有八本乃至十二本足、運動甚爲活潑、能生活於一百二十度之高溫中、此細菌於稻發育正盛時、乃由田水中吸收而來、初以此飼鷄、鷄足漸不能立、後以此飼猿二頭、一則下肢之運動、神經頓起痲痺、一則於各趾失其知覺、終至浮腫而死亡、於是而知吾人之脚氣病、確與食米有至大之關係、且以白米爲尤甚、蓋米之糠粃、有阻止是菌發育之機能、今去之淨盡、使其得任意發育、此白米之所以爲害也、今欲預防之、似以多食糙米爲宜、惟慣食白米者、一朝易以糙米。未免有感困難。最好就副食物方面之富有維他命Vitamine者而食之、或可消滅此病也、且此菌對於珈琲、其抵抗力亦異常薄弱、雖能生活於百二十度之高溫或酒精中、然一遇珈琲、無不立致死命、而水菓中之盧橘、常食之、於預防脚氣病亦有至大之功效、

（張寄涯）

胃病之研究（六）

（楊志一）

（四）胃痛

胃痛又名肝胃氣痛。以該病多由鬱怒憂慮而來。蓋憂鬱傷肝。肝氣橫逆。胃當其衝。消化機能停頓。氣機不得流通。遂起脘痛。食入作脹。泛嘔吞酸等症●治法宜以左金丸、金鈴子、延胡索、製香附、春砂殼、薤白頭、瓜蔞皮、陳香櫞皮、煅瓦楞、等味柔肝理氣爲主。如苔膩腹脹。夾有濕滯者。宜加半夏。陳皮、厚朴、砂仁、之類。如舌絳口渴。陰液告虧者。加當歸、白芍、石斛、烏梅、之屬。如新寒外受。引動厥氣上逆。形寒怯冷。脘痛徹背。苔白嘔吐。脈沉而遲者。宜加肉桂、吳萸、沉香、溫通降逆之品。

凡虛痛則與上述各症異。虛痛者按之則輕。得食則減。以中虛受寒氣滯爲痛也。宜小建中湯（桂枝、白芍、甘草、生姜、大棗、飴糖、）如氣虛便溏者。加黃耆、黨參、白朮。血虛失寐者。加當歸、阿膠、遠志。棗仁。

蟲痛又與虛痛不同。以一則痛而喜按。一則痛而陣作也。陣作者。陡然而來。截然而止。發則肢冷唇白。此其一。面黃形瘦。腹部特大。此則二。多因幼童無知。飽食傷胃。脾胃不運。生濕生蟲。蟲積內蘊。時動時伏。腹痛陣作。蓋基於此。初起以殺虫爲主。如烏梅丸、川楝子、使君肉、陳鶴虱、白雷丸、蕪荑、陳皮、是也。久患以健脾爲先。如白朮、山藥、白芍、雲茯苓、是也。

衛生芻言

（黃楚九）（續）

大熱時勿以冷水拭汗。易襲風邪。大冷時勿以暖爐烘足。易生凍瘃。

行路毋走急步。不特須防傾跌。更恐傷身。出言慎勿高聲。非徒免損精神。且堪養氣。最易戕身者色字。遠色爲佳。最易傷肝者氣字。耐氣爲上。

看竹通宵。損失精神沒處償。何爲嗜賭。餐霞達旦。傷殘肺腑難求治，及早戒煙。勿盛怒。致血脈僨張。勿多言。致氣機喘急。

遇驚恐事。當處以鎮靜。葆我元神。遇傷感事。勿過於悲哀。付諸大數。急事宜緩行。暴躁最能害性。逆境宜順守。抑鬱徒致傷神。

樂不可極。極樂亦足傷神。慾不可縱。縱慾最易致疾。（未完）

却病瑣言（七）

吳江潘緯亮甫遺著　許盟孚錄

冬至後天氣過暖。謂之太過。如遇春寒。必多疾病。人能於此時調攝秘密。可免冬不藏陽。春必病溫之患。人當遠出。隨身佩帶痧藥臥龍丹太乙紫金丹等。不惟自利。兼可濟人。

瘟疫傳染最易。惟正氣內固。則邪不能干。故避之之法。惟在節慾節勞。或於房室勞倦之後。尤不可近。并勿忍飢以受其氣。至於却邪之法。則如刺法論所云。天牝從來。復得其往。氣出於腦卽不干邪。蓋天牝者。鼻也。正以氣通於鼻。鼻通於腦。毒入腦中。則流布諸經。令人相染矣。氣出於腦。謂嚏之。或張鼻以泄之。或受氣於室。則泄氣於外。而大吸精氣以易之。此却邪於外之法也。又如想心如日等法。蓋膽屬少陽中正之官。少陽氣壯。則臟氣賴以俱壯。而邪不能入。此強中禦外之法也。凡探親診疾。事有不容已者。但知此諸法。則雖入最穢之地。亦可保其無慮。又法以雄黃末塗鼻中。亦可却邪。

瘟疫盛行之時。燒辟瘟香。能令瘟疫不染。其香用蒼朮，細辛、川芎、甘草、降香。各一兩。共研細末。棗肉為丸。海帶菜可消煤毒。北方多用煤爐。房中燒煤。屋角上須開穴。否則人夜臥。每多悶絕。急開門可蘇。如不醒。涼水細細灌之自愈。

凡人身有伏邪。未卽發也。惟漸覺飲食無味。心神恍惚。而寢不成寐。此時卽須服藥。輕則邪自化。重則邪可達。蓋及其未發而止之。則用力少而功自倍也。

風流小病（秋）

世上惟有少年人最快活、年紀既輕、面目又麗、水也搯得出的肌膚、再配上幾件時髦的衣服、逛逛馬路、白相堂子、其樂無窮、然而樂極每易生悲、因此有的患遺精、有的患白濁，時有所聞、本館代售的遺精散（專治遺精）白濁丸（專治白濁）都是對症的靈藥、

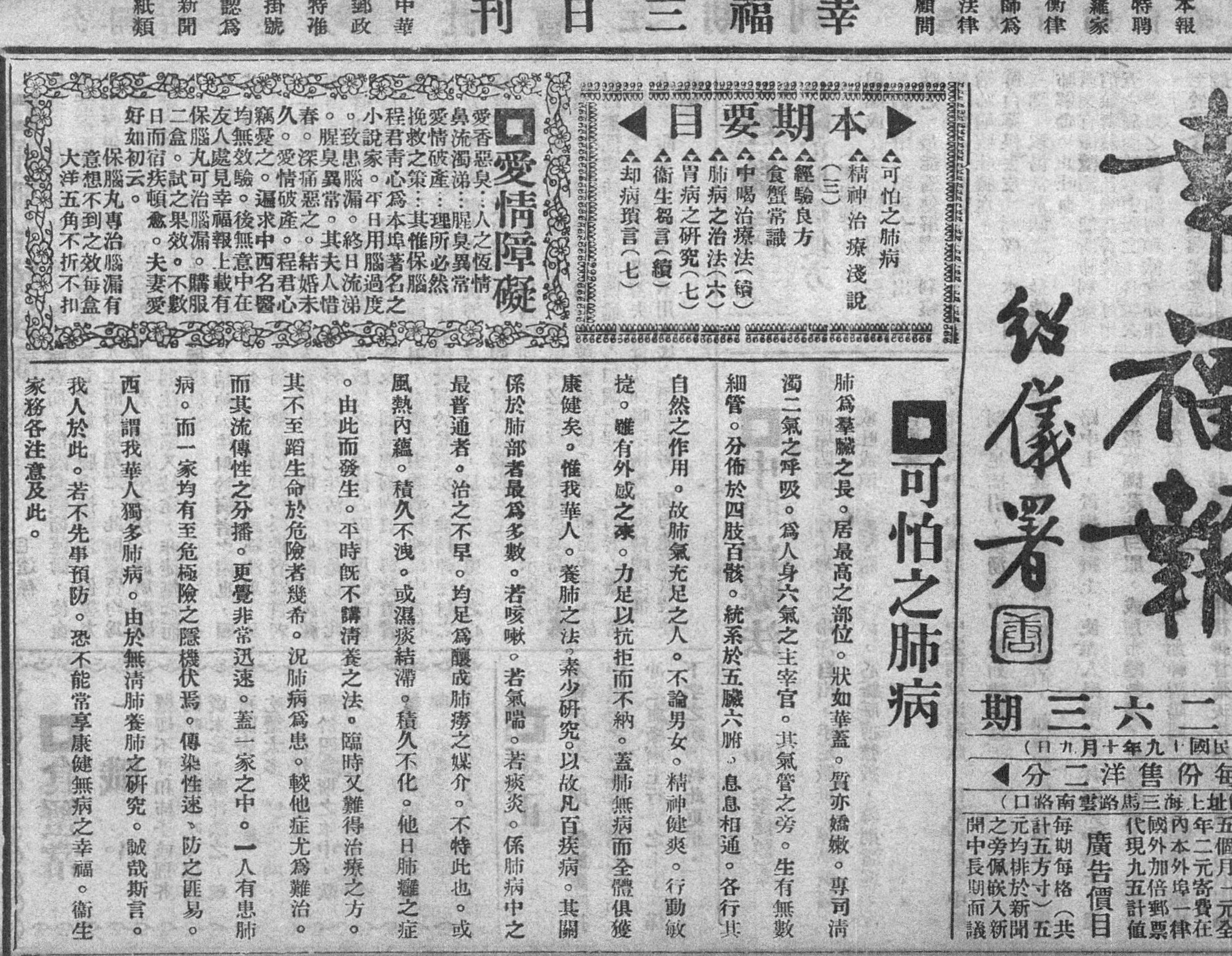

本報特聘羅家衡律師為法律顧問

幸福三日刊

中華郵政特准掛號認為新聞紙類

幸福報

紉儀署（印）

第二六三期
（民國十九年十月九日）
每份售洋二分
（館址上海三馬路雲南路口）

定報價目
每三日出一張五個月一元全年二元寄費在內本外埠一律國外加倍郵票代現九五計值

本期要目

可怕之肺病

精神治療淺說（三）

經驗良方

食盤常識

中暍治療法（續）

肺病之治法（六）

胃病之研究（七）

衛生芻言（續）

卻病預言（七）

可怕之肺病

肺為華臟之長。居最高之部位。狀如華蓋。質亦嬌嫩。專司清濁二氣之呼吸。為人身六氣之主宰官。其氣管之旁。生有無數細管。分佈於四肢百骸。統系於五臟六腑。息息相通。各行其自然之作用。故肺氣充足之人。不論男女。精神健爽。行動敏捷。雖有外感之來。力足以抗拒而不納。蓋肺無病而全體俱獲康健矣。惟我華人。養肺之法。素少研究。以故凡百疾病。其關係於肺部者最為多數。若咳嗽。若氣喘。若痰炎。係肺病中之最普通者。治之不早。均足為釀成肺痨之媒介。不特此也。或風熱內蘊。積久不洩。或濕痰結滯。積久不化。他日肺癰之症。由此而發生。平時既不講清養之法。臨時又難得治療之方。其不至蹈生命於危險者幾希。況肺病為患。較他症尤為難治。而其流傳性之分播。更覺非常迅速。蓋一家之中。一人有患肺病。而一家均有至危極險之隱機伏焉。傳染性速。防之匪易。西人謂我華人獨多肺病。由於無清肺養肺之研究。誠哉斯言。我人於此。若不先事預防。恐不能常享康健無病之幸福。衛生家務各注意及此。

愛情障礙

愛香惡臭：人之恆情。鼻流濁涕：腥臭異常。愛情破產：理所必然。挽救之策：其惟保腦

程君青心。為本埠著名之小說家。平日用腦過度。致患腦漏。終日流涕。腥臭異常。其夫人惜春。深痛惡之。結婚未久。愛情破產。程君心竊憂之。遍求中西名醫。均無效驗。後無意中在友人處見幸福報上載有保腦丸可治腦漏。購服二盒。試之果效。不數日而宿疾頓愈。夫妻愛好如初云。

保腦丸專治腦漏有意想不到之效。每盒大洋五角。不折不扣

精神治療淺說（三）

毛逵孫

最近更有倡靈明法，使人身不隨意筋，能隨意調節運動，使血管活潑而不致硬化，而有返老還童之妙，腺穴撫摩法，使睪丸，副腎甲狀腺各種分泌物，以人工而得增殖之，此種液質均爲人體中之至寶，其重要殆與血液相若，顧靜坐之法，固屬剷除病魔之惟一方法，而無人指導，則往往陷入岐途，非徒無益而又害之，故尤須賴有先進者之指導也。

精神注射療法，卽以診者修得之精神，注射於病者之謂也，顧其注射，非無定所，故有機能注射，筋肉注射，神經注射，及部局卽病灶注射之分，凡各種疼痛，無論屬於神經性者器質者，一俟注射其痛無不立止，蓋人身原具一種能力，此能力神秘家謂之靈氣，修養家謂之元氣，科學家謂之生活力者是也，此力略如電氣之微弱者，患者可立感覺之，非徒心理作用而已也，自電療發明，電之注射亦日普及，顧電究爲物質，與被治者無精神上之感通，非若精神注射，患者得由診者精神集中之心力，感而通之也，此精神注射固較優於電氣矣，惟精神注射之效力，往往以患者心境沉靜之度而判决之，易言之，患者之心境愈靜，則其效力爲尤大，此固不可不知者也。

精神暗示療法，讀者必以爲此卽催眠術矣，然精神暗示療法，固較催眠術之範圍爲尤廣，催眠術必至被術者眠度愈高，則其感應尤靈，精神暗示，則一俟被術者心機一轉，卽能感應，故亦曰無催眠法　吾上已備述身心相關之理矣，故病者心機一轉，暗示之下，無不所患若失，世徒知暗示術爲治療精神之惟一方法，而不知其於他種不用手術之頑症痼癖，固均能奏效若神也。

經驗良方

治肺病便方

（張錫純）

田螺或江河蛤蚌、用蓬砂少許、納殼中、須臾有水流出、含咽之、最能清熱解毒、利痰寧嗽、鮮小薊根煎湯飲之、最能治肺病咳吐膿血、

鮮白茅根去皮、剉碎、水煎兩三沸、取湯當茶飲之、最能清肺解毒、止吐血、

西藥有橄欖油、能清肺利痰、消除毒熱、且味甚香美、可用五六滴滴於水中服之、日數次、或以之當香油調和飲食亦佳、至於所食菜蔬、以藕與冬瓜爲最宜、所食果品、以荸薺蘋果最宜、最忌煙酒辛辣之物及烹炙厚味、

中暍治療法（續）

（李健頤）

症象面垢悶倒，昏不知人，冷汗自出，手足微厥，聲喝煩喘，或吐或瀉，或喘滿，口渴，心臟脉搏弦數，餘則濡遲，舌苔濇絳，

診斷此症與中寒中風迥異，中寒則厥逆無脉，口鼻皆冷，中風則手足搐引，痰湧喉中，聲如拽鋸也，

療法宜先開其閉，然後按暑病施治，如昏倒冷汗淋漓，急用路中土，置病者臍上，使衆人聚溺之，并將路中熱土，攪新汲水調蒜汁勻服，或用布醮熱湯，更慰臍腹臍下，內服清暑益氣湯，最忌服涼藥，如神清陽回，而津枯肺焦，痰中帶血，聲喝甚者。宜用茯神甘菊天花粉乾地黃白芍石斛側柏麥冬蓮鬚等

更正

本報第二六一期，對於譚院長中風症之感言篇內第七行「上冲之血漸漸上行」之上字、係下字之誤，特此更正，

食蟹常識

昌。

蟹切不可和柿子或荊芥同吃，假使誤吃，但將廣木香，磨汁飲之，就可除害，

吃蟹太多，能生胃病，但可以用稀鹽酸一點，滴於四盎斯之水中，飲之，卽能自大便中排洩，

蟹切不可和橘或棗子同吃，

介紹衞生方法　幸福三日刊　指導健康途徑

肺病之治法（六）

（張錫純）

有其人素患吐血衄血，陰血傷損，多生內熱，或醫者用藥失宜，強止其血，俾血瘀經絡；亦久而生熱，以致成肺病者，其人必心中發悶發熱，或有疼時，廉於飲食，咳嗽短氣，吐痰腥臭，其脈弦硬，或弦而兼數，方用生懷山藥一兩，玄參、龍眼肉各五錢，當歸生杭芍乳香沒藥柏子仁各三錢，遠志甘草生桃仁（桃仁無毒，宜帶皮生用，因其皮紅能活血也，至杏仁其毒在皮，斷不可帶皮生用，取藥時宜審辨其果爲桃仁，勿以杏仁誤充，）各二錢，煎湯送服旱三七細末錢半，煎渣時亦送服錢半，蓋三七之性，不但善止血，實善化瘀血也，若咳吐膿血者，亦宜於服湯藥之外，兼服犀黃丸，至於犀黃丸之製法，詳於外科證治全生集，衷中參西錄肺病門中，亦附載之，

此論甫擬成，法庫門生萬澤東見之，謂此論固佳，然衷中參西錄肺病門，師所擬之清金益氣湯，清金解毒湯，二方尤佳、何以未載，僕曰，二方中皆有黃芪，東省之人，多氣盛，上焦有熱，於黃芪恆不相宜，是以未載也，澤東謂若其人久服蔞仁杏仁蘇子橘紅諸藥，以降氣利痰止嗽，致肺氣虛弱，脈象無力者，生常投以清金益氣湯，若兼吐痰腥臭者，投以清金解毒湯，均皆隨手奏效，蓋東省之人，雖多不宜用黃芪，而經人誤治之證，又恆有宜用黃芪者，僕聞澤東之言，自知疏漏，爰將兩方詳錄於左，以備治肺病者之採用，

清金益氣湯　治尪羸少氣，勞熱咳嗽，肺痿失音，頻吐痰涎，一切肺金虛損之病，方用生地黃五錢，生黃芪知母粉甘草玄參沙參牛蒡子各三錢，川貝二錢，

清金解毒湯　治肺臟結核，寖至損爛，咳吐膿血，脈象虛弱者，方用生明乳香生明沒藥粉甘草生黃芪玄參沙參知母牛蒡子各三錢，旱三七細末二錢，藥湯送服，若其脈象不虛者，宜去黃芪加金銀花三四錢，

胃病之研究（七）

（楊志一）

（五）胃呆

胃呆者。胃經消化機能停頓之謂也。其原因除上述各症。足以招致外。有由濕阻中焦。脾胃不振者。見證爲苔白胸悶。納穀減少。宜藿香正氣散（藿香、大腹皮、紫蘇、茯苓、白芷、陳皮、半夏曲、白朮、厚朴、桔梗、甘草、）去腹皮、白芷、甘草。加佩蘭、麥芽、砂仁、之品。有因食滯內停。脾胃不得運化者、見證爲苔黃便閉、脘腹痞滿、輕者可用雞內金二枚。晒乾研末、用開水作一次冲服、消積健胃、最爲有效、重者宜平胃散（蒼朮、厚朴、陳皮、甘草、）合保和丸、（山查、神曲、茯苓、半夏、陳皮、萊菔子、連翹）有因脾胃虛弱、食慾缺乏者、大抵由病後或精神過勞而起、宜六君子湯（人參、白朮、茯苓、甘草、半夏、陳皮、）加谷麥芽、春砂殼、等味、

尤要者、於服藥而外、須注意飲食問題、如濕阻食傷者、宜行斷食療法一二日、以助胃力之恢復、如脾胃虛弱者、宜抱節食主義、主義維何、曰食毋過飽、食有定時是也、

衞生芻言

（王楚九）（續）

過重之物不可擔。必須量力。至險之地不可履。切戒臨危。

知足長樂。管教筋骨健康。能忍便佳。保得身心安泰。

腦筋宜養。多用易受摧殘。心地宜寬。過窄易生煩惱。

習靜是養生秘訣。絕慾是延壽良方。

風前不可欬嗽。風狂易入咽喉。雪地不可奔跑。雪滑難容脚步。

雷震時莫打電話。波急處莫作水嬉。

卻病瑣言（八）

養痾

吳江潘緯亮甫遺著　許盥孚錄

凡人偶有小病，輕者先要節食，重者戒食，使胸腹中元氣流通，則雖不服藥，亦可即愈，

凡病必先自己體察，因其所現之症，原其致病之由，自頂至踵，寒熱痛癢何如，自朝至暮，起居食息何如，則病情已得，施治亦易，至切脈又後一層事，所以醫者在乎問之詳，更在病者告之周也，

蛀藥性形無害，朽藥壞性敗脾，不可用，

煎藥火候，先武後文，不可停滾，火候未到嫌生，火候大過嫌枯，甚或煎乾添水服，俱不效，

夏秋痧暑不及服藥，可先刮背，但刮宜自上而下為順，若逆刮則反增昏悶，

夏秋暑濕霍亂，周日內胃氣未定，切勿食物，即熱湯米湯，亦不可飲，犯者復發多不愈，惟服陰陽水，最妙也，

勿諱病試醫，適以自害，

病初減時，着身短衫，雖極垢不可輕易，須俟元氣稍復，然後易之，

病邪初減時，元氣虛乏，人必疲軟，如睡，侍者切勿疑其虛脫，時時呼問之，須任其熟睡，以復既散之元神，病中言語恍惚，不能認人，固由邪犯陽明，及表後元虛，亦有因魂不附體而然也，

風流小病（秋）

世上惟有少年人最快活、年紀既輕、面目又麗、水也掐得出的肌膚、再配上幾件時髦的衣服、逛逛馬路、白相堂子、其樂無窮、然而樂極每易生悲、因此有的患遺精、有的患白濁，時有所聞、本館代售的遺精散（專治遺精）白濁丸（專治白濁）都是對症的靈藥、

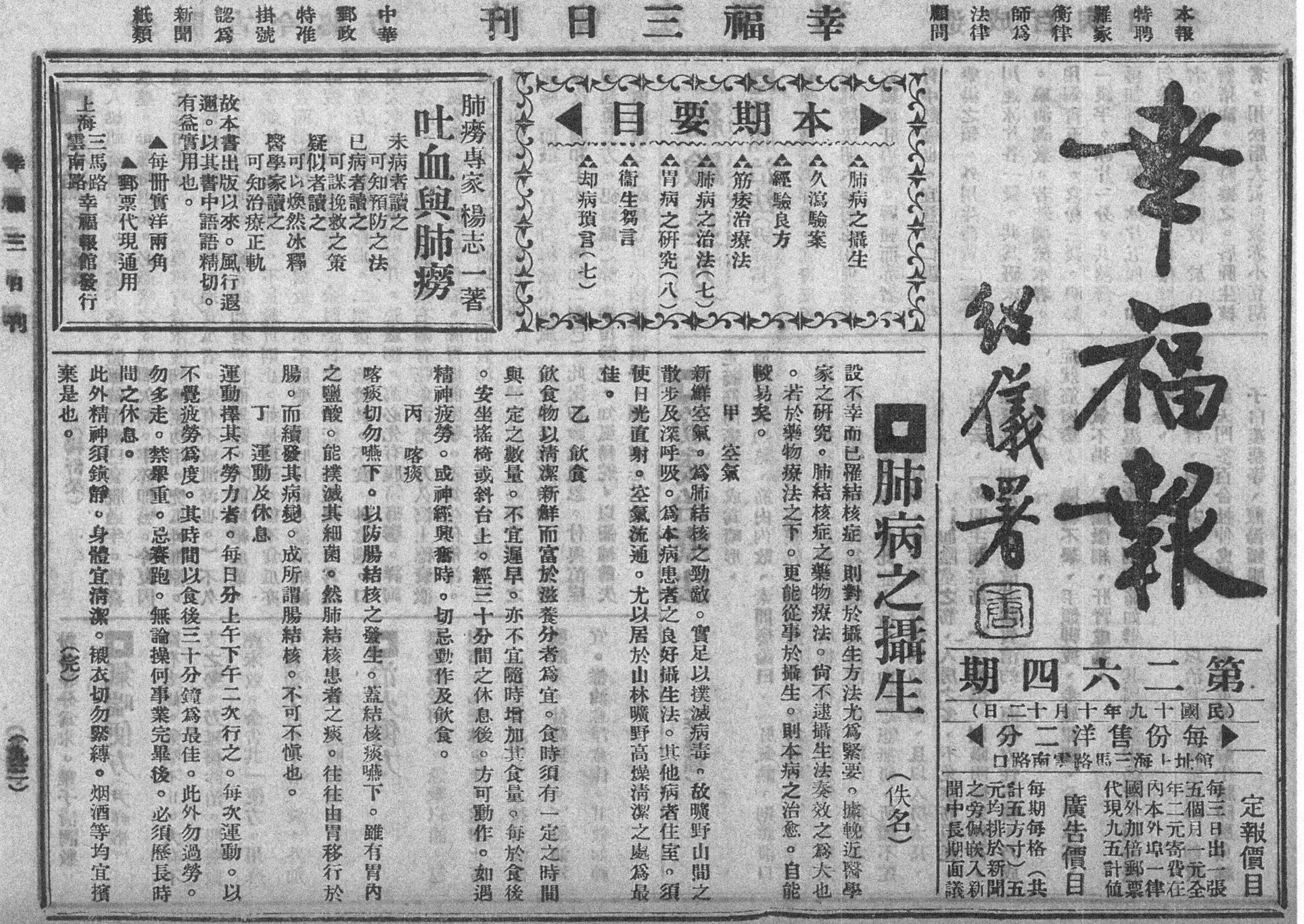

本報特聘羅家衡律師爲法律顧問

幸福三日刊

中華郵政特准掛號認爲新聞紙類

幸福報

紹儀署

第二六四期

（民國十九年十月二十日）

◀每份售洋二分▶

館址上海三馬路雲南路口

定報價目

每三日出一張。五個月一元。全年二元。寄費在內。本埠外埠一律。國外加倍。郵票代現。一律九五計值。

廣告價目

每期每格（共計五方寸）五元。均排於新聞之旁。偶嵌入新聞中。長期面議。

◀本期要目▶

▣肺病之攝生

（佚名）

設不幸而已罹結核症。則對於攝生方法尤爲緊要。據輓近醫學家之研究。肺結核症之藥物療法。尚不逮攝生法奏效之爲大也。若於藥物療法之下。更能從事於攝生。則本病之治愈。自能較易矣。

甲 空氣

新鮮空氣。爲肺結核之勁敵。實足以撲滅病毒。故曠野山間之散步及深呼吸。爲本病患者之良好攝生法。其他病者住室。須使日光直射。空氣流通。尤以居於山林曠野高燥清潔之處爲最佳。

乙 飲食

飲食物以清潔新鮮而富於滋養分者爲宜。食時須有一定之時間與一定之數量。不宜遲早。亦不宜隨時增加其食量。每於食後。安坐搖椅或斜台上。經三十分間之休息後。方可動作。如遇精神疲勞。或神經興奮時。切忌動作及飲食。

丙 咯痰

咯痰切勿嚥下。以防腸結核之發生。蓋結核痰嚥下。雖有胃內之鹽酸。能撲滅其細菌。然肺結核患者之痰。往往由胃移行於腸。而續發其病變。成所謂腸結核。不可不慎也。

丁 運動及休息

運動擇其不勞力者。每日分上午下午二次行之。每次運動。以不覺疲勞爲度。其時間以食後三十分鐘爲最佳。此外勿過勞。勿多走。禁舉重。忌賽跑。無論操何事業完畢後。必須歷長時間之休息。此外精神須鎮靜。身體宜清潔。襯衣切勿緊縛。烟酒等均宜擯棄是也。（完）

□久瀉驗案（楊舒榮）

友人姚祖蔭君岳母。年逾不惑。體雖健而齒已衰脫過半。性喜瓜菓。每應時出品。必恣啖之。齦嚼欠精。半碎卽嚥。今夏因過食瓜而作薄。（水菓雖有資水液潤腸運功用。究瓜性都涼。水聚爲濕。濕多成五泄。過食瓜者。未有不成泄瀉也。）不久卽止。然性之所欲。雖告誡如有所恃而無恐。不能屏絕瓜菓。啖食如故。食之卽瀉。不食數日則止。如是再三。卽不食瓜亦無效而瀉無已矣。爲省儉故。亦不服藥。閱時月餘。寖至納減神疲。身熱。來寓就診。余因是日診務紛紜。無暇深求。爲疏分理方。胃苓湯去蒼朮。二劑後。瀉較甚。不食。神愈憊。口渴大飲不得臥。臥則氣升。腹虛膨。瀉必先有腹笥鳴響。詳詢病之歷程。再切脈細而重按右關有弦象舌光。乃久瀉土德衰微。風木乘之。則腹鳴而作瀉。脾胃機能困頓。不爲生化佈津。雖大飲而不能解渴。適以下注而資瀉。處方參苓朮草葛根白芍烏梅腹皮佛手（參梅養胃生津。朮草補脾助運。葛根升下陷之清陽。而鼓舞胃氣芍梅歛木熄風。腹皮佛手疏氣和中。）甘緩酸收。調和土木。一劑知二劑已。此案初診忒粗忽。付與瀉症初起通套方。犯虛虛之弊。幸復診之。知風轉舵。以彌補前失。由此觀之。臨床豈可不精詳審愼乎。願與同志共勉焉。

經驗良方

□唇腫治法（尹祥裕）

唇腫由積滯傷脾者。宜青皮蒺藜龍膽決明六麯菊花川連麥芽之類清肝導滯。唇腫而赤者。胃中熱極也。宜薏苡仁湯。芍藥湯之類。外用生蒲黃二錢。川連冰片各一錢。共爲研末。。麻油調敷。若破爛流水者。用銅青五錢。宮粉三錢。明礬一錢半。冰片一分。共熬膏。再加麝香一厘。冰片五厘。和勻塗之。唇腫色黑。痛癢難忍者。宜用大銅錢四枚。於石上磨猪油。時時擦之。唇腫生核者。用松脂大黃白薇赤小豆胡粉各等分爲末。雞子清調敷

□氣喘便方（尹祥裕）

鄙有老嫗。氣喘不止。大有不支之勢。乃延醫診治。服藥數劑未效。余告其一便方。用蘇子蘿蔔子白芥子各三錢。外加銀杏七粒。連服數劑而愈。

□治火傷方

無論傷於何處。急敷以油。包以布。凡士林更佳。遂卽止痛。惟切忌醬油。（按醬油含鹽旣多。徒痛無益。）餘油均宜。惟油愈淨愈佳。其效如神。

□筋痿治療法（李健頤）

定義筋肉痿廢、成爲畸形、

原因肝氣灼熱、筋肉內敗、素問痿論曰、『肝氣熱、則膽泄口苦、筋膜乾、筋膜乾、則筋急而攣、發爲筋痿、』

病理素問痿論曰、『思想無窮、所欲不得、意淫於外、入房太甚、宗筋弛縱、發爲筋痿、及白淫、故下經曰、筋痿者、生於肝使內也』蓋此症之發生、由於思想無窮、所願不遂、而內傷肝氣、肝主筋、肝傷則筋亦傷、且以入房太甚、重傷宗筋、宗筋卽陰莖之筋、入房之多、不免宗筋損耗、內經云、『陽明主潤宗筋、』宗筋傷、則陽明燥氣獨甚、燥氣甚、則筋膜乾、故其膠質消灼、而戰力性不強、乃成痿軟不舉者、

症狀筋肉痿軟、陽物不舉、手顫脚疲、步履艱難、舌苔厚膩、胃氣不揚、尺脈微細、肝腎虛玐、

診斷其因濕氣上攻者、則頭痛如劈、其因血氣中竭者、則筋脈萎急、

療法補肝腎、以固其本、舒筋脈、以治其標、宜紫葳湯、卽紫葳天門冬百合杜仲虎骨膠枸杞黃芩黃連萆薢牛膝防風兎絲子白蒺藜等、煎湯頻服最效、

介紹衛生方法　幸福三日刊　指導康健途徑

肺病之研究（七）

（張錫純）

或問桔梗能引諸藥入肺。是以金匱治肺癰。有桔梗湯。此論治肺病諸方。何以皆不用桔梗。答曰。桔梗原提氣上行之藥。病肺者多苦咳逆上氣。恆與桔梗不相宜。故未敢加入方中。若其人雖病肺。而不咳逆上氣者。亦不妨斟酌用之。

或問古有單重用甘草煎湯治肺癰者。今諸方中有甘草者。恆送服甘草細末。不皆以之入煎者何也。答曰。甘草最善解毒瀉熱。然生用勝於熟用。因生用則其性平。且具有開通之力。（拙著四期衷中參西錄中甘草解言之最詳）熟用則其性溫。實多填補之力。故其解毒瀉熱之力。生勝於熟。若入湯劑。則仍然煎熟用矣。不如爲末服之爲愈也。且即爲末生服。又須審辨。蓋甘草軋細頗難。若軋之不細。而用火炮焦再軋。則生變爲熟。是以用甘草末者。宜自監視軋之。

或問西人謂肺病係桿形之毒菌傳染。故治肺病。以消除毒菌爲要務。又謂呼吸之空氣不新鮮。亦可成肺病。故患此病者。宜先移居新鮮空氣之中。則其病易愈。今皆未言及。其說豈皆無足取乎。答曰。西人之說。原有可取。然數十人同居一處。或獨有一人病肺。其數十人皆不病。且日與病肺者居。而傳染者少。仍然不傳染者多。此又作何解也。古人云。木必先腐。而後蟲生。推之於人。何莫不然。爲其人先有此病因，而後其病乃乘虛而入。俾爲嫌西人之說膚淺。故作深一層論法。更研究深一層治法。且以西人之說。皆印於人人腦中。無煩重爲表白也。即右所用之藥。若西藥之幾阿蘇阿斯必林薄荷冰原可消除毒菌。即中藥之硃砂犀黃丸。亦皆善消毒菌之藥。亦非於西人之論概無所取也。（完）

胃病之研究（八）

（楊志一）

（六）胃癰

胃之消化食物。全恃分泌之液體。味酸。吾人時有噫氣吞酸。則胃液上泛也。此液能侵蝕各物。故助消化。若過多時。胃亦受其侵蝕。積之既久。發生潰瀾。見症爲食後胃部發如切如灼之疼痛。繼而起嘔吐。吐出之物。混有血液。大便黑色。面白體瘦。治宜丹皮，赤芍，各二錢。射干，梔子，赤苓，升麻，各一錢五分。白朮一錢。水煎去渣。入生地黃汁一杯。蜜半杯。再煎一沸。服之。并須身體安靜。不可妄動爲要。

（七）胃癌

胃癌近於胃癰。而痛苦尤甚。初則便祕。繼發爲下利諸症。漸次增劇。胃部乃起腫瘍。吐出之血，作紅褐色。大便亦然，其下肢則發浮腫，至於死亡，西醫謂本症僅恃療法，無甚效驗，祇有多食滋補之品，以延長其生命，同道尤學周君、謂用旋覆代赭石湯（見前）重用赭石，再加紅花，桃仁，等破瘀血之藥，可以十治八九，亦臨症有得之言也，

衛生芻言

（續）（黃楚九）

電車不宜亂跳。生命之危險堪虞。風扇不宜多吹。頭腦之寒邪易襲。勿立巖牆下。覆壓須防。勿履危灘邊。傾圯可虞。

落葉與果皮最滑。舉步常要留神。涼茶與冷飯休餐。傷脾更能敗胃。碗盞須洗過後再用。衣服於霉過後勿穿。瓜果之未熟者。食之損胃。油膩之過厚者。食之滑腸。（未完）

出版務求信用有切實保證

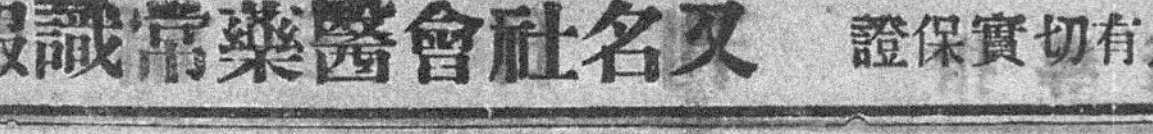

又名社會醫藥常識報

主持者有學識經驗及人格

幸福三日刊

却病瑣言（八）

吳江潘緯亮甫遺著　許盟孚錄

養疴

凡骨節痛。及瘡瘍不能着席臥者。用麩裝褥臥之。麩麥皮也。性冷質軟。并止汗。用以囊枕。亦無不可。

病初退時。胃氣初復。大忌多食。每食必須留三分未盡之量。自無停留胸膈。及因食復發之病。

病初退時。尚在床褥。長日無聊。易生煩躁及妄想。心火便動。不如默誦佛號數十遍。能令心清火降。萬念皆空。病體爲之一輕矣。

外感症重者。既痊之後。須獨臥三月。否則有勞復陰陽易之病。勞復者、因房事而元虛復發也。陰陽易者。女人病後與男交。則男得女病。男子病後與女交。則女得男病。凡犯此二症者。病勢匪輕。須向醫者說明致病之由。則用藥無誤。

寢興

臥時肺葉垂而斂。不宜多言以傷其肺。

凡人臨臥不可有所思。蓋陽氣入於陰。然後成寐。若用心則陽氣上升。陽不得入於陰。而火不歸元。眞陰銷鑠。受病匪輕。

故臨睡時。心須放下一切。

（未完）

本報特聘羅家衡律師爲法律顧問　幸福三日刊　中華郵政特准掛號認爲新聞紙類

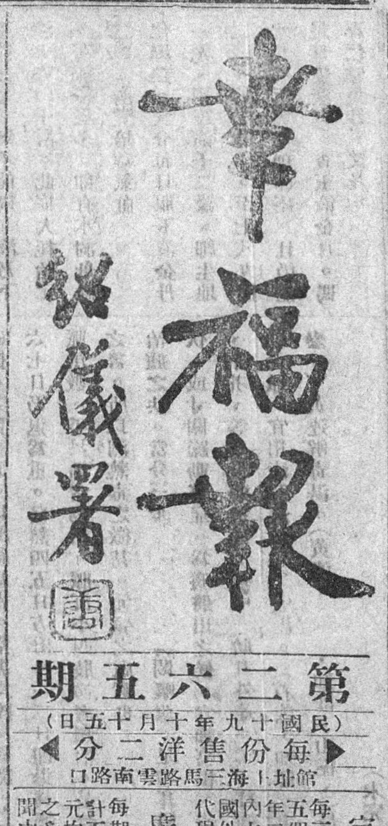

幸福報

鈕儀署

第二六五期

（民國十九年十月十五日）

◀每份售洋二分▶

館址上海三馬路雲南路口

定報價目
每三日出一張。五個月一元。全年二元。寄費在內。本外埠一律。國外加倍。郵票代現九五計值。

廣告價目
每期每格（共計五方寸）五元。均排於新聞之旁。偏嵌入新聞中。長期面議。

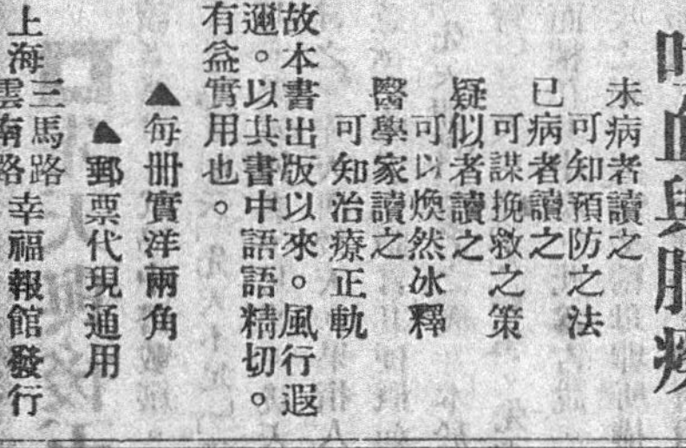

▶本期要目◀

▣性交後攝取冷食問題

陳聞達

性交以後。是否宜攝取冷食之一問題。雖見於偉官所載及古老之傳說。然遍查中外書籍。均未有深切之解說。在舊醫所謂「陰寒」「夾陰」「夾色。」大都指窒扶斯一類病症。而窒扶斯一類病症。自有窒扶斯屬細菌爲原因。色慾過度及性交後受冷或攝取冷食。未可認爲窒扶斯之主因。然則性交後受冷。或攝取冷食。其病狀如何。在家庭社會。容或認爲猥褻而不出諸口。而在吾輩醫家。自宜探究其原因。及攷察其病狀者也。

古諺有言曰。男子忌口。女子忌手。此指性交以後。在男子則不能從口攝取冷食。在女子則兩手。不能經冷水。而犯此以後。對於身體有如何影響。則未提及。至若謂對於生命立時有絕大之關係。則屬齊東野人之語。未可深信者也。

記者六年中曾診療五例。內二例係男子。三例係女子。均從直接或間接詢問（如在男子。則直接詢問病者。在女子則間接詢問其丈夫）。而得其原因。如性交後。受冷或曾食冷物所致。其病狀在男子。則如胃痙攣。而起劇烈之腹痛。不吐不瀉。在女子則有嘔吐。有時牽動兩卵巢部及膀胱部。亦起疼痛。易誤認爲子宮病或卵巢病。體溫常在正常以下。脈搏無力而弛緩。小便短縮而容憔悴。精神萎頓。皮膚乾燥。有時起輕微之黃疸。

依記者個人之解說。則性交後如運動之現象相同。身體各部均起疲勞現象。受冷或攝取冷食。則胃部起痙攣。肝臟血行起障礙。所以其病變乃與運動後之受冷。及飽食後之受冷相同。（完）

先天與後天

(沈仲圭)

讀者諸君。試揭中醫載籍。有一習見之名詞。先天與後天是也。如云「先天不足」「後天失調」等類。所謂先天不足。果爲何者不足乎。後天失調，果爲何者失調乎。質言之。先天與後天。果指人體中之何物乎。諒爲諸君所急欲明瞭者。請言其梗概如左。

「先天卽腎」命名之義。本於造端品「人之初生。先有兩腎」。及內經「人始生。先成精」二語。精藏於腎。言腎而精在其中矣。此爲古說。按諸實際。殊不盡然。惟七尺之軀。確爲父精母卵所構成。父母之體格強。精虫與卵珠。活潑而健全。則所育子女。必肥碩可愛。聰明逾恆。反之。子女必弱。更有父母罹傳染病者。子女蒙其所賜。他日必發同樣之病症。此父精母卵之強弱。影響於子女之健康也。若夫男子之精囊。女子之卵巢。其無腺管所分泌之呼兒夢納。對於人體。尤爲重要。如大腦之思致。胃腸之消化。肌膚之潤澤。性慾之興奮等生理現象。莫不受呼兒夢納之滋養。而生固有之功能。故保精之人。恆體強而壽永。縱慾之人。輒多病而早夭。此精囊卵巢之強弱。影響於各部之健全也。(未完)

食蟹常識

(續)　昌·

蟹黃拌漆。能完全化水。所以生漆瘋或漆沾皮膚。皆可以蟹黃塗上。立去。

蟹有獨螯、獨目、兩目相向、六足、四足、腹下有毛、腹裏有骨節、背有星點、足斑。和目赤的。皆有毒。吃之有害。但冬瓜汁或紫蘇汁。可以解之。

蟹殼燒炭，和蜜拌糊。治凍瘡和蜂螫。靈驗得很。

蟹切不可和鬱金香。五加皮或國公燒等甜味之酒。一同吃，(完)

經驗良方

子淋驗方

妊娠漏液。屬於血類。多因娠體營衞衰弱。或因濕熱滲乘。不能蒸化。氣不能攝。液乃下注。亦曰子淋。此症大耗胎元。蓋流溢過多。卽有水涸舟擱之虞。亟宜培益氣血。佐以滲化濕熱。宜令每日服玉液金丹一丸。用車前子二錢。細生地二錢、煎湯沖服。至七八丸而水止。再與調理卽痊。且仍能足月安產也。查玉液金丹。滬存仁堂最妙。又及。

說瘄

(沈仲圭)

瘄者。肌膚發現紅色之斑點也。乃傷寒溫熱之一種症狀。不能自成一病。其因都由血分熱盛。其狀或稠如錦文。或稀如蚊迹。或佈於胸腹。或見於四肢。然必見之有形。捫之無物。方是確據。方書論瘄。以鮮紅爲吉。紫黑爲凶。發熱一二日卽出。六七日乃退爲重。發熱四五日方出。一二日卽退爲輕。瘄出後脈洪數。手足溫者易治。脈沉小四肢冷者難治。是皆古人經驗之言。所以測熱毒之微甚。元氣之虛實也。

治瘄之法。當分三步。(一)凡見胸悶嘔惡。足冷耳聾。脈象沉伏。或寸關躁動等症。爲瘄將出之候。宜加葛根、薄荷、牛蒡、荊芥、等辛散藥於清涼劑中。助其外達。(二)紅瘄外達。身熱仍熾。宜用清解法。如化瘄湯。(石羔、知母、生甘草、人參、)黃連解毒湯。(黃連、黃芩、知母、山梔、)最爲的當。(未完)

棕櫚皮對於血症之特效

（沈仲圭）

本品乃喬木棕櫚之皮。皮中絲毛錯雜。恍若馬之鬃鬣。故名鬃鬣。蓋棕櫚之諧音也。川廣最多。江南亦產。樹高一二丈。無枝條，葉大而圓。皮中之絲。可作衣帽褥墊。其於醫藥上之功用。厥爲止吐衄崩帶赤痢腸風（即大便下血。惟血色清鮮。係大腸血熱生風所致。）之血。故血症延久，瘀滯已淨。用此治之。最爲合拍。茲將特效單方。開列於左。俾便病血症者采用焉。

（一）痰中夾血　棕櫚皮半斤。括樓一個。燒存性。（燒存性者。燒至黑色也。存性者。言不可燒至太過。致失藥物之功用也。）每服二錢。米飲送下。（按）括樓清肺火。降痰氣。爲因熱而嗽之妙品。炒香末服。亦能止血。合棕櫚皮之苦平固濇。則痰血兼顧。清止並施。推爲痰血良方。洵無愧色。

（二）吐血衄血　胎髮棕櫚等分（等分者。同等之分量也。）燒灰。溫湯調服二三錢。（按）胎髮止血。補陰。棕櫚瀉火止血。二味並用。則止血無留瘀之弊。不論新病久恙。僉可照服取效。

（三）血崩不止　棕櫚（燒存性）白礬（煅）等分爲末。淡酒調服三四錢，（按）血崩治法。與其他血症不侔。蓋血下如崩。心之循環一經。肺之呼吸即促。體溫陡降。面白如紙。生命危如早露矣。西人遇大出血症。輒以食鹽水注射靜脈。急救血脫。本方以白礬之酸斂。棕櫚之固濇。亟止其血。其用意與鹽水灌注相彷彿。惟血一止。仍當以人參補氣。阿膠養血，三七化瘀也。（此方係徐靈胎治洞庭張姓婦吐血驗案。徐氏治血症。喜用阿膠三七二味。蓋阿膠補陰而能止血。三七化瘀不傷新血。配合用之。盡善盡美。）（完）

胃病之研究（九）

（楊志一）

健胃之良法

胃病種種。已盡上述。茲再誌健胃良法數則。以作吾篇之結束。

（一）飲食有節　凡食不守時。食過其量。恣啖肥甘。饑飽不時。均足影響胃腸之消化。故欲謀消化之健全。則非調節飲食不可。

（二）注意運動　運動能使構成身體之物質。容易消耗。而彌補此消耗者。則有飲食物。故胃腸對於食物。常因運動而消化力日強者。乃自然之要求也。故食後作適宜之運動。極爲有益。

（三）心意安適　心不安適。憂思煩怒。血液上旋頭部。食物入胃。不能分泌多量消化液。因而不能得優良之營養。故常持樂天主義。心常安適。則胃常健全矣。

（四）呼吸清涼空氣　清涼空氣者。比較的含有多量酸素之空氣也。此與食慾大有關係。蓋酸素備有燃燒物質之性。吸此酸素。以助新陳代謝。排出身體之老廢物。食慾遂旺矣。

（五）睡眠適宜　如遇事務繁冗之際。數日不能睡足。必致食慾減退。故睡眠適度。爲健全胃腸之要則。（完）

衛生芻言

（續）（黃楚九）

酸澁之物。謹齒防痒。辛辣之物。入腸發熱。嗜糖果者齒易蛀。嗜韮蒜者目易昏。探病切莫近前。愼防傳染。操心不可過度。免患勞傷。香氣莫多聞。最能醉腦。穢氣宜遠避。勿使近身。食無過飽。愼防消化艱難。睡無過遲。免使精神困憊。勿爭閒是非。勞神傷氣。宜尋眞快樂。却病延年。（完）

出版務求信用有切實保證　又名社會醫藥常識報　主持者有學識經驗及人格

却病瑣言（九）

吳江潘緯亮甫遺著　許盟孚錄

臨睡後，如心緒煩亂不能成寐。可默誦大士佛號數十遍。自然萬念皆空。已入睡鄉矣。每日清晨合掌誦佛號。亦可清心降火。但聲宜緩而和。否則默誦亦可。

就寢即滅燈。目不外眩。則神守其舍。雲笈七日寢。夜籤燃燈。令人心神不安。

睡後以手遍摩項後兩肩兩臂。及胸腹背。自兩上而下一二次，最和血脈，易得美睡，名曰乾浴，

解衣而寢，肩與頸被褥雖密，冬季及春初，宜着一短衫而臥，不論四時天氣，半夜後較寒，人於此時受寒，恆不自覺，而受病最易，且深入陰分，宜預備一絲衣，或薄綿被置於其旁，俟半夜後酌量加蓋。庶可免三陰瘧，及一切寒症。

臨睡時不可飲茶。飲則停滯而生痰濕。

枕席間不可置芳香之物。以致泄人元氣，

胃方納食，脾未及化。或即倦而欲臥，須强耐之，如食後必欲臥，宜右側以舒脾之氣，食遠則左右皆宜，

睡帽冬季及春初用之，宜空其頂以通陽氣。不宜裝綵，頭為諸陽之首，不可過煖也。

續集　男女青年病

現已出版　每冊定價大洋八角　特價祇收大洋五角　本館發行

本集全書子目一斑

○…遺精問題…○

『原因』▲神經衰弱症▲陰部的刺激▲視官的刺激▲聽官的刺激▲不良的習慣▲思念情人▲勞心或勞力▲附遺精筆記『症候』▲面色蒼白▲精神缺乏▲發育不全▲小溲漏精『治療及預防』▲睡前勿飲開水▲刺激品勿入口▲排泄的注意▲實行運動▲戒絕手淫▲正自己思想療法『特種』▲赤色遺精▲器械▲藥物療法▲冷水療法▲便通遺精▲婦女遺精『變症』▲未交先泄▲陽痿▲陽强▲頭眩耳鳴▲心跳失眠▲健忘▲咳嗽肺癆

○…可怕的花柳病…○

『白濁』▲初病之治法▲急性之治法▲慢性之治法▲中西醫之處方▲檀香油之治濁功用▲白濁變睪丸炎之危險『女子白濁』▲白濁與白帶▲患濁之原因▲白濁菌進行之路程▲發現之症狀▲治療之困難▲衛生之注意『梅毒』▲梅毒的種類▲梅毒的危險▲梅毒的治療▲梅毒的避免

○…女子各病…○

▲白帶▲陰腫▲陰戶出血▲陰吹▲陰癢▲陰部濕瘡▲乾血癆▲子宮寒冷不孕▲血崩經漏▲陰痛

○…處方及驗方…○

▲遺精病處方▲早泄陽痿處方▲遺精陽强處方▲遺精兼白濁處方▲骨痿症處方▲遺精兼咳嗽處方▲遺精兼失眠處方▲遺精兼耳鳴處方▲疝氣處方▲遺尿處方▲黃帶處方▲陰痛處方陰腫處方▲陰癢處方▲梅毒處方▲陽梅結毒處方▲硬性下疳處方▲慢性尿道炎處方▲腎虛遺精驗方▲勞心遺精驗方▲夢遺驗方▲氣虛滑精驗方▲疝氣驗方▲瘰癧驗方▲魚口便毒驗方▲五淋白濁驗方▲下疳驗方▲乾血癆驗方▲子宮寒冷不孕驗方▲白帶驗方▲血崩經漏驗方

本報特聘羅家衡律師為法律顧問　幸福三日刊　中華郵政特准掛號認為新聞紙類

幸福報

銘儀署

第二六六期

（民國十九年十月八日）

◀每份售洋二分▶

（館址上海三馬路雲南路口）

定報價目

每三日出一張。五個月一元。全年二元。寄費在內。本外埠一律。國外加倍。郵票代現九五計值

廣告價目

每期每格（共計五方寸）五元均排於新聞之旁佩嵌入新聞中長期面議

本期要目

- △女子無鬚之研究
- △先天與後天（下）
- △種痘小言
- △經驗良方
- △陰吹答案
- △五不孕之研究
- △病家須知
- △遺尿與尿精
- △却病瑣言（十）

口女子無鬚之研究

（張又良）

人類體工萬能。中醫以心為主。西醫以腦為主。然男女之心。男女之腦。均無差異。何以兩性之狀態。却有不同之處。除生殖器由胎生結成外。餘如男性有鬚。女性無鬚。女性有經。男性無經。喉音有大小之分。皮膚有老嫩之別。皆有顯明之特異。其中之原因。非常神奧。必非心腦為其主宰也。茲單將男女鬚之有無問題。研究一下。昔日西洋醫家。研究毛髮。用顯微鏡放大表皮。檢察毛髮之根鞘。四週圍有毛囊。毛囊底部有乳頭。乳頭之中。有許多腺管密佈。以榮養毛髮之生活。其他局部間有特別蕃茂之處。不外乎局部滋毛腺旺盛而已。對於兩性有鬚無鬚問題。尚無發明。中醫研究女子無鬚之關係。謂男子無月經。血不下耗。故衝任氣血有餘。得以上榮於口唇而為鬚。女子有月經。血脫於下。衝任氣血無餘。無以上榮於口唇。故無鬚。以此說明兩性有鬚無鬚之理由。亦未確切。惟據新近發明一種內分泌腺。與中醫所論之天癸。得相脗合。於是女子無鬚之疑題。可以明瞭解決矣。因該腺對於人身生理變化。大有關係。且男女兩性。各不相同。如卵珠成熟。月經時下。乳房隆起。肌肉柔弱。乃女性內分泌腺之功能。如精蟲成熟。聲帶長大。鬚髯叢生。即男性內分泌腺之作用。中醫所論之天癸。亦有男女之分。故內經以男子二八天癸至。精氣溢瀉。女子二七天癸至。月經時下。適與西醫所論之內分泌腺相合。當男子生鬚之時。適在天癸發育之際。則男女之有鬚無鬚問題。必因內分泌腺有男女之分。女子則腺盛於下。以營運經血。男子則腺盛於上。以滋長鬚髯。良以人身內分泌腺。乃是一個系統。男女之生殖器。固因內分泌腺有二性而異。則男女之有鬚無鬚。何莫非內分泌腺有偏性之所致哉。試將男子之生殖腺剔出。則鬚髯不生。女子之生殖腺剔出。則月經不潮。以此觀之。即可證明女子之無鬚。必由於內分泌腺。且體工萬能之主宰者。亦當屬於內分泌腺。惟西醫所謂最新發明之內分泌腺，而中醫已發明於四千年之前。則古代醫學之昌明。實足令人驚異也。

先天與後天（下）

（沈仲圭）

西籍中之精囊與卵巢。中醫名之曰腎。（內經中之腎含有二義。一爲司濾尿之內腎。一爲主生殖之外腎）。腎於人身之關係。旣如是其重大。爰特尊之曰「先天」。「脾卽後天」吾人生存世間。一顰一笑。一舉手。一投足。在在消耗身體之細胞。消耗旣多。端賴補充。補充之物。厥惟飲食。然飲食入口。必經消化作用。變爲乳糜。由腸壁絨毛吸收之。方能營養百骸。是以脾胃之消化力強。臟腑肢體。得充分之滋養。其人必身心健康。若脾胃薄弱。納減運遲。其人必羸弱多病。脾在全體之重要。與上述之腎。不相上下。故先哲有「腎爲先天之母。脾爲後天之母」二語。然司消化者。不僅一脾。若口腔。若胃腸。皆負一部分之工作。何以不云口爲後天。胃爲後天。腸爲後天。而獨稱脾爲後天哉。是因中醫消化系中之脾。卽西人之所謂膵。膵居胃下之後方。爲扁平之長腺。分泌無色透明之液體。輸入十二指腸。能化澱粉爲砂糖。蛋白質爲百布頓。及使脂肪起乳化作用。其消化力之強。在消化器中。無有出其右者。故舉一以概其餘耳。（完）

種痘小言

（惠生）

小兒痘毒。秉之於先天。深伏於腎臟。用痘苗吹入鼻孔。其性味遞歷各臟。引伏毒由腎臟外出。名引痘法。中國自宋以後。卽有此法。至種牛痘法。傳自海外。初行於粵東。其法取牛痘以爲苗。用尖刀撥破手少陽之經穴。點入痘漿。痘出之數。適與撥點之數相符。漿滿痂脫。卽無再發天花之患。如佈種合法。不須再種。（未完）

經驗良方

治流珠癧癤蟹鉗癧癤神效方

（佚名）

好阿魏一兩。獨核肥皂三個去核。大葱白頭三個。以上三味共搗爲膏。用紅布一塊。將藥放在布上。如膏藥樣。再加當門子五厘作糝。貼於瘰上。睡時不可用枕。如此三次。卽可消滅矣。

此症年幼男女。患之頗多。往往服藥無效。甚至潰爛不能收口。輕則瘋疾。重則喪身。余有次女。於十一歲時。亦患此症。醫藥罔效。草藥不靈。針灸亦不驗。造十七歲時。遇一名醫。告以此方。如法貼之。三次。脫然無累。余係親手安排。並非傳來言語。得此仙方。不敢私祕。患此症者。切勿以藥輕而棄之。尤望見此方者。深信不疑。傳告四方。俾窮鄉僻壤。共曉此方。而試驗之。所謂惠而不費也。

陰吹答案

（答二五五期劉武氏問一則）

武進謝子文

此乃肝鬱氣虛下泄之陰吹也。蓋數產後氣陰本虛。故尙隱微不覺。至今春產後大失血。而氣更傷。故漸漸加劇。其平時多屁者。本陽明之氣下行。今惟肝氣鬱結。致不得從其故道。乃別走前陰而下泄矣。如時患肝氣疼痛。或四肢腹都不定者。卽肝氣鬱結之明證也。口臭由鬱久而生熱。眼疾乃肝陽之上升。細觀此症。宜疏肝益氣。兼升提收斂之劑。古方雖有猪膏髮煎一方。似不相宜。爰述方于左。以就有道者正之。

生白芍三錢　肥知母錢半　白歸身三錢　白石英二錢
製香附三錢　川杜仲三錢　土炒白朮三錢　廣陳皮錢半
廣玉金錢半　眞潞黨二錢　五味子一錢（杵）　明升麻六分
鹽水茯苓二錢　軟柴胡錢半　生黃芪錢半　訶藜勒一錢

介紹衛生方法　幸福三日刊　指導健康途徑

女子五不孕之研究

（王慎軒）

夫不孕之故。世人多責于月經之不調。氣血之不足。誰知不止于此哉。更有先天性之不孕。由于有生之初。生殖器之構造異常。遂致不能孕育。卽古人所謂騾紋鼓角脈之五症也。惟古人僅有其名。未詳其理。爰據最新科學及歷年經驗之所知者。分論于左。

（一）騾症　婦人有交骨如環。不能開坼者。以其與騾之交骨相類。亦如騾之不能孕育。故名騾症。卽西醫所謂胎盤畸形。如漏斗形者是也。由于先天之腎陰不足。不能長大骨骼也。重則不能交合。輕則不能受孕。因其陰戶甚小也。間或受孕者。必有難產之憂。凡婦女患此而未經治愈者。宜勸其切勿同房。以免危及生命焉。

（二）紋症　若女子膣腔痙攣。或子宮轉位。以致陰道屈曲如騾紋之盤旋者。是謂紋症。既致交合有礙。亦使精子難入。是亦不孕症之一也。然所以痙攣轉位之故。實由先天之陽氣不充。經曰、陽氣者。精則養神。柔則養筋。陽氣不能煦養於膣腔。則膣腔爲之痙攣。陽氣不能託正其子宮。故子宮爲之轉位也。

（三）鼓症　婦人有處女膜堅韌如鼓皮者。謂之鼓症。西醫謂之處女膜閉鎖症。其間僅有小竅。祇可通溺。以致不能交合。更且難以受胎。且使月經停蓄於內。成爲癥塊。西醫名爲血腫瘤。有時因受癥塊之壓力。或受藥力之攻衝。其膜驟然破裂。而爲血崩。血崩之後。便易受孕矣。

（未完）

供獻讀者施用自療法之訣門

（朱振聲）

小引

諺云。『有利必有弊』。旨哉斯言。如水能浮舟。亦能覆舟。火能暖身。亦能焚身。諸如此類。不勝枚舉。雖然。利之與弊。全視其人施用之得當與否爲轉移。蓋善於施用者。往往能取其利而去其弊。不善施用者。雖有利之物。而弊端百出。夫醫藥亦猶是也。用不得當。人參反足以殺人。用適其宜。砒石亦足以救人。此醫者之所以能操生殺之權也。昔之病家。因醫藥常識之缺乏。不問藥之溫涼攻補。朝夕亂投。以致死於非命者。時有所聞。近則不然。自醫報風行以來。一般病家。莫不略具醫藥常識。惜乎但知其一。不知其二。但知其常。不知其變。譬如吐血一症。但知其屬肝火犯肺。肺絡損傷。當用涼藥以止血。而不知陽虛不能導血歸經。亦有吐血。否則。金匱側柏葉湯。何以用炮姜之辛溫。經閉一症。但知其屬寒客胞宮。宿瘀留戀。當用祛瘀以通經。而不知血虛不得下注衝任。亦有經閉。否則。養榮湯。六味地黃湯。十全大補湯。何以亦能治經閉之症耶。他如通大便之用半硫丸。利小便之用開肺藥。更有隔二隔三之治法。以及眞寒假熱。眞熱假寒之病象。其間差之毫厘。誤以千里。而病家不知。尙以爲對症用藥。何以不效。雖至輕病轉重。重病致死。而尙不知其誤於自療也。嗚呼。余目擊心傷。爰有本篇之作。使病家明瞭病原之不同。用藥之互異。庶不致藥石亂投。而視生命如兒戲也。

遺尿與尿精

（致逸）

遺尿多由腎氣虛損。不能約束所致。宜用破故紙一錢。連衣胡桃肉一錢。各研細末。溫酒調服。每夜臨臥服之。頗效。

尿精乃因腎虛無攝納之權。精子無寧固之力。每隨尿竅之排洩。而精竅亦相與泄漏。與白濁膠粘窒塞者。截然不同。治法先當禁絕色慾。然後服固氣葆精之品。庶乎有效。方用茯菟丸。每晨空心白開水送服三錢。

出版務求出信用有切實保證　又名社會醫藥常識報　主持者有學識經驗及人格

辛編三日刊　(一〇四)

卻病瑣言(十)

吳江潘緯亮甫遺著　許盟辛錄

褥底鋪氈。可藉收濕。臥時熱氣下注。必有微濕。得氈以收之。可免濕病。人有不用樓簟臥木榻者。熱氣不散。受濕最易。

居處

夏季天氣雖熱。坐處不可背後當門。當門必受風。凡風自腦後背後來者。名曰賊風。受病必深。窗隙門隙之風。其來甚微。然逼於隙而出。分外尖利。幸毋以風微而少耐之。

酷熱之候。驟然大雨。時行院中。熱氣逼入於室。鼻觀中幷覺有腥氣者。此暑之鬱毒。最易傷人。須速閉窗牖。毋使得入。雨歇又即洞開。以散室中之熱。

木樨花不宜植於內室庭院中。素有肝氣者。聞花香則發。而香氣太盛。臥後聞之。亦泄元氣。

寒氣自上而降。故夜半霜落時更甚。椽屋疏漏。必厚作頂板以禦之。即長夏日色上逼。亦可隔絕熱氣。

長夏日曬酷烈。臥房窗牖。日中必須緊閉。至日退後。又宜開窗牖以散熱受涼。

起居之處。南向爲上。冬季窄而低。則陽氣聚。夏季高而寬。則陽氣舒。

風流小病

(秋)

世上惟有少年人最快活、年紀既輕、面目又麗、水也掐得出的肌膚、再配上幾件時髦的衣服、逛逛馬路、白相堂子、其樂無窮、然而樂極每易生悲、因此有的患遺精、有的患白濁，時有所聞、本館代售的遺精散（專治遺精）白濁丸（專治白濁）都是對症的靈藥、(未完)

本報特聘羅家衡律師為法律顧問

幸福三日刊

中華郵政特准掛號認為新聞紙類

幸福報

紹儀署

第二六七期
（民國十九年十月廿一日）
◀每份售洋二分▶
（館址上海三馬路雲南路口）

◀本期要目▶

□我之性慾觀

（天然）

□如水能載舟——亦能覆舟

□如火能利人——亦能傷人

水能載舟，亦能覆舟，載舟是合於規則的，覆舟是出於規則了。火能利人，亦能傷人，利人是合於規則的，傷人是出於規則了。運柴入竈，是以養物，火逃竈外，其勢便燎原了。電力萬能，運機造物，運車進行，可以發光，可以取暖，可以招風，可以傳話通報，這是有規則有秩序的。觸電走電以後，小之傷身損物，大之殞命毀家，這是出於規則秩序了。可見凡事凡物，祇要有規則，有秩序，都是有利無害的。

性的問題，無異水火。有規則，有秩序，原無妨礙，古人所謂「食色性也，」順應自然，用得其當，這是自然的生活，沒有可以非議的。最不好的，是出了規則，破了秩序，沒有範圍，沒有節制，彷彿如水之橫決，火之燎原，電之走漏，失其一定的常度，沒有控制的力量，到那無可救藥時候，只好說「天作孽，猶可違；自作孽，不可活」了。希望聰明的青年人，好自為之。

公開古今秘方　社會定期刊　造成百病自療

兒童何以多患病齒

(天虛我生)

上海特別市衛生局。於本年一月。開始檢查各小學校學生牙齒狀況。至六月二十四日止。據牙醫師報告結果。受檢學生凡五千六百五十六人。患牙總額。計有三萬零一百十枚。完全好牙。祗有一百八十五枚。由此以觀。足見病齒之多。竟佔百分之九十七。吁可畏已。凡人食物。胥賴咀嚼。如果齒牙失其健康。即不良於咀嚼。而消化不良之胃病以起。人生牙齒。一生祗換一次。女子七月而生齒。七歲而齒齔。二十一而生牙。四十九而齒槁。男子八月而生齒。八歲而齒齔。二十四而生牙。六十四而齒槁。若在齠齔之時。不知保護。則新陳代謝之際。舊者已蠹蝕敗。極易嵌入殘留食物。釀成乳酸。新者正如嫩芽初苗。易為乳酸所侵蝕。因而受其損害。故凡已壞之牙齒。直當拔去。免為害羣之馬。而在平日。尤宜注意清潔。每於食後。必令洗刷一次。漱去殘餘食物。毋任嵌在隙縫。且可免除剔牙之惡習。蓋剔牙之習。足使牙齦動搖。齒縫開鬆。愈足以嵌食物。遂使乳酸深入齒房。釀種種齒病。即由是而生矣。乳酸之能侵蝕牙磁。極易證明。試以醋浸蛋殼。越宿即軟。其石灰質層層剝下。直可完全剝離。祗剩蛋皮而止。蓋牙齒之構成。其大部分即是石灰質也。外被琺瑯質一層。即以保護石灰質者。俗稱牙磁。正與搪磁器皿。外被琺瑯一層。用以保護內層鐵質。若使琺瑯損壞。則鐵即銹爛。同一理也。(未完)

種痘小言(續)

(惠生)

否則。隔年再種一次。永保安全矣。夫牛痘佈種。必擇手少陽經穴者。因手少陽三焦。有氣無形。與足少陰之腎氣相通。內經云。「少陽主腎所生病。」痘漿從手少陽經點入。即能直入腎經引腎臟深藏之毒。仍從少陽之經穴透出。不須別用方藥。小兒嬉戲如常。視吹鼻引毒法。更為完美矣。(完)

經驗良方

牙齒病方

(濟平)

(一)牙齦潰爛。流膿出水。常在一處。當屬蟲患。可用明雄黃二兩研末。真小磨麻油四兩調勻。含口漱齒。片時吐出。數次可愈。(又方)用使君子(藥名)三五錢。煎湯頻頻漱齒。

(二)蟲中咬牙。病名齲齒。有一單方。雖然跡近迷信。但是確有效驗。謂予不信。盡一試之。取本人臥席下或毯下塵一捻。俟其斷時。由他人代為搽牙。次日勿令知之。一二次即愈。

(未完)

說痧

(沈仲圭)

(三)紅痧已退。餘熱未清。可用仲景竹葉石膏湯清熱存陰(原方為竹葉、石膏、人參、麥冬、半夏、甘草、粳米。恐嫌宜除半夏以生山藥代粳米。參則用西洋參。)

治痧有二禁。一為發汗。一為攻下。汗則痧爛。下則邪陷。皆足使病勢轉劇也。故即有腹滿便堅之症。亦唯豬膽汁導之(即以豬膽汁加於微溫水中灌腸)而已。

以上所言。乃痧之實症。亦有誤進涼藥太過、或體本伏寒。以致陰寒下盛。虛陽外散。淡紅斑點。隱約肌膚。脈微肢冷。舌苔白滑者。此則宜理中(人參、乾姜、白朮、甘草、)之溫補。不得拘泥上述清解之方矣。

介紹衛生方法　幸福三日刊　指導健康途徑

□女子五不孕之研究（續）

（王慎軒）

（四）角症　女子陰核過大。慾性一至。亦能自舉。狀如陰中有角。故以角症名之。又名半陰陽。俗稱雌雄人。因其不能交合。故難受孕。其陰核何以過大。乃其生殖腺發育太過之故。更有左右大陰唇一部分連合。尿生殖竇開口於陰核下面。一見宛如男子陰道下裂之陰莖。然其中仍具女性生殖腺及卵巢。祇可稱爲假性半陰陽。若兼有男性生殖腺及睾丸。則可謂眞性半陰陽矣。

（五）脈症　此指月經終身不來者而言。因其經脈不通。故名脈症。又名暗經。由於子宮血脈管之構造特異。不能容留迴血。或卵巢輸卵管之構造畸形。不能產生卵珠。或子宮閉鎖。皆能使月事不來。且亦難於受孕也。

（完）

□貢獻讀者施用自療法之訣門（二）

朱振聲

□咳嗽

咳嗽症之最宜辨別者。即外感與內傷是也。蓋外感咳嗽者。實症也。治宜辛散。內傷咳嗽者。虛症也。治宜甘潤。雖同一咳嗽。而治療之法。截然不同。故一病到手。先宜分別其屬外感之咳嗽。抑內傷之咳嗽。此爲治咳之第一步手續。

凡咳嗽而兼形寒身熱。頭痛且脹。骨節疼楚。胸悶不舒。鼻塞流涕。苔白膩。脈浮滑者。謂之外感咳嗽。病家既自知其咳之屬於外感。則當用辛散之劑。（如荆芥薄荷豆豉前胡杏仁象貝桔梗牛蒡之類）使其邪從外達。若一見咳嗽。即服甘寒生津潤肺化痰之劑。如川貝（或以川貝冰糖燉生梨）瓊玉膏之類。必致引邪入內。延成虛勞。愼之愼之。

凡咳嗽而兼潮熱。盜汗。顴紅。納少。形瘦骨立。痰內帶紅。舌苔光絳。脈象細數者。謂之內傷咳嗽。病家既自知其咳之屬於內傷。則當忌用一切表散之品。若以潮熱而誤爲外感之發熱。則遺害非淺。蓋潮熱者。發有定時。如潮之至。故名潮熱。與外感之翕翕發熱者不同。宜用銀州柴胡。甜光杏。白芍。川貝。麥冬。花粉。石斛。生地。龍骨。牡蠣。糯稻根鬚之類。若久咳而兼見大便溏薄。四肢浮腫者。此乃肺病及脾。最爲危險。急宜培土生金。（如黨參。山藥。白朮。茯神之類）然往往十難救一。以其後天之根本已敗故也。

□誌人形之何首烏

（張固初）

日前有吳淞蘊藻浜鄉民。從寶山南門外。掘得一人形之何首烏。就炮台灣商船學校一帶兜售。索價二十元。見者疑爲贋鼎。皆莫之受。海軍部海岸巡防處職員劉君。一見賞之。乃以袁頭十枚從該鄉民手中買回。余曾見此物。全體極似初生胎兒。長八寸六分而強。作老薑黃色。身首四肢。以及下體之生殖器並臀部。一一畢具。其頂背及兩臂等處。生有寸餘之嫩芽。作鮮黃色。似薑根之芽。嗅之有藥味。如枸杞根然。據老於藥識者云。此種人形何首烏。以指掐之。出有黏厚白漿。的是上品。世所罕見。生存土中必在五六百年以上。適劉君有咯血症。將用之以治療焉。（未完）

出版務求出信用有切實保證　又名社會醫藥常識報　主持者有學識經驗及人格

卻病瑣言（十一）

吳江潘緯亮甫遺著　許盟伻錄

飲食

古樂府云、晚飯少喫口。活到九十九。蓋夜則靜而消化難也。

老年人尤宜知節。晚上飲粥爲妙。怒時不宜食。食時不宜怒。

最忌空心茶、飯後酒、深夜醉飽。清晨不食葷。黃昏不食薑。冬忌朝飢。夏忌夜飽。禽獸自斃者不可食。物之凝滯者不宜多食。

一切瓜果生冷之物。熱天不可不食。却不可多食。多食則易生痢疾瘧疾。

火炙之物。只宜冷喫。夏季及秋初。不可食生蜜。令人暴霍亂。

橄欖可解魚毒。檳榔可解水毒。

涼茶惟三伏天可飲。平時俱不可飲。飲則停留胸膈。久必成痰飲之疾。

冬季食黃牛乳。最養血脈。

（未完）

風流小病（秋）

世上惟有少年人最快活、年紀既輕、面目又麗、水也掐得出的肌膚、再配上幾件時髦的衣服、逛逛馬路、白相堂子、其樂無窮、然而樂極每易生悲，因此有的患遺精、有的患白濁，時有所聞、本館代售的遺精敵（專治遺精）白濁丸（專治白濁）都是對症的靈藥、

本報特聘羅家衡律師為法律顧問

幸福三日刊

中華郵政特准掛號認為新聞紙類

幸福報

銘儀署

第二六八期

（民國十九年十月廿四日）

◀每份售洋二分▶

館址上海三馬路雲南路口

定報價目

每三日出一張五個月一元全年二元寄費在內本外埠一律國外加倍郵票代現九五計值

廣告價目

每期每格（共計五方寸）五元均排於新聞之旁佩嵌入新聞中長期面議

▶本期要目◀

- ▲不藥而愈遺精法
- ▲兒童何以多患病齒（二）
- ▲子淋驗方
- ▲癲狗咬驗方
- ▲生理學片段
- ▲孕婦漏紅之研究
- ▲貢獻讀者施用自療法之訣門（三）
- ▲誤吞銅元效方
- ▲却病瑣言（十二）

不藥而愈遺精法

無錫邵逸飛

遺精之症不一，有夢而遺者，無夢而遺者，有偶涉匪思而精自流者，要皆由輕而重，以致於極耳，其始也，皆由慾念內萌，心火妄動，人而至於心火動，則肝胆相火，未有不隨之而動者，蓋心為君火，君動則相動，此自然之理也，又心藏神，肝藏魂，心動則神不內藏，肝熱則魂不返舍，故多夢囈，夢中所遇之人，或即心中所印之人，間亦有非所思之人，而亦入夢者，要之腎虛於下，肝旺於中，心動於上，此其病之原因也，古今來治此者，有清心蓮子飲，清心火也，金鎖固精丸，攝精液也，腎虛者，宜補，六味地黃丸宜之，肝旺者，宜瀉，龍胆瀉肝湯可用，心虛者，有天王補心丹，隨病而治，必經醫家診斷，否則，藥不合病，實實虛虛，治非其治，輕病誤重，重病不治矣，以故雖有效方，病家非可按圖索驥也，然而窮鄉僻地，求醫良難，或因誤延醫士，轉入危途，默察社會，不無其事，爰草遺精避免法，取諸歷來經驗之法數則如下，以供患遺精者之採用。

甲 側臥法

初患遺精，大都於夜午後近天明，陽莖堅豎，或經被單之磨擦，或受褲襠之磨擦，欲避免外物之磨擦，惟有側臥一法，兩膝宜曲，身側臥，曲右手之肱，而枕於左手之掌。

乙 同上

如前法，曲一膝，一足伸直，加于所曲之膝上，二手置於兩肋之旁，面向上臥，如不慣，可用布帛絡於腿灣，套於右肩。

（未完）

兒童何以多患病齒(二)

(天虛我生)

故凡刷牙。萬不可用粗硬之牙粉。以致磨損牙磁。前江蘇教育總會。理科教授研究會叢刊。第二種第十九章第一節。卽嘗論及。云牙粉之用。乃防牙齒之腐爛。及堅固其牙齦。如其食物殘餘。留於牙縫中。卽能變成乳酸。腐蝕牙磁表面之琺瑯質。故晨起飯後必用牙粉擦牙。又云。製造牙粉之原料。不可不精選之。若攙有過粗硬之粉末。則琺瑯質被其傷毁。故牙粉愈細愈佳。又云。製造牙粉。最佳之原料爲炭酸鎂。因此物有馴良之鹼性。既可除滅乳酸。又可消去牙垢。而對於琺瑯質則無損害。惟此物價值甚昂。故常以炭酸鈣及石膏粉等混入之。觀於此節。足知所用牙粉。實有選擇之必要。而製造牙粉。供人使用。實有關於道德問題。而在買主方面。若購粗劣之牙粉。每日用之。眞是自毁其齒而已。試問人生一世。能有幾回牙齒可換。若在齠齔之時。漫不加意。一任自然。則不規則之牙齒。亦卽應運而生。或向外斜。或向横出。或成耙形。或如駢指。皆由失於矯正之弊。若於每日晨起及臨睡時。刷牙一次。不但能使口腔清潔。且能矯正齒牙排列之狀。使之整齊。譬如初種樹秧。在發育時。卽爲扶助使之挺直。決無横斜屈曲之病。若待長成。雖用斧斤。亦不能中繩墨。故在兒童換齒時代。自七八歲起。卽當由其父兄師保敎以刷牙。養成習慣。所用牙刷。宜取細軟之毛。其柄亦宜小巧光潔。以適合其口腔。若用硬毛粗刷。則牙肉每被擦破致痛。而口腔之嫩皮。尤易損傷。有種粗悍之人。喜用硬毛粗大板刷。反以擦破使之出血爲快。是直等於嗜痂之癖。不可敎也。

(未完)

驗方二則

瘋狗咬

瘋狗咬人最毒，西醫謂之恐水病，以其時發熱畏見水之故也，然病人不但畏水，並且惡風，又畏聞金鼓之聲，其理殊不可解，方書所載治法，不爲不多，然惟人參敗毒散加紫竹根生地榆一方，及仲景抵當湯以土鼈虫易水蛭一方，傳者極言其效，推之於理，較爲可信，鄙人因此症險惡，歷年搜求單方甚多，今特檢其藥味平和而他書未載者，錄出二方，以公諸世(一)用五倍子二兩，焙焦研末，米飯和丸，如梧桐子大，儘兩日內服完，其病卽愈，且永無復患，此方某君所傳，據云乃湖北某世醫家傳祕方，用之屢效，(未完)

經驗良方

子淋驗方(二)

擬健脾化濕理氣安胎之方。炙芪皮錢半、五味子五分、炒子芩一錢、甘枸杞八分、土炒淮山藥三錢、焙薏米四錢、硃茯神三錢、烏鰂骨三錢、酒炒歸身三錢、炒川芎八分、滁菊三錢。苧麻根五錢、水煎服。

生理學片段

肝藏血解

(沈仲圭)

夫血流行百脈，如環無端者也，肝乃藏器之一，謂爲血液經過之區則可，若目爲血液貯藏之所，無論血屬流動之物，不克中止其進行，卽或能之，亦係死血，徒爲身害而已，是以古人肝藏血一語，頗覺費解，然細攷之，却有至理存乎其間，未可妄可訾短也，蓋食物入胃，經胃腸之工作，化爲糜粥及乳狀，由血管乳糜管吸收之，以分布於全身，而彌補諸部之消耗，此讀生理學理，類能道之，當新血經過肝臟，肝卽攝取其中之糖分，變爲肝糖，貯於細胞，遇人體缺乏糖分之時，卽將向日儲蓄之肝糖，復化爲砂糖，加入血中，俾仍充足，蓋亦有備無患之意耳，愚於以悟昔賢所謂肝藏血者，非藏血也，乃藏血中之糖分也，但古無化學，不知血液內更有糖分，且行文簡要，不加詳言，故概括其辭曰肝藏血，

介紹衛生方法　幸福三日刊　指導健康途徑

孕婦漏紅之研究

管軼凡

孕婦漏紅一症，人以爲盡屬于病也，詎知有病理與生理之異乎，生理者，人身應有之常態也，病理者，人身本無之變態也，例如月經按月而下，乃生理之常態也，經水淋漓崩下，乃病理之變態也，在未孕以前之經水下行，既有生理與病理之分，至懷胎以後之血液下漏，亦有生理與病理之異，醫者不察，概認爲病，無病而投治病之藥，獨不慮其誤人生命耶，此其辨證分別之法，豈可忽略而不深究乎，嘗考漏紅之屬于病理者，其因甚多，有因熱盛擾動榮血者，有因脾虛不能統血者，或因瘀血在於胞宮，新血不得歸經，或濕熱蘊於下焦，胞胎不得安居，或因元氣虛而不能攝胎，或因肝氣逆而不能藏血，或妄作太過而動胎，或跌打閃仆而傷胎，此皆漏紅屬於病理者也，凡患此者，輕則胎兒之榮養不足，有不易生長之虞，重則母體之血液大傷，有小產難產之憂，其症必見腰骨痠楚，少腹墜痛，其脈必見弦大而芤，或見虛細，如此始可斷爲病理之漏紅，而投治療之藥也，然必伏其所主，先其所因，如熱者宜清，虛者宜補，有瘀者祛瘀，濕者化濕，各隨其所因而治之，不宜拘執古人安胎之成方，概投杜仲白朮而誤人生命也，若漏紅而腰不痠，腹不痛，精神健旺，脈象和平者，乃孕婦血液素盛，胎體榮養有餘，故如胎漏而下也，然必按月而下，逐月漸少，此漏紅之屬於生理者，可以不藥也，由是觀之，孕婦漏紅，實有生理與病理之異，醫者豈可不知哉。

貢獻讀者施用自療法之訣門（三）

朱振聲

吐血

吐血者，急症也，而亦危症也，世之患吐血症者，或因臨時不及救治，或因愈後調理失宜，以致死於非命者，不知幾許人也，其實吐血無死症，其所以致死者，不死於病，而死於藥也，余治吐血症，不外四法，一曰止血，二曰消瘀，三曰甯血，四曰補虛，按法施治，未嘗或失，世之患吐血症者，其可注意及之，

凡吐血一症，胃氣未有不上逆者，故欲止其血，必先平其胃氣，蓋氣不上逆，則血自止矣，此時血之原委，不暇究治，惟以止血爲第一要法，

血止之後，其離經而未吐出者，是爲瘀血，既與好血不相合，反與好血不相能，或壅而成熱，或變而爲癆，或結瘕，或刺痛，日久變證，未可預料，必亟爲消除，以免後來諸患，故以消瘀爲第二法，

止吐消瘀之後，又恐血再潮動，則須用藥安之，故以甯血爲第三法，

邪之所湊，其正必虛。去血既多，陰無有不虛者矣，陰者陽之守，陰虛則陽無所附，久且陽隨而亡，故又以補虛爲收功之法，

誤吞銅元效方

（蔡濟平）

誤吞銅錢，多食荸薺，自能消化，此方看似平淡，確有實驗，余妹幼時，曾誤吞銅錢一枚，適在鄉間，苦無醫藥，先母即購生荸薺數斤，不去皮苗，洗淨與食，以代餐飯，次日大便，其錢即隨之而下矣，銅錢與銅元，並無分別，可以同治，又方，用松木炭研末，飴糖調服數次，亦能從大便而下，（凡誤吞金銀銅鐵，此方均可統治；）至於誤吞銅元，既已日久，漸見面黃肌瘦，恐怕與氣血液質，凝結成痞了，雖有化銅之藥，未必能直中病所，還宜從速延醫，詳加診察，兼有何項凝結，再加何項消結藥品，或可有效也，

出版務求信用切實保證　**又名社會醫藥常識報**　主持者有學識經驗及人格

卻病瑣言（十二）

吳江潘緯亮甫遺著　許盟孚錄

衛行錄曰，春不食肝，夏不食心，秋不食肺，冬不食腎，四季不食脾，玉樞微旨曰，春不食肺，夏不食腎，秋不食心，冬不食脾，四季不食肝。

每日空腹食淡粥一甌，生津快胃，所益非細，如雜以甘鹹之物，卽等尋常飲食矣。

太飢傷脾，太飽傷氣。

每日飽飯後，在室中緩步數次，以兩手摩面、及耳後項後、以至胸腹兩腰。

飯量固不宜強增，亦不可漫減，胃爲後天之本，一身精力，藉以生長也。

飲酒最宜知節，同人讌集之時，總宜不過其量而止，若以意氣爭勝，至於嘔吐，其尅伐不少矣。

衣服

夏月衣衾，曬熱不可卽用，須隔一夜方可，靴鞋等物亦然，否則喝暑最甚。

着身衫袴，約以半月一易，然亦不必拘也，遇潮濕天氣，急易爲妙。

（未完）

補藥大王　強身丸

此丸性質和平。功效偉大。凡身體虧弱者服之。最爲合宜。如能耐心常服。永可身強力壯。卻病延年。

主治：身體虛弱　面黃肌瘦　精神疲憊　腰痠腳軟　頭眩眼花　耳鳴心跳　男子遺精　女子白帶

經售處：每盒實售大洋一元　上海三馬路本報館

續集　男女青年病

現已出版　每冊定價大洋八角　特價祇收大洋五角　本館發行

本集全書子目一斑

○…遺精問題…○

『原因』▲神經衰弱症▲陰部的刺激▲視官的刺激▲聽官的刺激▲不良的習慣▲思念情人▲勞心或勞力▲附遺精筆記『症候』▲面色蒼白▲精神缺乏▲發育不全▲小溲漏精『治療及預防』▲睡前勿飲開水▲刺激品勿入口▲排泄的注意▲實行運動▲戒絕手淫▲正自己思想▲藥物療法▲冷水療法▲器械療法『特種』▲赤色遺精▲便通遺精▲婦女遺精『變症』▲未交先泄▲陽痿▲陽強▲頭眩耳鳴▲心跳失眠▲健忘▲咳嗽肺癆

○…可怕的花柳病…○

『白濁』▲初病之治法▲急性之治法▲慢性之治法▲中西醫之處方▲檀香油之治濁功用▲白濁變睪丸炎之危險『女子白濁』▲白濁與白帶▲患濁之原因▲白濁菌進行之路程▲發現之症狀▲治療之困難▲衛生之注意『梅毒』▲梅毒的種類▲梅毒的危險▲梅毒的治療▲梅毒的避免

○…女子各病…○

▲白帶▲陰腫▲陰戶出血▲陰吹▲陰癢▲陰部濕瘡▲乾血癆▲子宮寒冷不孕▲血崩經漏▲陰痛

○…處方及驗方…○

▲遺精病處方▲早泄陽痿處方▲遺精陽強處方▲遺精兼白濁處方▲骨痿症處方▲遺精兼咳嗽處方▲遺精兼失眠處方▲遺精兼耳鳴處方▲疝氣處方▲遺尿處方▲黃帶處方▲陰痛處方陰腫處方▲陰癢處方▲梅毒處方▲陽梅結毒處方▲硬性下疳處方▲慢性尿道炎處方▲腎虛遺精驗方▲勞心遺精驗方▲夢遺驗方▲氣虛滑精驗方▲疝氣驗方▲瘰癧驗方▲魚口便毒驗方▲五淋白濁驗方▲下疳驗方▲乾血癆驗方▲子宮寒冷不孕驗方▲白帶驗方▲血崩經漏驗方

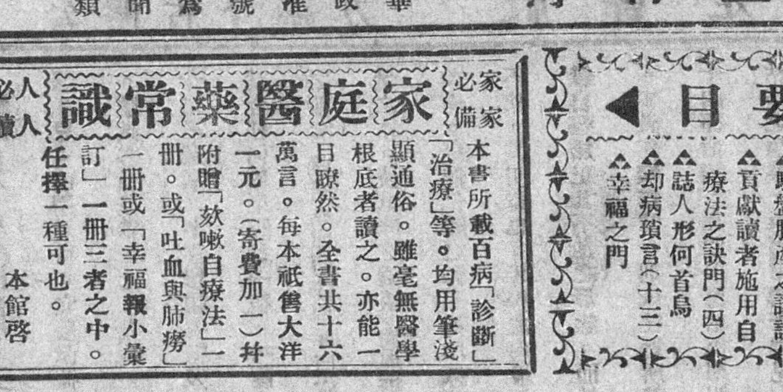

本報特聘羅家衡律師為法律顧問

幸福三日刊

中華郵政特准掛號認為新聞紙類

幸福報

鄧儀署

第二六九期

民國十九年十月廿七日

每份售洋二分

館址上海三馬路雲南路口

定報價目

每三日出一張，五個月一元，全年二元，寄費在內，本外埠一律，國外加倍，郵票代現九五計值。

廣告價目

每期每格（共計五方寸）五元，均排於新聞之旁，倘嵌入新聞中，長期面議。

本期要目

不藥而愈遺精法（二）

無錫邵逸飛

丙 清心法

慾動則火熾，神魂失守，遂患遺精，治此者，惟有清心一法，食宜淡泊，不宜濃厚之味，飲宜蓮子谷芽，清淨身心，不預外事，使心氣和平，心平則肝安，神守魂合，何夢之有哉。

丁 導引法

患遺精者，每當臥時，務要定氣甯息，以左手搓臍二十七，右手搓臍亦如之，再以兩手搓脅腹五七次，搖肩三兩次，然後嚥氣，納於丹田，握固良久，乃止。

按患遺精者，清心二字，不啻玉律金針，語雖近於宗教口頭禪，然切合心理學，心清志潔，則神經靜正，心體安舒，如基督敎之祈禱，佛家之跪香，因是子之靜坐法等，都是清潔心志妙法，亦治遺精之良藥也，若當睡時，先唸一二三四等字，然後就枕，亦佳，然夜內衣被，足部宜略帶微寒，不宜過暖，暖則精易泄也，至若烟酒等之刺激性，不可入口，又淫書淫劇，不可入之耳目，庶乎遺精之症，不藥而自愈矣。（完）

幸福三日刊 （二一三）

兒童何以多患病齒(三)

（天虛我生）

又凡兒童所用牙粉。宜將薄荷減少。改成果子糖味。以投所好。驗試多數兒童在七八歲時。多喜香蕉或檸檬。而九歲以上至十二三歲者。多喜留蘭香糖及茴香荳一類。惟糖質極易化酸。試含任何糖果睡過一宿。次晨醒後必定口內奇酸。故在牙粉中之糖味。蔗糖或葡萄糖均非所宜。而乳糖尤劣。惟用甘精化以大量之水。使其味之濃淡。適與糖漿相等。則經水濕而進口腔甚爲美滿。絕無化酸之弊。蓋凡患糖尿病者。禁止食糖。惟於甘精不禁。是明證也。牙粉盒內最好裝以鏡子。俾於刷牙時可以攬鏡自懸矯正其不良之形態。而於保護齒牙之工作遂成習慣常課。不致作輟無常。則依往籍所載。女子四十九而齒槁。男子六十四而齒槁。在此未應枯槁期間。正如木葉之未屆深秋。宜無枯朽之病矣，負有指導管理兒童之責者。於其齒牙健康。實關兒童一生之幸福。諒必抱有同一之感想。當不河漢斯言。

驗方二則

瘋狗咬

（一）用單邊鋸草。又名側面虎。係平齒科鳳尾草類植物。鳳尾草形似丰字。各橫紋上下兩邊。皆有鋸齒，單邊鋸草大致相似。惟只有一邊有鋸齒。鋸齒之下。常有赤色粉末。即其胞子也。似丰形之中央直莖。甚小，而色黑。如鐵線然。故又名鐵線草。用時以此草洗淨。擂爛。取自然汁。（不可加水。）與病人服之。甚爲靈驗。此方梅縣某君所傳。其藥名乃該處土名。他處不知是否相同。尚未參證。然所言草之形狀。已極詳明。用者照此採取可也。（吳去疾）

經驗良方

牙齒病方

（濟平）

（三）大凡牙齒疼痛。不外風火虫三者爲患。火有虛實之分。虛火痛緩。日輕夜重。實火痛急。無分晝夜。風痛係痛而且腫。甚至頭目皆痛。吸風亦痛。虫痛發時必在一處。叫號不已。但亦有虛痛專在一處者。有一驗方。對於各種齒痛。均可用之。幸注意焉。川椒三分。細辛二分。（此味必須杯準。多則反致頭額牽引作痛。）白芷。防風各一錢。以上四味。量齒痛之輕重。輕用開水泡透。重用膏粱酒泡透。時時含入口內。片刻吐出。再含數次卽愈。

胃病之原因及治療法

（女醫士蔡雪梅）

翻胃吐食者。有三大原因。一曰氣。一曰積。一曰寒。皆指三焦言之。上焦吐者。從於氣。中焦吐者。從於積。下焦吐者。從於寒。其證朝食暮吐。暮食朝吐。曰反胃。食難下咽曰隔。食下梗塞曰噎。內經云三陽結。謂之膈。大抵指熱結也。非概可言之，必診其脈之浮沉遲數實大辨之。又其須察反胃吐食之情形。所吐之物。或如清水。或如膩痰。或酸味。或苦味。或黃色。或綠色。或紅色。或吐後喜飲熱。或吐後喜飲涼。卽可明其爲氣。爲積。爲寒。爲熱。（反胃吐清水者）宜理中湯加減。（吐黃色者）宜歸脾湯（吐綠色者）宜小柴胡湯加減。（吐膩痰者）宜旋覆花湯加減。（反胃吐食者）宜六君子湯加減。（吐酸者）宜吳萸半夏茯苓白朮肉菓薄荷。

▣駁盤腸產之謬說

楊漢中

嘗覽女科醫書。有盤腸產一症。謂『婦人臨產時。子腸先出。然後產子。產後其腸仍不收。此爲盤腸產。由于氣虛所致。』閱竟思之。不禁訝異莫名。夫女子之妊娠產育。乃生理之自然機能。固非勉強之舉。雖間有難產者。乃因胞胎之位置橫倒。或子宮之縮力薄弱。及骨盤口狹窄。與交骨不開。以致胎難產下耳。然無論如何之難產。決無變亂臟腑之理由。考產道之內爲子宮。子宮膜壁與腸相隔。則大小二腸。何以能穿越子宮膜壁。而出產道耶。或疑子腸乃指子宮而言。然子宮下墜之病。祗能見于臨產之後。萬無見于臨產之前。蓋子宮爲胞胎之宅。當生產時。子宮收縮。迫出胞胎。子宮在內。胞胎在外。祗有胞胎先下。然後子宮下墜。豈有子宮先下。而後產兒之理乎。或疑子腸乃指膣腔而言。然膣腔不能如大小腸之長。不能用漆盤盛之。何以名謂盤腸產耶。由是觀之。彼所謂子腸者。既爲生理所無之物。又無臨產先出之理。則其所謂盤腸產者。豈非謬說耶。以意度之。或係陰產臍帶先下。產後子宮亦墜。穩婆本無生理解剖之學識。病家拘于羞恥禮敎之習俗。不使醫生親視。醫生僅憑理想。以兩病合爲一名。致妄立子腸及盤腸之名。且後人以謬傳謬。迄今尚乏批駁之人。良可慨焉。余觀中醫書籍之優點。固屬甚多。而誤點亦屬不少。尤以女科兒科二書。謬誤最多。茲姑先駁其一。容有餘暇。再當逐一駁明。聊表革新中醫之志願。諒亦爲同志所樂聞也。

▣貢獻讀者施用自療法之訣門（四）

朱振聲

▣吐血（續）

吐血治療之大要。既各上述。惟止血之法。亦各有不同。未可一概而論也。蓋血之爲物。熱則行。冷則凝。見黑則止。遇寒亦止。故有用熱藥止血者。以行血爲止血。姜艾等是也。有用涼水止血者。（或用急流水。或用井華水。）取冷則凝之義。芩連諸藥。亦卽冷止之義。有用百草霜京墨十灰散等以止血者。取見黑則止之義。又有用鹹以止血者。童便馬通揚塵水之類。此內經鹹走血之義也。顧止血之法雖多。而總莫先於降氣。蓋氣爲血之帥。氣降則血自止矣。老仲景瀉心湯一方。實爲止血之妙劑。中有大黃一味。功能止血而不留瘀。或云吐血爲虛證。大黃焉能可用。而不知吐血雖屬虛證。然係血虛。非氣虛也。且初吐之時。邪氣最盛。正雖虛而邪則實。試思人身之血。本自潛藏。今乃大反其常。有翻天覆地之象。非實邪與之戰鬬。血何從而吐出哉。故當斯之時。若不去其邪。勢必愈傷其正。虛者益虛。實者愈實矣。故惟有瀉火一法。除暴卽所以安良。去邪卽所以存正也。奈今人多不敢用。惜哉。

▣誌人形之何首烏

（張固初）

固初按日華本載此草藥本草無名。因唐人何首烏。見藤夜交，便即采食有功。因以采藥人爲名爾。唐李翺有何首烏傳。又本草李遠附錄。何首烏五十年者如拳大。號山奴。服之一年。髮髭青黑。一百年者如盌大。號山哥。服之一年。顏色紅悅。百五十年者如盎大。號山伯。服之一年。齒落更生。二百年者如斗拷栳大。號山翁。服之一年。顏如童子。行及奔馬。三百年者如三斗拷栳大。號山精。純陽之精。服之成地仙。

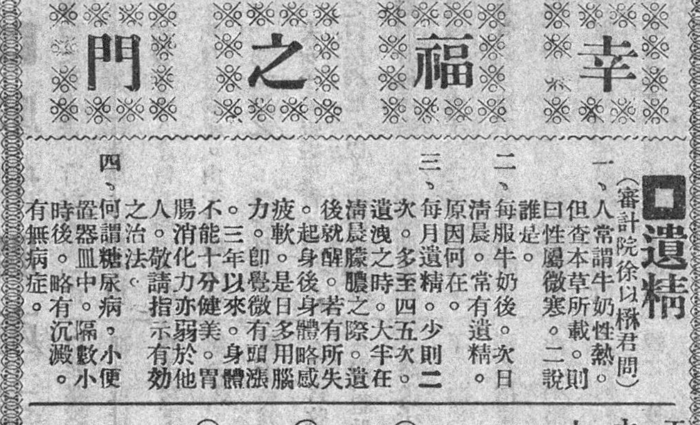

出版務求信用切實保證　又名社會醫藥常識報　主持者有學識經驗及人格

却病瑣言（十三）

吳江潘緯亮甫遺著　許盥孚錄

蘇夾領受汗多，遇潮濕天，甚不受用，久之項必生頑癬，宜於晴燥天、以清水刷去汗垢，曬乾再用，便不妨，被褥枕簟，宜常置日中曬之，蓋蘇絮得陽光，則鬆而輕煖，不但去濕已也。

枕中用杭菊，可治頭風目昏，但易生蠹蟲，用菉豆殼亦可，三年一換。

以單布兩層製一煖腰，束於臍下，冬季用之，可以護丹田而免疝氣諸疾，至春夏之交去之，夏季極熱時，夜臥不能蓋被，可製一單煖腰束之而臥。

衣帶固不宜寬。亦不宜太緊。太緊則氣血阻滯。而不能舒轉。

兩足不嫌過煖，襪袴俱宜從厚。

春秋兩季。天時忽寒忽煖、不可預定。凡出門者。雖一二日亦須多帶衣服以備用

導引

每日子後辰前。開口向空呼噓字三四次。須輕使耳不聞聲。能散肝經濁氣。然後仰首向上。（向東及南尤妙、）鼻中吸清氣以補之。鼻息亦須靜而和。使耳不聞聲。此噓字訣也。再行呵字訣。以散心經濁氣。其法同上。再行呬字訣。以散肺邪。吹字訣以散腎邪。呼字訣以散脾邪。嘻字訣以散三焦之邪。其法俱同上。呼有六法。吸一而已。此吐故納新之術。行之一年。百病皆除。

幸福之門

遺精（審計院徐以楙君問）

一、人常謂牛奶性熱。但查本草所載。則曰性屬微寒。二說誰是。

二、每服牛奶後。次日清晨。常有遺精。

三、原因何在。每月遺精。少則二次。多至四五次。遺洩之時。大半在清晨朦朧之際。遺後就醒。若有所失。起身後身體略感疲軟。是日多用腦力。即覺微有頭漲。三年以來。身體不能十分健美。胃腸消化力亦弱於他人。敬請指示有効之治法、

四、何謂糖尿病。小便置器皿中。隔數小時後。略有沉澱。有無病症。

五、滋補血分之品。何物最爲適宜。

六、白髮是否血弱之像。有何治法。

上列六項。即請見復爲禱

答徐以楙君問（楊志一）

（一）按牛乳之性。本草雖載微寒。但以實驗而論。似以性熱之說爲是。

（二）每服牛乳後。明晨易患遺精。足證牛乳性熱。不免含有刺激性也。

（三）按遺精每在清晨朦朧之際者、無他。以清晨爲陽氣發動之時。人身相火亦應時而動。逼精外洩也。故此症於服藥而外。尤以早起爲第一要義。方用聚精丸。（中藥舖出售、每早晚用淡鹽湯吞服三錢。久服勿間。無不神效。

（四）按西名糖尿病。即中醫所謂消渴症。考外台載李氏消渴論曰。『消渴者。原其發動。爲腎虛所致。每發則小便至甜』。與西醫所謂。中含有糖分之說尿不謀而合。故尿甜口渴。爲此症之確徵。至於小便沉澱。非經檢驗。無從診斷是何病。

（五）補血之藥甚多。應由醫者因體置宜。處方進服。較爲安善。

（六）髮爲血之餘。白髮是血弱之象。治方請參閱第二六一期本報。

補藥大王　强身丸

此丸性質和平。功效偉大。凡身體虧弱者服之。最爲合宜。如能耐心常服。永可身強力壯。却病延年。

主治：身體虛弱　面黃肌瘦　精神疲憊　腰痠脚軟　頭眩眼花　耳鳴心跳　男子遺精　女子白帶

經售處：每盒實售大洋一元　上海三馬路本報館

本報特聘羅家衡律師為法律顧問　幸福三日刊　中華郵政特准掛號認為新聞紙類

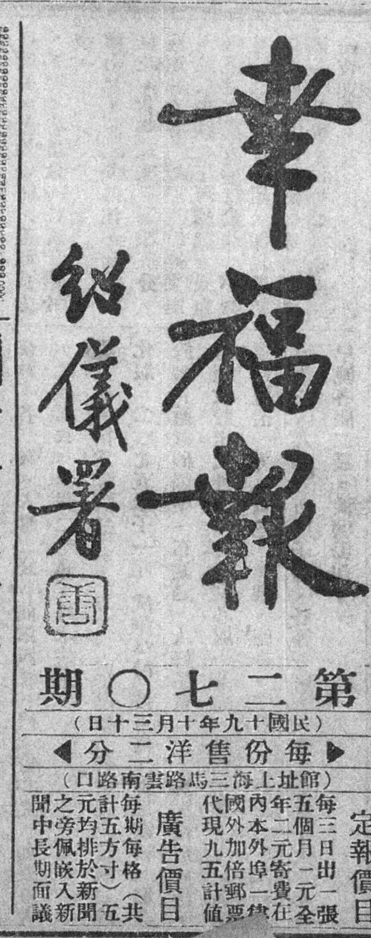

幸福報

紹儀署

第二七〇期

（民國十九年十月三十日）

每份售洋二分

（館址上海三馬路雲南路口）

定報價目：每三日出一張　五個月一元　全年二元　本埠寄費在內　外埠加倍　國外加一倍　郵票代現九五計值

廣告價目：每期每格（共五格）計五方寸　五元　均排於新聞之旁　嵌入新聞中　長期面議

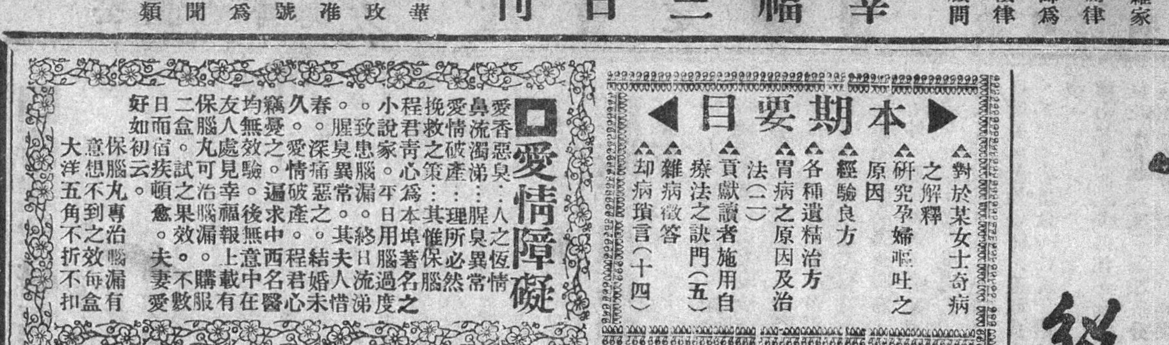

本期要目

△對於某女士奇病之解釋
△研究孕婦嘔吐之原因
△經驗良方
△各種遺精治方
△胃病之原因及治法（二）
△貢獻讀者施用自療法之訣門（五）
△雜病徵答
△却病預言（十四）

對於某女士奇病之解釋

（濟平）

舍親某女士。中學畢業。猶未字人。幽嫺靜淑。絕不輕浮。不幸今年正月起。如波浪式之寒熱。時輕時重。並發白㾦。至數十次之多。以致骨瘦如柴。中西醫屢治。絕無輕減。近且患有遺精、不拘晝夜。因之鄰里傳聞。殊類荒誕。或曰妖邪迷人。或曰陰鬼纏擾。故當事人方寸已亂。莫衷一是。鄙人誼在親戚。不忍坐視其誤事。爲特懇求先生一賜南針。並希速示不延。則尤感也。（金禪磯）

無論何病。在最初時期。發見寒熱。必有外邪。醫者不究其因。專從物質上着想。硬止其熱。使邪氣遏伏。鬱而不伸。邪之所湊。其氣必虛。自然愈後而身弱也。再加以人參別直參之滋補。使伏邪如油入麵。宜其食不甘味矣。後之復發寒熱。或係新感引動伏邪。投以疎散。戰汗發㾦。顯係邪達之明證。鬱之彌久。反動益劇。所以㾦發至數十次之多。時期經月餘以上。迨後投青蒿鱉甲飲。已是邪少陰傷的治法。我雖未見脈按。想來是對症的。血汗同源。久汗必傷血。王醫從血液的方面培養。亦甚得法。至於遺精在女子方面。必有夢交情形。以其幽嫺靜淑。故諱莫如深。羞於自述。這是病後精氣神交虧。神經衰弱之故。非有思魔也。病在無形之神。不在有形之質。是以西醫檢查亦認爲臟腑無恙。現在上半日熱度反低。下半日稍高。自屬正氣津液兩傷之現象。以我的審察。某女士並無疾病。只有衰弱。善治不如善調。在飲食培補。不在藥石培補。惟茹素殊有問題也。若無事自擾。雜藥亂投。虛人何堪。必生變故。慎之慎之。

□研究孕婦嘔吐之原因

郁祖怡

嘔吐者。胃氣上逆。而不下降之現象也。胃氣上逆。最顯之理有四。食物不愼。胃受刺激而起反應。則上逆而作嘔吐。此其一。或感外邪。表閉而熱不得外散。則有溫溫欲吐之徵候。此其二。痰飲內阻。濁氣上逆。則爲嘔吐。此其三。肝氣橫逆。胃氣被迫。而不得下降。亦上逆而起嘔吐。此其四。至若婦人懷孕。而患嘔吐者。則多由於痰飲肝氣也。蓋婦人受孕。經水閉塞。氣機阻滯。經絡不舒。煩惱以生。引動肝藏。肝氣暴張。逼迫胃府。嘔吐於是以作。或素多痰飲之體。受孕以後。陽氣阻滯。痰飲益盛。嘔吐因而自作。如其人處境順適。懷抱逍遙者。或素無痰飲。胃中清爽。則其氣機條達。雖受胎孕。倘無外邪食滯。必無嘔吐之患也。又有初次懷孕。胞宮狹小。胎氣日增。漸漸擴大。上迫藏府。胃氣隨之上升。則嘔吐必劇。生產已多。腹腔寬大者。亦有受孕而不起嘔吐。總之女子善懷。性情偏急。氣鬱者多。喜食水菓。脾胃虛寒。有痰者多。故一至受孕之時。嘔吐之症易作。不患嘔吐者鮮也。

□跌打損傷驗方

近得一方。認爲極妥。適有菜市路泰來坊羅仁壽君幼女。自樓墮地。跌傷後腦。嘔吐不止。口禁目斜。手足抽掣。牽引全體振動。當即送赴某醫院。經醫生診斷。謂爲傷及腦筋。除割治外。無可救藥。病家未敢冒險。改延中醫。進以是方。略加通經豁痰藥品。一劑而諸病若失。就此告痊。獲此良方後。不得不公諸世。特爲介紹於後。

膽南星●防風●白芷●當歸●紅花●右藥五味。每味五分。治酒和水各半煎服。渣擦傷處。凡八失跌。不可驟起。致血脉阻滯。此方屢試屢驗。不論男婦老幼。皆合用。即足腕折傷。藥不易達之處。亦可用水酒各半煎洗。渣搗爛敷傷處。一夜即愈。

□各種遺精治方

（濟平）

遺精之病。在一般青年。患者最多。大都因昧於守身。不自愛惜。有以致之。然亦有傷心喪志。人事煩勞而病者。孽非自作。情益堪憐。是病得來最易。治愈最難。茲刊治驗各方。患者諸君。幸各注意。

□有夢遺精爲心病（心虛二方）（一）雄雞肫皮四五個。焙乾爲末。每日早空心時。用黃酒調服一錢。（二）豬心切片相連。摻入硃砂末三五分。用線紮好。白水煮熟食之（勞心二方）（一）龍骨。遠志肉。各等分研末。蜜和丸。如桐子大。硃砂爲衣。每服三十丸。蓮子湯送下。（二）遠志。石菖蒲。各一錢。茯苓。茯神。各三錢。人參二錢。龍齒四錢。研末蜜和丸。如菉豆大。硃砂爲衣。每服二十丸。開水送下。

□無夢遺精爲腎病（腎虛二方）（一）牛皮膠三兩研末。黃酒二碗化服。（二）北五味子一斤。洗淨水浸。按去核。再以浸核。取盡餘味。通置砂鍋中。布濾過。入好冬蜜二斤。炭火慢煎成膏。磁瓶收貯出火性。每日早空心服一茶匙。白開水調下。（各種遺精通治一方）黃連、生地、歸身、炙甘草、酸棗仁、茯神、遠志肉、人參、石蓮子肉、各等分研末。蜜丸如桐子大。每日早晚各服二錢。淡鹽湯送下、

■胃病之原因及治療法

（二）（女醫士蔡雪梅）

（吐苦者）宜清胃散加減。（妊娠惡阻）宜半夏茯苓湯（胃癌吐紅者）鮮生地鮮茅根銀花五味子等。總之翻胃吐食。係胃液之分泌過多過少。或酸素之過多。或缺乏。或胆汁之滲泄。其色綠。或生胃癌。所吐其色紅。或脾經滲泄。其色黃。胃擴張。起於幽門狹窄。或因暴食過多。而起胃部壓重之感。噯氣。即胃中發酵。呑酸。嘈雜。嘔吐等。證候也。又有妊婦惡阻。嘔吐反胃。必在停經兩月後。更覺噁心反胃。不思飲食。此由經血既閉。結胎之證兆。濁氣上升。水噴於臟。臟氣不宣。故心煩憒悶。氣逆而嘔。此係神經起反射。胃部交感刺戟之證也。（完）

■貢獻讀者施用自療法之訣門（五）

朱振聲

■吐血（續）

至於吐血之輕者。葛可久十灰散。亦可得效。其妙亦在大黃之降氣即以降血也。雖然。吐血之治療。豈僅如斯而已耶。曰否。上所云云。不過治療之大綱。若分而論之。約有三因。即外因內因不內外因是也。

（甲）外因吐血　外因者。火灼風溫之嗆血。暑熱燥欬之傷血。邪在肺衛心營。理肺衛。宜甘涼肅降。（如沙參。麥冬。貝母。花粉。玉竹。石斛之類）治心營。宜輕清滋養。（如生地。元參。丹參。連翹。竹葉。茯神之類）以此二法爲宗。隨症加減。火灼則加入苦寒。（如山梔。黃芩。知母。地骨皮之類。）風溫則參以甘涼。（如蔗汁。蘆根。羚羊角。桑葉之類）暑熱入營。則兼清潤。（如杏仁。銀花。鮮地黃。犀角之類）燥欬在氣。則佐純甘。（如天冬。梨。棗。阿膠之類）其他更有內熱外寒而吐血者。宜麻黃參芍湯主之。此治外因吐血之大略也。

■雜病徵答

同人等限於見聞。對於疑難雜症。無法解答。玆特分期披露。徵求海內同道賜答。實爲公便。

（一）鄙人于本年閏月下旬添一小孩。迄今不過兩閱月。而壯健殊甚。但于產生之次日。即作『冷噎』亦稱呃逆。逾時而止。自此即無日不作。不必見風感寒而始然。即靜臥時亦恆呃嘔作響。必暢吸乳汁乃已。有時歷頗久之時間。其勢恐成習慣。異日或有他虞。百計矯正。迄鮮效驗。（成人之感此者。只須以紙撚刺入鼻孔令作噴嚏數聲。立時而止）編查方書。亦無治法。是不可謂非奇病之一種。爲此函達請賜刊登貴報。徵求治法。如有效驗。決由鄙人致送相當酬謝。（太倉湖州橋西首許西疇啓）

（二）爲長孫杏生年四歲。寒熱連連不絕。醫院診治。刻已全愈。見舌胎形似飯糈。其色雪白。請問高明何藥診治乃盼。（常熟南門外洙草浜協興公司王如松啓）

（三）陰歷七月初一日起右脚底先生老皮兩塊色暗黑。繼則皮脫潰流。濕水漫延破爛。傳染滿脚底。及脚丫。不能履行。用諸方擦搽。均無效果。（常州東下塘八十三號謝子文啓）

出版務求信用有切實保證 又名社會醫藥常識報 主持者有學識經驗及人格

卻病瑣言（十四）

吳江潘緯亮甫遺著 許盥孚錄

治心氣法。正坐、以兩手作拳。左右築六度。又以兩手相叉。以脚踏手中、各五六度。兩足更換踏。能去心間風邪諸疾。然後微微呵之。可除煩躁口瘡之病。

治肝氣法。正坐、以兩手相叉。翻覆向胸三五度。能去肝家積聚風邪。然後睜睛微噓之。可除眼中赤淚之病。

治脾氣法。正坐、伸一足。屈一足。以兩手引後返掣。各三五度。能去脾家風邪。傷合然後呼之。可除瀉痢吐痰之病。

治肺氣法。正坐、以兩手踞地。縮身曲脊。向上三舉。能去肺家邪積勞。然後呬之。可除上焦煩滿之病。

治腎氣法。正坐、以手上聳。左右引脇三五度。以足前後蹬左右各七度。能去腰腎膀胱間風邪。然後微微吹之。可除眼昏耳鳴陽痿之病。

每日清晨未起。叩齒三十六。能通血脈、堅筋骨。

上海康健保障社簡章

第一條 定名 本社定名爲上海康健保障社

第二條 宗旨 本社以保障民衆康健增進人羣幸福爲宗旨

第三條 資格 凡欲謀康健幸福者不限男婦老幼均可隨時入社

第四條 社費 入社者每年應繳常年費洋兩元第一次於報名時繳納之（報名費免收）

第五條 社證 凡入社時發給精美社證一張

第六條 顧問 本社由幸福報主編楊志一朱振聲兩醫士担任常年醫藥顧問保障社員四季康健

第七條 權利 凡本社社員得享下列各種權利

（甲）本埠社員得免費診病（不論內外婦幼咽喉花柳等症均可診察惟出診不在此例）

（乙）外埠社員得免費問病及一切醫藥上之疑問本社無不盡情答覆

（丙）凡遇疑難雜症而一時不能解決者本社當召集上海名醫共同討論研究良善治法

（丁）凡社員於第一次入社時一律贈送皮面燙金精美異常之『社員手冊』一本

（戊）凡社員定閱幸福報全年（計一百二十期）減收大洋一元（非社員照收洋二元）

（己）凡社員購買幸福報館出版之各種醫藥書籍得照定價對折計算

第八條 義務 本社社員有擴充社務介紹社員之義務

第九條 信用 本社由上海名醫所創辦基金充足組織完備並由上海康健報館及幸福報館負信用上之担保

第十條 社址 上海三馬路雲南路會樂里二六七號

第十一條 附則 本章程有未盡善處得隨時修改之

發起者 楊志一 朱振聲

贊助者 夏應堂 丁仲英 秦濟平 張少波 張贊臣 謝利恒 王仲奇 陸士諤

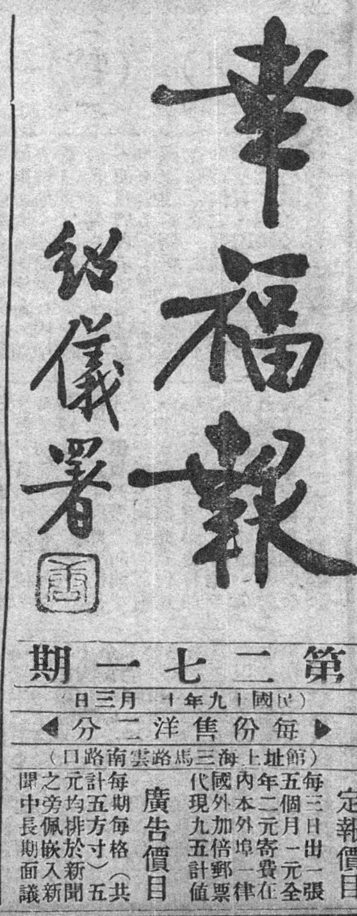

本報特聘羅家衡律師為法律顧問

幸福三日刊

中華郵政特准掛號認為新聞紙類

幸福報

紹儀署

第二七一期

（民國十九年十月三日）

◀每份售洋二分▶

（館址上海三馬路雲南路口）

定報價目

每三日出一張。五個月一元。全年二元。寄費在內。本外埠一律。國外加倍。郵票代現九五計值

廣告價目

每期每格（共計五方寸）五元。均排於新聞之旁。佩嵌入新聞中。長期面議

▶本期要目◀

▣愛情障礙

▣惜哉張田玉女士攖疾自殺（逸）

▣鼻中生瘤　不宜割治

▣鼻涕惡臭　保腦最宜

報載國貨銀行女會計員張田玉畢業於中西女塾。志頗高昂。稍遇遠心之事、輒抑鬱終日、且喜作消極語、一載以前、鼻中忽生一瘤、雖外觀依舊、然頗覺痛楚、嘗就治於某名醫、經刀割後、出血少許、仍未見效、嗣復求醫於祝由科、亦復無效、自後其父之意、擬送其赴美診治、惟其時田玉已以神經抑鬱、態度頗覺失常、乃父憂之、屢加勸慰、田玉謂鼻間時有惡臭衝出、最予人以難堪、言下頗露沮喪之色、父雖加譬解、然其自殺之念已萌於此時矣云云、

（按）張女士志頗高昂、性喜抑鬱。抑鬱最易激動肝火。肝為腺體。而司神經。肝火激動。則腦神經受其薰蒸。而為鼻中生瘤。為鼻涕惡臭。即世俗所謂之腦漏症。方書所稱之鼻淵症是也。斯症與口臭腋臭同一使人厭惡。治療之法。絕非刀割所能奏效。惟宜清泄肝火。以保腦筋。方是正本清源之道。本館代售之保腦丸一藥。（每合五角）純本此而發明。對於治療此症之特效。令人不可思議。今張女士不廣事訪求特效藥方。竟因惡臭之故。而出於自殺。余不獨為張女士惜。更為良藥惜也。

瘧疾淺說

汪薔成

內經云。夏傷于暑。秋必痎瘧。此定理也。蓋吾儕于赤帝司令之時。莫不避熱而就涼。因此喜浴冷水。或偃臥當風。風寒暑濕。由此而感。在勞力者。尤易發生是症。彼于夏令烈日之下。事其工作。尤喜冷浴。貪一時之愉快。風寒早已感受。及至秋令。復感新涼。引動伏暑。瘧症于是成矣。醫者每逢是症。不論邪之輕重。遽以常山或小柴胡湯截瘧。殊不知常山小柴胡湯施之於有表邪者。庶不致誤。若不問其爲寒瘧溫瘧間日瘧之別。而一味浪用。藥未對症。豈非病者。既病于病。而又病于藥乎。生命之喪。非不明醫理者之誤之耶。故瘧之一症。須辨其寒熱之孰微孰甚。邪正之或實或虛。發之早晏。汗之有無。審症處方。不能以小柴胡湯常山。爲治瘧之專方也。

經驗良方

乳癧治方

吳縣顧仲魯君太夫人。乳癧潰爛。歷久不愈。自分必死。後經友人授方。用青魚齒連齒床骨洗淨。瓦上煅存性。研細末。麻油調塗。三月而愈。

乳瘡治方

治乳瘡初起。紅腫疼痛尙未破爛者。試用下方。均極有效。併爲介紹於後。仝當歸一兩、川芎五錢。研乳香一錢、沒藥一錢、大瓜蔞一個、(打碎)川貝三錢、(打碎)生甘草一錢、用黃酒煎。先服一半。餘藥和渣薰洗。

乳巖治方

乳巖初起。乳中結核。硬似石子。始僅豆大。漸如雞蛋。歷七八年之久破爛。破爛即不可治。趙恕軒串雅編有兩方。(一)槐花炒黃爲末。黃酒冲服即消。(二)生蟹殼數十枚。放砂鍋內焙焦研細末。每日用陳酒冲服二錢。不可間斷。以消爲度。錢塘吳庚生君補註。謂蟹殼方頗有效。惟不宜多服。且蟹殼蟹爪。最能墮胎。孕婦所忌。嘗見吾師馬培之先生治此症。用逍遙散爲主。量予加減。應手輒愈。蓋乳頭屬肝。乳房屬胃。此症胥由二經致疾。又見杭婦鄭姓患此。用龜板數枚。炙黃研細。以黑棗肉擣和丸。每服三錢。金橘葉煎湯送下。頗有奇驗。併錄以告同病者。

肉痿治療法

(李健頤)

定義 肌肉柴硬、不知痛癢也、

原因 水濕受於肌肉、傳於脾臟、內蘊成毒、毒蒸肉敗、

病理 脾主肌肉、脾健則肌肉肥厚、而濕邪不能入、脾弱則肌肉衰痿、而水氣乃易襲、若好飲水漿、及久處濕地者、其體中所有水質濃厚、變爲濁濕、襲於肌肉之間、脾弱不運、濕留不去、內外相搏、濡漬肌肉、痺而不仁、日久月深、即柴硬而不知痛癢也、素問痿論曰、「脾氣熱、則胃乾渴、肌肉不仁、發爲肉痿、」又曰、「有漸於濕、以水爲事、若有所留、居處相濕、肌肉濡漬、痺而不仁、發爲肉痿、肉痿者、得之濕地也、」觀此症、顯然脾濕蓄毒、肌肉痿敗、神經消失也、

症象 六脉洪革、右關弦代、舌苔乾黃、胃氣上炎、津液枯竭、消穀善飢、肌肉瘦削、形寒身熱、內熱外寒、行動不仁、灼不知痛、

診斷 此症治療最難、

療法 宜滲濕解毒、運脾清胃、用二陳二朮忍冬陳威靈仙羌活赤薏米白蔻花山枝皮等、或加霞天膏、(霞天膏製法、即用肥嫩黃牛肉三四十斤、切片去筋膜、洗極淨、入砂鍋中、長流水煎成糜爛、濾去渣、再熬成膏用、)常服自愈、

介紹衛生方法　幸福三日刊　指導健康途徑

□帶下之研究

（唐宗一）

帶下爲婦女病之一。諺云『十女九帶』。可知又爲普偏之婦女病也。然舊禮教之拘束。遂歸諸隱祕。而不輕易告人。積習成風。觀念乃異。一若帶下不足爲虛。而無須醫治者也。詎知一患帶下。月經必不能正常。月經不正常。生育必艱難。不特此也。終至液涸津枯。百病叢集。小則疾病常攖。大則香消玉殞。日與病魔爲伍。失盡人生快樂。良可嘆也。昔扁鵲過邯鄲。而爲帶下醫者。蓋亦重視裙帶下之病而欲拯救之也。其用心亦良苦矣。考帶下之名。出自內經。其言曰任脈爲病。女子帶下瘕聚。夫任脈者。主內藏營運之植物性神經也。起於子宮之中。爲陰脈之總司。設受六淫七情直接或間接之侵害。則失其營運之良能。而子宮膣腔。同時發炎。分泌增多。於是綿綿如帶。從陰道流出。亦猶大腸有侵害物之刺戟而爲下痢也。內經曰。脾風傳腎。小腹痛冤熱。出白物。此外風與脾溼相合。風鬱化熱。溼熱流入腎經而爲帶下也。蓋子宮爲腎藏之領域。而任脈爲腎之機關也。然亦有因瘀血而爲帶下者。如金匱曰。婦人年五十。所病下利。數十日不止。暮即發熱。少腹裏急。腹滿。手掌煩熱。口唇乾燥何也。此病屬帶下。何以故。曾經半產。瘀血在少腹不去。又曰帶下經水不利。少腹滿痛。經一月再見者。土瓜根湯主之。故治帶之法。當以去邪爲先。切不可早投補濇。尤宜辨別風寒溼熱痰瘀氣滯之分別。及任督氣血之虛實以爲治。庶幾藥無虛發。病得回春。至於白淫白崩之病理。與帶下略同。惟輕重各異耳。夫能致帶下之誘因。既繁且複。而人生康健生育之關係。既重且大。世之女同胞。其可怕羞隱祕。而不與醫治乎哉。

□貢獻讀者施用自療法之訣門（六）

朱振聲

□吐血（續）

（乙）內因吐血　內因者。怒動肝火。宜苦辛降氣。（如蘇子。鬱金。丹皮。山梔。栝蔞。橘白之類）鬱損肝陽。（宜六鬱湯）鬱損肝陰。宜甘酸熄風。（如阿膠。鷄蛋黃。白芍。生地之類）思傷心脾。宜甘溫益營。（如保元湯。歸脾湯之類）房勞傷腎。其陰虛失納者。宜壯水鎭陽。（青鉛六味飲。加五味。牛膝。童便）陽虛不攝者。宜導火歸窟。（肉桂七味丸。加童便）奪精亡血者。急固眞元。大塡精血。（如人參。海參。熟地。河車。膠。杞子。五味之類）此治內因吐血之大略也。

（丙）不內外因吐血　不內外因者。墜跌。血瘀上泛。先須導下。（復元活血湯。代抵當湯。或用韭白汁散之）再用通補。（元戎四物湯。或當歸。鬱金。牛膝。白芍。三七之類）若努力傷血。調補忌用凝濇。宜和營通路理虛。（當歸建中湯。旋覆花湯。或六味飲。加牛膝。杜仲）若烟酒傷肺（烟辛泄肺。酒熱戕胃。皆能助火動血。）嗆血。（紫菀茸湯。去朮。加芍）飲多傷胃失血。（六君湯。加葛花）此治不內外因吐血之大略也。

□天閹治方

蔡濟平

（一）某年二十歲。身體素弱。宛如童稚。當屬具體而微。未曾發育。似非天閹。曾有驗方一則。用雄猪陰莖。將剪刀破開。陳酒洗淨。文火燉酥如網油。常服不斷。久自有效。昔有人自幼虛弱。十八猶童。迭服前方。至二十四歲。始發育如成人焉。

（二）直隸贊皇孫陸敬之。爲循吏陸某之孫。生而天閹。後得一方。用何首烏生取汁。和人乳服之。三四月後。下部時覺熱氣衝動。五六月後。漸發育。一年後竟生子矣。

出版務求信用切實保證　又名社會醫藥常識報　主持者有學識經驗及人格

幸福三日刊

却病瑣言（十五）

吳江潘緯亮甫遺著　許盟鉅錄

清晨方起。披衣坐床。以兩手握拳。徐徐從肩上舉。向空中、郎放下。置兩膝。使氣下注丹田，如是者三次或五次。能散鬱火、吐濁氣。

又左右回顧七次。少或五次。每行一次。胸中嚶而呵出濁氣者佳、能寬胸膈、

又左右兩手開弓各七次或五次。兩目須睨所伸之臂指。

又以兩手用力扳左足。將右足伸直。以兩手扳右足。將左足伸直。各五次。

又起身將兩足立門限上。作坐馬勢。少頃以右足立地。左足向後踢出十二次。左足立地。右足踢出十二次。此免筋拘骨痺諸病。且長脚力。

靜坐無事時。以舌舐腭侯津嘰滿口。分三氣嚥下。滋陰降火。最有裨益。

臥至半夜後。作欠伸狀。略盪其腰二四次。通血脈。

風流小病

（秋）

世上惟有少年人最快活、年紀旣輕、面目又麗、水也掐得出的肌膚、再配上幾件時髦的衣服、逛逛馬路、白相堂子、其樂無窮、然而樂極每易生悲、因此有的患遺精、有的患白濁，時有所聞、本館代售的遺精散（專治遺精）白濁丸（專治白濁）都是對症的靈藥、

（醫）（林）（特）（訊）

中醫藥界招待國聯會代表費爾柏氏

國際聯盟會委派代表費爾柏氏來滬。調査中國醫藥狀況、由醫界代表謝利恆藥界代表張梅庵陪往參觀後、即至新新酒樓午餐、有市教育局代表鄭思勤及醫藥界作陪、席間由主席致歡迎詞、略稱費爾柏先生負國際聯盟會之使命。調査醫學、不問到我們中國醫學。供東方醫學得與世界醫學握手。不得不使我們表示熱烈歡迎與希望「中國醫藥」是實際應用的醫藥、故治療儒有奇效、理論反多不合時代之言詞、世界醫學學者、因不信任不合時代的理論、連帶不信任有效的治療法、這是

我們很惋惜的一件事、現在中醫界中有科學知識的人、正努力用科學解釋其治療法、同時取銷其一部分錯誤的理論、國內的中醫學校、漸漸趨向這一路來、將來此種學說公佈出來、定能與世界醫學共同進步、至於各處中醫學校、都是初設、政府沒有提倡補助、是以設備上很簡單、進步因此不能甚速、但我們盡力向前、定有學備上相當的貢獻、希望費君將此意代達聯盟會、幷請聯盟會加以精神上的援助等語、繼由費氏答詞略謂、余到滬、承蒙全國醫藥總會上海中醫協會國藥公

會及各學校招待、至以爲感、並由諸君陪往各處致察、極爲滿意、覺得中國醫藥、確有特殊性質、與歐洲各國未能盡同、夫人種無論黃白、有病必求治療、中國醫藝之發明、早於歐洲、甚爲欽佩、但歐洲近時醫學之進步甚速、頗有可爲中醫採用之處、現承諸位要求部人發表中國醫藥改進之途徑、余實因尙未洞悉內容、未能盡情貢獻、但觀國醫學院所示標語、謂保存固有之精華、吸收外來之長處此語、實爲改進之不二法門、希望中醫用創造之精神、力求改進、庶與世界醫學逐漸接近云云、

本報特聘羅家衡律師為法律顧問

幸福三日刊

中華郵政特准掛號認為新聞紙類

幸福報

銘儀署

第二七二期

（民國十九年一月六日）

◀每份售洋二分▶

館址上海三馬路雲南路口

定報價目

每三日出一張。五個月一元。全年二元。寄費在內。本埠外埠一律。國外加倍。郵票代現九五計值

廣告價目

每期每格（共計五方寸）五元。均排於新聞之旁。偶嵌入新聞中。長期面議

▶本期要目◀

打胎與避孕

（涼月）

嬌妻因生育過多——以致身體虛弱
丈夫因兒女過多——以致經濟困難
欲使嬌妻身體强健——惟有節制生育
欲使丈夫經濟寬裕——惟有節制生育

欲知節制生育之方法者請讀本篇

唉。世界上因爲妻子生育過多。以致身體虛弱善病的人。不知有多少。因此弄得丈夫經濟困難。度日如年。要想解決這個問題。唯有節制生育。因爲兒女債一減輕。經濟自然寬裕了。講到節制生育。並不是叫你有了身孕去打胎。乃是叫你沒有身孕的時候去避孕。因爲打胎這件事。不但犯法。而且與產婦亦有很大的危險。往往因此母子雙亡的很多。所以我說與其打胎于後。不如避孕於前。考避孕之法甚多。如本報第五十七期。及第一百三十九期亦有所載。但是試驗的結果。均歸無效。有的人說。服冬虫夏草。（見中醫世界）亦能避孕。然亦無效。最近我遇見一位同鄉。他說用捕魚鳥所生之蛋。燉熟服之。頗效。因其對隣有一婦。狠生育過多。服之果效。（惟已有孕者無效。）我想這到是節制生育的唯一妙法呀。

■大瘋……毒症

黃偉才

瘋疾者、天地間之異症也。其所犯不一。有嗜慾無度。有勞傷血氣。或憂思驚恐。或抑鬱不舒。兼外感不正之氣。乘隙入於肌膚。流注經絡。發於四體、與營衞相干。濕熱相併。血隨火化。其道不利。以至日久。肌肉膭膹而有瘍。衞氣有所凝而不行。致成斯症。若瘋毒入臟。如心經受之。則兩目先損。肝經受之。則面生紫塊。脾經受之。則周身如癬、脾經受之。則眉毛先脫。腎經受之。則足先穿。更有不治者一曰皮死麻木不仁。二曰肉死刀割不痛。三曰骨死鼻梁崩塌。四曰血死潰爛成膿。五曰筋死指節脫落、若病從頭面起者爲順。從足心起者爲逆。脈浮緩者易治，洪數者爲難。及見脣反。眼瞎。耳聾。聲啞。無汗者。俱不治之症也。療之之法。宜先助胃氣。使根本堅固。而復圖治。如惡血凝滯於肌表經絡者。宜汗解之。固結於臟腑者。宜蕩滌之。表裏俱受其毒。而宜外砭內泄。若妄施燥熱之劑。使膿水淋漓。則肝血愈燥。風熱愈熾。腎水愈枯。相火愈旺矣。余友周君。有一祕方。藥用枸杞根皮。槿樹根皮。金銀花各一兩。用活黑魚一斤。不去鱗肚腸。同藥煎熱。陳酒送下。幾次即愈。或用白朮。黃芪。防風。羌。獨活。白蘚皮。土槿。枸杞。銀花。連喬。製軍。枳實。知母。黃柏。黃苓。黃連等煮服。亦有奇効。

經驗良方

■便閉脫肛方

(一)大便秘結。(甲)每日早起。用二道淘米水煮沸。冲入生麻油少許飲之。常飲勿間。以通利爲度。(乙)松子仁二三錢研爛。調生白蜜。服之卽通。(二)便後脫。因便結而脫肛。便利當愈。倘仍不愈。可用大田螺三五枚。清水養二三日。吐去泥。用針桃開靨蓋。滲入黃連末少許。將螺嚮向上放好、經一宿。螺化肉爲清水。將雞毛蘸水塗肛上可愈。病根不深者。並可不致再發。(三)多年脫肛。歷久不愈。用生鐵二斤。水一斗。煮汁洗之。日二三次有效。

■白濁治方

小溲之後。滲出精液。不痛不癢。病名白濁。最爲疲頑難愈。日久不治。足使神經衰弱。療法如下。鴨蛋一個。破一小空。入生大黃末一錢。攪勻。用紙封好。飯上蒸熟。乘熱食之。連服數個甚效。(又方)蕎麥炒焦爲末。雞蛋白和丸。如桐子大。每服五十丸。鹽湯送下。一日三服。以愈爲度。

■脈痿治療法

(李健頤)

定義　膝腕樞鈕如折而不相提挈、足脛縱緩而不能任地也、

原因　心熱火盛、內炎腎臟、又因溲血太多、先傷皮膚氣分之血、而復及於經脈之中、若其脈外血空、則爲肌痺、脈內血空、則爲脈痿、

病理　心與脈管爲循環系統、司全身之血液、其心臟之大動脈、爲胞之大絡、卽衝脈也、心氣熱、則脈行急數、逐迫血以外泄、血泄太多、則大經空虛、脈因之亦虛、虛甚則脈中之榮養空竭、而脈動之能力疲萎、故爲脈痿、考手之提挈、足之步履者、皆藉血脈之爲佐也、若脈痿、則膝腕折脫、舉動無能矣、素問痿論曰、「心氣熱、則下脈厥而上、上則下脈虛、虛則生脈痿、樞折挈脛縱而不任地也、」又曰、「大經空虛、發爲肌痺、傳爲脈痿、」

症象　心腎二脈散漫、肺部反弦、心火內灼、骨髓內枯、脛僵跗軟、不能任地、勉强行動、必須扶壁、

診斷　病得之酒色、非一朝一夕所致也、此屬慢性、治療頗難、

療法　宜清心熱、滋脈虛、以療其本、疎脈絡、化濕鬱、以治其標、用合脈湯、卽麥冬錢半元參二錢當歸白芍乾地黃各五錢玉竹佛手柑牛膝獨活酸棗仁各一錢北五味三分地骨皮七分枸杞子五分、或用鐵粉丸、(卽鉄粉銀屑黃連苦參石蜜龍胆草牛黃秦艽龍齒牡蠣丹皮白蘚皮地骨皮雷丸犀角各等分水泛爲丸、湯丸二劑互服、可得良果)

介紹衛生方法　幸福三日刊　指導康健途徑

□授乳之注意

（入騏）

產婦之授乳。有促進子宮收縮之效力。故生母自行授乳。實爲兩方有益之舉。產婦授乳時。祇可側臥。而不可起坐。每次授乳之前。必須以布片蘸取硼酸水。或重炭酸鈉水。清拭乳嘴及兒口以防汚物。侵入乳兒口內。若乳兒吸乳運動。未能活潑。則其授乳時間。宜稍延長。

若乳汁分泌甚少。供不足小兒之營養。或母體患各種疾病時。宜另覓强健之乳母代之。然因營養不足而乳汁分泌減少者。則一方勉力於自身之營養。一方仍使乳兒吸乳。如此則其乳汁分泌。自能漸次加多。適度之運動、有使乳汁增多之利益。但過度運動。因發汗過多。體內水分減少。反使乳汁之分泌減少。是亦宜注意及之也。

此外若乳汁之量過多。乳房膨脹時。宜以吸乳器吸出乳汁。以防其緊脹。否則乳汁被血液吸收。身體將因而發熱。且以後之乳汁分泌。亦將因而銳減。反使乳兒營養不良矣。至乳汁之量及其成分。則隨精神及營養之變化而不同。凡精神感動、忿激、驚愕之時。及營養不良者。往往乳汁減少。其甚者竟至完全停止。故精神安靜及營養佳良。爲授乳期中最緊要之條件也。

□貢獻讀者施用自療法之訣門（七）

朱振聲

□吐血（續）

故治吐血一症。其最要者。須分別其內因。外因。不內外因三種。然後方可施治。譬如有一病者。患吐血症。延汝診治。則汝先當視其證之緩急。如屬暴吐急症。其血盈盆盈碗而出。則當不顧其他。以止血爲第一步手續。待其血止。再商治法。否則。氣隨血脫。危險之至。（急救法。重者用瀉心湯。或犀角地黃湯。輕者用十灰丸。淡鹽湯吞下。外治法。用醋煮熱。以二足浸醋中。）若非暴吐急症。則當辨其內因。外因。不內外因三種。如已知其爲內因之吐血矣。當再施行第二步之診察。卽是否爲肝火吐血。抑思傷心脾之吐血。抑房勞傷腎之吐血。如已知其爲房勞傷腎之吐血矣。是則第二步之診察已過。而可進行最後之診察矣。最後之診察維何。曰。辨其是否爲腎陰虛而致失納之吐血。抑爲腎陽虛而致不攝之吐血。旣辨明矣。然後方可用藥。如此治療。必能藥到病除。可無疑義。奈今之醫生。或因診務之忙碌。或因學識經驗之不足。或死守家傳之成法。而欲其病之見效。不亦難乎。要之。治病猶如開鎖。鑰匙如有絲毫不對。卽失去其効力。而病家不知。以爲此方與彼方。相差祇一二味。何以一效一不效。噫。何不思之甚耶。

□蠶豆殼的功效

（沈壽鵬）

看見小弟弟身上的疤痕。想着了去年蠶豆殼的功效。每當蠶豆上市之際。不能輕易錯過。且寫將出來。予弟少英。在舊年八月的時候。身上生出許多大小的水泡。痛癢難受。破時便潰下黃色濃汁。醫者說是黃水瘡。坐不安。睡不穩。終日叫吵不休。雖延醫搽藥。亦不見效。後予姑母傳來一方。叫拿蠶豆殼的灰和麻油調和。搽在患處。其效如神。但時當八月。那裏去找蠶豆的殼呢。（因必須不落水的豆殼。若老蠶豆侵透剝下的殼。是無效的。）後來原經姑母去找得少許。拿來與小弟弟一搽。果然一天好似一天。不多幾天就收疤了。這不費一文的單方。眞是神效之極。因此特地貢獻於閱報諸君。在吃蠶豆時候。剝下來的豆殼。不要拋棄。拿牠炙做灰。收藏着。倒是家庭藥庫中的一味良藥哩。（完）

出版務求信用切實保證　又名社會醫藥常識報　主持者有學識經驗及人格

幸福園

寄生阿兒睾丸中之弟弟

（允文）

日本山口市內中讚井町山口高等商業學校一年生名楠木福稱者。現年十九歲。當年小學校肄業時。其生殖器左面之睾丸。較右面爲大。且呈異狀。彼之家長。祇以此[illegible]異態而不知其爲病。及後年事漸長。左面之睾丸。更形擴大。兩側睾丸。遂成極度之畸形。且同時覺疼痛異常。不但劇烈之運動。不能從事。卽緩步徐行。亦感苦楚。然除睾丸之巨大畸形外。身體上並無其他病態。卽亦安之。本年春。楠木投考山口高等商業學校。體格驗查時。經試驗官命其須受醫者之診斷。卽送入山口紅十字病院。病院中對此奇怪之病狀。雖竭醫生數人之診察。總不能得其病源及病名。因患此類疾病者。在日本尚爲創見。不得已而施解剖手術焉。

數日前由佐藤博士奏刀。施行手術。遂發見所謂『威爾姆斯氏睾丸胎受腫』世界醫學界無此類例的奇怪疾病。按此種病源。乃此病者楠木氏在尚未結胎時、原爲雙生兒之一。及在母胎內結始時。其活動力較弱而活動較遲者。竟不可思議的鑽入於此先結胎之阿兄之睾丸中。阿兄雖循序發育。而此阿弟則困居蟄伏於睾丸中。及楠木出胎。阿弟亦隨之脫離母胎。至於今。總計寄生於阿兄身體內者。凡十九年、開割之結果。胎兒遂由寄居十九年長久歲月之睾丸中。脫然而出。毛髮齒牙俱全。體大如橘。醫院中人群相驚異。以此類事情。宛似腹下生孩等等故事傳說。有同樣之怪誕。遂視爲醫學界珍奇之研究資料。而送至東京帝國大學之鹽田外科研究室研究云。

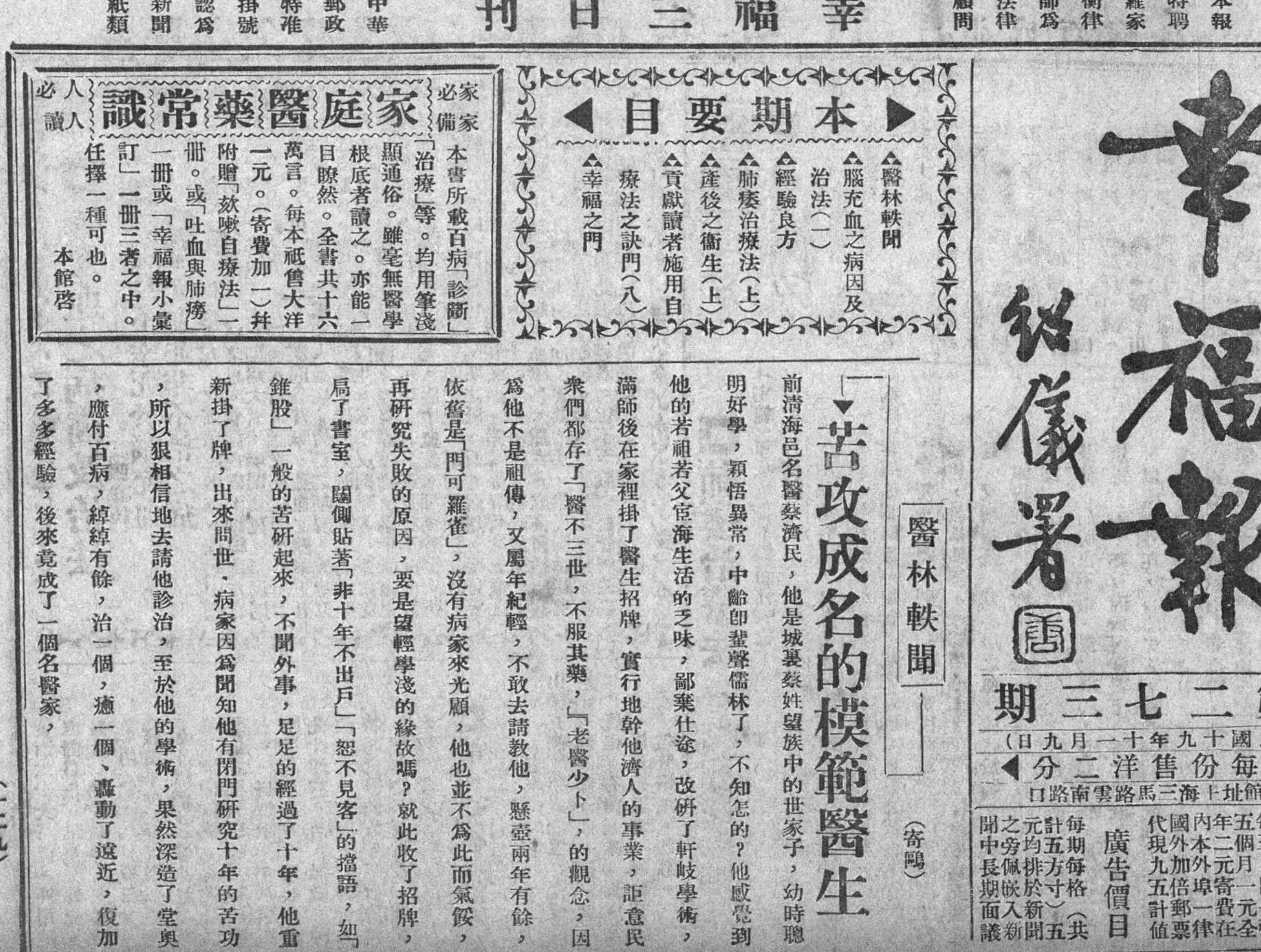

幸福三日刊

本報特聘羅家衡律師為法律顧問

中華郵政特准掛號認為新聞紙類

幸福報

[illegible]儀署

第二七三期

（民國十九年十一月九日）

◀每份售洋二分▶

館址上海三馬路雲南路口

定報價目

每三日出一張五個月一元全年二元寄費在內本外埠一律國外加倍郵票代現九五計值

廣告價目

每期每格（共計五方寸）五元均排於新聞之旁偏嵌入新聞中長期面議

◀本期要目▶

醫林軼聞

▼苦攻成名的模範醫生

（寄鷗）

前清海邑名醫蔡濟民，他是城裏蔡姓望族中的世家子，幼時聰明好學，穎悟異常，中齡卽蜚聲儒林了，不知怎的？他感覺到他的若祖若父宦海生活的乏味，鄙棄仕途，改研了軒岐學術，滿師後在家裡掛了醫生招牌，實行地幹他濟人的事業，詎意民衆們都存了「醫不三世，不服其藥，」「老醫少卜」，的觀念，因爲他不是祖傳，又屬年紀輕，不敢去請教他，懸壺兩年有餘，依舊是「門可羅雀」，沒有病家來光顧，他也並不爲此而氣餒，再研究失敗的原因，要是望輕學淺的緣故嗎？就此收了招牌，扃了書室，闥側貼著「非十年不出戶」「恕不見客」的擋語，如「錐股」一般的苦研起來，不聞外事，足足的經過了十年，他重新掛了牌，出來問世，病家因爲聞知他有閉門研究十年的苦功，所以狠相信地去請他診治，至於他的學術，果然深造了堂奧，應付百病，綽綽有餘，治一個，瘉一個、轟動了遠近，復加了多多經驗，後來竟成了一個名醫家，

腦充血之病因及治法（張錫純）

譚院長不幸死於腦充血
腦充血並非不治之症

自腦充血病之說。倡自西人。喜新厭故者流。恆議中醫不知此病。此蓋未讀內經者也。嘗讀內經至調經論。有謂血之與氣。并走于上。則爲大厥。厥則暴死。氣反則生。不反則死云云。非即西人所謂腦充血之證乎。所有異者。西人但言充血。內經則兼言氣。蓋血必隨氣上升。此爲一定之理。特因西人論病。皆得之剖解。彼時但見血充腦中。而不知轄以理想。深究病源。故單名爲腦充血也。至內經所謂氣反則生。氣不反則死者。蓋謂此證幸有轉機。其氣上行之極。復反而下行。腦中所充之血。應亦隨之下行。故其人可生。若其氣上行不反。升而愈升。血亦隨之充而愈充。腦中血管。可至破裂。所以其人死也。又厥論篇謂巨陽之厥。則腫首頭重。足不能行發。爲眴（眩也）仆。陽明之厥。面赤而熱。妄見妄言。少陽之厥。則暴聾頰腫而熱。諸現象亦皆腦充血之證也。推之秦越人治號太子尸厥。謂上有絕陽之絡。下有破陰之紐者。亦爲腦充血證也。然古人立言簡括。其論諸證。恆但詳其病源。而不詳其治法。然既洞悉其致病之原因。即自擬治法不難也。愚生平所治此證甚多。其治愈者。大抵皆此證之輕者。皆不至腦中血管破裂也。今略舉數則於左。以備治斯證者之參考。（未完）

經驗良方

治瘋疾驗方（程方懷）

下方專治。中風癱瘓。半身不遂。肢節疼痛。手足麻痺。足痿無力。筋寒等症。曾靈驗多次。洵良方也。

（處方）大熟地四兩。歸身三兩。羌活一兩。木通五錢。桂枝一兩。（酒炒）荆芥一兩。蒼朮一兩。薏仁二兩。白茄根四兩。川芎一兩。獨活一兩。遠志肉一兩二錢。五加皮一兩。防風一兩。秦艽一兩。川牛膝一兩。枸杞子一兩。薄荷五錢。新鮮桑枝尖二兩。酒炒。

（方法）將藥用酒浸透。越宿啟用。絲綿包好或用細夏布袋。放於罎內。再以好黃酒六十大茶盃。外用破衣封口上。加皮紙箬殼。封紮。置於鍋中。火煮時許。退火七日。日服三次。（分晨午夕）每次服一茶盃。如不飲酒。或服小酒盃半盃。將酒飲完。再將藥渣照前式復煎再吃。初起瘋者。一料卽效。年久者數服見功。上方皖歙吳作泉先生祕方。活人無數。神效異常。余友稱贊備至。特懇索得此方。不敢獨好。特錄之公諸於世。望讀者勿輕置之。

治小兒慢驚方（程方懷）

山梔五個　胡椒七粒　大葱白五節　雞子清一個　羅麵壹撮

右藥五味。搗成餅。用青布五寸。置藥其上。敷肚臍上。卽愈。

肺痿治療法（上）（李健頤）

（定義）肺藏枯萎不振而乾咳也，

（原因）其原因有二，一因汗下失正，胃液耗傷，不能上輸於肺，肺失所養，日漸枯萎，一因肺爲火灼，脾胃不能上輸沾潤，轉從熱化爲涎濁，日久乾燥，卽爲肺痿，

（病理）素問痿論曰，『肺者，藏之長也，爲心之蓋也，有所失亡，所求不得，則發肺鳴，鳴則肺熱葉焦，五藏因肺熱葉焦，發爲肺痿，』肺居心上，如鐘之覆，故爲五藏之長，又稱華蓋，其心房之血，流入於肺，受其呼吸之氣，卽變藍色，爲靜脈，是故心與肺，有連帶之關係，內經云，『肺爲相傅之官，』卽此之意也，心有所動，必累及肺，如所求不得，亂動其心，心火沸騰，故肺爲焦，焦盛卽痿，亦有因於誤汗誤下，重亡津液，而成肺痿者，以津液外耗，心肺失養，變爲燒熱，熱刺於肺，肺失清肅，故爲咳嗆，咳嗆之甚，遂爲焦乾，焦極乃痿，金匱肺痿肺癰欬嗽上氣病篇曰，『熱在上焦者，因咳爲肺痿，肺痿之病，或從汗出，或從嘔吐，或從消渴，小便利數，或從便難，又被快藥下利，重亡津液，故得之，（未完）

介紹衛生方法　幸福三日刊　指導健康途徑

產後之衛生（上）

林鴻藻

甲、產後無病之衛生

子、慎起居　『虛邪賊風』。常人固宜謹避。至若新產之婦。營衞空虛。外邪易襲。起居尤宜謹慎。然慎之之道。非緊閉戶牖。要在『勿貪凉』『勿當風』『居室宜清潔』『空氣宜流通』。庶使產婦得以『呼炭吸養』。否則閉居一室。煩悶何堪。但于產後未屆彌月以前。不能過事操勞。第求其起居安適而已。

丑、節飲食　凡屬『富于滋養』『易于消化』者。可供產婦之食品。如辛熱油膩刺激堅硬以及生冷等物。均宜戒食。良由產婦脾胃不無稍衰。與其多啖厚味。難免爲食所傷。毋甯飲食有節。自能得其所養。

寅、勤洗滌　產婦之衣服被褥。不可有積垢。宜隨時洗換。至產婦固不能爲全部沐浴。而『局部清潔』。未嘗不可每日爲之。蓋新產之婦。惡露時下。難免垢穢。苟不清潔。深虞釀成病菌。爲害非淺也。

貢獻讀者施用自療法之訣門（八）

朱振聲

虛損

世上惟虛損病最難治。蓋其病之起也。決非一日。故欲求其愈。亦非旦夕間所能奏效。且世之患虛損者。往往補藥亂投。以致陽虛而服補陰藥者有之。陰虛而服補陽藥者亦有之。症不探其原。藥不分其類。雖日投補品。亦無濟於事也。要知市上所售之補劑。其藥品爲固定的。決不能因汝之虛於何經。而改變其成分。所以服之者。猶如隔靴搔癢。效等於零。至於其中或有見效者。偶然適中其病也。且此種僥幸而愈者。亦百不得一。故余以爲欲求妥善之補劑。其惟冬令之進膏滋。蓋膏滋由醫生配合而成。知汝之腎虧而肝旺也。進以益腎柔肝之品。知汝之肝旺脾弱也。投以抑木扶土之劑。陽虛者益其陽。陰虧者補其陰。補其不足。損其有餘。能如是則見效之神速。可不待言矣。際此冬令將屆。正萬物潛藏之時。世之患虛損者。苟能及時投補。其效力必較他時爲宏大也。友人金君。業於閘北絲廠。素體腎虛肝旺。時有遺泄痰紅等證。去冬余曾代擬一膏方。服一料後。迄今各病若失。足見膏滋藥效力之宏大矣。茲將虛損症之大綱。分述於後。使讀者亦可略知其病原與治法也。

出版務求信用有切實保證　又名社會醫藥常識報　主持者有學識經驗及人格

幸福之門

答王如松君問

（楊舒樂）

「寒熱連連不絕。經醫院診治而愈。見舌胎如飯粰。其色雪白……」夫寒熱必有感邪。雖經醫院治癒。想係強止其寒熱。未必是去邪之根本治法。致邪有遺蘊於中。故發現是胎。既云如飯粰。當然是欠潤澤。其色雪白。斷不是內熱傷津。決係是遺蘊之邪障阻，氣機失宜。脾胃爲困。不能輸佈耳。當以宣化旋運。則穢濁去而胎退矣。

藿香梗一錢半　佛手柑一錢半　土炒白朮一錢
新會皮一錢半　炒穭豆衣一錢半　熟苡仁三錢
麩炒枳殼一錢　炒穀芽三錢　連皮苓三錢
佩蘭葉一錢半　縮砂殼六分　蓮花鬚一錢半
白蓮肉三錢　枇杷葉兩張刷洗包

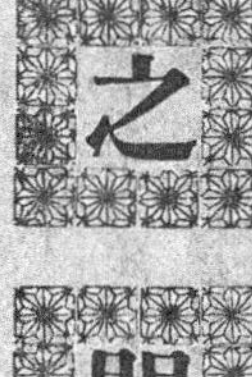

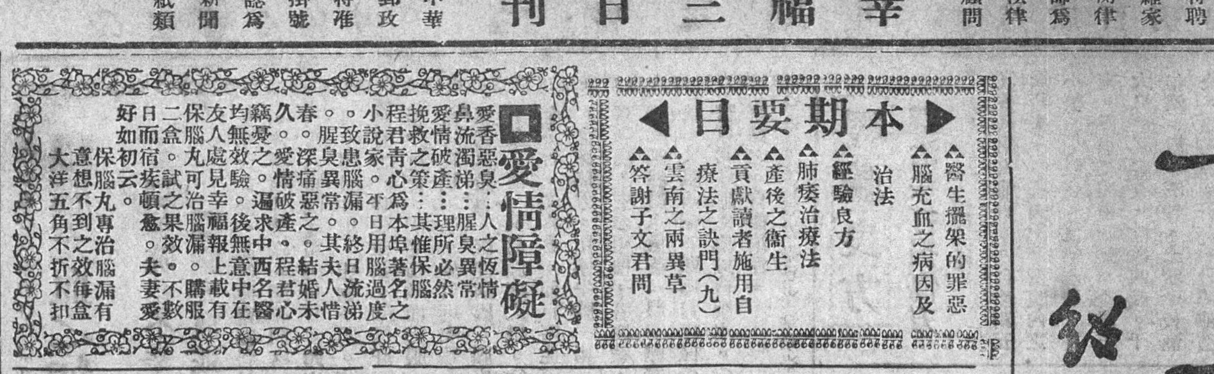

本報特聘羅家衛律師為法律顧問　**幸福三日刊**　中華郵政特准掛號認為新聞紙類

幸福報

紹儀署

第二七四期

（民國十九年十一月二十日）

◀每份售洋二分▶

（館址上海三馬路雲南路口）

定報價目：每三日出一張。五個月一元。全年二元。寄費在內。本外埠一律。國外加倍。郵票代現九五計值。

廣告價目：每期每格（共計五方寸）五元。均排於新聞之旁。或嵌入新聞中。長期面議。

▶本期要目◀

△醫生擺架的罪惡
△腦充血之病因及治法
△經驗良方
△肺痨治療法
△產後之衛生
△貢獻讀者施用自療法之訣門（九）
△雲南之兩異草
△答謝子文君問

□醫生擺架的罪惡

（寄鷗）

有清太湖濱查家斷時醫徐某。醫譽頗藉藉。但功架十足。診例每日以廿號爲限。出診雖近如毘鄰。非輿不去。一日同閭陳性子患疔至險。急延徐某。奈已日薄崦嵫。滿號久矣。正遨遊烟霞之鄉。禁門毋須叩。懇商再三。卒由家人傳言。不能破例以辭絕。陳姓無奈。預隔夜掛號。來日日午始臨床。則疔毒已走橫內陷。而無可挽救矣。

仙潭之北。某橋頭余某。本爲窶人子。傭於某醫家。司合藥及提囊職。雖能牛角掛書。不過勦襲膚毫而已。心肝脾肺賢。賺得好大錢。余某是也。然其喉風一門。確具所長。遠近就診。頗有成績。吁。陋習可惡。亦高搭架子矣。前冬隣邨周姓婦。患緊喉風。急足速俞。俞以暮色濛濛。細雨霏霏。體弱不任風寒爲辭。實則未符其里許八金。再遠遞加之診例耳。周固貧家。籌得金來。已翌日之晨曦。及俞臨病榻。則病婦喉關緊閉。兩目怒瞪。雙足亂蹬。雖有鋼銳之先鋒隊，不能突破重壘矣。嗚呼。救兵如救焚。刻不容緩。急性病待醫。何以異是耶。

□愛情障礙

愛香惡臭：人之恆情：鼻流濁涕：腥臭異常：愛情破產：理所必然：挽救之策：其惟保腦。程君青心為本埠著名之小說家。平日用腦過度。致患腦漏。終日流涕。腥臭異常。其夫人惜春。深痛惡之。結婚未久。愛情破產。程君心竊憂之。遍求中西名醫。均無效驗。後無意中在友人處見幸福報上載有保腦丸可治腦漏。購服二盒。試之果效。不數日而宿疾頓愈。夫妻愛好如初云。

保腦丸專治腦漏有意想不到之效每盒大洋五角不折不扣

幸福三日刊

□腦充血之病因及治法（二）

（張錫純）

□譚院長不幸死於腦充血

□腦充血並非不治之症

在奉天曾治一高等檢察廳科員。年過四旬。因處境不順。兼辦稿件勞碌。漸覺頭疼。日寖加劇。服藥無效。遂入西人醫院。服藥旬日。頭疼末減。轉添目疼。又越數日。兩目生翳。視物不明。來院求爲診治。其脈左部洪長有力。時覺眩暈。知係肝胆之火。挾氣血上衝腦部。腦中血管。因受衝激而膨脹。故作疼。目系連腦。腦中血管膨脹不已。故目疼生翳。且眩暈也。因曉之曰。此腦充血證也。深究病因。腦疼爲目之根。而肝胆之火挾氣血上衝。又爲腦疼之根。欲治此證。當清火平氣。引血下行。頭疼愈。而目疼生翳眩暈諸證。自不難調治矣。遂爲疏方。用懷牛膝一兩。生杭芍生龍骨生牡蠣赭石各六錢。玄參川楝子各四錢。龍胆草三錢。甘草二錢。磨取鐵鏽濃水煎藥。服一劑諸證皆見愈●即原方略爲加減。又服兩劑。頭疼目疼眩暈皆愈。視物亦較眞。其目翳原爲外障。與以自製水。（方載衷中參西錄第八卷）徐徐點之。自能消淨。

（未完）

服四五次即愈。奇效。

□胃痛良方（程方懷）

沉香木香各二錢。使君子內果各錢半。用麵一塊。將藥放入。火煨存性。取出研爲細末。每日清晨送服一錢。初起者一錢。久者每服一兩。數劑即可除根。可免復發。

□婦人陰門生瘡簡單醫方（程方懷）

蛇床子三錢。杏仁五錢炒研。白礬錢半。以上各味煎湯洗之。二三次即行痊癒。

□繡球風簡效方（程方懷）

砂仁殼三錢煎湯洗之。

□治腦癰良方（程方懷）

備松毬一。火煨存性。研末。以菜油調敷。有膿出膿。無膿即消。百試百驗。

經驗良方

□治跌打損傷方（程方懷）

乳香八兩去油研末。自然銅五錢醋炙。石蟹宜用母蟹腹內之小蟹四十隻佳。沒藥八錢。淨末。五加皮四兩酒炒。全蠍五大只去尾尖炙。硃砂四錢。千年健一兩。酒炒。土鱉十枚酒炙。血竭四錢研碎。骨碎補乙觔。宜乾炒。後研末。冰片三分。大蘇二兩炒。麝香五分。丹皮二兩酒炒。

右藥集之研爲細末。和用。連

□肺痿治療法（下）（李健頤）

（症象）因於汗下者，肺葉枯痿，肺中小管日窒，咳聲漸以不揚，胸中脂膜日乾，行不數武，氣即喘鳴，衝聲逆聲，痰始一應，因於肺火者，欬唾不已，肌瘦神疲，灑寒潮熱，脈弦細數，有如游絲，

（診斷）肺痿煩嗽欲飲水者易愈，張口短氣者危，若欬久肺瘻，喉啞聲嘶，欬血，及六脈沉濇而急，細數無神，脈口皮膚枯乾，氣口息粗者，均不治，

（療法）一宜生肺津，以通肺之小管，散火熱，下逆氣，開積痰，止濁唾，補眞氣，以復肺之清肅，用炙甘草湯，千金生薑溫中湯，紫菀散，加葳蕤薑棗，一宜半夏少許，入清涼生津藥中，投之，藉半夏之燥力，驅其濁沫，而清涼之藥力，始能達潤於肺，此妙用也，若治之合法，雖至半身痿廢，手足痿輭，亦能復起，惟肺痿屬氣，氣爲無形之物，須緩緩圖之，大忌忘施峻法，尤不可因其不渴，而用燥熱之劑，致陷虛虛之禍，（本篇完）

□產後之衛生（下）

林鴻藻

乙、產後有病之衛生

卯、愼醫藥　病在產後。危險堪虞。延醫服藥。尤宜審愼。否則治不得法。適足以戕其生也、蓋無病時之衛生。不過爲『防病』起見。循乎生理之自然，以求其『自衛』而已。及其旣病。非藉『醫藥之力』。不能『保衛生命』。此有病時之衛生。當以愼醫藥爲緊要關健。吾人誠不可忽也。

辰、謹看護　看護『在醫藥上有莫大之助力』。故担任看護者。必其小心翼翼。看護週到。俾醫藥得速于見功。況產後患病。變症多端。于看護上尤應加之意焉。

巳、善調攝　調攝得宜。病可速愈。反之留連牀褥。不能早占勿藥之喜。矧產後多屬體虛。不堪久病綿延。此醫藥與調攝所不可偏廢者也。如愼風寒。節飮食。戒憂怒。寡嗜慾。皆爲病中調攝之要事也。

吾論產後之衛生。別之爲無病與有病者。誠以無病之衛生。人多忽之。有病之衛生。又唯醫藥之是賴。其于看護調攝之事。似屬不甚措意。此吾所以相提而并論者也。抑尤有不能已于言者。產婦之衛生得其道。不僅產婦之自身受其益。且其所產之嬰兒，亦同受其益。何則以產婦與嬰兒有『哺乳』之關係故也。假設產婦有病。病乳何能哺兒。非另僱乳媼不可。而他人之乳汁。其質量必不適合於兒體。此其一。且稱病因于產後之時。固屬不易施治。尤防釀成將來之『宿疾』。此其二。反之產婦無病。則身體益健。非但此次所產之嬰兒易育。即後此所產之嬰兒尤其强壯。此產後之衛生。關係於『强身强種』。非可忽視爲小焉者也。（完）

□貢獻讀者施用自療法之訣門（九）

朱振聲

□虛損（續）

虛損症之最宜辨別者。不外二端。即陰虛與陽虛是也。經云。陽虛生外寒。陰虛生內熱。故凡患怯寒少氣。自汗喘乏。食減無味。嘔脹飧泄者。皆陽虛症也。由於脾肺二經虧損。或憂思鬱結。以致榮衛失和。其用藥以四君。保元。建中。養營。歸脾諸湯爲宜。若怔忡盜汗。欬血吐衄。淋遺崩漏。經閉骨蒸者。皆陰虛症也。由於心肝腎三經虧損。君相火炎。以致精髓枯竭。其用藥以補心。三才。六味。大造。固本諸湯爲宜。此虛損症之大綱也。若分而述之。則腎虛之中。又有腎陽虛及腎陰虛之別。若腎中眞陽虛者。（右尺必弱）宜甘溫益火之品。補陽以配陰。如八味丸。或右歸飮之類。所謂益火之源。以消陰翳是也。若腎中眞陰虛者。（左尺細數）宜純甘補水之品。滋陰以配陽。如六味丸加杞子魚鰾。或左歸飮之類。所謂壯水之主。以鎭陽光是也。雖然。患陽虛者。亦不得偏用辛溫以助火。（如桂附之類）患陰虛者。亦不得偏用苦寒以戕胃。（如知柏之類）此尤爲治虛者所不可不知者也。

□雲南之兩異草

（何笑塵）

□一名和合草……可以融合夫婦之情感

□一名如意草……可以迷戀男子之心神

雲南有所謂和合草與如意草兩種。其功效頗爲奇突。實爲我人所罕聞者。爰錄投本報。以供研究。

□和合草　和合草形類樹根。色黃褐。長寸許。如麻花鉸。交柯而生。產於滇西大理騰越諸縣深山中。恆不易掘得、市廛所售。多屬贋鼎。每爲人工製成。其眞者多由該地苗人（俗稱猓猓）攜省兜售。一枝代價。輒達數十金。據當地人稱。斯草功效。凡遇夫婦間情感向不融洽者。覓得此草後。輾成細末、暗置飮料中。使其夫飮之。但勿令知。知則無效。自後一反宿態。言無不聽。計無不從矣。（未完）

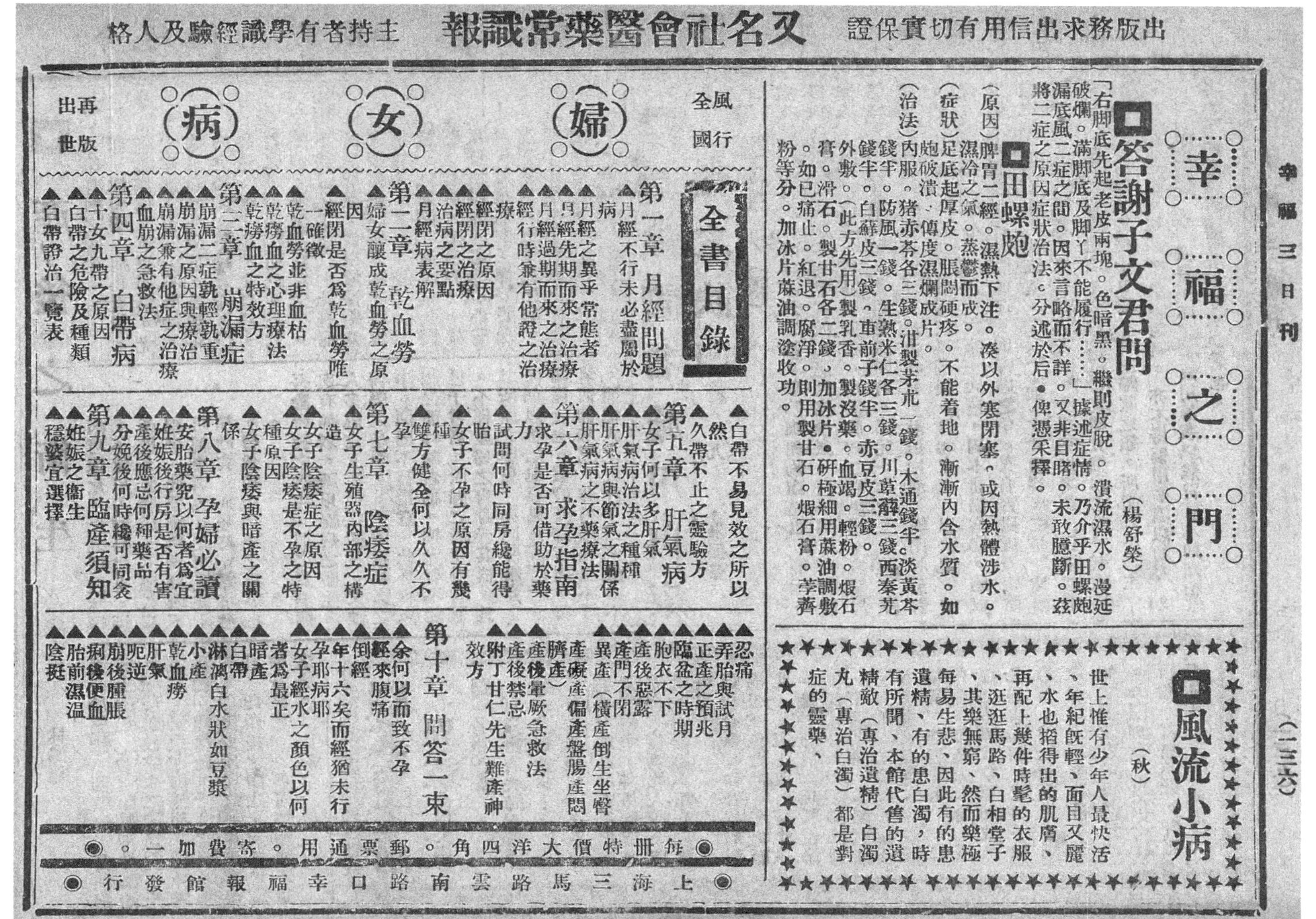

幸福之門

口答謝子文君問
（楊舒榮）

「右脚底先起老皮兩塊。色暗黑。繼則皮脫。潰流濕水。漫延破爛。滿脚底及脚丫不能履行……」據述症情。乃介乎田螺皰漏底風。二症之間。因來言略而不詳。又非目睹。未敢臆斷。茲將二症之原因症狀治法。分述於后。俾憑采擇。

口田螺皰

（原因）脾胃二經。濕熱下注。凑以外寒閉塞。或因熱體涉水。濕冷之氣。蒸鬱而成。

（症狀）足底起厚皮。脹悶硬疼。不能着地。漸漸內含水質。如皰破潰。傳度濕爛成片。

（治法）內服。猪、赤苓各三錢。泔製茅朮一錢。木通錢半。淡黃芩錢半。防風一錢。生熟米仁各三錢。川萆薢三錢。西秦艽錢半。白蘚皮三錢。車前子錢半。赤豆皮三錢。外敷。（此方先用）製乳香、製沒藥。血竭。輕粉。煅石膏。滑石。製甘石各二錢。加冰片。研極細。用蔴油調敷。如已痛止。紅退。腐淨。則用製甘石。煅石膏。荸薺粉等分。加冰片。蔴油調塗收功。

口風流小病
（秋）

世上惟有少年人最快活、年紀既輕、面目又麗、水也招得出的肌膚、再配上幾件時髦的衣服、逛逛馬路、白相堂子、其樂無窮、然而樂極每易生悲、因此有的患遺精、有的患白濁，時有所聞、本館代售的遺精散（專治遺精）白濁丸（專治白濁）都是對症的靈藥、

本報特聘羅家衡律師為法律顧問

幸福三日刊

中華郵政特准掛號認為新聞紙類

幸福報

徐傅霖題

第一七五期（民國十九年十月五日）

每份售洋二分（館址上海三馬路雲南路口）

定報價目 每三日出一張。五個月一元，全年二元，寄費在內，本外埠一律，國外加倍，郵票代現九五計值

廣告價目 每期每格（共計五方寸）五元均排於新聞之旁佩版人新聞中長則而議

本期要目

△青年色慾的危險與救濟
△腦充血之病因及治法（三）
[illegible]

愛情障礙

[illegible]

青年色慾的危險與救濟

徐慶譽

如果人們否認自己不是來到世界吃飯的。就應該想到自己的責任和價值。究竟我們在世間做人。有什麼責任當盡。我們人生的價值。是不是當看為寶貴。如果真是寶貴。我們有什麼方法保存牠和發展牠。這些問題。都是極切要而極待解決的。現在把我個人對於以上這些問題的意見。簡單地說明如次。

人們在世生活目的。決不是單做一個消飯的機器。一定負有極大的責任。這極大的責任。就是一方面在社會上做一個不造惡的單位。還有一方面。就是要在社會上做一個造福的分子。前者是『立己。』也可說是『獨善其身。』後者是『立人。』也可說是『兼善天下』我們人生的責任是什麼。這問題既明白了。然則吾們人生的價值。又在那裏呢。我想這個問題。也是大家都想解決的。我以為我們人類比旁的動物寶貴些的原因。決不是單因為我們人類有語言文字。也不是因為我們的體力比牠們強。比鳥類之善飛。驢馬之善走。決非人類所能及。然而我們還是比他們寶貴。因為我們有我們的價值。我們的價值。既不是在乎體力之堅強，當然是在乎精神之碩健。換言之。我們的『精神不滅』。就是我們人生唯一無二和至高無上的價值。『精神不滅』。即古人所謂之不朽。自有人類以來。其精神不與肉體一同消滅的。在歷史上有多少呢。我們知道普通一班人。多半營營而生。碌碌而死。他們的精神。所以不能永久存在。并不是命運使然。實則在是因為他們自己自暴自棄。不肯勉力做人。以致終身墮落。諸君我們的生命。不是很寶貴的嗎。我們的人格。不是神聖的嗎。我們對於那些阻礙『自我實現』——Self-Reolization 的惡習、和心中一切的不義，能不趕快想法子滌除嗎。我從前也做過學生。對於學生的毛病。當然看得清楚。依我的觀察。學生時代最大而最危險的毛病。就是色慾。

（未完）

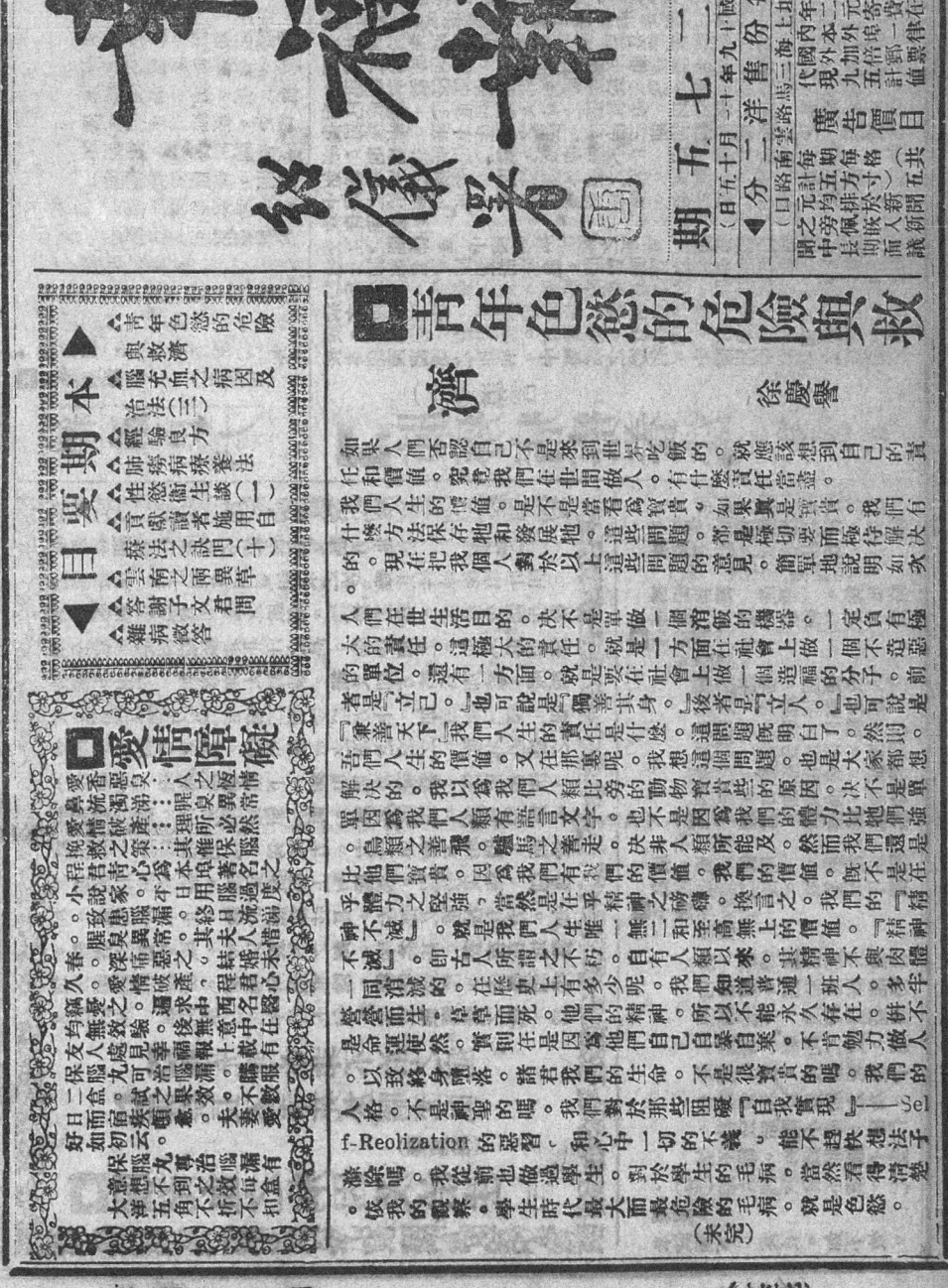

公開古今祕方　社會定期刊　造成百病自療

□腦充血之病因及治法（三）

（張錫純）

□譚院長不幸死於腦充血

□腦充血並非不治之症

又在滄州一賦閒軍官。年近五旬。當軍旅縱橫之秋。爲地方籌辦招待所。應酬所過軍隊。操勞過度。遂覺頭疼。醫者以爲受風。投以表散之劑。疼益甚。晝夜在地盤桓。且呻吟不止。診其脈象弦長。左部又重按有力。知其亦係肝胆火盛。挾氣血而上衝腦部。服發表藥。則血愈上奔。故疼加劇也。爲疏方。大致與前方相似。而於服湯藥之前。俾先用鐵銹一兩。煎水飲之。遂可安臥。不作呻吟。繼將湯藥服下。須臾周身發熱。汗出如洗。蓋以肝爲將軍之官。驟用藥斂之鎮之瀉之。而其過盛之火。轉起反動力也。至第二劑於原方中。加茵陳三錢。服後遂不出汗。頭疼亦大輕減。繼又即方略爲加減。服數劑全愈。夫茵陳原非止汗之品。藥中加之。即不再出汗者。誠以茵陳爲青蒿之嫩者。採於孟春。其得少陽生發之氣最早。與肝胆有同氣相求之妙。雖其性涼能瀉肝胆。而最善調和肝胆。不使復起反動力也。

（未完）

經驗良方

□立止崩漏方（王南山）

蓮蓬殼（五枚）生香附（二兩）共燒爲炭。存性研末。以米醋泛丸。每服三錢。溫酒送下。崩漏立止。

（按）崩漏已久。諸藥無效者。服此每能奏功。蓋以蓮蓬收斂血管。則血不妄出。以香附調暢氣機。則血自歸經。更得米醋溫酒之力。引入血分。以建止血之功。故頗有效也。但初起瘀血未化。及血熱方盛者。不可與之。

□安胎神效方

春砂仁（一錢）連殼研末。用米飲調下。甚效。如不效。再服。

（按）婦人因飲食不慎。七情不節。每致胎動不安。甚致胎墜小產。砂仁有理氣和胃安胎之功。故頗有效。且胎死腹中不動者。服此二錢。用陳酒送下。逾時自覺腹內溫煖。則胎已漸能動矣。惟體虛陰虧火熾者忌服。

□子癇奇效方

烏魚頭（二枚。須冬至日割取。風乾候用）。煎湯飲服。汗出愈。

（按）子癇者。卽孕婦忽然昏厥。口噤。痰鳴。逾時卽甦。甦而復發。症勢甚險。每致殞命。惟服此頗有效驗。已經試之屢矣。幸願好善之家。預備此物。以便救人之急焉。

□產後缺乳方

鰱魚（一尾。重約一斤。去鱗鰓腸臟洗淨）。絲瓜絡（二兩。去子。陳酒洗）。二味同煮湯。飲之甚效。

（按）鰱魚能增乳汁。瓜絡能通乳腺。故有效也。

□肺癆病療養法

（一）導言

楊志一　編

按本症西醫謂之肺病。中醫謂之癆病。中醫籍中癆病之範圍至廣。有肺癆。有肝癆。有腎癆。有心癆。有脾癆。西醫籍中肺病之範圍至狹。肺病自肺病。腎病自腎病。余對於西醫肺病自肺病之說。實覺不妥。蓋肺病無有不欬。肝腎心脾之病亦能致欬。肺部血管破裂能吐血。肝胃脾腎之病亦能吐血。足徵各藏交互之關係。中醫肺病治脾之可貴。而肺病自肺病之說。不攻自破矣。

中醫之治肺病也。妙在見咳莫止咳。必須審其所因而施治之。如爲外感之咳嗽。則祛其外感之邪。咳無不止。如爲內傷之咳嗽。則補其所傷之藏。咳亦無不止。以故疎邪宣肺之法。可治傷風咳嗽。陪土生金之法。可治三期肺病。推而論之。對於肺病已成者。注重利用人身之抵抗力。以戰勝病菌、肺病未成者。迅速解散侵肺之外邪。防癆於未然。此中醫治療之可貴也。西醫之治肺病也。雖注重殺菌。而殺菌之特效藥。尚未發明。尤其對於末期肺病。毫無治法。於是近世醫家。咸側重於療養一途。其意蓋欲借食養空氣日光等療養法。以健全肺藏之組織。此與中醫利用抵抗力之說相同。大可採取者也。本篇之輯。其目的有三。一曰擴充肺病之範圍。一曰宣傳中醫可貴之治法。一曰採取西醫最新之療養法。爰不存成見。舍短取長。凡有益於肺病之治療與養生者。無論中西。皆舉列之。想亦患此病者所樂聞歟。

介紹衛生方法　幸福三日刊　指導健康途徑

性慾衛生談

衛生教育會

男女愛情。少年慕之。而不知其中利害。尤可惜者。此種知識。不能得之於父母師長之教訓。而得之於市井無賴之諸談。淫朋比友之昵語。與自己暗中之經驗而已。因是守身不慎。放肆自恣。耗金錢。失健康。餒自尊之志氣。敗事業之成功者。蓋不知凡幾也。本篇願將近來醫界公認之理。提要說明。以爲少年男女之棒喝。以解脫其身心種種不應受而受之痛楚焉。

（一）手淫　男子所以尊貴。兒童之所以養成大丈夫者。特有此陽氣耳。若血氣未定。放縱自恣。致損害此生殖器之機能。則體質既虧。心靈亦玷。將不能成爲完人矣。少年又何苦以片刻之歡娛。遺畢生無窮之悔乎。所願未犯者謹防失足。已犯者及早回頭。

（二）夢遺　夜間遺精。殆少年體壯者常有事。如十數日一次。不致過屢者。固不得謂爲生殖器虛弱之徵。迺今之奸商每欲藉此漁利。往往遍登廣告。大言欺人。以悚無知少年之聞聽。而誘其出重價以求醫治。亦有夢遺。因慾念太熾。房事過度。食過量。缺體操。飲酒無節。而然。於身心有害。更有傷於生殖器。若節飲食。勤體操。屏嗜好。通大便。寡慾清心。讀書養志。則遺精之患自免。毋庸妄服藥餌。性慾衛生。固少年應具之常識。而父母師長。多諱不言。何哉。一以事涉猥褻。不便剖解。再則言之不慎。恐未足以戒慾而反引起其色心也。總之少年兒童。不當爲廣告所欺。應常晤其家中相熟之醫生。彼必進穩健之忠告。足以挽救少年之金錢才力與暗中之驚駭不少。（未完）

貢獻讀者施用自療法之訣門（十）

朱振聲

虛損（續）

或問余曰。虛損一症。有五勞七傷六極之分。可得而聞乎。余曰。夫五勞者。勞傷五藏。乃虛損之源。即肺勞。心勞。脾勞。肝勞。腎勞是也。肺勞之狀。必見皮毛枯槁。（因肺主皮毛也）治宜人參黃芪散主之。心勞之狀。必見血脈不榮。（因心生血。心勞則血之化源告竭。不得榮行於脈道）治宜大五補丸主之。脾勞之狀。必見食少肌消。（因脾主肌肉而司健運之職）治宜橘皮煎主之。肝勞之狀。必見血虛筋緩。（因肝藏血而主筋）治宜黑丸主之。腎勞之狀。必見腹脹足弱。（因腎虛不能納氣也）治宜腎氣丸主之。七傷者。一陰寒。二陰痿。三裏急。四精漏。五精少。六精滑。七溺數。其用藥不外鎖陽丹。九龍丹之類。至於六極者。乃勞瘵之深根也。如數轉筋。指甲痛者。爲筋極。（宜滋補養榮丸。酒煮木瓜粥之類）牙疼腫痛。不耐久立者。爲骨極。（宜茸珠丸）面色無華。頭髮墮落者。爲血極。（宜補營湯）膚如蟲行。體肉乾黑者。爲肉極。（宜參苓丸）肌無膏澤。目無精光。羸瘦肌癢。搔則爲瘡者。爲精極。（宜巴戟丸）胸脇逆滿。吸短難言者。爲氣極。（宜益氣丸）此即五勞七傷六極之見證與治法也。

雲南之兩異草（續）

（何笑塵）

一名和合草……　可以融合夫婦之情感

一名如意草……　可以迷戀男子之心神

如意草　又有所謂如意草者。用火焙之成灰。凡遇有仇己者。將此草灰暗洒其人衣袂間。受術者非但一洗曩昔仇視之心。且覺其人之可愛。心神迷戀。至於不可解脫。凡有需索。其人之能力所能及者。無不立應。以故一般姨太太及勾欄中人。多謀作固寵之惟一妙品。但真者極不易覯。聞其每分價值。竟超過赤金十數倍云。（完）

出版務求信用切實保證　又名社會醫藥常識報　主持者有學識經驗及人格

幸福之門

答謝子文君問（續）

（楊舒榮）

漏底風

（病原）乃風寒溼三邪。深襲至陰。或肝腎兩虧。血虛生風所致。

（症狀）膝踝涉骱。預先痠痛。跗腫色白不紅。足心木痺。久久破潰流水。口硬如峭壁。腐白搏布而難脫。步履維艱。

（治法）內服。木防己二錢。原杜仲。川萆薢各三錢。二味用酒全炒。九製熟地三錢。蒸牛膝三錢。木豬苓三錢。羌獨活各錢半。五茄皮三錢。海桐皮三錢。桑寄生三錢。炒當歸三錢。連皮苓三錢。宣木瓜錢半。絲瓜絡錢半。雞血藤三錢。外敷。是症外治拔毒。無所効驗。不過燥濕而已。用製甘石。荸薺粉等分。加冰片蔴油調塗。另用野艾一錢。晚蠶砂四錢。木瓜三錢。當歸三錢。地丁草三錢。甘草一錢。蔥頭五個。水與紹酒各半煎湯。每日洗一次。久久自愈。

二症之辨別

田螺皰之腐肉。或黑或白。揩刷（以棉花）必易脫。脈數溲赤。或寒熱往來。起至潰腐。日數不過數日。或一二旬耳。漏底風。脈細沉。溲清。腐肉色白如荳腐。且難脫。潰遲。甚至數月或年餘。

風流小病

（秋）

世上惟有少年人最快活、年紀既輕、面目又麗、水也掐得出的肌膚、再配上幾件時髦的衣服、逛逛馬路、白相堂子、其樂無窮、然而樂極每易生悲、因此有的患遺精、有的患白濁，時有所聞、本館代售的遺精散（專治遺精）白濁丸（專治白濁）都是對症的靈藥、

雜病徵答

同人等限於見聞，對於疑難雜症，無法解答，茲特分期披露，徵求海內同道賜答，實爲公便，

（一）以立在十七年冬間，肛門後邊，約離糞門二三寸許，夾縫中，忽發生一瘰，紅腫形如棗大，初起之時，以手按之，祇覺內有一小核在焉，亦無甚何之痛苦，嗣後約隔兩月，忽又自破出濃，唯經一度出濃之後，其腫即散，其痛亦止，然不出旬日間，即又復腫痛如初，出濃之後，又消腫，定痛，如故，若循環川流不息然，當時雖延各醫診視，然總不能斷根，延至今歲已有三年之久，而斯瘰仍然如故，唯每覺精神疲倦時，其瘰卽隱隱作痛，厥狀眞不堪言，而據人傳說，或云痔瘡，或云痔漏，議論紛紛，莫衷一是，卽最近觀幸福報所登痔類一門，按症攷求形象亦大多不同，是以莫定何是，

又鄙人在十三年未婚之前，囊皮上發上瘋瘤一症，初起痒不堪言，以手抓之，卽覺皮破水流，隔日結成疤，數日間忽又自脫，脫後忽又復痒，痒又抓破結疤，似此約有數月，發出如粟米大之紅瘰一顆，當時亦不感覺何痛苦，小便亦順如常，然以隱病，未倩醫診治，延至于茲，已有七載，其形較前更大，蔓延亦有十數顆之多，式如黃豆，頭尖，色白，尖頭似帶濃汁，以手按之，性硬不破，四圍稍有血絲，不痛，不痒，偶將白色尖頭刺破，其內卽有形如濕石灰濃汁擠出，唯擠出石灰形之濃汁，一見風之後，卽乾如粉，究其狀況，不知如何致此，

社員蘇以立啓

本報特聘羅家衡律師為法律顧問　　幸福三日刊　　中華郵政特准掛號認為新聞紙類

幸福報

第二七六期
（民國十九年十一月十八日）
▶每份售洋二分◀
館址上海三馬路雲南路口

定報價目
每三日出一張。五個月一元。全年二元。寄費在內。本外埠一律。國外加倍。郵票代現。九五計值。

廣告價目
每期每格（共計五方寸）五元。均排於新聞之旁。如欲入新聞中。長期面議。

◀本期要目▶

青年色慾的危險與救濟（二）

徐慶譽

青年從十五到二十五歲的時期。正是身體發育的時期。這時期。就是學生色慾全盛時代。中國人因為缺少相當的性教育，所以學生不知性的衛生和性的貴重。當色情衝動的時候。自己不知道制服。於是用違反生理的方法去消耗自己的精神。這就是現在學校裏的流行病——手淫。中等學校以上的學生。不手淫的。一百個中難得一個。尤以中學生為最多。吾前年在長沙中學教課。有次用極誠懇的態度測驗學生。測驗的結果。全班二十三人。祇有一個沒有犯手淫。因為他還祇十三歲。其中二十二個。都是一個個站起來自己承認。我和這些學生感情很好。師生間全無隔閡。所以他們能直言不諱。這個中學。在湖南算是很注重訓育的。學生的品背方面。比別校的學生多少要純正一點。尚且如此。其他可想而知了。現在學生們身體不強。甚至學未成而生命已毀。考其原因。十有九是手淫的流毒。有的縱或不手淫。因着性慾衝動的緣故腦筋裏時常有邪念，邪念越積越多。其結果不是行為卑鄙。便是志氣消沉。精力不能集中。功課因此荒廢。終身失敗的種子就是這時候一手撒下的。等到年長學荒。再行懺悔。已無及了。許多青年人。身體健全，志氣高尚。才具優長。祇因為不能跳出色慾的網羅。遂流為無用的廢人了。

我們男女學生。既有這樣危險的致命傷。就當快快的醫治。醫治的方法。可分為左例兩項。（未完）

腦充血之病因及治法（四）（張錫純）

譚院長不幸死方腦充血
腦充血非不治之症

又在滄州治一建築工頭。其人年六十四歲。因包修房屋一所。失利。心中懊憹非常。旬日前即覺頭疼。不以爲意。一日晨起之工所。忽仆於地。狀若昏厥。移時甦復。其左手足遂不能動。且覺頭疼甚劇。醫者投以清火通絡之劑。兼取王勳臣補陽還五湯之義。加生黃芪數錢。服後更覺腦中疼如刀刺。須臾難忍。求爲診視。其脈左部弦長。右部洪長。重按皆實。詢其心中甚熱。其家人謂其素性嗜酒。近因心中懊憹。益以酒澆愁。飢時恆以燒酒當飯。愚曰。此證乃腦充血之劇者。其左脈之弦長。乃懊憹所生之熱也。右脈之洪長。乃積酒所生之熱也。二熱相併。挾臟腑氣血。上衝腦部。腦部之血管。若因其衝激過甚而破裂。其人即昏厥不醒矣。今幸昏厥片時而甦醒。其血管當不至破裂。或其管中之血。隔血管滲出少許。或其血管少有罅隙。出血少許而復止。其所出之血。著於司知覺神經則神昏。著於司運動神經則痿廢。此證左身偏枯。當係腦中血管所出之血。傷其司左邊運動之神經也。（未完）

經驗良方

血暈急救法（王南山）

眞米醋（一杯）用炭燒紅置醋內。使醋氣上騰。薰於產母鼻前。即醒。

（按）醋氣極酸。竄入鼻內。能刺激神經。提絜精神。故凡產後去血過多。或血崩太甚。以致驟然暈厥者。用此救之。頗有功效。但醒後即須延醫治之、以免再暈之虞。

種子簡效方

吳萸。川椒（各等分）共研爲末。白蜜和丸。如青果大。以絲綿裹之。納入陰中。日夜一換。一月後。即可成孕。

（按）不孕之症。每因寒濕阻於子宮。以致卵珠成熟不易。精蟲竄入爲難。用吳萸川椒。溫子宮而祛寒濕。每施輒效。乃余家傳之秘方也。但經期未調者。及體質本熱者。先宜延醫治之。然後用此。則無有不效矣。

蜈蚣咬傷（楊舒棨）

用火紙捲（吃水烟之紙串）燃著，薰患處。半小時。即可止痛消腫。

火眼赤腫

鮮瓦花兩株。生明礬。豆蠶大一塊。仝搗榨汁。滴入眼眶。淚即湧淌。兩三次即癒。

年衰眼花

霜桑葉。鮮野花葉。晒乾袋枕。另用杞菊地黃丸。每晨開水送三錢。須在春冬常服。

肺癆病療養法（續）　楊志一編

（二）肺癆病與色慾

（第一）色慾過度。多成勞損。已爲不可掩之事實，蓋吾人自有生以後。惟賴後天精氣。以爲生命之本。故精全者神志亦強。有神志強必臻壽考。精虧者氣血易虛。氣血虛必成癆瘵。其有先天稟賦本不甚強。但能謹愼房勞。自知珍重調攝。加以後天培養。寡欲清心。亦何嘗不克享大年。若姿質本弱。再加以縱情色慾。旦旦而伐之。直是自戕其生。漸見精神沈鬱。形容瘦削。鮮有不陷於虛爊之狀態者。此中之關係，惟青年爲尤甚。每見少年子弟。年尚未冠。壬水方生。發育尚未充分。苟無生理教育化導之。道德觀念拘束之。遂至溺情色慾。相火燎原。日久而軀體受傷。虛損乘之。實緣青年情竇初開。色情易動。淫穢之之書籍。豔麗之歌詞。耳濡目染。縈繫五中。或犯手淫。或由早婚。或竟縱慾無度。因而腦力減縮。精髓漸衰。食慾不充。漸進而潮熱虛汗。呈精神衰敗之種種現象。此而自促生命。咎將誰歸。內經藏象。謂腎爲根本。分爲左右。一陰一陽。互相交紐。水中有火。爲生化之源、惟藏蓄不露。斯永年無病。肺亦受益。而無識見之青年。祇知男女燕私。其欲逐逐。性慾衝突。不可遏止。此尤在家長及父師之教誨。於子弟屆春情發動之年。即應剴切譬喻。使彼青年。漸知利害。惟葆生之道。須下克己功夫。（未完）

介紹衛生方法　幸福三日刊　指導康健途徑

■性慾衛生談（二）

衛生教育會

（三）葆眞　邇來有一種學說。盛行於無賴之口。謂兒童生殖器。亦如身體肌肉然。勤用則發達。不用則衰弱云云。眞奇談也。夫人終身不哭而淚腺不枯。多日不汗而汗管不塞。罣凡之爲用。亦猶是耳。豈有戒淫遠色。固本葆元。而反失其生殖之能力者哉。

（四）束身　束身自好。非婦人女子態。眞大丈夫也。少年之士。初皆心地光明。血氣盛壯。精神充足。智勇敢有爲。惟閱歷淺。智識低。以酒色爲男兒本色。即有束身自好。不樂與淫朋邪友伍者。則必被笑爲婦人女子態。而自好者至是亦覺誚讓難堪。於是亦隨波逐流酒色相徵逐。茫茫苦海。誰掉慈航而拯濟之哉。就各學校調查所得。凡體質壯血氣勇。而又最善運動競走者。其入必毫無烟酒女色之戕伐也。

（五）狎妓　妓女無論公私。什九已染花柳病。狎妓者不啻以己身爲孤注之一擲也。或曰不有醫士查驗乎。庸何傷。曰。詳診細驗之功。醫者未必背施之於妓女。藉曰不然。婦女隱疾。又豈俄頃所能驗出乎。

（未完）

■貢獻讀者施用自療法之訣門（十一）

朱振聲

■虛損（續）

虛損之大綱。既如上述。今更將虛損各症之病原。以及治療之方法。一一說明於後。俾病家讀之。知某病因何而起。某病當用何藥。而不致茫無頭緒也。

凡見顴赤唇紅者。陰虛於下。逼陽於上也。口多乾渴者。腎水不足。引水自救也。音啞聲不出者。腎氣竭也。氣息喘急者。陰虛肺槁。氣無所歸也。喉乾咽痛者。眞水下虧。虛火上浮也。不眠恍惚者。血不養心。神不能藏也。時多煩躁者。陽中無陰。柔不濟剛也。易生嗔怒。筋急痠痛者。水虧木燥。肝失所養也。飲食不甘。肌肉漸削者。脾元失守。化機日敗也。心下跳動。怔忡不息者。氣不歸精也。盜汗不止者。有火則陰不能守。無火則陽不能固也。多痰或如清水。或多白沫者。水泛爲痰。脾虛不能制水也。骨痛如折者。腎主骨。眞陰敗竭也。腰脊痛者。肝腎虛也。膝下冷者。命門衰絕。火不歸原也。小便黃濇淋瀝者。眞陰虧竭。氣不化水也。足心如烙者。虛火爍陰。湧泉涸竭也。皮膚寒慄而吐涎沫者。衛虛也。咳嗽內熱而唾腥粘者。營虛也。痰內帶血者。水虧不能涵木。肝火犯肺。肺絡損傷也。大便溏薄。肢體浮腫者。脾士已敗。難治之症也。凡此種種。要皆虛損常見之症。至於其他變症。筆難盡述。是在讀者之舉一反三也。

出版務求信用切實保證　又名社會醫藥常識報　主持者有學識經驗及人格

幸福三日刊

經閉治療法

李健頤

定義　卽月經不潮之症、

原因　嗜好辛熱、傷礙腸胃、飲食日減、脾氣不運、心血大虧、衝任弛耗、胞脈枯乾、卽爲經閉、

病理　胃爲倉廩之官、腸爲傳道之府、腸胃有傷、則飲食減少、食少則滋養不足、榮液消耗、脾爲統血之機、心爲行血之關、榮養缺乏、心脾受之、心病則血不流、脾病則氣不化、血隨氣以行、血不行、故女子不月、素問陰陽別論曰、「二陽之病、(二陽卽手陽明大腸、足陽明胃也、)發心脾、有不得隱曲、女子不月、」夫經血雖生於心脾、然其能下行者、是藉胞脈之與心通也、如胞脈爲熱所阻、亦能使經閉而不行矣、素問評熱論曰、「月事不來者、胞脈閉也、胞脈者、屬心、而絡於胞中、今氣上迫肺、心氣不得下通、故月事不來也、」(未完)

雜病徵答(二)

同人等限於見聞。對於疑難雜症。無法解答。玆特分期披露。徵求海內同道賜答。實爲公便。

(二)敬啓者敝處有一婦人。年卅餘體略肥。而賦質不甚佳。已生育五胎。係屬勞動之家。今年於兩手大指根之內側軟肉處。奇癢喜抓。紋理裂開。皮似厚而硬。異常痛苦。不能操作。中西醫藥無效。中醫以枯凡硫黃研末塗之無效。復以銅錢燒紅浸醋中熨之洗之。亦無效。復以韮菜子燒薰之無效。復以生附子醋磨塗亦無效。近日在西醫院以如黃泥狀之藥塗之。亦如故。又以西藥房壽芝氏之癬藥塗亦如故。有謂爲牛皮癬者。有謂洗衣服搓傷者。有謂氣血枯燥者。有謂爲乾癬者。議論紛紛。莫衷一是。因思尊處爲醫門之總匯。中外同欽。怪症奇方。搜羅今古。起危疴於頃刻。脫苦海之沈淪。普渡衆生。何止垣河沙數。仰懇先生切實研究。指示治法。

武漢大學喻定華啓

幸福三日刊

本報特聘羅衛律師為法律顧問

中華郵政特准掛號認為新聞紙類

幸福報

銘儀署

第二七七期

（民國十九年十一月廿一日）

◀每份售洋二分▶

館址上海三馬路雲南路口

定報價目

每三日出一張五個月一元全年二元寄費在內本外埠一律國外加倍郵票代現九五計值

廣告價目

每期每格（共計五方寸）五元均排於新聞之旁偶嵌入新聞中長期面議

家家必備 **家庭醫藥常識** 人人必讀

本書所載百病「診斷」「治療」等。均用筆淺顯通俗。雖毫無醫學根底者讀之。亦能一目瞭然。全書共十六萬言。每本祇售大洋一元。（寄費加一）并附贈「欬嗽自療法」一冊。或「吐血與肺癆」一冊。或「幸福報小彙訂」一冊三者之中。任擇一種可也。

本館啓

◀本期要目▶

青年色慾的危險與救濟（三）

徐慶譽

（甲）心理上的調養。心的能力無限，是我們一身的主宰。我們的視聽言動和為善為惡。無一不是受心支配。而聽其指揮。所以我們要降服性慾的衝動。先要降服自己的心。換言之。就是保持正念。屏除邪念。切實的在心靈上做一番修養省察的功夫。每當獸慾勃發而想及邪淫時。同時就當想到人生的價值和生命的寶貴。人沒有不愛自己的。沒有不願自己的身體健全的。只要從本身的利害關係上打算一下。便可以消滅邪念。這是心理上的調養。

（乙）生理上的調養　單靠心理上的調養恐怕還不夠。還要從生理方面去救濟的方法。生理上的調養。可分為消極與積極兩種。消極的方法。就是（一）不可多吃肉類和含有刺激性的食物。因為肉類和有刺激性的食物。都是助長淫慾的東西。這已經多數醫生證明。決非虛偽。（二）不可過於安逸。夜間睡時。尤不宜多蓋被褥。因溫度太高。也容易發生淫慾。以上二個方法。雖是消極的。青年人若能實行。一定能發生良好的效果。除此以外。還有一個積極的方法。就要時常運動。每天若打打籃球或足球。使全身肌肉都有相當的運動。一到夜間。必定可以安心睡着。淫慾無從發生。這是克制性慾衝動的上乘。此外若各種淫書。以及汚穢的小說。青年人萬不可看。青年人品性的墮落。志氣的卑下。身體的摧殘。十有九是看淫書的結果。

不朽的事業。都是成於雄偉的精神。而雄偉的精神。又是寓於健全的身體。沒有健全的身體。斷不能有雄偉的精神。沒有雄偉的精神。斷不能成不朽的事業。願吾可愛的青年年們。快快的猛省。猛省。

腦充血之病因及治法（五）

（張錫純）

譚院長不幸死方腦充血

腦充血並非不治之症

醫者不知。竟投以治氣虛偏枯之藥。而此證此脈。豈能受黃芪之升補乎。此所以服藥後而頭疼加劇也。遂爲疏方。亦約略如前方。爲其右脈亦洪長有力。因於方中加生石膏一兩。服兩劑頭疼全愈。脈亦平和。左手足已能自動。遂改用當歸生杭芍玄參天冬各五錢。生黃芪乳香沒藥各三錢。紅花一錢連服數劑。卽扶杖能行走矣。方中用紅花者。欲化腦中之瘀血也。爲此時脈已平和。頭已不疼。可受黃芪之溫補。故方中少用三錢。以補助正氣。卽藉以助歸芍。乳沒以流通血脈。更可調玄參天冬之寒涼也。右所治三案。用藥大略相同。而皆以牛膝爲主藥者。誠以牛膝善引上部之血下行。爲醫腦充血證無上之妙品。此愚屢經試驗而知、故敢貢諸醫界。而用治此證。尤以懷牛膝爲最佳。

經驗良方

治瘋狗咬傷方藥

（一）（已戌丹方）當門子三錢七分五厘。老式腰黃一兩五錢九分六厘。（卽好雄精水飛淨。）犀黃一錢五分。上梅冰片三分。貴州山慈菇六錢。製浮水甘石五錢四分。製西月石三錢四分五厘。製西瓜霜四錢九分八厘。右藥分量。必須秤準。不可稍有輕重。先以各藥分研極細。拌勻後再合研。裝入磁瓶。或玻璃瓶。用火漆封口。勿令洩氣。如有人被癲狗毒蛇咬傷。用銀針頭將丹以清水黏上點兩大眼角。一日點三四次。三五日爲度。一面酌量吞服。傷輕者用丹五厘。以厚樸湯送下。重者用一分。最重者二分。並用丹外敷傷處。三五日卽毒消傷愈。永不再發。（二）取鮮萬年青。（花園或人家花盆內均有）連根搗汁。服一二碗。則腹內之毒。由大小便排出。雖已變成狗形者。亦必化成血塊洩出。不復能爲患矣。

血淋及小便下血治方

血淋病狀。與小便下血不同。茲有一最簡單的判別。淋則便時疼痛。下血則便時不痛。並將各方分列於後。（血淋）（一）淡豆豉五錢。煎湯服甚效。（二）血淋日久不效者。用淡水煮冬瓜。日食兩三碗。七日愈。（小便下血）（一）木耳一兩。炒黑芝蔴五錢。煎湯代茶頻飲之。（二）鮮蘿蔔菜搗汁一杯。加陳墨少許生飲之。

肺癆病療養法（三）

楊志一編

但強制矯情。充其弊害亦與縱慾無度等。孟子云。養心莫善於寡欲。足見寡欲爲人生之衞養原則。又非左道惑人。妄言採陰補陽者所可同日而語。故吾人寡慾之外。尤宜節勞。如目勞於視。則精血以視耗。耳勞於聽。則精血以聽耗。心勞於思。則精血以思耗。吾人能隨事而節之。則精血得其養。而虛癆之症可以不生。經云陰精上蒸者壽。陽火下陷者危。至哉斯言。夫色慾本隨有生以俱來。最爲年少人之危險關鍵。所以腎水不充。相火易動。肺金受剋。遂使精神萎頓。轉成虛損之症。每見咳嗽見紅。發熱消瘦。此種病例。所見甚多。此尤不可不注意及之也。（江守箴）

□性慾衛生談（三）

衛生教育會

或又曰。非注有消毒藥水耶。曰。注消毒藥水。未足以防惡症。非消毒水之不足以殺菌也。惟菌體至微。而游行又至速。脣膜內外。可以任意穿行。消毒水未至而菌往往已穿入矣。藥水未必能相從穿入而殺之也。又何益。請更言花柳病之害于后。

（六）白濁　患白濁者既愈之後。貌雖健康。而其結果往往有出人意料之外者。如尿管窄。生育絕。房事不舉。小便痛苦。精神恍惚。心鬱氣悶之類皆是。始也不過患白濁耳。繼則傳染全身。百病交作。荒時耗財。後患益鉅，勢不至衰弱死亡不止，或又曰，白濁不過傷風感冒之類耳，未必遽成痼疾，此所爲諱者不畏雷，亦可悲矣，白濁雖愈，往往有餘毒焉，藏於身體深處，雖歲換星移，猶能傳染於其妻，彼婦何辜，亦被曳入於疾病悲慘之境，甚至備受刀圭，苦不可忍，蓋不如是則性命難保也，一旦受胎成孕，嬰兒兩眼爲毒所攻，遂終其身以成盲瞽，查今世瞽人，原於父母患花柳病者，居四之一云，

□貢獻讀者施用自療法之訣門（十二）

朱振聲

□虛損（續）

至於虛損症之用藥。亦不可一概而論。當視其何經有病。遂用何經之藥以治之。如用桑皮貝母以止嗽。蓮心山藥以止瀉。人乳梨汁以解燥。童便藕汁以止血。苡仁茯苓以扶胃。且有降下之功。桔梗陳皮以行氣。更具健脾之力。麥冬五味以保肺。而能滋化之源。地骨皮丹皮以治蒸。而無寒冷之累。（以上皆用於初起者）頭痛身熱。宜杞子玉竹。腰脇疼痛。宜杜仲磁石。惡寒宜川芎當歸姜棗。大寒宜肉桂附子，客熱宜沙參地骨皮龍齒。多熱宜地黃地膚子牡蠣甘草。大熱宜黃芩天冬。心神不甯。飲食欲吐。宜人參。多夢紛紜。宜龍骨。驚怖宜沙參龍眼。驚悸寒冷。宜甘草紫石英。多忘宜茯神遠志。神昏宜茯神硃砂。痰中挾氣。宜半夏枳實生姜。小便不利。宜茯苓澤瀉。小便頻數。宜龍骨桑螵蛸。洩赤宜黃芩。溺白宜厚朴。髓竭宜熟地當歸。諸如此類。按症施治。隨机應變。則病雖變化百出。亦能轉危爲安也。

□對于用金鷄納霜之貢言

（汪藹成）

西醫截瘧。輒以金鷄納霜爲主要之劑。蓋取其見效之速。有非中藥所能抗衡。故中醫間亦樂用此品。求其收效之迅捷。殊不知金鷄納霜雖有截瘧之近功。而亦未始非殺人之利器也。蓋瘧之初起。邪溫適在鴟張之際。醫者不投以散風理濕之劑。而浪施金鷄納霜。惟以急速截瘧爲能事。抑知瘧雖可截。而截非其時。徒然止瘧。而未清其邪。逾時而瘧復發。所謂失之毫厘。差以千里也。余非絕對謂金鷄納霜爲不可用之品。特以醫不審瘧之時机。用之不得其當耳。若能施之於邪濕肅清之際。則對症施藥。庶有利而無弊矣。質之高明。其亦有韙乎余言歟。

出版務求信用有切實保證　又名社會醫藥常識報　主持者有學識經驗及人格

□經閉治療法（續）

李健頤

症象心中鬱悶、神疲體倦、口中微渴、夜煩不寐、月經不行、胸腹莫舒、脈微濇而帶沈滯、

診斷凡經閉之脈、要滑實、重按有力、若細而數、或脉七八至、骨蒸痰嗽、肌肉消瘦、而面反嬌赤者、此爲死候、更加泄瀉喘逆不能右臥者、死期大促、

療法宜審察五臟之所損、以爲治、肝損者、益其氣、心損者、調其營衛、脾胃損者、調其飲食、適其寒溫、肺損者、綏中、腎損者、固精、總用鷄內金淮山藥丹皮代赭石三七桃仁黑櫓豆秦當歸西木耳石膏各藥、爲主方、其餘另可按症加減施治、

□更正

本報二六五期沈仲圭先生所作先天與後天（上）十三行十三十四兩字十八行一二兩字二六六期先天與後天（下）第一行五六兩字原文均爲精囊茲查實爲睪丸之譌特此更正以免誤會

□本館代售

葉勁秋先生主編之現代名醫驗案。該書取材嚴謹。記載詳確。已出四集。每集售洋一角。合購減售三角。寄費加一。

幸福園

□黑人之醫傷法

（春風）

南美州之印地安人。至今尚爲半開化之民族。研究人種學者。輒至其地考察。最近美國有博物研究會至秘魯國阿美重河流域作探險之舉。歸後作游歷之總報告。其中兩事。頗足引起興趣。爰爲譯述之如下。

□螞蟻權作外科醫生　南美赤道一帶。土人聚居其間。白色人稀。罕至其地。故新文化潮流。尚未見侵入。其救傷治病。未嘗有正當之醫藥。樹根草皮。輒視之若貴重之藥料。凡有疾病。輒乞靈於此。最奇者。則土人有以某種螞蟻視爲治傷之莫大靈藥。此種螞蟻有極強之爪牙。人體有損傷而破裂者。捉此蟻置傷處。蟻嗜血腥。即以爪抓其傷處之四週。能使割裂之皮膚。互相焊接。而蟻爲血污。亦喪其生命。僅留其頭部埋在傷處。自然成爲人體隙處之補貼。傷愈頭乃脫。鮮紅如血疤也。土人之患重傷者。一蟻不足以濟事。乃有用數十蟻以治傷者。不數日新皮生而傷愈矣。妙哉蟻也。

□生薑和香蕉葉是治傷妙藥　野蠻人民。輒有因意氣之爭爲族鬬之舉。所用武器。徒手者有之。大刀闊斧者亦有之。一度族鬬。傷者無數。此等武士道受傷回家之後。其家中妻孥輒不以爲異。蓋治傷有古法。能救垂死之傷也。其法殊可笑。先就傷處以水洗淨。塗以生薑之汁。以麻醉其神經。帖以潰草（草名翚且瑪利）汁製成之膏藥。外裹以乾透之香蕉樹葉。一星期後無有不治者。亦可怪矣。有時且有以上述之某種螞蟻。搗之成漿。敷於傷處。亦能藥到病除。奏效極速也。惟傷者之食料。在醫治之中。禁用有鹽質與脂肪之物。每日所進。輒爲一種以樹皮製成之流汁而已。（完）

本報特聘羅家衛律師為法律顧問

幸福三日刊

中華郵政特准掛號認為新聞紙類

幸福報

紹儀署

第二七八期

（民國十九年十一月廿四日）

◀每份售洋二分▶

（館址上海三馬路雲南路口）

定報價目
每三日出一張。五個月一元。全年二元。寄費在內。本外埠一律。國外加倍。郵票代現九五計值。

廣告價目
每期每格（共計五方寸）五元。均排於新聞之旁。偶嵌入新聞中。長期面議。

◻寫於『打胎與避孕』後

楊舒榮

世之因經濟窘迫。或身體虛弱。苦生育過多。而欲解決避孕問題者。不知凡幾。至於避孕方法。醫刊所載。及民間習用者。不勝枚舉。但試之有驗有不驗者。此無他。乃體格之各殊耳。卽涼月君之舉捕魚鳥（又俗名牧鴨）蛋一則。家姑母嘗食五六個。亦屬無効。不佞所知用單方避孕而有効者。惟顧謝兩夫人（舒之通家母執）也。法在新產第三朝。以萬年靑子（七粒）搗碎。和赤砂糖開水冲服。迄今十餘載。未續生育。且無發生他種病痛。可謂妥且驗矣。然則欲避孕而仍交媾者。莫非使卵子之不生。或生而無用。令不會與男精搆抱。則不會成孕也。故施用之內外各法。或寒或熱。戕傷衝任。糜爛胞宮。違反自然生理。種種弊害堪虞也。我嘗言之。欲節制生育唯一善法在制慾。使男女兩性少接觸機會也。如余所草『提倡葆精主義』一文中之獨睡丸歸甯丹。無出其右矣。設或曰太上忘情。人不能忘情。惟有謀事業之發展。（朱振聲先生答某君問嘗言之）俾經濟寬裕。非但無慮子女扶養費敎育費等等。卽嬌妻之身體虛弱。亦不難以調補而健復也。

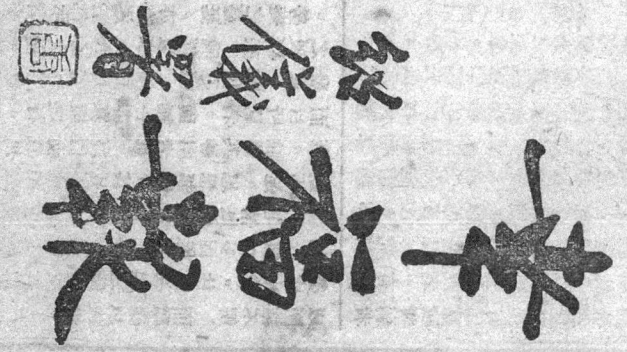

□欬嗽淺說

汪蕾成

金風送爽。梧桐葉落。此非秋令肅殺之現象乎。于是欬嗽一症。每于此際發生。患者輒視為輕微之症。不甚介意。殊不知欬劇。則肺傷。延久不愈。欬時胸脘且隱隱作痛。甚致痰中帶血。此皆成癆之初步。俗諺云。傷風不愈便成癆。由此觀之。凡病患皆宜及早醫治。嘗攷欬嗽有內傷外感之別。有因感風邪而致欬嗽。有因肺弱而致欬者。雖統曰欬嗽。而治法逈異。蓋風邪之欬嗽。投以散風宣肺之劑。可以立效。而肺弱之欬嗽。須施以補肺之劑。更宜息心靜養。始能復元。不明醫理之人。恆以枇杷膏，梨膏，杏仁精，止欬水，。為唯一止嗽之靈丹。不知是類藥品。雖能止嗽。而不能祛邪。且外感風寒未清。引動伏邪。欬嗽暫止而又作矣。延久恐難速痊。蓋邪濿愈深。非二三劑所能愈也。故治欬嗽初起。即宜取服散風宣肺之劑。可免復發之虞也。玆擬初起欬嗽方列后。肺弱者不宜服之。

前胡　錢半　枇杷叶四錢包　桔梗　八分　炙欵冬三錢後下

桑葉　三錢　象貝　三錢　冬瓜子五錢　薄荷葉一錢

白夕利四錢　杏仁　四錢　廣皮　一錢

痰多加製半夏三錢　熱甚加大豆卷四錢　去炙欵冬

經驗良方

□神經衰弱病症治方

（濟平）

神經衰弱之症象。約分十種。

(一)記憶力薄弱(二)失眠(三)怔忡(四)多夢囈語(五)精神恍惚(六)頭暈目眩(七)肢體倦怠(八)手足顫振(九)志意消極(十)思想呆鈍。總而言之。即時賢所謂神經衰弱是也。究其病源。有因思慮過度者。有因稟賦薄弱者。有因操勞過度者，有因痰迷者。有因血瘀者。有因房勞失精者。有因病後失調者。雖虛實各有不同。而心腎不交。關係尤為切要。若論醫治。從邪道而來者。還應從邪道而去。自審病因。分別調治。更要耐心服藥。萬勿淺嘗輒止。須知補虛與攻實不同。攻速補緩。一定之理。若云醫治無效。吾殊未敢深信。以鄙意推測。非自調不善。即醫藥無恆也。

(一)思慮過度　歸脾丸。(國藥店有賣)每早晚開水送下二三錢。

(二)操勞過度　安神定志丸。(國藥店有賣)服法同上。

(三)稟賦薄弱　六味地黃丸。服法同上。若舌苔黃者。孔聖枕中丹。服法同上。(二丸國藥店均有賣)

(未完)

□肺癆病療養法(四)

楊志一編

(第二)原因　今於本節之始。請先質疑於讀者諸君之前。即十八世紀以前。勞瘵之猖獗。亦有盛於今日者乎。鄉僻窮陋之俗。勞瘵之蔓延。亦有速於都市者乎。執此二端。可以知其原因之梗概矣。晚近以來。人心大變。風俗澆薄。物質文明。愈形發達。國民道德。淪亡殆盡。青年男女。知識乍開。凡耳所聞而目所見者。固無一非寡廉之行。誨淫之俗。而足以移易其心旌。眩蕩其神明者也。浸假而意馬心猿。躍躍欲試。浸假而所欲不遂。思想無窮。甚且不禁相火之焚熾。遂乃任情宣洩於一朝。七情既傷。本體已虧。重感風寒而成咳嗽吐血之症。(驟起吐血。多因風寒失汗。逼而上越。)夫咳嗽吐血。豈眞盡致勞之由哉。往往初起之時。未嘗解肌辛散。誤投溫補寒涼。是以團結不解。而醞釀以成也。(未完)

■性慾衛生談

（四）　衛生教育會

（七）梅毒　梅毒亦一險症。嘗能傳染血中。達於身體各部。雖數月之後。猶能藉病人所用茶杯烟管毛巾等傳病於人。接吻則尤甚。其效與同眠等。苟及早圖治。或無性命之虞。惟爲預防傳染計。三年之內不可令締婚也。

梅毒與白濁之害。均甚酷烈。梅毒之症。病愈數年。猶能發生種種險症。如癱瘓瘋癲腦血筒管裂脊神經受傷皆是。當此之時。大約病者已受室家。生有兒女。而一旦竟成殘廢。則嗷嗷者誰爲代養。思之不亦大可痛耶。據著名人壽保險公司調查所得。謂患楊梅結毒者。大部夭壽。故曾染梅毒之人。雖病愈數年。欲保壽險。公司猶拒不納。如必欲之。則須特别立約。所享權利。不能與常人等。此非道德問題。因公司依據其已往之經驗。料彼不能久於人世。不願受此賠累耳。父母患梅毒病。必遺傳其兒女。此盡人所知矣。分而言之。要有四種嬰孩未及墮胎。已死腹中一也。幸而生存。亦罹夭折二也。再不然。及年既長。體育發達。遠遜於人三也。疾病痛苦。懦弱無能四也。兒女何辜。遭此慘刼。爲父母者。可不愼諸。（未完）

■貢獻讀者施用自療法之訣門（十三）

朱振聲

■虛損（續）

雖然。虛損一症。於治療之外。其平日之飲食起居。亦不可不十分注意。故調養之法。更不可不知。今特分述於下。以作本篇之結論。

（甲）多見空氣。多受日光。多食牛乳。鷄蛋。及一切滋養品。多休息。此爲治虛勞唯一之良法。

（乙）戒惱怒。絕思慾。忘言守靜。常行靜坐法。

（丙）勞於力作者。當逸之以安閒。而甘飲食。和氣血。勞於思慮者。當屏思卻慮。服藥以養心。勞於酒色者。當寡色慾。滋腎水。補脾土。

（丁）每朝宜煖人乳酒。飲清潔童便。或服循環水。用姜棗以煖脾宮。用秋石以代鹽。無力服參者。如能依方進氣。自可取效天然。若病已危篤。可用好臍帶數條。焙研末。每服二錢。酒調服。

（戊）二六時中。常以舌抵上腭。令華池之水。充滿口中。乃正體舒氣。以意用力。送至丹田。口復一口。數十乃止。此以眞水補眞陰。同氣相求。爲保生十全之計。

（巳）凡勞傷吐血欬嗽等證。忌食椿芽。食則病發難愈。（完）

■煤氣毒與急救法

（方菊影）

爲燃爐取煖。致中煤毒斃命之新聞。近日報端。已數見不鮮。此輩都屬缺乏衛生常識者流。殊可憫也。爰略述煤炭爐禦寒之害、與急救法。深望閱者廣事宣傳。庶枉死城中可減新鬼。

■炭氣之害　煤炭一經燃燒。卽發出一種炭氣。倘無烟肉導洩室外。則呼吸之卽可使人昏暈。嘔吐。頭痛。心弱。終則窒息氣閉。血運停止而死。故無論煤爐炭爐。尤其是煤球爐。必在室外燃燒。否則至少限度。亦須開一窗扇。使空氣流通。

■急救之法　倘有人已中煤炭氣之毒。唯一急救法。須立刻洞闢窗戶。將病人移至露天。解開胸前衣鈕。用人工代引呼吸法。使已閉之呼吸回復。一面延醫師急救。或速送醫院。切忌仍閉窗戶。多人圍集一室。七張八嘴。濫用藥餌。但其人僅呈昏暈狀態。飲以一小匙白蘭地。或高粱酒。則尚無妨。總之先決問題。必須使其吸收新鮮空氣。其他則應立請有資格之醫師指導爲妥。

幸福園

提倡生食之新論調

（虎貢）

向來討論齒牙衛生者。都謂食物務須取其易於消化。顧據最近美國醫學家之言論。則轉提倡生食。可謂新穎而特別矣。據美國福雪斯齒科醫院院長哈佛齒科學校。講師霍醫生稱。齒之腐蝕。並不繫於細菌。實因日常食料之中。缺乏無機酸鹽。與所謂維他命之生活素等組成骨質之成分。以致齒牙中之骨質。日形退化。夫所謂無機酸鹽。與生活素。在何項食物中。乃可充分得之乎。曰。橘汁中含之最富。其他各類水菓與蔬菜中。亦有之。惟較遜於橘汁。又據霍醫生研究齒科十五年之經驗。乃知原人時代之茹毛飲血。非特體格可以壯健。對於齒之保護。亦極良好。及後文明日進。齒牙乃日弱。彼嘗以猴為試驗。一則飲以橘汁與生菜。一則飽以熟食與五穀。久之。生食者齒牙極健全。而熟食者。則齒牙零落矣。（未完）

風流小病

（秋）

世上惟有少年人最快活、年紀既輕、面目又麗、水也掐得出的肌膚、再配上幾件時髦的衣服、逛逛馬路、白相堂子、其樂無窮、然而樂極每易生悲、因此有的患遺精、有的患白濁，時有所聞、本館代售的遺精散（專治遺精）白濁丸（專治白濁）都是對症的靈藥、

來件

中華慈幼協濟會之迴顧與前瞻

吳維德

民國十七年四月間，在我國上海這個地方，孔庸之博士與一輩先知先覺者流，因感於慈幼運動以重要，鑒於國際慈幼潮流之洶湧澎湃，深知夫欲謀中國民族之得救，非先謀中國兒童之得救不可，欲得中國民族之健全，非先謀中國兒童之健全不可，爰糾集同志，發起中華慈幼協濟會，藉以提倡，維護，保障中國兒童的權利，並以種種可能的方法，為中國兒童謀求根本的，永久的幸福。——這到了現在，已經過兩年半的工夫，而成為中國現代史上的一件甚有意義的事實了。

本會初告成立，其大部分時間均致力於組織及計劃方面，其後循序漸進，逐步為營，拿着沉毅的精神，踏着嚴整的步調，以全力謀進取，以全力圖擴充，遂得在事工上表現幾許成績，逐漸引起國人的注意，而贏得社會上一般有識者的熱烈同情。就現在而論，我們的事工暫分為以下五部：（一）兒童保障部，（二）兒童衛生部，（三）兒童教養部，（四）兒童研究部，（五）社會教育部。（未完）

本報特聘羅家衡律師為法律顧問

幸福三日刊

中華郵政特准掛號認為新聞紙類

幸福報

紹儀署

第二七九期

（民國十九年十一月廿七日）

◀每份售洋二分▶

（館址上海三馬路雲南路口）

▶本期要目◀

遺精眞義（一）

（張汝偉）

（一）有夢之遺
（二）無夢之遺
（三）滑脫之遺
（四）鬼魅之遺
（五）陽强之遺

遺精者何。不交而精遺也。遺。說文註。亡也。精而數亡。其人能久存乎。今世風日衰。青年志士。先天不足。根本既空。斲喪其元。或則手淫屢犯。生機不遂。欲保其精之無遺。可得乎。顧世之患遺精者既多。而治遺精之法。因之不得不益加研求也。誠以精足則氣旺。氣旺則神采飛揚。精少則氣弱。氣弱則神情黯淡。精氣神三者。為人生立命之根。而精又冠于氣神之上。人之于精。安可不保之貴之乎。保精之法。原在平日之修養。而治遺之要。在察起病之所由。先賢論遺精一症。其重點在于心腎。而旁及于肝脾。蓋主閉藏者為少陰腎。司疎泄者為厥陰肝。二藏皆有相火。而其系上屬于心。心君火也。感物而動。君火動。則相火隨之。雖不交會。精亦暗流矣。精既暗流。而火不能生土。土又不能制木。於是脾𤻲矣。脾𤻲則不能化腐水谷。是精之來源亦絕。所以人每精遺之後。多倦怠不思食者。即此也。此則提其網耳。若析而言之。則有（有夢）（無夢）（滑脫）三者之別。更有（鬼魅）（陽強）之異。試將（原因）（治療）之眞義。披露于下。

（未完）

愛情障礙

愛香惡臭：人之恆情
鼻流濁涕：腥臭異常
愛情破產：理所必然
挽救之策：其惟保腦

程君青心為本埠著名之小說家。平日用腦過度，致患腦漏。終日流涕。腥臭異常。其夫人惜春。深痛惡之。結婚未久。愛情破產。程君心竊憂之。遍求中西名醫均無效驗。後無意中在友人處見幸福報上載有保腦丸可治腦漏。購服二盒。試之果效。不數日而宿疾頓愈。夫妻愛好如初云。

保腦丸專治腦漏有意想不到之效每盒大洋五角不折不扣

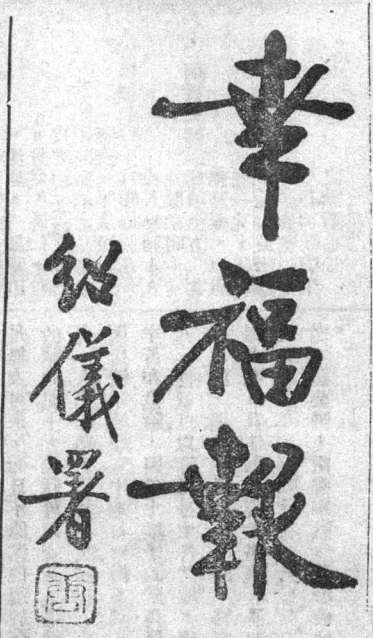

□後天性不孕之原因

（陳懿）

（甲）淋病——此症爲後天性不孕之最要原因；男女生殖器皆可受其害也。淋症之妨碍受孕，因其閉塞輸卵管端。或損害管之粘膜，致卵不易進行•且管內上皮之細毛亦損壞，而不能照常助卵之輸運矣。——淋菌染及子宮頸粘膜與內膜，均能阻止其生育。

（乙）產後膿毒病——此症若完全屬於產後者，其患較輕，若因淋症所致者，尤爲永久之害。

（丙）子宮頸內膜炎——子宮頸內膜發炎，不易受孕•若因淋症所致者，醫治較難。子宮粘膜腺分泌過多，致頸管被稠厚之粘液壅塞，而礙精子之通過•且有頸液之鹼性變爲酸性，以致精子不能在內生活。

（丁）生殖器結核症——患此者，幾皆不孕；蓋輸卵管之閉塞，與淋症相同也。早年生殖器結核者，往往致完全經閉。

（戊）子宮異位——子宮異位致不能孕之理，可於子宮復位後，而能受孕之事實證明之•其礙受孕之故，與子宮發育不全者同•非由於阻塞，乃由於子宮頸之方向改變，不克浸入精池故也。（未完）

經驗良方

□神經衰弱病症治方（續）

（濟平）

（四）痰迷　導痰湯製丸。（國藥店想亦有賣）服法同上。倘無現成丸藥。可用廣陳皮。製半夏。結雲苓。各五分。胆星•枳實•甘草減半。合製丸藥。

（五）血瘀　歸脾丸（原方白朮•黃芪•茯神•黨參•遠志•香附。甘草•棗仁•龍眼。當歸•）加琥珀•丹參•桃仁•丹皮之類。各藥分量。須因病酌定。未可懸擬。服法同上。

（六）房勞失精　六味地黃丸。或人參固本丸。服法同上。

（七）病後失調　此項治方。益難懸擬。以病無一定。因失調而傷及何部分。亦無一定。必須經醫生之診斷也。（完）

□神經衰弱病之心理學治療法

（天虛我生）

神經衰弱的病因，都是由環境造成的，而環境的惡劣，實在由心理造成的，譬如我的心裏正在煩躁，那末，人家以爲可樂的事，我就以爲可厭，其實別人的事，與我什麼相干，我爲什麼去想他。即使是我自己的事，如果在非必要的時候，我也不必去想他。譬如睡在床上，思前想後，最足以使神經昏亂。其實過去的事，已經不必想他，未來的事，更加不必想他，因爲想着的念頭，決不是眞實的理解，仍舊是個虛幻，那又何必多費心神呢，所以一個人的心，第一要自己定得住；用什麼方法去定住心呢，只要用一個止字的口訣，彷彿和命令一般，對於心猿意馬，自己暗暗地喝一聲止，他便能夠聽你的命令立刻止住了的。這話並不是神話，實在就是大學之道。所謂知止而后能定，什麼叫做知止呢，譬如綿蠻之鳥，本來是求友之聲，但是無友可求，而且不能遂他遷於喬木的志願，那末一個土堆子的壁角兒上，也就可以安身，這就是孔子所謂可以止則止的功夫，人不如鳥，就是不能知止，止於丘隅，原非至善之地，然而比較永遠在空中飛着，得不到一枝之托的時候，却少了許多辛苦和危險，因爲土堆子的壁角兒上，決不會遇到關弓而射的人，也就可以算得是至善之地，比那鴻雁宿在蘆葦之中，派着巡更的，還是不免驚惶破睡，終究被人一網打盡的，豈不安靜得多呢。我住到靜安寺路來的最初時期，我的窗戶，適臨馬路轉灣的所在，剛剛睡着，就有震天價響的汽車，向我床頭邊經過，還要叫上兩聲喇叭，我就被他驚醒了，好容易重新睡去，（未完）

介紹衛生方法 幸福三日刊 指導康健途徑

性慾衛生談（五）

衛生教育會

（八）求醫 凡染花柳病者。一誤不可再誤。務將金錢時日。一用之於正當之途。訪求妥實良醫。及早圖治。廣告中所標榜者。大都屬庸醫。不可恃。即如藥房所售藥劑。親朋所傳單方皆不可用。入或折股斷肱。必急急求救於名醫。其不擅用藥房已成之劑。親朋傳述之方必也。夫花柳病之爲害。小之失健康。大之傷性命。視折股斷肱尤險。奈何反而忽之耶。故必以及早求良醫診視爲妙。如或家道不豐。客囊羞澀。則往慈善性質之醫院求治亦可。誠以此種惡症。往往表面見痊。而內毒未盡。雖數年之後。猶能反復。苟非名醫。決不能正本清源。斷除淨盡。一旦娶妻。其不罹以上所言之害者鮮也。

少年寄跡異鄉。家人尤多繫念。倘使身染醜疾。困頓於疾病之中。其呻吟痛楚。自作自受。不待言矣。而事關於父母兄弟伯姊諸姑。將不勝其憐愛惱喪之情矣。況鄰里相互傳說。謂其家子弟罹醜疾於異地。呻吟床席。落魄不能歸。試思此語。甯不令人愧死耶。即使幸而獲痊。他年故里歸來。尙何面目以見鄉黨長者乎。寄語少年。愼之愼之（完）

肺癆病療養法（五）

楊志一編

見證 虛勞一症。五藏皆病。蓋患者嗜慾不節。相火無制。精室空虛。腎水虧損。虛火上炎。肝經灼血。血不養心。心腎遂致不交。而氣虛脾弱。不能制水。內戕眞陰。任其涸竭。脾土爲肺金之母。脾經受傷。則肺陰鎖鑠。氣無所歸。其屬於心者。則不眠恍惚也。煩躁驚悸也。其屬於肝者。則眩暈嗔怒也。吐血盜汗也。其屬於肺者。則咳嗽氣喘也。喉痰咽燥也。其屬於脾者。則蒸熱顴赤也。痰黏泄瀉也。口不思食也。肌肉日消也。其屬於腎者。則口渴音啞也。肢楚腰痠也。小便淋瀝也。夢遺滑精也。種種情狀。不一而足。宜乎患之者視若蛇蠍。而汲汲不可終日也

調養 病之得愈。半由藥物。半恃調養。此無論內傷外感。莫不然焉。而以虛勞爲尤當也。緣虛勞一症。原因繁雜。標本同病。若徒知責望於藥力。而一方面相火則任其沸騰。淫慾則縱其無度。不能修養身心。屏除妄念。是則抱薪救火。拒虎進狼。欲求病魔之脫離。奚啻謀皮於虎哉。調養之要。第一當屬清心寡慾。惟處此塵囂。環伺而誘者。大有人在。非心志堅強。一意回頭之人。決難一塵不染。葆我天眞。老子曰。不見可欲。使心不亂。是以唯一良法。即遠避城市。遷居鄉壤。良以鄉間空氣清鮮。天趣盎然。玩水游山。俗情頓洗。次則多讀有裨身心之書。用以羈縻心志。陶怡情性。又次則戒絕惱怒。屏却思慮。果能如是。則裏修外補。兼進並顧。不患無事半功倍之效矣。

失音治方

失音與聲啞。病各不同。啞係無聲。或有聲無音。失音則言語可辨。但嘶而不成聲耳。原因甚多。未可一概而論。大致癆病失音。最難挽救。此外冒風。感寒。肺燥。喉火。歌唱。均足失音。秋令肺中多燥。尤爲此病之因。茲有一方。用猪脂（生猪油）一斤。煞生滓。入白蜜一斤。再煉片時。濾淨入磁器內。令其冷透成膏。不拘時挑一茶匙。開水化服。不特能治失音。並可潤肺腸解燥結也。

幸　福　園

提倡生食之新論調（二）

（虎賁）

霍氏謂小兒一日三餐。應妥爲支配。晨餐應與以牛乳。香蕉與乳油。點心少許。與橘汁一杯。午餐則與以青菜湯。微熟之蛋。牛乳。連皮之馬鈴薯。萵苣。番茄與麵包等。晚餐則與以牛乳與麵包。若能按此而行。則其齒之壯健。可不遜於原人時代。至於成人。亦可仿此。惟可略加肉食。以免感覺單調。惟肉食不可太多。卽上所述之蔬類。亦不可煮之極熟。因一切無機酸鹽。與生活素。皆含於生菜之中。一經煮熟。效用大失。故若能生食各種菜蔬。於齒牙大有裨益。至於糖菓之類。與齒病並無關係。惟飯前食之。有減退食慾之弊耳。

譯者按。我人僅知多食菜蔬生菓與夫牛乳之類。僅有益於消化。今觀霍氏之論。則此項食物。且爲健齒之妙品。而於菜蔬一項。且更提倡生食論。謂可免一切牙患。此亦甚堪注意者也。（完）

來件

中華慈幼協濟會之迴顧與前瞻（二）

吳維德

在兒童保障方面，本會鑒於社會上虐待婢、僕、學徒、及童養媳者甚多，曾散佈警告虐待兒童家屬書，喚起一般人士的覺悟，並徵得上海各法政機關的合作，一體注意虐童案件，凡關於虐童案件開審時，准許本會代表出席觀審，並於本會派員調查虐童情事時，與以種種便利。本會除積極進行調查外，並相機施以救濟；遇有必需收養之兒童，。或介紹於其他慈善機關收容之，或卽由本會附設慈幼教養院收容之。至關於保障外埠兒童，本會已函請國內各團體，隨時通報虐童案件，向就地警政機關申訴，或函知本會代爲申訴。現在會中收到此種函件甚多，有來自附近區域者，有來自內地鄉邑者，不一而足。本會又已擬稿向國民政府請求保障兒童權利，釐定兒童法律，建立兒童法院，並擬呈請中央黨部，通令全國各級黨部，一體注重兒童權利，實行保障兒童云。（未完）

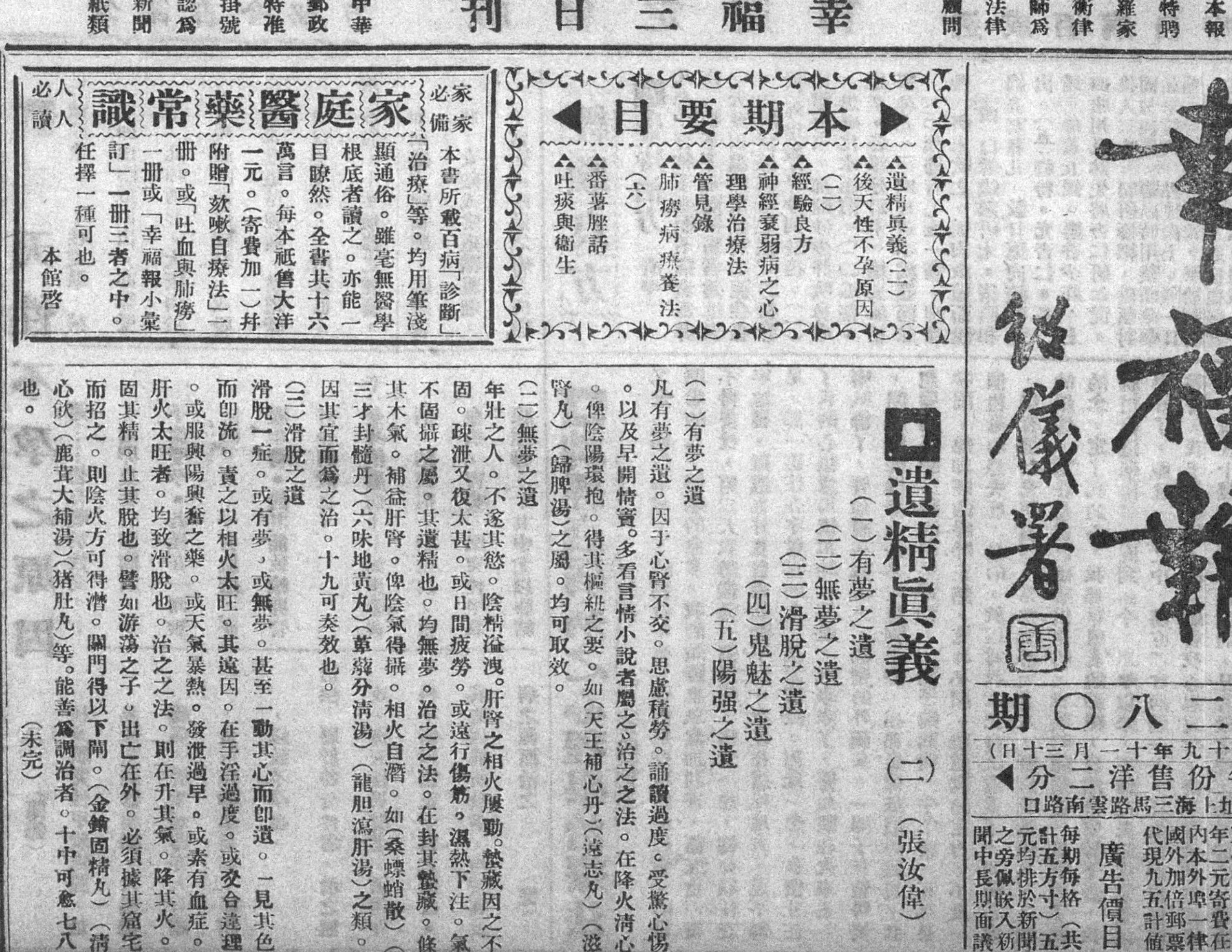

本報特聘羅家衡律師為法律顧問

幸福三日刊

中華郵政特准掛號認為新聞紙類

幸福報

鄧儀署

第二八〇期

(民國十九年十一月三十日)

◀每份售洋二分▶

館址上海三馬路雲南路口

遺精眞義(二)

(張汝偉)

(一)有夢之遺
(二)無夢之遺
(三)滑脫之遺
(四)鬼魅之遺
(五)陽强之遺

(一)有夢之遺

凡有夢之遺。因于心腎不交。思慮積勞。誦讀過度。受驚心惕。以及早開情竇。多看言情小說者屬之。治之之法。在降火清心。俾陰陽環抱。得其樞紐之要。如(天王補心丹)(遠志丸)(滋腎丸)(歸脾湯)之屬。均可取效。

(二)無夢之遺

年壯之人。不遂其慾。陰精溢洩。肝腎之相火屢動。蟄藏因之不固。疎泄又復太甚。或日間疲勞。或遠行傷筋。濕熱下注。氣不固攝之屬。其遺精也。均無夢。治之之法。在封其蟄藏。條其木氣。補益肝腎。俾陰氣得攝。相火自潛。如(桑螵蛸散)(三才封髓丹)(六味地黃丸)(萆薢分清湯)(龍胆瀉肝湯)之類。因其宜而爲之治。十九可奏效也。

(三)滑脫之遺

滑脫一症。或有夢。或無夢。甚至一動其心而即遺。一見其色而即流。責之以相火太旺。其遠因。在手淫過度。或交合違理。或服與陽興奮之藥。或天氣暴熱。發泄過早。或素有血症。肝火太旺者。均致滑脫也。治之之法。則在升其氣。降其火。固其精。止其脫也。譬如游蕩之子。出亡在外。必須據其窟宅而招之。則陰火方可得潛。關門得以下閘。(金鎖固精丸)(清心飲)(鹿茸大補湯)(猪肚丸)等。能善爲調治者。十中可愈七八也。(未完)

□後天性不孕之原因（二）

（陳懿）

（己）精液洩出——性交畢，精液卽由陰道洩出，亦難受孕。此種情形，大概由於分娩時陰道壁破裂，或脫垂及陰道壁弛緩，陰道壁發育不全等……所致也。

（庚）腫瘤——生殖器之腫瘤，如前庭大腺囊腫，陰道囊腫，女陰或陰道纖維瘤，子宮頸或陰道之癌及肉瘤等……皆有礙於性交。——兩卵巢皆有腫瘤者，多不能受孕。若僅在一側無妨礙。——子宮肌瘤，亦礙生育。因其能致輸卵管併發病故也。

（辛）全身消耗病——如患萎黃病，結核病，糖尿病，白血病，腎炎，眼突性甲狀腺腫等……其中尤以肺結核及眼突性甲狀腺腫，最易使生殖器萎縮。大腦垂體病，於生殖器亦大有關，蓋可使卵巢萎縮，經閉，以致不孕也。

治法：屬於特發性者，治之無效。後天性異位者，須用外科手術以矯正子宮之位置。其他因病所致者，均按其致病之源而治之。（完）

經驗良方

□鼻痔治方（濟平）

凡鼻中有物下垂而不痛者為鼻痔。物不下垂而微痛者為瘜肉。大致因濕熱薰蒸於肺而生也。內服清涼瀉肺之劑。（方難懸擬）外用數方。分列於後。（一）枯礬研末。加硇砂少許吹鼻中。患處化水而消。（二）瓜蒂•細辛•各等分研末。綿裹如豆塞鼻孔。三四日黃水滴盡而愈。（三）藕節有毛處一節。煅存性。研末吹之。瘜肉斂縮而脫。（四）白礬燒熱研末。猪脂和綿裹塞鼻孔。數日瘜肉隨藥而出。（五）輕粉•光杏仁•各一錢。雄黃五錢。麝香少許。上四味用乳鉢先將杏仁研如泥。後入三味。同研極細。磁瓶封固勿洩氣。臨臥時用筷頭醮藥如米粒大。點瘜肉上。隔一日點一次。半月見效。至於割治。當時雖然見效。過後復發者甚多。上月二十八日報載。中國國貨銀行會計員張女士。鼻中生瘤。割治無效。竟致自殺。殷鑒不遠。還宜慎之。

□神經衰弱病之心理學治療法（二）

（天虛我生）

又是一部汽車來了，越到後半夜，他們那些看戲的嫖堂子的散賭場的人，回來的愈多，我的煩躁也就愈加利害，簡直是一夜不得安枕，第二天我想搬過一個房間，轉念一想，譬如我住在牢監裏，難道也許我自由搬動不成，我住在這種地方，還不知足，那一班住在牢監裏的人，又怎樣呢。因此一念，我便止住了我的心猿意馬依舊睡在原處，汽車來了，譬如睡在火車上，喇叭響了，譬如睡在戰場上，隔壁的外國兵，一陣子狂號叫笑，開起留聲機來，許多皮鞋脚步聲：在那裏擂鼓似的跳舞，我想譬如在廚房裡的廚房司務，一籠子雞鵝鴨，牛羊猪，在那裏吵鬧，他却睡的呼呼正熱，充耳不聞，難道我的定力，不及一個粗蠢的愚夫麽，是的，就因爲我太把自己看重了。我的心地，沒有他的光明質樸，常常要怨天尤人，所以我煩惱多了，我的煩惱，實在是自己硬尋出來的，我要祛除煩惱，只要止了我的念，定了我的心，我那昏亂着的神經，自然會安靜下去，我就用着這個法子，直到如今，六年以來，不但把失眠症完全治療好了，而且一年之中，簡直不會病過一次，耳朵裡聽着任何聲音，我手裏的筆，總是順着我心思寫字，決不會被他打斷了的，我在十幾年以前，最怕的，是音樂之聲，若是好的，我便移神而聽，把思路分岔了去，若是不入調的，我就覺的討厭，（未完）

介紹衛生方法　幸福三日刊　指導健康途徑

□管見錄

（姚夢石）

湯攷

柯氏曰、麻杏甘膏爲溫病發汗逐邪之主劑、凡溫熱內發、表裏俱熱、頭痛身疼、不惡寒。反惡熱、無汗而喘、大煩大渴、脈陰陽俱浮、用此發汗與清火、如脈浮弱、沉緊沉細、惡寒自汗、出而不渴者禁之、黃龍湯、卽大承氣加人參當歸甘草也、其用人參者、借以資助胃氣、行其藥力、則大黃輩、得以振破敵之功、非謂虛而兼補也。所以硝黃得參、其力益銳，用者不可不審、犀角地黃、溫邪入絡用之、當從王晉三法、去丹皮芍藥、加連翹甘草爲宜、四苓散、吳氏有陳皮無白朮、亦名四苓、去朮者疫邪傳胃而渴、朮性燥、恐以實塡實也、加陳皮者。和中利氣。

傷寒之小青龍湯、於今罕見、然一般用之以治飲病、與熱哮寒哮者、亦頗見効、惟細辛一物、性太烈、千金所謂辛不過五分者、實以垂戒夫後人也、蓋細辛太傷元氣、嘗見頭痛之人、塞於鼻孔、效驗可見、況夫煎而食之乎、治熱哮以石膏易細辛、知其口渴故耳、且膏麻物質聯合、寒溫不逆、麻杏甘膏湯可見之矣、余嘗以治病投劑、溫涼各判、不能溷淆。鑒於此、知有病者病當之、大毒治病、當無窒礙、況其他哉、細辛耗散元陽、不得已而用之、又何必拘乎二三分哉、如五味雖具五味、而究以酸爲最、酸則能斂、所以與乾薑同用、因乾姜發舒、適以麻黃三味、一開一闔，成一樞一紐、而諸善備矣、竹葉石膏湯、滋養肺胃之陰、傷寒病後、調養之方也、瀉黃散除脾熱、妙在防風一味、防風藿香山梔石膏甘草蜜調服、獨防風重用者、取其升陽、能發脾中伏火、又能于辛瀉木也、防風乃風藥中之潤劑、柯韻伯著來蘇一書、有功于世不少、而獨到處、尤能重訓後人、若桃仁承氣湯、治女子月事不下、先期作痛等症是也、此湯治此病，甚驗、世醫大都因桃仁猛烈、不能輕投、誤矣、如此湯不效、易投抵當湯、或大劑桃仁亦可、雖四五錢不妨也、

□肺癆病療養法（六）

楊志一編

死證　凡虛勞而不受補。及嗽血。咽痛。音啞。一邊不得眠。泄瀉溏薄。股肉脫落者。皆必死無疑。蓋治勞全賴乎補。補猶不進。更無他法。此實顯明之表示也。至於嗽血。乃三焦相火上越之徵。肺陰銷鑠。是以咽痛音啞。一邊不得眠者。心腎不交之象。泄瀉溏薄。股肉脫落。脾經既已衰甚。雖扁鵲復生。亦不能措治矣。

結論　時至今日。虛勞一症。普及民間。患而得瘥者。幾等麟角鳳毛。社會上怵目驚心。談虎色變。而回顧一方。則前仆後繼。毫無改進。病勢終未見稍殺。噫。是眞不治之病耶。豈治之而不得其法耶。抑本其起因結果。而皆自於人耶。爰草此篇。非敢爲燃犀之照。慈海之燈。亦藉以冀青年士女。得我說而知之。或有裨於萬一歟。（秦丙乙）

□番薯脞話

（鄭逸梅）

金風乍起。番薯充盈。或羹之。或煨之。尤以豬心者爲佳。蓋其味最爲甘芳也。番薯本名甘藷。俗稱山芋。又號紅薯。其種出於交趾。吳川人林懷蘭嘗獲其種以歸。徧種於粵。因不患凶旱。電白縣有懷蘭詞。題曰『番薯林公廟。』洵屬千古佳話。番薯著花紫豔如牽牛。性喜高燥。北方稱之尤宜。此所以北人常以番薯爲糧也。且砂地土壤。悉可培植。饑年某地饑饉。居民無從得食。而番薯蕃殖。徧處皆是。遂紛紛掘取。活人無算。然則番薯殆救荒之唯一佳蔬歟。（未完）

吐痰與衛生

癆病是由癆病菌生的、菌就是微生物、是一種用肉眼看不見的極小生活物、假如把牠們用一種名叫顯微鏡的特別放大〃那就可以看見了〃如果沒有癆病菌〃決不會起癆病的〃癆病菌散布的範圍〃非常廣汎〃所以很多人常常在不知不覺之間、因爲接觸了這危險物、就受癆病的感染〃但是癆病菌〃雖然廣汎存在、可是牠的濃度和牠的毒力、各處是很相差的、像飛散在空氣中的。通常是極稀薄。並且毒力很微弱。反過來說、癆病人的痰、他的痰沫是最濃厚、並且有強毒的危險物。假如用數目字、把牠們的強度表現出來、空氣是和一相當、痰就是和一億到百億相當、可見痰傳播病毒的厲害。癆病菌增殖的地方、是在病人的病部、雖然在體內包藏無數的癆病菌。當肺病之初期、牠沒有夾在痰裏、排出體外的時候、痰沫在傳染上、縱無何等危險的意味、過了一定的時期、肺癆病病菌、會混在吐的痰略的血內排出到體外、或是病人把痰咽下、混在糞便內、多量排出、或者病人自已竟患腸癆、從糞便排出、又像是腎癆、膀胱癆。病人的某時期、也可從尿中排出無量的癆病菌、這就全有傳染的危險了、此外鼻汁。眼的分泌物。膿汁。乳汁。血液等、也是癆病感染的原因、凡這些癆病菌排出的淵源、都不可大意忽略、就中癆病預防上、頂要緊的、便是痰、現在把痰按危險程度來說、又分四種、第一是病人吐出的痰、包括痰盂和粘痰的布或紙在內、第二是病人的咳嗽噴嚏噴出的痰沫、包括對談說笑的痰沫在內、第三是病人的吐痰或咳嗽的痰沫所附着的一般物品飲食物並手指、第四是痰或痰沫乾燥後隨灰塵散布的空氣、就這四種、

（未完）

中華慈幼協濟會之迴顧與前瞻（三）（續）

維德　來件

在兒童教養方面，本會於歷次山東河南甘肅諸省發生災荒時，除會滙寄賑款，先後救濟四千餘名災童外，並收養孤苦之兒童三百餘名，分別寄養於龍華上海孤兒院、倉溝善生孤兒院、泰安孤兒院，滕縣道氏孤兒院，鄭州孤兒院，北平香山慈幼院，杭州廿夫人孤兒院等處。又在上海閘北西虬江路設立慈幼教養院。收容無父母無倚靠之兒童，教養兼施，務求完備。最近更擬在南京小桃園地方，創轉模範慈幼院，收養貧兒，教以讀書，工作，俾其將來有獨立生活之能力云。

在兒童衛生方面，本會以上海之閘北，楊樹浦，曹家渡，與浦東四區，貧民麕集，疾病叢生，尤以兒童受害爲烈，因於去年八月間，先在閘北西虬江路設第一慈幼保健醫病所，繼於本年六月間，又在楊樹浦臨濟路，設立第二慈幼保健醫病所，施診施藥，探望病兒，隨時宣佈衛生常識，頗受一般家庭之歡迎。閘北一處自開診以來（迄本年九月底止）治愈兒童計八千八百五十三名，探望家庭，宣傳保健常識者，計一千一百六十次；楊樹浦一處自開診以來，爲時僅三月之久，已惠及病兒至二千四百六十五名之多，探望家庭，宣傳保健常識者，計二百零五次：可稱爲兒童之福星矣。

（未完）

本報特聘羅家衡律師為法律顧問　　幸福三日刊　　中華郵政特准掛號認為新聞紙類

幸福報

錢化佛署

第二一八期
（民國十九年三月三日）
每份售洋二分
館址上海三馬路雲南路口

定報價目
每三日出一張五個月一元全年二元寄費在內本外埠一律國外加倍郵票代現九五計[illegible]

廣告價目
每期每格（共計五方寸）五元均排於新聞之旁[illegible]入新聞中長期面議

▲本期要目◀

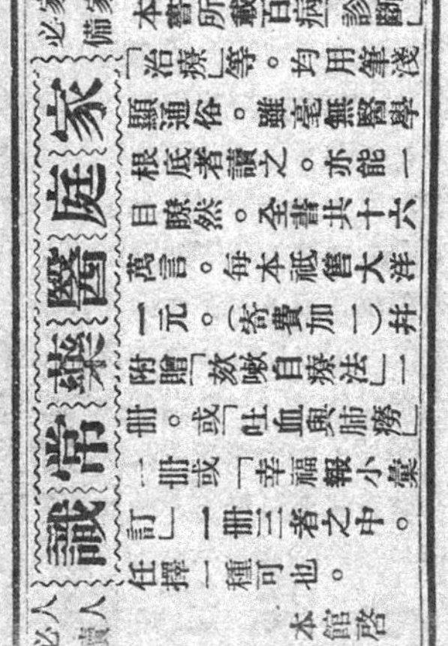

遺精真義（三）

（張汝偉）

（一）有夢之遺
（二）無夢之遺
（三）滑脫之遺
（四）鬼魅之遺
（五）陽强之遺

（四）鬼魅之遺

三者之外。又有所謂鬼魅者。此症女子亦有。即內經（女子夢交）是也。良因性慾衝動之時。適見奇異之形。或猝然作聲。心中一驚。魂魄失位。邪氣內侵。人至臥後。陰氣用事。邪乃發作。如鬼之魅。非眞有鬼之魅。鬼之交也。宜鎭心神以壯陽氣。開竅絡以逐陰邪。不同三者之治。宜用以正克邪法。如（鬼箭羽）（磁硃丸）（硃砂安神）（蘇合香丸）之屬可以治之。此症男子少而女子多。女子畏羞而不肯言。以致成乾血癆者。病根均在于是。倘能不諱求醫。亦無不治之症也。

（五）陽强之遺

陽强者。陽物挺健不軟。雖日間亦然者是也。馬口時流粘膩之淸水。雖交合久。而亦無精出。此陰氣大傷。症之最重者也。若待其自軟而萎。必已成癆而無救矣。宜速用（大補陰丸）龜鹿二仙膠）及（夏子益奇疾方）等法。庶可見效。但此症當陽强之時。人多忽略。甞且漁獵色慾。及至不可收拾。而醫治者。十中僅愈五六矣。願有斯疾者。速醒諸。

結論　以上五端。對於遺精眞義。已無遺蘊。乃昧者不圖其本。務攻其末。往往崇信西醫。專用固澀之品。殊不知塞堵堤防。必易潰決也。世之患斯症者甚多。幸勿以此言爲河漢可也。（完）

消化不良之自然療法

沈仲圭

消化不良者。胃腸之動作遲緩。分泌不足。所啖飲食。不克迅速消化之謂也。其症食慾減少。大便艱難。舌苔白膩。噯氣頻頻。全身倦怠。多愁善怒。食後胃脘飽脹。晨起口中覺苦。其因多由運動不足。飲食無度。精神過勞而來。故羅本病者。都屬勤苦之學生。工心計之商家律師。及日撰萬言之著作家。若僕僕街頭之小販。所出夕歸之農夫。從不知消化不良為何病焉。余以飲食不調。嘗得是病。乃定攝生法十條。用資遵守。今復重加注釋。錄投本報。聊備同病者之參攷云爾。

（甲）自然療法　本病重在調養。不宜濫用消化藥品。以致釀成習慣。爰將簡單易行之自然療法。臚列如次。

（一）廢止早餐　廢止早食之適合衛生。蔣氏竹莊。曾逃專書。詳晰言之。惟於本病。尤有卓效。蓋消化之所以不良。實緣平日胃家負擔消化之責。過於繁重。馴致機能衰弱。納減運遲。自必與以充分之休息時間。方克逐漸恢復其健康。

（二）練習運動　運動能使排成身體之物質。容易消耗。而彌補是項耗消者。厥惟飲食。故胃腸之於飲食物。常因運動而增加其消化力。試觀勞工及運動家。莫不健飯加餐。體魄雄偉。足為是言之明證。患本病者。宜於清晨傍晚。散步曠野。練習拳術。休沐之日。約二三同志。或探幽山岡。或蕩槳湖心。不但運動軀體。亦怡悅性情之一端也。

（未完）

經驗良方

瘋狗咬傷經驗方

瘋狗噬人。其毒至劇。或嚙其衣。亦觸毒氣。設不早治。或治之不得其法。速則七日。緩則數十日至百日。定必毒發。歷三四小時而死。死狀甚慘。遍攷醫書。苦無良方。間有用蟹蝥及草藥攻打。惡物從小便出者。痛如刀割。九死一生。非法之善者也。或用大劑人參敗毒散。加生地榆一兩。紫竹根一大握。濃煎服之。若病人牙關已閉。急用錘。擊去門牙。將藥灌之。一劑盡。即神色即醒。繼續服之。其病可愈。但未經迥親加試驗。不敢妄下斷語。

（未完）

神經衰弱病之心理學治療法（三）

天虛我生

恨不得跑去教授他一下。我在靜修路住的時候，門口有兩個彈三絃的瞎子，每日走過一次，一個彈得很好，我的筆往往因之而停，一個彈得絕不入調，連絃線也和不準，我恨不得告訴他一聲，然而這一個瞎子，天天彈過，聽了他十年的不入調，始終也不曾和準過一次絃線，我也就成功了一個止定的功夫。現在聽到這種東西，也就等於不曾聽見一般，因為我的心，不曾去想着他，我的不去想他，也就不過用着一個止字的口訣，制止了我的空念頭罷了。這一種制止的功夫，在最初的時期，很要費些練習功夫。最好的教科書，要算是蘇子瞻的一篇養生頌，不過他做這一篇養生頌的時候，還是初步。只知攝身，而不能攝心，他說譬如盲人，忽然有眼，還是靜極而動的象徵，要曉得攝心的口訣，只要知止而后能定定而后能靜的兩句就好，若連下文靜而后能慮慮而後能得的兩句，一併當做功課，做了下去，那就依舊走到了思前想後的煩惱路上去了。孔子所謂及其老也戒之在得的得字，也就是從思前想後而來的一個毛病，所以我把人無遠慮的慮字，一併戒了。因為遠慮到子孫之憂，自己早先領受了眼前的煩惱，這就叫做近憂。實在也和杞人憂天一個樣兒，有什麼智愚巧拙的分別呢？

（完）

介紹衛生方法　幸福三日刊　指導健康途徑

藥驗 管見錄（二）

姚夢石

五味子與乾薑，臨症指南，經徐洄溪批閱後，學者宗之，用五味必佐干姜，否則必申評論，足見干姜爲五味之輔弼，不且致禍，徐氏行醫五十年，識見浩繁，誠醫中良工也，

厚朴與石膏，瘧發甚，口苦膩不堪，投黃連不效，易用厚朴，然以其太溫烈，加以石膏甚洽，此叶氏案有之，時人少注意，余初試此法，尙不敢遽進，幸而獲效，自喜頗深，後閱葉氏案，古人已先得我心矣，甚矣觀書之難也，香巖按治濕溫，更難於他溫，瘧疾舌苔光膩，不得用此，薄膩始可，

喝食噎食，嚼五味子二三粒吞之卽愈，

骨節痛，不得用鮮首烏，而下利之用煨姜，實爲大忌，

川貝與象貝，有痰有咳用川貝，無咳有痰用象貝，

人中白靑黛，非獨瀉肝火，且能瀉三焦及膀胱火，從小便中出也，治陰虛火盛，五心煩熱頗宜，

甘露根汁，可代犀角尖，淸營熱，神昏，

竹瀝姜汁，治時疫痰多，

大生地露，治胃涸虛火之渴，

川柏細辛，能瀉膀胱之火，

寒水石，治胃熱伏熱，浮海石能止渴通淋，

藏紅花治驚悸，紫石英鎮心，白石英理肺，紫荊皮破宿血行滯氣。秦艽能支胎，

冬葵子利二便，消水腫，能通關格，

刺猬皮入胃經，治胃逆兼開胃氣，

松柏仁與火麻仁，治大便之虛閉，

石決明大補肝陰，靈磁石調養脾氣，使交心腎則安，

白芨入肺，得阿膠，肺損者能復生，

薤白性溫，治泄痢下重，久痢冷瀉，

肺癆病療養法（七）

楊志一編

（二）肺癆病療法種種

（第二）色慾肺癆　考虛勞治法。宜以補脾補腎爲要。蓋脾土爲萬物之母。腎水乃萬物之元。脾安則土旺金生。金實水源。肺腎交受其益。腎安則水盛而肝火不旺。肝平而心血可養。心肝同得其惠。惟脾腎之補。亦宜先其所急。不可合治。庶不致駁雜難效也。時人治勞。或急於清心保肺。或專主瀉火滋陰。其實皆非萬全之道。蓋清心保肺。則必重用清潤。而清潤不當。多致泄瀉。泄瀉最忌於虛勞。須知土旺則金生。無拘拘於保肺。水升則火降。勿汲汲於清心。李士材之言。豈欺我哉。且也勞雖從火而起。然火有虛實之異。實火固可瀉下。虛火則非補不可。陳修園以爲虛勞陰盛爲病。滋陰是益其病。其說豈盡子虛。總之。虛勞初起。相火正熾。咽燥口渴。脉右尺滑大者。可暫行滋陰。若日久百脉空虛。則非溫補不能復其眞元。要在用藥者之隨機應變。加以縝密之思想耳。玆將方治列下。

六味地黃丸。此方大旨。專主補腎水以制相火。用地黃山萸以補血養精。山藥茯苓以健脾滲濕。丹皮澤瀉以疏水道。中正和平。乃釜底抽薪之道。惟命門眞火不足者忌之。

番薯勝話（續）

鄭逸梅

贛之星子縣。在匡廬下。坡麓間野生佳薯。薯絕小而圓。紅馨可愛。贛人錫以嘉名曰醉仙桃。一經煮熟。隨手團搓。軟無傀塊。於燈下或日光中照之。通體瑩透。彷彿琥珀。某詩人因有『山薯充饑琥珀紅』之句。蓋紀實也。有淸彭雪琴收復小姑山後。曾一游匡廬。觀瀑布。啖醉仙桃。引爲生平快事。幷攜若干筐以貽僚屬。於是醉仙桃之名始大噪。農氓取種而植諸於田畦間。然終不及坡麓野生者爲佳。其猶鄙野之士。推選得祿。便有形神不全之嘅歟。（完）

出版務求信用切實保證　又名社會醫藥常識報　主持者有學識經驗及人格

吐痰與衛生（二）

牠的危險性大小，是和牠們的順序，是一樣的，吐痰是很要注意的，癆病菌是沒色的微生物，假設把牠們作爲紅色時，那麼痰便是很濃的紅色了，至於病人的寢具周圍的物品，也可認作點點的紅色，看護人的手指，也可染爲紅色，痰的顏色濃，就是表示重要的意思，痰的粘着力很强，痰沫很容易附着到物體上，隨時隨處，都可停留，雖然是以後乾燥剝離，難能減少危險性，但是反而能長久保存牠，對於乾燥的抵抗力，非常的强，經過數月時，而數年仍不失去牠的生活性和感染力，這乾燥痰，漸漸便磨碎，隨着風塵，或者和衣服紙布等的細絲，一同飛散在空氣中，便得侵入人的呼吸器中了，又蒼蠅很好舐痰，或者把痰粘着在蒼蠅脚上，更由牠飛搬到人的口邊或食物上，又或飛到鄰家，達到遠方，隨時隨處，都易傳播癆病菌，所以感染上最危險的，就是痰，不過在癆病感染的强度，新痰或乾燥痰，有很大的差異罷了，從病人的咳嗽噴嚏，將痰的痰沫，直接吸入的，這是新痰，危險性大，感染力濃厚，若是吸入有極稀薄乾燥癆病菌的空氣，這是乾燥痰，危險性小，感染力微弱，在這兩種的中間，還有種種的階級，可見隨時隨地亂吐痰，是很不好的事情，不問危險大小，都能傳染人，癆病菌侵入到體內，不直接發病，

（未完）

來件

中華慈幼協濟會之迴顧與前瞻（四）

維德

在兒童研究方面，本會曾敦請兒童教育專家多人，組織兒童研究委員會，舉行兒童之心理的及生理的測驗，調查兒童身量，智能，與動力之發展，以期明瞭中國兒童發展之常態狀況，並將研究結果公之國人，調查各國最近之兒童教育狀況，以及其他關於兒童幸福之設施，以期尋得家庭教育之適當材料與方法，而隨時介紹與一般社會人士。現在所出版之刊物，已有慈幼月刊，兒童故事，兒童唱歌，嬰兒保健表，孕婦保健表等等，將來尚擬發行慈幼叢書，搜集兒童讀物玩具等，而成立一模範兒童圖書館，以便兒童閱覽，而啓發其知識，增長其見聞云。又本會鑒於奧國賽塞克教授(Prof. Szizik)實驗兒童藝術教育結果之圓滿，擬模仿其辦法，在中國推行兒童藝術教育，業蒙著名藝術家豐子愷先生允担任指導之職云。

在社會教育方面，本會爲宣傳慈幼事工，普及慈幼智識，促成慈幼運動起見，曾於十八年十二月間，假座上海青年會殉道堂，自七日起，舉行慈幼運動大會四天，以期喚起社會之同情，而進圖慈幼事業之成功，綜計合作團體八十六處，

（未完）

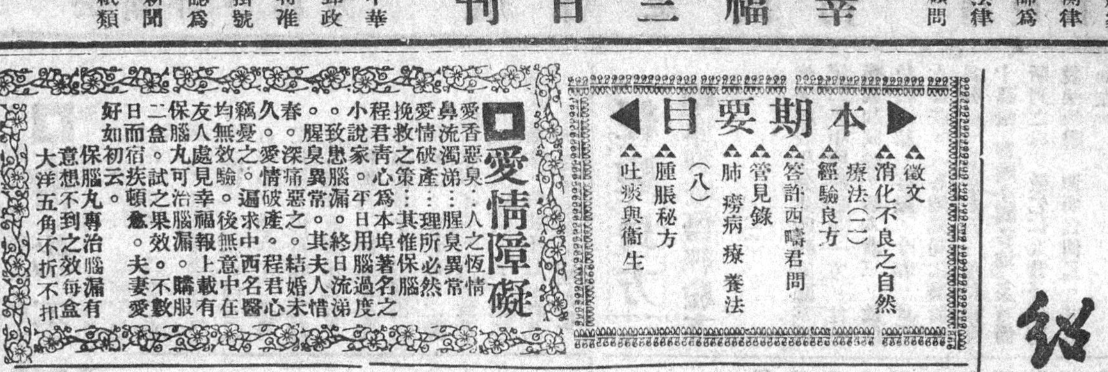

本報特聘羅家衛律師為法律顧問　**幸福三日刊**　中華郵政特准掛號認為新聞紙類

幸福報

鈕儀署

第二八二期
（民國十九年二月六日）
◀每份售洋二分▶
（館址上海三馬路雲南路口）

定報價目　每三日出一張五個月一元全年二元寄費在內本外埠一律國外加倍郵票代現九五計值

廣告價目　每期每格（共計五方寸）五元均排於新聞之旁佩嵌入新聞中長期面議

◀本期要目▶

△徵文
△消化不良之自然療法（二）
△經驗良方
△答許西疇君問
△管見錄
△肺癆病療養法
（八）
△腫脹秘方
△吐痰與衛生

徵文

集中讀者思想
增加讀者興趣
鼓勵讀者精神

幸福的圍範。本來不是限於醫學一方面的。不過疾病是破壞幸福的大勁敵。所以本報對於稿件。大都偏重於醫學方面。今為增加讀者興趣起見。特提出二個問題。以徵求讀者之意見。不論文言白話。均所歡迎。惟須根據醫理與生理。或經驗之談。方為合格。一經披露。均有薄酬。來稿限半月內截止。今將徵題例下。

（一）冬令服何種補品最為相宜

（二）女子乳頭是否與性慾有關係

試說明其理由

□消化不良之自然療法（二）

沈仲圭

（三）戒除遂食　食物消化。各有專司。口中之唾液。化澱粉爲糖質。胃中之胃液。化蛋白質爲百布頓。輸入十二指腸之胆汁。化脂肪爲乳劑。（惟膵液能兼化以上三種物質）倘咀嚼不細。囫圇吞下。則胃腸必出餘力。以代齒牙之勞。初雖不覺。久則致病。以故遂食之習。最不衛生。消化不良。此其一因。務須極力改良也。

（四）熱罨胃腕　每次飯後。以熱面巾頻頻罨其胃腕。功能招集血液。輔助消化。事簡功宏。盍嘗試之。

（五）愉快精神　腦之第十對迷走神經。下達肺心胃。而司三臟之知覺與運動。精神愉快。則胃之運動活潑。消化因以迅速。精神抑鬱。則胃之運動遲緩。消化乃生障礙。丁福保曰。歡笑能消食滯。莎士比亞曰。飯時吵鬧。胃口必倒。故患者平時固宜笑樂。進餐尤戒憂怒思慮也。

（六）注意食料　消化不良之病人。其消化吸收機能。迥不如常人之健全。凡生硬●炙煿●辛辣●辣味諸物。均不宜食。煙酒最損胃臟。尤忌沾唇。（未完）

經驗良方

□瘋狗咬傷經驗方（二）

惟天盧我生先生所輯家庭常識第一集中所載張君一方。曾泗縣親加試驗。活人着三。故敢負責介紹。咨贍。今春。曾印七萬張。託各地郵局代辦所代爲分贈。又活數人。用特再印十萬張。寄贈全國各地。及華僑所到之處。敬乞仁人君子備賜設法轉贈。俾廣宣傳焉。其方如左。

大黃三錢。桃仁七粒。去皮尖。地鼈蟲七個。炒●去足。上三味藥共研末。加白蜜三錢。用酒一碗。煎至七分。連渣於空腹時服之。如病者不善飲酒。用水對和可也。（未完）

□答許西疇君問

楊留榮

『小孩誕生迄今。不過兩閱月。而壯健殊甚。但於產生之次日。即作『冷噎』。亦稱呃逆。逾時而止。自此無日不作。不必見風感寒而始然。即靜臥時。亦呃呃作響。必暢吮乳汁乃已。有時歷頗久之時間。其勢恐成習慣。異日或有他虞。百計矯正。迄鮮效驗。……』考呃逆之原因。有寒有熱。或氣逆。或火衝「或中虛無砥柱。或元陽無根。『伏其所主。先其所因。』細譯病原。而投治療之藥。有如桴鼓之案驗也。茲云『壯健殊甚。』當非是氣逆火衝。或脾敗與胃竭也。『必暢吮乳汁乃已。』胃寒可無疑也。必在母腹或臨產失之謹忽而種因也。不爲臍風之變端。惟呃逆持久。可云幸事。他日誠有他虞。極宜早治也。然始生孩提。湯藥難餵。如橘皮。生薑。半夏。丁香。柿蒂。無一非赤苦亦辛。卽能進口。未必能下咽也。余百思而莫能解決此問題。茲由至友處得一秘方。雖云無論寒熱虛實之呃。屢試屢效。且平妥簡易。爲錄於后。以供采施。『丹方一味。氣煞名醫。』世甚視焉。

紫菜（向南貨店買取。如素菜做澆頭。豆腐花加鮮料都用之）三錢。微烘或晒燥研細末。開水冲服。如末子。小兒不會嚥者。可不用烘晒。即煎湯當茶。頻飲之。一二服定可奏效。（如此方無效。惟有『灸』之一法。當仿求精於針灸術者。）

介紹衛生方法　幸福三日刊　指導健康途徑

藥驗管見錄（三）

姚夢石

大黃一物，神農本草，爲調和五藏，其言因是，但服之必敗胃，故用者戒之，古人有獨到處，大都不肯說破，偶有一實驗妙劑，必不肯明以示人，乃牽引多數。以附會之，良可惜也，大黃生用通大便，製用從小便，而古人未嘗言也。今之後學者，當奉以模型，至若青甯丸，大黃必用二十四製，以利小便，此亦附會之至也，豈大黃必致二十四味。製二十四次而始可以利小便耶，試取大黃製熟，必利小便，乃明鑑焉，

西瓜翠衣，解皮膚暑熱，然能傷脾助濕，

葛根，陽邪下陷，下利用之，但胃納豐，可保無虞，鈍恐逆傳上泛，致發嘔吐噫泛之疾，口渴用花粉副之，不渴者半夏佐之，

萊菔子，雖能下食消痰，性太燥，用者愼之，

省頭草，是口疳要藥，何以用之不及，因其性利水除痰，消陳腐，清濕熱，余治時疫，即無口疳之症，而每收奇績，眞妙品也，草果能治暑濕，故霍亂論第一方即用之

白蔻仁，能消能磨，流行三焦，佐以二陳，治瘧嘔大驗，宜以生薑易甘草

百藥煎，治勞嗽喉痺，用錢半最宜，其性在五倍子之下也，

角刺，本是瘫家托藥，若有膿時，用之錢半，固爲托品，若無膿時，須用一兩，則可回退，

乳香，治赤白痢疾之初起，腹痛不止，久痢不在用之，

三月間桃花，能治癡病，食之作瀉最劇，

香薷辛溫，服之必吐，與杏仁芩連同用，則不吐，

鐵店中之罏灰，於在馬桶內，用百沸湯沖入，薰黴瘡，神效無雙，

香附佐木香，散滯氣泄肺，檀香佐香附避香燥，以檀香能流動諸氣極妙也

石菖蒲，治噤口痢，醫學心悟，言之甚詳，

肺癆病療養法（八）

楊志一編

（二）肺癆病療法種種

補中益氣湯。　此方大旨•專主扶陽。用參芪培中宮而補元氣。歸朮以行血健脾。陳皮甘草以和營通氣。復有升柴之表散。面面俱到。的是補脾良方。惟不宜於兩尺濡細。命門火衰之人。

小建中湯。　此方大旨。專主小建中氣。因中州雖虛。表尚未和。不敢大劑溫補。但用芍藥以益陰。甘草膠飴以補脾胃。桂枝薑棗以扶陽宣散。仲聖立此。統治虛勞。後人對此。逡巡未敢即用。然奏效之處。固自有其功能在也。惟嘔逆或嗜酒之人。多忌之。

此外如十全大補湯。黃芪建中湯。四君子湯。四物湯。八味地黃丸等等。名目正多。然皆各治一項。胚胎而出。終不若前數者之鞭辟著裏也。故茲不贅。　（秦丙乙）

腫脹秘方

（吳公魯）

頃讀朱振聲先生所編之百病秘方。見有西瓜治臌脹一則。乃憶數年前。北平靜文齋主人許君。患頭腫全身腫病。臥床褥。乞大阪醫大畢業醫生粵人某診治。驗尿有蛋白質。斷爲腎臟病。乃令斷飲食。每日專以西瓜充飲食。略服藥水。初覺不慣。繼亦不苦。是年夏。北平患時疫。禁售西瓜。存瓜多而價廉。許君乃收買大批。并製西瓜膏以充冬糧。隔數日。醫驗小便一次。蛋白質時有升降。但漸見減少。六個月後。腫退。尿無蛋白質。九個月而全治。此以西瓜當飯吃。更爲奇特。故錄登貴報。以廣流傳。（完）

口吐痰與衛生（三）

如到了，肺便成了肺癆，也是不直接發病的，多費數月，到數十年，漸漸蔓延，但是癆病菌，也不限於常是這樣緩慢進行，假如又得着適當的侵入機會和增殖的方便，也有急速進行的，所以癆病的發病時期，在感染後，早則數十日，遲則數十年，而發病的症候，有很明瞭的，也有全然不明的，一個肺癆的病人，可以在二十四小時內咳出的癆病菌，多到數千萬個，當病人大咳的時候，每每由細微的痰沫，從口內噴出。凡在三四尺以內的人，都可受牠危害，這痰沫如不直接去侵犯人，就掉在地上，不久即乾，借着塵埃，飛散在痰的含粘液的，牠乾了時，黏的牢固，就是要洗刷也不容易，便成了傳染的預備物件，凡是痰吐在地上或電車火車中以及公共的地方，都大有害於人，有時我們的鞋底或裙邊上，如果粘了沒乾的痰，和生活的菌，就能夠把菌引到我們家內，漸漸成了塵埃，假如是在太陽光不足的地方，那菌的生命，更可延長，就是我們的生命更要招傳染的禍，因為菌在幽暗的地方，雖不能自動，可是掃帚雞毛帚每能幫助牠飛揚，散在家用的物件上，凡用這物件的，就有吸入病菌的危險，傳染癆病的機會，所以千萬別隨時隨地吐痰，以免這病菌的傳播，吐痰總要吐在痰桶或痰盂等內，如防蠅子的飛着痰盂，可以加蓋，痰桶的可以加水，如果能在痰桶的加上消毒防疫用的臭藥水，那更好了，假設的自備相當大的乾淨紙，或新棉紗或布等等，當一時找不着痰桶痰盂的時候，就吐在牠們上頭，隨即把牠燒了，那更好，又當着不論在自己還是他人咳嗽噴嚏的時候，要用這紙或棉紗或布或小手巾等，將口鼻遮一遮，不得已用手，也可以防飛散痰沫的來侵犯，萬一有時和癆病人談話時也要同樣留意，這紙棉紗布等，也要同樣消毒，在房屋內土地上地板上，無論何處何地，都不要隨意吐痰，人人都要這樣，時時都要這樣，要互相小心戒勉，以杜絕減少癆病的發生，此外還不要把癆菌咽下，以免損害食慾，發生腸癆，並且使癆菌存在糞便內，排出散布，所用的痰桶痰盂等，也要隨時消毒，牠的消毒法，頂好用是蒸煮，如不易做到，簡單方法，是用開水來再三沖洗，多晒日光，（完）

中華慈幼協濟會之迴顧與前瞻（五）

吳維德　來件

合作人員五百三十八，蒞會來賓四萬餘人，分發刊物七萬餘份，展覽品來自國內十二省區，鄰邦日俄法英美諸國兒童。亦踴躍參加表演，洵為空前未有之盛會也。又上海閘北一帶，貧民住戶甚多，因民衆缺乏衛生常識，以致疾病叢生，疫癘流行，尤以兒童夭殤者為最多，故本會特於本年六月間，假本會慈幼教養院地址，自廿八日起。舉行衛生運動大會兩天，以期喚起當地居民之覺悟，而進圖根本上之補救。綜計合作團體三十七處，受體格檢查者八十八人，受擴大施診及模範沐浴者二百人，受霍亂預防注射者一千一百六十六人，加入遊行之小學生一千餘人，參觀衛生展覽者一萬餘人，參觀衛生教育電影者四萬餘人，亦云盛矣。

中國的慈幼事業發源甚早，在南宋時，政府曾有慈幼局之設。所謂育嬰院、孤兒院，濟孤院，恤孤院，貧兒院者，在任何通都大邑中，都能找到好幾處——雖然其數目還嫌不足。然而因為各自獨立辦理，（未完）

本報特聘羅家衡律師為法律顧問

幸福三日刊

中華郵政特准掛號認為新聞紙類

幸福報

鈕儀署

第二八三期

（民國十九年十二月九日）

◀每份售洋二分▶

館址上海三馬路雲南路口

定報價目

每三日出一張　五個月一元全年二元寄費在內　本外埠一律　國外加倍郵票代現九五計值

廣告價目

每期每格（共計五方寸）五元　均排於新聞之旁　儼嵌入新聞中　長期面議

◀本期要目▶

□遺精特別療法

□當日止遺

□靈驗無弊

（明政）

覓闊邊之洋鐵罐一隻。試將生殖器完全套住。令其勃起後。若毫無刺激性。方可應用。罐既選定。則於其左右各穿一孔。均繫以細長之繩。臨睡時將罐套住生殖器全部。復以此二繩各縛一腿。繩尾可繫於腰之褲帶上。如是則不易脫離。然後宜屈雙足而側臥。（注意小便時不必解去可將罐翻上。）觀本法似嫌麻煩。焉知其奏效獨神。凡陽强善舉。或略受磨擦而洩者。（患遺精者大都陽舉在前而後夢生。）可按法施行卽免。此乃余實驗之報告也。蓋余曾患此病有年。最後發明此法而方獲愈。又一友人。夜必陽挺。幾每晚有遺。患時或有夢或無夢。敎以黃柏茯苓龍骨五倍子作丸服。稍止。末行此法亦愈。余因其功效尚確。故筆錄以告患者。

消化不良之自然療法(三)

沈仲圭

(七)食時前後不得用腦　飲食之時。血液集於胃。思攷之際，血液聚於腦。故每次進膳之前後。宜於辦事或讀書時間。有一小時之間隔。方不致阻礙消化。

(八)飯後之徐行與按摩　孫思邈曰。食了行百步。數以手摩肚。曾國藩曰。飯後數千步。是養生家第一秘訣。民間治小兒停食。以手徐摩其腹。蓋徐行與按摩。能增加胃之活動。俾食物易於消化焉。

(乙)飲食療法　查動植物中。儘多治病補虛之食品。如大蒜•米仁之治肺癆。鯉魚•赤小豆之消水腫。猪腦之補腦弱。桂元之療貧血。諸如此類。不勝枚舉。茲錄適應本病之食品如下。

(九)山藥粥　生山藥(去果店購)去皮切片。和粳米煮。至粥將成時。調入打勻之鷄卵二枚。每晚食之。有滋補健脾之效。

(十)蓮心肚　猪肚一枚。治淨。內莊已去心衣之蓮子。慢火煮爛。酌加秋油。用以佐膳。大能補胃培脾。

(完)

經驗良方

瘋狗咬傷經驗方(三)

一服藥後。特設糞桶。以驗大小便。大便必有惡物如魚腸猪肝者。小便則如蘇木汁。通大小便數次後。藥力盡。大小便如常。須再服藥。藥再服。則惡物又下。繼續服藥。不拘劑數。直服至。服藥後。大小便毫無惡物爲止。假令惡物未盡。中止服藥。則留餘毒於腹中。定貽後患也。

一被狗噬者。倘不明狗瘋與否。請服藥以驗之。若爲瘋狗。被噬者服藥後。必下惡物。若係好狗。則大便略溏而已。藥性和平。決無妨害。四肯無病試服之矣

用煤爐者須知

天虛我生

美國化學博士麥罕二氏云：煤在火爐中燃燒，空氣多處，則成二養化碳，此氣上升，經過燒紅之煤時，變成一養化炭，至煤上之空氣內，則又吸取養氣而成二養化炭，乃燃燒而現藍色之火燄•如在室中缺乏空氣，則凡空氣中之養分，盡被吸收，變成二養化炭；因其體性沈重，往往沈在室中地面，乃復由風門吸進二養化炭，通過於灼熱之煤上，則二養化碳因吸收炭分過多，悉變爲一養化炭，此一養化炭，吸入腹內，則與血液中之紅質化合，使不能吸養氣，故雖吸入些微，亦甚危險云云，是故預防之法，宜在室內離地數寸處，開多數小孔，更於壁之上方、如門頭上之小窗，，卸去玻璃，換以鐵紗，庶空氣可以對流。則凡沉在室中地面之二養化炭，可因上方輸入之空氣排洩而出，不致回入爐中，再經燒灼，變成一養化炭，便無危險。

(未完)

介紹衛生方法　幸福三日刊　指導健康途徑

鴉片問答

（呂子厚）

問鴉片之成分爲何？

答鴉片爲罌粟之濃厚漿液、色紫褐、而味苦、其成分略含蛋白類植物粘液、及諸種植物鹺類、而嗎啡之含量尤多、

問鴉片對於生理有何影響？

答鴉片有麻醉及收歛之二種性質。服之過多、則神經麻痺、脈搏遲緩、而呈睡眠狀態、呼吸不調、感覺不靈、故能減輕疼感、而收一時之快、惟取之過多、則易起惡心與嘔吐、且含有收歛之性、可使腸之蠕動不靈、津液減少、而致便結。

問鴉片何以能成癮呢？

答吸食鴉片少量、則可興奮神經、增加愉快、補助消化、減輕痛苦、若久之則體中各器管養成依賴之性、而逐漸退化、一旦與鴉片脫離、則體中各器管因一時缺乏獨立之性、遂呈種種病態、此卽所謂癮也。

問戒烟之時有何現象發生呢？

答久癮之人、一旦戒烟、則神經失其麻醉、肌肉失其收斂、遂覺週身酸痛、腹痛、腹泄、滑精、自汗、鼻流涕、眼流淚，痰多而喉癢、亦有咯血、及下血者。

問[illegible]片過多而致醉者飲以鹽[illegible]減輕何故？

答[illegible]興奮之性、可助[illegible]使麻醉之神經

（完）

八四期（□月十二日）分（口路口）元

肺癆病療養法（九）

楊志一編

（第二）三期肺癆　自細胞病理學發明以來。各國良工大師。凡研究病理者。除研究病源微生物外。莫不悉心研究細胞病理學。所謂細胞病理者。就各部器官各種細胞之生活現象及其發生之變端而研其究竟也。自西醫流入中國。我國有志之士。見陰陽五行混淆。莫不欲急起直追革新中醫。使中醫成科學化。甚有以爲中醫不足學。於是盡棄我固有醫術而學西醫。良堪浩嘆。不知荒山之中。自有寶藏。流沙之灘。自有眞金。細胞病理與病源微生物。所不能解決。而我中醫以玄妙之說。能解決者。比比皆是。何以見之。如肺病治脾。非明證耶。肺病治脾。中醫謂之培土生金。此法專施於第三期肺病之一方也。然肺病有外來之病。有本體之病。如外感風寒暑濕之邪。肺氣不宣。呼吸失常。咳嗽氣急。鼻塞音啞。種種現象。此乃外來之病。外來之病。對於身體。無多妨礙。然經久不愈。亦能波及於本體。是以諺有傷風不醒便成癆是也。本體病有胞絡胞管肺胞之分。咳嗽膺痛。痰內帶血。病在肺絡。咳嗽頻頻。氣急不舒。病在肺管。咳嗽不止。喘息不能臥。病在肺胞。肺病一部分受病。或肺絡或肺管。謂之肺虛。若二部分同時受病。如肺絡與肺管或肺管與肺胞。謂之肺損。若三部同病。卽謂之肺癆。西醫對於肺癆。祇有預防。而無治療。中醫對於肺病。一期有一期之治療。惜無專門研究之書籍。雖有各種良方。每散見於各家。

答謝子文君問

（戴絨三）

據謝君所述。足底初起老皮結成黑暗色二塊。繼則皮脫潰出臭水。漫延至脚丫。將近二月餘之久。不能步履。（痛癢諒必有之）惟此證金鑑所載病名（臭田螺）是也。想謝君此病所發在夏秋之間。定必久履潮濕及污穢之地。或久行于時雨將過烈日爆曬之途。不外受潮濕污熱所襲。以致濕熱下注。斯成此患。下列此方。經鄙人治愈數人。迄今並未復發。請試之。

鵝足掌皮（煅存性）一具　茅蒼朮一錢　川黃連一錢　飛甘石一錢　川黃柏二錢　梅冰片二分

共晒乾研細末。用豬脂油調搽患處。日二三次。

注意　搽藥時先用甘草陳茶葉煎濃湯洗患處。洗後再以軟布拭乾。再搽此藥末。無不應效。及至搽愈爲度。

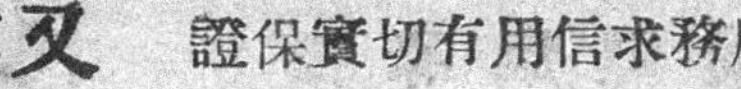

潘清泉先生驗案

楊舒榮錄

曲水已故儒醫潘清泉先生。諱陛賡。學本家傳。道由心悟。傷寒溫病調理膏精。瘍科咽喉尤屬擅長。稟穎絕之才。參經驗所得。診餘剳暑。復事著述。醫經奧旨。頗多闡揚。惜未付剞劂。弭壇塌虛。舒嘗從游。於襄理診務之餘。蒐集素存。及筆錄臨證驗案。什襲珍藏。茲摘其一二。以實本刊。爲同道、快先睹何如。　舒榮附識

胡右(元)無端病發瘧閉。脈浮數。由陽不潛藏。溫邪直入所致。擬與宣竅法。

研冲蘇合香丸一粒　炒枳實二錢　炒牛蒡三錢
川鬱金錢半　包杏仁泥錢半　鮮石菖蒲四錢
滯葉蘇梗三錢　焦糯二錢　土藿香三錢
焦山梔三錢　連喬殼二錢　生薑三片

(復)清竅已開。而邪已化熱。故身熱脈數無汗。涼解爲宜。

鮮石斛四錢　葛根錢半　炒枳殼錢半
炒研大力子錢半　羚羊角四分　活水蘆根一兩
淡豆豉三錢　連翹三錢　光杏仁錢半

(三)竅開神清。熱從汗解。而脈尚弦數。咳嗽口渴。舌黃。清解肺胃是務。

子搗全瓜蔞三錢　焦山梔三錢
京川貝錢半　前胡錢半　辰茯神三錢　淡條苓二錢　連喬殼三錢
鮮石斛三錢　蘇子錢半　全瓜蔞三錢　橘紅絡各錢半　淡豆豉二錢

(未完)

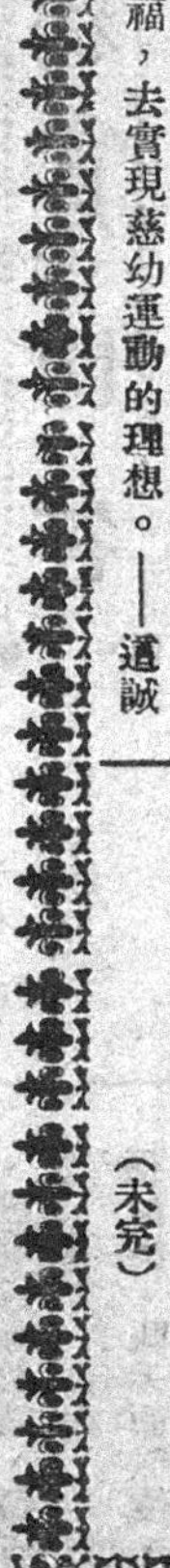

中華慈幼協濟會之迴顧與前瞻(六)

吳維德　來件

彼此不相聞問之故，精神上異常散漫隔離，難望收切磋觀摩，一致進行之效。本會爲我國統籌全部兒童幸福之唯一機關，自然應該設法補救，徐圖改良，而認爲那是我們所義不容辭，責無旁貸的義務，因此，我們現在正計議聯絡全國慈幼機關，而以調查現狀爲入手辦法，期望着把一盤散沙似的，不相連屬的慈幼機關團結起來，成爲一個整個的，有統系的大慈幼團體，然後再集中這大慈幼團體的力量，去促進中國兒童的幸福，去實現慈幼運動的理想。——道誠然不能不算爲一件偉大的工作了，此外，我們更熱切徵求同志，在國內各處成立慈幼分會，期望着把我們的中國，建設成一個兒童幸福爲中心的中國(A Child-welfare centric Ohi na)。

談到兒童的幸福，我們應當知道兒童幸福的標準是怎樣的。按國際兒童幸福促進會(The Save theChildren International Union)於一九二五年八月，在瑞士日內瓦舉行第一次大會的時候，曾出定了關於兒童幸福的幾條原則，由國際聯盟(League of Nations)通告各國政府，一體遵行，所謂日內瓦兒童權利宣言者是。該宣言之內容列下：第一條，兒童應當享受物質上與精神上的種種權利，以充分達到他的相當發展；第二條，對待兒童的[illegible]，餓的餵養他，

(未完)

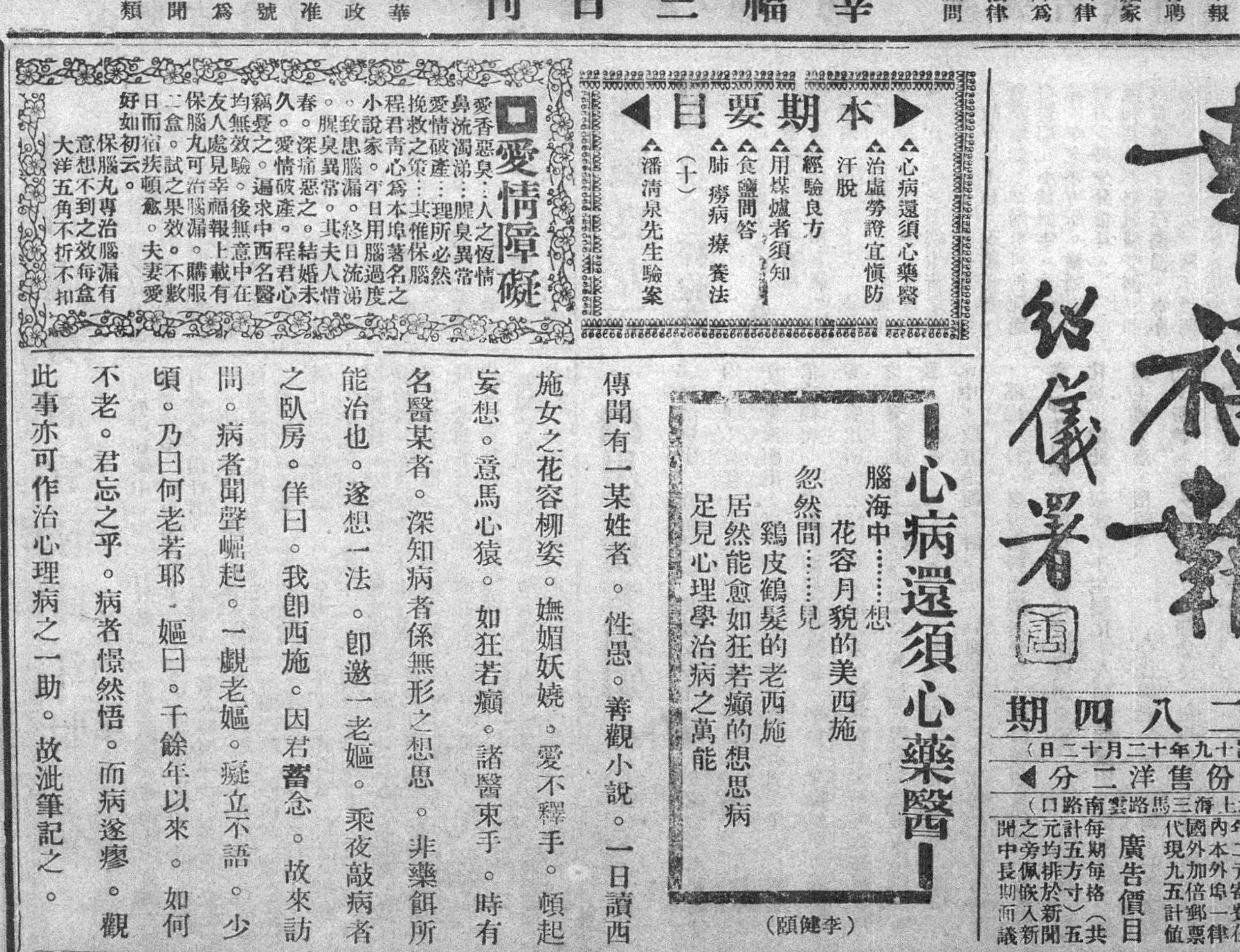

中華郵政特准掛號認為新聞紙類

幸福三日刊

本報特聘羅家衡律師為法律顧問

幸福報

紹儀署

第二八四期

（民國十九年十二月二十日）

◀每份售洋二分▶

（館址上海三馬路雲南路口）

定報價目

每三日出一張五個月一元全年二元寄費在內本外埠一律國外加倍郵票代現九五計值

廣告價目

每期每格（共計五方寸）五元均排於新聞之旁佩嵌入新聞中長期面議

▶本期要目◀

▲心病還須心藥醫

▲治虛勞證宜慎防汗脫

▲經驗良方

▲用煤爐者須知

▲食鹽問答

▲肺癆病療養法（十）

▲潘清泉先生驗案

心病還須心藥醫

腦海中……想

花容月貌的美西施

忽然間……見

雞皮鶴髮的老西施

居然能愈如狂若癲的想思病

足見心理學治病之萬能

（李健頤）

傳聞有一某姓者。性愚。善觀小說。一日讀西施女之花容柳姿。嫵媚妖嬈。愛不釋手。頓起妄想。意馬心猿。如狂若癲。諸醫束手。時有名醫某者。深知病者係無形之想思。非藥餌所能治也。遂想一法。即邀一老嫗。乘夜敲病者之臥房。佯曰。我即西施。因君蓄念。故來訪問。病者聞聲崛起。一覷老嫗。癡立不語。少頃。乃曰何老若耶。嫗曰。千餘年以來。如何不老。君忘之乎。病者憬然悟。而病遂瘳。觀此事亦可作治心理病之一助。故泚筆記之。

■治虛勞證宜慎防汗脫

（張錫純）

人身之有汗。猶天地之有雨也。天地陰陽和而後雨。人身亦陰陽和而後汗。然雨不可過。過雨則田禾淹沒。亦汗不可過。過汗則身體虛弱。是以微汗之解肌者。可以和營衞。去灼熱。散外感。通經絡。消腫脹。利小便。排泄惡濁外出。汗之爲用亦廣矣。若或大汗淋漓。又恆因之亡陽。因之亡陰。或陰陽俱亡。脫其元氣。種種危機。更伏於汗之中矣。而在陰虛勞熱者爲尤甚。虛勞之證。有易出汗者。其人外衞氣虛。一經發熱。汗卽隨熱外泄。治之者宜於滋補藥中。加龍骨牡蠣（皆不宜煆）山萸肉以斂其汗。有分毫不出汗者。其人肌膚乾澀。津液枯少。陰分虛甚。不能應陽而化汗。其灼熱之時。肌膚之乾澀益甚。亦易少加龍骨牡蠣萸肉諸藥。以防其出汗。何者。蓋因其汗蓄久不出。服藥之後。陰分滋長。能與陽分治浹。其人恆突然汗出。若其爲解肌之微汗•病或因之減輕。若爲淋漓之大汗。病必因之加重。且有一汗而卽脫者。是以治此等證者。皆宜防其出汗。其服藥至脈有起色之時。尤宜謹防。可預購淨萸肉二兩。生龍骨生牡蠣各一兩。備用。其人將出汗時。必先有煩躁之意。或周身兼覺蒸熱。卽速將所備之藥。煎湯兩盅。先溫服一鍾。其汗已將遍體。而猶未止者。再急溫服餘一鍾。則汗出必不至虛脫也。至其人或因泄瀉日久致汗者。若用藥將其大便補住後。其臟腑之氣化不復下溜。卽有轉而上升之機。此時亦宜購藥以備之。防其突然出汗。或更於常服之藥中。兼用斂汗之品更佳。（完）

經驗良方

■瘋狗咬傷經驗方（四）

一此方卽抵當湯。去水蛭虻蟲。加地鼈蟲。白蜜與酒也。桃仁春生。稟陽和之氣。地鼈穀食。得中和之性。酒以養陽。蜜以和陰。大黃能推陳致新。得蜜與酒。化苦寒爲馴良。共成去瘀生新之功。則邪去正安。於孕婦有益。故孕婦不忌。況被毒者。命垂頃刻。孕婦豈可拘泥而自誤耶。小孩減半。孕婦不忌。年老亦可服。惟須斟酌體力。減少分量耳。瘋狗毒。不必肌膚受傷。卽衣服被嚙。毫無傷損。毒亦傳染。但毒既發。萬不可服斑蝥等毒藥。蓋是時腹中惡塊。已如斗大。不化其瘀血。而反以毒攻毒。必致悶死。戒之戒之。

■用煤爐者須知（續）

天虛我生

洋房浴室中，皆如是也。又以水壺置於爐上，使水蒸氣充滿室內，則凡所有一養化炭，無不變爲二養化碳，由下方多數小孔中，排洩而出，無害於人。其原理，蓋水之定性分析，雖爲二倍之輕與一倍之養，而以定量分析，則每一介侖水中，所含之養，實比所含之輕，有七倍之多。故此水蒸氣，可使輕而上升之一養化炭，變爲重而下沉之二養化炭，因空氣之對流作用，不致存在室中，如欲試驗證明，可以生石灰一兩，化於二百斤之水中，取其上面澄清之水，以面盆盛之，置於燃燒之室內地下，經過一日，必有白粉沉澱於盆底，此白粉卽炭酸鈣，乃由鈣養（卽生石灰）吸受二養化炭而成鈣炭養三，如其室中爲一養化炭，則此石灰水，不生變化，人類處此室中，實至危險，非照上述方法，預防不可。又凡中煤毒者，驗方新編，解救諸毒門，所載解煤火毒方法，亦頗簡便。但用蘿蔔搗汁，灌其口鼻，移向風吹便醒。惟其所云房中置水一盆，則不若水壺置於爐上爲宜，自來火公司中所用煤氣火爐，其構造，卽有水盤附於爐上，正與上述原理相同也。（完）

介紹衛生方法　幸福三日刊　指導健康途徑

食鹽問答

（呂子厚）

問食鹽對於人體有何要用？

答食鹽對於生理關係甚大、吾人血液千分中、約含食鹽六分、若絕粹淡食、則必日漸衰弱、飲食不進、其結果必陷於死。其效能之廣大、較他種營養素爲尤要、可促胃液之分泌、助血液之循環、兼能亢進細胞之新陳代謝作用、使組織中之廢物排泄較速、幷可維持血液滲壓之平衡。據動物之實驗、斷絕鹽類之飼養、該動物因鹽類不足之故而死者、較之餓死之期爲時尤促云。

問食鹽物過多則覺口渴何故？

答因食鹽分過多、則血液之濃度增加、滲壓增高、體中各組織之水分被其吸收而減少、津液乾枯、遂有口渴之感覺、亦卽體中須要水分之表示也。

問舌股食鹽過多有何現象？

答食鹽亦爲極毒之品、若內服大量、則口中乾燥異常、起强劇之吐瀉、或至不救、自殺者、往往呑服食鹽二三兩、因而喪命。

問食鹽在醫藥上有何重要用途？

答食鹽在醫藥上用途頗廣、分述於後。

1.食鹽可爲健胃藥、凡胃弱而不消化者、於每次飯前、可飲鹽水一小杯、久之自有奇效。

2.食鹽有通便之效、常患便閉者、於每晨空腹時、以開水一碗投入食鹽少許飲之、可以通利大便、此法個人多年來屢試屢驗者也、或於每晨廢止早餐、而以生雞蛋二枚打破、用開水沖之、再投入食鹽及麻油少許飲之、亦能通利大便。

（未完）

▣肺癆病療養法（十）

楊志一編

金匱肺癰肺痿咳嗽上氣痰飲等篇。劉河間之肺虛有火喩家言之秋燥救肺。理虛玄鑑之虛癆論。唐容川之吐血論。對於肺病之治療。闡發無遺。是以中醫一見肺病。卽爲之治愈。不致釀成癆病。西醫不能治其初。聽其自然。每釀成癆也。

夫肺之能力。在乎呼吸。呼吸之原動力。在於肺絡肺管肺胞。營養肺絡肺管肺胞之原素。在於脾胃。扶助肺絡肺管肺胞之動力。在於橫膈膜。若肺絡有病。咳嗽嚊痛。痰內帶紅。索其原由。是否由於痰熱。或由於受傷。由於痰熱。則施以瀉白散。由於受傷。則施以金匱側柏葉湯。若肺管有病。咳嗽頻頻。氣急不舒，索其原因。是否由於風寒外束。抑熱傷元氣。風寒外束。則宜麻黃湯。熱傷元氣。則宜復脈湯。若肺胞有病。咳嗽頻頻。喘息不能安臥。審其原因。是否由於痰飲上逆。抑或肺胞萎枯。鼓舞無力。氣管加力工作。由於痰飲上逆。宜苓桂朮甘湯。由於肺胞萎枯。宜甘草乾姜湯、此皆第一期肺病之治療也。

（未完）

▣國醫章濟蒼來滬

章濟蒼浙江桐廬人。家世名儒。兼習醫理。先生潛心探求。遍訪名師。以宏造就。精方脈。更善瘵咯血症。行醫浙東西。活人甚多。今漫遊海上。擬在甯波路隆慶里小住。誌之以便病家之問津焉。

潘溎泉先生驗案（二）

楊舒榮錄

程左（初診）身時挾熱。是陽明濕有餘蘊。動或惝寒。又屬肺氣不肅。八旬大便不調。腸胃血液未始非虛。彙之肺胃有熱。腑結腹痛。乃屬意中。其肢體艱於轉側。右脇更隱隱作痛。究係陽明絡脈空虛。不能束筋骨以利機關。肝升太過。肺降不及。有以致諸也。脈來得五至有餘之數。關部左弦。右更不柔。舌苔漸白。邊尖淡紅。宜清泄腸胃為先，平肝肅肺次之。

霍山石斛三錢　杏仁一錢　蕉梔衣錢半

橘紅絡各錢半　茜根炭二錢　黛蛤散五錢

旋覆花錢半　經霜桑葉三錢　通草八分

東瓜皮三錢　雲茯神三錢　巨勝子三錢

全瓜蔞四錢　絲瓜絡三錢

（二診）濕鬱蒸熱。乘陽明之氣燥。而援及血絡。痛自肢體。走移右手指。艱於伸屈。脈數右甚。宜宗黃古譚先生法。緩緩圖功。

全瓜蔞六錢　紅花八分　甘草節一錢

茜根炭二錢　野赤豆三錢　路路通五分

黑芝蔴五錢　丹皮二錢　驢皮膠二錢

大豆卷四錢　忍冬藤一兩　竹瀝一兩冲

（三診）屢進清火滌痰。兼以開鬱通絡之劑。諸恙告愈泰半。惟語言乍清乍澁。乍明乍昧。一時未得遽靜。脈左轉濡小。乃營陰虛矣。右關數於諸部。為胃熱有餘也。病程久而虛。挾痰挾火。機竅未得靈動耳。圖治茲以滋養為本。再以宣泄之品佐之。

中華慈幼協濟會之迴顧與前瞻（七）

維德　來件

病的看護他，迷誤的感化他，落伍的提攜他，孤苦的救濟他；第三條，遇到危險，先救兒童；第四條，兒童應當有謀生的機會，應當受相當的保護；第五條，我們應當教導兒童 使他從小就覺悟他有竭盡才能，服務社會的責任。兒童幸福的標準如此如此：我們試拿來與中國兒童的生活現狀相參證一下，比較一下，為何如呢？中國的兒童，果然曾享受他們所應當享受的幸福了麼？

中華慈幼協濟會的對象，為中國的一萬二千萬兒童——其數目略等於美國的全體民衆。我國的嬰兒死亡率，在世界上，除印度外，當推為第一。在紐西蘭國內，其兒童之死亡率為千分之四十弱；而在我國，據伍連德博士的估計，約為千分之五百，是則就最低限度言之，在一千個兒童當中，便有二百五十個，未及週歲即歸夭折。每年中我國約喪失一千萬小國民——兒童；若能為他們預計安全，實施救濟，何致如是？據教育部的調查，我國共有四千三百萬學齡兒童；然在實際上得享受入學讀書之幸福者，僅達六百五十萬名，其餘百分之八十以上的兒童，完全流於失學，辜負了他們的黃金時代。西北數省發生災荒，因凍餓而死的兒童，每日約達五千名；人生慘苦事，甯有逾於此者？（未完）

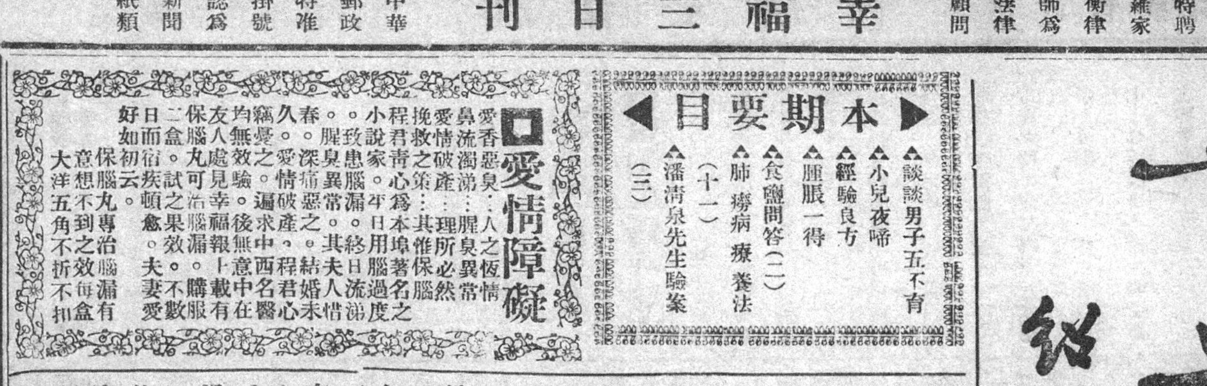

中華郵政特准掛號認爲新聞紙類

幸福三日刊

本報特聘羅家衡律師爲法律顧問

幸福報

鈕儀署

第二八五五期

（民國十九年十二月五日）

每份售洋二分

（館址上海三馬路雲南路口）

定報價目 每三日出一張 五個月一元全年二元寄費在內本外埠一律國外加倍郵票代現九五計值

廣告價目 每期每格（共計五方寸）五元均排於新聞之旁佩嵌入新聞中長期面議

本期要目

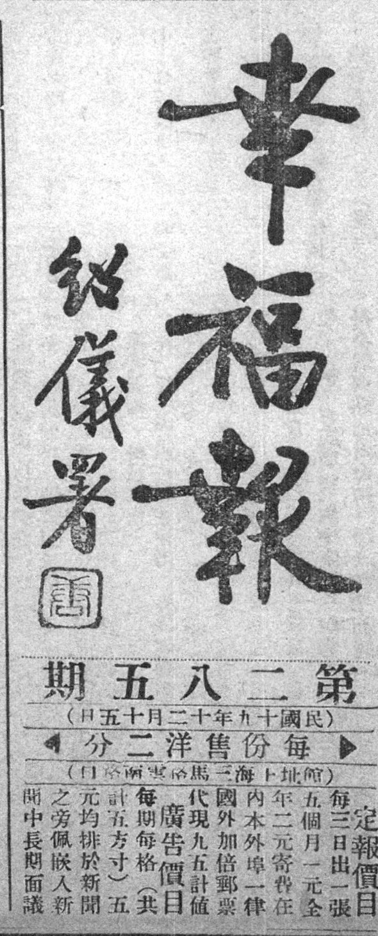

□談談男子五不育

（梅影女士）

精薄的男子……不能生育
精冷的男子……不能生育
早泄的男子……不能生育
陽痿的男子……不能生育
疝氣的男子……不能生育

我起初但知道我們女子的不孕。是由於月經的不調。後來讀了朱振聲先生所著的『婦女病』一書之後。方纔知道於月經不調之外。又有陰痿一症。亦是我們女子不孕的一個大原因。最近讀了本報第二百六十六期內王愼軒先生那篇『女子五不孕之研究』之後。又知道陰痿症之外。更有先天性不孕螺紋鼓角脈五症。可見我們女子不孕的原因很多。所以從古以來。對於不能生育一事。大都歸罪於女子。唉。古今來因不能生育而受莫白之寃的女子。不知有多少了。我看各種醫書內。亦有因爲男子而不育的。如男子患了『精薄』『精冷』『早泄』『陽痿』『疝氣』等證。都是不能生育的。其他如有了梅毒。亦是如此。足見男子不育的原因。亦很多呢。世人不察。往往因爲抱孫心切。替兒子娶了妻室。不見生育。就同他討小納妾。那裏知道是他兒子自己不爭氣。妻子多了有什麼用呢。

小兒夜啼

李天球

小兒夜啼。有臟寒。有心熱。有神不安。有拗哭之異。即金鑑所謂夜啼寒熱因胎受。須將形色辨分明是也。雖非險症。然用藥有溫涼之別。毫厘千里。切須詳辨。亦我道幼科之所當研究。球自慚不敏。適有所觸。試申言之。人身營衛二氣。晝行於陽則寤。夜行於陰則寐。大都小兒夜啼。非風邪內伏擾動營分不安。即是胎熱內蘊。使陽不交陰之故耳。外臺載前胡一味爲末。蜜丸如大豆。研塗乳上吮之一方。是達風邪外泄之功也。若面赤溺閉者。是胎熱侵犯營分。不能靜謐。故患夜啼。治宜千金龍骨丸。以泄胎熱。發越陰分之邪。達於陽分。而夜寐自安。何啼之有哉。若變蒸之後。心肺尚有熱不解。故夜啼不寐者。治宜仲祖豉梔湯以發越之。若變蒸之時。偶而中寒。或斷臍時中寒冷之氣。致面色青晄。不能吮乳。曲腰而啼者。宜以綿絮炙熱徐熨臍中。則夜啼自已。若乳食太飽。夜啼不安者。宜雞屎白炒黃研末塗乳頭。吮去以消之。故夜啼一症。雖屬尋常。大有寒熱輕重之區別。質之同道。以爲何如。

經驗良方

瘋狗咬傷經驗方

（五）　（濟平）

一此藥較其他方藥爲靈便。服者但忌數日房事而已。如鑼聲忌否均可。

一家狗被瘋狗咬傷。可以此藥灌之。既可救一命。且可免後患。其陰德大矣。

一毒發之期。大都四十九日爲多。近則二三十日。遠則六七十日百餘日不等。視受毒之輕重也。

一地鼈蟲各大藥舖均有之。其價甚廉。請各鄉村藥舖備之。以資急用。（完）

腫脹一得

（一）　宋希仁

昔賢以先喘後腫主在肺。以肺氣不能通調水道。水飲停滯爲喘爲腫也。先腫後喘治在脾。以脾不運輸。水溼外溢爲腫。上侵爲喘也。金匱謂腰以上腫宜發汗。腰以下腫宜利小便。後人因之而分陽水陰水。謂下體腰腹脛跗先腫。後及偏身。皮色青白。口不渴。大便溏。小便少。爲陰水。上體肩背手而先腫。後及偏身。皮色黃赤。口煩渴。大便閉。溺熱澀。爲陽水。竊爲陽水係急性。溼熱濁滯。飲食停聚。爲最多。其腫必驟而速。陰水屬慢性。多由情志操勞。酒色過度。病後氣虛。其成必緩而漸。稽之西說。則有胸水腹水之別。謂毛細管漏出液體增多。而淋巴吸收還流反減少。因之停留組織或體腔中。發生生理異常變化。其治惟用強心利溺。專治標末不治根本之劑。然取效僅只一時。曾見一人患腫脹喘促。與毛地黃注射。即洩暢腫消。亡何。忽然一厥而逝。於此足見其非根本治療。謹將所治附錄數則於後。以供研究

沈左　腹脹神疲。納食則氣窒不舒。肢面浮腫。苔黃薄膩。脈弦澀。予謂溼熱鬱滯中宮。不司運化。宜運脾疏滯。乃予茅朮。川連。姜渣。藿梗。焦梔。只實。砂殼。草果。赤苓。澤瀉。連進五劑。脹減食進。

卜左　腹脹胸悶。呃逆頻仍。得食則胸悶欲絕。肢倦脈遲。苔白滑。溲短少。夜不得臥。時疊氣塞。時方六月。據云汗出入水所致。予以水寒外鬱。暑溼內蘊。府陽不宣。中氣痺阻。而爲此閉塞之象。當予通陽化濁。和中利溼。淡附片。川桂枝。砂殼。水炙桑皮。炒白朮。廣皮。澤瀉。豬苓。赤苓。川連炒吳萸。二帖。方服藥後。胸中窒悶。煩懣不堪。若欲吐狀。迨午夜得小解稠黏如膏而消。後予和中而痊。（未完）

介紹衛生方法　幸福三日刊　指導健康途徑

食鹽問答（二）

（呂子厚）

3.食鹽可爲吐藥，服毒自殺者、可急以食鹽三錢冲水飲之、卽可將毒物吐出●

4.食鹽可爲止血藥、患吐血者、以少許冷鹽水飲之、血卽不流●

5.食鹽有防腐止痛之效，近世外科多利用之、凡遇刀傷、跌傷、湯火傷等、可用淨鹽水洗滌、頗能止痛而免腐爛●

6.食鹽可爲皮膚病藥。凡慢性之皮膚病。可常用鹽水沐浴、能助血液之運行、排除病之毒物、海水浴之有益於人體、卽因其中含有鹽分故也●

7.患火眼者、每日可用鹽水洗滌數次●

8.用鹽刷牙、可使牙齒潔白而堅固、且免口氣、蓋因有殺菌制酵之功故也●

問鹽質過多之地植物不易生長何故？

答因鹽質過多、則水之濃度增加、滲壓亦大、按照滲壓之原理、則根中之細胞液須較土中之水爲濃、然後始能吸收水分、以供營養 若細胞液之濃度較水之濃度愈大、則吸水之力愈強、若濃度相差愈小、則吸水之力愈弱、設土中水分反較細胞液爲濃、必爲不毛之地、而草木將絕跡矣、此與人食鹽分過多、則覺口渴之原理相同●

問患霍亂者概用鹽水注射而不用清水注射何故？

答患霍亂者、則體中之水分及鹽分、因吐瀉之故、損失太多、若以清水注射、則血中鹽分之量減少、必至循環不靈、精神不振、體力將異常虧弱、而不易恢復、故以生理鹽水注射、則血液中鹽分之量、當與未吐瀉之前仍相等也　（完）

肺癆病療養法（十一）

楊志一編

第一期之肺病。最爲吃緊。一有差誤。卽能釀成肺癆。大凡陽旺之體。肺壞爲多。在陰虛之體。肺萎爲多。若二部同病。宜先治其所急。咯血甚於咳嗽。則宜先治其咯血。喘息甚於咯血。則先治其喘息。因第二期之肺病。肺之生氣已衰。其大半治法務須從其病。尙無傷其正。迨至第三時期。肺之生氣已絕。徒進治肺之劑。是猶杯水車薪。何濟於事。然其所以仍能呼吸者。因橫膈膜之功也。其所以仍能生存者。因脾胃資生之功也。此時只有健脾胃。以增其化源。化源充盈。或有一線生機。然健脾胃之法。非進以補中益氣也。非進以枳朮丸也。須視其體魄若何。在陽旺之體。培土須兼保金。山藥扁豆之屬。加入沙參貝母之品。在陰虛之體。但培土可矣。土旺自能生金。四君子湯加山藥扁豆之屬。培土生金之法。不知發源於何時。金匱有隔一隔二之治法。內經有相生相乘之說。或許發源於此後之醫者互相効用。皆能有効。亦不究其根源。及夫新潮澎湃。一切玄妙之說。概屬摒棄。不知玄妙之中。亦有眞理。研究中醫者可不細心研鑽而深察乎。（濟舟）

國醫章濟蒼來滬

章濟蒼浙江桐廬人。家世名儒。兼習醫理。先生濟心探求。遍訪名師。以宏造就。精方脈。更善療咯血症。行醫浙東西。活人甚多。今漫遊海上。擬在甯波路隆慶里小住。誌之以便病家之問津焉。

出版務求信用有切實保證　又名社會醫藥常識報　主持者有學識經驗及人格

潘濟泉先生驗案（三）

楊舒榮錄

西洋參一錢　猪心血拌丹參錢半
煅紫石英四錢　陳胆星八分　元參心三錢
猪胆汁拌棗仁二錢　連心麥冬三錢
雅川連三分　原細生地五錢　金箔兩張（搗）
抱木茯神三錢

（此案之四五六診因散佚致闕）

顧左壯（元診）溫邪由口鼻吸受。首先犯肺。逆傳心胞。震動君主。清竅既蒙。神明內亂。舌色尖絳。譫語神昏。兩手時有振動之象。延將作瘂。症頗棘手。亟宜清營開竅立法。以冀有轉是幸。

犀角尖三分　帶心連喬三錢　純鈎鈎三錢
鮮生地四錢　辰燈芯五分　牛黃清心丸一粒
辰茯神三錢　黑元參心三錢　人中黃三錢
通草絲一錢　鮮扁石斛四錢

（二診）前投清解營分一法。已得熱減神清。惟仍脘悶口渴。營熱雖減。而氣分之熱未清。必有白瘖外透。擬清解氣分爲宜。

羚羊角三分　京川貝二錢　通草一錢
鮮石斛三錢　鮮葦根煎湯代水
光杏仁錢半　天花粉二錢　連翹三錢
人中黃三錢

沈婦（元診）體素肝旺。春令地中陽升。木火化風。上引巔頂。腦熱從清竅泄越。甚於左者。以肝胆從左而升也。隧道氣痺。結腫有形。耳竅亦流膿水。急宜清火開鬱。

羚羊角四分　通草八分　淡條芩錢半
澤蘭二錢　石决明三錢　夏枯草二錢
橘紅錢半　苦丁茶二錢　焦梔三錢
赤白芍各錢半

（二診）前擬清火開鬱。已得喉通熱減。面上腫勢漸退。惟耳下依然木硬。此隧道久窒。營氣不從。防成癰膿。仍宜清解氣分。無取外散。專事內通。

眞滁菊錢半　霍石斛二錢　生白芍錢半
毛茹菇三錢　苦丁茶二錢　銀花三錢
夏枯草三錢　絲瓜絡三錢

鄒翁（元診）溫病瘂厥神昏。耳聾煩躁。脈象帶糊。舌光且燥。眞陰大傷。風陽擾動。勢恐虛脫。姑擬大定風珠。以冀弋獲。

中華慈幼協濟會之迴顧與前瞻（八）

維德

來件

就全國而言，如今淪落於奴婢之地位，終日度那非人生活之兒童，竟不下二十萬衆。此外，面黃肌瘦，鳩形鵠立，蹀躞於街頭巷尾，見人伸手求乞者，更不知凡幾。唉！哀此無辜，逢是鞠凶！憫茲童稚，何以堪之！凡是抱人道主義的人，看見了這種可痛的現象，怎能不爲之潸然雪涕，一灑同情之淚呢？怎樣救濟他們，使他們得享受正當發展的機會，那自然是我們年長者應盡的責任！怎樣聯絡同志，集中團體的力量，去爲他們謀幸福，那自然是我們年長者應取的步驟！

本會自成立以來，荷蒙國內的賢豪贊助，情願犧牲他們的時間，精神，金錢，供獻他們的學識，才能，經驗，來爲本會服務。這實在是我們所欽敬靡已，感激萬分的——雖然他們不需要我們的欽敬與感激。如今樂意盡義務，而爲本會服務者，有執行委員孔庸之博士，羅運炎博士，郭秉文夫人，高鳳池先生，李道南先生　陳鶴琴教授，誠靜怡博士，費佩德博士，鄺富灼博士，傅步蘭夫人，

（未完）

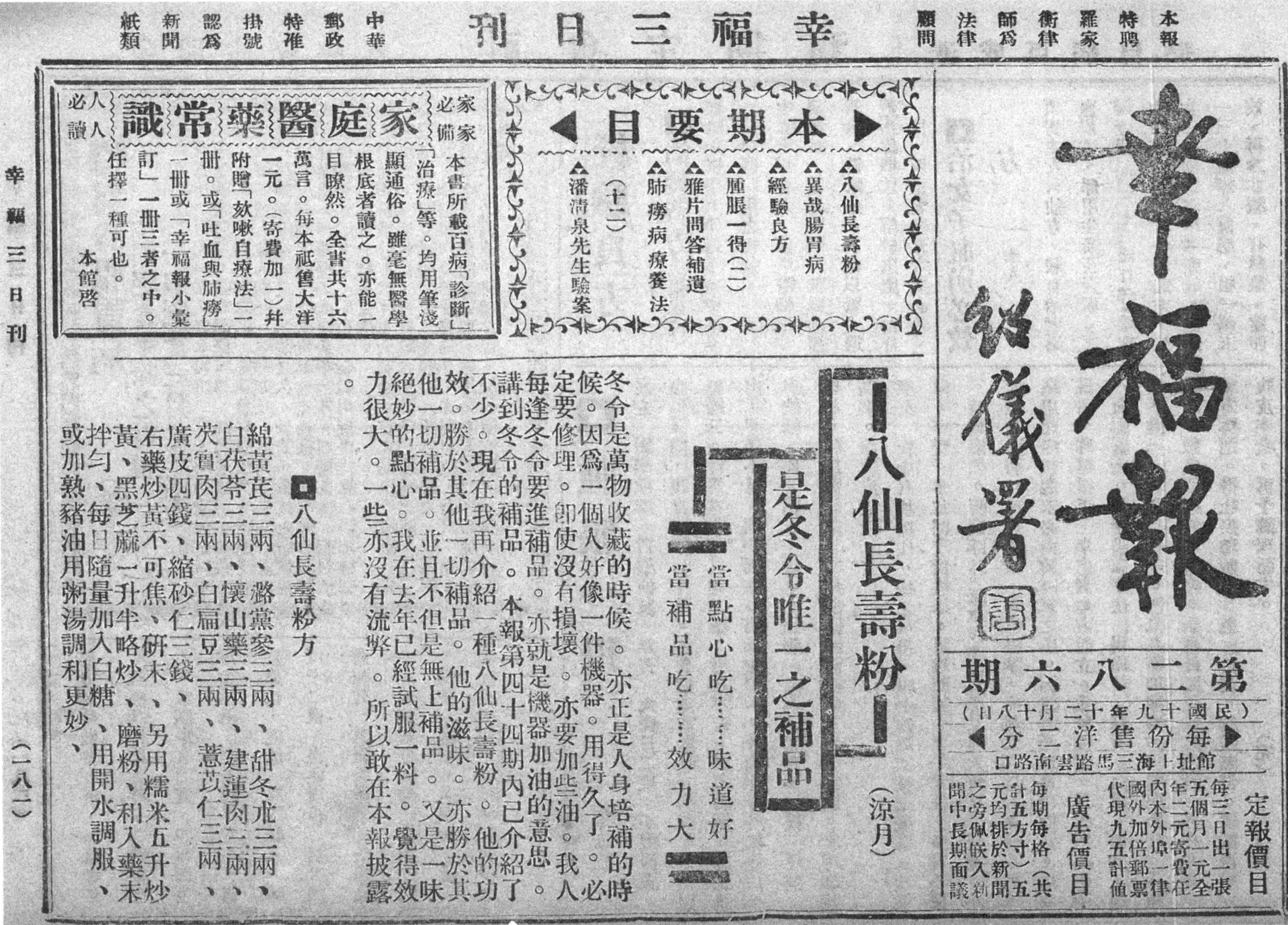

本報特聘羅家衡律師為法律顧問

幸福三日刊

中華郵政特准掛號認為新聞紙類

幸福報

紹儀署

第二八六期

（民國十九年十二月八日）

每份售洋二分

館址上海三馬路雲南路口

定報價目

每三日出一張 五個月一元全年二元寄費在內本外埠一律國外加倍郵票代現九五計值

廣告價目

每期每格（共計五方寸）五元均排於新聞之旁倘嵌入新聞中長期面議

本期要目

△八仙長壽粉
△異哉腸胃病
△經驗良方
△腫脹一得（二）
△雅片問答補遺
△肺癆病療養法
△潘清泉先生驗案（十二）

家庭醫藥常識

家家必備 人人必讀

本書所載百病「診斷」「治療」等。均用筆淺顯通俗。雖毫無醫學根底者讀之。亦能一目瞭然。全書共十六萬言。每本祗售大洋一元。（寄費加一）并附贈「欬嗽自療法」一冊。或「吐血與肺癆」一冊或「幸福報小彙訂」一冊三者之中。任擇一種可也。本館啓

八仙長壽粉

是冬令唯一之補品

當點心吃……味道好

當補品吃……效力大

（涼月）

冬令是萬物收藏的時候。亦正是人身培補的時候。因為一個人好像一件機器。用得久了。必定要修理。即使沒有損壞。亦要加些油。我人每逢冬令要進補品。亦就是機器加油的意思。講到冬令的補品。本報第四十四期內已介紹了不少。現在我再介紹一種八仙長壽粉。他的功效勝於其他一切補品。他的滋味。亦勝於其他一切補品。並且不但是無上補品。又是一味絕妙的點心。我在去年已經試服一料。覺得效力很大。一些亦沒有流弊。所以敢在本報披露。

◻八仙長壽粉方

綿黃芪三兩、潞黨參三兩、甜冬朮三兩、白茯苓三兩、懷山藥三兩、建蓮肉三兩、芡實肉三兩、白扁豆三兩、薏苡仁三兩、廣皮四錢、砂仁三錢、右藥炒黃不可焦、研末、另用糯米五升炒黃、黑芝麻一升、略炒、磨粉、和入藥末拌勻、每日隨量加入白糖、用開水調服、或加熟豬油用粥湯調和更妙、

□異哉腸胃病

一個絕食年餘之胃病　一個絕食三月之腸癰

（楊志一）

余撰胃病之研究一文。自本報第二五七期陸續刊登以來。極受讀者歡迎。同時謬採虛聲。患踵門求診者。亦頗不乏人。一日某君來寓診治。據稱患胃病已久。呃逆泛酸。大便不解。食入即吐。啜粥亦吐。惟日以牛乳米湯代之。故斷絕粥飯。已歷年餘之久。云云。余按此症為胃酸過多。侵蝕胃膜。積久胃部遂生腫瘍。即西醫所謂胃癌症是也。但西醫對此症舍割治外。別無良法。而割治是否萬全。則又另一問題。余為用旋覆代赭石湯加桃仁紅花破瘀之品。結果良佳。

又科發藥房職員某君。患大腸癰。食入則腹中雷鳴。疼痛萬分。大便祕結。每日除飲牛乳外。斷絕粥飯。已三閱月矣。經寶隆醫院用X光鏡照。斷為盲腸炎。服西藥無效。中醫投以金鈴子烏梅丸。亦屬無效。余曰。此隔靴搔癢之治。烏能奏效耶。遂用金匱大黃牡丹湯加瓜蔞仁生苡仁敗醬草等排膿之品。服後便瀉數次。而漸能啜粥矣。

經驗良方

□治發背方（張錫純）

無論上搭手。下搭手。中搭手。對口發。用之皆效。

生寒水石細末　百草霜細末　飛羅麵　三樣等分。脂麻油調爲膏。攤紙上。再覆以紙。週遭用線縫住。縛於患處。兩日一換。至重者換五六次必愈。

□治女子血崩必效方（前人）

傅青主女科仙方。載有治老婦血崩方。係用生箭芪壹兩　當歸壹兩　廣三七三錢打碎　桑葉十四片　同煎服。余用此方。治女子血崩之年少者亦效。後治一三十歲婦人血崩。服一劑未效。再診其脈。有熱象。遂即原方加生地黃一兩、服後即愈、以後凡用此方時、其脈象有熱、或脈象有力者、即為加生地黃一兩、莫不隨手奏效、眞仙方也、近治一萬姓婦人、年三十二歲、得血崩證、屢次服藥無效、其脈象微弱、治以此方、為省費計、將三七用二錢、為細末送服、病即愈、蓋三七如此服法、二錢可抵三錢也、

□腫脹一得（二）

宋希仁

夏左　脈來軟澁。舌質淡紅。無苔。大便日二度。小溲淡黃。腹脹氣悶。腹皮堅厚如牛革。得食則窒塞難化。病起年餘。因思經云。腎爲胃關。又司二便。腎眞不充。脾氣乃餒。脾主肌肉。脾氣不運。肌肉乃壅。有如堅厚。余調脾腎外無他法。與故紙。肉果霜。土炒朮。懷藥。黨參。木香。桂枝。澤瀉。柴胡。薛氏腎氣丸。二劑得便減而溲暢。再予加減。泄下微蟲甚多。而腹皮已軟。

應左　胸中有塊撑住。按之可得。腹中飽悶。按之覺甚。少食尚可容受。多食則支撑難堪。足冷而腫。下午尤甚。步履不便。時覺寒慄。面龐浮腫。脈來弦滯中覺有力。大便日二三度。小溲短少而清。苔黃薄澁。腹皮堅厚。症起五六月。諸治不效。竊思此症初起未必由於陽氣之虛。因溼治乃致足冷便溏。虛實混淆。殊難措手。幸患者年方而立。或冀挽回。乃作寒溼鬱滯。血脈凝瘀。脾腎陽虛立法。用肉桂。麻黃。白朮。春砂。腹皮。桃仁。鬱金。細辛。腎氣丸等加減爲方。囑服藥後。覆取微汗。數劑偏身筋肉痲疼。余謂此陽氣得以運行。乃佳兆也。按方再進。得吐瘀塊數口。色如汚泥。胸腹漸舒。便減溲暢。腹皮亦軟。再予調理而安。（完）

介紹衛生方法　幸福三日刊　指導健康途徑

鴉片問答補遺

（呂子厚）

問有鴉片癮者何以喜食水菓及其他酸甜等物呢？

答鴉片有收斂之性、可使消化器、及其他各部之津液減少、而乾枯、口渴而無味、水菓及其他酸甜等物、足以滋潤內皮、增加津液、故喜食之。

問有鴉片癮者何以身體日漸消瘦呢？

答因鴉片可使神經麻醉、循環不靈、呼吸不暢、且有煙癖者終日依床而眠、懶於運動、遂致血液日弱、身體日虧、又因鴉片有收斂之性、吸之則大便閉結、排泄不利、糞便中之毒質復浸入血中而流行其他汗腺、及肺臟之排泄、亦同時減退、如此則體中之污質愈積愈多、而身體愈敗壞不堪言矣。

問鴉片大癮之人每多晝夜顛倒何故？

答鴉片固有麻醉之性、但在未麻醉以前、則興奮之性甚強、吸之則腦神經過於激刺、遂致夜不能眠、又因有煙癖者性惰而喜靜、每當深夜之時、則青燈一盞、萬籟俱寂、二三知己、圍燈暢談、亦晝夜顛倒之大原因也。

（完）

肺癆病療養法（12）

楊志一編

（第三）五藏勞

（一）凡治心虛勞者、恍惚憂煩。少顏色。或驚悸多汗。人參養營湯。歸神丹。（大歸神丹人參、當歸、棗仁、白茯、遠志、姜汁炒各一兩。龍齒五錢。琥珀五錢。金銀箔各二十張、酒蒸稀糊丸、如小豆大、每服二十丸、日用麥門冬湯、夜用酸棗仁湯送下、）養心丸之類。虛而煩熱而渴者。十全大補湯。心如火之狀者。平補鎮心丹主之。（柏子養心丸、甯心保神、益血固精、却煩熱、除驚悸、聰明不忘、枸杞柏子仁（搗用紙略去油）生地（酒洗蒸曬五次）茯神、麥冬、元參各二兩。當歸三兩。石菖蒲、甘草各五錢爲末。除柏子仁、生地黃、搗爲泥。餘藥和入蜜丸。睡時每服五十丸白湯下。）平補鎮心丸。治心血不足。時或怔忡。夜多亂夢。如墮岸谷。常服安甯益營衛。（人參。龍齒各二兩半。茯苓、茯神、麥冬、五味各一兩二錢、車前子、遠志、天冬、山藥、姜汁炒。熟地酒蒸各一兩半、殊砂一兩五錢爲衣、棗仁炒三錢煉蜜丸。（每服八九十丸。早晚米湯下、或溫酒下、）

徵求本報

鄙人現缺幸福報第一百七十九期。如願割愛者。當贈幸福小彙訂一冊。請寄本報館轉交可也。謝衛三啓

潘清泉先生驗案（四）

楊舒榮錄

生熟二地各三錢　剖麥冬二錢
靈磁石四錢　京川貝錢半　生鱉甲三錢
五味子七粒　炒駒皮膠二錢　生白芍錢半
左牡蠣三錢　炙甘草一錢　龜版膠三錢
鷄子黃一枚

（二診）病勢減去其半。而心神尚有恍惚。脉形右細左弦。且少神韻。究保眞陰未復。相火未衡。痰火亦未清靜。症恐反覆。

別直參鬚一錢　京川貝錢半　抱木茯神三錢
生白芍錢半　大生地三錢　糯稻根鬚一兩
帶子青蒿三錢　左牡蠣四錢　煆龍齒三錢
炙磁石三錢　地骨皮三錢

王媼（元診）高年症發陰㿉。脈細欠達。作癢且痛。此煩惱傷肝。肝虛氣動。脾濕下注使然也。宜宗東垣法。

炒白芍錢半　升麻五分　軟柴胡八分
炒歸身三錢　清炙棉蓍三錢　二妙丸二錢
炒白朮錢半　雲苓三錢　生甘草五分
新會皮錢半　鮮荷葉蒂七個

（二診）前進補中益氣加味。陰脫之重墜較鬆。而仍略覺痛癢。舌膩脈沉帶弦。究屬肝脾不和。氣虛下陷。蘊濕未淨，仍從前議。

軟柴胡八分　香白芷錢半　炒白芍錢半
清炙棉蓍三錢　升麻六分　陳皮錢半
炒白朮錢半　雲茯苓三錢　二妙丸二錢
鮮荷叶蒂八個　開水分送淨槐米三錢

中華慈幼協濟會之迴顧與前瞻（九）

吳維德

來件

胡詒穀庭長，劉湛恩夫人，牛惠生醫師　樂靈生博士，丁淑靜女士，胡宣明博士，余日章博士，其餘委員如朱成章先生，費吳生先生，黃警頑先生，牛惠霖夫人，郭標夫人，力宣德夫人，鄭毓秀律師，姚永勵律師，王耀堂律師，陳文藻律師，傅步蘭先生，潘紹堂先生，錢振亞先生，海慕華夫人，安德森夫人，郭順夫人：張振鐸女士，富文壽醫師，石美玉博士，黃炳基醫師，王淑貞醫師，殷翠和女士，傅若愚先生，汪宗海博士，范定九博士，豐子愷先生，孫克基醫師，吳維德夫人，管萃眞女士，林語堂博士，鮑威爾先生，李冠芳女士等，——他們都是職務極忙迫，工作極繁重的，而竟肯抽出他們的寶貴閑暇時間，來爲本會服務，實屬難能可貴，令人自然起敬！倘非熱心提倡兒童幸福，曷克臻此？常言道，『人之好善，孰不如我，』想海內聞風興起者，當不在少也！

盡上一分氣力，便獲得一分效果！只怕現在不知努力，何愁將來不得成功？我們看到既往的種切，心中感想萬千？一方面於相當欣慰之餘，益自鞭策；一方面於刻自惕勵之餘，更感覺到有擴大組織，增厚實力，團結更多的同志，與吾人共同爲慈幼運動而向前奮鬥的必要！

（未完）

中華郵政特准掛號認爲新聞紙類

幸福三日刊

本報特聘羅家衡律師爲法律顧問

幸福報

紹儀署

第二八七期

（民國十九年二月念一日）

◀每份售洋二分▶

館址上海三馬路雲南路口

定報價目

每三日出一張五個月一元全年二元寄費在內本外埠一律國外加郵票代現九五計值

廣告價目

每期每格（共計五方寸）五元均排於新聞之旁嵌入新聞中長期面議

□用藥偏嗜之害

（李健頤）

□嗜用重劑有害、嗜用輕劑亦有害、

□必須審證確實、輕重在臨時活法、

藥之誤人、非謂重劑有害、而輕劑卽不害、蓋重劑輕劑、其爲害也、固爲相同、夫重劑之害、其害爲速、其罪易見、輕劑不誤、由於養癰長疽、故非智者、不能知也、亦有不用輕不用重、而由於偏嗜者、此其爲誤、比用重劑、尤爲顯著也、其所謂偏嗜者何、蓋病者是熱、我偏用熱、病者是寒、我偏用涼、病者是表虛、我偏用表散、病者是裏虛、我偏用攻下、若此者、是爲藥不對症、故其誤也、爲衆人之所共知也、獨夫醫者之偏用味淡性薄之藥、以至誤者、實爲病家所不知、以爲味淡性薄之藥、不能殺人、故每有服味淡性薄之藥而死者、歸罪於命之當然也、蓋其偏用味淡性薄之醫、其視膏黃麻桂、巴豆細辛柴胡等藥、如寇仇、不敢稍用一味也、但於玫瑰花扁豆花菊花薏苡蘆根茅根滑石連翹各種味淡性薄之藥、方方不離、且視爲金科玉牒、無論何病、皆用此爲板方、吁亦愚耶、若遇傷寒熱病、邪旺毒盛、用之匪特無效、而反能助邪爲虐、邪氣盤鋸、勢必陷裏、裏邪內發、危症迭出、禍危接踵、然其誤者、豈非因嗜用味淡性薄之藥、養虎爲患耶、夫醫者之療病、最慮病因莫識、用藥錯誤、倘能洞悉病藪、邪在何經何臟、取其對症直攻、無不獲效如神、（未完）

診餘隨筆（三）

（楊志一）

□胎痿不長　一日甯波陳姓婦。年二十餘歲。來寓求診。據述自去歲春間經事不來。并有惡阻現象。以爲有孕。詎意閱三月。經事復至。其量較少。嗣後仍按月而至。迄今已十八個月之久。腹部不大。但覺跳動。神疲形瘦。腰痠帶多。不知是何怪病云云。余曰。此胎痿不長也。按胎賴血養。血足則胎長而易育。今經血頻漏。胎兒失血爲養。自然痿而不長也。況脈來滑利。腹部跳動。尤爲有胎之鐵證。遂擬止血養胎健脾束帶一方與之。其方如下。

生地炭三錢　生白朮錢半　川續斷三錢
阿膠珠三錢　炒黃芩錢半　厚杜仲三錢
炒赤白芍各錢半　丹皮炭錢半　桑寄生四錢
抱茯神三錢　苧麻根錢半　剪芡實三錢
廣橘白一錢

經驗良方

□婦人坐胎育子神方

（張錫純）

紫稍花　川椒　枯白礬
潮腦　海螵蛸　煅龍骨
煅牡蠣　吳茱萸各五錢
高良薑　公丁香　肥乾薑
廣木香　香山奈　甘松
宮桂　蛇床子各三錢

共爲細末、生蜜爲錠三錢重、陰乾不宜晒、待信水淨後、用藥一錠、納子宮中、次日取出、再換一錠、換至十八次、至下月過經後、不必再用此藥、入房必定生男、若用此藥未滿十次者、即受孕仍然生女、

□治少年夢遺方

（前人）

每臨眠時、用布條將其兩脚第四脚指纏緊、即無斯病、至白天宜布條解開、

又每至晚間、自脊骨盡處、用力上提如忍大便之狀、覺所提之氣、直貫頭巔、每晚如此提二十餘次方睡、夢遺之病自除、

□除癆瘵虫方

（前人）

凡癆瘵之證、羸弱已甚、服藥無效者、必有癆瘵虫、欲除此虫、須用猫糞、煅炭存性、研爲末、每服半錢、或七八分、用生懷山藥細末兩許、煮作茶湯送服、久久自愈、茶湯中可調以白蔗糖、令其適口、服過十日後、可不用猫糞炭、用生鷄內金細末代之、一次可用三四分、然鷄內金必須用黃色者、且必須用生者、炒之則無效、此方凡虛勞喘嗽、久久用之、皆極效驗、

□黃疸黃汗病論治

（濟平）

黃疸病的外症。是全體面目。都作黃色。身無汗。小溲亦發黃色。黃汗病的外症。是汗出色黃沾衣如染。病源雖本於濕熱。始有因食傷脾而得者名穀疸。有因酒傷濕而得者名酒疸。有因色慾傷陰而得者名女勞疸。更有傷寒發黃。喪膽發黃。瘀血發黃等。種種分別。最要關鍵。務須認清陰陽。陽黃色明。陰黃色晦。陽黃多實。陰黃多虛。治法判若霄壤。況此種病症。非鑿個的。有輕重緩急變遷之不同。一概論治。未必中肯。姑且把普通醫方。擇要列後。請酌用之。

□陽黃　茯苓●木通●澤瀉●各二錢。猪苓●枳殼●梔子●車前子●各一錢。水一鍾半。煎八分。空腹溫服。若內熱甚。加黃芩。或黃柏。或龍膽草。數分至一錢。若大便堅硬脹滿。加大黃一二錢。若小便不利。熱甚。加茵陳二三錢。若有蓄血腹痛。加紅花青皮一錢。或錢半。

□陰黃　人參三錢。或黨參三五錢。白朮二錢。茯苓三錢。甘草數分至一錢。黑棗七枚。煨生姜三片。水煎服。若元氣尚不甚虛。寒濕重者。茵陳二三錢。五苓散三五錢。（國藥店有賣）同煎服。

□黃汗　生茅根二三兩。精猪肉一斤。同煎作羹食之。又方用山豆根研末。開水送下二錢。數服可愈。

（完）

介紹衛生方法　幸福三日刊　指導健康途徑

雜病徵答

同人等限於見聞。對於疑難雜症。無法解答。茲特分期披露。徵求海內同道賜答。實爲公便

(一)敬啓者敝友李君之子。三齡時春二月間。患温病壯熱不退。一二日卽角弓反張。當請附近老醫診治。投以請熱熄風之劑。囑化至寶丹一粒。未見鬆機。改延他醫服承氣湯。得下。熱度始低。病勢稍殺。遷延月餘。未能恢復。至四月間忽改尋常。兩耳漸聾。語言不清。日復一日。竟漸漸啞不能言。迄今已十四歲矣。而體質尚强。聰明若人。遇事大聲而噪。以手代言。竟不能吐露一字之音。近來李君商治於予。予學識膚淺。未敢治療。又不忍坐視此子大好青年。頓成殘廢。久仰先生胞與爲懷。一視同仁。每閱貴報所賜之方。效若桴鼓。故特懇請先生不憚煩勞。妥擬煎方或膏方丸方。一切治法。悉聽指揮。倘使多年痼疾。得能回天。再造之恩。病者固沒齒不忘。卽敝人亦感戴無涯矣。

泰興七圩港陳梅菴問

(二)弟有表妹李如蘭。久患怪症。屢治未效。茲將病情詳述。幸爲垂察焉：

(甲)李如蘭妹。現年二十七歲。已婚。查伊自二十歲左右迄今。常患多言語。及少言語兩症。然其二症。非是終年如此也。不過一年間一次或二三次。均未一定耳：

(乙)多言語時。面有微紅色力於動作。喜工整。目神壯耳聰。喜辯論，其所言之語。[illegible]是無論次之亂言。似乎合[illegible]情至理。不過是比平常較多[illegible]至其動作。亦非是狂人之不[illegible]是非曲直。且伊惡人指伊有病。性喜動不喜靜。其病之時間。約十餘日。或一月之久。不藥而自愈。

(丙)少言語時。喜睡。面色變爲青白。倦工作。所問甚倦答。胸中似細物阻障。不論如何喜事。皆視爲平常。其一舉一動。好像杞人憂天。其病時間。至多不超過一月。

肺癆病療養法（十三）

楊志一編

(二)肺虛呼吸少氣。閧然喘乏咳嗽。嗌乾宜以紫苑散。（人參、知母、紫苑、茯神、五味子、桔梗、阿膠、貝母。）甘草調其氣。若短氣少氣、不足以息者。四君子湯。氣促氣短。上焦虛而熱者。加生脈散。虛而寒者。加十全大補湯。表虛不任風寒者。黃芪建中湯。皮膚乾槁。日漸黑瘦。宜麥門冬飲。（人參、枸杞、茯神、甘草、五味子、麥冬各五錢、加姜水煎服之。）咽喉乾者亦同津液不足而咳者。四君子加五味、桔梗。

(三)脾虛者。面黃肌瘦。吐利清冷五腹脹腸鳴。四支無力。飲食少進。宜益黃散。（丁香四錢不見火、陳皮去白、青皮去白、訶子泡去核、甘草、以上藥各一兩。每服一兩五錢、水煎服、量減大小加減。）或參苓白朮散，加木香、霍香、香附、食後便臥。精神短少。補中益氣湯。加砂仁。手足痿輭。行步欹側。四君子湯。黃芪湯。（未完）

出版務求信用切實保證　又名社會醫藥常識報　主持者有學識經驗及人格

□潘濟泉先生驗案（五）

楊舒榮錄

彭（元診）體本先天不足。肝腎陰虧。相火易動。無制於前矣。謂裡虛者表不固。夏令暑濕之時邪。乘隙內伏。至秋感受新涼。引動伏邪。化熱由膜原擾及少陽。蒸傷氣分。故始起寒熱如瘧。繼則但熱不涼。躭延多日化瘖。伏邪不得盡從氣分泄解。以暑濕爲氤氳粘膩之邪。非若風溫之一汗可解。一涼可清。擾攘已久。陰分受傷。相火勃動。由火化毒。鬱有膿耳復發。腫延耳後。毒如鴟張。今從耳竅穿潰。膿多腫減。理宜熱退陰回。而仍有熱勢。尙頭項作痛。筋脈不調。舌質光絳。連腮起腐。脈形弦數。間有咯痰帶血。色紫性沉。咳嗽甚兼嘔噁。此陰傷不復。火動不衡。致傷血絡。血從外溢。肝胆之火升太過。肺胃之氣降不及。筋賴血養。血熱則筋失榮養矣。脈症互考。肝腎之陰告虧。肺胃之邪未淨。於是投以清解乎。抑投苦降耶。竊思劍關苦拒陰平非漢復有也。拙擬清熱養陰爲主治理之。是否請　政。

上霍石斛　京川貝　淨銀花　鮮冬二生地

元參　黛蛤散　淡秋石　天麥冬　廣橘紅

純鈎鈎　赤白二芍　知母　夏枯草　鮮竹茹

中華慈幼協濟會之迴顧與前瞻（十）

吳維德

來件

以少數人的呼號奔走，而竟得表現今日如許不足道的成績；倘能集合全國的中堅份子，站在一條戰線上，共同爲慈幼的目標向前奮鬥，那末將來所可能表現的成績，豈不將格外光明燦爛麽？中國兒童的幸福，豈不將格外美滿完備麽？中國民族的實力，豈不將格外雄厚增大麽？中國國家的基礎，豈不將格外堅牢穩固麽？俗語道，『衆擎易舉』，『衆志成城』，那實在是顛撲不破的名言。我們這次熱切徵求會員的意義，亦即在乎此。

慈幼的運動，是爲我們的民族，樹永久計劃的運動！是爲我們的國家，謀根本建設的運動！我們既然是中華民族的一份子，既然對於中國國家的建設負有相當責任，那末在這一個偉大的運動的前面，我們又豈容袖手旁觀　如秦越人之視肥瘠，而不告厥奮勇，毅然加入，協力合作，以謀促成牠呢？王正廷博士說得好：『兒童的幸福，是全國人民幸福，是全國人民幸福的基礎。中華慈幼協濟會的工作，是一切中國人民所應熱誠擁護，竭力贊助的。』願吾同胞，其各三復斯言。『來日方長』，『任重道遠』，慈幼的事業，原非等閒可此！本會的目的，是在爲全中國的兒童謀幸福；倘若有任何一個兒童尙沉溺於苦海之中，尙坎坷困頓於顛沛流離之境，那便表明本會的責任未曾終了，本會的事工未曾完滿，尙有待於吾人之繼續努力！披髮纓冠之不暇，豈容稍存暇逸之念！朋友們！這冷酷的實現距離我們的理想太遠了！我們應當紮硬寨，打死仗，站在一條戰線上，共同向前奮鬥呀！

完成慈幼運動，提倡兒童幸福！

有志之士——盍興乎來!!!

（完）

幸福三日刊

本報特聘羅家衡律師爲法律顧問

中華郵政特准掛號認爲新聞紙類

幸福報

紹儀署

第二八八期

民國十九年二月念四日

每份售洋二分

館址上海三馬路雲南路口

定報價目 每三日出一張 五個月一元 全年二元 寄費在內 本外埠一律 國外加倍 郵票代現九五計値

廣告價目 每期每格（共計五方寸）五元 均排於新聞之旁 偏嵌入新聞中長期面議

本期要目

△用藥偏嗜之害 △診餘隨筆 △經驗良方 △咳嗽病之研究 △雜病徵答 △肺癆病療養法（十四） △潘清泉先生驗案（六） △幸福之門

用藥偏嗜之害

（李健頤）

□嗜用重劑有害、嗜用輕劑亦有害、

□必須審證確實、輕重在臨時活法、

雖然、藥已對症、苟分數太輕、倘有綆短汲深之慮、復何懼夫嘗黃麻桂者乎、如寒傷衞、用麻黃湯、風中營、用桂枝湯、少陽經病、用小柴胡湯、少陽腑病、用大柴胡湯、陽明表病、用白虎湯、陽明裏病、用承氣湯、血積膀胱、用抵當湯、寒痰結胸、用巴豆白散方、此皆對症良方、杏如寒傷衞、不用麻黃湯、則寒邪不離、風中營、不用桂枝湯、則風邪不除、少陽經病、不用小柴胡湯、則無能解半表半裏之邪、少陽腑病、不用大柴胡湯、則無能除肝胃實邪、陽明表病、不用白虎湯、則無透表達熱之力、陽明裏症、不用承氣湯、則無滌蕩裏熱之功、吳鞠通治腫、用麻黃一兩、吳炳章云、「細辛辛香、性散善竄、有麻醉神經之能力、若虛人爲末酒服、則昏暈悶亂、但一時許、乃醒、若壯實之人、應用之症、不在此例、」唐容川云、「痢疾不先用大黃巴豆等劑、推其積滯、逐其邪穢、鮮有不致精神危困而羸弱者、」李仲梓治王肯堂、痰涎閉經、用巴豆一錢、服之立愈、由此觀之、重劑之藥、皆有起死回生之功、非如鴆酒毒草者比、然其味淡性薄之藥、奚能治病、由之輕病、養成重病、故其害與嗜用猛劑者等耳、古云、『大黃救人無恩、人參殺人無罪、』誠哉斯言也、

（完）

□診餘隨筆(四)

（楊志一）

□吐血　按吐血一症。有由陰虛肝火逼血妄行者。有由陽虛不能導血歸經者。今述方畢兩君之吐血症。以資對照焉。

(一)方君年方少壯。肝氣素旺。因怒動肝。肝火橫逆。血液沸騰。被迫外溢。以致吐鮮紅之血。其勢如湧。氣急頭眩。便祕口乾。舌絳脈弦。急擬平肝降火涼營止血方如下。

犀角尖(冲)三分　生石决明一兩　茜草根二錢

鮮生地四錢　黛蛤散(包)五錢　側柏炭二錢

生白芍三錢　抱茯神三錢　淮牛膝二錢

粉丹皮二錢　鮮竹茹三錢　白茆花(包)一錢

十灰丸三錢鹽湯呑

(未完)

經驗良方

□婦科驗方選要

趙公尙輯

婦女病症最繁。故世有甯醫十男子。莫醫一婦人之諺。家叔友如。居住京口。精理婦科。治愈婦女危症甚多。曾孜察其治愈之成績。伊袖出家大伯祖所遺靈驗丹方一帙。爰更加選輯。並述明其原起如左。

(一)　女子童癆

(病狀)凡年輕婦女。在十六七歲時。面黃肌瘦。身熱盜汗。月事不來。咳嗆少食。醫藥罔效。俗稱童子癆。

(治法)用烏骨子鷄一只。剖腹洗淨。加阿魏五分。和酒及水淡煮。食後保存其骨。一段不可棄去。置瓦上焙酥。加全當歸四兩。川芎二兩。生地二兩。白芍四兩。赤芍一兩。共研末和勻蜜丸。如梧子大。每日早晚各服二錢。開水送下。一料未愈。再服一料。無不見效。俗傳烏鷄白鳳丸。即是方之類也。

(說明)婦女病症。多屬血液凝結。或血液衰少。童年女子成癆。其原因於血液凝結者。用阿魏赤芍疎通之。其原因於血液虛弱者。用當歸白芍生地等補益之。藥證相合。故奏效甚速。

□咳嗽病之研究

（顧振呼）

有聲無痰曰咳。有痰無聲曰嗽。有聲有痰曰咳嗽。調治之法。先哲有無形則潤。有形則燥之說。似以痰之有無爲轉移。竊謂此乃約略之言。未可遽爲盡爾也。彼勞咳無痰之宜潤。濕嗽痰多之宜燥。固已。獨風邪乘之咳轉無痰者。亦將潤以留邪耶。肺熱蒸而喘嗽多痰者。亦將燥以刼津耶。且肺如華蓋。嬌臟易傷。凡外而六淫。內傷情慾。藏府移邪。皆足令人咳嗽。痰之有無。每隨病證而變遷。調治者、必溯其致病之源。受病感所。而後投之以劑。醫之以藥。豈可拘拘於有形無形。而恃潤燥之法哉。嘗攷傷於風者。脈多浮緩。頭多脹痛。鼻塞聲重。頻咳不已。咳甚欲嘔。入暮則劇。此風邪襲肺。肺氣失宣。風性鼓蕩。蕩肺液而爲痰。是以痰必薄白如糢。隨嗽隨出。如沫如涎。其風傷重者。肺氣窒而壅滯。痰因濇而難出。甚則金實不鳴。氣粗音嗄。治宜理肺袪風爲主。痰多者、以消痰。痰少者、佐以豁痰。而袪風之中。當分辛涼辛溫兩途。如春夏之風。解凍之溫風也。易化燥火。宜薄荷牛蒡之辛涼。秋冬之風。凛冽之寒風也。偏於陰柔。宜防風紫蘇之辛溫消痰。如前胡宋夏之類。豁痰如橘白象貝之流。俾風去肺宣。痰利氣治。則咳嗽自寧矣。若感寒而嗽者。與傷風嗽見證相同。惟寒爲陰厲之邪。較風爲烈。故每有喘滿而清涕。體痛而形寒。以肺朝百脈而主皮毛也。局方杏蘇散溫肺散寒。頗爲輕捷。而肺氣素虛者。參蘇飲。益氣袪邪。頗可採用。喘滿者、定喘湯斂肺袪寒。亦良劑也。有因於暑者。暑爲火炎之氣。蒙清虛而金令必傷。咳嗆煩冤。脈虛汗洩。暑易傷氣。

(未完)

介紹衞生方法　幸福三日刊　指導康健途徑

雜病徵答（續）

同人等限於見聞。對於疑難雜症。無法解答。茲特分期披露。徵求海內同道賜答。實爲公便

(丁)查該妹。月經不調。半年一次。或二三月一次。有時亦患小便澀症。此『語多』及『語少』二症。敝處醫生。半以『心火』症治。常以涼藥及西牛角服之。半以『膀胱瘀血』症治。常以桃仁。大黃。生地。以及水蛭蝨虫。煉丸服之。然均未能斷其病根也。(廣東瓊州萬甯縣城南門振裕興號朱則孔問)

(三)民國五年秋間。曾患瘋癱一次。服治瘋之藥。不三月卽完全愈好。至十六年夏間。忽染得淋病。經過二三月後不好。打六另六三針卽愈。但原有疝氣之症。時發時止。自打針之後。從未發過。至十七年底。早起之後。忽小便不解。下午仍舊未解。乃買些蓬艾熨在臍上。卽寬暖而欲解。但不能暢流。只一滴一滴。苦之極矣。後服中醫之藥，半月後。覺漸漸而愈。心中大慰。乃何知命運多蹇。忽一日天雨。下午在路上一滑。右足卽向後而蹉。跌在地上。自此之後。小解仍點滴不止。始則右足難行。繼則左足亦然。變而成癱。右足脂之筋一動。必牽至陰部。而滴尿不止。大解必以碗類等物。抵住莖陰乃出。但亦不十分自知也。現在莖陰縮入不能舉起。竟如無者。二足常顫動不止。脚跟不能着地。下半部完全麻木。但一無痛苦。上身康健如常。飲食極多。乞先生憐我示明。至感。

眞儀鎭一九二號　沈保潘問

肺癆病療養法（十四）

楊志一編

手足顫振。筋瞤肉惕似風。十全大補湯。手足厥軟不耐勞役。一有動作。多汗困熱。十全大補湯。臟府不調。中氣不運。病久不能食。理中丸。少加附子。肝虛目弦。筋攣面靑。恐懼如人將捕之狀。宜六味地黃丸。加牛膝肉桂人參川芎木瓜主之。

(四)眠昏少精神。無比山藥丸。(治諸虛百損、五勞七傷、肌體淸瘦、膚槁、脈弱、赤石脂茯苓澤瀉山梔牛膝酒浸巴戟(去心各一兩)山藥杜仲(炒去絲)兔絲子熟地各三兩、蓯蓉(酒浸焙)五味三兩、爲末蜜丸、每服五十丸。)目中溜火。視物見昏花。寢汗憎風。行步不正。臥而多驚。補益腎肝丸。(柴胡羌活生地炒苦參防己炒各五分、泡附子肉桂各一錢、當歸二錢、共研末、鷄豆大、每服五十丸、溫水送下、)視物不明。筋弱陰痿。陰下濕癢。八味地黃丸。

(未完)

潘濟泉先生驗案（六）

楊舒榮錄

（二診）症係陰分素虛。肝陽不潛。兼時溫擾動肝胆之木火。遂發耳癰。膿延耳外。膿從內潰頗多。其火毒非輕淺可比。前進清熱養陰方法。已得二便通調。是謂小効。何則。以肝與大腸相通。治肝不應。當治陽明。亦即釜底抽薪之義也。是以咯血漸除。耳癰之膿毒巳減。痞不續起。舌絳轉變淡紅。質亦潤澤。此營熱有退舍之兆。眞陰有囘生之機。診脈左之弦數。右尙弦滑。且有寒熱。隨頭之眩暈起見。時起時平。良由先天素虛。水不涵木。木火未平。變化風陽旋擾。陽升無制。至令營衞不和。經云諸風掉眩。皆屬於肝。又云厥陰爲病。苦寒熱。即此之謂也。要肝平先當清熱。以肝臟內寄相火。非淸不宣耳。症勢已見鬆機。仍宜淸熱養陰爲主。鎭逆熄風爲輔。是否呈政。

鮮根二生地　純鈎鈎　嫩靑蒿　粉丹皮
眞滁菊　地骨皮　霜桑葉　上霍石斛
淨銀花　石决明　東白芍　明天麻
生鐵落

張左（元診）先天元陽不足。後天培養失宜。時交春令。陽化爲風。陰虛體質。肝陽內煽。則筋絡抽搐如驚象。脈至左弦浮。右寸關帶數而滑。苔絳。法宜熄風陽理氣血。

大生地五錢　雲苓三錢　玳瑁邊三錢
京川貝三錢　生白芍三錢　純鈎鈎三錢
仲筋草三錢　丹皮二錢　石决明六錢
川桂枝五分　天竺黃三錢　絲瓜絡三錢

（二診）諸風入絡。皆由肝陽引動逼灼所致。脈左弦滑。右數。法當熄風化痰爲主。

驢膠珠四錢　木蝴蝶四對　仲筋草三錢
珍珠母六錢　生白芍錢半　南燭子錢半
炒白薇三錢　明琥珀五分　天竺黃三錢
絲瓜絡三錢

幸福之門

▲甫交即洩（吳啓銓君問）

志一先生敬詢者鄙人體質素弱。于十六七歲時不幸誤犯手淫。後來逐漸遺滑。甚至一動其心。一見其色。而精即流出。及至正式交媾。才知發生缺憾，即已是「甫交即洩。」不能持久也。乃痛悔前非。于是即行澈底的淸心寡慾。一方再以藥治。但是所服之藥。都是照普通遺滑之症如金鎖固精丸。茯菟丹。六味地黃。封髓丹等原方加減治之。而僅關于遺滑。稍見小効。至「甫交即洩。」至今依然如舊。稔先生素抱濟世之心。故敢函啓。賜以靈驗治方。庶得脫離病海。蛇雀有知。豈敢忘德。再于前閱此病可用靑娥丸治之。但考靑娥丸係助陽之劑。緣鄙症前曾兼患陽具易舉。（但未幾即痿）是以關于壯陽之品。如補骨脂鎖陽等藥。恐反有害。務乞代爲審愼爲要。詳復請即登入下期「幸福報」中可也。

▲答吳啓銓君問（楊志一）

按所述症象純係腎精虧損。關鍵廢弛所致。根本治療。自以淸心寡慾四字爲第一要義。惟須持之以久。守之以恆。然後再服補腎固精之方。無不相得益彰。事半功倍者矣。謹擬方如下。

炒潞黨參三錢　抱茯神三錢
金櫻子（包）三錢　廣橘白一錢
大熟地三錢　淮山藥三錢
剪芡實三錢　龜鹿二仙膠三錢（陳酒燉烊化服）
山萸肉一錢　煅牡蠣三錢
熟女貞三錢　甘枸子三錢
花龍骨三錢　白蓮鬚二錢

本報特聘羅家衡律師為法律顧問

幸福三日刊

中華郵政特准掛號認為新聞紙類

幸福報

鈕儀署

第二八九期

（民國十九年十二月念七日）

◀每份售洋二分▶

館址上海三馬路雲南路口

定報價目

每三日出一張，五個月一元，全年二元，寄費在內，本外埠一律，國外加倍，郵票代現九五計值

廣告價目

每期每格（共計五方寸）五元，均排於新聞之旁，偏嵌入新聞中，長期面議

◀本期要目▶

△答冬令服何種補品最為相宜
△診餘隨筆（五）
△經驗良方
△咳嗽病之研究
△答讀者問
△婦女病自療法
△肺癆病療養法
△潘濟泉先生驗案（十五）

答冬令服何種補品最為相宜

（承淡安）

一到冬天，人家爭着配服補品，一般中外藥商，也大登其補品廣告，大吹特吹，說得如何好，如何妙，怎樣真實，怎樣道地，我想人們吃補品，無非是勞苦了一年，乘着冬令氣運主藏的時候，吃些補物，望來年春生夏長的時令，體力增加，道理原是不錯呀！但是現在生活高，百物貴，什麼參，茸，燕窩，補力多，補爾多壽，萬品千種，總是有資產的人享受，一般窮小子，連黨參，黃芪，也夠不上呢！所以一切補品，是階級化的，不是普通化的，然而也未必真真如何補益，也有因而傷身的，看見陳修園醫集上，有一富家子弟，為了吃全鹿丸，不能消化淨盡，遂積腸間而死的，恐怕現在這種例子，也許不少呢？我有一張方子，也是從書上看到的，正適合冬令的服用，有百利，無一弊，物美而價廉，的的確確是普遍化的，我來宣布出來，指示它的效用，保險服用的，來春精神煥發，體力倍增，你道何藥，就是

獨睡丸

一味，不是人人辦得到的，普遍化的嗎？它的效用，是壯精神，補筋骨，益智慧，主治百病，常服益壽延年，書上說，春生，夏長，秋收，冬藏，又說，冬不藏精，春必病溫，又說，精氣神，是人身三寶，精化氣，氣化神，看來精是主要素呢，乘冬令氣運閉藏的時候，吃獨睡丸，精不外泄，保養其源，來年非但不病溫，并且精足則氣旺，氣旺則神充，真是精神煥發，體力倍增哩！

婦女病

朱振聲著　今日再版

本書將婦女各病。一一說明其病源。病象。及自療方法。故婦女讀之。小病可以自行治療。大病不致藥石亂投。至於患有下列各病之婦女。尤不可不讀。

（一）月經不調之婦女
（二）經行腹痛之婦女
（三）經閉不通之婦女
（四）白帶淋濁之婦女
（五）肝胃氣痛之婦女
（六）年久不孕之婦女
（七）乳汁缺少之婦女
（八）面患雀斑之婦女

本書對於上述各症。及神效方法。均有經驗之談。

定價五角。特價四角。

上海三馬路雲南路幸福報館售

診餘隨筆（五）

（楊志一）

按此方服兩劑後。吐血已止。大便亦通。糞黑。爲瘀血下行之象。惟痰中略帶紫色血塊。胸膺牽痛。蓋瘀血留戀也。遂於方中去犀角茜草側柏三味。加參三七四分（研冲）廣玉金錢半旋覆花錢半（包）眞新絳八分等祛瘀清絡之品。令再服四劑。其病全愈。

（二）畢君體弱神疲。吐血色紫黑。大便溏泄。苔白膩。脈左沉細。右軟弱。四肢常冷。脈症參合。顯係陽虛氣弱。不能導血歸經所致。遂擬溫補方如下。

淡附片錢半　潞黨參三錢　雲茯苓三錢
炮姜炭八分　炒白朮三錢　左牡蠣三錢
生白芍三錢　白歸身三錢　花龍骨三錢
清炙草一錢　清童便一盅冲服

按氣爲血之先導。氣足固攝有權。則血自無外溢之理。此方以補氣攝血爲主。且有溫通祛瘀之功。故服二劑後。血即止吐也。嗣以咳嗽痰多。再擬培土生金方。逐漸調理而痊。

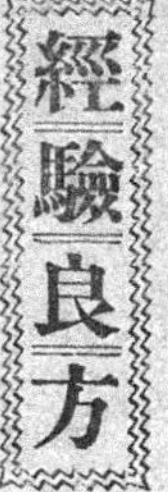

婦科驗方選要（續）

趙公尚輯

（一）盜汗

（病狀）酣睡時出汗。謂之盜汗。婦女尤易患之。

（治法）用小麥炒熱。加玄參牡蠣。煎湯飲之。每晚服一碗。連服三碗卽止。

（說明）盜汗病症。爲陰虛內熱。血熱內蒸之故。玄參牡蠣浮小麥等。配合成方。養陰清熱。生津液。斂汗腺。功有專長。小麥舒肝氣。化鬱結。故用以治陰虛之盜汗。

（三）赤白帶

（病狀）濁液源源而下。或白或赤。

（治法）用蓮蓬殼煆炭。研細末。又用雞子煮熟。取白去黃。裹末而服。頗見功效。又方。取蜀葵花赤白二色。陰乾後。研細末。赤者可治婦女赤帶。白者可治婦女白帶。煎湯服之。旬日卽效。

（說明）赤白帶下。由於子宮內膜分泌液太多之故。雞子白生津液。蓮蓬殼炭清濕熱。配合成方。有補益收斂之效用。蜀葵花清利濕熱。收斂子宮分泌液之太過。其有赤白主治之分別者。因其色之不同。故其效亦有別也。

（四）肝厥

（病狀）多因婦人氣鬱而成。發病時。牙關緊閉。四肢寒冷。痰濁瀰漫。內蒙清竅。勢成暴厥。

（治法）用鮮竹瀝二兩。姜汁半杯。溫服。又方。用煅瓦楞子研極細末。和紅砂糖少許。拌勻。開水冲服。其厥可以立止。

咳嗽病之研究（二）

（顧振呼）

宜青蒿、佩蘭、清暑以泄之。熱退液耗、宜人參麥味生脈以保之。惟生脈散酸甘之品。雖能化陰。實足留邪。非火越汗多而津傷脈細者。不可輕嘗。因於濕者。濕乃陰濁之邪。阻流行而治節不伸。咳聲重濁。痰隨嗽出。胸悶不饑。頭重體倦。此濕之偏於寒者。宜辛味開泄。苦溫煦化。如二陳湯、平胃散之類。疏中而肺自肅降。氣化而濕自下輸矣。苟延久失治。則濕鬱蒸熱。咳嗽痰膩。痰厚色黃。或兼臭穢。此熱已重於濕者。當佐微辛於苦寒之中。蓋辛能勝濕。苦寒能宣濕化之熱也。如半夏、黃芩、知母、等是矣。其傷於燥者。燥從火化。爍肺之陰。咳嗆聲高。痰粘不利。輕則桑菊飲之辛涼。重則清燥救肺湯之甘潤。傷於火者。凡客邪淫氣。都能化火。從風化者爲風火。從燥化者爲燥火。從暑與濕化者。爲暑濕之火。見證治法。各述如上。此皆外感六淫之咳嗽。源流旣別。證治亦不同也。由外感而論及內傷。如房勞遺滑。損及腎陰。腎火上浮。爍金致咳。證有骨蒸盜汗。面赤嗌乾。爍肺液而煉津爲痰。痰粘咳逆。煎腎陰而水泛爲痰。痰黑腥鹹。循致金破不鳴。音嘶低怯。而或絡血外溢。痰血互參。此子盜母氣。腎病而累及肺者。治宜滋腎以保肺。滋腎如元參二地。保肺如洋參二冬。而精竭火浮。勢瀕入危者。血肉有情之品。介類潛陽之劑。以育其陰而潛其陽。或可稍延時日也。如咳久纏綿。傷其肺氣。肺不生腎。腎氣暗虧。證有咳嗆少痰。漸增喘促。不耐勞動。動卽咳喘。（未完）

答讀者問

（朱振聲）

余所編之「百病秘方」內載肺癆驗方一則云。用獨囊蒜能治肺癆。致讀者紛紛來函詢問獨囊蒜為何物。今答覆如下。考蒜為葷類植物。百合科。青葱屬。雖有小蒜大蒜石蒜山蒜之別。然大類可分為二。一曰小蒜。又名赤蒜。澤蒜。或葷菜。或蒚。（音歷）古時在蒚山所發見。即獨囊蒜。乃中國固有之物。舊俗於夏歷五月五日採之。懸掛於小兒之衣襟。作為辟邪之用。近三十年來不常見矣。此物江南農人名之為獨囊大蒜。凡欲採集之者。須在夏歷端午以前。過此時期。恐不易得耳。二曰大蒜。又名葫。又名葷菜。漢以前中國無之。張騫使西域。始得大蒜。一說胡國有蒜。十子一株。名曰葫。亦稱胡蒜。因地名之。示有別於小蒜也。

胎孕問題

（涼月）

（一）婦人身瘦不孕之治法

凡婦人身瘦而久不孕者。大都由於水虧火旺所致。蓋瘦人屬木火體質。最易動火。火盛則易於走泄。所以不能受孕。治之之法。宜大補腎水。蓋水足則火自斂。火斂則精不泄。惟服藥之時。須節慾三月。否則無效。

熟地一兩。山萸肉（蒸熟）五錢。當歸（酒洗）五錢。白芍（酒炒）五錢。

（按）此方連服三月。便可受孕。

（二）婦人體肥不孕之治法

凡肥胖之婦。內肉必滿。以致遮隔子宮。不能受精。故欲其受孕。必先化其痰濕。蓋濕盛者多肥胖。肥胖者多痰涎。此乃必然之理也。治宜健脾胃以化痰濕。助陽氣以消陰翳。

人參一錢。生黃芪三錢。白朮（土炒）一兩。當歸（酒洗）三錢。甘草一錢。柴胡一錢。升麻四分。陳皮五分。茯苓五錢。半夏（製）三錢。

（按）此方服十劑。即能痰涎盡消。不必用尅削之品。以損其肥。而肥自無礙。蓋治病必求其本也。

肺癆病療養法（十五）

楊志一編

（五）腎虛者。背脊腰膝及陰內痛。耳鳴精滑。小便頻數。宜八味地黃丸。去附子。加鹿茸、五味、山藥、以生其精。若腰背肩胛頭痛。不任房事。十全大補湯。胯腰腿膝無力。牛膝丸。腰膝拔軟。下元虛冷。八味地黃丸。脚弱腰痿。無比山藥丸。腎冷精虛。陽事不舉。還少丹。離珠丹。金鎖正元丸。三才封髓丹選用。夢遺自濁。巴戟丸。小便如泔。寒精自出。小菟絲子丸。小便頻數而遺。十全大補湯。加益智。

離珠丹。治下焦陽氣弱。臍下冷痛。足胻寒。杜仲（炒去絲）三兩。萆薢二兩。訶子（炮）五個。龍骨一兩。破故紙。巴戟（酒浸去心）各三兩。胡桃（一百個）去皮。硃砂（另研）一兩半。縮砂仁五錢。共研末。（未完）

徵求

鄙人現缺蘇州女科醫社發行之「婦女醫學雜誌」第一期至第四期又第六期。共計五本。如有人願意割愛者。請寄至上海三馬路雲南路口幸福報館轉交鄙人。當酬以價值大洋二元之醫藥書籍三種。決不食言。

朱涼月啓

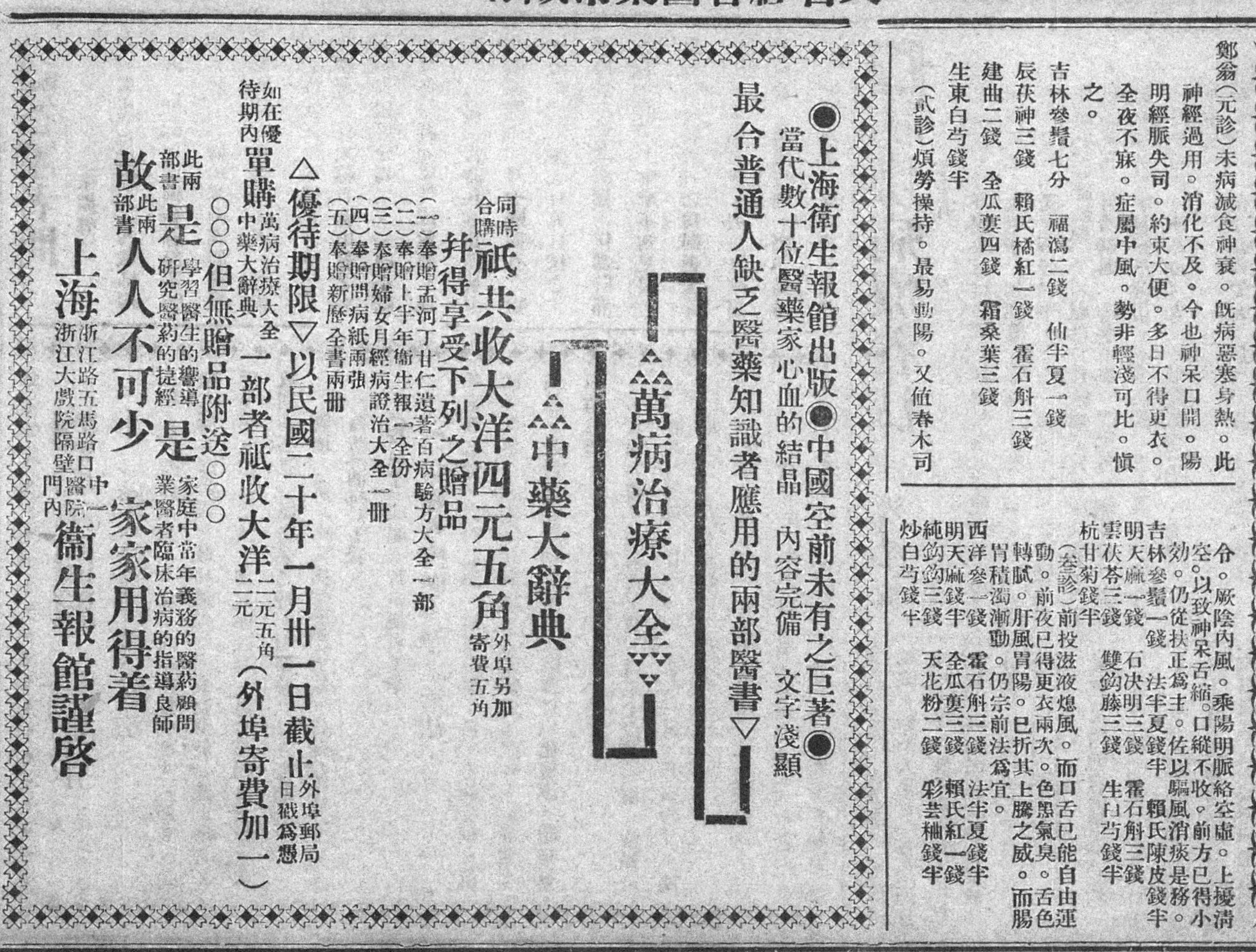

出版務求信用有切實保證　又名社會醫藥常識報　主持者有學識經驗及人格

潘濤泉先生驗案（七）

楊舒榮錄

鄭翁（元診）未病減食神衰。既病惡寒身熱。此神經過用。消化不及。今也神呆口開。陽明經脈失司。約束大便。多日不得更衣。全夜不寐。症屬中風。勢非輕淺可比。慎之。

吉林參鬚七分　福瀉二錢　仙半夏一錢
辰茯神三錢　賴氏橘紅一錢　霍石斛三錢
建曲二錢　全瓜蔞四錢　霜桑葉三錢
生東白芍錢半

（貳診）煩勞操持。最易動陽。又值春木司令。厥陰內風。乘陽明脈絡空虛。上擾清空。以致神呆舌縮。口縱不收。前方已得小效。仍從扶正爲主。佐以驅風消痰是務。

吉林參鬚一錢　法半夏錢半　賴氏陳皮錢半
明天麻一錢　石決明三錢　霍石斛三錢
雲茯苓三錢　雙鈎藤三錢　生白芍錢半
杭甘菊錢半

（叁診）前投滋液熄風。而口舌已能自由運動。前夜已得更衣兩次。色黑氣臭。舌色轉膩。肝風胃陽。已折其上騰之威。而腸胃積濁漸動。仍宗前法爲宜。

西洋參一錢　霍石斛三錢　法半夏錢半
明天麻錢半　全瓜蔞三錢　賴氏紅一錢
純鈎鈎三錢　天花粉二錢　彩芸紬錢半
炒白芍錢半

本報特聘羅家衛律師為法律顧問　幸福三日刊　中華郵政特准掛號認為新聞紙類

幸福報

紹儀署

第二九〇期
民國二十一年元旦日
◀每份售洋二分▶
（館址上海三馬路雲南路口）

定報價目　每三日出一張五個月一元全年二元寄費在內本外埠一律國外加倍郵票代現九五計值

廣告價目（共計五方寸）　每期每格五元均排於新聞之旁佩嵌入新聞中長期面議

◀本期要目▶

▲答女子乳頭是否與性慾有關係試說明其理
▲診餘隨筆
▲經驗良方
▲咳嗽病之研究
▲養生瑣言
▲病之六不治
▲肺癆病療養法（十六）
▲潘清泉先生驗案（八）
▲問病章程

□新年花絮

（秦丙乙）

（一）煤毒　雖菊老而丹楓豔，歲霜重而彤雲密，彼殺人不見血之煤氣毒，又為應時點綴品矣，查煤之為物，含毒氣綦深，爇爐取煖，足以禦寒，而歷時過久，煤氣瀰漫，昧者稍事疎忽，閉戶嚴扃，遽然酣睡，煤毒由口鼻吸入逕射肺部，肺藏嬌嫩，一經窒塞，呼吸立窘，加以腦部久受薰蒸，清陽矇蔽，神亦昏瞀，宜每屆冬令煤毒殺人之數見而不一見也，豫防之道，惟在經心，其次啓窗一二，藉通空氣，更須置水壺於爐上以調劑之，尤為妥善，不幸受毒，急救之法，輕者移體空處，溼手巾遏額上片時，即醒，重者則亟宜診治，處方用藥，幷無板法，要以開肺清腦為主，惟臨渴掘井，究不免竭蹶耳，

（二）凍瘡　朔風起矣，一般人大鬧凍瘡之恐慌，統計之，凡往年曾有此患，本年蟬聯無疑，否則素無此患者，或仍保持其固有之原狀，此無他，一經患有凍瘡，雖日久告痊，而肌膚之組織，已失健全，即血液之流行，亦較他處為遲滯，故一至隆冬，重感嚴寒，至易醞釀舊疾，素無此患者，輒致疑乎老凍瘡之故我依然，而常苦皴裂者，又深羨乎未患者之步履自如，誠趣事也，治療方法，多不勝憶，惜每少效，就其善者，可於初起時，（未潰）用紅花（藥肆中售）煎湯薰洗，並火酒或戤司介塗擦，關於此事，作者曾發表（凍瘡治法彙選）一篇，讀者可檢閱本報第四集第七二六頁可也，

（三）喉痧　憶當持螯對菊之秋，咽喉病已曾猖獗一時，今勢平未久，又將遑動，良以天時亢燥，萬籟蕭索，雨雪不多，人氣與自然界之氣相觸，易感時症，加以起居飲食，凡所接觸，如煤電氣爐，炭鍋爇炙，皆足以釀成煤毒，而為咽喉之病，蓋咽喉系於肺胃，口鼻吸入之氣，首先直逼肺胃，旦病夕發，旦受夕作，尤以喉痧為最凶，一日之中傳百千里，一室之內，傷三四命，真駭人聞聽，可謂慘矣，是惟凜深履薄，戒慎於先，庶足以言葆養焉，

□診餘隨筆(六)

(楊志一)

□厥症　江西同鄉彭蔭丞先生。奔走革命。頗著勞績。近以年邁力衰。寄寓海上。一日因病召余往診。其證爲大便閉結。胸中了了。□欲言而不能。肢欲動而不得。四末厥冷。脈微欲絕。未幾。其厥自回。氣亦漸平。而言語動作亦能如意。如此者凡三次矣。余按不見口眼喎斜。則非中風症可知。不見頭眩氣逆。則非肝氣可知。脈症合參。乃高年氣血兩虛。厥陰受寒。血脈阻滯。不能榮於四肢。有以使之然也。且大便秘結。爲血虛大腸枯燥之徵。平日嗜酒。中氣必虛於未病之先。遂擬當歸四逆湯加入補中潤腸之品一方如次。

川桂枝八分　抱茯神三錢　土炒白朮錢半
大白芍三錢　炙遠志一錢　清炙草六分
全當歸四錢　仙半夏錢半　瓜蔞仁(打)三錢
清炙黃芪三錢　陳廣皮一錢　黑芝麻三錢
木通六分

按此方以和營氣通筋絡爲主。佐以建中通幽。故服二劑後。便通厥回。脈象亦漸有神。再服數劑。則已健如常人矣。

經驗良方

□婦科驗方選要(三)

(說明)肝厥一症。在新說方面。謂之血液壅上。壓迫腦部。肺部呼吸。發生障礙。其分泌物不能隨經分佈。則凝滯而爲痰涎。首先治痰者。以痰涎疎化則血液自能恢復常道。不至充塞於上矣。故重用竹瀝之清熱豁痰。少加姜汁以流通之。痰順熱清。氣厥自止。其用瓦楞子與砂糖調和。亦疎通流利之法。因瓦楞子有疎通之效。而砂糖具通利之功故也。

(五)　乳部腫痛

(病狀)乳部紅腫作痛。發生小癤。

(治法)瓦楞子醋煆三錢。青黛一錢。蜜丸。服之卽消。

(說明)瓦楞子行惡血。化滯氣。青黛清肝火。消血熱。夏令暑熱小癤。因動脈充血凝結而成。本方治之多驗。故能兼治乳部腫痛發生小癤等症。

(六)　月經異常

(病狀)經水來時。忽多忽少。或淋漓不斷。少腹疼痛。或過期不來。體困倦。皆爲血脈凝滯之故。

(治法)用益母草熬膏。每早服三錢。開水送下。旬日見效。

(說明)婦女血分最易受病。說者謂婦人以血爲主。不知非也。特經事以一月一來。顯而易見。故受病多在血分。且性情多鬱。不明世故。而多執拗。神經因環境之感觸。而變易常態。致血管擴張及收縮之機能。發生病變之作用。其在子宮局部尤易證明。此婦人所以多血病之原理也。益母草煎熬成膏。氣味純全。和血活血。功有專長。故能統治血脈凝滯。經候不調諸症。

□咳嗽病之研究(三)

(顧振呼)

肺虛而少氣不足以息。腎虛而下氣不足以納。肺俯腎仰。兩不相孚。此母令子虛。肺病而及於腎者。治宜培肺以補腎。如參、地。蘇子以培而降之。胡桃、石英。以補而納之。而氣陰兩虧。喘咳純虛者。非生脈散。何以育陰納氣乎。他若水不涵木。木火刑金。與乎鬱怒動肝。肝火移肺者。每見脇肋引痛。氣升咳嗽。痰粘而少。黎明咳劇。此肝病及肺也。肝爲本。肺爲標。治宜黛蛤散、加丹皮、鬱金、之類。瀉肝以清肺。則肝治而肺不受刑矣。亦有肺金素虛。右降不及而不制木。致木邪上亢。左升太過而反刑金。至現咳嗽痰粘、肋痛氣升等證。此木之亢、由於金之虛也。治宜豬覆湯去姜麥加竹茹之類。清金以制木。則金振而木氣自斂矣。其有脾胃氣衰。不能生肺。肺虛痰嗽。納呆便溏。脈軟肢怠者。此宜甘溫扶脾。得脾健胃強。納穀加餐。自能散精於肺。而子得母蔭。肺氣暗滋。咳嗽自平矣。方用小建中、四君子、之類。所謂補土生金者也。有因勞不倦脫力。跌仆損傷。傷其肺氣，損其絡脈者，乾咳無痰，遠年不止，日僅數聲、胸背脇肋，時或隱痛，氣怯力乏、肢怠神疲，此宜黨參、綿芪、以培其不足之氣，乳香、沒藥、以通其瘀滯之絡，又有痰飲水邪，凝留暗伏，射肺爲嗽，痰白清稠○漉漉聲響，納運衰微，感寒嗽劇，得溫稍可，此蓋偏於寒濕，仲景有溫藥和之之律。(未完)

介紹衛生方法　幸福三日刊　指導健康途徑

養生芻言

林兆瑩

一每晚上床，以指擦足心，至足熱止，使氣下達，寧睡益神，其效甚大，

二臥宜側身，若仰臥，手搭胸，多生夢魘；

三濃味及補葯，刺激人體，易引慾念，故食以淡爲尚，

四慾之念愈熾，則精愈竭，精愈竭，則慾火愈盛，非至殺身不止，

五食不宜過飽，過則消化器勞甚，體力弱，故食少者常肥，多者常瘦，職此故也。

六思慮合理，則百體調和，血脈通暢

七素行無虧，後臥常安，

八體力愈强，精神愈用愈足，

九判斷居知覺上最高機關，凡事來時，用吾人良心判斷之，當行則行，當止則止，錯者常少，

十心靜則見理明，遇事鎮定，臨事可免驚慌，

胎孕問題（續）

（涼月）

（三）婦人下部寒冷不孕之治法

凡婦人下部寒冷。非火不煖。交感之際。陰中絕無溫熱之氣者。皆因胞胎寒極。命門火衰。故不能受孕也。要知沍寒之地。不生草木。重陰之淵。不長魚龍。胞胎既寒。何能生育。治宜補益命門。而煖胞胎。

白朮（土炒）一兩。巴戟肉（鹽水浸）一兩。人參一錢。山藥（炒）三錢。芡實（炒）三錢。附子（製）三分。杜仲（炒黑）三錢。補骨脂（鹽水炒）二錢。兔絲子（酒浸炒）三錢。肉桂（去粗皮）二錢。

（按）此方最好改湯爲丸。朝夕吞服。連服一月。胞胎自煖。未有施而不孕者矣。

（四）婦人骨蒸夜熱不孕之治法

夫寒陰之地，固不生物，而熯乾之田，亦難長養，此骨髓內熱之所以亦有礙於胞胎也。凡婦人之患有骨蒸夜熱。偏體火灼，口乾舌燥，欬嗽吐沫等證者，均難於有子也，治法宜補腎中之陰，清骨中之熱，陰補熱清，庶焦土無燎原之憂，而珠露有涵濡之喜也，

地骨皮「酒洗」一兩，丹皮五錢。石斛二錢，麥冬「去心」五錢，元參「酒洗」五錢，沙參五錢，五味子「炒研」五分，白朮「土炒」三錢，

肺癆病療養法（十六）

楊志一編

酒爲丸硃砂爲衣。每服三十丸。空心溫鹽湯送下。）金鎖正元丹。（五倍子八兩。補骨紙酒浸炒十兩。肉蓯蓉（洗）巴戟（去心）葫蘆巴炒各一斤。蓯蓉六兩。龍骨二兩。硃砂三兩。另研。右藥入研藥合勻細。酒糊丸。每服二十丸。空心酒鹽湯送下。）三才封髓丸。（降心火。益腎水。麥冬、熟地。各五錢。黃柏炒三兩。炙草七錢半。砂仁一兩半。爲細末。糊丸每服五十丸。用蓯蓉五錢作片。酒浸一宿。次日煎三五沸去渣。空心服下。）巴戟丸。（五味子、巴戟去心、蓯蓉、人參、熟地、白朮、兔絲子、覆盆子、益智（炒）補骨紙（去毛）茜草各一兩、白龍骨二錢半。牡蠣（煅）二錢，右藥煉蜜丸。每服五十丸。空心鹽湯下。）小兔絲子丸。（治腎氣虛損。目眩耳鳴。四肢倦怠。夜夢遺精。又治心腹脹滿。脚膝痿緩。小便滑數。股內濕痒。水道澁痛。小便出血。時有遺瀝。並宜服之。）兔絲子酒浸五錢。石蓮子肉二兩。白茯苓一兩，山藥二兩七錢半、打糊右味山藥糊丸。每服五十丸。空心鹽湯下。脚無力木瓜湯下。

病之六不治

（樓邦彥）

驕恣不論於理，一不治也，輕身重財，二不治也，衣食不能適，三不治也、陰陽幷，藏氣不定，四不治也，形羸不能服藥，五不治也，信巫不信醫，六不治也，（錄扁鵲倉公列傳）

潘濟泉先生驗案（八）

楊舒榮錄

（肆診）症勢漸減。惟不饑不食不便，有時渴飲。口頰尙不能約束。擬與和胃平肝爲法。

東洋參一錢　純鈎鈎三錢　姜半夏錢半
天花粉三錢　黑元參三錢　福澤瀉錢半
賴氏陳皮一錢　全瓜蔞三錢　明天麻錢半
桑寄生三錢　炒白芍錢半　絲瓜絡錢半

（伍診）諸症漸差。惟口夾弛緩。蓋肝木內風。乘襲中土。胃之絡脈繞出環。口約束無權。皆陽明氣虛所致。木旺土衰。培中竊自効。若治風痰。是捨本求末矣。

東洋參一錢　橘紅絡各錢半　純鈎鈎三錢
炒白芍錢半　粉沙參錢半　桑寄生三錢
建神麯二錢　炒白芍錢半　明天麻一錢
天粉花二錢　炒芽穀三錢　雲茯苓三錢

尤左（元診）暑必挾濕。化熱化痞。依然身熱。胸悶。脈象弦數欠利。舌苔中黃。此邪留於氣分。尙難宣達。宜清泄之。

羚羊角四分　杏仁錢半　焦六轴二錢
枳殼錢半　連翹三錢　雲茯苓神各三錢
鮮石斛三錢　通草一錢　川鬱金錢半
淡芩錢半　橘紅錢半　活水蘆根一兩

（貳診）白痦已現。而仍忙熱氣逆煩躁鼻紅。診脈弦動。往來未得停勻。苔黃尖絳。此溫熱由衞入營。肝火激引。陰不勝陽。謹防昏瘛之變。法宜地黃湯合人參紫雪丹。以冀化疹則吉。

犀角尖五分　赤芍錢半　根生地三錢
白茅根四錢　鮮石斛三錢　連翹心三錢
別直參鬚八分　紫雪丹五分　丹皮錢半
黑元參三錢　純鈎鈎三錢　辰茯神三錢
陳青蒿三錢　鮮稻葉一把

問病章程

（甲）定戶

凡幸福報定戶，欲來函問病者，須將本館所發之問病紙，塡明寄下，如問病紙已遺失或用去，須再向本館購買，「此種問病紙，每張實售大洋一元，定戶半價，祇收半元，」否則，隨問病函附郵票五角，亦可通融，空函恕不答覆，

（乙）社員

凡康健保障社社員，欲來函問病者，須將本社所給之社證，隨同問病函一并寄下，「此證答病時仍寄還」如第一次已問過，而欲再問病者，亦須附郵票五角，「社證仍須附寄」以示限制。否則。亦不答覆。

（丙）讀者

凡非定戶或社員。而欲來函問病者。一律須附郵票一元。覆診亦然。否則不覆。

（丁）膏丸方

膏丸方每張四元。隔日取件。「郵寄亦可」如係定戶或社員。均作半價。「祇收二元。」「定戶須將定單號碼示知。社員須將社證附寄。」否則概收四元。

（戊）附告

（一）問病者須將「起病原因」。「經過情形」。「現在病狀」。「二便如何」。「服過何藥」等等。詳細示知。若來函不詳而草草者不答。以免誤事。

（二）病勢危急。本館答覆緩不濟急者不答。

（三）凡問詢題目中。本館有不能解答者。或登報徵求。或原函寄還。

（四）凡欲在報上披露者。遲速不能一定。

（五）凡事涉離奇。跡近荒誕。怪方僻藥。概不在問答之列。

上海幸福報館　康健保障社　仝啟

本報特聘羅家衡律師為法律顧問

幸福三日刊

中華郵政特准掛號認為新聞紙類

幸福報

銘儀署

第二九一期

（民國二十年一月三日）

◀每份售洋二分▶

館址上海三馬路雲南路口

定報價目

每三日出一張
五個月一元全
年二元寄費在
內本外埠一律
國外加倍郵票
代現九五計值

廣告價目

每期每格（共
計五方寸）五
元均排於新聞
之旁佩嵌入新
聞中長期面議

◀本期要目▶

□答女子乳頭是否與性慾有關係試說明其理由

（承淡安）

這一個問題，在已婚道的人，大家知道是有關係的，因為在女子性的衝動時候，它也會堅舉起來，它跟着堅舉的原因，當然有理由存在，我有二種新舊的解釋，寫在下面。

舊的解釋——女子乳房，每在天癸發生之時，逐漸膨脹起來，與陰戶組織同時發生變化，足見個中有經路可通，醫書上說，乳房屬胃經，乳頭屬肝經，肝經之脈是（上略）上膕內廉，循股陰，入毛中，過陰器，抵小腹挾胃屬肝絡胆，（下略）足見淫情發生，相火每挾肝經上升，乳頭遂行堅舉哩。

新的解釋——歐人發明人身有一種腺體，叫青春腺，中含一質，叫荷而蒙，每到成年的時候，就十分發育起來，人們的聲帶，乳房，生殖器，遂發生重大變化，體格亦逐漸魁偉，說這種腺體的充乏，有關全體的發育，亦為性衝動的原動力，聲色歌舞不過是個誘因而已，女子荷而蒙質，最旺的處所，當然在子宮膣腔一部，其次則在乳部，腺體相循，自然性慾衝動而波及乳頭哩，

公開古今秘方　社會定期刊　造成百病自療

鐵之種種

呂子厚作　沈仲圭按

（問）血之色素。由於赤血球。故赤血球本係黃色。何以血液是紅色。

（答）此乃濃淡之關係也。濃則紅。淡則黃矣。一個血球在顯微鏡下視之。是黃色。若無數萬個推積起來。即成紅色。

（問）赤血球何故為黃色呢。

（答）因其中含有鐵質故也。如將血液蒸乾。用分析化學分之。知其中約有二十分之一為鐵。大凡人身有病。則血中鐵質減少。而體中各動機。遂倦而無力。必令服含鐵之藥以補之。方能復元。市上所售自來血等之藥品。亦不過含一種鐵質之藥。即用檸檬酸鐵錏。及大分之糖漿。調和而成。若自製之。可價廉數倍也。吾國之熟地黃。中醫皆用為補血之品。常服頗有效驗。近經化學家研究。知熟地黃中含有鐵質。是徵其補血之功不虛。

（仲圭按）太醫支法存方。治婦人百病。諸虛不足者。當歸四兩。地黃二兩。為末。蜜丸。此以地黃補血。當歸調經。治婦人因血虛經亂而不育者。良。又清醫張路玉凡用熟地。必以砂仁搗拌。此以熟地膩滯。故佐辛香行氣之砂仁。以開胃消食也。

（問）鐵在血中。有何功用。

（答）鐵在血中。能攝取肺中所吸之養氣。運行於周身各處。

（仲圭按）養氣為發生體溫之原料。體溫即身中之燃燒作用。其燃燒時所生之炭氣。端賴肺臟之呼吸。排泄體外。同時復攝取外界之養氣。以供繼續應用。故練習深呼吸。其最要之目的。在增加清氣濁氣之交換。旺盛新陳代謝之機能耳。

（問）血中之鐵質如何能吸收肺中之養氣呢。

（答）在化學上鐵之原子價有二。即二價三價是也。二價與養化合者。謂之寡養之鐵。三價與養化合者。謂之多養之鐵。寡養之鐵。最易吸養。而變為多養之鐵。回歸之血。流到肺經。血中缺乏養氣。成為寡養之鐵。故易吸收肺中之養氣。

（未完）

經驗良方

婦科驗方選要（四）

（七）產後血暈

（病狀）分娩之後。忽然昏暈。甚有不省人事牙關緊閉者。

（治法）用沒藥血竭研末。每服二錢。童便調服。一服即效。

（說明）產後血暈之症。中醫以為痰血上冲。西醫以為腦部貧血。為虛為痰。當必有現象可憑。或心煩躁擾。面赤氣粗。方為瘀血上冲之的據。如面白脫色。脈象軟弱無力。則屬中氣虛弱。腦部血液衰少。究西醫產科。有洗滌子宮之手術。故無瘀血者多。我國通用收生婆。毫無醫學衛生知識。產後子宮留瘀。在所不免。其腐濁

咳嗽病之研究（四）

顧振呼

如苓桂朮甘。小青龍、等湯是也。又若單單肺熱。不因他臟移邪而咳者。虛熱則乾咳無痰。嗌乾舌燥。此肺液虧也。宜補肺阿膠散之甘潤、實熱則咳嗽、氣粗。蒸痰黃厚。此肺火亢也。宜瀉白散、加黃芩、知母、之苦寒。以上皆五臟偏勝。內傷咳嗽之見證治法也。此外尚有大小腸、胃、胆、三焦、等六府之咳。以及肺痿肺癰肺脹之咳。各有特殊證治。內經金匱。論之最詳。不復贅矣。總之肺主諸氣而司肅降。凡五臟六腑之氣。必需肺氣通調。然後得灌溉洒陳。而不致偏勝。而肺又必賴臟腑之精氣冲和。然後能升降有權。而不致壅遏。相需則安。相失則病。故其為病也。有肺病而波及他臟腑者。有他臟腑病而移於肺者。其見証也。有由咳嗽而兼生他症者。有由他證而轉生咳嗽者。證情千變。治無定軌。然而無定之中。有一定之法可循者。如無論外感內傷。邪實者去邪為急。正虛者補正為先。而正虛邪實者。又當養正以禦邪。液虧遠燥。氣虛忌柔。風寒毋潤。火燥避剛。胃呆者苦寒宜慎。便泄者滋膩當除。痰少以豁痰為上。痰多以化痰為先。多痰而偏於濕勝。辛燥無妨。無痰而偏於火鬱。宜於醫開。氣旺則咯痰易出。氣虛則咯痰不利。

（未完）

介紹衛生方法　幸福三日刊　指導康健途徑

之氣。由靜脈吸收達於心臟。轉入動脈。腦部受濁氣之薰蒸。故昏暈而不知人事。沒藥血竭。行滯氣而不礙正氣。化瘀血而不傷新血。非攻逐峻劑可比。故治產後血暈。其效如神。

■耳聾治方　（濟中）

耳聾原因不一。有虛有實有停耳潰膿，壞及孔竅。有挖傷耳部。有虫蟻入耳。均能致聾。凡自覺耳竅或損。或塞。或震傷。或鳴響。即宜導引其氣。大約暴聾多屬於實。漸聾多屬於虛。此外各端。更易明瞭。導引有三法。

(一)用手指於耳竅中輕輕按捺。隨捺隨放。隨放隨捺。或輕輕搖動。使氣至而竅自通矣。

(二)每日早用大指次指捏住鼻孔。勿令泄氣。咬牙。努目。閉口。使氣俱入耳竅。自覺悶極。暫時放手。逾時又照前法行之。久亦有效。　（未完）

□滋補問題

（秦丙乙）

因身體之不健全，人當此日，鮮不欲藥餌培養，以彌補其缺憾，乃濫言滋補，談何容易，凡事皆需資格，滋補正然，滋補之不當，反不若不滋不補之爲妥，試觀彼富家翁朝進蔘茸，暮投茸桂，貪多而不務得，信贋而不求眞，此資格之欠缺一也，青年男女，旦夕斲喪，蒲柳之弱。未秋先槁，中西並陳。膏滋兼進，養尊處優，補養不遺餘力，席豐履厚，飽暖惟務淫慾，背道而馳，得不償失，此資格之欠缺一也，報端廣告，街頭市招，造作言詞，百計宣傳，奸商牟利，罔顧道德，無識之徒，貿然購服，虛擲金錢，尙屬小事，貽害身體，何樂而爲，入彀中而不悟，惟補品之是求，如此盲從，可憐可笑，此資格之欠缺一也，陰虛服補陽之藥，陽虛服滋陰之品，熱體進溫餌，寒體進涼劑，隔靴搔痒，枘鑿不値，根本錯誤，甯不滑稽，馴致補之利益未見，補之禍害已得，如此之流，更僕難數，此資格之欠缺一也，朝三暮四，作輟無常，道謀是用，任性爲懷，無一定之標準，無恆久之忍耐，甲藥未服、先服乙藥、此劑未終，已易彼劑，此資格之欠缺又一也、嘻，滋補之爲用難矣，

□肺癆病療養法（十七）

楊志一編

▲肺癆要方

(一)金匱桂枝龍骨牡蠣湯。（桂枝、白芍、龍骨、牡蠣、生姜、大棗、甘草、）本文云。失精家少腹弦急。陰頭寒。目眩髮落。脈極虛遲。爲清穀亡血失精。脈得諸芤動。微緊。男子失精。女子夢交。

(二)十全大補湯（人參、白芍、茯苓、肉桂、川芎、黃芪、白朮、甘草、當歸、熟地、）爲粗末、每服二三錢。生姜三片、棗二枚、（按）此方治虛勞不足。方中肉桂。未可爲君。審其腎虛腰腹痛者。少用肉桂。若榮衛之虛。須少用桂枝調之。取爲佐使可也。

(三)人參養營湯。（白芍一錢、人參一錢、蜜炙黃芪一錢。炙草一錢、五味子炒拌七分半、遠志去心十一分、當歸一錢、陳皮一錢、桂心一錢、白朮一錢、熟地七分半、茯苓七分半、姜棗一片一枚、）（按）此方補養心脾。而生榮血。於婦科亦宜。

□種牛痘與愛美

建昌

醫生替愛美的女子們種牛痘的時候。大概是種在脚上的。因爲夏天的時候。她們的衣服是沒有袖子的。手臂是露出的。所以●痕跡留在手臂上面。很不雅觀。但是●今年的夏天。她們竟行起赤脚主義來了。這有損美觀的痕跡。又不知將移到什麽地方去了。

□潘濟泉先生驗案（九）

楊舒榮錄

（三診）前擬營衛兩解。熱達汗多。疹痦齊見。轉危就安。第脈形洪數。身熱口渴。左足濕毒紅腫。火毒內留。茲以清解。佐苦降立法

暹犀尖三分　銀花三錢　玉泉散三錢　連翹三錢　鮮石斛三錢　大青三錢　根生地三錢　羚羊角四分　青蒿三錢　人中黃三錢　丹皮錢半　辰燈芯五分　拌川連六分　大力子錢半

（四診）診脈洪數已減。大便已通。是火有解圍之兆。身熱氣粗仍然。疹痦有餘未盡。法宜肅肺清胃。以冀邪之外泄。

鮮石斛三錢　銀花三錢　生赭石三錢　家蘇子錢半　知母錢半　羚羊角三分　鮮竹茹一錢　玉泉散三錢　橘紅錢半　金沸草一錢　辰茯神三錢　川貝一錢　炙桑皮錢半　鮮蘆根一兩

（五診）熱減脈和。疹痦亦盡。惟苔光而欠潤。不食不便。此溫熱蒸傷陰液也。清養爲宜。

西洋參錢半　淨銀花三錢　剖麥冬錢半　根生地三錢　地骨皮三錢　霍石斛三錢　天花粉三錢　生白芍錢半　白蓮肉三錢　廣橘紅一錢　粳米一撮

鈕左（九診）外風引動伏暑。合蒸化熱。熱重汗沛。脈數弦動。舌苔中黃而燥。熱灼津液使然。勢恐化痦、

玉泉散三錢　廣橘紅錢半　黑元參三錢　方通草一錢　肥知母錢半　雲茯神三錢　青蒿子三錢　淡竹葉錢半　地骨皮三錢　純鈎鈎三錢　菉豆衣三錢　鮮石斛三錢

（二診）伏暑從汗而泄。惟脈尚弦動。舌根黃膩。此係餘蘊之邪未清。極宜調養。預防反覆一端。

金扁斛三錢　杏仁錢半　益元散三錢　福瀉錢半　粉丹皮錢半　地骨皮三錢　佩蘭錢半　帶子青蒿三錢　雲苓三錢　冬桑葉錢半

（三診）脈象倦怠。餘熱未清。暑熱雖解。眞元不復。調養，爲宜，

別直參鬚一錢　玉竹二錢　淮山藥二錢　雲茯苓三錢　陳皮錢半　紅棗兩枚炒焦　冬朮錢半　炙草八分　熟苡仁三錢　粉丹皮錢半　佩蘭錢半　生姜三片

□問病章程

（甲）定戶

凡幸福報定戶、欲來函問病者，須將本館所發之問病紙，塡明寄下，如問病紙已遺失或用去，須再向本館購買，『此種問病紙，每張實售大洋一元，定戶半價，祇收半元，』否則，隨問病函附郵票五角，亦可通融，空函恕不答覆，

（乙）社員

凡康健保障社社員，欲來函問病者，須將本社所給之社員，隨同問病函一并寄下，『此證答病時仍寄還』如第一次已問過，而欲再問病者，亦須附郵票五角，『社證仍須附寄』以示限制。否則。亦不答覆。

（丙）讀者

凡非定戶與社員。而欲來函問病者。一律須附郵票一元。覆診亦然。否則不覆。

（丁）膏丸方

膏丸方每張四元。隔日取件。『郵寄亦可』如係定戶或社員。均作半價。祇收二元。『定戶須將定單號碼示知。社員須將社證附寄。』否則概收四元。

（戊）附告

（一）問病者須將「起病原因」。「經過情形。」。「現在病狀。「二便如何」。「服過何藥」等等。詳細示知。若來函不詳而草草者不答。以免誤事。

（二）病勢危急。本館答覆緩不濟急者不答。

（三）凡問詢題目中。本館有不能解答者。或登報徵求。或原函寄還。

（四）凡欲在報上披露者。遲速不能一定。

（五）凡事涉離奇。跡近荒誕。怪方僻藥。概不在問答之列。

上海幸福報館
康健保障社同啓

本報特聘羅家衡律師爲法律顧問

幸福三日刊

中華郵政特准掛號認爲新聞紙類

幸福報

紹儀署（印）

第二九二期

（民國二十一年一月六日）

◀每份售洋二分▶

（館址上海三馬路雲南路口）

定報價目

每三日出一張 五個月一元 全年二元 寄費在內 本外埠一律 國外加倍 郵票代現 九五計值

廣告價目

每期每格（共計五方寸）五元 均排於新聞之旁 佩嵌入新聞中 長期面議

本期要目

△愛美女子與凍瘡（續）
△鐵之褌褲
△經驗良方
△咳嗽病之研究
△烟與酒
△肺癆病療養法
（十八）
△惜情談
△王壽喬醫士驗案

愛美女子與凍瘡

（國驊）

近年以來。凡是時髦的女子。雖然到了這樣冷的冬季。爲愛美的心理所驅使。仍舊高其褲管。穿極薄的絲襪。而致腿足受凍。繼而生凍瘡。再至於潰爛。而她們一點也不知愛惜。但是審美性本是女子的天賦。女子好學時裝甚於男子。這是一定的道理。但是時裝的是否美觀。已無定論。就算是美觀。但愛美與衛生。亦應該兩方面來注意。若祇徒愛美而不顧衛生。任其生凍瘡。牠的害處我想定有許多女同胞們所未知。今我先舉一個例子來作證。但是我本是一個不好管閒事的人。祇不忍見你們個個爲着愛美的心理。而寃枉的白死掉。呵呵。

『前有我父親的友人某君。（姑隱其名）有一女。年已及笄。平素愛美的觀念極深。冬季則短袖短褲。不見易長衣。因取其美觀時髦罷了。及至春間。忽發丹毒。全體壯熱。而腿部紅腫。病勢很爲沉重。乃舁至醫院診治。據醫生說。這種毒菌。係由創口竄入。於是便診察她的足部。果有還未愈的凍瘡。可證醫生的話不錯。乃注射藥針到數十次。最高的熱度有一星期之久。若不是體格素來壯强。已早到閻王那裏報到了』

試看了上面的一回事。祇這區區的凍瘡。竟會連帶到性命上去。眞是出乎意料之外。我願青年的女子們。以此爲鑒。際此嚴寒的天氣。萬勿再穿薄襪或短袖短褲。以免於無形中與自伐己身無異。

若果有不幸的早已生了凍瘡。那末。就有每逢冬季便能復發的遺傳性了。凍瘡一物。很難醫治。凡屆冬令。即起紅核。甚至於潰爛。而疼痛異常。行動就很艱難。若想這時趕緊穿上棉鞋絨襪。而仿亡羊補牢的方法。這時已經晚了。今有一很便很快的治法。貢獻給受着凍瘡痛苦的人。

『每晚臨睡時。將沸水俟涼。用以洗足。揩用乾布將足拭燥。然後用『煤油』擦之。待模後再搽之。大約四五次。如是約一星期。其瘡自消。且永不復發。』

總之。最好的避免生凍瘡的方法。就是運動。凍瘡的起源。就是足部血脈不流通所致。而大抵生凍瘡的都是少着衣褲。不喜運動的人。特別容易發生。

公開古今秘方　社會定期刊　造成百病自療

鐵之種種(二)

呂子厚作　沈仲圭按

(問)多養之鐵。與寡養之鐵。其顏色有何不同。

(答)多養之鐵。係黃紫色。寡養之鐵係靑色。平常土中所含之鐵。大半是寡養之鐵。與土色相混。不易顯見。若將土乾而燒之。久則變爲紅色。卽因燒後則養氣增加。寡養之鐵。一變而爲多養之鐵也。市上所售之紅磚紅瓦。卽本此理製成。鐵在地上之分佈。無處不有。不過有多寡之分耳。

(問)鐵質對於動物。固然重要。不知可爲植物所必須否。

(答)鐵質爲造成植物綠色所必須。葉色之綠。日光固爲其主因。而土中鐵質。亦不可缺也。管理花園者。往往以皂礬水澆花。據云。可扶葉綠而茂。卽因皂礬爲鐵之化合物故也。(仲圭按寶威藥行之伯勞丸。卽以皂矾製成。)由此可知植物葉色之綠。頗似動物血色之紅。故多食靑綠色鮮菜。實有利於血分也。

(問)食自來血。何以不准吃茶呢。

(答)鐵之化合物。遇見了單甯酸。則變爲深藍色之新物質。而鐵性完全消失。洋墨水卽本此理製成。茶中含有多量單甯酸。故不可用。此外烏倍子、兒茶、石榴皮、生柿子、鮮藕、烏桕樹葉。及臭椿樹皮等。均有單寧酸。服鐵劑者均宜忌之。

(仲圭按)石榴皮之治久利。臭椿皮之治崩帶滑精。藕肉之治失血症。方書原有明文。若生柿子之療便血。家母曾一度試驗。成績頗佳。友人胡常瑛之如夫人患痔血。召余治之。不愈。時方秋初。家母令常食柿子。果應不藥。蓋單甯酸收縮腸壁血管之效也。

(未完)

經驗良方(二)

□耳聾治方

(三)口嚼甘草一根。聾耳塞甘遂一塊。氣亦漸通。(濟平按甘遂甘草。藥性相反。同食足以殺人。用時務宜注意。)至於屬虛耳聾。或得諸病後。或由於年老。其來也漸。其愈甚難。可用巴戟肉。炮姜。白芍。山萸肉。人參。黃芪。當歸。熟地。遠志。肉蓯蓉。兔絲子。蛇床子。牡丹皮。炮附子。川石斛。澤瀉。桂心。甘草。各二兩。茯苓五錢。細辛。石菖蒲各一兩。防風一兩五錢。共研細末。羊腎一對。酒煮爛。搗如泥。和前藥加麵糊爲丸。如桐子大。每日早用淡鹽湯送下五六丸。久服亦有愈者。

□咳嗽病之研究(五)

顧振呼

故陰不虧者。宜辛味助氣以豁痰。陰素虧者。先宜滋潤。待陰旺氣充，則痰自利矣。若火爍金而火性急迫。痰質粘而難上越者。惟清火滑痰。亦能爽利也。稀而白者、爲寒痰。辛溫以宣之。膠而黃者爲熱痰。淸潤以化之。厚而多者、爲濕痰。苦溫以燥之。粘而少者、爲燥痰。甘寒以淸之。痰因氣升。治痰惟降其氣。咳由痰逆。治咳惟滌其痰。咳而氣急。降氣首推調氣。咳甚氣浮。納氣尤先利氣。咳久致腫。肺損及脾也。治肺急於治脾。腫久致咳。脾病傳肺也。治脾急於治肺。本風寒嗽也。而反潤之。邪莫能出。咳必纏綿。徐氏有人造本元之語。此非猛於宣透。何以祛久伏之邪。本虛勞嗽也。而反宣之。正陰愈餒。遍入損途。古人有肺愈理愈虛之訓。此非急於滋補。何以復既傷之陰。外感有嗆傷肺絡而見血者。醫不去邪爲務。而見血投涼。是謂實實。血未止而咳乃留戀矣。內傷有咳損肺氣而形寒者。醫不固衞爲先。見而寒投表。是謂虛虛。肺益傷而寒必加劇矣。救實實之誤宜速透。救虛虛之誤宜峻補。權衡於輕重兩宜之間。或可應手而愈，此皆咳嗽之治法。與救逆之活法。亦無定中之定法也。夫咳嗽病源。變化萬緒。毫厘之間。懸殊霄壤。辨之不確。咎隨藥增。醫不拘拘於有形無形之間。治而求其本。則庶幾近之。(完)

介紹衛生方法　幸福三日刊　指導健康途徑

◉腫病辨症及其治方

（濟平）

腫病有係氣病。有係水病。有係濕病。有係虛病。用將辨症大概，及其治方。判列於後。俾知識別。大凡腫病。緊要關鍵。先分『氣』『水』氣則皮厚。其色不變。腫處不堅硬。敲之作鼓聲。用指按之。凹而不即起。或一身全腫。或自上及下。水則小便不利。皮薄發亮。手按腫處。隨手而起。甚至皮肉硬如鐵石。或一身全腫。或自下而上。至於『濕』『虛』可作氣腫。亦可作水腫。無一定之病也。但是氣腫水腫。又有許多的兼症。大是不同。再把試驗的法子。爲諸君告。用食鹽四兩。熱炒絹包放肚臍上。一二小時。水病則鹽化水。食病則鹽作紅色。血病則鹽作紫色。氣病則鹽作黑色。虛病則鹽不變色。（未完）

□烟與酒

（蔡龍祥）

我們中國人對於煙酒這兩件東西，像是好朋友一般，大多數的人，都喜歡喝酒或吸煙，引以爲榮，並且也因爲煙酒，都能放出一種香味來引誘人們，人們嗅了這香味會醉迷在那漩渦裡去了。

煙草自明代由呂宋輸入我國，各省多種植，要算福建關東的最著名，因煙具有興奮性，麻醉性，能解疲勞，所以人多喜吸，久吸成癖，日難間斷，而不知煙裏含有尼古丁毒質，久吸有害衛生，傷腦刺肺，但是，烟類中要算鴉片又來得最厲害。

鴉片是一種輸類藥，取罌粟未熟的果汁製成，內含嗎啡等毒質，可以止痛安眠，本草裡叫做阿芙蓉，又名阿片，自從英人由印度傳入中國，人多嗜之成癮，弄得有用的身體，變成瘦弱無力的病軀，直接害了個人的一生幸福和財產，間接不管破壞社會經濟，減少工作的人數，並且影響到國家的衰弱。

酒也是一種麻醉性的液質，它的種類和製法很多，通常用穀類和麴釀成，因穀含有糖質，經化學作用，變化而成，未蒸溜的叫水酒，質淡力薄，蒸溜的叫做燒酒，質烈能發火，叫火酒，酒能使人精神興奮，所以人多喜酒，但是飲得過多了，又能使人神經錯亂，肝胃都變堅硬。（未完）

□肺癆病療養法

（十八）

楊志一編

（四）十四味建中湯。（當歸酒浸焙、白芍、白朮、麥冬、炙草、肉蓯蓉酒浸等分、人參、川芎、肉桂、附子泡、黃芪、製半夏、熟地酒浸焙、茯苓等分、生姜三片、棗一枚、每服三錢空心服、）（按）此方大補脾腎。虛勞門中要方也。但桂附仝用。腎中陽虛宜之。

（五）樂令建中湯。（前胡細辛黃芪、蜜塗炙、人參、桂心、橘去白、當歸、白芍、茯苓、麥冬、炙草各一兩、半夏每服四錢、姜四片、棗一枚、）（按）此法治虛勞發熱。以建其營中之血、方中有前胡。麥冬。意在退熱亦一法也。

（六）留之芪附湯。（炙黃芪、炮附子等分、每服四錢、加生姜煎、）治氣虛陽弱。虛汗不止。肢體倦怠。

□惜精談

「王一民」

人　精氣神而生。精能生氣。氣能生神。榮衛一身。莫大於此。故明哲之士。先寶其精。精滿則氣壯。氣壯則神旺。神旺則身健。內則五臟敷華。外則肌膚潤澤。容顏光彩。耳目聰明。世之青年。此其知乎。

主持者有學識經驗及人格　**又名社會醫藥常識報**　出版務求信用有切實保證

幸福社社員王壽喬醫士驗案（一）

湖北省政府職員賀希正錄

王君壽喬服務於湖北省建設廳象鏞辦公處、擔任醫士之職、余服務於湖北省政府、相距兩百餘里、今年十一月間、小子患冬溫之證、曾延省會各名醫、診治旬日、迄未進食、迭服方藥、病未少減、故急電請王醫士前來診治、按證處方、連服數劑、日漸輕減、未逾旬日、即告勿藥、現在正值冬令、特將該醫案、彙集寄登、以作同病者之參考焉、

（首）熱勢朝輕夜重、微渴、昏迷、欬嗽、大便先結後利、溲色深黃、舌苔黃膩、脈象右大於左、斷係冬溫夾濕、溫邪上犯肺胃、前醫早投寒滯之劑、茲宜清肅、方擬如下、

甜光杏二錢（去皮尖）　牛蒡子三錢　鮮石斛三錢　淡竹葉二錢　活蘆根二尺（去節）　飛滑石三錢　紫油朴一錢　番瀉葉一錢（後入藥）

（復）瀉後思食、欬嗽發熱、均仍如故、幷加齡甚、兩顴發赤、斷係濕邪攻下、溫邪餘上、仍投清胃之劑、

鮮石斛三錢　天花粉三錢　活蘆根二尺（去節）　酒枯芩一錢　生梔子二錢　飛滑石三錢　甜光仁二錢（去皮尖）

（三）二方服後、各證始覺輕爽、但仍未全愈、再依二方加減、連服數劑、始獲霍然、

潤玄參三錢　酒枯芩二錢　粉丹皮三錢　肥知母二錢　鮮石斛三錢　活蘆根二尺（去節）　飛滑石三錢

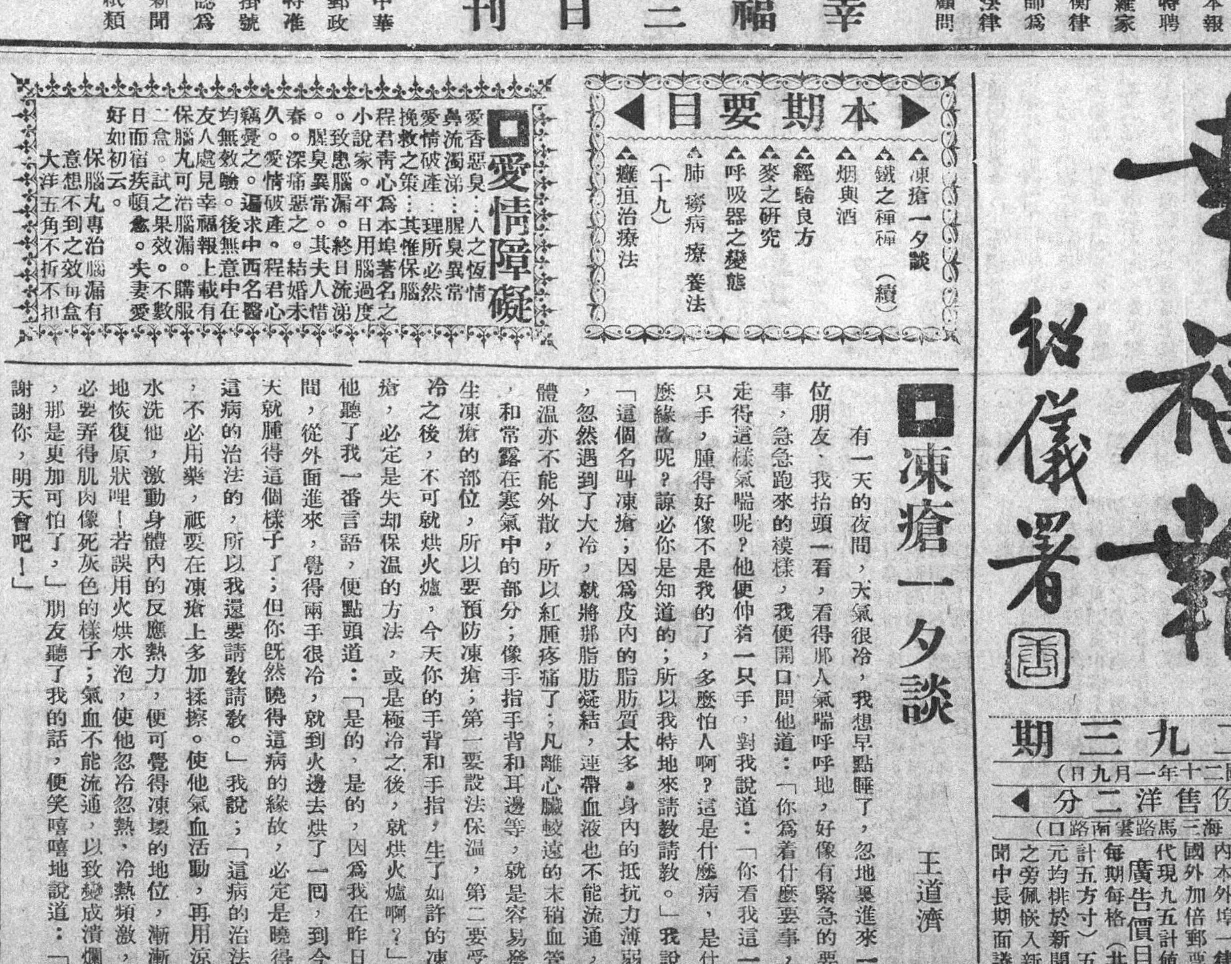

本報特聘羅家衡律師爲法律顧問

幸福三日刊

中華郵政特准掛號認爲新聞紙類

幸福報

鈕儀署

第二九三期

（民國二十一年一月九日）

◀ 每份售洋二分 ▶

（館址上海三馬路雲南路口）

定報價目

每三日出一張五個月一元全年二元寄費在內本外埠一律國外加倍郵票代現九五計值

廣告價目

每期每格（共計五方寸）五元均排於新聞之旁佩嵌入新聞中長期面議

□凍瘡一夕談

王道濟

有一天的夜間，天氣很冷，我想早點睡了，忽地裏進來一位朋友，我抬頭一看，看得那人氣喘呼呼地，好像有緊急的要事，急急跑來的模樣，我便開口問他道：「你爲着什麼要事，走得這樣氣喘呢？他便伸着一只手，對我說道：「你看我這一只手，腫得好像不是我的了，多麼怕人啊？這是什麼病，是什麼緣故呢？諒必你是知道的；所以我特地來請教請教。」我說「這個名叫凍瘡；因爲皮內的脂肪質太多，身內的抵抗力薄弱，忽然遇到了大冷，就將那脂肪凝結，連帶血液也不能流通，體溫亦不能外散，所以紅腫疼痛了；凡離心臟較遠的末稍血管，和常露在寒氣中的部分；像手指手背和耳邊等，就是容易發生凍瘡的部位，所以要預防凍瘡；第一要設法保溫，第二要受冷之後，不可就烘火爐，今天你的手背和手指，生了如許的凍瘡，必定是失却保溫的方法，或是極冷之後，就烘火爐啊？」他聽了我一番言語，便點頭道：「是的，是的，因爲我在昨日間，從外面進來，覺得兩手很冷，就到火邊去烘了一回，到今天就腫得這個樣子了；但你既然曉得這病的緣故，必定是曉得這病的治法的，所以我還要請教請教。」我說；「這病的治法，不必用藥，祇要在凍瘡上多加揉擦。使他氣血活動，再用涼水洗他，激動身體內的反應熱力，便可覺得凍壞的地位，漸漸地恢復原狀哩！若誤用火烘水泡，使他忽冷忽熱，冷熱頻激，必要弄得肌肉像死灰色的樣子；氣血不能流通，以致變成潰爛，那是更加可怕了。」朋友聽了我的話，便笑嘻嘻地說道：「謝謝你，明天會吧！」

鐵之種種（三）

呂子厚作　沈仲圭按

（問）單甯酸之性質及其對於療病上之功用。

（答）單甯酸味苦濇。有收歛之性。能使微血管收縮。內服能治大小腸出血。及痢疾腹瀉等症。外用可止各種流血。（仲圭按吾友王心原醫生常告余曰。生半夏研末。治刀傷出血甚佳。）惟內服稍多。可使消化不良。大便不利。此又不可不知也。中醫治吐血。好用鮮藕節。治痢疾。好用茶葉。此與科學原理暗合矣。

（問）服鐵劑者何以糞便爲黑色呢。

（答）此因少許未用完之鐵質。與食物中之硫黃質相化合。變爲硫化鐵。又因飲食中復有少許單甯酸。與鐵質相化合故也。

（仲圭按）鱉甲養陰。載於本草。鱉肉補血。人多未悉。試觀常喫甲魚之人。其大便常呈黑色。卽可證此物含有鐵質。爲營養上品矣。（完）

烟與酒（續）

（蔡龍祥）

有些人飲得酩酊大醉，本形畢現，或任酒罵座，或恣意侮人，甚致於失手傷命的也有，不但有傷身體，而且還喪失人格，肇了禍端，酒的害處，也不亞於鴉片。

文人雅士，嗜酒的也不少，如李白的斗酒三百篇，歐陽子自號醉翁，劉伶自稱爲醉候，流風餘思，千古傳爲佳話，不過醉而狂是雅士，醉而浪漫放蕩卽卑鄙了，凡夫俗子，豈能效顰古人。

人們當酬酢之間，都以煙酒爲款待品，逢作戲的勾當，我們不能完全說不染，但也要有方寸，不過鴉片是傷身弱種的東西，尤是萬萬不能嘗試的。（完）

經驗良方

●腫病辨症及其治方（續）（濟平）

再講到治方。各種的病。都有虛實寒熱之不同。醫生處方。應投病機。補瀉溫涼。原無一定。那有呆板的死方法。茲將通用簡便各方。介紹於后。

（水腫氣腫通用方）活黑魚一尾。重七八兩。去鱗甲。剖開。去腸淨。用好黑礬五分。松羅茶二錢。男用蒜八片。女用蒜七片。共入魚腹內。磁器中蒸熟。令病人連茶蒜食之。從魚頭吃起。病從頭上消，從尾吃起。病從足下消。（又方）蓋屋稻草煎湯。傾入盆內。先坐盆

麥之研究

（沈香圃）

▲大麥

（一）氣味
（二）名稱
（三）功用
（四）禁忌
（五）考證

甘鹹微寒。

又名牟麥。

健胃化食。補虛除熱。主消渴。壯血脈。實五臟。益顏色。作麵食。則涼血下氣。療脹消積●

大麥性涼滑膩。患泄瀉與小洩不禁之症者忌之。

王好古云。麥蘖神麵二藥。胃氣虛人。宜服之。此言最爲不經之談。試觀今人造飴。必用麥蘖始化。傷中消導可知。且產婦乳腫。不欲乳哺。用麥蘖半兩入四物湯服之。卽耗精血而斷傷。其理亦可明矣。宗奭謂有人患纏喉風。食不能下。用大麥作麵服之。卽能下嚥。此說尙合。

▲小麥

（一）氣味
（二）主治
（三）禁忌
（四）考證

甘微寒

去客熱。止煩渴。止吐血漏血。能養心養肝。作麵食則性甘溫而健胃。燒稈灰則能去虎痣而蝕惡肉。南方地土卑濕。久食令人發熱。北人以之代飯。大能益人。此則良由鄉士不同故也。

初夏所收之麥作麵。最易生痰助濕。若收穫時遇雨色變者。食之令人作嘔。且傷胃氣。

蘇恭曰。小麥作湯。不令皮圻。圻則性溫。不能消熱而止渴也。時珍云。按素問云。麥屬火。心之穀也。許愼曰。麥屬金。金旺而生。火旺而死。孫思邈云。夷考其功。除煩止渴。收汗利洩止血、皆心之病也。仲景治婦人臟燥証。悲傷欲絕、狀若神靈。用甘麥湯大棗十枚。小麥一升。甘草一兩。亦補脾氣。聖惠方。蒙按五穀中。惟麥得春升之氣最早。故爲五穀之長也。

介紹衛生方法　幸福三日刊　指導健康途徑

上熏之。候湯溫方洗其腹。小便隨下黃水。熏洗數次。永不復發。(又方)稻穀炒黃色。煎水服。(又方)田螺不拘多少。水漂。加香油一盞於水內。其涎自然吐出。取涎曬干爲末。每服三分。酒調下。其水自小便而下。其氣自大便而出。其腫即消。(又方)大蒜十枚。搗成泥。入蛤粉爲丸。梧子大。每食前白湯下二十丸。小便多即愈。(又方)取癩蝦蟆六只。將四足扎住。以蝦蟆肚皮。在人肚皮光亮之處。輕輕摩擦數次。再取一癩蝦蟆。照前摩擦。用至六只即愈。但蝦蟆眉內有蟾酥。須防其迸出。射入傷眼。宜用細帕遮住病人兩眼。蝦蟆用過之後。即放水中。使吐毒氣。以救其命。至要至要。(又方)韭菜連根。多加鹽搗爛。敷臍上。(又方)冬瓜白瓤。水煮汁。淡食之；(又方)大田螺四個。大蒜五個。車前子三錢。爲末。共搗成餅。貼臍中。以布束縛。水從小便而出。其腫漸消。終身戒食田螺。(又方)蕎麥粉。每日和稀粥吃數次。氣下行即愈。(完)

□呼吸器之變態（一）

（王愼軒）

嚏　即噴嚏。俗稱打嚏。

(形態)鼻中作癢。發出劇烈之呼氣。從鼻孔迸出。

(原理)氣管受外界之刺激。或陽氣不得伸。

(作用)能噴出刺激物。或伸發陽氣。

欠　即呵欠。俗稱呵鼾。

(形態)倦而伸腰。先張口吸長氣。繼則收緊口及顏面之筋肉。以呼氣終。

(原理)肺內炭氣。(即炭養二)因久倦不得休息。遂多積蓄。或缺睡陰來引陽。

(作用)能排出肺內所積蓄之炭氣。或使人欲睡。

鼾　俗稱眠呼。

(形態)鼻息作呼呼之聲。

(原理)因軟口蓋及懸壅垂之呼氣而生顫動。睡中多有之。

(作用)能使空中之微細物。不易侵入肺管。

噦　俗稱吃逆。或呃逆。

(形態)喉胸間吸入劇短之氣。呃呃作聲。

(未完)

□肺癆病療養法（十九）

楊志一編

(七)參附湯。(人參半兩、炮附子去皮臍一兩、分作三服。加生姜煎)治眞陽不足。上氣短急。自汗盜汗。氣短頭暈。以上二方治陽之法。蓋陰虛之極者。陽亦虛。又當以陽爲急也。陽虛欲脫。又龍雷之火無制非此方莫能治也。

(八)保和湯。(二母、二冬、冬花各三錢、花粉、苡仁、杏仁炒各二錢、炙草、紫苑、五味、兜鈴、百合、桔梗各一錢、阿膠、生地、當歸、紫蘇、薄荷各五分、生姜三片、水煎飴糖一匙日三服)此方治虛勞肺燥成痿。服之大補。

(九)瓊玉膏。(人參廿六兩淨爲末)、白茯苓。(廿四兩爲末)、地黃。(生十六斤搗取汁)、蜜六斤、右汁入銀石器內。以油紙包口外。仍以箬轉縛緊。重湯內熟煮之。文武火不住。三晝夜入井中。浸一日去火毒。又煮一日出陰毒。取出空心酒或白湯調下。

(未完)

癰疽治療法(一)

李健頤

定義　即瘡瘍之大者、癰屬陽疽屬陰、癰疽、即二症相合爲病也、

原因　癰、由飲食厚味、醋酒炙煿之毒、過壅在胃、血絡受熱而生、疽由鬱怒憂思、腎火丹毒、結陷於內而成、

病理　胃腑有毒、則血管壅閉、經脉不通、其所積之毒血、乃變爲癰、靈樞脉度篇曰、「六腑不和、則留爲癰、」此爲內癰、若外癰者、是因毒血稽留經脉、壅遏於營衛之間、其外之眞皮、及皮下之組織、腫脹硬結、故熱、大熱不止、則肉腐、肉腐則爲膿、雖然、化膿、乃外不傷骨髓、內不傷五臟、故其症較疽爲輕、素問癰疽篇曰、「營衛稽留於經脉中、則血泣而不行、不行則衛氣從之而不通、壅遏而不行、故熱、大熱不止、熱甚、則肉腐、肉腐、則爲膿、然不能陷骨髓不爲焦枯、五臟不爲傷、故命曰癰、癰者、其皮上薄而澤、」此即僅論癰之病理、若夫疽者、則有異也、其由於毒攻五臟、血氣內陷、脉管之血爲寒凝滯、血積硬結、發生黴菌、腐蝕筋肉、內敗五藏、故症爲重、靈樞癰疽篇曰、「熱氣淳盛、下陷肌肉、筋髓枯內連五臟、血氣竭、當其癰下筋骨良肉、皆無餘、故命名曰疽、疽者上之皮夭、以堅上如牛領之皮、」由此觀之、癰是屬陽、故爲輕、疽是屬陰、故爲重、醫者宜細究之、庶不誤也、

症象　癰屬陽、其病在腑、初起皮肉熱赤、高腫隆起、發劇痛、皮薄而澤、至十餘日、熱加盛、痛加劇、釀羨化膿、膿潰其頂如蜂窠狀者、

(未完)

投稿簡章

(一)投寄之稿。不論文言白話。長篇短篇。均所歡迎。惟內容須切合實用。空泛之作。幸勿見賜。

(二)經驗良方。以臨症心得。確屬屢試屢效者爲合格。

(三)凡驗方之轉錄他書者。須將出處注明。在作者可免抄襲掠美之弊。而讀者亦得由流溯源之益。

(四)凡陳陳相因。及在各報已登過之醫方。請勿再投。

(五)投寄之稿。望用墨筆繕寫清楚。並須自行圈斷。

(六)稿末請註明姓名及住址。以便通信。至揭載時如何署名。聽投稿者自定。

(七)投寄之稿。揭載與否。本館不能豫行聲明奉覆。原稿亦概不檢還。惟篇幅較長者。如未揭載。得因豫先聲明寄還原稿。

(八)投寄之稿。俟揭載後。分(甲)現金。(乙)書劵。(丙)本報。三種酬報。

(九)投稿揭載後。其酬報種類及數目。由本館酌定。不豫先函商。若投稿人欲自定者。請於寄稿時聲明。

(十)投寄之稿。經揭載後。其著作權歸本館所有。若本館尙未揭載。已先在他處發見者。恕不致酬。

(十一)投寄之稿。本館得酌量增删之。但投稿人不願他人增删者。可於投稿時豫先聲明。

(十二)投稿者請寄上海三馬路雲南路轉角幸福報館編輯部收。

本報特聘羅家衡律師為法律顧問　　幸福三日刊　　中華郵政特准掛號認為新聞紙類

幸福報

銘儀署

第二九四期
（民國二十一年十月二十日）
◀每份售洋二分▶
館址上海三馬路雲南路口

定報價目

每三日出一張五個月一元全年二元寄費在內本外埠一律國外加倍郵票代現九五計值

廣告價目

每期每格（共計五方寸）五元均排於新開之旁佩嵌入新開中長期面議

◀本期要目▶

▲冬日用火爐之害　▲目之衛生法　▲咳嗽淺說　▲米之研究　▲經驗良方　▲呼吸器之變態　▲肺癆病療養法（二十）　▲癰疽治療法

□冬日用火爐之害

沈潛德

（一）薰黑器物　（二）耗費金錢　（三）妨礙呼吸　（四）易受風寒　（五）釀成溫病　（六）焚燬房屋

火爐為冬令禦寒之品。故一屆黑帝司令之時。莫不欲圍爐熾炭以取暖也。蓋斯時水冰地坼。陡峭凜冽之氣。充斥空中。誠有重裘不暖之概。若扃戶牖。燒爐火。可使一室溫暖如陽春。幾不知為霜雪紛飛之隆冬矣。然則火爐者。實為禦寒之佳品也。何害之有哉。殊不知火爐之益。僅能禦寒。而其為害之大。實有不可勝言者也。余非過甚其辭而好為危言。誠以受害甚大。憫憐莫堪。故不忍緘默。特舉其害之著者。藉以警告世人焉。夫火爐之燃料。須賴乎煤炭。煤炭多煙焰。煙焰繚繞一室。薰黑器皿雜物。其害一也。當此生活日高。物價昂貴。一日所需之燃料。其費甚大。若總計之。則耗費不貲矣。此其害又一也。然此二者尚小焉者也。至其大者。更有四端。一為妨礙呼吸。蓋四壁俱閉。則內外之空氣隔絕。積漸而炭氣漸增。養氣漸減。則呼吸窒礙。輕則頭暈神昏。重則窒息以死。一為易受風寒。熱漲冷縮。物性之常。皮膚亦然。冬令皮膚緻密。本為保護體溫。抵禦寒邪之自然作用。若圍爐。則毛竅開。毛竅開則風寒乘機竄入。而為可畏之傷寒症矣。一為釀成溫病。經云。冬傷於寒。春必病溫。又云冬不藏精。春必病溫。此其受病之源。多由於火爐取暖。魄汗妄泄。此亦冬不藏精之一端。以致精氣不足。寒邪內伏。即為來春溫病之源也。一為焚燬房屋。時交冬令。空氣燥烈。偶一不慎。最易起燎原之禍。君不見東鄰遭回祿之災。西村遇祝融之患乎。此由不慎於火之故耳。一室爐火。更足助空氣之燥烈。而易於失慎。一或失慎。則全家生命。或且不保。至此而悔。遲矣晚矣。綜上以觀。火爐雖為禦寒之品。實則亦為惹禍之苗。夫凡事防患於先。方能免變於後。故隆冬天雖嚴寒。亦當摒棄火爐。以防不測。以節金錢。一方當稍事運動。以增體溫。尚何恃夫火爐之助力乎。

□目之衛生法

（王愼軒）

一、不宜在光線過强過弱處久視、例如日光下凝視有光物體、或暗燈下看書等是

二、光線强弱驟變時、卽宜避之、如暗處忽開電燈、或晨起陡啓窗門而見日光、其時日光、宜向側方避之、

三、不宜久視一物、

四、不宜强視細小之物或距離太近及太遠之物、

五、讀書任事宜側取方光線、日間光自南來、人宜向西側、夜間燈宜置在前方之左側、燈外必須加罩、務使强烈之光線、不直射所視之物或目中、又不可使自已身手、蔽及光線、

六、舟車中不宜看書、因舟車動搖、常須變動視線、殊壞目力也、

七、謹防沙塵煙火入目、

八、每晨宜以微溫湯洗滌其目、而除去積垢、

九、不可與眼病之人相近、及用眼病人拭過之手巾、

十、常宜觀賞美術之圖畫、及幽雅之風景、以悅其目、

十一、凡久視之後、自覺目力疲倦、宜以冷水洗之、

十二、塵沙或飛絲入目、宜翻轉眼皮、用軟潔之布綫緩輕拭之、或磨膿墨汁、點入目中、

十三、風火眼痛、宜川連三分、用人乳浸汁搽之、

十四、一切目痛、能閉目靜坐、進除思想、久久行之、無不愈、

十五、目中生努肉、痛不可忍、宜韭菜根外裹橘葉、塞鼻孔卽愈、

十六、目忽失明、宜掘地三尺、取黃土攪水、澄清洗之、

十七、目受打撲撞破而痛者、宜以南瓜瓤、或野三七搗敷之、

十八、目昏視物不清、皮硝煎湯洗之佳、宜戒煩惱色慾、

□咳嗽淺說

（王一民）

有聲無痰謂之咳。有痰無聲謂之嗽。咳多兼嗽。嗽多兼咳。固一而二二而一者也。皮毛者。肺之舍也。風寒襲於皮毛而入於肺。肺氣被鬱。加以內傷冷飲寒食。脾胃旋運失常。因化爲痰。上歸於肺。而咳嗽成焉。其他若感燥而得者。受暑濕而得者。伏飲發而得者。須各詳其類以衰之。又五臟六腑皆能令人咳嗽。非獨肺也。治法當其初感風寒用疎泄達之。已化爲熱須用辛涼。感燥須用清降涼散。暑濕須用宣泄分利。伏飲發者。須逐其飲。然而病變非止一端。各隨其宜而施之可矣。

□米之研究（一）

沈香圃

▲粳米

（一）氣味　性和平。得天地中和之氣。

（二）名稱　又名粘米。

（三）出產　此米生於南方。溫帶之地。北方則麥類較多。此蓋地氣溫暖。與寒涼之各別也。

（四）功用　陳粳米性平。扶助脾土。益精强志。滋胃氣。新粳米於冬月浸一宿。炊熟。日晒夜露。名曰香粳米。功用同陳倉米。下氣易消。新米性稍凝粘。每易成痰。早米性溫。得土氣最能健脾。晚米性涼。得金氣尤能解熱。紅米性溫力厚。白米性涼氣清。食粳米以晚白米爲上。以其性涼益人。故傷寒白虎湯有粳米。亦取是義也。

（五）考証　綱目李時珍曰。六七月收者爲早粳。祇可充食。八九月收者爲遲粳。十月收者爲晚粳。北方氣寒。粳性多涼。八九月收者。卽可入藥。南方氣暖。性多溫。惟十月晚稻氣涼。始可入藥。遲粳晚粳。得金氣多。故色白能入肺而解熱也。早粳得土氣多。但滋益脾胃耳。（未完）

經驗良方

止呃經驗方

周月英

一日余飲冷酒之後。忽患呃逆。用深吸法不止。飲熱湯亦不止。呃呃不已。頗爲憂急。偶食荔枝兩枚。呃頓止。後屢試有效。因濡筆誌之。以備家庭自療之用焉。

治脚氣病之良方

王南山

嘗聞吾父曰。昔在上海行醫。有患脚氣病來診者。其數頗多。惟用鷄鳴散一方。屢有效驗。又用連皮花生四兩。連皮紅棗四兩。水煮食之。亦頗有效。實爲治脚氣之良方也。

治男女羊癇瘋法

夏羲伍

凡男女忽然昏倒滿口涎潮。昏迷不省人事。即扶入暖室。扶策正坐。當面用火炭浸醋中。令醋氣冲口鼻。良久自醒。切勿灌以湯水。恐反增其痰涎。永無全愈之日矣。

呼吸器之變態（二）

（王愼軒）

（原理）膈間寒熱不調。橫膈膜驟伸驟縮。其驟然收縮之時。上膈氣少。急吸外界空氣補之。此時聲門未及啓。聲帶爲之顫動而作聲。

（作用）本欲調其氣。然膈下之氣未嘗少。纔則橫膈膜又驟伸而驟縮。如抽氣機之一時難已。

喘

即氣喘。俗名氣急病。

（形態）促促氣急。翕翕痰聲。張口擡肩。搖身擷肚也。

（原理）痰火或腎氣上逆。肺氣不得下降也。

（作用）全屬病理作用。排出其逆上之氣也。

哮

俗名氣吼病。或稱鹹呷。

（形態）與喘相類而喉中有呀吼之音。惟不甚張。口又不似喘之出氣多也。

（原理）多由痰火內鬱。風寒外束。或過食酸鹹。以致氣道狹促。與痰氣搏擊而有聲。閉口成呀聲。開口成呷聲。

（作用）氣欲擴張其氣道而不得也。

肺癆病療養法（二十）

楊志一編

（十）八味丸（六味丸加肉桂附子各一兩）此補腎之方也。腎兼水火。腎水眞陰不足。六味丸。腎中眞陽不足。八味丸。此定方也。方中去附子加五味。名都氣丸。能治腎水眞陰不足。虛火上炎。咳嗽喘急。面赤足冷。上熱下寒諸症。

（十一）丹溪大補丸（黄柏炒褐色、知母酒炒、各三兩、熟地酒蒸、敗龜版酒炙、各六兩、共爲末、猪脊髓和勻製爲丸、梧子大、每服七十丸、空心淡鹽湯送下）

（十二）補陰丸（黄柏半斤、鹽酒炒、知母酒浸炒、熟地各三兩、敗龜版酒浸炙、四兩、白芍陳皮牛膝各二兩、瑣陽當歸各一兩五錢、虎骨乙兩酒浸酥炙、共爲末、酒煮羊肉丸、桐子大、每次服五六十丸、空心鹽湯下、或加姜半兩）、

兩種毒蟲咬傷之治法

談元生

（1）蜈蚣咬傷　可先用沸水泡成淡鹽湯一碗。洗於咬傷之處。再取雞口之涎。塗於傷處。其毒卽解而愈。

（2）蜘蛛咬傷　蜘蛛咬人。其毒頗烈。中其毒者。甚則知覺昏迷。最爲危險。切宜及早治之。今有一法。可外用艾葉燒煙薰之。內用雄黄浸燒酒飲之。以飲醉爲度。其痛若失。余已屢試有效矣。

癰疽治療法（二）

李健頤

診斷　疽屬陰、其病在臟、初起患處高起不紅不痛、或不高起而大痛、或腫而堅硬、或腫而柔輭者、若日久不治、必成注骨之惡症、

癰症、按法療治、大抵佳良、若疽者、即宜細辨原因、對症施藥、無不獲效、然此症之分別、在於腫與不腫、痛與不痛、及堅硬柔輭之異、如腫而不堅、痛而難忍者、爲流注、腫而堅硬微痛者、爲貼骨、鶴膝、橫痃骨槽之屬、不腫而痛、骨骱麻木、手足不仁者、爲風濕、堅硬如核、初起不痛者、爲乳巖瘰癧、不痛而堅、形大如拳者、爲惡核、不痛不堅、而漸大者、爲癭瘤、不痛而堅、大如升斗者、爲石疽、皆起發甚緩、而其毒深、爲難治、

療法　癰症宜於未作膿時、以洞天鮮草膏貼之、內服醒消丸、（即乳香、沒藥各一兩、去油、麝香三分、雄黃五錢、先將乳沒雄三味、各研、稱準、再合麝香共研、煮爛黃米飯一兩、入末搗爲丸、）熱陳酒送下三錢、即止痛、得睡、次日皮即起皺、再服全消、如過四五日、將要作膿、亦服醒消丸、腫消痛止、如作膿腫脹未破者、用代刀散酒服、即消穿、外貼洞天膏、數日收功、如根盤數寸在背心腦後腰腹肚腋陰囊等險要處、用醒消丸五通丸、早晚輪服一次、敗毒湯送下、即皮皺痛息、若已穿破、用托毒散醒消丸、早晚輪服、自有奇效、

疽症、宜服陽和湯、（即熟地黃一兩白芥子二錢鹿角膠三錢薑炭麻黃各五分肉桂甘草各一錢水酒各一杯煮服）或犀黃丸、小金丹、外用芥子白芷各五錢野枇杷子一兩、麝香二分、研末、同艾絨文火薰炙、最效、

問病章程

（甲）定戶

凡幸福報定戶、欲來函問病者，須將本館所發之問病紙，塡明寄下，如問病紙已遺失或用去，須再向本館購買，『此種問病紙，每張實售大洋一元，定戶半價，祇收半元，』否則，隨問病函附郵票五角，亦可通融，空函恕不答覆，

（乙）社員

凡康健保障社社員，欲來函問病者，須將本社所給之社員，隨同問病函一幷寄下，『此證答病時仍寄還』如第一次已問過，而欲再問病者，亦須附郵票五角，『社證仍須附寄』以示限制。否則。亦不答覆。

（丙）讀者

凡非定戶與社員。而欲來函問病者。一律須附郵票一元。覆診亦然。否則不覆。

（丁）膏丸方

膏丸方每張四元。隔日取件。『郵寄亦可』如係定戶或社員。均作半價。祇收二元。『定戶須將定單號碼示知。社員須將社證附寄。』否則概收四元。

（戊）附告

（一）問病者須將「起病原因」。「經過情形。」。「現在病狀。「二便如何」。「服過何藥」等等。詳細示知。若來函不詳而草草者不答。以免誤事。

（二）病勢危急。本館答覆緩不濟急者不答。

（三）凡問病題目中。本館有不能解答者。或登報徵求。或原函寄還。

（四）凡欲在報上披露者。遲速不能一定。

（五）凡事涉離奇。跡近荒誕。怪方僻藥。概不在問答之列。

上海幸福報館
康健保障社同啓

幸福三日刊

本報特聘羅家衡律師為法律顧問　中華郵政特准掛號認為新聞紙類

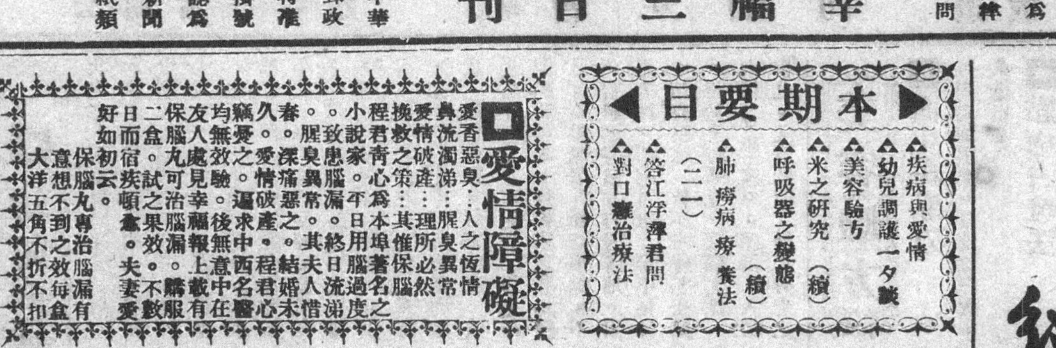

第二九五期
（民國二十一年十月十五日）
◀每份售洋二分▶
（館址上海三馬路畫南路口）

◀本期要目▶

□疾病與愛情

（涼月）

□疾病是試驗愛情真假的唯一良機

疾病與愛情。是風馬牛不相關的事情。為什麼我這題目偏偏放在一起呢。要知道愛情這件事。在平時是很不易表現出來的，因為愛情是有真的。有假的。平日看似十分親熱的。未見得是真愛情。平日看似冷淡的。或者倒是真心愛你。所以我說要辨別男女間愛情的真假。不在乎家財的富裕。衣服的闊綽。面貌的漂亮。因為由此而得到的愛情。都是暫時的。虛偽的。等到你財敗。衣破。貌衰的時候。她的愛情。亦隨之而冷淡。那麼在什麼時候最足以辨別愛情的真假呢。我說惟有在疾病的時候。當男子有病時。假使女子能夠終日服侍。衣不解帶。處處體貼入微。柔聲婉色。不但可以表現她的真心。而且可以增加雙方的愛情。就是疾病亦可容易見愈。反轉來說。女子有了病。若男子亦能噓寒問暖。處處當心。未嘗不是如此。因為人是感情動物。在那疾病的時候。假使對方能夠不厭不倦。不怨不怒的服侍。未有不感激萬分的。古人所謂『酒肉朋友不足恃。危難之交猶可貴』真是一句至理名言。所以我嘗說。『貧』。可以辨別朋友交情的深淺。『病』。可以辨別男女愛情的真假。

幼兒調護一夕談

（承淡安）

北方之人稱小兒曰芽兒。以其如草木萌芽。嫩且弱也。寒暖燥溼。苟不勻調。其不知萎折也幾希。寒則衣之。熱則解之。以調節其體溫。與天時之氣溫相抗衡。自無六淫之侵襲。將飢食之。弗使過飽。將飽去之。弗使過多。以維持其營養。自少飢傷食傷之內戕。且也。天時晴和。沐日光中。可使肌理緻密。能任風寒。嚴寒凜冽，安居帷中。衣不可過暖。以免汗泄而腠理疎。致風寒之邪易侵入。奇熱酷暑。樹蔭乘涼。不可當風而裸臥。石磴磚地。陽光久注。蓄有熱毒。素不見日。積有陰寒。皆不可使其坐臥。至於乳母哺兒。關係尤深。大驚。猝恐。腦怒。悲傷。入房甫已。洗浴始出。暑月奔走之餘。雪地初歸之時。概不可遽行乳兒。對於飲食。煎熬炙煿。腥油濁膩。諸宜屏棄。如是則乳汁純粹。兒之脾胃不傷。衣食臥起。調攝得宜。自然易長而易養。何病之有哉。近今俗尙。每於甫生小兒。喂以錦紋川連之汁。苦寒戕胃。莫此爲甚。苟胎兒積有蘊熱。而能勝任。若屬胎寒。其何以堪。世多數日之兒。卽口噤不乳。或爲胎有毒熱。亦未始非苦寒戕胃之所致。甚至偶一有病。不問其爲寒爲熱。屬實屬虛。槪濫保赤散。巴霜南星。燥烈劇毒之品。其爲痰食積熱。固可見效於一時。然氣陰胃液。已大受暗損矣。又有所謂螳螂子者。輒行剪劀。血肉狼藉。弱質幼兒。豈能任此慘刑。致委頓而死者。吾不知其凡幾矣。蓋係裹紮太暖。肺受熱蒸所致。肺熱肅清自愈。毋庸開劀者也。類乎此者尙多。各地略有不同。可憐亦復可恨。爰述數言。以告世人。幷錄初生兒處理之法。苟遵而行之。其益固非淺尠也。

初生兒墮地後。卽以甘草水洗其口。去其惡液。包紮時。以枯矾和滑石粉。搽摻頸項。腋下胯間。手足灣動各處。包裸完後。以硼砂水洗其目。以防污水之攙入成爲紅爛。如是每日洗眼一次。洗口二三次。換矾粉一二次。洗口之水。初以甘草水。繼則須視其唇舌。苟紅絳者以淡鹽湯水洗之。舌淡而有白苔者。淡薑湯洗之。兩頤腫（俗稱有螳螂子）用冰硼散自內搽敷之卽愈。

美容驗方

（平濟）

面生斑點方

可用馬齒煎湯。日洗二三次。久洗自愈。

點痣去斑法

用石灰一塊。水發開。調和如稀糊。揀全粒好糯米多粒。半置灰中。半露灰外。經一宿。灰中之一半。變如水晶色。先將斑痣處用針微微挑破。置少許水晶色米粒於其上。經半日許。斑痣之汁自出。乃可去藥。勿經水洗。二三日則愈。

米之研究（二）

（續前）　沈香圃

▲粳米

（六）禁忌　病人最忌食陳倉米。蓋陳倉米下氣之品。最易傷脾胃之氣。生米藏置不愼。爲虫鼠所傷。或飯落水缸者。皆有毒。食之易成疔瘡。

▲糯米

（一）氣味　性溫。卽米之軟者。

（二）功用　炒食止虛寒洩痢。小便不禁。自汗盜汗。作稀糜食則滋肺氣。能下行利小便。若作糕餅。則性粘滯。

（三）禁忌　多食則脾胃難以運化。平日若有濕熱。與夫痰火脾滯之症。均不可服。觀糯米釀酒。必和以尅伐之藥麴糟粃。而仍難融化者。卽此可以知矣。

（四）考證　世人皆言糯米補人。考之本草云。糯米性熱。不可多食久食。又云。主溫中多食令人身軟發心悸。多睡發風動氣。由此以觀。則不若粳米之和平多矣。

介紹衛生方法　幸福三日刊　指導康健途徑

面生粉刺方

面生粉刺。又名酒刺●小點如粟米。色赤。甚或腫痛。抓破出粉汁者是。因肺經血熱所致。可用生大黃。硫磺。各等分研末。以涼水調敷。內服清血之品。方列於後。紫參。丹參。黨參。苦參●沙參。各一兩。共研爲末。加胡桃肉搗爛和丸。如梧子大。每晚用清茶送下三十丸。

面上雀斑方

此方亦名玉容粉。用豬牙皂角。紫背浮萍。青梅。櫻桃。（均去核）各一兩。鴿屎白。（即鴿糞中之白色者）三錢。共研細末。每日早晚挑藥末少許於掌內。用清水調濃擦面上。良久以溫水洗面。至七八日。其斑皆退。

呼吸器之變態（三）

（王愼軒）

咳　有聲無痰曰咳。咳而有痰曰咳嗽。

（形態）喉中癢。呼出劇氣而發聲。

（原理）肺受風寒。痰火之刺激。氣管毛不順。

（作用）欲順其氣管毛。（蓋平常氣管毛向上而平。若豎則管癢發咳。）

哭（形態）劇促吸氣而長呼氣。顫動聲帶而發聲。有涕淚俱出者是。

（原理）有所悲哀。氣消心動。心動則五藏六府皆搖。故爲哭。

（作用）悲哀發見于外。所以泄其結氣也。

笑（形態）開口張頤。由短促之呼吸。顫動聲帶。互相連續而發哈哈之聲。

（原理）心有所喜。喜則氣緩。肺氣舒暢。笑乃以成。

（作用）喜之現于外。所以舒暢其氣也。（完）

肺癆病療養法（二十一）

楊志一編

（按）虛勞之症。陰虛者十常八九。丹溪著陽有餘陰不足之論。而定二方。與東垣補中益氣湯旗鼓相對。氣下陷而不能升者。則用東垣。火上升而不能降。則用丹溪。二老人入理深故。各造其極。無容議也。而丹溪之法。用多不效者何哉。深推其故。而立法無過。用法者不得法中之奧。過端四出。蓋陽常不足。陰常有餘。二語未嘗細心分辨耳。夫陽之有餘。得十之七。陰之不足。得十之三。此所謂眞有餘眞不足也。陽常有餘。一切補陰之藥。宜用之而無恐。多用之亦無害。是則補陰在所必需矣。若陰之不足十存其三。而陽之有餘者。十常存四五。亦非有餘。而實乃不足也。補陰寒涼之品。倘敢恣用乎。不知此義而恣用之。豈非不慮其後。轉成陰盛陽虛、清殺盜汗等症。究竟陰基已壞。即欲更補其氣。其如味之不能載何。故再致叮嚀。俾用昔人法。如持衡在手。較量於輕重之間可矣。

（十三）天眞丸（精羊肉七斤、去筋膜脂皮。批開。入下藥末。肉蓯蓉十兩。當歸十二兩。淨洗。山藥濕者去皮十兩。天門冬去心焙乾一斤。右四味爲末。安羊肉內。縛裹。用無灰酒四瓶。煮令酒盡。再入水二升。俟肉糜爛。再入黃芪末五兩。人參末三兩、白朮末二兩、熟米焙乾作餅。將前後藥末和丸。如梧子大、一日二次、服三百丸。溫酒下。如難丸。用蒸餅五七枚。焙乾。入臼中杵千下。丸之。（錄中醫雜誌）

答江浮萍君問

（朱振聲）

示悉。所詢便秘一症。確能引起他病。足下之痔瘡。即其一也。惟常服藥丸●亦非所宜。良以大腸傳導。因藥力之相助。日久即失去其自主能力。將來依賴性成。非藥不通。當斯之時。受累無窮矣。考便秘之原因甚多。（見本報第九期拙著便秘之研究一文）足下所患者。乃因津液虧耗。不足以下潤大腸。猶河中水涸。舟不能行也。（未完）

對口癰治療法

李健頤

定義 即癰之生於項後風府穴、與口對峙、故名對口癰、

原因 血鬱熱聚、發爲癰腫、

病理 太陽之經脈循腦後、至於風府、血鬱上逆、濕毒內盛、營氣不通、陷伏肉理、毒菌就於經脈之所過、以發於腦後、氣結血聚、遂成爲癰、毒盛化熱、熱甚則腫、連及頸項、是名癰腫、素問正理論曰、「熱之所過、則爲癰腫」、素問生氣通天論曰、「營氣不從，逆於肉理、乃生癰腫」、

症象 發生於項部腦後、與口相對之處、初生小顆、漸次腫大、瘡面呈黯紫色、發劇痛、神色疲乏、畏寒狀熱、至十餘日，即成膿而潰、膿栓之散布、如蜂窠、膿頭取出、則瘡口凹陷、有寸許深、

診斷 此症頗惡、若潰爛脈斷腧裂者不治、

療法 初起之時、可用水芋頭磨醋時時塗抹、內服降癰活命飲、送醒消丸二錢、近賢陳无咎、有發明一物石膝飲、更爲靈效、（即用石盐龍膝四兩、煎濃汁頻頻飲之）、曾云、「能治一切癰腫、有清血解毒之功、生肌復脈之效、爲上上品也」、

投稿簡章

（一）投寄之稿。不論文言白話。長篇短篇。均所歡迎。惟內容須切合實用。空泛之作。幸勿見賜。

（二）經驗良方。以臨症心得。確屬屢試屢效者爲合格。

（三）凡驗方之轉錄他書者。須將出處注明。存作者可免抄襲掠美之弊。而讀者亦得由流溯源之益。

（四）凡陳陳相因。及在各報已登過之醫方。請勿再投。

（五）投寄之稿。望用墨筆繕寫清楚。並須自行圈斷。

（六）稿末請注明姓名及住址。以便通信●至揭載時如何署名。聽投稿者自定。

（七）投寄之稿。揭載與否。本館不能豫行聲明奉覆●原稿亦概不檢還。惟篇幅較長者。如未揭載。得因豫先聲明寄還原稿●

（八）投寄之稿。俟揭載後。分（甲）現金。（乙）書券。（丙）本報。三種酬報。

（九）投稿揭載後。其酬報種類及數目。由本館酌定。不豫先函商。若投稿人欲自定者。請於寄稿時聲明。

（十）投寄之稿。經揭載後。其著作權歸本館所有。若本館尚未揭載。已先在他處發見者。恕不致酬。

（十一）投寄之稿。本館得酌量增删之。但投稿人不願他人增删者。可於投稿時豫先聲明。

（十二）投稿者請寄上海三馬路雲南路轉角幸福報館編輯部收。

本報特聘羅家衡律師爲法律顧問　　幸福三日刊　　中華郵政特准掛號認爲新聞紙類

幸福報

銘儀署

第二九六期
（民國二十年一月十八日）
每份售洋二分
館址上海三馬路雲南路口

定報價目
每三日出一張。五個月一元。全年二元。寄費在內。本外埠一律。國外加倍。郵票代現。九五計值。

廣告價目
每期每格（共計五方寸）每方五元。均排於新聞之旁。偶嵌入新聞中。長期面議。

本期要目

▣治病最良之妙藥

（王愼軒）

參朮歸地。雖爲滋補之藥。然久服有甜膩壅膈之患。連蘖芩梔。雖爲清涼之品。然多服有苦寒傷胃之害。誤服巴豆大黃之攻藥。多致傷陰。妄與麻黃香薷之汗劑。必致亡陽。熱藥有損陰爍液之弊。吐劑有傷胃耗津之害。酸能斂邪。久則傷脾。鹹能損血。久則傷心。甘能助濕。久則傷腎。苦能燥津。久則傷肺。辛能耗氣。久則傷肝。然則泥金草木鳥獸蟲魚之不足恃以治病者豈本草之不足憑乎。實緣偏矣晚矣。良醫難遇也。良方難得也。必求最良之妙藥。不煩良醫診斷。不必良方配合。不晚不偏庶幾仁壽同登。民無夭扎之患。其欣幸爲何如哉。妙藥維何。不外吾人之身外焉。飢飽待時。飲食藥也。寒温適所。衣服藥也。動靜有常。起居藥也。色不視邪則目明。聲不聽淫則耳聰。口無莠音。行無頗步。則身體正。均是藥也。使有人焉。知塡精而不知寡慾。知養氣而不知節勞。知安神而不知絕慮。亦焉往而得妙藥哉。素問醫之六經也。但言順四時。少嗜慾。節飲食。避虛邪。初未嘗以藥言也。其五志爲病者。即以五志爲藥。如曰悲勝怒。病怒者。悽愴哀苦以感之。喜勝悲。病悲者。謔浪佚豫以娛之。恐勝喜。病喜者。迫遽危亡以怖之。怒勝思。病思者。汚辱欺妄以激之。思勝恐。病恐者。沉疑搜剔以緩之。又如逸可治勞。靜可治躁。處陰以避暑。就燠以避寒。凡此之類。皆最良最妥。不偏不晚。不煩採製。不費嚼咀。無勞醫生。無須配方。隨在而得之妙藥也。保生之士。其可不亟講于斯哉。

溫度不能以探口爲據說

章太炎著

平人氣象。四時溫度均衡。以攝氏表証之。膚表常自三十三度至三十五度。腋窩常三十七度。舌下常三十七度二分。魄門常三十七度五分。以是爲均。而朝暮升降。或有一度之差。病發熱者升至三度以上爲劇。四度以上必死。此遠西恆說也。然觀膚表與腋舌魄門。其溫度之差甚遠。則進至藏府與衡脈噴血之處。其溫度宜更加于腋舌魄門也。至於病時。則比例難均矣。拘於物理之語者。賴病時腋舌魄門溫度增高。胸腹中亦因而增高。則鹵莽之論。彼以熱氣布護。傳經便捷。病時之熱。宜內外一致。然諸客邪初發熱者。體中或常靜如常。神情亦了了不異。以表探口量之。不見熱增。如蒸饅頭•外已溫潤。內猶未徹•此可見膚表有熱。舌下不必與之同進也。熱度初己•偏體涼和。以表探口量之。溫度當微高於平人。甚有勞役飽食。熱卽復發者。不然卽已。此可見蒄熱在表裏時。膚表不必與之同進也。發熱之候。有舌下溫度甚高。一二日卽愈者•則必胸腹中之熱未增也。（未完）

經驗良方

足癬良方

（林兆瑩）

有人生癬、各處皆愈、唯足愈發愈多、後以螺不草、（該草生花盆中形圓邊有刺隨處皆有）搗爛、炖猪油、取出後、和三仙丹少許、敷之一二次卽愈、效驗極速、眞良方也、

使痰從大便出方

薏米二錢、半夏三錢、煮汁服、

喉火癧單方

食鹽半盞、置掌心、兩手擦之、後噙口中、用箸插喉中。破其癧、卽愈、

喉病方

明礬少許、硃砂三分吹入、

赤鼻驗方

（蔡濟平）

是病之因。由於心肺積熱發現於鼻。大都病者。或好飲酒醴。濕濁薰烝。或肺經素多風熱。或心經不遂。血熱鬱滯。皆發

肺癆淺說

（張又良）

肺癆傷人。最爲劇烈。固已人人皆知。毋庸余之贅述矣。惟余厠身醫界。專治女科。而婦女之來診者。患此頗多。心竊憐之。故嘗潛心研究。略有所得。玆特舉其大概•分述於左。

（一）肺癆之病原　近世科學昌明。藉解剖化驗之力。得知肺癆之病原。由於肺結核之黴菌。侵蝕於肺。然其黴菌之所以能侵蝕之原因。實有多端。玆述其大略如次。

（一）由於虛弱者　若先天眞氣不足。後天榮養缺乏。或大汗大下大失血等之後。體內抵抗無力。則肺結核菌得以乘虛侵蝕矣。

（二）由於色慾者　凡因房事過度。或手淫遺精。以致腎陰大虧。虛火犯肺。肺葉灼傷。亦釀成肺癆之一端也。

（三）由於憂鬱者　情志抑鬱。則氣血之流行遲緩。榮衛之抵禦衰弱。亦爲肺結核菌易於侵襲之大原因也。

（四）由於惱怒者　怒則氣逆。上衝於肺。以致肺絡損傷。始則咯血。繼則咳嗽。肺藏既傷。則癆菌易侵。蓋卽物必先朽而後蟲生之理也。

（五）由於飮食者　飲酒太過則生熱。厚味太過則釀痰•陰虛則陽不潛•痰多則肺不清。亦足成爲肺癆也。

（未完）

介紹衛生方法　幸福三日刊　指導康健途徑

鼻赤而生皶瘡也。宜涼血清熱。內服煎藥。外用搽劑。庶可退盡。並忌食椒薑韮菜膏粱等品。按此方。曾得湖南洪江李漢平謝函。謂十年宿疾。曾兩度在漢口同仁醫院。及湖北醫院治療。費時數月。耗款百餘。絲毫無效。得是方如法服用。三劑而痊。誠屬驗方。特爲介紹。以惠同病。我記得尙有一首歪詩。嘲笑赤鼻。倂錄之以博閱者一粲。（赤鼻詩）鼻子人人有。惟君色不同。火山常肆焰。冬月不防風。倒視如澆臘。橫看似斷虹。偶然翹首望。照耀滿天紅。

（內治法）大生地五錢。赤芍藥錢半。炒枯芩二錢。生甘草八分。天花粉二錢。天麥冬各錢半。『青黛八分拌』蘇薄荷一錢。通草錢半。連翹三錢。鮮石斛三錢。青防風錢半。燈芯二十寸。嗜酒者加枳椇子六錢同煎服。（未完）

食物消化之運行

（天球）

人身五臟六腑。五官四肢。各司其職。毫不紊亂。細思之一若暗中有人爲之主宰者然。譬之口司飲食。則於口內生齒以咀嚼。生舌以辨味。生津以融化。此等神機與妙之生理。誰爲之支配。則不獨不妄所不能應對。亦閱者諸君所不能詳言者也。余今請先言食物消化之運行。可知機能構造之奇功矣。

消化器第一部　消化器第一部、即口也。口內有門齒八枚。臼齒八枚。犬齒四枚。共司咀嚼。門齒細小力弱。臼齒濶而力强。凡一切門齒所不能磨碎之食物。臼齒能勝其任。犬齒尖小而銳。有撕碎食物之功能。其他口旁廉泉玉英二穴。當食物之時。即能發出甜味之津液。以助口內食物之咀嚼。此甜味之津液。西醫即名小粉汁者是也。以上爲口內第一部之消化。待下嚥由食管而入胃。即爲第二部消化矣。

消化器第二部　胃居中脘。爲第二部之消化器。實則胃之功用。但主納穀。不能化穀。（未完）

肺癆病療養法（二十二）

楊志一編

（四）肺癆病療養法種種

致全世界死亡統計表。以肺癆病死者。最占多數。而國人之死於是病者。尤比各國爲多。此病之原因。皆由結核桿菌傳染而來。故又名肺結核。其病狀爲全身衰弱。咳嗽咯痰。痰中間含血絲。或有咯全口之血者。胸壁陷沒。食思缺乏。日晡潮熱。肌膚蒼白。夜間或發盜汗。亦有結核菌侵襲腸內。而發腹痛下痢。爲腸癆者。又有結核菌侵襲喉頭。則發喉痛。聲音嘶啞。而爲喉痛癆者。內地醫生。往往禁病人食各種之滋養品。又不使病人多得新鮮空氣及日光。故病勢日益加重。以至束手待斃。甚可憫也。余謹告病者。有療養法四條。分列如下。如能依法實行。必獲大益。可無疑義。盍試行之。（待續）

答江浮萍君問（續）

朱振聲

愚意每晨服淡鹽湯一杯。或蜜糖一小杯。（開水冲服）平日多食水果及白開水。多運動。忌服一切辛辣之品。多食種種潤腸之物。（如松子肉。杏仁。黑芝蔴之類）。且無論便與不便。每日於一定時間。（最好清晨）必須臨圊一次。以養成其通便之習慣性。行之既久。大腸自然有傳導之權。而無需乎藥力之相助矣。（完）

幸福三日刊

肺癰治療法

（李健頤）

定義　即肺臟生內癰也、

原因　感受風寒、未經發越、停留肺中、蘊發爲熱，熱盛肺腫、腫盛成癰、

病理　肺臟發腫、壅閉脈絡、肺存氣、而外主息、其脉支別者、從肺系、橫出腋下、內腫以壅其氣、氣塞不通、外之兩脇因之脹滿、脹滿之盛、內氣鼓激、故爲喘息、素問大奇論曰、「肺之壅、喘而兩脇滿、」」、金匱肺痿肺癰咳嗽上氣病脉篇曰、「肺癰胸滿脹、一身面目浮腫、鼻塞清涕出、不聞香臭酸辛，咳逆上氣、喘鳴迫塞、」觀世之患此症者、甚多、若至面目浮腫、皆爲不治之症、俗云、「內傷發腫不治、」即肺癰之甚也、

症象　病者、時吐臭痰、有如敗絮、兩胠氣滿、喘不得臥、鼻塞不聞香臭、項强遺尿、自汗、呼吸不利、飲食減少、脉數盛而芤、惡風毛聳、或兩脚痛，或舌下生如細豆一粒、此即肺癰之候也、

診斷　此症初起、即宜療治、延久內潰、大熱又甚、喘汗面赤、臥不安、膿痰腥穢不已者難治、

療法　初起之時、宜用保肺湯、（即生薏仁天花粉桔梗川貝百合丹皮麥冬甘草夏枯草忍冬花白芨甜杏仁葶藶石甘露滕）或犀黃丸一料即愈、如喘不得臥者、宜葶藶大棗湯、喘而胸滿、振寒、脉數、咽乾不渴、時出濁唾腥臭、久久吐膿、如米粥者、宜桔梗湯、加石甘露滕白芨忍冬花、喘欬上氣、時時唾濁、但坐不得眠、宜皂莢丸、

問病新章

（甲）定戶

凡幸福報定戶、欲來函問病者，須將本館所發之問病紙，填明寄下，如問病紙已遺失或用去，須再向本館購買，『此種問病紙，每張實售大洋一元，定戶半價，祇收半元，』否則，隨問病函附郵票五角，亦可通融，空函恕不答覆，

（乙）社員

凡康健保障社社員，欲來函問病者，須將本社所給之社員，隨同問病函一拚寄下．『此證答病時仍寄還』如第一次已問過，而欲再問病者，亦須附郵票五角，『社證仍須附寄』以示限制。否則。亦不答覆。

（丙）讀者

凡非定戶與社員。而欲來函問病者。一律須附郵票一元。覆診亦然。否則不覆。

（丁）膏丸方

膏丸方每張四元。隔日取件。『郵寄亦可』如係定戶或社員。均作半價。祇收二元。『定戶須將定單號碼示知。社員須將社證附寄。』否則概收四元。

（戊）附告

（一）問病者須將「起病原因」。「經過情形。」。「現在病狀。「二便如何」。「服過何藥」等等。詳細示知。若來函不詳而草草者不答。以免誤事。

（二）病勢危急。本館答覆緩不濟急者不答。

（三）凡問詢題目中。本館有不能解答者。或登報徵求。或原函寄還。

（四）凡欲在報上披露者。遲速不能一定。

（五）凡事涉離奇。跡近荒誕。怪方僻藥。概不在問答之列。

上海幸福報館
康健保障社同啓

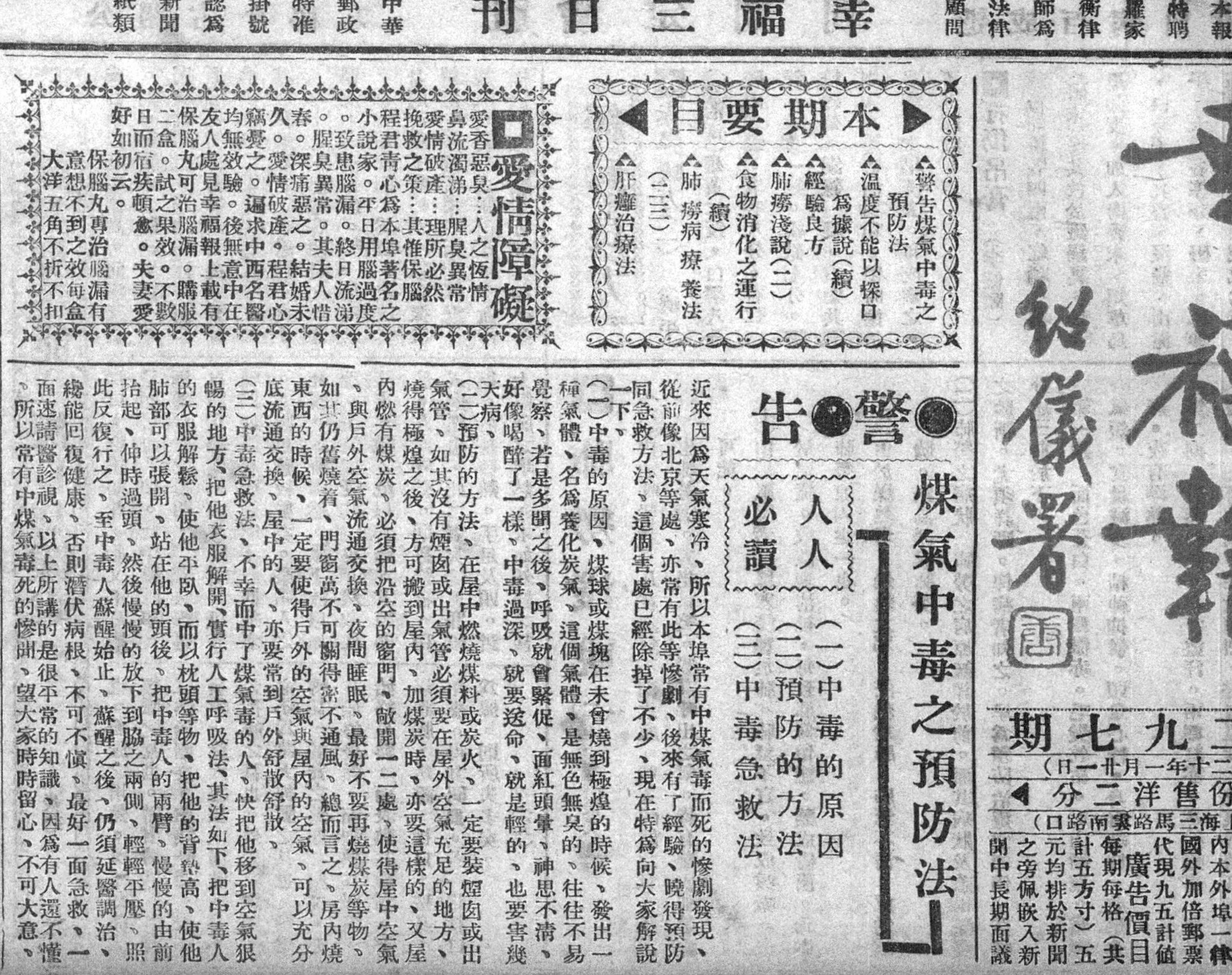

中華郵政特准掛號認為新聞紙類

幸福三日刊

本報特聘羅家衡律師為法律顧問

幸福報

紹儀署

第二九七期

（民國二十年一月廿一日）

◀每份售洋二分▶

（館址上海三馬路雲南路口）

定報價目 每三日出一張 五個月一元 全年二元 寄費在內 本外埠一律 國外加倍 郵票代現 九五計值

廣告價目 每期每格（共計五方寸）五元 均排於新聞之旁 嵌入新聞中 長期面議

◀本期要目▶

●警●告 煤氣中毒之預防法

人人必讀

（一）中毒的原因
（二）預防的方法
（三）中毒急救法

近來因為天氣寒冷、所以本埠常有中煤氣毒而死的慘劇發現、從前像北京等處、亦常有此等慘劇、後來有了經驗、曉得預防同急救方法、這個害處已經除掉了不少、現在特為向大家解說一下、

（一）中毒的原因、煤球或煤塊在未曾燒到極煌的時候、發出一種氣體、名為養化炭氣、這個氣體、是無色無臭的、往往不易覺察、若是多聞之後、呼吸就會緊促、面紅頭暈、神思不清、好像喝醉了一樣、中毒過深、就要送命、就是輕的、也要害幾天病、

（二）預防的方法、在屋中燃燒煤料或炭火、一定要裝煙囪或出氣管、如其沒有煙囪或出氣管必須要在屋外空氣充足的地方、燒得極煌之後、方可搬到屋內、加煤炭時、亦要這樣的、又屋內燃有煤炭、必須把沿空的窗門、敞開一二處、使得屋中空氣、與戶外空氣流通交換、夜間睡眠、最好不要再燒煤炭等物、如其仍舊燒着、門窗萬不可關得密不通風、總而言之、房內燒東西的時候、一定要使得戶外的空氣與屋內的空氣、可以充分底流通交換、屋中的人、亦要常到戶外舒散舒散、

（三）中毒急救法、不幸而中了煤氣毒的人、快把他移到空氣狠暢的地方、把他衣服解開、實行人工呼吸法、其法如下、把中毒人的衣服解鬆、使他平臥、而以枕頭等物、把他的背墊高、使他肺部可以張開、站在他的頭後、把中毒人的兩臂、慢慢的由前抬起、伸時過頭、然後慢慢的放下到脇之兩側、輕輕平壓、照此反復行之、至中毒人蘇醒始止、蘇醒之後、仍須延醫調治、總能回復健康、否則潛伏病根、不可不慎、最好一面急救、一面速請醫診視、以上所講的是很平常的知識、因為有人還不懂、所以常有中煤氣毒死的慘鬧、望大家時時留心、不可大意、

溫度不能以探口爲據說(二)

章太炎著

或舌下溫度不甚高。而病反劇。則必胸腹中之熱已增也。然則表裡溫度。雖相傳注。而以形層次第自有等差明矣。又有捫身探口。溫度增高無幾。而知其血熱熾盛者。余戚屬一女子。年十七。患腦脊髓炎。噤急擘戾。人事昏迷。脈一息八至。鼻衄如注而不爲衰。然按其身則溫溫不甚灼熱。以表探口量之。亦祇攝氏表三十八度。盡三日死。夫脈已八至。血行極快。血熱熾甚可知。而按身探口。懸絕如此。此又不可捫量而可也。(按。此中醫脉學。極爲可靠之證明)。若夫癰瘍紅腫。勢爲爓炙。腸澼奔迸。魄門如烙。而他處不與同進者。其數更難枚數矣。余謂人之經脈。如流水然。激下流以爲湍。上流固受其波也。然散且淡矣。激上流以爲湍。其下亦然。人之外營。則孫絡也。稍入則經也。此二者次第與邪相拒。於是發熱。手足及頭。諸大經脈之增熱。末如外營之甚也。衝脉之增熱。又不如諸大經脈之甚也。轉增轉甚。其裡之熱始劇矣。內熱外達。表亦發熱。諸大經脈之增熱。必不如衝脈之甚也。外營之增熱。必不爲諸大經脈之甚也。轉增轉甚。其表之熱亦漸劇矣。亦有始終發熱。而裡熱甚微者。始終裏熱。而表熱甚微者。要以診脈、辨證、探口、按身、相參。得其同異。若一以探口爲據。則所失多矣。(完)

經驗良方

赤鼻驗方(二)　(濟平)

(外治法)雄黃二錢。白礬八分硫磺二錢。乳香八分。杏仁二錢。大黃一錢。樸硝七分。輕粉四分。銅錄一錢。右藥共研細末。用密酒調和。臥時塗於鼻準。次早洗去。每夜塗之。不可間斷。

打傷吊膏　(李健頤)

麵粉茹粉各四兩、紅黐一兩、(研末)、共放於鐵鍋裏、炒至黑如度、加入南香末、川草烏、白芥子、乳香、沒藥、山梔子、大黃各等分、研末、再炒極熱、調和米酒、練成爲膏、攤於布上、貼患處、即可散瘀止痛、功效特殊、

肺癆淺說(二)

(張又良)

(六)由於呼吸者　凡在空氣不潔之處。吸入齷齪之氣。及與患肺癆者。對坐談笑。吸其呼出之氣。皆有釀成肺癆之可能。

(七)由於風寒者　風寒侵襲於肺。肺氣不宣。致成咳嗽。失於治療。或誤與清補。每致邪氣留戀。釀成黴菌。此亦肺癆原因之一也。

(八)由於燥熱者　燥熱之邪。侵犯於肺。肺氣不清。成爲咳嗆。最易誘成肺癆。

(二)肺癆之病狀　肺癆之病原既詳於前。而其病狀及患根深淺之診斷。尤須詳斷。俾病者知之。早爲預防治療之準備。茲特分述三期於下。

第一期　面色蒼白。兩顴微赤。毛髮乾枯。形肉漸瘦。咳嗽氣短。食量減少。精神抑鬱。頭暈心悸。身有結核。虛煩少寐。夜有潮熱。

第二期　骨蒸內熱。自汗盜汗。兩顴紅赤。鼻柱變高。形肉瘦削。皮膚枯槁。咳嗽劇烈。聲音嗄嘶。或痰內帶紅。或咽喉疼痛。

(未完)

介紹衛生方法　幸福三日刊　指導康健途徑

對口疽良方 （前人）

生於頸後項上。與口對時、故名對口疽、無論已成熟、或未成熟、可用鮮野芋頭磨醋、時時塗抹患處、效驗最速、此方傳自泉州、且經鄙人治效頗多、特筆錄之、

口內各病之簡單驗方

張又良

（一）口內生糜　患此症者。多係胃熱脾濕。蘊蒸爲病。宜用荸薺數個。燒存性。研末摻之。即得漸愈。惟大病已久。胃敗而見糜者。不治。

（二）口內生瘡　陰虛火盛之人。每患此症。甚致飲食不能進者。可用細辛黃柏各等分。研末摻之。頗效。（未完）

食物消化之運行（二）

（天球）

賴脾之甜汁。胆之苦汁。肝之酸汁。消化者也。食物既由口由食管渡賁門而入胃。胃則舒縮擁動。以運轉食物。夫胃之四週。小孔甚多。有通胆者。有通肝者。有通脾者。此時胆中之苦汁。肝中之酸汁。脾中之甜汁。臻聚於胃之下口。（即幽門）。融和化合。再賴脾中之血。經熱氣蒸化之。使胃中穀食。似濃粥後。（未經純粹消化者）乃出胃之下口而入小腸。

消化器第三部　小腸爲消化器之第三部。經稱受盛之官。與手少陰心經爲表裏。小腸全體。生連油膜。上循肝膈。透入胸中而爲心包。心與小腸交通處。全從包絡透出。下行達於油膜。有微絲小管通於小腸四週。凡食物由胃達小腸。未化盡者。再由小腸四週之微絲管吸取之。復由油膜上循肝系而入心化赤爲血。此爲食物第三度之消化。再次即入大腸。

消化器之第四部　凡食物經過闌門（大小腸相接之處）在大腸上橫兩迴時。猶有液管吸其餘液。及抵下迴。則津液竭盡。但存渣滓。賴肺氣之下降。始由肛門而出。

肺癆病療養法（二十三）

楊志一編

一　飲食療法　每早宜飲牛乳一盌。與半熟鷄蛋二個（若窮人以豆腐漿一大盌代之）八點鐘早餐。宜食粥。粥菜宜考究。案牛乳其性和平。而富於滋養料。爲病肺者每日必需之品。然頑固之醫生。每謂牛乳之性極熱。苦勸病人不飲。是無異助結核菌而殺人也。十二點鐘午膳。宜用極豐富之飯菜。若魚。若肉。若鷄鴨。若炒蛋。若各種新鮮蔬菜等。皆不可少。各物宜煑之極爛。烹飪之法宜精。且宜日日變換式樣。不可使病人望而生厭。是爲至要。然頑固之醫生。往往禁病人食魚肉鷄鴨等滋養品。以縮短人之生命。午後四點鐘宜飲牛乳一大杯。若內地無牛乳。用各種代乳粉亦可。六點鐘晚膳。飯菜比午膳更要豐富。凡病人所食之飯菜。宜以小盆子盛之。且每種僅盛少許。如喜吃某種菜。吃完後可再添。萬不可每種多盛於碗內。使殘餘之食品。棄之則可惜。食之則他人有傳染之虞。九點鐘再飲牛乳一大杯。或代乳粉。飲完後即宜安睡。凡烟酒酸辣等有刺戟性之食物。皆宜禁絕。

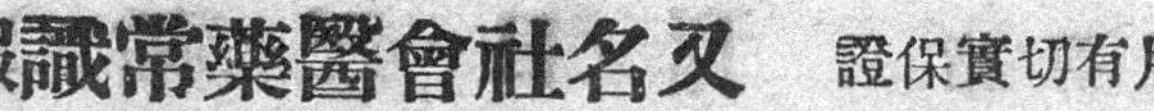

肝癰治療法

李健頤

定義　肝氣壅滯、而生內癰也、

原因　憤鬱氣逆、肝之動脈瘀滯不化、以成爲癰、

病理　肝臟之動脈爲氣逆而血不行、瘀血壅滯、脈絡閉塞、發生腫滿、腫滿之盛、卽變爲癰、肝脈通於兩脇、內癰腫滿、故兩脇滿、肝主藏魂。臥則血歸於肝、而能寐、肝氣不舒、內爲所亂、故臥而多驚、疎泄不暢、故小溲艱澀、素問大奇論曰、「肝滿腎滿肺滿、皆實、卽爲腫、肝雍兩脇滿、臥則驚、不得小便、」

症象　初發之時、期門穴隱痛微腫、口苦欲嘔、兩脇脹滿、緣痰如絮、吐之不盡、肌不欲食、食亦不消、側臥則驚、便溺艱難、六脈弦虛、左關獨實、

診斷　此當早治、卽可消散而愈、如遷延不治、日久潰爛、預後不良、

療法　初服復元通氣散、(卽木香小茴香(炒)青皮(去白)穿山甲(酥炙)陳皮白芷甘草漏蘆貝母(去心)各等分、研末、每服一二錢、溫酒調下、)或用生白芍一兩半當歸身石甘露藤各一兩蒲公英忍冬花浙貝母天花粉各五錢佛手柑生甘草三錢、龍膽草木通各一錢、痛脹已止、宜服六味地黃丸、禁用溫補鍼灸、

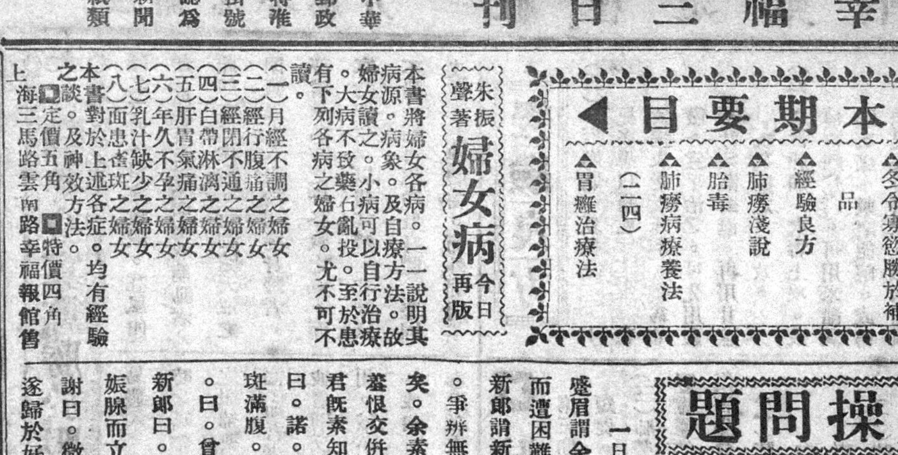

本報特聘羅家衡律師為法律顧問

幸福三日刊

中華郵政特准掛號認為新聞紙類

幸福報 鈕儀署

第二九八期

民國二十年一月廿四日

每份售洋二分

館址上海三馬路雲南路口

定報價目

每三日出一張
五個月一元全
年二元寄費在
內本外埠一律
國外加倍郵票
代現九五計值

廣告價目

每期每格（共
計五方寸）五
元均排於新聞
之旁偑嵌入新
聞中長期面議

本期要目

△貞操問題 △冬令寡慾勝於補品 △經驗良方 △肺癆淺說 △胎毒 △肺癆病療養法 △胃癰治療法（二四）

貞操問題

新郎說新娘不貞
因為妊娠腺已斑斑滿腹
經醫生詳細審問
原來新娘曾患膨脹
險些冤屈了新娘

（張又良）

一日。余出診甫回。忽見知友楊君筱甫。匆匆自外而來。蹙眉謂余曰。事壞矣。奈何。余驚問曰。何事壞乎。曰爲人執柯而遭困難耳。因朱陳二姓婚事。由余作伐。不料結婚之次日。新郎謂新娘已失節。大動將軍之火。立即斥其歸甯。坤宅大譁。爭辨無效。於是雙方俱興問罪之師。向余交涉。余實受軋甚矣。余素知此女貞靜。諒無意外之事。但朱子堅欲離婚。陳宅羞恨交併。勢將涉訟。爲之奈何。君其爲我設法可乎。余曰。君既素知其貞靜。當無穢跡。恐有他故。願往探之。筱甫欣然曰。諾。遂與偕往。先詗新郎如何證彼失節。曰。妊娠腺已斑斑滿腹。顯屬私生之證據。再詗筱甫曰。君知新娘曾患膨脹否。曰。曾患臌脹三年。今始痊愈。新郎亦曾知之。余即大笑謂新郎曰。子誤矣。不知患臌脹者。腹皮亦有斑紋。何得誤爲妊娠腺而立斥之。毋乃冤乎。速負荊迎歸。彼始恍然悟。肅然起謝曰。微子。吾將害人矣。即往迎。坤宅亦不願多事而諾之。遂歸於好。

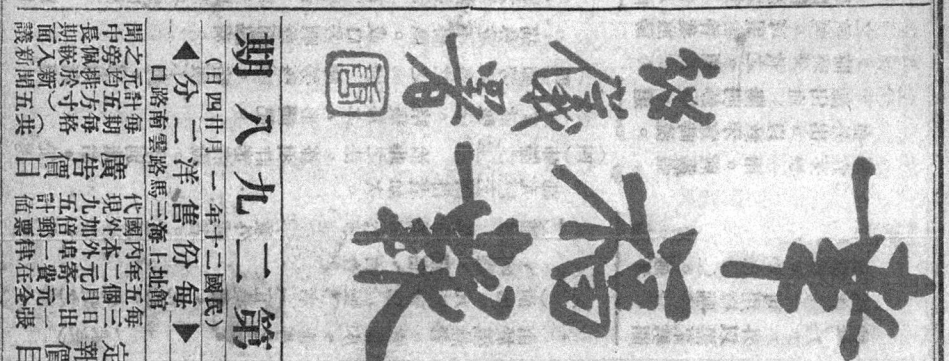

冬令寡慾勝於服補

(李健頤)

隆冬之時。嚴寒肅殺。狂風四起。萬物皆蟄藏而不敢萌動者。此即天之生物。而物隨天氣之閉藏也。人之於調養身體者。亦當效萬物之守冬藏之氣。而寡慾守精。以補其體。若精氣不泄。則可以強壯身體。堅固皮膚。體健膚密。而外邪則不易襲入。其病不生焉。可見冬時之寡慾守精者。當勝於冬時之服補藥。然補藥之用。未免有偏。如吾者服此補品之有益。而彼者則反爲有害。是補品之爲用。誠不如固守精氣之爲善也。或曰。寡慾者。宜於多。而春夏秋之無間也。余曰不然。蓋冬人衞氣多虛。狂風又甚。故其固守精氣者。當愼防之。以應冬令封藏之氣。以避風邪之爲害也。內經云。冬不藏精。春必病溫。即此之謂歟。

十九年十二月二十六日自平潭安興寄

經驗良方

(三)口疳腐爛　夏秋之交。小兒多患口疳腐爛之症。甚致變成走馬牙疳。頗爲危險。宜早治之。可先用蘿蔔汁頻漱去涎。再用甘蔗皮燒灰摻之。甚效。

(四)口舌腫痛　火毒上攻。致口舌腫痛者。可用米醋調鍋底煤。敷之能解。或再用吳茱萸研末。以米醋調敷足心。尤效。

(五)口有穢氣　陽明濕熱蘊蒸。口出穢惡之氣。令人聞之欲嘔。可用藿香葉煎湯。時時含漱之。頗效。

(六)牙齦出血　陽明熱盛。迫血外出。以致牙宣時流。亟宜茅根一兩。煎湯服之。即愈。

(七)牙蛀作痛　多食糖果。釀成濕熱。牙虫乃生。蝕牙而作痛。可用樟腦少許。納蛀窠。內外以黑棗劈開

肺癆淺說(三)

張又良

第三期　咳嗽減輕。大便溏泄。四肢浮腫。精神委頓。呼吸短促。或不思飲食。或不能舉動。

(三)肺勞之辨別　諸病之類似肺勞者頗多。倘病者自認爲勞。憂慮鬱結。反能變假成眞。或醫者不察病情。藥石妄投。必致傷害生命。然則辨別之法。豈可忽乎。爰述大略於左。

(一)肺勞與肺癰之辨別　肺勞初起。胸膺不痛。咳嗽痰少色白而無腥味。甚則咳吐痰沫。肺癰初起。胸膺疼痛。咳嗽痰多色綠而有腥味。甚則咳吐膿血。

(二)肺勞與肺痿之辨別　肺勞咳吐痰涎不多。肺痿咳吐白沫甚多

(三)肺勞與外感之辨別　肺勞之潮熱盜汗。必舌上無苔。外感之潮熱盜汗。舌上有苔。或兼頭痛項強而惡寒。或目痛鼻乾不得臥。或口苦咽乾而脇痛。

(四)肺勞與痰飲之辨別　肺勞咳嗽。咯痰不爽。形肉漸瘦。痰飲咳嗽。咯痰甚多。形體肥。

(四)肺勞之治法　治此之法。務須詳審病證。分別施治。爰述鄙人研究所得者如次。

(一)補肺　凡肺勞由於肺虛而不兼外感者。宜用沙參、麥冬、阿膠、燕窩、百合之類。

(二)清肺　凡肺勞由於燥熱者。宜桑葉、花粉、生梨之類。由於濕熱者。宜桑皮、黃芩之類。

(未完)

介紹衛生方法　幸福三日刊　指導健康途徑

。去核蓋上之。含一炷香時。其虫即死。繼用清水漱口吐出。切勿下咽。

鷄雀盲之簡易治法

何嘉濟

鷄雀盲者。俗稱也。該症至日落則目不見物至天曉復明。一若羽禽之目。故有是稱。按目爲肝之竅。肝之藏血。目得血而能視。今血虛肝失所養。則不能視。夜屬陰。人之血屬陰。陰主靜而惡擾。陰虛則火必旺。陰弱則不能制火。故夜增劇。而昏暗不能睹。天明以陽用事。陽主動。火邪暫開。故覺稍明。但此症治療頗難見效。今吾得一方法。用雄猪肝羮食。不數枚可得復原。蓋以肝補肝。同氣相求。同類相生。頗具至理。故有效也。

胎毒

池雨揚

人爲萬物之靈。得天之純粹者也。毒於何有哉。蓋當男女媾精。陰陽鼓盪。往來吞吐。精血交互之時。毒即隱寓其中矣。但人不盡覺耳。迨兒已成。日居母腹。隨母之呼吸爲呼吸。其所飲食者。母之血耳。而此隱蓄之毒。即隨母血以輸入兒口。十月胎足。口中必有血塊。當其墮地。呱的一聲。而兒口中之血塊。遂即隨聲入咽。隱伏於命門。待時而動矣。古者母孕既成。男女異宿者。節慾所以養胎也。故兒離母腹之後。易乳易長。少病而多壽。其勤於慾事者。生子不但多病。且隨處發現外症。此即所謂胎毒也。夫胎之所以有毒者。詎非先天鼓鑄之力。有以成之乎。吾故曰慾寡則胎毒必輕。慾勤則胎毒必重。觀於出痘之順逆。便可知矣。

肺癆病療養法（二十四）

楊志一編

二　空氣療法　於肺病人有最重要之利益。即空氣療法是也。所謂空氣療法者。令病人日夜在佳良之空氣中。以呼吸其新鮮清潔空氣之謂也。故病房內空氣。不可污濁。宜使之日夜流通。然流通空氣之法。不外乎將房內之窗戶。盡數開放而已。然有時或遇大風。即開窗半扇或一扇。空氣已能流通。若盡開則風力太大。恐易感冒。開窗之多少。宜隨風力之大小。斟酌行之。若緊閉其窗。病人日夜處於污濁之空氣中。則縮短其生命不少。病人呼吸空氣。以橫臥療法爲最佳。蓋病人如發急性之炎症。及高熱時。須絕對的安靜。不可輕於動搖。宜常臥於病牀。然此種病人。縱使發熱甚微。亦以安臥爲佳。若病症輕快。體溫如常。越一週之久者。亦可令病人行屋外之運動。但病人宜緩步於戶外或花園中。在未覺疲倦之先。即宜休息於戶外之廊下。究以橫臥於籐榻中爲最佳。因戶外之空氣。比室中爲新鮮也。試觀漁夫樵夫等終年在戶外營生者。皆不生肺結核病。此其明證也。（未完）

胃癰治療法

（李健頤）

定義　胃中生癰也、

原因　好飲醋醪、喜食煎煿、熱毒之氣、積於胃中、

病理　熱毒積於胃中、遂生一種黴菌、菌毒橫暴、熱氣熾盛、且胃爲水穀之海、其經多氣多血、氣鬱則逆、血滯則熱、薰薰爍爍、胃壁發炎、乃生癰腫、然因其熱在胃、故胃脉緊盛、胃脈循喉嚨而入缺盆、故人迎脈搏動之盛也、素問病能論曰、「人病胃脘癰、診當何如、曰、診此者、當候胃脉、其脉當沉細、沉細者、氣逆、逆者、人迎甚盛、甚盛則熱、人迎者、胃脈也、逆而盛則熱、聚於胃口而不行、故胃脘爲癰也、

症象　寒熱如瘧、身皮甲錯、或咳嗽、或嘔膿、脈沉細、而迎人緊盛、舌苔糙黃、中有蝕點、

診斷　右關沉細、胃氣逆下以不上通於手太陰也、迎人脈緊盛、胃熱盛也、舌爲心苗、舌蝕爲血液不清、胃痛不解、爲胃癰阻礙也、

療法　宜淸胃湯（卽生赤芍白芷天花粉葛根乳香沒藥甘草生地黃忍冬花淅貝槐藍生黃耆歸尾皂角鍼、）爲主、如風熱內結者、加薏米丹皮石露籐、小便短澁、腹滿不食者、加三仁湯、痰氣上湧者、加甘桔湯、

投稿簡章

（一）投寄之稿。不論文言白話。長篇短篇。均所歡迎。惟內容須切合實用。空泛之作。幸勿見賜。

（二）經驗良方。以臨症心得。確屬屢試屢效者爲合格。

（三）凡驗方之傳錄他書者。須將出處注明。在作者可免抄襲掠美之弊。而讀者亦得由流溯源之益。

（四）凡陳陳相因。及在各報已登過之醫方。請勿再投。

（五）投寄之稿。望用墨筆繕寫清楚。並須自行圈斷。

（六）稿末請注明姓名及住址。以便通信●至揭載時如何署名。聽投稿者自定。

（七）投寄之稿。揭載與否。本館不能豫行聲明奉覆●原稿亦概不檢還。惟篇幅較長者。如未揭載。得因豫先聲明寄還原稿●

（八）投寄之稿。俟揭載後。分（甲）現金。（乙）書券。（丙）本報。三種酬報。

（九）投稿揭載後。其酬報種類及數目。由本館酌定。不豫先函商。若投稿人欲自定者。請於寄稿時聲明。

（十）投寄之稿。經揭載後。其著作權歸本館所有。若本館尙未揭載。已先在他處發見者。恕不致酬。

（十一）投寄之稿。本館得酌量增删之。但投稿人不願他人增删者。可於投稿時豫先聲明。

（十二）投稿者請寄上海三馬路雲南路轉角幸福報館編輯部收。

本報特聘羅家衡律師為法律顧問　　幸福三日刊　　中華郵政特准掛號認為新聞紙類

幸福報

紹儀署

第二九九期
（民國二十一年一月廿七日）
◀每份售洋二分▶
館址上海三馬路雲南路口

定報價目
每三日出一張五個月一元全年二元寄費在內本外埠一律國外加郵票代現九五計值

◀本期要目▶

△煤毒殺人　△診餘隨筆　△經驗良方　△肺癆淺說　△生育問題　△肺癆病療養法　△頸癰治療法（二五）

煤毒殺人

冬令之流行病！每年因煤毒而死者不計其數。請讀本篇

（謝利恆）

煤毒急救法

即可起死回生

近日擁爐取煖、中煤毒者甚多、衛生局關心民瘼、會宣佈人工呼吸法、以資治療、茲謝亦以歷試驗方、公諸社會、以補不及、

(一)將患者平睡於空氣充足處、解開胸部衣服、先以冷水噴其面、次以冷開水灌其口、使之頻頻滲下、然後以人工呼吸法、徐徐運動其上體、即活、

(二)烏梅湯酸菜湯青菜湯、以開水解淡、使有五分熱、微鹹、勿用油、頻頻灌之、再以紙撚觸其鼻孔、使之作嚏、亦活、

(三)搗白蘿蔔乙支、或生白菜乙支、使碎、瀝清取汁、冲以開水、使之半溫、頻頻灌之、亦可復活、總之治法不外乎開肺清腦、如身體尚有別種關係者、須延醫診治。

診餘隨筆(七)

(楊志一)

△咳嗽

威海衛路新重慶路四十號譚公館。譚太太患咳嗽病。日昨延余往診。據云新自杭州歸。途中勞頓。不免受涼。以致寒熱咳嗽。頭痛骨楚。曾自服疎散之劑。寒熱頭痛稍瘥。咳嗽依然。余診察之下。斷爲虛體冒邪。邪未盡解。(因尚有口苦身微熱。咳嗽●音聲不揚等症)。仍擬疎邪宣肺肅化痰熱主治。處方爲薄荷炭、淨蟬衣各八分。冬桑葉、光杏仁、象貝母、赤茯苓、炒瓜蔞皮、冬瓜子、清炙枇杷葉、各三錢。廣鬱金錢半。枳殼、桔梗各一錢。胖大海三枚之類。詎知次日復診。據云甫服半劑●咳嗽反增。身熱反甚。胸痛氣急。不能平臥。余曰。此肺經伏熱。因薄荷之疎散而外發。肺氣因桔梗之宣透而上逆使然也。於是去薄荷胖大海枳殼桔梗。加旋覆花、眞新絳、炙紫菀、炙款冬、降氣通絡之品。令服一劑後。咳減熱退。自意中事也。余因幷有下列之感想焉。(一)凡陰虛肝旺之人。雖有外邪作咳。但只可稍稍清解。若桔梗升開之品。在所必禁。(未完)

經驗良方

飛沙入眼之不藥治法

(周月英)

沙塵入眼。用手揉無病之眼。卽則沙塵自出。如左眼入沙。則揉右眼。右眼入沙。則揉左眼。甚效。

治瘧驗方

(陳慕蘭)

瘧久不愈。變成瘧母。久成瘧臌。可用燒酒浸荸薺。每日服二枚。多服自愈。

消羊肉積之驗方

(沈玉峯)

冬令食羊肉。最能補身。但脾虛者。易於停滯。可用陳稻草一兩。山查炭三錢。煎湯服之。頗有靈驗。余曾見戚家婦人。服此而效。故特濡筆誌之。

肺癆淺說(四)

(張又良)

(三)宣肺　凡肺勞由於伏風留戀者。宜用牛蒡、桔梗、紫菀、馬勃之類。

(四)斂肺　凡肺勞咳嗽甚劇者。可暫用斂肺之藥。如五味、粟殼、蛤粉等品。

(五)順氣　凡肺勞氣逆由於痰多者。宜用杏仁、旋覆等。由於腎虛者。宜用熟地枸杞等。

(六)化痰　痰爲勞蟲之窠。化痰亦屬至要。如川貝、蔞皮、竹茹、橘紅之類。可選用之。

(七)消核　凡患痰核者。多爲肺勞之根萌。宜用牡蠣、川貝、海藻、昆布等藥消去之。

(八)殺蟲　肺勞由於勞蟲所成者。殺蟲實爲急務。宜用獺肝、百部之屬。

(九)止血　凡肺勞吐血初起者。宜用仙鶴艸、茜艸根等。日久者。宜用白芨。阿膠等。

(十)退蒸　肺勞之骨蒸有汗者。宜桑葉。地骨等。無汗者。宜青蒿、丹皮等。

(未完)

治蛇頭瘡 (熊夢龍)

用猪胆一個。大黃末五兩。拘胆汁塗患處。一宵即愈。又用龍骨柴樹一條。入火煨熱。用該木將心通出。截取寸許。趁熱套患處。如戴班指狀。數次全愈。

治小兒驚風昏冒 (前人)

用如意油浸濕紙條寸許。以火燒燃。至油滾出白泡。即吹熄。將燒燃之一端。插入病人鼻孔內。再以口含紙條之一端。吹煙使由鼻入喉內。連吹數次。無不立醒。如風重未甦者。(未完)

肺癆病療養法 (二十五)

楊志一編

三　日光療法　日光有穿透組織之性。能使赤血球之色素增加。能使消化力增加。能使新陳代謝之機能旺盛。肺部爲日光所照。則足以障礙細菌之發育。又肺臟長接於光線。則漸起充血。而組織之機能。可得佳良之影響。故日光療法。於肺癆病腺病以及神經病腎臟病心臟病生殖器病全身病等。均有裨益。全身可浴於日光之中。惟腦部宜戴草帽。以防腦膜發炎。實行日光療法時。宜注意及之。若在夏日。宜防中暑。每次日光浴。僅可以數分鐘爲限。

四　休息療法　病人不可任煩劇之事務。或沈耽於聲色。以耗費其精力。即如游戲運動讀書應酬等。亦宜一概停止。以待體力之恢復。休息最善之法。即橫臥於新鮮清潔之空氣中是也。凡休息時。非但各種耗費體力之事。一概停止。即如一切心思之動作。亦宜減少。由減少以至於無念。是之謂眞休息。

生育問題 (涼月)

(一)男子精薄不育之治法

凡男子色慾過度。施泄太多。以致腎虛精薄。不能直射子宮者。雖交不育。治法如下。

室炙黃芪四兩　黃魚鰾膠(蛤粉炒珠)一斤　沙苑蒺藜(馬乳浸蒸熟焙)八兩

右藥爲末。蜜丸。每服八十丸。空心溫酒下。

(二)男子精滑不育之治法

凡男子精關不固。或夢遺頻數。或便濁淋漓。以致遺泄太多者。亦難生育。治法如下。

蓮鬚四兩　山茱萸三兩　覆盆子二兩

龍骨五錢　芡實米四兩　蒺藜膏四兩

右藥爲末。以蒺藜膏泛丸。空心淡鹽湯下。每服三錢。

(三)男子精少不育之治法

精少者雖能射入。而精必衰薄。且隨入而隨出。故亦不育。治法如下。

菟絲子　熟地黃　乾地黃　天門冬(去心)麥門冬(去心)

五味子　茯神各四兩　淮山藥三兩　蓮肉(去皮心)枸杞子　黨參各二兩

右爲末。蜜丸。每服八九十丸。淡鹽湯送下。

頸癰治療法

（李健頤）

定義　癰之生於頸之兩傍者、

原因　風温痰溼、內犯於少陽、少陽三焦火鬱上攻、氣血凝滯而發斯症、

病理　少陽之經脉上貫於左右之兩頸、三焦之火上騰、氣血爲之凝滯、經脉因之栓塞、脉管發炎、釀爲癰腫、惟宜用鍼以通氣血、用灸以散凝結、最爲善法、素問病能論曰、有病頸癰者、或石之、或鍼灸治之、而皆已、此古人用鍼灸之療頸癰者、所以通氣散結、卽西醫之原因療法也、

症象　初起頸痛身熱、或寒熱往來、頸項強痛、漸漸赤腫。脈滑數大、口渴苦黃、

診斷　痰溼內傳於少陽、故寒熱往來、頸項强痛、癰屬陽熱、熱甚則腫、故漸漸赤腫、熱腫不消、寒熱不解、當卽成膿、膿熟卽潰、此爲診斷頸癰經過之症象也、

療法　兩頸見有紅粒微腫者、爲勢之輕也、用仙人活命飲、如四五日、寒熱不解、當必成膿、宜清熱和營、用降癰活命飲、潰後則扶胃和營、用八珍湯、

投稿簡章

（一）投寄之稿。不論文言白話。長篇短篇。均所歡迎。惟內容須切合實用。空泛之作。幸勿見賜。

（二）經驗良方。以臨症心得。確屬屢試屢效者爲合格。

（三）凡驗方之傳錄他書者。須將出處注明。在作者可免抄襲掠美之弊。而讀者亦得由流溯源之益。

（四）凡陳陳相因。及在各報已登過之醫方。請勿再投。

（五）投寄之稿。望用墨筆繕寫清楚。並須自行圈斷。

（六）稿末請注明姓名及住址。以便通信。至揭載時如何署名。聽投稿者自定。

（七）投寄之稿。揭載與否。本館不能豫行聲明奉覆。原稿亦概不檢還。惟篇幅較長者。如未揭載。得因豫先聲明寄還原稿。

（八）投寄之稿。俟揭載後。分（甲）現金。（乙）書劵。（丙）本報。三種酬報。

（九）投稿揭載後。其酬報種類及數目。由本館酌定。不豫先函商。若投稿人欲自定者。請於寄稿時聲明。

（十）投寄之稿。經揭載後。其著作權歸本館所有。若本館尚未揭載。已先在他處發見者。恕不致酬。

（十一）投寄之稿。本館得酌量增刪之。但投稿人不願他人增刪者。可於投稿時豫先聲明。

（十二）投稿者請寄上海三馬路雲南路轉角幸福報館編輯部收。

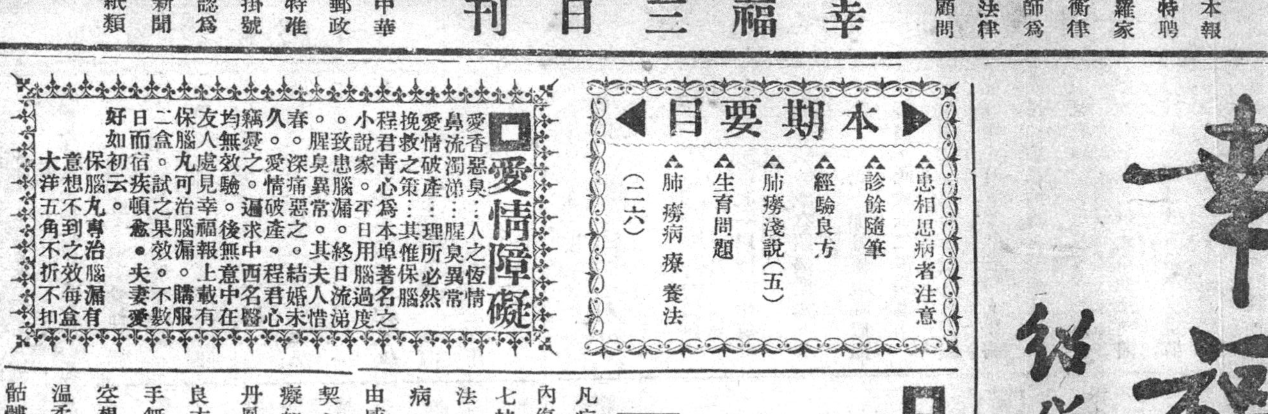

本報特聘羅家衛律師爲法律顧問

幸福三日刊

中華郵政特准掛號認爲新聞紙類

幸福報

緒儀署

第三〇〇期

（民國二十一年三月十三日）

◀每份售洋二分▶

（館址上海三馬路裏南路口）

定報價目

每三日出一張五個月一元全年二元寄費在內本外埠一律國外加倍郵票代現九五計值

廣告價目

每期每格（共計五方寸）五元均排於新聞之旁倘嵌入新聞中長期面議

▣患相思病者注意

（李健頤）

始　題紅葉而寄意遙深　贈紫釵而傳情縝密

終　癡死溫柔鄉　誤墮愛慾河

凡病之自外而感受六淫者、爲外感症、自內而發生七情者、爲內傷症、六淫之襲、易於療治、七情之傷、難於醫藥、雖然、七情之病、藥石無功、猶可審察病情、推究原因、採用心理療法、倘有可救、七情中最難治之病、則莫若相思病矣、夫相思病、亦屬七情、其所較七情病爲尤重者、以男女之相思病、多由感情、或題紅葉而寄意遙深、或贈紫釵而傳情縝密、心愜意契、意爲終身有托、如鸞盟未結、雁信先沉、遂愛影憐聲、如癡如醉、憤鬱不舒、終身抱憾、意馬心猿、搆成斯疾、雖有龍丹鳳液、皆難奏効、欲治此症、除非意中人、慰其渴想、更無良方可治也、苟所思之人、未能成就、縱有華扁神術、亦將束手無之奈何也、誠矣、相思病之利害與身體大有關係、夫徒思空想、終成無益、世人有患此症者、自當退思愼守、庶免癡死溫柔鄉、誤墮愛慾河、當然鏡花水月、今世之美人、即後日之骷髏、佛經云、色即是空、空即是色、誠非虛語也、

要知今世之美人。即後日之骷髏。幸世之患相思病者。其各猛省乎。

診餘隨筆（八）

（楊志一）

(二)膏粱之體。虛不受補。邪不任表。醫者處治。最感困難。

(三)病者服藥必先具一種信仰心。庶可事半功倍。否則。心理作用。影響極大。(如譚太太因略知藥性。見余方薄荷一味。心極疑慮。恐其過表。故服藥半帖。咳反增劇者。半由桔梗之升開。半由心理之作用也)。

△便血

羅家衡大律師乃二兄。患便紅。先血後糞。名曰近血。爲濕熱下注大腸所致。余用四物湯加炒荊芥、炒黃芩、阿膠珠、地榆炭、槐花炭、臟連丸之屬。盡四劑而愈。因復介紹新昌源報關行葉君來診。葉君亦患便紅。但先糞後血。斯謂遠血。乃肝脾兩虛。統藏失司使然。迭投黃土湯。便血雖減未止。復經西醫汪企張診治。斷爲腸有破綻。宜食牛乳液體。忌食飯麵以及一切固體之物。葉君如法泡製。便血果然漸止。而神色未復。再由余處方調理而愈。因此不但感覺到遠血之病。較近血爲深。治愈較難。同時感覺到最新斷食療法。既可以治傷寒及胃病。幷且可以治便血也。

經驗良方

□治小兒驚風昏冒(續)

急以口吮鼻孔。以接其生氣。助其呼吸。或有頑痰閉塞。亦可將痰吮上。即可恢復呼吸而甦醒矣。此救急之善法也。

前月余之小孩甫週歲。患傷風症纔數小時。卒然昏冒。牙關咬緊。手足抽搐。全身冰冷。舉家驚惶。憐里咸集。均認爲無救的危症。余先用前法。將紙條燃如意油吹至五次。並吮其鼻。纔見其眼角微動。微有氣息。初擬用口吮鼻接氣。以助呼吸。不料吮未幾即得頑痰

肺癆淺說（五）

（張又良）

(十一)潛陽　凡肺癆顴赤自汗心煩少寐者。宜用龍骨、牡蠣、磁石、龜版、白芍、棗仁之類。

(十二)解鬱　凡肺癆由於憂鬱太過而成者。宜用合歡皮、金萱花、川貝、鬱金之屬。

(十三)補脾　凡肺癆已久。恐其傳脾。或已傳脾者。宜用茯苓、山藥、白朮、苡仁、甘艸、等品。

(十四)補腎　凡肺癆由於色慾過度者。宜用熟地。龜版、冬蟲夏艸等藥。

(五)肺癆之調攝　肺癆爲可危之症。除醫藥之外。尤宜注重衞生。謹加調攝。況據調查所得。肺癆有自愈之可能。苟若調攝得宜。雖無藥石。亦有痊愈之望。爰述其法之最要者如次。

(一)飲食之調攝　肺癆之最大原因。本由於身體之虛弱。虛則補之。最宜食養。如鷄蛋、豆腐、牛乳、淡菜之類。富於滋養而有益於肺癆者。皆當選食之。他如辛熱厚味發氣諸物。均宜絕對禁食。飲料宜擇淸淡。勿飲濃茶咖啡酒醋等有刺激之飲料。

(未完)

介紹衛生方法　幸福三日刊　指導健康途徑

一顆。再喚余妻接吮。又得一顆。幾即甦醒能哭。眞救急之神法也。余思當時危急萬分。藥物恐亦灌救不能下咽。苟不用此法。卽不能挽救矣。故特付諸手民。俾患此症者。知所採用焉。若無如意油者。暫用芝蔴油亦可。倘症重者。非用如意油不可。

徵求本報

鄙人現缺本報第二百五十期。第二百五十八期。第二百五十九期。共計三期。讀者諸君如肯割愛。請直寄本館收轉。當以本報第五集全部奉酬。不論先後。一律待遇。克家啓

生育問題（續）

（涼月）

（四）男子精清不育之治法

男子精氣清冷。或房勞過傷。以致腎水欠旺。不能舉射。四肢逆冷。精清不育者。治法如下。

熟地黃　山茱萸各三兩　巴戟肉二兩　菟絲子　川續斷　遠志肉　蛇床子各兩半　茯神　山藥（酒蒸）　牛膝（酒洗）　杜仲（酒炒）　當歸身（酒洗）　肉蓯蓉（酒浸）　五味子　益智仁（鹽水炒）各一兩　鹿角五錢　枸杞子三兩　黨參二兩

右藥爲末蜜丸。空心淡鹽湯下三錢。臨臥再服三錢。

（五）男子精冷不育之治法

男子陽旺。則能直射子宮。若陽痿精冷。則精不充其力。焉能得毓麟之望。治法如下。

枸杞子八兩　菟絲子八兩　五味子一兩　覆盆子四兩　車前子二兩

爲末。蜜丸。空心白湯下九十丸。

（六）男子精寒不育之治法

男子精寒。則雖射入子宮。因元陽不足。亦難使女子受孕。治法如下。

熟地黃　當歸　菟絲子各四兩　淮山藥（姜汁製）　枸杞子　胡桃肉　巴戟肉　鹿角膠　杜仲　山茱萸（去核）　川椒（去目）　黨參　白朮　茯苓　白芍各二兩　川芎　炙甘艸各一兩

右藥蜜丸。空心白湯下。每服七八十丸。

肺癆病療養法（二十六）

楊志一編

家嚴常勸病人曰。所謂眞休息者。宜生大解脫心。任其生死。莫起恐怖。人生能有幾時。石火電光。轉瞬便過。世間榮華富貴。不過片時。災難苦惱。亦不過片時。宜將身外一切事。併此身之四肢百骸。盡情放下。使胸中空無一物。若事有必不可歇者。亦權且歇下。以待後日處置。視田宅錢財器用衣服等物。如水上浮萍。風中飛絮。聚散無常。來去皆幻。過去事如幻。現在事如幻。未來事如幻。自此心華湛然。一切聲色無礙。知見頓空。一絲不掛。萬緣俱寂。空空洞洞。不知有身。不知有世。并不知我今日所患之病苦。果如是則體力精神。必能恢復。故謂之眞休息。

（未完）

出版務求信用有切實保證　又名社會醫藥常識報　主持者有學識經驗及人格

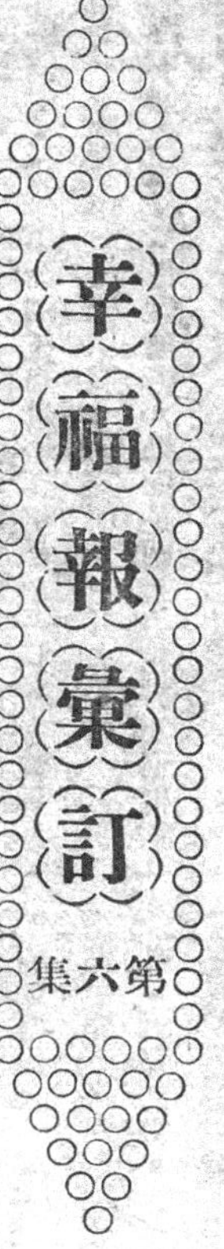

幸福報彙訂 第六集

幸福報自出版以來。風行全國。有口皆碑。故第一二三四集彙訂。均已售罄。第六集（即二百四十一期至二百九十期）今日出版。內容之佳。更勝於前。茲將要目略舉一斑如下。

○女子五不孕之研究
○不藥而愈遺精法
○遺尿與尿精
○孕婦漏紅之研究
○研究孕婦嘔吐之原因
○各種遺精治方
○帶下之研究
○打胎與避孕
○白濁治方
○腦充血之治法
○治小兒慢驚方
○青年色慾的危險與救濟
○肺癆病療養法
○性慾衛生談
○立止崩漏方
○安胎神效方
○產後缺乳方
○血暈急救法
○種子簡效方
○年衰眼花方
○血淋治方
○神經衰弱病治方
○煤氣毒之急救法
○用煤爐者須知
○失音治方
○腫脹祕方
○遺精特別療法
○談談男子五不育
○小兒夜啼
○冬令唯一之補品
○治少年夢遺方
○凍瘡之治法

○花柳病的種類
○花柳病的危險
○花柳病的治療
○花柳病的避免
○淋病之預防法
○梅毒之預防法
○女子貞操問題之討論
○黃疸之經濟驗方
○時毒結核外消方
○乳生積核良方
○失眠症之不藥療法
○產後自汗簡易驗方
○難產催生方
○產後陰戶破碎之治法
○免除腳跟起泡方
○乳巖症之實驗談
○遺精咳嗽
○咯血咳嗽
○便溏咳嗽
○音瘖咳嗽
○眼睛的衛生
○答友人問遺精
○簡易解毒法
○小兒食滯簡易方
○產後房勞之研究
○吐血急救法
○立除雞眼方
○小兒遺尿方
○治夜多小便方
○狗咬方
○魚骨鯁喉方
○湯火燙傷方

○便秘治療法
○腳氣病驗方
○狂病治療法
○王仲奇之肺癆醫案
○消目障法
○治耳暴聾神效方
○重傷風與肺癆
○腦漏與鼻淵
○疔瘡治療法
○雞胸與龜背
○童男處女之測驗法
○治小腸氣法
○立止鼻血法
○藥物證明婦女貞操法
○肺病之治法
○產後之攝生
○治顛撲損傷方
○嘔吐之治法
○腋汗之特效藥
○近視眼與遠視眼
○乳頭內縮之治法
○噎膈之治法
○月經初潮之衛生
○白髮轉黑方
○治繡球瘋方
○治痔瘡方
○肝胃氣痛之治法
○性交後攝取冷食問題
○檳榔皮對於血症之特效
○健胃之良法
○女子無鬚之研究
○牙齒病方

定價 每集大洋一元外埠寄費兩角郵票十足通用

贈品 凡購第六集一部者送第五集一部（分訂四冊）以示優待

△上海三馬路雲南路口幸福報館發行

本報特聘羅家衡律師為法律顧問

幸福三日刊

中華郵政特准掛號認為新聞紙類

幸福報

鈕儀署

第三〇一期

（民國二十二年三月三日）

◀每份售洋二分▶

館址上海三馬路雲南路口

定報價目

每三日出一張五個月一元全年二元寄費在內本外埠一律國外加倍郵票代現九五計值

廣告價目

每期每格（共計五方寸）五元均排於新聞之旁如嵌入新聞中長期面議

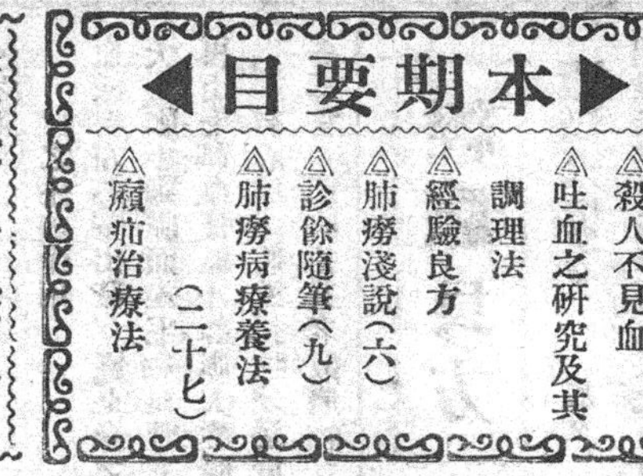

◀本期要目▶

△殺人不見血
△吐血之研究及其調理法
△經驗良方
△肺癆淺說（六）
△診餘隨筆（九）
△肺癆病療養法（二十七）
△癲疝治療法

□殺人不見血

性史之害——甚於洪水猛獸

企虞之死——不過其中之一

（涼月）

本月十九日。新聞報本埠附刊。載有『於危病中絕筆』一篇。內述一青年學生名企虞者。受同學之愚。閱讀性史。以致於死。臨危時由看護生陳友雲代寫絕筆。以警世之青年。而作前車之鑒。然余以為世之青年。受性史之害者。不知幾千萬人。彼企虞者。不過其中之一耳。即以余平日診病之統計而論。其中青年之患遺精。陽痿。手淫。早泄者。竟佔十分之八。足見性史之流毒。甚於洪水猛獸也。茲將其絕筆中之警句。節錄一二如下。……死固不足惜。咎由自取。惟家中二老垂念。倚閭盼子。深望飽學而歸。不料撫棺而返。痛吾親心。賸誅吾身。嗚呼。將孰奈何。至今懺悔痛恨。已屬莫及。……君不知現下青年之需要乎。救國創業。皆賴乎青年。倘望痛改前非。毋再將有為之青年。驅誘歧途。以造成中國之危亡也。……

編者按語極警惕。發人深省。本館出版之「男女青年病。」蓋所以增一慈航於苦海也。

吐血之研究及其調理法（一）

（尤學周）

血之來源

血乃水穀之精。水穀入胃。起消化作用。將易於消化之糖質。水質。蛋白質。先化爲精微。以養百體。其非胃中所能消化者。隨出門之括約筋之弛緩。輸於小腸。賴膵液膽液之消化作用、將其中最精之一部。變爲白色之乳糜、此乳糜狀物爲小腸旁之微血管所吸收。由循環作用上輸於心。入左心房。經心中眞血之變化。成爲赤色之血。

血之生理作用

血液自左心室出發。經全身之大動脈小動脈而達毛細血管。再由毛細血管經小靜脈大靜脈以歸右心房。將滋養物分送於各器官。而收拾其老敗廢物。故歸右心房時。血中滋養物缺乏。而充滿老敗廢物、其色變紫暗。

血液自左心室出發。經肺之大小動脈而達毛細管。再自肺之毛細管。經大小靜脈以歸右心房。肺胞茹其炭酸而吐其酸素。將紫暗之血。還爲鮮紅之血。

血之功用。總計有四。（一）四肢百骸所需之養料。皆由血液供給。此等養料。吸自腸胃。隨血液周流。滲出血管。以養各部。（二）生活力全賴酸化作用。此酸素吸之於肺。儲之於赤血球。隨時輸與各部。（三）全體之老廢物。血液爲之載運而排去之。排泄之路。由肺出呼氣。腎出尿。皮膚出汗液。（四）四肢百骸之酸化各不同。故溫度亦不同。賴血爲之運輸。得以平均。

血之妄行原理

血依常道而行。流行周身。亦有一定之速律。若失其常律。妄行妄動。則疾病隨之矣。妄動妄行。多由於火。有以七情而動火者。有以勞倦色慾而動火者。或外邪不解。熱鬱血脈。或縱飮不節而火動於胃。或中氣虛寒則不能收攝而注陷於下、或陰盛格陽則火不歸元而泛濫於上。是皆動血之因也。故妄行於上則見於七竅、流注於下。則見於二陰。壅瘀經絡。則爲癰疽。鬱結腸臟。則成癥塊。此皆血病之證。證情不同。其源一也。（未完）

經驗良方

湯火傷方

（鳳文）

用雞蛋白。或蜂糖。搽之。立即清涼止痛。

出鼻血方

用蘇茅花。煎水。沖蜂糖食之。立愈。

色感方

槐角五錢。酒炒。煎水。沖黃酒食之。雖病極危篤。亦愈。

瘋犬咬傷方

萬年青。連根帶葉。搗汁。沖蜂糖食之。多食自愈。

肺癆淺說（六）

（張又良）

（二）起居之調攝　晨起宜早。俾吸新鮮之空氣。而淸肅肺氣。常曝日光。俾藉日光之作用而殺滅微菌。居處宜高燥而通空氣。夜臥宜安靜而絕色慾。洗掃宜勤。寒煖宜調。並勿隨地吐痰。以防病菌之蔓延也。

（三）精神之調攝　勿因已成肺勞而憂鬱。憂鬱則氣血阻滯。反有增病之虞。戒多言。戒晏臥。毋惱怒。毋過慮。務以葆重精神。怡悅性情爲最要。

（四）筋力之調攝　俗以患此者。必須休養。然休養無事。易生妄想。妄想過多。易增疾苦。故宜稍作省力之事務。略作輕微之運動。使其心有所存。得以不生妄想。而無增病之虞。身有所動。得以流動氣血。而增抵抗之力也。

（六）肺癆之預防　上述治療調攝諸法。僅可治已病之八。然競於既病之後。莫若預防於未病之先。此肺勞預防法所宜再述也。（未完）

□救食大茶藥方

凡服大茶藥者。不急治。腸必斷。急用雞栖內雞屎。調冷水。灌之。毒卽吐出。多灌多吐。卽愈。

□痧虫便治法（劉竹林）

痧虫爲患。最爲可惡。幾乎無人不患。查此係汗濕汚濁。蘊積生虫所致。治此者。以多洗爲主。日洗二三次。洗後須用輭布揩擦患處。務令極淨。汚濁已去。虫自不能生存。不必用藥。二三日必收口而愈。愈後亦須常洗乾淨。方免再發。

□傷風頭痛（文芳）

項强鼻塞而頭痛者。曰傷風頭痛。可用熱手巾揩拭項後。並以熱水袋熨之。或用荊芥防風蘇葉蘇荷煎水。置茶壺內。去蓋。將太陽穴側近壺口。以受上騰之熱氣。則頭痛自愈。

□診餘隨筆（九）

（楊志一）

▲濕溫症

辣斐德路四二三號徐公館。徐曰昌表弟。患濕溫症甚劇。其症爲身熱達攝氏表三十九度八分。早輕暮重。有汗不解。大便溏泄。口乾不多飲。苔膩質紅。脉來濡滑而數。乃伏邪挾濕交阻。脾胃爲病。遂用柴葛解肌湯加清水豆卷、雞蘇散、黃芩、連翹、佩蘭、赤苓、甘露消毒丹等味。令服一劑。次日復診。熱度已減一度。（卅八度八分）神色亦佳。餘症如舊。惟頗思飲食。余以此爲傷寒病。（西名腸窒扶斯）最宜斷食。於是令服粥湯藕粉之外。不得擅進飲食及他種固體生冷等物。并將原方略爲加減。令再服一劑。三日復診。仍將攝氏表於舌下量之。詎意熱度又達三十九度六分。以手探頭額。并不覺大熱。形色較前益佳。因知有異。乃將表於腋窩量之。乃與次日之熱度無異。（三十八度八分）詢之。始知診察之前。病者因口淡無味。曾食砂糖一二次。糖性熱。致影響口中熱度。設不細心檢察。必致誤會。而亂用藥之方針。以是仍將原方再加銀花炭。川雅連二味。服一劑後。熱已減至三十八度。膩苔稍化。脉數亦較靜。惟增咳嗽。知伏邪濕熱。漸見清澈而餘熱轉有移肺之象。乃去柴胡、葛根、銀花、連翹、加入桑叶、白薇、批把叶露之類。服二劑後。熱勢全退。（以表量之。溫度祗有三十六度五分。）咳嗽亦減。遂令停止服藥。節食調養而愈。（按）此症治愈。爲期僅一星期。可謂迅速。（未完）

□肺癆病療養法（二十七）

楊志一編

病人實行以上四種療法之外。又宜實行清潔之法。如身上宜用溫水手巾。日日揩抹。或用溫水浴。衣服及牀上被單。宜勤於洗滌。室中宜日日揩除清潔。病人吐出之痰內。有結核菌。既能傳染他人。又能傳染自己。故宜用藥水殺菌。或投入坑廁。或以火燒之。以絕傳染之害。所謂傳染自己者。如肺病人左肺中吐出之結核痰。因狠藉滿地。附細塵而飛揚於病室。再由病人吸入於右肺。則右肺亦患結核。或吸入於左肺向來無病人某葉。或吸入于喉頭。皆爲結核菌新殖民地。而病勢之蔓延益廣矣。故病人之痰。宜收拾乾淨。否則除自己生新傳染之外。又傳染於他人。往往有一家全死於肺癆者。可不愼哉。　病人咯痰之後。宜用清水嗽口。滌之盡淨。若將病痰嚥入腹內。必患腹痛泄瀉。而生腸結核症。亦爲自己傳染之一也。（丁惠康）

癩疝治療法

（李健頤）

【定義】即少腹控卵腫急絞痛之症也。

【原因】燥淫濕盛。氣鬱不化。內釀毒質。流於小腹之括約筋。而成斯疾。

【病理】素問陰陽別論曰。「三陽爲病。發寒熱。其傳爲癩疝」。三陽即小腸膀胱膽。小腸居下體。爲受盛之官。有化物生血之功。膀胱在小腹。爲決瀆之官。有化氣排尿之能。然小腸之能生血者。膀胱之能化氣者。皆藉乎胆火之作用也。西醫云。「胆汁入小腸。化液汁。而入微絲血管。而傳心變血。」即此之意也。膽與肝爲表裏。相火內寄。肝氣通於小腹之括約筋。肝液乾燥。筋失營養。而小腸膀胱之內液。亦因之而枯燥矣。然小腸枯燥。則不能化物質而爲血。膀胱枯燥。則不能變氣體而爲尿。而血中之鹽酸質。遂變尿毒。溜於括約筋。筋脈腫硬。故爲癩疝。（未完）

問病新章

(甲)定戶

凡幸福報定戶。欲來函問病者。須將本館所發之問病紙。填明寄下。如問病紙已遺失或用去。須再向本館購買。『此種問病紙。每張實售大洋一元。定戶半價。祇收半元。』否則。隨問病函附郵票五角。亦可通融。空函恕不答覆。

(乙)社員

凡康健保障社社員。欲來函問病者。須將本社所給之社證。隨同問病函一幷寄下。『此證答病時仍寄還』如第一次已問過。而欲再問病者。亦須附郵票五角。『社證仍須附寄』以示限制。否則。亦不答覆。

(丙)讀者

凡非定戶與社員。而欲來函問病者。一律須附郵票一元。覆診亦然。否則不覆。

(丁)膏丸方

膏丸方每張四元。隔日取件。『郵寄亦可』如係定戶或社員。均作半價。祇收二元。『定戶須將定單號碼示知。社員須將社證附寄。』否則概收四元。

(戊)附告

(一)問病者須將「起病原因」。「經過情形」。「現在病狀」。「二便如何」。「服過何藥」等等。詳細示知。若來函不詳而草草者不答。

(二)病勢危急。本館答覆緩不濟急者。不答。

(三)凡問詢題目中。本館有不能解答者。或登報徵求。或原函寄還。

(四)凡欲在報上披露者。遲速不能一定。

(五)凡事涉離奇。跡近荒誕。怪方僻藥。概不在問答之列。

上海幸福報館 康健保障社 同啓

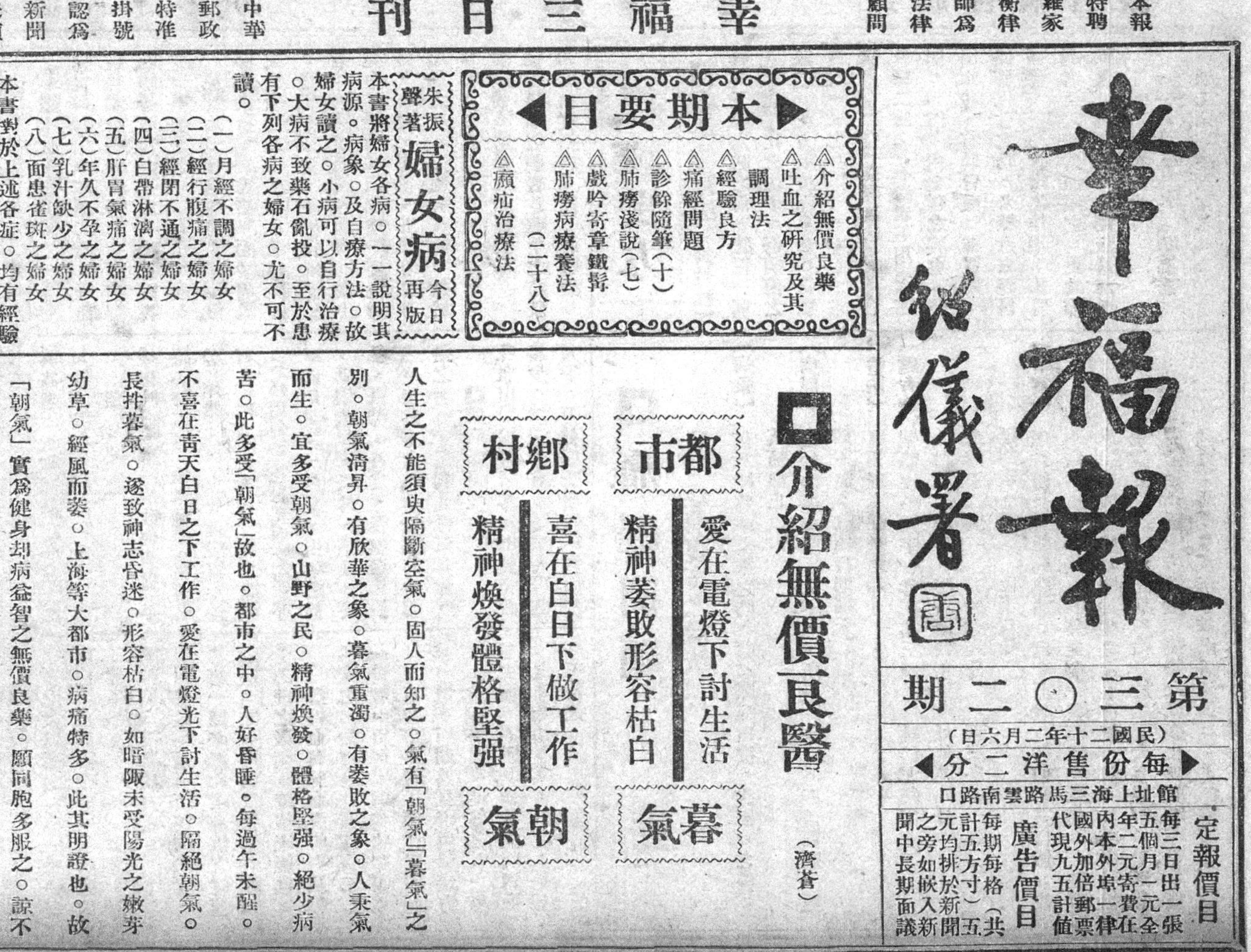

本報特聘羅家衡律師爲法律顧問

幸福三日刊

中華郵政特准掛號認爲新聞紙類

幸福報

銘儀署

第三〇二期

（民國二十二年六月　日）

每份售洋二分

館址上海三馬路雲南路口

定報價目

每三日出一張 五個月一元全年二元寄費在內本外埠一律 國外加倍郵票代現九五計值

廣告價目

每期每格（共計五方寸）五元均排於新之旁如嵌入新聞中長期面議

本期要目

- △介紹無價良藥
- △吐血之研究及其調理法
- △經驗良方
- △痛經問題
- △診餘隨筆（十）
- △肺癆淺說（七）
- △戲吟寄章鐵髯
- △肺癆病療養法（二十八）
- △癲疝治療法

介紹無價良醫

（濟蒼）

都市　暮氣　愛在電燈下討生活　精神萎敗形容枯白

鄉村　朝氣　喜在白日下做工作　精神煥發體格堅強

人生之不能須臾隔斷空氣。固人而知之。氣有「朝氣」「暮氣」之別。朝氣清昇。有欣華之象。暮氣重濁。有萎敗之象。人秉氣而生。宜多受朝氣。山野之民。精神煥發。體格堅強。絕少病苦。此多受「朝氣」故也。都市之中。人好昏睡。每過午未醒。不喜在青天白日之下工作。愛在電燈光下討生活。隔絕朝氣。長拌暮氣。遂致神志昏迷。形容枯白。如暗陬未受陽光之嫩芽幼草。經風而萎。上海等大都市。病痛特多。此其明證也。故「朝氣」實爲健身却病益智之無價良藥。願同胞多服之。諒不[illegible]

□吐血之研究及其調理法（二）

（尤學周）

□吐血而成癆病

吐血與癆病。本屬二證。吐血自吐血。癆病自癆病。間亦有因虛勞而起之吐血。然爲數甚少。不過十之一二而已。世人一見吐血。妄自驚慌。率用滋膩之藥。爲害非淺。而於因傷風咳嗽而起吐血者。最易誤會。危害亦最烈。蓋因傷風而咳嗽。因咳嗽而誤認肺病。痰中見血。誤爲肺病加增。妄投熟地、人參、麥冬、五味等滋補酸斂之品。將風火痰瘀。斂於肺管。令其咳不能止。肺葉屢屢震動。將弄假成眞矣。傷風咳嗽之劇者。喉中之絡破損。血從絡出。原不必服藥。其甚者。祇取補絡之品。不必大驚小怪也。

□勞傷吐血

勞傷吐血。與癆病吐血大異。平時必脅不斷。並無弱證。偶因房勞。猝然吐血。宜分理安胃。綺石先生理虛元鑑謂。凡遇此證。不必用黃芩花粉元參之涼。亦不必用黃芪、白朮、山藥之補。祇須柴胡、貝母、桔梗、麥冬、白芍、丹皮、澤瀉之類治之。至有奔走力作勞傷筋力而得之者。尤惟調其胃氣自愈。

□癆病而見吐血

吐血出於胃者居多。出於肺者甚少。癆病吐血。屬肺者居其大半。蓋肺病吐血。不若病於胃者之盈口而出。僅一絲一滴而已。盈口而出者。其勢雖凶。實易平復。一絲一滴者。勢雖和緩。不易爲力也。癆病見血。最早須在第二期。若第一期必無此證。故宜從速治療。惟不可過於驚慌。誠恐受心理之激刺。證情遽變也。

□胃血與肺血之辨別及施治

血之出於口也。其道有二。一自喉中出者。則從肺部而來。一自咽中出者。則從胃部而來。道不同則其見證與治療方法。自不相同。世俗之人。每見失血。不問其爲肺血與胃血。混亂施治。其害不淺。是不可不辨之。（未完）

經驗良方

□簡便健胃法（劉竹林）

胃爲五臟六腑之海。脾胃一弱。氣血生化之源少。百病由之遙起。此方價廉而易辦。胃弱者盍一試之。

雞內金二錢（藥舖席店均有賣）米糠二錢（有石粉者不用）水煎服。竹按。內金雞之脾也。能消水穀。有助胃酸。補胃液。健脾化食之功。米糠含滋養料甚豐。具助脾消化作用。凡胃弱者。若能常煎服之。更兼節飲食。勤運動。定能飯量加增。不致肴饌蹙眉也。

□小兒遺尿（張慕喬）

白果二只。煨熟食之。

□痛經問題

（朱振聲）

（一）經前腹痛之治法

【病象】在月經將來未來之時。腹部脹痛拒按。待經來之後。其痛卽止。

【病原】由於瘀滯室阻。氣不流通所致。書云。不通則痛。通則不痛。故經行則痛止。

【治法】宜用理氣祛瘀之品。

【處方】薑蘇梗各錢半　赤茯苓三錢　桃仁泥錢半　大白芍二錢　製香附錢半　杜紅花八分　金鈴子二錢　春砂殼八分　青陳皮各一錢　延胡索一錢　佛手八分

【事實】王姓婦。患經前腹痛。延今三載。初則聽其自然。並不醫治。及嫁後。其痛更劇。發時輾轉牀第。苦楚難忍。其戚囑服紅糖泡生姜湯。亦無少效。後其夫讀拙著『婦女病』。知此病不治。於生育大有妨礙。卽至余處診治。服上方二劑。痛勢大減亦止。而經亦至。後調理半月而愈。迄今並未復發云。（未完）

介紹衛生方法　幸福三日刊　指導健康途徑

救呑銅圓妙方（黎）

【處方】核桃仁四兩（即胡桃）大南薺四兩（即荸薺一名地栗）波菜一斤（即菠菱）白蜂蜜四兩。白油四兩（即大蔴子油）

【用法】先將南薺。以稀布包之。搗碎。擰汁。繼將波菜切碎。用稀布包之。擰汁。再將核桃仁搗極爛。同蜂蜜白油擰汁。共合一處。調勻。不拘時服。一劑服完。次日銅圓從大便瀉出而愈。

戲吟寄章鐵髯（寒蛩）

工愁工病不工媚。笑亦不宜哭不宜。借問鐵髯拿濟老。寒蛩傲骨可能醫。

和韻調寒蛩（鐵髯）

等閒聾病我能醫。針刼不宜灸不宜。祗痔刮癰醫本職。肯從熟練自工媚。

診餘隨筆（十）

（楊志一）

設令西醫治療。施以冰罨及下腸之法。其結果如何。固待事實證明。但必遷延時日。決無如此之迅速。可斷言矣。此其一。西醫治傷寒症。主張斷食。只可進液體流質之品。此與中醫餓不死的傷寒之說。不謀而合。此其二。食砂糖而口中熱度增加。醫者病者。不可不知。同時證明章太炎先生溫度不能以探口爲據之說（見本報第二九六期）爲可靠。此其三。傷寒愈後。溫度往往反低於平人。寒涼之品。不可再投。此其四。濕溫之後生。每以體氣爲轉移。不拘定於長夏。此其五。（完）

肺癆淺說（七）

（張又良）

（一）葆身　肺勞之最大原因。由於身體虛弱。抵抗乏力。已如前述矣。故葆養身體。調節精神。毋憂鬱以凝氣血。毋惱怒以增肝火。常吸新鮮之空氣。勿執俯屈之職業。戒煙酒。節嗜慾。使其眞氣充足。病安從來。

（二）愼疾　或不幸而偶患疾病。如傷風咳嗽等症。切宜及早醫治。毋使邪氣久戀。正氣日傷。俾免變成肺勞也。諺云、傷風不已便成勞。其可忽乎。

（三）消毒　凡與患肺勞接近者。務須謹防傳染。如病人所用之碗筷衣被等物。須用沸水洗滌。痰盂糞桶等器。當用石炭酸等之消毒。務使黴菌消絕。以免傳染之患也。

（四）壯胆　偶與患勞之人接談。切勿心寒胆小。恐其傳染。務宜壯胆提神。以禦病毒。蓋心爲一身之主。胆爲中正之官。君主精明。則羣小難逞其技。正氣充足。則邪氣不能容留。誠爲避傳染病之良法也。（完）

肺癆病療養法

楊志一編（二十八）

（九）特種肺癆病

（第一）肺痿肺癰　夫痿者。筋肉萎縮。軟弱不舉。失其動作之功用也。癰者。血行不良。毒質瘀積。赤腫將潰也。肺之有痿與癰。正以別肺藏之病。分爲兩種症候。肺痿其如草木之萎而不榮。津液枯涸。而肺葉焦枯。金匱言其病原。或從汗出。或從嘔吐。或從消渴。小便利數。或從便難。又被快藥下利。重亡津液。致肺虛生熱。而得肺痿之症。其見證爲咳逆上氣。口渴脈數。時吐涎沫。苟不治之。則當萎頓而絕。若夫辟辟燥咳。胸中隱痛。或吐膿血。脈象滑數者。則爲肺癰。始病可救。及至膿成。命卽垂危。蓋肺中灼熱過甚。肺葉焦爛。以致成癰耳。（未完）

幸福三日刊

（二四七）

出版務求信用有切實保證　**又名社會醫藥常識報**　主持者有學識經驗及人格

癩疝治療法（續）

（李健頤）

素問至真要大論曰。「陽明司天。燥淫所勝。丈夫癩疝。」又曰。「陽明之勝。外發癩疝。」陽明司天。爲燥令當盛。燥是乾枯不潤之現象。陽明主潤宗筋。燥盛筋傷。筋傷則爲癩疝。

【症象】小腹控卵腫急絞痛。或陰囊腫大如斗。或頑癩不仁。左尺沉細。寸關弦濡。

【診斷】有急性慢性二種。急性者。其筋腫之處。大熱大痛。日久釀膿。膿熟即潰。如癰腫然也。慢性者。其陰囊腫大如斗。經年累月。而不愈也。

【療法】急性者。爲熱鬱。宜解熱散鬱。如川楝延胡黃連黃芩薏米海藻昆布竹茹之屬。慢性者。爲寒鬱。宜祛寒化鬱。如炒白芍土茯苓橘絡橘核南星青皮川楝小茴香肉桂荔核之屬。或桂苓丸。加蒼朮厚朴川烏。外治宜用雄黃白礬甘草。水煎。時時泡洗。即愈。（完）

投稿簡章

（一）投寄之稿。不論文言白話。長篇短篇。均所歡迎。惟內容須切合實用。空泛之作。幸勿見賜。

（二）經驗良方。以臨症心得。確屬屢試屢效者爲合格。

（三）凡驗方之轉錄他書者。須將出處注明。在作者可免抄襲掠美之弊。而讀者亦得由流溯源之益。

（四）凡陳陳相因。及在各報已登過之醫方。請勿再投。

（五）投寄之稿。望用墨筆繕寫淸楚。並須自行圈斷。

（六）稿末請注明姓名及住址。以便通信。至揭載時如何署名。聽投稿者自定。

（七）投寄之稿。揭載與否。本館不能豫行聲明奉覆。原稿亦概不檢還。惟篇幅較長者。如未揭載。得因豫先聲明寄還原稿。

（八）投寄之稿。俟揭載後。分（甲）現金。（乙）書劵。（丙）本報。三種酬報。

（九）投稿揭載後。其酬報種種及數目。由本館酌定。不豫先函商。若投稿人欲自定者。請於寄稿時聲明。

（十）投寄之稿。經揭載後。其著作權歸本館所有。若本館尚未揭載。已先在他處發見者。恕不致酬。

（十一）投寄之稿。本館得酌量增刪之。但投稿人不願他人增刪者。可於投稿時豫先聲明。

（十二）投稿者請寄上海三馬路雲南路轉角幸福報館編輯部收。

本報特聘羅家衡律師為法律顧問

幸福三日刊

中華郵政特准掛號認為新聞紙類

幸福報

紐儀署

第三〇三期

（民國二十二年九月二日）

◀每份售洋二分▶

館址上海三馬路雲南路口

定報價目：每三日出一張。五個月一元。全年二元。寄費在內。本外埠一律。國外加倍。郵票代現。九五計值。

廣告價目：每期每格（共五方寸）計五元。均排於新聞之旁。如嵌入新聞中。長期面議。

◀本期要目▶

■夫妻問答

（涼月）

■將要結婚的青年……不可不讀

■將要出嫁的女子……亦不可不讀

妻……有孕的見證如何？

夫……有孕的見證很多。最顯明的是月經停止。乳房變化。惡寒怕冷。泛噁酸水。小便頻數。脈象滑利等等。

妻……那麼月經不來是否一定是孕？

夫……那亦不可一概而論。因病而致經停的。亦不在少數。

妻……用什麼方法去辨別他呢？

夫……大概因病而致經停的。都有腹部脹痛的見證。因為月經不來。勢必瘀血內阻。他的病原。是由於多吃生冷所致。

妻……難道月經不來。腹不脹痛者。一定是有孕嗎？

夫……這亦未必盡然。其中亦有因血虧而不能下注衝任的。這種婦人。雖不腹痛。亦非有孕。

妻……如此說來。假使辨得不明。豈不要差之毫厘。誤以千里嗎？

夫……當然。有孕的應當養胎。有瘀的應當祛瘀。血虧的應當補血。假使弄錯了。危險得很。

妻……足見為人夫者不可不知醫。

夫……所以我要定閱幸福報呀。

吐血之研究及其調理法（三）

（尤學周）

（胃血）血出於胃。多有嘔噦之聲。其血凝爲碎塊。作赭色。緣胃腑寬大。血自絡中溢出。暫存胃中。不卽吐出。故見凝結而變其鮮紅之色。其稍存卽吐者。血色略赭。其存儲時間略久。卽作深赭或紫黑色。血中兼有混雜食物碎末。以其失血時之狀態言之。有吐與嘔之二種。吐者。血出時稍作噦聲。亦有無聲一吐者。吐輒以升許。面色頓白。舉體懈惰。此乃胃中火盛。證雖極險而實易治。以病根尙淺。用止血清熱之品。無不應者。止血如側柏炭。茜根炭。蒲黃炭。丹皮炭。黑荊穗等。清熱如丹皮。山梔。細生地。麥冬。赤芍。川連。黃芩。甚者加犀角。羚羊角等。嘔者。血出時先有嘔逆之聲。其血必紫黑成塊。脇痛內熱。氣塞煩悶。此肝火橫逆。或大怒所致。蓋肝所以藏血。其氣最宜靜固。一有不甯。則衝脈沸騰。如止水鏡湖。風雲陡起。則波濤洶湧。倘遷延不治。必至上湧不止而死。急宜降氣淸火。降氣。如降香。鬱金。蘇子。瓜蔞。復花。代赭石等。淸火。如川連。黃芩。丹皮。犀角。三七。大黃等。臨時皆可加減。

（肺血）血出於肺多有嗆咳喉癢諸證狀。胸部煩悶。血色鮮紅。含有泡沫。常與痰混而不和食物。緣肺當胸部。肺絡受損。則肺氣不宣。故見胸部煩悶。肺部爲氣體所據。不能容物。肺絡旣損。血向外溢。不稍停留。卽被擯逐。上逆而出。故血色鮮紅。血出時。混有氣體。故含泡沫。胃與大腸相連。患吐血者。間有糞便亦作黑色。肺血。糞便如常。毫不變色。其失血時之狀態。有咯與咳二種。咯者。每血出。喉中先癢。咯出皆血。口燥咽乾。心虛驚悸。

（未完）

經驗良方

■治臁窠瘡方

（錄冷廬雜識卷五）

餘姚吳蓉峯學博麟書。患臁窠瘡。醫久不痊。後有相識遺一方。云、得自名醫。爲療瘡第一良藥。如法治之。果愈。余於庚戌年患此甚劇。亦以此方得痊。玆錄於左。

廚房倒挂灰塵三錢鍛伏地氣。松香一錢。茴香一錢。花椒一錢。硫黃鍛一錢。癩蝦蟆一錢。枯礬一錢。蒼朮一錢。白芷一錢。硃砂一錢。

右藥共研細末。用雞子一箇。中挖一小孔。灌藥其中。紙封其口。置幽火中煨熟。輕去其殼。存衣。再用生猪油和藥搗爛。葛布包之。時擦癢處。

■痛經問題（續）

（朱振聲）

（二）經行腹痛之治法

【病象】每逢經行則腹痛。痛時喜按。經少色淡。甚則面白。肢冷。必俟經淨。其痛始殺。

【病原】由於經期時誤食生冷。以致寒客胞宮。而爲腹痛。症屬虛寒。故痛時喜按也。

【治法】宜用溫通之劑。

【處方】肉桂心三分（飯丸吞）　赤茯苓三錢　川楝子二錢
大白芍二錢　製香附錢半　延胡索一錢
炮姜炭五分　台烏藥三錢　失笑散三錢包
青橘叶錢半　春砂殼八分　佛手八分

【事實】李梅影女士。患經行腹痛已五載。初病時由於偶服生冷。以致每逢經來。卽患腹痛。經淨乃止。迭經醫治。均未見效。後將各醫藥方。寄余求治。余視前醫用藥。均無溫通之品。乃於原方中加入肉桂炮姜二味。服一劑卽見效。（事載婦女病書中）足見藥能中病。見效極速也。

（未完）

□治頭痛方

白殭蠶每歲一隻。（如十歲用十隻）川芎二錢。白芷二錢。煎湯裝壺內。（熱水壺更佳）乘熱薰病處。汗出卽愈。惟須避風。（此方無論新久寒熱俱效）

□目前急需之兩驗方

（秦伯未）

□一煤毒　□二凍瘡

際此冬令。枉死之慘。莫若煤毒。而擾人之苦。莫若凍瘡。於是市衛生局遍貼避免煤毒之標語。各大藥房競出治療凍瘡之藥品。伯未有經驗效方。不敢自祕。願爲告世人。

（解煤毒方）煤氣盛時。投生白蘿蔔數枚於爐中。其氣卽消。倘已中毒。急搗汁灌一二盃卽毒解淸醒。

（解凍瘡方）患處用文旦皮一只。福橘皮四只。白蘿蔔一枚。煎湯乘濕浸洗。每日三四次。二日後卽皮皺自消。

右二方均用尋常果品。價廉簡便。歷試俱效。切勿以平淡目之。

□失眠之心理療法

（陳儀臣）

失眠之心理療法。儀臣積半生之經驗。亦知有數種原因。以致失眠者。或藥治。或靜養。一一列後。以質當世之高明者。

（一）早眠　早上貪眠之人。往往喜熬深夜。熬夜習慣。變成失眠。此起居不調之故也。當調其起居自愈。

（二）受餓　受餓之人。飢腸栗鹿。卽患失眠。少食茶點。卽能安眠。

（三）過飽　多食則胃難消化。亦不能眠。宜略加運動以助消化。或解大便以鬆之。

一飲病　人有停飲。往往徹夜不寐。或食香燥之品以滲之。或使人以手敲之。除其飲。卽能眠矣。以上三者。皆胃不和則臥不安之失眠也。

（一）多言　凡中氣不足之人。愼勿高談闊論。否則多言傷氣。卽患失眠。氣足者則否。此一部分人之失眠也。

（二）勞神　少壯時日間勞苦。夜間安眠。常例也。亦有一種精神欠缺之體。日間過勞。夜間反不能安眠。蓋臨睡則血液歸入心房。過勞則血液耗散。不能歸入。以致失眠。此亦一部分人之失眠也。宜靜養數小時。神安則能眠矣。

（三）肝氣　肝主怒。怒則厥氣上升。心火不能下降。心腎不交。亦不能眠。此氣分偏勝之失眠也。平氣之法。莫妙於靜坐。數呼吸。久則心火下降。卽能安眠。

（四）提神　人有喜飮濃茶者。亦有喜吸香烟或鴉片烟者。則提起其精神。卽不能眠。此習慣成癖。無法救濟。非戒除之不能愈。其他或因咳嗽。或因泄瀉。或因氣喘。或因痛楚。不一而足。要皆間接之病。非眞失眠症也。

□肺癆病療養法（二十九）

楊志一編

肺痿肺癰。同出於熱。但有虛實之分。此可於其脈象診得者也。肺痿之脈數而虛。肺癰之脈數而實。況胸中之隱痛與吐膿血。爲肺癰之特證。尤不難辨別而得。至其餘各證。亦有兼見者。亦有混見者。不可固泥以論斷之。是在臨診時之圓融活變。庶乎善矣。

肺痿一症。出於病後爲多。胃納少甚。飽食而臥。六七日不大便。燥火上熏。其音卽啞。又二三日發熱。兩足無力。其病專屬陽明。此時用大承氣下之。乃不致延爲廢疾。內經所謂治痿獨取陽明也。（陽明有淸下之分。淸者白虎。下者承氣。此所謂獨取陽明。必採承氣之法。）若下之不早。手足筋痿。遂以癱瘓。此時需用大劑養陰。以善其後。倘可十救一二。蓋其始被火薰灼。而見痿象。故以去火爲急。其後薰灼將枯。正當以滋潤爲宜。冀其苗稿復興。此肺痿始末之正法也。（未完）

出版務求信用有切實保證　又名社會醫藥常識報　主持者有學識經驗及人格

幸福之門

答李女士問 (朱振聲)

據述素體畏冷。幾無陽氣。一經秋後。惟胸前有熱氣。餘者均冷。甚至面部亦然。經來成塊。或如豆腐。或如豬腦。腰肚脹痛。白帶綿綿。大便液泄。結婚六載。並未生育。據症而論。其屬胞胎寒極。顯然無疑。夫沍寒之地。不生草木。重陰之淵。不長魚龍。胞胎既寒。何能生育。考胞胎居於心腎之間。心腎火衰。則胞胎為之寒冷。且血得寒則凝。故經來成塊。瘀阻氣滯。故腰肚脹痛。其所以如豆腐如豬腦者。濁陰凝聚而成凍也。其所以肢體寒冷者。陽氣不得外達也。帶下屬帶脈不固。便溏屬脾陽欠運。種種見證。莫不由於火衰所致。治宜溫補心腎。蓋心腎氣旺。則火自生。胞胎受蔭。則寒自散也。

米炒潞黨參二錢　土炒白朮三錢
補骨脂三錢　熟附片三分
淮山藥三錢　菟絲子三錢
肉桂丸五分(吞)　剪芡實三錢
巴戟肉三錢　炮姜炭八分
厚杜仲三錢　抱茯神三錢
葱白頭二個

答王女士問 (朱振聲)

據述症屬肝脾腎三陰俱虧。肝病則頭目暈眩。脾病則帶下便溏。腎病則腰痠背痛。今秋忽然嘔血盈盆。色紫成塊。此乃脾虛不能統血歸經。血隨氣逆而上湧也。當斯之時。用西藥強止其血。以致宿瘀留戀絡道。而為胸脘作痛。氣促不舒。復用降火平肝之劑。於是寒涼太過。脾土更虛。脾虛則生濕。橫溢於肌表則為浮腫。下注於大腸則為便泄。經云。虛氣散逆。為脹為滿。肚腹腫硬。良由於此。苔白膩。脈弦緊。前醫用抑木扶土之法。本屬合度。何如病重藥輕。故難見效。今擬益火生土。助以健脾滲濕之劑。然乎。否乎。尚希高明裁政。

土炒白朮二錢　連皮苓五錢
生苡仁三錢　土炒白芍二錢
淮山藥三錢　炒扁豆衣三錢
猪苓三錢　澤瀉錢半
陳廣皮一錢　炮姜炭五分
金匱腎氣丸五錢吞

本報特聘羅家衡律師為法律顧問　　幸福三日刊　　中華郵政特准掛號認為新聞紙類

幸福報

銘儀署　（印）

第三〇四期
（民國二十二年十月二十日）
◀每份售洋二分▶
館址上海三馬路雲南路口

◀本期要目▶

□醫不可「不知亦能行」

（濟蒼）

孫中山先生的心理建設。要改造社會人的心理。推翻「知易行難」的舊有陋說。創為「知難行易」的新說。演繹這四字。而有「能知必能行」。「不知亦能行」的定例。更例舉「飲食」「用錢」「作文」等十個證據來證明「不知亦能行」這一句話。孫先生是精於醫理的。却不拏醫病來證明。足見醫病要先知道病理和藥性。斷乎不可「不知亦能行」。

「試藥郎中」。「和熟讀王叔和不如臨症多」。却是些嘲罵庸醫的話兒。藥可以治病。也可以殺人。試藥。就不啻拿人的性命來玩。不熟讀醫藥書籍。不明研病理藥性。臨症多。就是殺人多。

記者有一位聰明的朋友。敏而好學。博涉羣書。却怕看醫書。他知道為醫。是「差之毫厘。謬以千里」的。怕看醫書。是怕拿人的性命玩。這是他的聰明。也是他的良心。但現社會的醫生。大多數是「不知亦能行」。政府不嚴格取締。唉。予欲無言。

□吐血之研究及其調理法(四)

(尤學周)

宜清心降火。女貞子。墨旱蓮。天麥冬。紫菀。百部。西洋參。蛤粉。鮮生地。丹皮。新絳。藕汁之屬。皆可選用。重便一味。最爲救急妙品。咳者。血隨咳而出。其證先見咳嗽。咳久不已。復有鮮血。此肺痨病之的確最爲難治。古今醫案。率用壯水補陰。得效者蓋寡。此惟在平常預防。除此而外。雖有藥石。無濟於事。

□血從口出各有不同

吐血不僅有肺胃之别。即從其吐出時之狀態而别之。又有吐血、嘔血、咯血、咳血之不同。吐血者。其血撞口而出。血出無聲。嘔血者。血出有聲。重則其聲如蛙。輕則有似呃逆。氣不暢遂而已。咯血者。痰帶血絲也。咳血者。咳嗽連連。血隨咳出也。治吐血當分步驟。不可錯亂妄施。第一步先宜止血。血既止。其經絡中已動之血。有不能復還故道者。則瘀積爲患。故第二步宜消瘀。血既止。瘀已消。其血潮動不靜。間日而又作者。乃血不妥其位也。第三步即宜甯血。一切證情平復後。則又宜補血。以收全功。嘔血多由怒氣逆甚。驟然而發。甚病在肝。蓋動肝火。則火載血上。動肝氣。則氣逆血奔。重者用大柴胡湯(柴胡。半夏。黄芩。芍藥。生姜。大黄。枳實。大棗。)加蒲黄。丹皮。桃仁。當歸直折之。輕者。但須凉血。調胃氣。則嘔自止。犀角地黄湯(犀角。生地。丹皮。芍藥)加柴胡枳壳。血止後。用逍遙散加阿膠牡蠣香附之類以收功。咯血出於肺。然與腎臟有關。治補瀉兼施。除滌除肺痰外。又宜顧慮其腎。藥以天冬。麥冬。貝母。知母。桔梗。百部。黄柏。遠志。熟地。牡蠣之類。咳血有內外二因。外感風寒。發爲咳嗽。當以疏解。咳止血亦止。肺陰不足。肺葉焦畢。上逆爲咳。其治頗難。當以養陰潤肺爲主。二冬。人參。沙參。石斛。五味。玉竹。貝母。杏仁。蔞皮。山藥。茜草。藕節。酌用。(未完)

經驗良方

□目疾祕方

(錄治廬雜識卷二)

石室祕錄。治目中初起星。用白蒺藜三錢。水煎洗之。四日五次。星即退淨。此方極神效。

□蜈蚣入腹

(錄仝上)

明張沖虛吳縣人。善醫。有道人以竹筒就灶吹火。誤吸蜈蚣入腹。痛不可忍。張碎雞子數枚。令啜其白。良久痛少定。索生油與嚥。遂大吐。雞子與蜈蚣纏束而下。蓋二物氣類相制。入腹則合爲一也。事見吳縣志。

□痛經問題(續)

(朱振聲)

(三)經後腹痛之治法

【病象】月經行而不多。來後卽止。經後腹部脹痛不舒。

【病原】由於經行不多。行而卽止。以致宿瘀留戀。倘未盡達。故腹部爲之脹痛。

【治法】宜祛其未淨之瘀。

【處方】當歸尾三錢　生蒲黄三錢　茺蔚子三錢　京赤芍二錢　兩頭尖三錢(酒浸包)　青陳皮各一錢　紫丹參二錢　五靈脂三錢　製香附錢半　春砂壳八分

【事實】鄰居陳友德之妻。患痛經病。據述經來不多卽止。止後輒腹痛。詢余治法。余曰。宿瘀未楚。瘀去卽止。書上方與之。服後經又來。痛亦漸止。(完)

救呑水銀妙方（黎）

【處方】香油四兩（即麻油）

【用法】凡多呑水銀者。急用香油灌下。取其滑潤包裹。不致傷於腸胃。遂令二人參扶。搖動行走。則水銀自大便出矣。按水銀性寒而墜。遲治則斃。

治服斷腸草（張慕喬）

（俗呼大茶藥）

甕菜搗自然汁。灌下一大碗。毒水吐出。即活。

感章濟蒼先生（董淺秋）

（調寄意難忘）

恁地無因。莫遣愁寄恨二豎凌人。藥爐長作伴。風信忽移春。鄰鬼物。夢浮塵。更誰怨誰瞋。病漸深。腰支困弱。敗柳輕身。怎間和緩生秦。忙登門乞活。上湖嚴陵。（時先生在其故鄉嚴子瀨頭）懸方追葛氏。蓄餌並桐君。攻膝理。察形神。只自今。枯骸白肉。感德奇仁。

答鎮江王君問（涼月）

問　性交後。陰莖射出精液。應否由女陰流出。何故流出。何故不流出。而流出與否。與受孕關係若何？

答　男子之精虫。與女子之卵子。兩相混合。乃成胎孕。於精液流出。並無關係。蓋精虫之強者。與卵子混合後。餘精即由女陰流出。且子宮地位極小。亦不能容如許之精液也。

問　性交時。女性無恍惚狀態（即無感受性）亦有受孕可能否？

答　有受孕可能。不觀世之被強姦者。亦往往能受孕者乎。

問　精冷。精薄。甫交即泄。其病因何在。治法若何？

答　手淫過度。或房事不節。治法詳本報二九九期拙著『生育問題』內。

問　見色流精。及陽萎不舉。其病因何在。治法若何。能否性交。能否得子？

答　由於精關不固。腎陽衰微。治宜益腎陽。固精關。性交無興趣。間或能得子。惟極少耳。

問　月經期中。性交有何害處？

答　月經期中性交最易沾染毒氣。及女子痛經症。

問　受孕期中。性交有何危險？

答　受孕期中性交有流產之危險。

問　婦女產後。須經若干時可以性交？

答　最少須經五十日後。方可同衾。

問　子女與父母血統。有無方法可以檢驗？

答　除滴血外。愧余未知他法。

問　婦女貞潔與否。生理上有無鑒別及檢查之法否？

答　詳本報二二七期拙著『慾海明燈』內。

問　手淫有無遺傳性。年久者其害若何。能生殖否？

答　無遺傳性。年久者足以促短壽命。生殖間或能之。

肺癆病療養法（三十）

楊志一編

肺癰一症。起於濁痰壅阻肺竅。熱鬱肺絡。咳吐衝激。胸中作痛。此時用大劑葶藶大棗湯以瀉之。破其鬱熱。下其頑痰。使肺氣清肅。而癰可立愈。惟葶藶以苦者為最勝。甜者力薄不可用。若夫癰膿既成。惟有犀黃丸一方。足以療治。方用犀黃五分。元寸五分。製乳香沒藥各一兩。搗糯米飯一兩為丸。如粟米大。每服三錢。重者二料可以全愈。醫家以濟世為心。故於危證方治。不可不知。

（第二）傳尸癆　患癆日久。微生蟲匿伏臟腑。病人一語一咳。皆能揚播於外。每見毒蟲蔓延。一門慘死。眞可悲也。此類傳屍之蟲。可於病人生前。用藥殺斃。雖病體無望。而後患可除矣。至於預防。則莫如於食後訪病。常佩安息香於懷。此外別無他法耳。

（未完）

出版務求信用有切實保證　**又名社會醫藥常識報**　主持者有學識經驗及人格

幸福之門

無夢之滑

（本埠胡一枝君問）

志一先生台鑒久慕雅譽。馳譽海上。爲我儕有病青年造福殊夥。久所感戴。此不敢作過分之詞。以悅先生者也。茲有瑣事相煩。尚祈勿吝珠玉。以致患者。則晚有生之日。皆感戴之年矣。特述之如后。

晚於十四歲時爲惡友所誘。而趨入手淫之歧途。合汚同流者一年餘。初不知其爲害之烈。有勝於毒砒者。斯時也晚尚未臻發育時期。雖力行滑精主義不替。然迄無夢寐之變者。晚方深自慶幸。以爲決無此項疾病發生矣。乃於十四歲時。由鄉來申。習業後。卽除去手淫之惡習。至今已有半年許矣。詎料於本月之六日晨。驟然滑精。是日十時始起身。翌晨七時爲小便所急醒。排去後。以爲時尚早。故仍就睡。逆知卽在此復睡中作第二次之滑精。於不知不覺間。至是乃驚慌莫名。乃依照素所佩服者之 大作「青年病」所載之以元明粉搓手心中。服之頓止。惟於本月之念二晨。於假寐時。作第三次無夢之滑。乃憂此疾之不能斷根。惟不悉晚之滑爲生理調節乎。抑爲極重之症象乎。尚祈敎之。則感且無涯矣。

答胡一枝君問

（楊志一）

按遺精本爲青年之通病。但有生理與病理之分別。如每月二三次。遺後身體幷無倦態。此生理的遺精也。如夜寐無夢。遺洩頻頻。頭眩腰痠。精神不振。甚至見色心動。精卽遺洩。此病理的遺精也。今據述貴恙情形。似屬病理遺精之輕症。毋須驚恐。可每晨用淡鹽湯吞聚精丸三錢。常服勿間。一方厲行攝生。節制性慾。自可見愈也。

本報特聘羅家衡律師爲法律顧問

幸福三日刊

中華郵政特准掛號認爲新聞紙類

幸福報

紹儀署

第三〇五期

（民國二十年二月十五日）

◀每份售洋二分▶

館址上海三馬路雲南路口

定報價目

每三日出一張五個月一元全年二元寄費在內本外埠一律國外加倍郵票代現九五計值

廣告價目

每期每格（共計五方寸）五元均排於新聞之旁如嵌入新聞中長期面議

◀本期要目▶

介紹內科小兒科專家 尤學周醫士

尤學周醫士。任康健報編輯有年。大作傳誦一時。其關於性病各稿。尤爲讀者所欽佩。又得已故名醫朱少坡先生眞傳。於虛勞及小兒各病。頗有經驗。現設診所於北山西路泰安里五十八號。同人等特爲介紹。俾病家問津有途。

介紹者楊志一 朱振聲 同啓

□介紹二張治凍瘡簡效方

（涼月）

□一張是未潰用的

□一張是已潰用的

我有二位朋友。他們的夫人。都患凍瘡。一個是未潰。一個是已潰。不過她們的經濟和面貌。確截然不同。一個是富而且美。一個是貧而且醜。那個貧的。姓王。住在我家對門。自朝至暮。無片刻之暇。不是出去買小菜。便是在家洗衣服。據說每到冬天。兩手兩足。必定要生凍瘡。而且年年破爛。今年當然不能免除。所以她的丈夫。就來問我有什麽丹方。可以定痛收口。因爲她已經用過他種治凍瘡藥。敷上去都痛不可忍。我說你要止痛。很容易。去到中國藥店買些大黃。研爲細末。用水調敷即愈。她丈夫如法泡製。沒有幾天就好了。

照理貴富人家的夫人。天天圍爐。足不出戶。就是出去看戲吃大菜。大都坐汽車。穿大衣。那裡還要生凍瘡呢。其實不然。越是富貴的人。越是愛時髦。很冷的天。她仍舊要穿絲襪。加以在家暖慣的人。越是不耐冷。足部受了一熱一冷的緣故。血液就要凝結而成凍瘡。陳夫人的足部所以生凍瘡。亦是這個緣故。幸虧她還沒有破潰。我就叫她臨睡時。用棉花浸洋油貼包。平日不要再穿絲襪。她果然聽了我的話。沒多時亦就好了。

□吐血之研究及其調理法(五)

(尤學周)

□三大祕訣

治吐血有三大祕訣。見於醫學廣筆記。其言曰。凡治吐血。宜降氣。不宜降火。宜行血。不宜止血。宜補肝。不宜伐肝。何以謂宜降氣。不宜降火也。氣有餘。便是火。氣降則火降。火降則氣不上升。血隨氣行。無溢出上竅之患矣。降火必用寒涼之劑。反傷胃氣。胃傷則不能統血。血愈不能歸經矣。今之療吐血者。大患有二。一則專用寒涼。如芩連山梔青黛柿餅灰四物湯加知柏之類。往往傷脾作泄。以致不救。一則專用人參。以致肺熱。使肺愈傷。欬逆愈甚。亦有用參而獲効者。此是氣虛欬嗽。氣屬陽。不由陰虛火爍所致。然亦百不一二也。宜以白芍炙甘草制肝。枇杷葉麥冬橘紅貝母薄荷清肺。米仁山藥養脾。韭菜降香蘇子下氣。青蒿鼈甲銀柴胡地骨皮補陰清熱。棗仁茯神養心。地黃山萸枸杞牛膝補腎。此屢試輙驗之方。然陰無驟補之法。非多服不効。病家欲速其功。醫家張皇無主。百藥雜試。以致隕命。覆轍相尋而不悟。悲夫。何謂宜行血不宜止血也。血不循經絡者。氣逆上壅也。夫血得熱則行。得寒則凝。故降氣行血。則血循經絡。不求止而自止矣。若有意止血。則血凝。血凝則必發熱惡食。及胸脇痛。病日沈痼矣。何謂宜補肝而不宜伐肝也。經曰五臟者。藏精氣而不瀉者也。肝爲將軍之官。主藏血。吐血者。肝失其職也。養肝則肝氣平。而血有歸。伐之則肝虛不能藏血。血愈不止矣。此三者乃余獨得之要。當爲斯世告之。

(未完)

經驗良方

□治瘋狗毒蛇咬良方

五聖丹　(錄冷廬雜識卷五)

瘋狗毒蛇咬人者多死。方書雖有治法。不甚著效。惟蕭山韓氏所傳五聖丹。獲效如神。不可勝數。韓氏惟製藥施送。秘不傳人。鄭拙言司鐸開化。從其同寅汪睦齋學博世鈴處。得此方。見示。汪喜錄單方。製良藥施人。此方得之於其至戚。乃自韓氏竊得者。汪按方製藥以拯人。無不應手取效。因錄之以廣其傳。

上號當門子一錢　梅花冰片一錢　火硝三分　上號腰面雄黃一錢　九製爐甘石一錢

右藥共研細末。男左女右。用竹挖耳點近鼻處大眼角七次。

□診餘隨筆(十一)

(楊志一)

□用藥一得

枇杷葉本治咳妙品。然而去毛未淨。包不得法。反使咳嗽增劇。故宜改用枇杷葉露。較爲妥善。

丹溪云。上升之氣。自肝而出。故歷來治肝之藥。往往偏於沉降。如中風之用風引湯。頭眩耳鳴之用磁硃丸。氣升呃逆之用代赭旋覆湯。等是。然而肝藏受寒之厥逆症。衝氣上逆之奔豚症。則宜用溫通之劑。(如桂枝加桂湯當歸四逆湯)若用降氣鎮逆之品。則病勢反增。以壓力愈甚。反動力亦愈甚也。

盜汗一症。余用麻黃根。浮小麥。碧桃乾。糯稻根鬚。無不應手而止。昨晤同道章濟蒼君云。穞豆衣亦可止盜汗。靈效非常。余試之果然。

藥之用法。最有分寸。如元明粉之通大便。琥珀之通淋濁。羚羊之治驚癇。犀角之吐衄。參三七之祛瘀定痛。黃柏之治有夢遺精。川貝之治津傷咳嗽。白芨之治肺損咯血。均宜研末沖服。否則。效率銳減。甚等於零。世之醫者。每有藥雖對症。難取寸效者。無他。用之不得其法也。

藥有須煎湯代水者。病家不可不知。如黃土湯(治便血)之灶心黃土。生鐵落飲(治癲狂)之生鐵落。治水腫脚氣方中之冬瓜皮。止盜汗方中之糯稻根鬚。消瘰癧方中之海蜇皮。均須煎湯代水也。

介紹衛生方法　幸福三日刊　指導康健途徑

隔一日再點七次。再隔一日又點七次。雖重傷者自愈。若犬咬至二十日外不治。若用藥後誤喫羊肉發物。用藥再治遲至二十日外者。亦不治。宜忌羊肉發物四十九日。兼治痧症悶死。時疫傷寒。癍發不出者。亦用此藥點眼角。男左女右。

婦科拉雜談（一）

（朱振聲）

婦女病較男子爲難治。因其有經帶胎產乳疾等症。爲男子所無。而爲女子所獨有。於是乎臨症之時。須多一層兼顧。此寇宗奭之所以有『寧治十男子。莫治一婦人』之謂也。然則果如寇君之言。則婦女病將無人顧問矣。余曰不然。夫學有專長。固不能一概而論也。否則扁鵲過邯鄲。何以有帶下醫之名耶。且兒科古稱啞科。亦非易治之症。然而習兒科者。亦能起沉疴於旦夕。此皆學有專長之故也。余於婦科一門。略有所得。自『婦女病』一書行世以來。婦女之來求治者尤衆。謹將一得之愚。爰作淘沙之選。幸世之同道。有以教之。

究竟是否有孕？

王姓婦。患經閉症已九閱月。胃納不旺。歷求數醫治之。或曰有孕。或曰瘀阻。議論紛紜。莫宗一是。於是安胎藥也。攻瘀藥也。朝夕亂投。迄無一效。乃求治於余。診其脉。並無滑利之象。視其人。形瘦色蒼。知爲木火體質。據云。自停經以來。並無泛噁吞酸。形寒背冷等症。恐非有孕之兆。然則經何以而不至耶。若曰瘀阻。並無腹脹腹痛等症。且連服攻瘀之劑。亦未見効。究竟是否有孕。誠百思而不得解也。余曰。此非有孕。亦非瘀阻。其所以經停者。血虛無以下注衝任也。彼既無胎可安。又無瘀可攻。此安胎攻瘀之劑之所以不能見効也。蓋藥不中病不但無益。抑且有害。並詢其平日經來之多少。答曰甚少。足見平素血虧。可無疑義。並告之曰。月事之所以不以時者。責之衝任。衝爲血海。隸於陽明。陽明者胃也。（未完）

肺癆病療養法（三十一）

楊志一編

（六）特種療法

第一章　大新大古之捷病法

法華經云。『十界互具。一念三千。』照此哲理。以觀察一切事物。則宇宙之內。無物不用。雖一微塵。亦未可輕廢。況天下之理。惡中有善。苦中有樂。善惡互生。苦樂相連。如陰陽更相爲會。非可孤立而獨存。使徒奪其苦。則樂無從生。除其惡。則善無從出矣。

試以此佛教哲理。而構成疾病觀。則美顏料。由癩菌而產出。保健劑。從結核菌所造成也可知矣。倘以癩菌結核菌爲可長。務圖減盡而後快於心。則美顏料保健劑。又從何出耶。故此後之研究醫學者。與其僅謀撲滅病菌之方策。何若造就利用厚生之工夫。較爲有益。（未完）

又名社會醫藥常識報
主持者有學識經驗及人格
出版務求信用有切實保證

幸福之門

她總感不到愉快

編着先生。吾是說不來什麼什麼。不過覺得 貴報是造福人羣的刊物。時時刊載着奇疑病症的病原與救治。予讀者以莫大醫理。而適有其病。因此得以由危而安的。更要着莫大之惠。讀者中也許會有來函鳴謝的吧。 先生我現在有一樁不能明瞭。也引以爲一件奇疑的事要請教。不知 先生不以卑鄙可恥而擯却嗎。 先生我是在前二月因着父母之命。與她結了婚。先生啊。既結了婚。那沒就難免有着所謂夫婦之道。可是兩月到今。每次……她總感不到愉快。在我們完了事的時候。只要我的……出了她的口。先前射在她那裡的東西。就泊泊的全流了出來。得不到愉快。或許就是這個緣故吧。但她怎麼不能容受這流質的東西呢。真使我莫明其妙。她是也有月經的。年十九。身體很長大。與我相仿。我以爲這是關係我終身幸福。因想貴刊是爲人們謀幸福的。事雖低卑。但爲着前途的幸福。終於鼓了勇氣。不以爲可羞。更不顧這種問題是否要在 先生貴報之例。寫就了這封信 先生我就求你這個原因。在 貴刊裏指教我。先生你能使我不致失望嗎。我在這裡盼望着等候你。先生你要是以爲卑無答復價值。那末來信無答復價值的字樣。也求 先生在貴刊答我幾個字。免得我朝夜盼望與夢勞。先生我是寫不來通順的信。但爲終身幸福計。所以不顧着是否要被人貽笑。(下略)

住法界二十歲的青年賈冠羣鞠躬一月二十一號

答賈冠羣君問　涼月

這個問題。可分爲兩種原因。一種是由於女子生殖器局部太小。受了男子刺激而發生疼痛。所以每逢……祇覺痛苦而不覺得愉快了。一種是由於女子平日有手淫病。刺激已慣。局部已麻木。所以得不到愉快。現在據 足下來函所述。尊夫人的所以得不到愉快。大概由於新婚未久。所謂『破題兒第一遭』。當然得不到愉快。待至日久月累。定能其樂融融。至於精液流出問題。並無關係。可參觀本報第二〇四期『答鎮江王君問』一文可也。

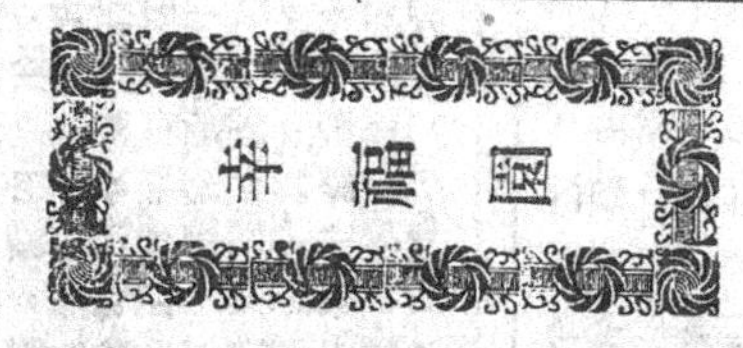

叉麻雀與家庭教育

(陳征帆)

人生不可無娛樂。尤不可無正當之娛樂。兒童的稚嫩頭腦。譬如照相機與留聲機片。外界之一音一象。皆在不知不覺中深深印入。歷久不磨。一遇有相當機緣。即將照樣地複演出來。因此，凡有家庭有子女之人。對此娛樂問題。尤不可不與以嚴密之注意。所謂父母之一舉一動。皆當爲子女而慎重是也。

說起來眞可憐。我們中國人的普通家庭。簡直談不到娛樂——尤其談不到正當娛樂。根本上我們就不知道什麼叫做娛樂。我們所有的。不是娛樂。無非是消遣(Killinr time)而已。——比如叉麻雀。便是最風行。最普遍的一種消遣。當你走過街坊里巷時。總可聽到劈拍之聲。不絕於耳。在飯畢無事的晚上。在假期多暇的辰光。大家就相聚手談。三朋四友。加入戰列。男婦老幼。混雜並坐。八圈既竟。再來八圈。精神貫注。鉤心鬥角。晝既告盡。繼之以夜。華燭高燒。目力耗竭。時已夜午。未肯休歇。玩物喪志。誰知所屆。——在當時則樂矣。誰能料想到日後所引起的重大結果呢?

叉麻雀一事之所及於成人的弊害。不在本短文範圍之內。姑置毋論。茲僅就叉麻雀一事之所及於兒童的弊害。略述如下。

(1)在兒童腦中留下「以不正當方法得錢」之惡印象。論語微子篇有云。「見得思義」。禮記大學篇有云。「生財有大道」。新序節士篇有云。「爭而得財。廉士不受也」。

(未完)

本報特聘羅家衡律師為法律顧問

幸福三日刊

中華郵政特准掛號認為新聞紙類

幸福報

鈕儀署

第三〇六期

（民國二十二年十月八日）

◀每份售洋二分▶

館址上海三馬路雲南路口

定報價目

每三日出一張五個月一元全年二元寄費在內本外埠一律國外加倍郵票代現九五計值

廣告價目

每期每格（共計五方寸）五元均排於新聞之旁如嵌入新聞中長期面議

◀本期要目▶

口醫生與法官

（濟蒼）

「病」是人生的變態。「醫」的目的。是在抹掉這變態而歸於常態之技術。人不幸而生病。不得已而用醫。醫實在是高尚的職業。譬如社會的常態。是有安定的秩序。不良分子的搗亂。使社會擾擾不寧。那就是社會的變態。也就是社會的病。以維持社會秩序為職業的法官。他的唯一責任。是來治好這病，法律就是醫書。刑罰就是醫術。假使社會沒有變態。就用不到法律。也就不需要法官和法庭了。這樣看來。法官全靠社會有變態。他們才有職業，但做法官的。專希望人的犯罪嗎？孔子說「聽訟我猶人也。必也使無訟乎」可見做法官的。卻希望人不犯罪醫生的職業是替人醫病。人的生病。是不幸的事。難道醫生是喜歡人生病嗎？那末。醫病怎麼可稱仁術呢？記者原是一個替人醫病為職業的人。假使沒有生病的人。記者就沒有飯吃。但記者臨症。每每憫憐着病人。巴不得他速愈。愈後又巴不得他永不復發。這真是醫生的好心腸。也就是孔子「必也使無訟乎」的仁政。遇到不治之症。也好像判決死囚。心裏着實悲悼。醫病真像執法。不犯法最好。犯了法就要科罰。良藥苦口。針灸傷膚。數病齊起。好像俱發罪。愈了又發。好像累犯罪。統要加重科罰。

介紹 內科 小兒科 專家 尤學周醫士

尤學周醫士。任康健報編輯有年。大作傳誦一時。其關於性病各稿。尤為讀者所欽佩。又得已故名醫朱少坡先生真傳。於虛勞及小兒各病。頗有經驗。現設診所於北山西路泰安里五十八號。同人等特為介紹。俾病家問津有途。

介紹者楊志一 朱振聲 同啓

吐血之研究及其調理法（六）

（光學周）

■吐血之特效藥

冷廬醫話載吳球治一少年。吐血如泉湧。諸藥不效。虛羸病危。乃取病者吐出之血。瓦器盛之。候冷入鍋。炒成黑色。以紙盛。放地上。出火毒。細研爲末。分爲五服。麥門冬湯下。一二服。其血遂止。作者遂謂此種治法謂血導血歸法。不知由於血纖維素凝結之故。血炭入胃。在胃中化開之後。將全胃之黏膜。密密蓋滿而保護之。出血之處。亦受其蓋滿。該處之血纖維素。因之凝結。出血遂止。古人止血。多用黑藥。謂血見黑即止者。非以黑屬水。能制紅色之火。乃凝結纖維素之功耳。十灰丸爲吐血主方。亦此故也。市上流行之各種祕製止血丸方。騙錢斂財者。皆十灰丸之類。賠效不及血炭之遠。余嘗以此救人。頗著功效。誠可謂特效藥矣。又凡灰類研細吞服。較煎服者捷速十倍。不可不知。

■砂糖與吐血

吐血起於倉卒。有不及遠方備藥者。鄉間僻壤。尤感困難。故不可不知簡便治法。有范纖銘者投函某報。謂老母年逾七秩。四月杪。欬痰無端吐血。氣逆咽癢。癢則作欬、欬則血來。滿口鮮紅。盈盆傾碗。余見之。殊爲恐怖。即欲興診脈開方。彼則力拒。自謂昔年吐血更劇。藥未沾唇。祇服砂糖獲愈。余乃飭人。往購砂糖。冲服一大碗。血漸止。囑以飲食彌補之。即康健如常云。按砂糖爲易得之品。法又簡便。故附錄於此。

■宜用各藥

血虛之主藥。爲熟地。當歸。枸杞。鹿膠。炙草之類。

血虛之佐藥。爲山藥。麥冬。杜仲。菟絲。五味之類。

血虛而有微熱者。宜涼之補之。如生地。麥冬。芍藥。沙參。牛膝。阿膠。雞子黃之類。

血有因於氣虛者。宜補其氣。如人參。黃芪。白朮之類。（未完）

經驗良方

■幾張應時的驗方（秋）

▲傷風咳嗽方　▲手足破裂方　▲凍瘡未潰方　▲凍瘡已潰方

每屆秋冬。每因入浴。或換脫衣服。或因勞動汗泄。易着風寒。而爲鼻塞身重。咳嗽痰多。有一張簡易的良方。頗著效驗。方用真文冰糖二錢。同生西瓜子仁二錢共杵極細。再以蘇葉梗二錢。白杏仁二錢。煎濃湯。待極沸時。將其藥湯速冲冰糖瓜仁屑服之。覆被臥片時。汗出即愈。

診餘隨筆（十二）

（楊志一）

■冷麻痧

冷麻痧乃夏令時症之一。冬令亦間有之。月前往診城內福佑路劉宅。患者爲一童子。甫自學校歸。頻呼頭痛。口渴喜熱飲。四肢厥冷。心胸煩悶。額汗如潑。視其苔白膩滿佈。切其脈沉細欲絕。詢其未病之前。曾見何症。則曰僅昨夜便瀉一次而已。余曰。此症乃暑濕蘊遏中土。脾胃屬中土。而旁達四肢。脾陽窒塞。不得外達。四肢因而厥冷作麻。幸而手足猶未拘攣。用藥尚無鞭長莫及之歎。否則。拘攣一見。血脈凝滯。則非藥用針灸法不可。（按中醫針灸一法、乃以針刺穴。針頭燃以艾絨。使熱氣直達病所。氣血即得流通。誠起死回生之絕技也。惟精此術技術者絕少。以余所知。城內廣益醫院黨波平先生。可稱此科能手。）急急擬溫中通陽一方如下。川桂枝八分。淡吳萸六分。乾薑六分。藿香錢半。姜半夏二錢。陳廣皮一錢。陳木瓜錢半。蘇合香丸一粒（吞）。令服一劑。次日至余寓復診。諸恙悉退。惟胃納不佳。再擬二陳加砂仁佛手炒穀麥芽等味。盡二劑而健飯如常矣。按近閱報端云。海甯地方。發現時疫。其症狀與此頗爲相似。爰爲記之如右。（未完）

介紹衛生方法　幸福三日刊　指導康健途徑

西風怒吼。草木黃落。氣候乾燥。婦女每以洗滌關係冷水。熱湯。頻受刺激。或年老血枯液燥之輩。手足每易破裂。痛苦不堪。我有一方。介紹給諸位試試。方用紫草一兩研細。再以猪肉四兩熬去渣。卽以紫草末調入之。用以搽入裂紋中。能止痛柔皮。異常舒適。

凍瘡是冬令的應時品。好算十人中點有一二八。又癢又痛。雖無生命之憂。確是切膚之累。天氣冷得厲害。它也猖獗得最力，賣凍瘡藥的老闆。也笑逐顏開。我來公開一張方子。搶些賣藥的生意。請看方子。在初起腫癢的時候。用皂莢一枚。放在火爐上燃之（注意火不可盛）待其靑煙起時。卽將腫癢處就而薰之。卽腫退癢止。連薰幾次。保你斷根不發。到了已潰。用棉絮燒灰搽之。再用肉猪油（去油渣）調棉絮灰。敷於紙上蓋之。一日換二次。生肌收口。很神速。

婦科拉雜談（二）

（朱振聲）

飲食入胃。化生精血。柔出中焦。陽明虛則不能生化精血。下注衝任。太衝不盛。經從何來。當從二陽發病主治。方用全當歸二錢。阿膠珠二錢。紫丹參二錢。赤白芍各錢半。川桂枝四分。吳茱萸四分。仙半夏二錢。炙甘草五分。茺蔚子三錢。大川芎八分。粉丹皮錢半。生姜二片。紅棗二枚。囑服六劑。俟血足則經自行也。

懷孕十六月何以不產？

陸姓婦。已產六胎。至第六胎產後。忽然血崩。從此遇勞卽發。發時而脣均白。甚則暈厥。後又懷孕。至今十六月。尙未生產。於是疑竇叢生。恐其非孕。然彼（指病人）因慣於生產者。覺腹中似孕。而非病也。然則何以十六月尙不產耶。更有一事。使彼不解者。卽腹部亦不膨大也。故來余診所以詢之。余診畢曰孕也。非病也。彼聞之卽曰。然則懷孕十六月。何以不產。腹部何以不大。余曰。血虛不能蔭胎。胎萎不長也。蓋連產六胎。氣血已虧。加以血崩時發。其血之虧極。更可知矣。考胎之在腹。全賴母血以養之。試看世之婦女。懷孕之後。月經必停。可以知之矣。良以血既養胎。則無以下注衝任矣。今因胎失血養。所以不長不大也。治宜養血安胎。待血足胎養。則自然生產矣。方用白歸身三錢。大白芍二錢。生地炭四錢。阿膠珠三錢。抱茯神三錢。生白朮二錢。炒條芩錢半。厚杜仲三錢。川斷肉三錢。桑寄生三錢。紅棗三枚。苧蔴根錢半。囑連服十餘劑。因此症非旦夕所能見効也。（未完）

肺癆病療養法（三十二）

楊志一編

此種原理。若引今世醫學以證明之。則病結核者。實因其抵抗力薄弱所致。故常與結核菌接觸之體。其抵抗力。必强大完全。未曾感觸者。其病菌易於侵入。譬之英雄。必出萬死之關。而後有高枕安臥之日。

當今之世。人類與病毒。列軒而居。欲談絕對回避。必脫離紅塵。獨居深山而後可。然此屬理想。未必能實現。且人旣受天地以生。宜盡人類之本領。凡百病毒。只可養成心力體力。以抵抗之。萬勿畏却迴避則滿目瘡痍。均可同登壽域矣。

艾灸一法。能增進結核之抵抗力。而盛於古。棄於今。可慨孰甚。予非聲價自高。背理獨斷。實根於科學之研究。故敢勸告同人。期補杏林於萬一。

第二章　灸法可治結核之理由

艾灸之應用於結核治療其理有三。

（未完）

幸福之門

打胎？

（溧陽天成布號葉一鶴君問）

茲有仰求指教者。緣鄙人年近而立。子女已三人。年來內子多病。纏綿二載。於今秋始告就痊。然體弱猶未恢復健康之狀也。第近忽月事已二月不至。且時作嘔吐模樣。察其形勢。似已有孕。惟思一病經年。痛苦萬狀。今雖脫離病魔。精神焦悴。已達極點。倘仍任其生育。恐體力不勝其累矣。趁此胎氣初萌。故特函懇先生仰乞明示。在此時期。應服何種藥品。使其消滅無形。不致膨脹。俾內子得以輕身息養。則感德無暨矣。以上情形。實因體力不勝。而出諸無奈。幸勿吝教爲荷。

答葉一鶴君問

按打胎一事。有叛人道。實爲法律所不許。且打胎之藥。不離破氣奪血。今來示云任其生育。恐體力不勝。獨不知任其服藥墮胎。孕婦必蒙莫大之危險乎。以故與其臨渴掘井。不若未雨綢繆。則節育尚矣。關於節育問題。天虛我生已先我言之。特爲介紹如下。以爲參考。其原文曰：『節育之方。自古迄今。祇有「獨睡丸」一味。所謂上士分床。下士分房。即足以節制其欲。然在青年人飽暖之餘。每自出於不可遏抑。但如一念橫陳嚼蠟。亦必興味蕭然。否則自知其不可而爲之。又何異乎飲鴆以止渴耶？故欲節育。必先學止定之功。而在婦女方面。則最好爲自行乳哺。庶在乳汁流通期間。決無受孕之可能矣。三年一育。古人三十而娶。女子四十九而經絕。充其量。不過能產五胎。即令全數生存。亦不足以爲累。栩自十八歲授室以來。即是如此。相隔三年。始生一度。中殤其一。迄惟二子一女。向平之願。得以早了。四十九而斷慾。因之卻病。初非欲求延年。亦以求減少疾苦耳。』

幸福園

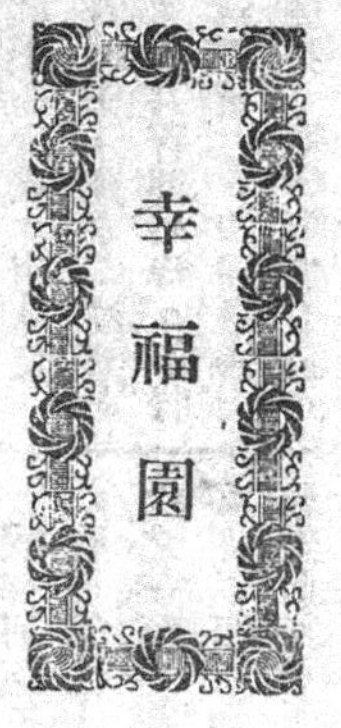

叉麻雀與家庭教育

（陳征帆）（續）

據此。吾人可想見古代聖賢。其律己之嚴爲何如。其取財之不苟爲何如。叉麻雀一事。不用許多思想。不費什麼勞力。便有很大的輸贏。由這種方法得錢。豈能算爲正當。豈能免「悖而入」之譏？兒童浸淫於此種環境。眼看着自己的父母用取巧的方法。把別人的成堆的錢。拿過來成爲己有。自然要發生羨慕的心。（有了錢便能買東西吃。買東西玩。做花衣服穿。小孩子也知道錢是有用的。）這樣。便在他們的腦際。留下一個深刻的印象。以爲應用取巧方法。便可得錢。不一定要勞心勞力的。及至他們長大了。誰能保得住他們不變本加厲。青出於藍。去加入輪盤賭。去進行投機事業。甚而去偷。去搶。去當綁票土匪呢？唉！差之毫厘。謬以千里。只此「倖得」之一念。便是遺誤兒童之一生而有餘了。

（2）使兒童看輕時間看輕事業　通常人們叉起麻雀來。起碼要浪費四五小時不等。來了一圈。再來一圈。恨不能一直來下去。這樣。還能談得到尊重時間麼？時間是造成生命的原料。我們中國人大都把可寶貴的生命原料。用在無價值。無意義的事情上面。那真是一樁莫大的損失。昨晚叉麻雀一直叉到上午三點鐘。精力交疲。神志渙散。日上三竿。酣臥未醒。及至起身整衣。盥嗽。趕到公事房中。已較平時晚了一個半鐘頭。沒精打采地。昏頭昏腦地去辦理公事。也覺得茫無頭緒。提不起興會來。這樣。還能談得到尊重職務麼？還能企圖事業上之成功麼？兒童自成人方面。屢次得到這種强有力的暗示。他們長大了。自然也要浪費時間。玩忽職務的。那末他們的前途。也就可想而知了。

（未完）

本報特聘羅家衡律師爲法律顧問

幸福三日刊

中華郵政特准掛號認爲新聞紙類

幸福報

紉儀署

第三〇七期

（民國二十二年二月廿一日）

◀每份售洋二分▶

館址上海三馬路雲南路口

定報價目

每三日出一張 五個月一元 全年二元 寄費在內 本外埠一律 國外加倍 郵票代現 九五計值

廣告價目

每期每格（共計五方寸）五元 均排於新聞之旁 如嵌入新聞中 長期面議

◀本期要目▶

□不妊症之原因

（王祖鏗）

所謂不妊。就是不能生小孩的意思。從前兩夫婦間沒有小孩的時候。往往歸罪於女子。男子是否也有責任的話。從來沒有人想到。到了現在。纔知道夫婦間沒有小孩的時候。一半的罪在於男子。並非專是女子的責任。所以。如果丈夫不受醫師的檢查。而祇是治療妻子。以爲便可望妊娠。這實在是大愚的事。要明白不妊的原因。先須檢查夫的精子是否健全。方爲合理。然而今日下層階級或知識缺乏的人。仍有許多以爲祇是妻的責任的。據我所知。曾有許多婦人。爲了不能妊娠。以致被丈夫所藐視。不得享受家庭的快樂。這是對於女界同胞。多麼的受冤。茲將美人 Willian J. Robinson 對於不妊的最普通原因抄在下面。

（一）因淋病及其他炎症而起的喇叭管的炎症。（二）白帶下劇烈的時候。也是爲不妊的原因。因爲遇精子時能減殺其活動（三）子宮的前轉或後轉過甚時。也爲不妊的原因。

有曾經妊娠過一次。生了小孩。以後不再妊娠的。這大概因爲通往子宮的喇叭管的一端閉鎖了的緣故。就是因爲卵子不能從卵巢通過喇叭管而達於子宮。這疾病每每從分娩而起的。其原因大概爲喇叭管炎。又有因爲從夫傳染來的病毒或其他原因的。

不妊娠的治療。須靠極熟練的醫師纔能成功。最後。我還要反覆的說。苦於不妊娠的女子。不可不先檢查其夫。因爲不妊的原因。不單在女子。同時也在男子啊。

吐血之研究及其調理法（七）

（尤學周）

血有因於氣實者。宜行之降之。如青皮。陳皮。枳殼。烏藥。沉香。木香。香附。前胡。白芥子。海石之類。血有虛而滯者。宜補之活之。如熟地。當歸。牛膝。川芎之類。血有寒滯不化。及火不歸元者。宜溫之。如附子。乾姜之類。（用熱藥。宜辨證確鑿。否則殺人如反掌）

血有亂動不甯者。宜清之和之。如茜根。查肉。丹皮。丹參。川貝。童便。竹瀝。百合。茅根。側柏葉。藕汁。荷葉。柿霜。韭汁。蘿菔汁之類。血有大熱者。宜寒之瀉之。如黃連。黃芩。黃柏。知母。元參。花粉。梔子。石膏。龍胆草。苦參。桑白皮。香薷。犀角。青黛。槐花。童便之類。血有蓄而結者。宜破之逐之。

如桃仁。紅花。蘇木。元胡索。三稜。莪　。五靈脂。大黃。朴硝之類。血之燥者。宜潤之。如蜂蜜。天冬。柏子仁。蓯蓉。當歸。百合。胡桃肉之類。血有滑者。宜止之澀之。如棕灰。髮灰。白芨。人中白。蒲黃。百草霜。訶子。五味。烏梅。地榆。文蛤。續斷。椿皮之類。（未完）

經驗良方

白喉藥方（李寒吻）

元參一錢五分　麥冬一錢二分　薄荷五分　川貝母八分　丹皮八分　大生地二錢　炒白芍八分　生甘草五分

熱甚。加連翹。去白芍。燥甚。加天冬。茯苓。小便赤。加木通。數日不大便。加元明粉。如有內熱。及發燒。勿服。表藥照方服去。其熱自除。症輕重加減分量。藥雖平淡。用頗通神。體虛加熟地或生熟並用亦可。

白喉吹藥（前人）

青果炭二錢　黃柏一錢　兒茶一錢　薄荷一錢　川貝母二錢　冰片五厘　鳳凰衣五分（即初生小鷄殼內之衣）各研細末和勻。加冰片乳細。喉間起白。切忌忌藥麻黃誤用咽啞不可救。桑白皮肺已虛不宜瀉。紫荊皮

肝病治法

（張錫純）

肝爲厥陰。中見少陽。且有相火寄於其中。故內經名爲將軍之官。以其性剛也。爲其性至剛。當有病時。恆侮其所勝。以致脾胃受病。而有脹滿疼痛泄瀉種種諸證。因此方書遂有平肝之說。謂平肝即所以扶脾。若遇肝氣橫恣者。或可暫用。而究不可長用。因肝應春令。爲氣化生發之始。過平之則人身之氣化。必有所傷損也。有謂肝於五行屬木。木性原喜條達。所以治肝之法。當以散爲補。散者即升發條達之也。然升散常用。實能傷氣耗血。且又暗涸腎水。以損肝木之根也。有謂肝惡燥喜潤。燥則肝火肝氣妄動。潤則肝火肝氣甯靜。然潤藥屢用。實於脾胃有礙。其法亦可暫用。而不可長用也。內經謂厥陰不治。求之陽明。金匱謂知肝之病。當先實脾。先聖後聖。其揆如一。此誠爲治肝者之不二法門也。惜自漢唐以還。未有發明其理者。獨至黃坤載深明其理。謂肝氣宜升。胆火宜降。然非脾氣之上行。則肝氣不升。非胃氣之下行。則胆火不降。旨哉此言。誠窺內經金匱之精奧矣。由是觀之。欲治肝者。原當升脾降胃。培養中宮。俾中宮氣化敦厚。以聽肝木之自理。即有時少用理肝之藥。亦不過爲輔佐之品耳。所以然者。五行之土原能包括金木水火四行。脾胃屬土其氣化之敷布。亦能包括金木水火諸臟。所以脾氣上行。則肝氣自隨之上升也。胃氣下行則胆火自隨之下降也。內經論厥陰治法。有調其中氣。使之和平之語。所謂中氣者。即指脾胃而言也。所謂調其中氣使之和平者。言調和脾胃之氣。即能使厥陰肝經之氣自歸於和平也。至仲景著傷寒論。深悟內經之旨。其厥陰治法。有吳茱萸湯。由厥陰而推之少陽治法。有小柴胡湯二方中之人參甘草半夏生薑大棗皆調和脾胃之藥也。且小柴胡湯以柴胡爲主藥。而本經謂其主腸胃中結氣。飲食積聚。寒熱邪氣。推陳致新。細繹本經之文。則柴胡實亦爲陽明胃府之藥。而兼治少陽耳。醫者欲治肝胆之病。盍弗祖內經而師仲景哉。（未完）

介紹衛生方法　幸福三日刊　指導健康途徑

破血不可用。防風不可用。杏仁苦降不宜。牛蒡子通十二經不可用。山豆根不可用。黃芩過涼不可用。射干妄用即啞。羌活過表不可用。桔梗肺虛不宜升荊芥不可用。諸喉症切不可表散。虛症不宜破血。愼之。愼之。

◻又方

（前人）

生土牛膝汁滴鼻孔。青魚喉內圓骨用濃茶磨漿。刷腭喉外乾則頻刷。以愈爲度。

◻神鍼呈章濟蒼醫士

支離病態自增嫌。徹骨風寒欲附炎。藥石遍嘗渾不濟。賴君痛下一鍼砭。

銅人腧穴細相尋。刺臂輪丹入內心。能治沉疴能起死。玉龍賦後見神鍼。

袁佩珍待正草

◻婦科拉雜談（三）

（朱振聲）

◻小便刺痛

李姓婦。因夫患白濁未愈。同房後小便刺痛。溲赤而熱。頻數不多。日夜不安。乃求診於余。余曰。此乃由夫傳染而來。病屬濕熱瘀精留戀中途。膀胱宣化失司。方用粉萆薢三錢。飛滑石三錢包。黑山梔三錢。生草梢八分。海金沙三錢包。琥珀屑五分冲。川黃柏一錢。肥知母錢半。牛膝梢二錢。細木通八分。連服三劑。病已若失。後其夫亦來求診。已成慢性白濁。調理月餘方愈。蓋慢性白濁。並不疼痛。乃由本原虧弱所致。決非九一四六〇六之所能見效也。

◻服打胎藥後

上星期六。晚十二時半。有一馬姓婦。叩門請診。據云。其女患血崩症。頃已不省人事。請先生速往。言時。淚奪眶而出。並擲足曰。奈何奈何。悔之晚矣。余聞言。即挾皮包而出。並詢之曰。其病原能否見告。幸勿隱瞞。彼曰。其女初患月經不通。約四月餘。余曰有泛噁吞酸等症否。曰有。余曰。以前月經準否。曰準。余乃曰。以後如何。彼曰。余等恐其成乾血癆。乃服攻瘀通經之劑。豈知服後腹痛經行。成塊而下。勢如泉湧。面白如紙。氣微欲絕。頭暈眼花。身不能動。動則又至。已請西醫打針。亦無効驗。言時已至其家。及登樓。有數人呆坐一室。病人則閉目而睡。（未完）

◻肺癆病療養法（三十三）

楊志一編

（一）艾灸施行既久。至一定時日後。血色素量能增加。且可長期持續。赤血球數。亦可多生。如是則體內之新陳代謝旺盛。食慾亢進。營養佳良。其有益於保健也。固無待論。即掃除病毒也。功亦有餘。

（二）施灸後。白血球數能增加。其主因。初起於中性多核白血球之增率。（青地時枝兩氏及作者實驗）而至一定時間後。淋巴細胞亦能增加。如連續施灸。較爲顯明。且可長期持續。（著者實驗）淋巴細胞之增加。對於結核治療上。有偉大之力。早爲中外醫學界所公認。西洋學者。或以藥劑注入。以鼓起淋巴細胞增加症。而期達到結核治療之目的。艾灸之治結核。其第二理由。乃因其能增加淋巴細胞也。

（三）施灸後無論動物人體。其白血球之食菌力。能增長（青地氏實驗）補體力亦能增加（青地時枝兩氏實驗）換言之。即免疫性及抵抗力。皆得因之而助長。此灸法之治結核第三原因也。

介紹內科小兒科專家尤學周醫士

尤學周醫士。任康健報編輯有年。大作傳誦一時。其關於性病各稿。尤爲讀者所欽佩。又得已故名醫朱少坡先生眞傳。於虛勞及小兒各病。頗有經驗。現設診所於北山西路泰安里五十八號。同人等特爲介紹。俾病家問津有途。

介紹者楊志一朱振聲同啓

出版務求信用有切實保證　又名社會醫藥常識報　主持者有學識經驗及人格

幸福三日刊　（二六八）

□鐵驊治驗

濟蒼

濁痰上壅。閉其肺竅。則諸竅俱閉。以致昏悶不醒。搐搦厥逆。此由痰火鬱結。肝風內動而然。用鎮痙逐痰法。

焦梔子三錢。陳胆星八分。製半夏三錢。炒麥芽三錢。生打石決明四錢。抱木茯神四錢。炒竹茹三錢。宣木瓜二錢。生玳片七分。廣橘紅絡各一錢。小枳實錢半。杭白芍二錢。

萬氏牛黃丸一粒。

用鮮石菖蒲湯化服。

神志漸清。抽掣亦平。痰得宣化之機。藥已對症。無事更張。可望履入坦途。

焦山梔三錢。陳胆星六分。純鈎鈎三錢。生打石決明四錢。廣橘絡一錢　炒竹茹三錢。生玳片七分。製半夏三錢。括蔞仁四錢杵。金釵斛三錢。抱木茯神四錢。生打廣玉金三錢。

叠進化痰宵神潛陽熄肝法。已應如桴鼓。將藥如將兵。出奇制勝。全在審症詳確耳。藥向效邊求。故仍宗前議。

焦山梔三錢。製半夏三錢。新會皮一錢。焦鷄金錢半。石决明四錢。炒竹茹三錢。小枳實一錢。生熟穀芽各錢半。陳胆星五分。辰茯神三錢。括蔞仁四錢杵。廣玉金三錢。

△△▽▽

□國醫章濟蒼來滬

章濟蒼浙江桐廬人。家世名儒。兼習醫理。先生潛心探求。遍訪名師。以宏造就。精方脈。更善痰咯血症。行醫浙東西。活人甚多。今漫遊海上。擬在寧波路隆慶里小住。誌之以便病家之問津焉。

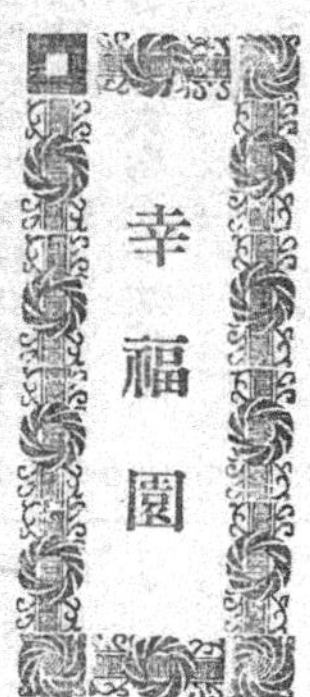

□叉麻雀與家庭教育（續）

（陳征帆）

（3）使兒童養成反社會的態度　在叉麻雀的時候。大家心目中的唯一目的。便在妄想運用取巧方法。將他人手中的錢。攫爲已有。損人肥己。習非成是。自私自利。視爲當然。俗語道。「爭財不顧親」。對待自己的親屬。尚且如此。對待別人如何。也就可想而知了。長此以往。勢必至天良汩沒。麻木不仁。只知道圖謀一己之快樂。而不知體諒他人之痛苦。（我輸了錢。自己固然要不快活。我贏了錢。別人當然也要不快活。能這樣一想。就自然不願意叉麻雀。或加入任何種類的賭博了。所惜者。迷於賭博之人。已五中失主。那還能想得到此。）什麼同情救濟啦。社會事業啦。公益團體啦。自然也就不在他們的意下了。古人道。「悲莫悲於心死」便是指這種人說的。他們的心既然死了。便自然要無孽不作了。從前那一般神奸巨盜。偶在某處打撲克。一局輸贏。輒以數十萬數百萬計。可是你若向他們募幾個錢。來創辦育嬰院。孤兒院。托兒所。那他就要敬謝不敏。退避不遑了。——這不是一個顯明的例子麽。總之。盜父無廉子。娼婦無貞女。兒童既浸淫於叉麻雀的環境。自然要養成一種反社會的態度。(Anti-social manner)。日後必定要受社會之淘汰的。

（4）使兒童失去認識人生全部真相的機會　據個中人言。叉麻雀這件事。是非常有趣味的。照我個人的實地觀察看來。這件事也的確能引起人們的激烈感覺。使人發生痛快淋漓的興會。而爲「令人嗜此至死」的一種原動力。當叉麻雀的時候。興高采烈。難捨難離。豈肯中途罷休。迷溺其中者。神經麻醉。五中失主。便覺在天地間。沒有別的事情足以使他注意。足以使他留戀。（未完）

本報特聘羅家衛律師爲法律顧問　幸福三日刊　中華郵政特准掛號認爲新聞紙類

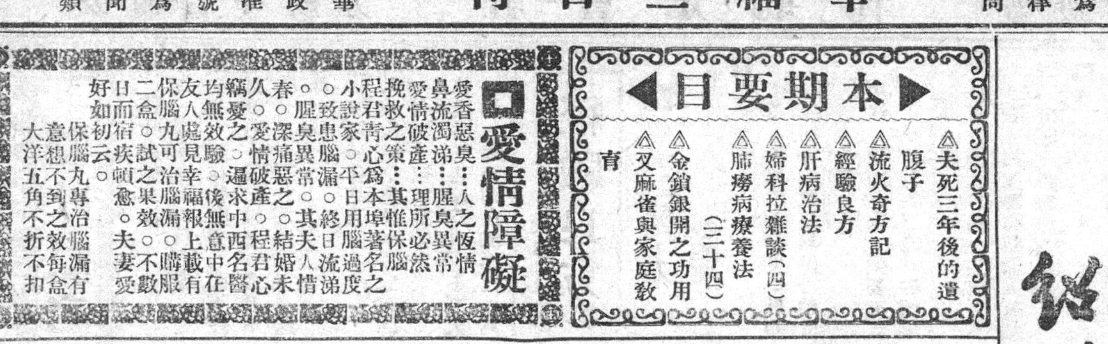

第三〇八期
（民國二十二年二月廿四日）
◀每份售洋二分▶
館址上海三馬路雲南路口

◀本期要目▶

□異哉！

夫死三年後之遺腹子

□羞愧無言惟求死　（陳存仁）

（邵儒棠來函）舍親某氏婦。素體虧弱。嫁後年餘。得病。延醫問之。或曰是孕。或曰非孕。忽其夫暴病逝世。婦大慟。幾欲身殉。翁姑尚望得一遺腹孫。藉慰殘年。然閱時十月。婦患病奄奄。腹部平坦如故。絕無孕象。族中叔伯乃議立嗣。時有三房窺伺其翁之遺產。爭執二年不決。今此婦忽大腹便便。竟產一男。計其夫去世已隔三年矣。族中人雖盡信其絕無不端。惟事越常理。未能無疑。誹言四起。名譽掃地。遺產爭議。愈多枝節。此婦羞愧無一言。日惟求死。故特函詢。願得一言以定衆議。而息事端。

妊娠之期。通常以十月爲度。惟人之體質各各不同。生理機能。隨之而異。是以每有八九月而早產者。亦有越十月而未產者。苟其體質上另有特異之點。則妊娠期之長短。無常例也。晉書載苻堅母孕十二月而生。劉撝母孕十三月而產。嵩山記載陽翟婦人三十月而產。均係信史。

令親素體既弱。妊娠期內。不能以充分氣血。養其胎胞。更以病魔纏綿。復抱喪夫之痛。想此時生理機能。因此停頓。及後病體漸愈。生理機能。漸漸恢復。氣血既充。所伏胎胚。始能長大。胎兒於是長成。此亦醫學上『合理』之特例。惟此種特例。究爲尋常所鮮見。亦無怪爲缺乏醫學知識者所猜測紛起矣。鄙人嘗聞一病家言。有某氏子新婚未及七月。即產一兒。人言嘖嘖。百辯莫釋。幸此婦僱乳母哺育。隔七八月又產一兒。人言始息。蓋妊娠特例。由於生理之變態。每非常例所能一概而論也。

今令親既爲『族中人盡信其絕無不端行爲。』是則僅須醫學原理。即能定論。敢作一斷語曰。生理苟有變端。孕期難有一定。體虛有病之婦。經三年而產一孩者。此係特例。尚屬合理。在醫學上言之。不能謂爲絕對『不可能』也。

□吐血之研究及其調理法(八)

(尤學周)

□吐血調養法

吐血。固宜服藥。而調養。尤應注意。若徒恃服藥。而不注意於調養。其效較遲。或竟不能收效也。調養之法有三。述之如下。

(一)關於衣食住者。

1.衣服宜取寬博。不宜束縛太緊。被宜鬆軟。

2.食物以溫煖爲度。不可大熱。太熱則血流加速。易於由裂處滲出。

3.少食堅硬之物。以液體流動者最宜。每次食量宜少。若易於饑餓。不妨增加次數。

4.烟酒辛辣之品。含有刺激性。皆宜少食。

5.臥室之內。空氣宜清潔。窗戶常開。惟不可直接當風。防其感冒。

6.臥時。枕宜高。則血隨氣下行。

(二)關於動作者

1.一見吐血。不可驚恐。精神宜安靜。

2.言語不宜過多。不可起坐妄動。

3.喉頭作癢。終宜極力耐住。使勿咳嗆爲要。

4.不可用深呼吸。

5.大小便宜常通。大便不爽時。可服輕瀉藥以利之。完

經驗良方

□百病經驗奇方

(張海峯)

□百病消散

主治　無論胃腸飽悶。肚腹疼痛。傷風發熱俱可治。暑天去姜。

用法　葱頭七根。生姜五六片。陳茶葉三錢。砂糖半杯。

服法　用水二碗。共煎。熱服。加陳酒隨量飲。蓋被出汗。諸病消散。

□偏正頭風

主治　各種偏正頭痛。風邪頭風。作事過勞。鬱火頭風等症。

用法　甘松、白芷、甘菊、羌活、山奈、防風、荊芥、藁本。各二錢。北細辛五分。

服法　用水煎服三帖除根。

□肝病治法

(張錫純)

獨是肝之爲病。不但不利於脾胃也。舉凡驚癇癲狂眩暈腦充血(中法名爲絕巔疾)諸證。西人所謂腦氣筋病者。皆由肝經失和而致之。蓋腦氣筋。亦名腦髓神經。發源於背。而分派於督脈。原係淡灰色之細筋。肝原主筋。肝又爲腎行氣。故腦氣筋之病。實與肝臟有至切之關繫也。治此等證者。當取五行金能制木之理。而多用五金之品。以鎮之。如鐵鏽鉛灰金銀箔赭石(赭石係鐵養化合)之類。而佐以清肝潤肝之品。若羚羊角。青黛芍藥龍胆草牛膝(味酸入肝善引肝火肝血下行爲治腦充血之要藥。然須多用至兩許方見奇效)諸藥。俾肝經風定火熄。而腦氣筋亦自能循其常度。不致有種種諸病矣。又有至要之證。其病因不盡在肝。而急則治標。宜先注意於肝者。元氣之虛而欲上脫者是也。其病狀多大汗不止。或少止復汗。而有寒熱往來之象。或危極至於戴眼。或無汗而心中搖搖須人按住。或兼喘促。此時惟宜重用斂肝之品。使肝不疏泄。即能杜塞元氣上脫之路。迨至汗止怔忡喘促暫愈。而後徐圖他治。宜重用山茱萸淨肉至二兩。(本經山茱萸主治寒熱即指此證)斂肝即以補肝。而以人參赭石龍骨牡蠣諸藥輔之。拙著衷中參西錄來復湯後。載有本此法挽回垂絕之證數案。可參閱也。究之肝胆之爲用。實能與脾胃相助爲理。因五行之理。木能侮土。木亦能疏土也。曾治有飲食不能消化。服健脾煖胃之藥百劑無效。診其左關太弱。知係肝陽不振。投以黃芪一兩桂枝尖三錢數劑而愈。又治黃疸證不能飲食。亦診其左關特弱。俾重用黃芪煎湯送服金匱硝石礬石散。而愈。是其明徵也。且胆汁入於小腸。能助小腸消化食物。此亦木能疏土之理。蓋小腸雖屬火。而實與胃腑一體相連。故亦當以土論也。拙見如此。質諸四方同志諸大雅。以爲然否。(完)

□吞金銀銅鉄錫急救方

（應榮振）

取羊脛骨。（即羊前腿膝蓋骨）燒枯爲末。米湯調服二三錢。一日必出。或用橄欖核燒灰研末。開水調服亦好。或用韭菜一把。稍煮使軟。不可切斷。淡食之卽吐出。或由糞中出。

□治久年咳嗽

胡桃肉生喫。多服自愈。

□止鼻衂法

（施永祥）

民國十六年余曾患鼻血之症。卽延醫服藥調理。屢治無効。後得家祖秘用白茅根一扎（去心節）藕節炭三錢。和水煎服。至今尚未復發。卽可絕根。

□治虎口疔

生在唇左右。來勢極猛。渾身發寒熱。治不得法。動輒斃命。生蜆搗粗鹽。敷患處。對時。可穿口拔去毒莖。卽愈。

□婦科拉雜談（四）

（朱振聲）

顏作桃紅色。手冷如冰。脈細如絲。時旁有一女曰。自伯母去後。彼（指病人）又暈厥一次。醒後云心跳不止。余診畢。乃下樓。病家爭相問曰。病勢若何。尚能挽救否。余曰。症已至此。危險已極。氣隨血脫。近在目前。非用大劑益氣。什難救一。蓋有形之血。不能速生。無形之氣。所當急固。否則。氣血有渙散之虞。陰陽有脫離之險矣。急命病家購上等人參一株。煎湯先飲。據云。參湯已飲過。服後反增呃逆。余視之曰。此參太劣。非三十金一株不可。時其戚在旁曰。余家有上等人參。速往取可也。余亟握管處方。方用潞黨參四錢，清炙黃芪四錢。炮姜炭四分。蒲黃炒阿膠四錢。茯神四錢。當歸頭四錢。大白芍二錢。生白朮二錢。活管仲炭三錢。地榆炭三錢。側柏炭三錢。水炙遠志一錢。酸棗仁三錢。蓮蓬炭一具。書畢。囑速往購。以便煎服。時參已在煎。俟煎畢。緩緩呷之。並無呃逆之象。余及返。臨行時。囑藥來速煎。蓋能否轉危爲安。全視此藥也。病家唯唯。至翌日復診。崩勢大減。惟病人則疲不堪言。終日昏睡。余曰。危機雖過。坦途未入。仍將原方略加更改而別。此症調理一月餘。方始愈。亦云幸矣。後聞此女雖已定親。尚未出閣。平日浪漫已慣。且醉心自由。以致珠胎暗結。服打胎藥後。轉成血崩。噫。春申江畔。歇浦潮邊。失足女子。何祇千萬。彼馬女士者。不過其中之一耳。

□肺癆病療養法（三十四）

楊志一編

第三章　施灸之場所及用法等

云及灸法。莫不聯想及經穴。依予所實驗研究。並無一定之經穴。惟有如下之三要點相關。故選擇腰部以下。最爲適宜。

（一）美觀上之關係

灸之缺點。在乎留醜惡之瘢。（西人最忌）此後藤道雄博士之所以推奬無痕灸也。予亦深贊其主旨。但無根痕與艾灸。其作用未能全然一致。欲治結核。非艾灸不可。艾灸既有灸痕。當擇人目難及之所。以保持雅觀。

（二）預備後來萬一要施大手術之關係

灸痕之存在。於外科醫。實一大障礙。人生世上。禍患難測。偶有不虞之病。致有腹部背部施行大手術之必要。亦未可知。爲未雨綢繆計。依吾管見。則以薦骨部。最爲適宜。

（三）施灸後之快感

（未完）

介紹內科小兒科專家尤學周醫士

尤學周醫士。任康健報編輯有年。大作傳誦一時。其關於性病各稿。尤爲讀者所欽佩。又得已故名醫朱少坡先生眞傳。於虛勞及小兒各病。頗有經驗。現設診所於北山西路泰安里五十八號。同人等特爲介紹。俾病家問津有途。

介紹者楊志一朱振聲同啓

金鎖銀開之功用

覃更新

草名天蕎麥。根名金鎖銀開。葉如兜鈴。莖如木通。節如鶴膝。莖葉綠。節紅。春苗夏長。秋開細白花。霜降結子。至冬而枯。其根紫皮白肉。味淡微酸而濇。性平無毒。入肺肝脾大小腸五經。葉。治用和粉作糕餅。小兒食之。清疳去積滯。婦人服之。定眩止白帶。根。治小兒百病。口水流涎。小便亦而下地如米泔汁者。一劑而愈。斂肺。療咽喉腫痛。治痢。瘰肉附之疽。瘰癧痰核漸消。唇舌牙疼皆效。肺癰膿血。服之即收。喘嗽紅痰之要用。小兒方中爲聖藥也。藥性平和。功效神速。

幼廉按金鎖銀開。名同實異。約有四種。一爲金鎖匙。趙氏綱目拾遺正誤云。草藥有金鎖匙。俗呼金鎖銀開。乃藤本蔓延之小草也。土人取以療喉症。極驗。又名馬蹏草。非馬蹏細辛也。馬蹏細辛。即杜衡。瀕湖於杜衡條後附方。引急救方中之金鎖匙。認爲杜衡。誤矣。二爲鐵邊箕。百草鏡云。金鎖銀開。俗名鐵邊箕。處處山野有之。葉似天門冬葉。又似土茯苓葉。但差狹小耳。藤生。或緣石砌。樹上竹林亦內有之。非海金沙也。其根黑色。兩旁有細刺。如邊箕樣。故名。入藥用根。三爲金鬚針。汪連仕采藥書云。金鬚針。俗呼金鎖銀開。其苗柔而堅性不斷。今名象毛。力能軟堅化痞。合米醋搗汁盥口。能開鎖纏喉風。雖枯根亦可透鎖喉。四即天蕎麥根。趙恕軒云。今俗所用治一切喉症。金鎖銀開。乃天蕎麥之根。形如甖丸。黏結成塊。產山上者皮黃。汚泥中者皮黑。與百草鏡所言各別。孫玉庭云。其根專治喉閉。故得此名。喉風喉毒。用醋磨漱喉。涎痰去。而喉閉自開矣。由是觀之。天蕎麥根。固稱金鎖銀開。其餘三種。亦名金鎖銀開。皆能豁痰開閉。善治喉症。不得謂藥肆所備者。皆屬僞品也明矣。

國醫章濟蒼來滬

幸福園

叉麻雀與家庭教育（續）

（陳征帆）

什麼父子之親。夫妻之愛。兄弟之道。朋友之誼。對於藝術的欣賞。對於學問的追求。對於社會的服務。對於人羣的供獻。都不在他的意下。都沒有使他一顧的價值。除了叉麻雀而外。無所謂娛樂。除了叉麻雀而外。無所謂努力。除了叉麻雀而外。無所謂事業。這種人已走到「玩物喪志」的地步。已變成叉麻雀的奴隸。那裡還有機會去享受人生的幸福。說起來。這種人眞是一方面令人可憐。而一方面又令人可痛呀。生在這種家庭環境當中的兒童。整天整夜地。跟着父母過那「昏天霧地」。不辨是非的生活。那他們還能有機會去認識人生全部的眞相麼。還能使自己的人格向人生各方面求平均發展麼。唉！這種兒童是沒有遠大希望的。他們的遠大希望。已經被他們父母取消了。

上面所述。不過就其特別顯著者而言。至於其他弊害。尙不勝枚舉。總之。爲父母者若迷於叉麻雀之事。根本上就沒有時間與精力在家庭敎育上留意。其所培養出來的兒童。自然不是社會上的優秀分子了。他們平素叉叉麻雀。也無非逢塲作戲。當爲一種消遣罷了。誰能料想到竟能引起如是嚴重的結果呢。竟能葬送其子女一生的幸福而有餘呢。看到了這種情形。試問爲父母者能不慚愧否。唉！蟻穴潰堤。霤滴穿階。涓滴不塞。必沉巨舟。劉先生戒後主之言曰。「勿以善小而不爲。勿以惡小而爲之」眞是老於世故。閱歷有得之談呀。（未完）

本報特聘羅家衡律師為法律顧問

幸福三日刊

中華郵政特准掛號認為新聞紙類

幸福報

褚儀署

第三〇九期

（民國二十二年二月廿七日）

每份售洋二分

館址上海三馬路雲南路口

□民法上的家庭幸福問題

（濟蒼）

中國數千年歷史相仍。向來以家庭為包含人生『幸福』的皮囊。故上至黨國要人下而販夫走卒。無不急急於營家室者。但晚近受新潮洗禮的青年。都指家族制度為封建時代的產物。多數主張廢除。近由國民政府明令頒布之民法親屬編。仍有「家」的存在。——親屬編第六章第一千一百二十二條至一千一百二十八條——立法院長胡展堂氏。在該院紀念週席上。演講保存家族制度的理由。甚為充足。揆諸實際。施行地方自治。編戶籍。以「家」為本位。若勉強効法歐美。採用個人主義。中國的社會。將愈見散漫。難於組織。歐美工商業發達。經濟易談獨立。故採用個人主義。中國以農立國。世守其土。更有特殊的民族精神孝弟慈愛等道德互相維繫。且社會的一切建設事業方在萌芽。若離開了家庭。更別無門路可以找尋幸福。

家庭間的幸福。在親屬的互愛。及財產的享受。民法親屬編自九百六十七條至一千一百三十七條。規定至為詳盡。條文中有足以增進家庭幸福者。對非婚生子的處置。第一千〇六十四條。「非婚生子女其生父與生母結婚者。視為婚生子女。」及一千〇六十五條。『非婚生子女。經生父認領者。視為婚生子女。』其外請求認領與認領後之効力。都有明文規定。一洗從前姦生子受家庭歧視及社會輕賤之陋習。（未完）

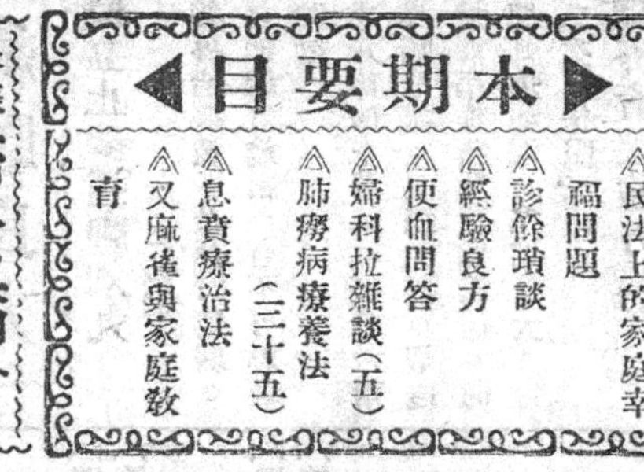

◀本期要目▶

△民法上的家庭幸福問題
△診餘瑣談
△經驗良方
△便血問答
△婦科拉雜談（五）
△肺癆病療養法（三十五）
△息賁療治法
△叉麻雀與家庭教育

診餘瑣談(一)

(楊舒棠)

社會上傾向於西醫者確非少數。考其成分。內科不過十之二三。傷科居十之六七。厥因西醫於內科無精密完善療法。不明主從輔使之用。及應變制宜等法故也。傷科外形。西醫有剖割注射之機械。奏效有時較速。故人樂就之。然徒恃機械。而不深究病理。往往僨事者不爲不尠。如吾友提君脊人。十五脊椎下起似粟米。漸紅紫焮痛。腫勢增大如巨掌。係一下發背。根雖略塌而頂高聳。潰口如螺。不特無膿。且少漿水。正火毒鴟張時也。壯熱口渴。苔黃厚。脉弦數。脈症俱實。逆象無現。湯液內託清解並施。敷貼腐蝕拔毒齊下。二劑後。脈數轉疾。苔黃糙而燥。口大渴。小便頻數而赤。其嫌西耆生草之滯補乎。不爲無因。則屏去之。考此經雖屬督脈。而腎與膀胱大有關係。見症如是。遂以生地元參滋腎液以救焚。且藉調化膀胱。佐以宣滲之品。無慮濕濁之滯。一劑渴已溲稀。脈躁漸減。苔之黃糙轉灰膩。恐寒涼太過。外傷難腐。減去元參生地。專以清濕火解毒邪。加入參鬚角刺補正氣以托邪。冀其速速化腐潰膿。年雖逾知命。而體尚壯健。二三劑後。脈情略弦數。

經驗良方

立止夢遺神効丸

(錢髯)

此藥專治夢遺。及萎黃瘦弱。服之即健壯逾常。有不可思議之神効。

白朮八兩飯上蒸焼。苦參六兩酒浸晒七次。壯蠣八兩。煅透水飛。用雄猪肚三個洗淨。同煮爛。搗如泥。丸桐子大。每日二次。每服三錢。

疥瘡靈驗方

疥瘡爲皮膚病之一種。患者遍體鱗傷。奇癢異常。抓扒之間。不特醜態畢露。且因易於傳染。使人憎惡。患者苦無相當良藥。以脫此難。茲就管見所得。以告海內之患斯病者。

(一,)大楓子肉二兩。枯礬四兩。樟腦三錢。蛇褪五分燒存性。蜂房五個。燒存性。共爲末。入臼油四兩。水銀五錢。同搗成膏。能治膿窠黃水痛癢

便血問答

(王慎軒)

【問】何謂便血。

【答】便血有廣義狹義二說之分。廣義之所謂便血。即以大便血小便血皆括人便血類中。狹義之所謂便血。僅指大便血而言。即囊中帶血是也。

【問】便血有幾種。

【答】考於古書。便血之種類甚多。如大便血之中。有痔血。近血。結陰便血。腸風便血。臟毒便血。溼熱便血。中寒便血。傷損便血。酒積便血。蠱毒便血。中蠱便血。虛勞便血等之分別。然名目愈多。反多散漫而不切實。莫如金匱。僅分近血。遠血。二種以病之局所爲分類。最爲簡當。更能從此兩太綱中求其所屬之細目。則大便血之種類。明瞭矣。至若小便血之種類。其最確切者。莫如以痛不痛爲區別。小便出血而痛者爲淋血。小便出血而不痛者爲尿血。

【問】便血之原因若何。

【答】便血之症爲失血證中之一種。失血之種類。約可分爲三大類。一則血向上溢。即鼻衄吐血。耳衄眼衄等是也，一則血向肌肉而外溢即肌衄血箭等是也。一則血向下流。即大小便血是也。三者之中以便血爲最輕。蓋血之向上向外而溢出者。必有厥逆橫行之氣。逼迫其間。非若便血向下而流之順也。然血本循經脉而。行何致下。流而爲便血。此必因血管擗裂。血溢於腸胃中所致。然血管擗裂之原因甚爲複雜。綜其大要。約可分爲三端。詳述於下。

(一)因於熱者　凡物過熱則漲。此物理之公例也試以舊皮球之氣不足者。向火上微溫之。球即轉軟爲硬。久之球即破裂此因球中之氣過熱。則膨脹故也。人身血管。因熱而擗裂者。亦猶是也。(未完)

介紹衛生方法　幸福三日刊　指導健康途徑

疥癬諸瘡。此方原名掃盡曹家百萬兵。曾屢試屢驗。非故作大言欺人者可比也。

(二、)硫黃一錢。水銀一錢。油核桃肉一兩。生猪板油一兩。共搗如泥。開臭及擦患處。此方原名疥靈丹。能於兩日之內。瘡退癢止。且可永不復發。實爲疥瘡之神敵。

(三、)吳茱萸焙研細。硫黃粉。鋅鑛粉各等分。用凡士林調成膏。塗擦患處。每日二次。三四日全愈。此方原名皮膚萬靈膏。爲紹興裘吉生君所發明。實則脫胎二妙丹。不過加入鋅鑛粉華士林二味。藥雖平常。效則萬靈。可稱中西合璧之良方也。

(四、)綠柳樹根皮川椒二味等分。炒燥取淨末四兩。枯礬一兩。全蠍五只(焙)。共爲細末。猪板油調搽。此方原爲不傳妙方。記者按既得不傳之祕。當有不可思議之妙。錄之以供病者採擇。

婦科拉雜談(五)

(朱振聲)

新娘患色情狂

讀陸士諤先生所作之『色情狂』一文。余初以爲過甚其詞。及診莊女士後。方信其言之不謬也。莊女士出閣一星期。新郎李姓。肄業於本埠某大學。一青年學子也。新婚夫婦。相處頗安。豈知一星期後。新娘即患此症。日中似常人。入夜則四肢抽搐。牙關拘緊。顏紅面熱。性慾大熾。且力大異常。決非一二人所能制。新郎因是恐懼。不敢與之同衾。至晨病退。則又如常人。余診時。人頗清晰。據云。平素並無此症。惟大便祕結症則患之已久。且病發時。余亦不能自主云云。余曰。症屬相火太熾。肝陽化風上擾淸空以致慾火中燒。勢難遏制。治宜瀉相火。平肝風。助以通腑之劑。則諸恙自愈。方用龍胆草一錢。黑山梔三錢。川黃柏一錢。肥知母錢半。生石决明一兩。羚羊尖三分磨冲。青龍齒四錢。煅牡蠣四錢。生甘草八分。福澤瀉錢半。車前子三錢。細木通八分。生大黃三錢後下。此方服一劑。明日覆診。據云。大便已通。昨夜四肢抽搐亦輕。余曰服前方既見效機。毋庸改弦易轍。乃於原方中去生大黃。囑再服一劑。諸恙均減。後將原方制小其劑。連診四次。乃愈。(完)

肺癆病療養法(三十五)

楊志一編

(三)施灸法之快感

腰部以下爲眞陽所居。腰部得暖。則淸陽上昇。血液流行。痛苦除而快感生。故腰部以下之施灸。最爲快感。且合病情。

以上三者。乃解决施灸個所之問題。至若點數壯數。(火數)請再述於下。

分量之决定　法之應用於結核治療。旣係重大之問題。則其有效無效。不可置之度外而不講。依予所經驗。則大人十點左右。各點七壯。(七火)每日一次。至於分量之多寡。乃因各人體質而有異。未可一律而定也。最要者。在乎長期間之繼續。不可或作或輟。始爲有效。

艾炷之大小。對於慢性病之治療。始用大者爲短期間之療法。繼用小者爲長期間之治療。是爲祕訣。

施灸後之注意　灸後化膿。最爲禁忌。或有因痛苦以手壓之者。最易成膿。宜切戒之。使有無知。失所保護。致炎痕化膿者。可停止數日。即能自愈。(日本醫學博士原志免太郎著)(完)

介紹內科小兒科專家尤學周醫士

尤學周醫士。任康健報編輯有年。大作傳誦一時。其關於性病各稿。尤爲讀者所欽佩。又得已故名醫朱少坡先生眞傳。於虛勞及小兒各病。頗有經驗。現設診所於北山西路泰安里五十八號。同人等特爲介紹。俾病家問津有途。

介紹者楊志一
朱振聲同啓

又名社會醫藥常識報
主持者的學識經驗及人格
出版務求信用有切實保證

息賁治療法

（李健頤）

【定義】肺氣積於脇下。喘息上賁也。

【原因】血枯氣敗。肺中之炭氣積於脇下。日久月深。肺臟大傷。

【病理】男子精虧。女子不月。急當早治。否則二陽之火愈熾。肺中之炭酸氣日盛。蒸蒸灼灼。肺臟大傷。肺居兩脇。炭氣內積於脅。鼓激奔迫。故右脅下如覆杯。喘息上賁也。肺主毛竅。肺敗。故灑淅寒熱。喘而發肺壅也。（肺壅即肺氣窒塞。呼吸不通也。）難經五十六難曰「肺之積。名息賁。在右脅下。覆大如杯。久不已。令人灑淅寒熱。喘咳發肺壅。」然其症之傳至息賁者。是屬死症。素問陰陽別論曰。「二陽之病。發心脾。有不得隱曲。女子不月、其傳為風消。其傳為息賁者。死不治。」此之謂也。

【症象】右脅墳腫。如覆杯狀者。稍動則大痛牽引背脊。靜臥仍復不痛。灑淅寒熱。氣急嘔吐。喘嗽頻作。呼吸不便。

【診斷之結果】如未至氣急嘔逆者。尚堪救治。延及日久。可斷不良。

【療法】宜降氣蕩熱。開痰散結。用息賁湯。即半夏桂心人參吳茱萸桑根白皮葶藶甘草姜棗。

（未完）

乾姜茯苓川椒紫菀桂心桔梗三稜天冬陳皮川烏白蔻青皮巴豆厚朴等為丸。）亦有用柴胡半夏藿香昆布川楝乳香鬱金黃芩天冬浙貝。

幸福園

叉麻雀與家庭教育

（陳征帆）（續）

兒童時期。在兒童心理學上。又稱為可塑時期。兒童對於任何事物。不知辨別其是非。只要是成人所為的，他就以為是對的。他就以為是應該模仿的。這樣。遂由模仿而成習慣。由習慣而成品格了。美儒拉爾生(Larson)曾說過。「兒童一生之運命如何。與其所感受於其環境之種種印象。至有密切之關係。」實在是顛撲不破的名言。史稱孟子小時。其舍近墓。嬉戲為墓間之事。其母乃遷於市。又嬉戲為賈衒。及遷於學宮之旁其嬉戲乃設俎豆揖讓進退。孟母曰。此可以居吾子矣。唉！古之賢父母要極力設法使子女避免惡環境。而今之一部份為父母者。反設法為子女創造惡環境。亦可嘆矣，每見世上有一種為父母的。自己不知道留意家庭教育。當別人因為親誼或友誼的關係。而偶然提出一兩句忠告時。便咬牙切齒。怒形於色。罵那別人的不是。說「這是我的子女。別人不配干涉我們家中的事」。啊！這種人真是喪心病狂。不可救藥。名之曰「敗類的父母」。「兒童的罪人」誰曰不宜。著者個人因為經過實地的觀察。深知道叉麻雀一事對於家庭教育是極有妨害的。故不憚煩言如此。倘讀者看了這篇短文。而能惕然警覺。懸崖勒馬。有則改之。無則加勉。將禁止叉麻雀列為治家規條之一。採行其他各種正當娛樂。以代替此種嗜好。行見風俗丕變。人心端嚮。社會事業日見發達。社會組織日見健全。那便是區區所盼禱不勝的了。

（完）

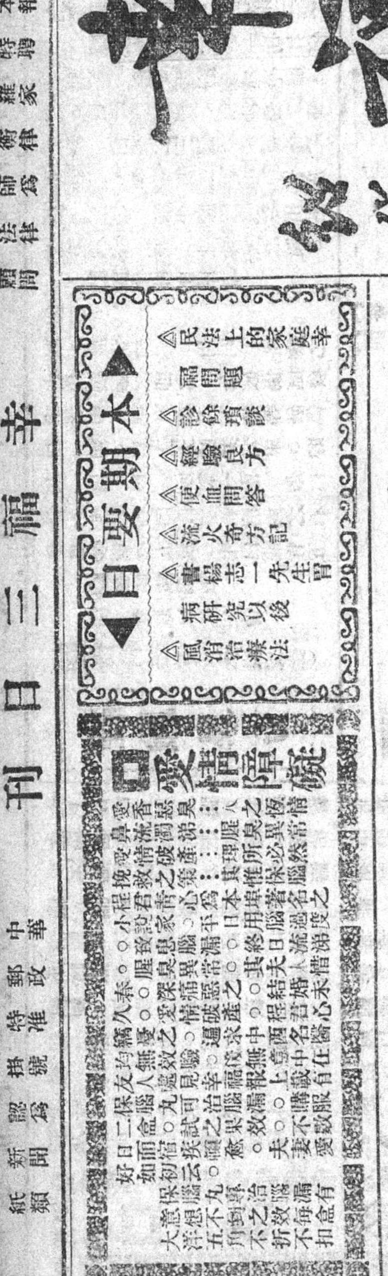

本報特聘羅家衡律師為法律顧問

幸福三日刊

中華郵政特准掛號認為新聞紙類

幸福報

鈍儀署

第一三〇期

民國二十三年一月一日

◀每份售洋二分▶

館址上海三馬路雲南路口

定報價目

每三日出一張 五個月一元 全年二元 寄費在內 本埠外埠一律 郵票代現 國外加倍 九五計值

廣告價目

每期每格（共計五方寸）五元 均排於新聞之旁 如嵌入新聞中 長期面議

◀本期要目▶

□民法上的家庭幸福問題（續）

（濟蒼）

又人之愛女。總比愛姪與甥為厚。民法繼承編第一千一百三十八條。財產承繼人。除配偶外。依左列的順序定之。一、直係卑親屬。二、父母。三、兄弟姊妹……所稱直係卑親屬。係包括子與女。遺財產給愛女。自然比遺給姪與甥為情甘。此實貽社會上淵明有女伯道無兒者不少幸福。且亦足以打破從前重男輕女的心理。第一千〇七十七條。『養女與養父母之關係。除法律另有規定外。與婚生子女同。』此在宗法制度極嚴的社會中。實足彌補不少缺憾。這些都是足以增進家庭幸福的。

但也有減少家庭幸福的。由根據『離婚結婚絕對自由』的原則所制定關於婚姻法的條文。夫妻間要維持一生不變的永續性。至不容易。第一千〇五十二條『夫妻之一方。以他方有左列情形之一者為限。得向法院請求離婚。……七、有不治之惡疾者。八、有重大不治之精神病者。九、生死不明已逾三年者。十、被處三年以上之徒刑。或因犯不名譽之罪被處徒刑者』。立法者為顧全一方面的利益計。不得不有這麼詳細的規定。但夫妻以恩愛相結合的原則。似乎已不採用。唉！世風日下。人情澆薄。誦『夫妻同命鳥』淚不禁涔涔直下。至第一千〇四條到一千〇四十八條。都是規定夫妻財產制。夫妻間的財產。要用這許多詳細的法律來規定。自然對於財產的享受。你為你。我為我。絲毫不許苟且。鄙見以為這些都是足以減少家庭幸福的。（完）

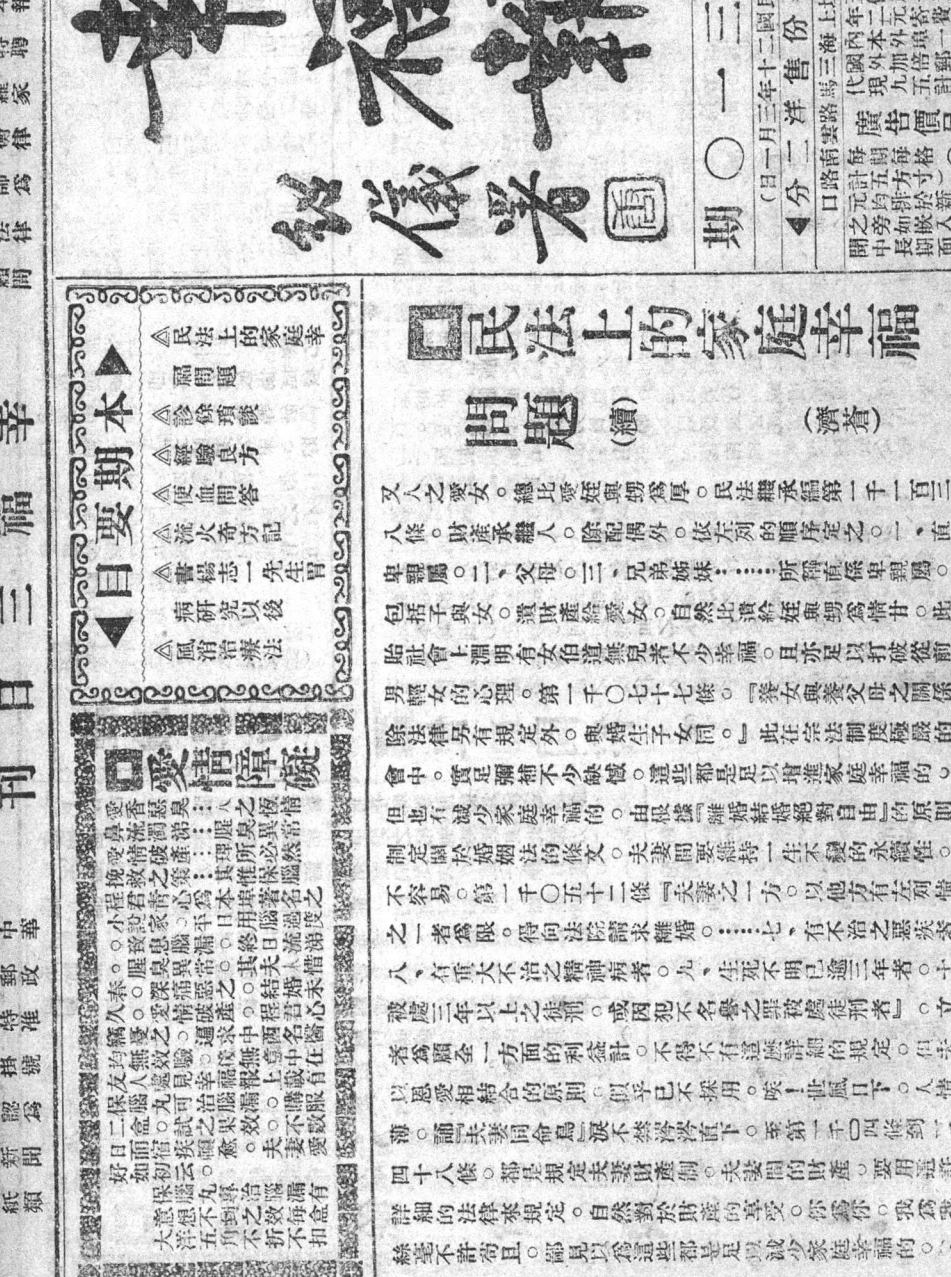

診餘瑣談（二）

（楊舒棠）

苦灰膩轉白質漸黃。腫硬漸漸柔軟。膿稠徐來。毒得外泄之機。均屬佳徵。惟膿流未見大暢。腐搏難脫。腫之一隅柔而復硬。因素患瘡疥。蘊遺之毒乘隙而起故也。如偏重於搜逐清解。決無意外。膏貼化腐拔膿。膿盡則毒清。腐脫則肌生。不過略需時日。當不致波濤之險也。奈家人厭遲遲（醫治六七日已見腐見膿。並非迂緩。乃自欲速耳。）復經旁人慫恿。轉就嘉禾著名某某醫院割治。經過手術。壞肉果盡脫。施以防腐劑。繼以生肌藥。不顧遺患。但求速斂日飼鷄汁及含有鉄質之補血品。但不知去毒務盡。且屬有蘊毒之體。何能一割而藏事耶。如勦匪然。須直搗巢穴。或一網打盡。（中醫之吊藥降藥具此能力）烏可乎驅逐散而為流寇遺禍。其為害豈淺鮮哉。果然。閱旬餘發背將斂。而腹臂又起二毒瘍。此非遺毒橫決之明證耶。然肌肉局部潰爛。尤可去腐換肌。惟深恐臟腑之敗壞也。蘊鬱化熱。口復大渴。西醫有解毒清血退熱之針。何不計及。日唯投補。（彼西醫鷄汁鉄質為補劑）無殊抱薪救焚。蹉跎浹旬。則灼爍津液。甚至消渴。

（未完）

經驗良方

傷科祕方（承淡安錄）

清　甘鳳池先生傳

金鎗鐵扇散

象皮炒黃色五錢。生白龍骨五錢。老材香即百年前棺內之石灰一兩。松香水製一兩。煅白礬一兩。以上五味共為末。貯磁瓶中。遇有被刀石仗等破傷者用藥摻之即愈。如破傷處發腫。煎黃柏湯。用鵝毛搽塗之即消。

因傷吐血煎方

金毛狗脊二錢。地骨皮二錢。生地三錢。淮牛膝三錢。川玉金錢半。製半夏二錢。小青皮二錢。白杏仁三錢。石菖蒲二錢。白當歸二錢。南沙參二錢。藕節一兩。再磨金墨沖服。

吐血末藥　治一切打傷

土鱉蟲三錢。乳香。沒藥三錢。血竭四錢。月石錢半。自然銅三錢。巴霜三錢。酒炒當歸三錢。

便血問答（續）

（王愼軒）

（一）因於氣虛者　血之流行。全賴以氣為主。故有氣能攝血。血賴氣行。氣為血帥之醫語證於物理。亦頗有理。夫地球本為圓形之物。何以地面之水。各循江河海洋而流。不致濫溢於大空耶。蓋賴乎包圍地球之大氣以統攝也。人身之血。亦猶江河之水。氣足則血循行血道。不致妄行。氣不足則血循行失常。或甲處輸血過少。乙處輸血過多。則過多之處。血管必致掙裂。血遂從其掙裂之處。泛溢妄行。不受氣之統攝矣。

（二）因於損傷者　損傷有外傷內傷兩種。外傷因於金屬本石。及跌撲壓打努力負重等。以致血管破裂。內傷或因大怒則肝氣膨脹。損破血管。迫血妄行。或因醉飽入房。腎靜脈及督脈受傷。或久咳肺絡受傷。皆足致血管掙裂也。

【問】治療便血之法可有要訣否。

【答】約有數條分舉於左。

（一）初起以逐邪祛瘀為主。蓋病邪去則血不妄行。瘀血去則血得歸經。

（二）久病宜益氣補脾為主。蓋氣足則血有統攝之主。脾強則血有生化之源。

（三）治淋血以疎利為主。治尿血以調養為主。蓋痛者多屬實。不痛多屬虛。

（四）治近血以清化濕熱為主。治遠血以補養中州為主。蓋近血屬溼熱者多。遠血屬中虛者多。

（五）淋血最忌止血之藥。愈止血則其痛愈甚。尿血最忌利尿之藥。愈利尿則其血愈多。

（六）近血忌用甘緩之藥。慮其藥力不能達病所。遠血忌用苦降之藥。恐傷脾胃而更增其劇。

（完）

介紹衛生方法　幸福三日刊　指導健康途徑

猴棗三錢。生軍三錢。原寸一分。共爲細末。每服七厘。開水冲服。

□上部傷藥煎方

川芎錢半。當歸三錢。白芍二錢。生地錢半。紅花錢半。乳香錢半。沒藥錢半。防風二錢。白芨一錢。玉金錢半。猴姜四錢。木香一錢。

□中部傷藥煎方

乳香二錢。沒藥錢半。生地六錢。猴姜三錢。白芍二錢。枳壳二錢。玉金錢半。川斷三錢。血竭一錢。胡索錢半。當歸三錢。杜仲三錢。

□下部傷藥煎方

川斷三錢。玉金錢半。沒藥錢半。乳香錢半。當歸三錢。紅花一錢。牛七三錢。木瓜三錢。生地六錢。白芍二錢。自然銅一錢。木香錢半。胡桃三枚。

□毒蛇咬自療法

用臭蟲（俗名壁虱）搗爛浸蔴油中。搽于患處漸愈。（施永祥）

□流火奇方記

（承淡安）

余離鄉已久。日前歸省。家人共話。其樂怡怡。長夜無事。互道諺績。余父謂余曰。數月前得一流火奇方。屢試不爽。亟詢之。曰毋躁。當詳其顛末。離此北三十餘里之沙州。有楊老四者。事母甚孝。母年五十。今春右手患奇瘍初起於孔最穴處忽生一紅泡。微癢。匠不甚介意。以銀針挑破之。未幾漸紅漸腫。一夜其腫如椽。其熱如荼。痛徹心肺。亟延酒治絕無效果。而破處漸見潰爛。乃往南通某名瘍醫治。仍無效。二日間潰如掌大。紅腫不稍柔。適余（余父自稱）赴其鄰診兒病。聞隔牆呼號聲。問之。知楊姥患奇瘍。往觀之。手腫及肩。其大如股。潰有二掌大。血肉淋漓。奇臭異常。以水罨之。水氣蒸騰。可見其火之盛。不飲不食。但有叫號。家人徬徨求治。余亦無以爲計。索閱前醫方。皆爲大劑犀角。石羔。川連銀花等清熱解毒品。余思此殆疔毒走黃。勉與瀉疔丸一服。使瀉之。然未許其必效。約閱旬餘。復赴其左鄰診病。因詢其鄰楊姥之症如何。曰已愈矣。私心竊異。診畢往訪之。楊姥適於中庭觀孫輩拋球戲。因叩其治療經過。姥欣然答曰。自先生視過之後。翌晨。神志微昏。腫痛依然。阿四（指其子）不忍坐待余死。抬余至城訪黃醫治量若城中之名瘍醫也。醫見而辭不治。遂余急歸。阿四涕淚交集抬余返至中途少憩。阿四坐樹下。惟掩面哭。余固昏不自覺矣。適田間一老者。問阿四曰子。如是之慟。殆所抬者將不救乎。汝何人患何病耶。阿四曰是吾母。右手腫爛耳。無望矣。老者棄鋤而觀之曰無妨。以黃萊菔茵打汁調赤糖敷之。無不愈者。速歸爲之。阿四抬母還。姑如法試之藥敷上。漸敷漸乾。乾即易之病者覺舒適異常。凡五易。歷一夜而腫盡退。痛亦止。即思飲食。不日即精神恢復如恆矣。潰處阿四在藥肆中購九一丹爲余摻之。今亦愈其大半矣。言下欣然色喜。并出臂示余。余（余父自稱）得此方後。凡遇外瘍之紅腫者敷之。無不奇效云。

□書楊志一先生胃病研究後

（吳賓君）

前讀楊志一先生胃病研究數則。學問淵博。理論精深。頗爲欽佩。惟以歷來經驗。尚有一得之愚。茲特錄出。以供同志參考。有一種肝陰不足。厥陽偏亢。陽亢則熱。胃受此侮。中氣自虛。氣虛則寒。此等肝胃氣痛。往往用通套止痛之藥。如吳萸、乾姜、肉桂、等氣味太厚。入肝助火。每致加劇。即用清肝。而仿左金法。亦覺苦燥。治肝宜以川楝、鱉甲、白芍、石決、蒺藜、牡蠣等。甚則羚羊亦可用。治胃如畢澄茄、沉香、烏藥、陳皮、砂仁、薤白等。石斛麥冬養胃之品。適以礙胃。斷不可用。總之此症胃宜溫通。肝宜清鎮。當分別論治。治胃之藥。不得犯肝。治肝之藥。不得犯胃。陰虛體弱人患此者不少。屢試屢驗。此法古書未載。鄙人以無意得之。乃知凡病之類此者甚多。醫者於讀書用功時。尤貴精心領悟耳。

出版務求信用有切實保證　又名社會醫藥常識報　主持者有學識經驗及人格

□風消治療法

（李健頤）

【定義】熱極風生。而津液消竭之症也。

【原因】熱病久羈。內傳厥陰。熱亢風生。津液消竭。

【病理】熱病傷寒。妄施藥餌。耗損眞陰。精竭血枯。陰熱熾甚。熱邪乘厥陰之虛。而傳於肝。肝風亂動。且肝爲腦之用。肝液虧極。殃累及腦。腦中之津液消竭。外則見捉影摸空之惡形象也。素問陰陽別論曰。「其傳爲風消者。死不治。」此之謂也。

【症象】內外俱熱。精神癡呆。形容枯瘦。捉影摸空。脉模糊無神。舌紫絳不潤。

【診斷】此症只當鎭肝風。救眞陰。冀可挽回於萬一矣。

【療法】用大小定風湯。人參白虎湯。或可治愈也。

□國醫章濟蒼來滬

章濟蒼浙江桐廬人。家世名儒。兼習醫理。先生濟心探求。遍訪名師。以宏造就。精方脈。更善療咯血症。行醫浙東西。活人甚多。今漫遊海上。擬在寧波路隆慶里小住。誌之以便病家之問津焉。

□問病新章

（甲）定戶

凡幸福報定戶。欲來函問病者。須將本館所發之問病紙。塡明寄下。如問病紙已遺失或用去。須再向本館購買。『此種問病紙。每張實售大洋一元。定戶半價。祇收半元。』否則。隨問病函附郵票五角。亦可通融。空函恕不答覆。

（乙）社員

凡康健保障社社員。欲來函問病者。須將本社所給之社證。隨同問病函一并寄下。『此證答病時仍寄還』如第一次已問過。而欲再問病者。亦須附郵票五角。『社證仍須附寄』以示限制。否則。亦不答覆。

（丙）讀者

凡非定戶與社員。而欲來函問病者。一律須附郵票一元。覆診亦然。否則不覆。

（丁）膏丸方

膏丸方每張四元。隔日取件。『郵寄亦可』如係定戶或社員。均作半價。祇收二元。『定戶須將定單號碼示知。社員須將社證附寄。』否則概收四元。

（戊）附告

（一）問病者須將「起病原因」。「經過情形」。「現在病狀」。「二便如何」。「服過何藥」等等。詳細示知。若來函不詳而草草者不答。以免誤事。

（二）病勢危急。本館答覆緩不濟急者。不答。

（三）凡問詢題目中。本館有不能解答者。或登報徵求。或原函寄還。

（四）凡欲在報上披露者。遲速不能一定。

（五）凡事涉離奇。跡近荒誕。怪方僻藥。概不在問答之列。

上海幸福報館
康健保障社同啓

本報特聘羅家衡律師為法律顧問

幸福三日刊

中華郵政特准掛號認為新聞紙類

幸福報

銘儀署

第三一一期

（民國二十年三月四日）

◀每份售洋二分▶

館址上海三馬路雲南路口

定報價目

每三日出一張。五個月一元。全年二元。寄費在內。本外埠一律。國外加倍。郵票代現九五計值。

廣告價目

每期每格（共計五方寸）五元。均排於新聞之旁。如嵌入新聞中。長期面議。

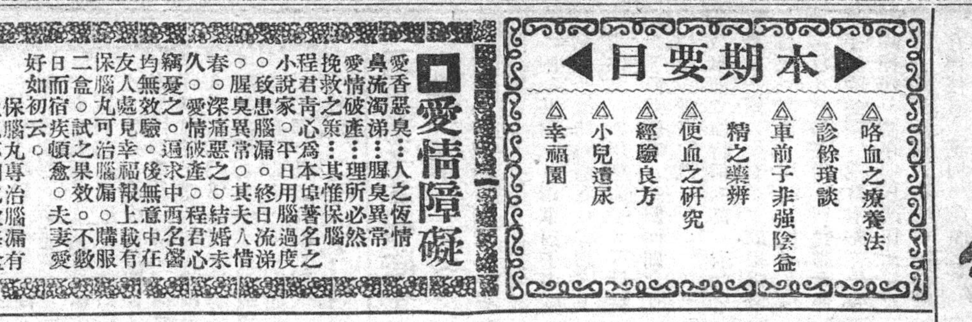

◀本期要目▶

□咯血之療養法

（佚名）

吾人身體中之有血管。所以範圍約束其血液。使之循道而行。而不至於汎濫流衍。猶自來水之有水管也。若水管完好而無破損。則管中之水。決無漏泄潰決之事。若血管完好而無破損。則管中之血。亦決無漏泄潰決之事。此事理之彰明昭著。夫婦之愚。可以與知者也。由此論之。各種血症。無論其為吐血。咯血。以及外傷性出血。苟見血液外溢。即為血管破損之鐵證。何則。除此一端。更無有可使出血之理由也。故一見咯血之症。即可認定其為氣管中。支氣管中。或肺中血管之破損。至於氣管。支氣管。或肺中血管。何以忽致破損。則有種種原因。今歷舉於下。（一）肺癆（二）肺及氣管之梅毒（三）肺及氣管之癌腫（四）肺癰（五）肺壞疽（六）肺尖（七）肺氣腫（八）肺梗塞（九）肺寄生蟲（十）重傷風（十一）鷺鷥欬（十二）支氣管擴張（十三）動脈瘤（十四）易出血性素體（十五）女人倒經（十六）心臟病（十七）氣候之驟變以秋冬時為甚

天地好生之德。隨在可見。其造作人之血液。在血管內。則為流體。一出血管之外。即有凝固之性。故日常小出血。不加治療。亦能自止。蓋血液一出血管外。即便凝固。以封塞破損之口。以杜絕後來者之繼出。而破損之血管。乃得乘間生合。以還其本來完全無缺之面目。此尋常皮膚損傷之時。吾人所習見者也。

於斯時也。若偶生震盪。凝血之塊。基礎搖動。以致不能密着傷口。則封鎖不嚴。已止之血。必復出無疑。或誤加摩擦。以致封口之血塊剝落。則已止之血。亦必復出無疑。或誤加撕引。使新合之傷口。復形哆開。則已止之血。亦必復出無疑。不但此也。凝固血塊之封鎖傷口。為力極微。粘性極弱。若內部血液之壓力增強。則來勢必猛。而封塊必被掀而去。猶之黃河水漲。勢雄力厚。往往有決堤潰防之虞也。

（未完）

診餘瑣談(三)

(楊舒棠)

「茶壺不離口。溺器不離手」。後重欲便不便。耳微聾。舌微强。幸無噁心。尙然神淸。離宮未受影響。種種爲腎液告竭見症。緣腎開竅于耳。腎絡系於舌本。腎司前後二陰。滋液以沃焦。解毒以淸熱。專顧坎水。俾化源漸復。再圖善後。尙有生望。竟不此圖。家人請求精細診斷。云係惡性瘧疾。殺菌滅菌。以病家爲試驗品耶。請求改延中醫。格於院例而見拒。以人命爲兒戲耶。寖至言蹇神沉。尙云未至危險時期。謝絕出院之要求。卒至療原「送上西天方罷休」。悲夫。發背雖非輕渉。起始脈症俱實。縱有蘊毒。何至於是耶。此咎誰歸。噓——。(未完)

車前子非强陰益精之藥辨

(管見)

陶宏景名醫別錄。謂前車子强陰益精。令人有子。泥古者流。附和其說。有謂車前子多膠粘質。故能益精者。有謂五子衍宗丸。亦用車前子。可見實能强陰益精者。玆辭而闢之。以就正於吾同道。

攷車前。卽詩稱芣苢。芣苢之詩。美婦人樂有子。故采采芣苢注。芣苢。馬舃。馬舃。車前也。宜懷任焉。別錄謂車前子强陰益精。說當本此。然查陸機疏。謂車前可鬻作茹。大滑。其子治婦人難產。則所謂宜懷任者。說固在此而不在彼也。若謂質有粘性。遂可爲益精之証。然則天生子一物。其質亦極膠粘。而獨不能益精。則又何說。若謂丹溪五子衍宗丸。車前子。與枸杞子。菟絲子。五味子。覆盆子。同用。咸稱能添精補髓益腎。遂可爲强陰益精之證。然查此方之用車前亦猶六味丸之用澤瀉。使補瀉得宜耳。不觀丹溪方後之註乎。其方後註曰。慣遺精者。去車前。用蓮子。如果車前子確能益精。則遺精者。正當以車前子益其精。而急急去之。果胡爲者。吾知起丹溪於九京。必啞然無詞以對。況吾人實際經驗。車前子最大之功用。無過利水淸熱。倘或小便不暢或有痛澀。煎水服下。小便立卽淸暢。據此而言。則。亦足證益精之說之不確。語曰。盡信書。則不如無書。亮斯言哉。

便血之研究

(嚴蒼山)

便血可分爲大便血。小便血二種。今分述如下。

【大便血總論】大便血卽下血。言血從後陰下也。後陰大腸主之。大腸者。傳導之官。化物出焉。其經與肺一藏一府。相爲表裏。皆稱爲金。在五行本屬一家。故大腸之傳導。亦端賴肺氣之下送。所以治腸者多治肺也。猶之肺有痰飲。亦可用十棗湯以下之也。又大腸位居下部。係腎所司。經云。腎開竅於二陰。又曰。腎爲胃關。胃爲足陽明。故必腎陰充足。則大腸濡潤。厥陰肝脈。又繞後陰。腸與胞室。又並域而居。故腸與肝經。亦相干涉。所以下血之症。有由中氣虛陷。濕熱下注者。有由肺經遺熱傳於大腸者。有由腎經陰虛不能潤腸者。有由肝經血熱。滲漏大腸者。此乃大腸與各經相連屬之義也。然皆由於絡脈損傷之故。經云。陰絡傷則血內溢。血內溢則後血。苟受邪而絡脈不損傷。則肝肺腎三經自病之。亦無由傳大腸而下血也。故治之之道。初則止血以治其標。後則調源以圖其本。方謂善治便血者矣。

【大便血證治分論】陰結便血。經云。結陰者便血一升。言厥陰肝血內結。不得腸氣統運。滲入腸間而下。非謂陰寒內結也。其脈必虛澀。治法宜結者散之。四物湯加炒防風。炒荊芥柴胡炮薑。臟毒下血。肛門腫硬疼痛流血。與痔漏相似。下血多濁。或腹內略痛。或大腸頭突出。可用拔毒疏利之劑。追出惡血臟水。然後用四物湯以熟地易生地。加地榆炒荊芥。槐角。丹皮。炒黃芩。忍冬籐等涼血解毒之品。腸風下血。載氏要訣云。藏毒者。蘊積毒氣。久而始見。腸風者。邪氣外入。隨感隨見。二者皆因登廁糞中有血。(未完)

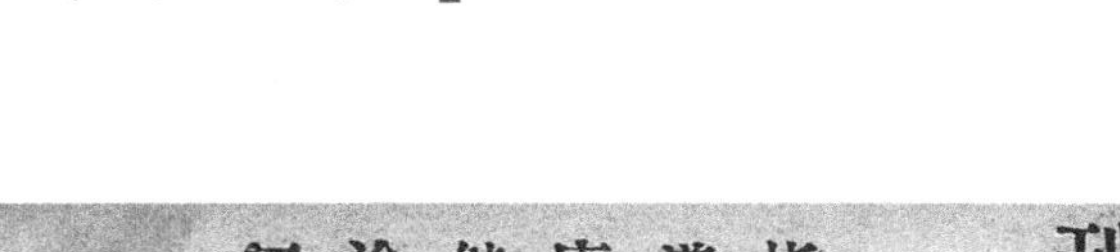

介紹衛生方法　幸福三日刊　指導健康途徑

經驗良方

胃病小藥囊　章濟蒼

胃主消化。胃强則消化易。胃弱則消化難。此不易之定理也。今人之患胃病者。比比皆是。且女子尤較男子爲多。但總其起因。大要不外乎寒滯氣滯食滯而已。爰得簡而有效之驗方數則。編爲小藥囊。以備病者不時之需。丹方一味。氣死名醫。讀者毋以其簡而忽之。

（一）神香散

治胃脘痛。氣逆難解。諸滯可解。公丁香。白蔻仁。等分研末。每服七分。白湯下。日可數服。氣滯香附湯下。食滯焦鷄金湯下。寒滯薑湯下。

（二）和胃飲

治氣悶腹脹。噁心反胃。消化不良。肝胃氣痛。生薑汁一匙。甘蔗汁一杯。

（三）薑附散

治肝胃痛。良薑酒炒。香附醋炒。研末。因寒痛者。薑加倍。因氣痛者。附加倍。米飲湯下。

（四）丹參飲

治胃脘諸熱痛。婦人更效。丹參四錢。檀香五錢。杵砂仁八分。

（五）荔香散

治胃脘當心久痛。屢觸屢發者。婦人多有此病。服之最效。荔子核燒微焦五錢。木香四錢。研末。每用一錢二分。清湯調服。

（六）蜜橙飲

主治胃不納食。胃酸過多。脘滿作痛。便閉胃大。白蜜二匙。新會橙一個去皮。燉熟連橙服。

（七）香附湯

治胃氣痛。香附二錢酒炒杵。加生薑三片。鹽少許。同瘦猪肉四兩。煎服。

（八）夏枯草湯

治久年肝胃痛。夏枯草四兩。瘦猪肉十二兩去盡肥肉。

（九）胃靈散

治胃氣痛。五靈脂三錢。玄胡索三錢。石菖蒲四錢。砂仁二錢。右藥炒研細末。每服一錢。紅木香三錢。煎湯送下。

小兒遺尿　（尤學周）

【原因】由于泌尿器病。生殖器神經系病。消化器病。身體虛弱等而起。但亦有因教育失當。或食物失宜者。

【症狀】小兒至三四歲以上。睡眠中猶遺尿。或有夢。或無夢。

【療法】按其原因而治之。如未明其病情。則宜於下午四時後禁飲茶料。忌香。酸。辣等刺激品。睡眠宜早。被褥毋過暖過冷。凡小兒患此。勿加呵責宜勉以溫言。如該夜不遺尿。則次晨以玩物食物奬之。亦爲治法之一助也。如以藥助。益智仁五錢炒食。每日服一錢。

出版務求信用切實保證　又名社會醫藥常識報　主持者有學識經驗及人格

幸福園

（秋水）

胎兒性別預測機

孕婦一試便知

意大利有一科學家名科魯司西博士者。最近發明一胎兒性別預測機。通以電流。置入孕婦手中。即可知胎兒之爲男或女。無或稍爽。近已公開出售矣。

按科魯司西博士此項發明。其根據所在。即爲男女血流顫動不同之舊原理。彼乃利用一種電機。多方改造。冀以測驗血流之顫動。既成。又經多年之研究。方成一十分精確之電機。使人握於右手中。視電流之變動。即可測知其握者之爲男女。至今則又經若干年之改造。成其胎兒性別預測機。使孕婦握之。亦顯然可知其胎兒之爲男或女矣。殊可驚也。

婦人暗疾得神藥

一婦病陰中奇癢。苦甚。而不敢告人。平日虔奉觀世音。一夕。見一尼持一藥函至。曰煎湯洗之。即愈矣。尼忽不見。啓視之。乃蛇床子、吳茱萸、苦參也。

問病新章

（甲）定戶

凡幸福報定戶。欲來函問病者。須將本館所發之問病紙。填明寄下。如問病紙已遺失或用去。須再向本館購買。『此種問病紙。每張實售大洋一元。定戶半價。祇收半元。』否則。隨問病函附郵票五角。亦可通融。空函恕不答覆。

（乙）社員

凡康健保障社社員。欲來函問病者。須將本社所給之社證。隨同問病函一并寄下。『此證答病時仍寄還』如第一次已問過。而欲再問病者。亦須附郵票五角。『社證仍須附寄』以示限制。否則。亦不答覆。

（丙）讀者

凡非定戶與社員。而欲來函問病者。一律須附郵票一元。覆診亦然。否則不覆。

（丁）膏丸方

膏丸方每張四元。隔日取件。『郵寄亦可』如係定戶或社員。均作半價。祇收二元。『定戶須將定單號碼示知。社員須將社證附寄。』否則概收四元。

（戊）附告

（一）問病者須將「起病原因」。「經過情形」。「現在病狀」。「二便如何」。「服過何藥」等等。詳細示知。若來函不詳而草草者不答。以免誤事。

（二）病勢危急。本館答覆緩不濟急者。不答。

（三）凡問詢題目中。本館有不能解答者。或登報徵求。或原函寄還。

（四）凡欲在報上披露者。遲速不能一定。

（五）凡事涉離奇。跡近荒誕。怪方僻藥。概不在問答之列。

上海幸福報館
康健保障社　同啓

本報特聘羅家衡律師爲法律顧問

幸福三日刊

中華郵政特准掛號認爲新聞紙類

幸福報

鈕儀署

第三一二期
（民國二十三年七月日）
◀每份售洋二分▶
館址上海三馬路雲南路口

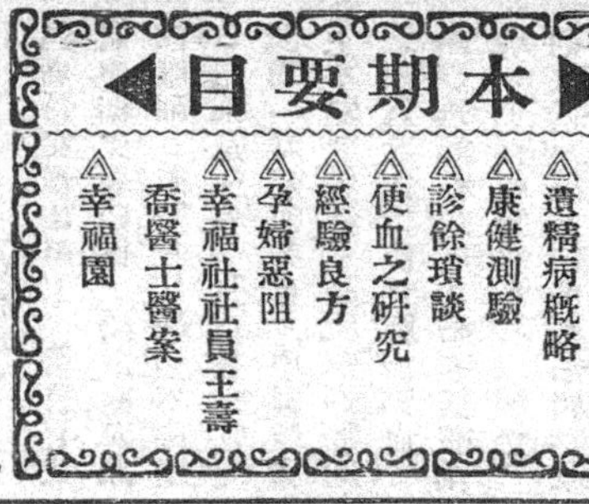

◀本期要目▶

□咯血之療養法（續）

（佚名）

故若偶用氣力。或行運動。則血壓增高。已止之血。亦能復出。或精神激動。盛怒劇驚。則血壓增高。已止之血。亦能復出。高聲叫呼。長時話言。則血壓增高。已止之血。亦能復出也。明乎以上之說。則咯血之休養方法。以絕對安靜嚴戒動作爲第一義。可以曉然無疑矣。蓋身體安靜。則摩擦。震盪。動搖之廣可免。血行亦緩和。內部血壓無驟漲之事。而掀撼衝決之危亦可免。遏止欬嗽。禁止話言。大小便。飲食皆須臥行。萬萬不可起坐。即無謂之輾轉反側。亦宜竭力節減。則已出之血。自能凝塊。而密着於傷口。實行嚴密封鎖。以發揮其天然止血之妙用。可勿藥而愈也。又精神之興奮。亦能使血壓增高。故須切戒病人。萬勿動怒。而周圍看護之人。對於病人。務使親切周到。凡病人平生所厭惡之人之事之聲。務令遠避。勿使增加煩惱。又須竭力安慰。喻以絕無危險。以解其恐怖緊張之精神。吾人每入血症病人之室。家族環繞。舉室倉皇。若大禍之將臨。此種舉動。大不利於病人。試思設身處地。自己爲病人。舉目視此情形。其心底之悲慘。何堪設想乎。至於飲食。可不必忌口。但須給以流動體。以避咀嚼。而免運動。又不可過熱過冷。以避刺戟。而免神經反射之衝動。一回食量不可過多。甯分數回食之。咖啡酒類濃茶。足以興奮神經。宜避之。酸辣之品。亦有刺戟性。亦以不食爲安。室內之空氣。不可過冷。亦不可過乾燥。以其有刺戟也。須使溫和潤濕。冬日不可居面北房室。因夜間溫度之退縮甚速故也。身體之位置。不妨隨意所適。然爲欬唾便利計。以半坐半臥爲最適當。大血之後。必有微熱。不必驚惶。心部安放冰囊。有時亦爲止血之妙品。醫欲用此。不可阻撓。欬嗽能使肺部劇動。出血時必須止遏。

（完）

遺精病概略

（劉竹林）

遺精一症。青年男子十患七八。常見因遺精而頭暈目眩者有之。而腰痠肢憊者有之。甚有夜間熟睡。不夢而遺。或日間工作時。及看淫猥小說之際。精忽不覺泄出。此爲滑精。又名精漏。世人視爲小恙。每不介意。然蟻穴潰堤。積羽折軸。久患不愈。成爲腸痨諸症。走入損門。誠有斷嗣之險。考其致病之原。厥有兩端。一爲生理遺精。一爲病理遺精。

生理遺精　所謂生理遺精者。係指人身上自然調節陰陽而言。蓋人到青春時期。正是春情發動之際。兩性觀念。時念於懷。因此在夜間甜睡之時。夢交而遺。已遺之後。不特身體不覺疲勞。而且精神上。覺有愉快之感。然此多在十日以上。或半月。或一月。夢遺一次。（俗名溢精）此皆是精室充滿。刺激腦系而起。爲自然調節陰陽作用。總之在十日以上夢遺一次。或已遺之翌晨。而身體不覺疲困者。此爲生理遺精。結婚之後。自能全愈。不必驚駭。無庸服藥。（未完）

康健測驗

（徐鴻志）

【一】指甲上白色牛月形部分充滿的。
【二】脈息跳動每分鐘在七十二次左右的。
【三】每天有一次通暢的大便。
【四】小便在二十四小時內不變色生沉澱的。
【五】下眼皮血色鮮明紅艷的。
【六】沒有黃白黑各種顏色的舌苔的。
【七】睡眠甜暢不做夢的。
【八】飲食有味食量如常的。
【九】髓固精厚調經活血的。
【十】呼吸深長精神健旺的。

診餘瑣談（四）

（楊舒榮）

偶擷婦女雜誌第十六卷第七號醫事衛生顧問欄。問者謂鼻淵卽腦漏。西醫斤斤駁腦不會漏。腦漏是俗名。蓋以是症當漏濁涕。爲形容詞也。中醫醫籍上本無此名稱。謂胆熱移於腦之說爲全無根據。腦能充血，熱豈無能移於腦。余亦無暇細辨。中醫祇囑吮馬乳以解熱。固缺於單調。但能審係胆熱或腎熱之內因。或風邪鬱火之客邪。再究病程之久暫爲邇。探源用藥。何嘗不効若桴鼓耶。如專恃鼻腔消毒之治標。自命新醫。反譏中醫理想空泛。不啻九十步笑百步耳。（完）

更正

本報第三〇九期二七六頁『息賁治療法』內。『療法』條第二行『姜棗』之下。漏去『或息賁丸卽厚朴川連人參』十一字。多排『未完』二字。特此更正。

便血之研究

（嚴蒼山）

却與瀉血不同。而與遠近血稍似。惟遠近血不痛爲別耳。致腸風之成。因太陽風邪傳入陽明。煽動厥陰內風。風爲陽邪。久則變火。火迫絡傷。血清色鮮。四射如濺。治法以清火養血爲主。火清血甯。而風自熄矣。槐角丸主之。卽槐角。地榆。黃連。黃芩。黃柏。生地。當歸。川芎。防風。荊芥。側柏。枳殼。烏梅。生薑。（遠血）先便後血者。主脾虛氣寒。營行失度而下。脾去肛門遠故名。宜黃土湯主之。（近血）先血後便者。由大腸傳於濕熱。熱傷絡脈。滲漏而下。大腸與肛門近故名。宜赤小豆當歸散主之。或以治臟毒方加黃柏治之亦可。勞傷下血。勞力傷脾。脾不攝血。血從大腸以下。歸脾湯主之。陽明燥熱下血。予一友人患消食易飢起因。忽血大吐大下。良由陰虛陽明火熾。故鑠穀易飢。繼則陰陽絡並傷。故上吐下瀉。此等症。極易脫營。宜急以童便止之。白虎湯或犀角地黃湯清之。鮮生地鮮石斛。西洋參。養之。倘脈伏汗多。急以獨參湯挽之。中寒下血。因飲食生冷。秉之陽氣本虛。血爲寒凝而下。必腹痛色淡晦。宜附子理中湯。倍炮薑。加酒連。內痔便血。宜地榆炭。槐花炭。炒當歸。炒荊芥。炒銀花。臟連丸等主之。氣陷下血。血隨氣行。中氣下陷。則血亦循行緩滯。停頓於下。向大腸而泄。須用補中益氣湯舉之。跌撲內損。惡血入腸。下出瘀濁者。用當歸導滯湯主之。卽大黃。當歸。丹皮。桃仁。紅花。白芍。乳沒。生地。桂枝。柴胡。黃芩。枳殼。甘草。加麝香少許。腎液虛不能濡潤大腸而下血者。六味湯加龜膠主之。（未完）

介紹衛生方法　幸福三日刊　指導康健途徑

經驗良方

(十)肝胃氣救急方（章濟蒼）

罌粟花三片。老薑三片。開水冲服。

(十一)翻胃嘔吐驗方（前人）

(甲)白蔻仁二錢。檀香二錢。川鬱金二錢共為末 每服七分。薑汁調藥。陳紹酒送服。

(乙)廣陳皮二錢。姜半夏三錢。左金丸六分。

(丙)用醋缸內虫。焙乾研末。酒調服。立效。

(十二)翻胃噎膈驗方（前人）

(甲)蓽撥研末三分。丁香油三分。蘇合油一錢。辣醬一酒杯。各藥拌勻。作數次服。或同飯食。

(乙)硼砂二錢。川貝一錢研末。韭菜五錢水煎服。

(丙)焦鷄內金三個。焙乾研末。燒酒調服。

■疝氣病簡驗方（章濟蒼）

疝氣俗名小腸氣。有此病者。為畢生之患。起居偶一不慎。如受涼忍飢。及種種勞神勞力過度。皆足引起疝氣。立即發作。爰將鄙見所及。簡便靈驗方三則。介紹於本報。讀者倘遇患斯症之病人。不妨告以一試。當有意想不到之神效也。

(一)用豬腰子一個。鏤一小洞。入麝香一分。用文火煨成炭。研作細末。分三次吞服。一二日內。腎囊腫大者。即可縮小。恢復原狀。(二)常吃荔子。發時即可迅速痊愈。平時可作預防。久久服之。且可得永不復發之神功。記者非荔子店小開。幸勿以廣告目之。(三)於洗澡周身出汗時。用鮮生薑汁一茶杯。以腎囊浸入薑汁之內。雖略覺如針刺痛楚。但漸即收縮。十分鐘後。腫如瓢瓠之腎囊。即可縮小如常人。

■孕婦惡阻（尤學周）

【原因】有謂妊孕以後。身體內部營養。照常應付外。又須供養胎兒。致胃內發生變化。有謂子宮內發生變化。刺戟胃部而成。其說以後者為是。

【症證】在妊孕後一月至二月後。現噁心。嘔吐。胸悶。等象。劇者不但每食即吐。即在空心餓肚時。腹中絲毫無物。亦嘔吐不休。以此點水不能下咽。因而虛弱。漸至困頓異常。神疲力乏。頭暈目眩。

【療法】輕者不必服藥。靜心耐養。久能自止。因感情之衝動。或受重大刺戟。亦能自愈。吐之劇者。須從事調理。半夏二錢。茯苓二錢。生姜三片。先用伏龍肝五錢。打碎和水攪混。靜置。取澄清之水煎藥。服之甚驗。

幸福社社員王壽喬醫士醫案

日本郵航株式會社漢口出莊所職員　濮譜庵錄

余家眷屬患病。對於王壽喬醫士。不曾爲一常年醫藥顧問也。病輒請診。即請他醫。所處方劑。亦必就政後始服。日前內人。月信來潮。中遇懊惱之事。經水忽停。腹中奇痛。坐臥不安。適王醫士向武漢出診。所服他醫處方。仍然經阻奇痛。迨王醫士回鎮。請往診視。藥一服下。遂即經來痛減。叠服二方。竟告全愈。茲特將該醫案寄上。請登公布。以資治婦女病者之借鏡。

（首）腹痛拒按。小腹亦脹。數日未更衣。斷係經因鬱阻。瘀血未盡。遂作痛脹。治宜攻下。方用加味桃仁承氣湯。

杜紅花一錢　桃仁泥二錢　紫丹參三錢　玄胡索三錢
兩頭尖二錢　五靈脂二錢　西錦紋一錢（後入）

（覆）前方服後。經水遂來。脹痛亦減。方用逍遙散加減如下。

當歸尾五錢　京赤芍三錢　粉丹皮三錢　益母草三錢
老川芎三錢　製香附三錢

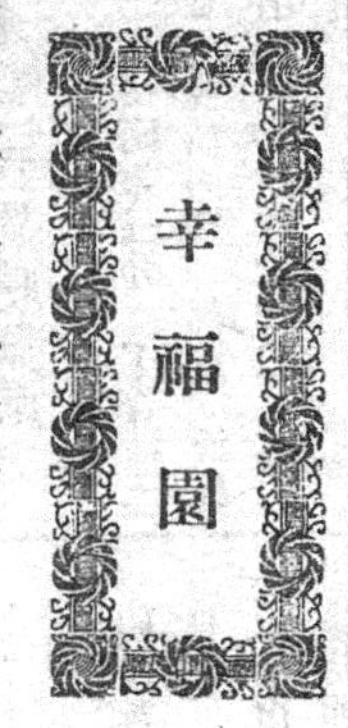

舊書夾有治疝方

梁章鉅僑寓邗江時。居停主人。有患疝疾者。甚苦。一日。梁偶翻舊書。見夾有紙條云。辛稼軒初自北方回。忽得癲疝之疝。重墜大如杯。有道人教以服薏珠。（即薏苡仁）法用東方壁土炒黃色。然後入水煮爛。放沙盆內。研成膏。每日用無灰酒。調服二錢。即消。沙隨先生亦患此症。辛以此方授之。亦一服而愈。因即以原紙授居停主人。如法製服。五日而霍然。

異人抄來止瀉方

宋汪經以術顯。與邑士徐聖俞善。慶元乙卯重九日。相遇於村店。臨別曰。後二年。當復會於縣市。惟恐不能款洽耳。徐怪而詰之。汪云。太夫人星數。到彼時必有臟腑之疾。當逢異人而安。及丁巳歲。就館縣市士人家。汪果來訪。閱兩日。得僕報。母患水瀉。已一月餘矣。正憂惱間。崇聖長老慧月聞之。急抄一方來。其方用罌粟殼七顆。烏梅七個。陳橘皮七片。皆如常法。再用甘草七寸。炙其半。生姜七片。煨其半。黑豆四十九粒。炒其半。加井水一大碗。入小罐內。文武火熬煮而飲。徐即買藥奔歸家。已及三鼓。亟治藥。一服痛止。再服脫然。

秘授補傷止血方

張子畏太守官農部時。赴圓明園畫稿。車覆。輿夫爲輪所壓傷。兩腎子俱出。以爲無救也。事爲姚伯昂總憲所聞。以語申鏡汀前輩。申亟錄一方以示之。且言昔親見兩舟子。持篙相鬬。篙刺額角而穿。以此藥敷之而愈。其藥止痛止血。不必避風。因急照方配藥。令爲輿夫敷之。半月而愈。復以治刀箭馬踢跌傷。無不驗。其方用生白附子十二兩。白芷天麻生南星防風羌活各一兩。各研極細之末。就破處敷上。傷重者。用黃酒浸服數錢。青腫者水調敷上。價不昂而藥易得。一切破爛。皆可敷之立愈。

本報特聘羅家衡律師為法律顧問　　幸福三日刊　　中華郵政特准掛號認為新聞紙類

幸福報

銘儀署

第三一三期
（民國二十年三月十日）
每份售洋二分
館址上海三馬路雲南路口

定報價目
每三日出一張五個月一元全年二元寄費在內本外埠一律國外加倍郵票代現九五計值

◀本期要目▶

□忌口之重要

尹祥裕

病家飲食。在中醫視之。分別宜與忌。至爲重要。在西醫之視忌口。以爲無足輕重也。審愼出之。則僅曰酒與煙當戒。餘可無忌也。近有變通之西醫爲迎合病家心理計。亦有言忌口者矣。不可謂非較往時爲進步。雖然。徒事迎合。無補實際。還應研求其理由。俾羣衆咸曉其故。而知所重視也。夫盡人知飲與食皆入於胃。盡人知胃之消化食物。所提精華。乃以補益臟腑。榮養血脈。則食物之宜與忌。於平日無病之人。已至爲重要可知。無病且然。有病安可忽。忌口之理由一也。一旦有病。無論病於臟。病於腑。病於血脈經絡。食物之有益病體者。直接助我之元氣。間接抵抗其病邪。隨時隨地。顯其功用。若無益於病體。直接加長其病邪。間接傷我之元氣。隨時隨處。顯其惡果。忌口之理由二也。譬如清水一盂。投以些微之赤。則全體皆紅。投以些微之藍。則全體皆碧。胃爲水穀之海。食物之變化類是。忌口之理。不言而喻矣。今將各症應忌口者。分述其大略。

（一）外症　外症不忌口。變化最易顯見。若癰疽之發。傷於內而潰於外者。非特腥氣。鮮發。均宜戒。卽血。肉。之類亦宜忌。疔毒之類亦如之。又如白濁之症。忌油膩。忌走竄。一則血液不清。終難收效。二則走竄太甚。毒易流佈。香菰之類。本有微毒。辛辣之物。刺戟太重。稍有不愼。立釀大患。其他如疥癬瘰癧。雖爲小恙。忌可稍緩。然腥鹹之類不戒。恆致遷延時日。腥味大多辛熱。瘡疥之發。本有熱毒。故不宜於是症。鹹則能傷血。試觀以鹹滴入血中則血凝。血濁血凝。收效益難。物性有生尅。物性有偏弊。此外症忌口之所以爲必要也。

（未完）

遺精病概略（續）

（劉竹林）

病理遺精　所謂病理遺精者。卽指已婚之後。猶有發生此事。或不夢而遺。而有種種之病徵而言。其次數或三日。或五日。甚有一夜遺精二次者。已遺之翌晨。肉體及精神上異常疲勞。腰痠。頭暈。肢倦。諸象頻見。殆有不可支持之勢。此爲病理遺精之特徵。然此原因甚多。或勞神過度而心腎不交。或酒色過度而精關不固。有子孫相傳所謂遺傳性者。或受外界刺激精室。如看淫猥小說。卑劣戲劇。及春宮圖等。或濕熱蘊結。下擾精宮。或不良習慣。如手淫意淫等。或夜間貪睡強認小便。以致膀胱充滿。刺激精室。鼓動腎陽。而生幻夢。（此種忍小便而致遺精者。多在將起床之時。患者注意）諸如此類。均爲病理上之遺精。治之之法。當尋本釋源。觀其病灶之所在。而審症施治。經所謂治病必求其本。方有有效。不可枉用固澀之品。塡補之藥。以致臟腑偏勝。而遺患無窮也。（完）

慧心錄

（李寒吻）

▲凡人正當盛氣。若遽阻他。反不投機。是增人之過也。待氣平時。方可緩說。倘可冀改。

▲世間陷阱。在在均有之。要人惺惺耳。眼一少昧。足一少偏。心一少惑。則墮落其中。安能出哉。及其墮也。力悔前日之所爲。晚矣。此君子貴乎知微也。

▲治小人。寬平自在。從容以處之。事已。則絕口不言。則小人。無所開以發其怒。

讀涼月先生『生育問題』之臆說

（汪蓄成）

子輿氏云。不孝有三。無後爲大。斯言處於近日之潮流。似已迂腐陳舊矣。然世間仍不乏以子嗣爲重之舊家庭。奉此言爲金科玉律。牢不可破。觀于貴報前數期。所刊之生育問題。抉其不生育之主因。而以藥餌補救之。可爲一般艱於生育者之福音也。鄙人因亦含意欲伸。竊涼月先生不孕之理由。未經闡發者。略述於下。

【男子不孕】　靑年子弟。往往喜作狎邪遊。不免時有眠花宿柳之舉。由此致成白濁等症。或因恆於家庭父兄督教之嚴。不敢自陳病源。諱疾不治。遷延而病日以深。或誤就市醫。浪用升提之藥。以求速痊。釀成楊梅瘡。橫痃。下疳。次第發生。病根未淸。甚而此際家長。爲之完婚。冀其生男育女。不其難乎。

【女子不孕】　書云。十女九帶。患白帶者。皆由身體素不健全。遂致經事不準。夫女子能孕者。首賴經期準確。經旣不能依時而至。如是何能求其有孕。故欲女子易孕。惟調經爲入手初步。經果先調。焉有不孕之理。

便血之研究（續）

（嚴蒼山）

肺金遺熱於大腸。迫絡而下血者。淸金養肺爲主。症必現寸脈浮數洪澀。口乾溺黃。欬逆等象。淸燥潤肺湯。加銀花炭。地榆炭。丹皮等。法下止血之藥。

【小便血總論】小便血。卽溺血。言血從前陰出也。前陰膀胱主之。膀胱爲州都之官。津液藏焉。氣化則能出矣。爲太陽本經之府。又與血室相連屬。而血室又爲肝之所主。肝脈絡陰器。腎開竅於二便。因精竅與尿竅。並出於陰莖。且有腎尿管通於膀胱。故腎與膀胱一藏一府。最有關係。肺爲水之上源。金淸則水淸。水淸則血管。小腸能導引心火下丹田。蒸動膀胱之水以化氣。且心如天之月。能使地之水以化氣。遙遙相照。實亦關係非輕。是以尿血之症。有表邪入府者。有由腎陰虛者。有由胞熱所遺者。有由肺虛不能制節其下者。有因心熱遺於少腸者。有因肝熱遺於血室者。此乃膀胱與各經相連爲致病之源也。

【小便血症治分論】外感溺血。乃大腸陽明傳經之熱。結於下焦。其證身有寒熱。口渴腹脹。小便不利。溺血疼痛。宜仲景桃核承氣湯治之。小柴胡湯加桃仁。丹皮。牛膝。亦治之。心經遺熱溺血。心遺熱於小腸。則虛煩不眠。口渴舌紅。咽乾作痛。血出澀痛難忍。宜導赤散加黑山梔。丹皮。桃仁。土牛膝。胞遺熱尿血。經云。胞遺熱於膀胱。則癃尿血。胞之熱又肝經所傳也。其證口苦目痛。或寒熱往來。脈象弦數。宜龍胆瀉肝湯。加桃仁。丹皮。土牛膝。鬱金。腎虛溺血。多欲之人腎陰虧損。下焦結熱。血隨溺出。脈必洪數無力。治當壯水以制陽光。六味加生牛膝。濁後溺血。白濁乃精竅之病。予治一同鄉王志奉。白濁月餘。變爲溺後有血。管中作痛。（未完）

經驗良方

傷科秘方（二）

（承淡安）

（七）大便傷血方

桃仁二錢。歸尾二錢。地榆三錢。血餘三錢。炒槐米三錢。鑽地風三錢。丹桂三錢。荷米三錢。木香一錢。甘草二錢。滑石二錢。

水煎服。如血不止。加大蒜頭一兩。

（八）背部傷煎方

羌活錢半。防己二錢。五茄皮三錢。獨活二錢。歸尾二錢。綠脂二錢。川芎二錢。桂枝一錢。丹皮二錢。毛姜三錢。桑寄生二錢。延胡二錢。木瓜二錢半。杜仲二錢。大便不通。加生軍錢半。火麻仁錢半。小便不通。加木通三錢。車前子二錢。

（九）大腿環跳傷煎方

川牛膝三錢。鑽地風二錢。五茄皮二錢。劉寄奴三錢。秦艽二錢。紫荊皮二錢。川玉金錢半。骨碎補四錢。川山甲三錢。炳尾一錢。紅花一錢。木瓜三錢。加松節一兩。

（十）腰傷煎方

杜仲三錢。沒藥三錢。紅花一錢。補骨脂二錢。全當歸二錢。甘杞子二錢。劉寄奴三錢。金毛狗脊三錢。大生地三錢。骨碎補三錢。木耳灰四分。

（十一）止血祛瘀方

歸尾一錢。乳香一錢。沒藥一錢。木香一錢。續斷一錢。澤蘭一錢。烏藥六分。川芎八分。蘇木八分。甘草七分。桃仁二錢。生地一錢。木通七分。茶葉二錢。側柏叶二錢。川連二錢。姜三片。煎湯。冲童便一盃。陳酒一杯服。

（十二）跌打損傷發熱方

防風一錢。蘇梗錢半。乾葛一錢。前胡錢半。茅朮八分。桔梗八分。羌活一錢。陳皮四分。川芎四分。香附二錢。細辛二分。甘草五分。

水煎服。出汗妙。

（十三）吐血方

炒蒲黃二錢。木耳炒五錢。槐花炒三錢。共爲細末。童便送服三錢。

吐糞症

（尤學周）

【原因】由腸管狹窄。異物閉塞（如腸內生癌瘤等）。及宿便堆積等。致排泄之物。應從大腸而下趨者。以路不通行之故。遂上逆而從口出。

【症狀】腹內脹滿。大便閉塞。口吐穢糞。吐時。頻頻泛噁。臭惡異常。

【療法】用鎮逆法。磁石五錢。沉香一錢。檳榔錢半。代赭石。紫石英各三錢。枳實錢半。牛膝五錢。如形容枯槁。脈細無力。加黨參黃芪各三錢。

藥物

荊芥之研究

(陳亦毅)

名稱

1. 荊芥
2. 土荊芥
3. 假蘇
4. 羌芥
5. 鼠蓂
6. 胡荊芥
7. 石荊芥

釋名

1. 荊芥云者因其氣味辛香如芥也。野菜贊云。曰荊芥則云矜芥。為言介肉食斯仇。君子攸芥。我食無魚。咀嚼何害。
2. 廣東產者名土荊芥。又有生於昆明山中—另文說之。
3. 荊芥本草呼為假蘇。以香氣似蘇。故呼為蘇。
4. 蘇恭曰。此卽菜中荊芥也。羌芥聲訛爾。
5. 野菜贊以鼠蓂云者。辛苦命之之意。
6. 俗呼新羅荊芥。胡者。追指地名而命之歟。
7. 生山石間。體性相近入藥亦同。

種類

1. 芳草類(時珍)
2. 脣形科之連錢草屬。為 nepeta japcnica 之種子。

形狀

(勞逸)

(一)根

1. 其根則黃白色。

(二)莖

1. 方莖。(時珍)
2. 莖高一二尺。(和漢藥考)
3. 莖方作青紫色。約離二英寸。則作節出橫枝。莖內有心色白。如木通然。

(三)葉

1. 細葉似獨歸葉而狹小。淡黃綠色。(時珍)
2. 葉似落藜而細。(吳普)
3. 野生者。葉尖瘦。色深綠。不中啖。(吳其濬)

(四)花

1. 八月開小花作穗成房。房如紫蘇房。(時珍)

(未完)

問病新章

(甲)定戶

凡幸福報定戶。欲來函問病者。須將本館所發之問病紙。塡明寄下。如問病紙已遺失或用去。須再向本館購買。『此種問病紙。每張實售大洋一元。定戶半價。祗收半元。』否則。隨問病函附郵票五角。亦可通融。空函恕不答覆。

(乙)社員

凡康健保障社社員。欲來函問病者。須將本社所給之社證。隨同問病函一并寄下。『此證答病時仍寄還』如第一次已問過。而欲再問病者。亦須附郵票五角。『社證仍須附寄』以示限制。否則。亦不答覆。

(丙)讀者

凡非定戶與社員。而欲來函問病者。一律須附郵票一元。覆診亦然。否則不覆。

(丁)膏丸方

膏丸方每張四元。隔日取件。『郵寄亦可』如係定戶或社員。均作半價。祗收二元。『定戶須將定單號碼示知。社員須將社證附寄。』否則概收四元。

(戊)附告

(一)問病者須將「起病原因」。「經過情形」。「現在病狀」。「二便如何」。「服過何藥」等等。詳細示知。若來函不詳而草草者不答。以免誤事。

(二)病勢危急。本館答覆緩不濟急者。不答。

(三)凡問詢題目中。本館有不能解答者。或登報徵求。或原函寄還。

(四)凡欲在報上披露者。遲速不能一定。

(五)凡事涉離奇。跡近荒誕。怪方僻藥。概不在問答之列。

上海幸福報館康健保障社同啓

本報特聘羅家衡律師為法律顧問

幸福三日刊

中華郵政特准掛號認為新聞紙類

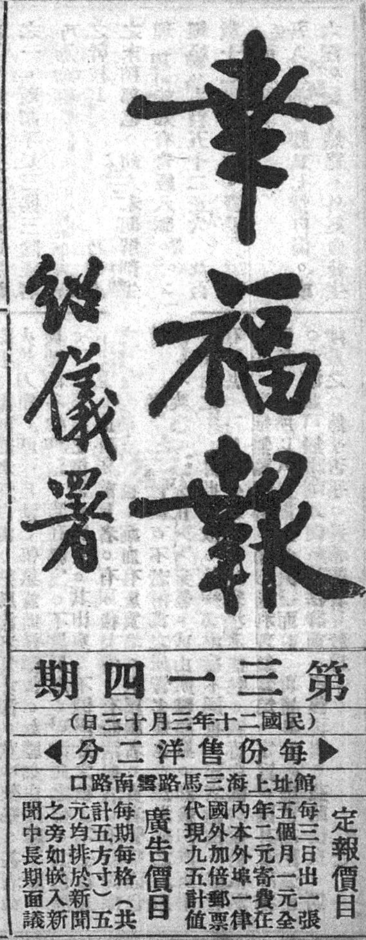

第三一四期

（民國二十三年十月三日）

◀每份售洋二分▶

館址上海三馬路雲南路口

定報價目　每三日出一張　五個月一元　全年二元　寄費在內　本外埠一律　國外加倍　郵票代現九五計值

廣告價目　每期每格（共計五方寸）五元　均排於新聞之旁　如嵌入新聞中　長期面議

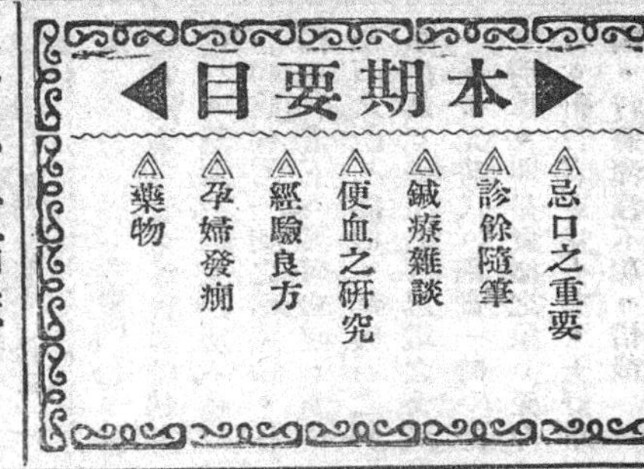

◀本期要目▶

△忌口之重要　△診餘隨筆　△鍼療雜談　△便血之研究　△經驗良方　△孕婦發痢　△藥物

■忌口之重要（續）

尹祥裕

（二）內症　通常內病之忌口。尤爲重要。如病肺忌酒。病脾忌粘膩。病心忌辛。病肝忌堅結。病腸胃忌炙煿。病膀胱忌滑導之類。尤不可不知。蓋大病之後。五臟六腑尚未健全也。他若過鹹傷血。過酸傷筋。過苦傷氣。過辛傷皮毛。過溼潤傷肌肉。此不特病後宜知。即平時亦宜愼其過量。內經所謂。彰彰甚明。此內症忌口之必要也。

（三）外感　外感種類甚多。傷風看似小疾。而恣食粘膩。痰濁益多。肺氣益壅。傷寒一症。禁忌不遑細述。初起作桂枝湯者欲其解。而涼遏滋膩。絕不可嘗。卒中之類。外風內風。爾有未清。若食動風之物。（如野味鰻鱺菌。）手足掣動。終身爲患。此外感忌口之所以爲必要也。

（四）雜忌　小兒多食水菓。大腹膨脹。女子經行前後食酸食辛飲冷。重則停經。或致乾血癆。輕亦經期不準。忽多忽少。口舌糜爛。煎炒入腹則其腐益甚。眼目紅痛。辛辣入腹則其患益劇。如響斯應。要知中醫忌口之說。固有至理存焉。夫人稟賦不同。五味之嗜。人各不同也。人之嗜此者。必其體中之所需。酌量食之原無大害。酸味有時足以助消化。辛辣有時足以醒胃氣。甘以悅脾。然脾濕過甚者忌之。苦能傷氣。却能袪濕熱。鹹能傷血。亦能保腎養血。是在善悟者之意會耳。（完）

公開古今祕方　社會定期刊　造成百病自療

診餘隨筆（十三）

楊志一

慢脾驚

法租界呂班路華龍里十四號。劉君小孩染恙。延余往診。其證爲痙厥屢發。發時則神識昏迷。口吐白沫。兩目上視。四肢厥冷。平時則發熱咳嗽。入夜熱甚。頰紅。唇焦多啼。初由某醫診治。投以疏散肅肺（如桑叶前胡杏仁象貝等）之品。致便瀉十數次。形色更遜於前。余診其脈沉細無力。苔白而潤。唇雖焦而渴不多飲。夜雖熱而肢冷如冰。知非風寒表病。亦非肝風內煽之急驚。乃眞陽衰微。陰邪獨盛。中土無砥柱之權。虛陽有外亡之險。沈氏尊生所謂慢脾驚是也。此時急用甘溫退熱辛溫回陽之劑。尙恐不及。乃前醫不加細辨。漫投疏散。豈非去題千里耶。遂用附子理中湯加味。處方如下。（未完）

鍼療雜談

（承淡安）

經穴鍼灸之學。爲我國特獨之學術。無所不治。無所不療。實超越任何一切之治療法。往往一鍼甫下。沉疴立起。能治藥石之所不能治。起藥石之所不能起。每呈不可思議之奇效。在金元時代。術盛一時。降至淸季。即呈衰微之象。至今日。研習者更爲少矣。大好學術。行將湮沒不彰。惜哉

鍼灸術爲物理療法與亢進療法之一。所謂手足三陽三陰經者。乃動物性神經與植物性神經之幹枝耳。穴道云者。乃神經之末稍部也。前人未明解剖生理。而能知有奇經八脈。十二經絡。六百五十二正穴。及百數十之經外奇穴。發明者。殆生而神明者歟

吾人疾病。雖爲七情自傷。或六淫外襲。然總不外氣血發生障碍而起病態。血者。人皆知爲血液。氣則近人不知爲神經之作用。某部份之神經發生障礙。即失其機能而呈病態。以針刺某部。增加或減輕其壓力（即針法之補瀉詳鄙編著之中國針灸治療學內）則某部神怪之機能恢復。而病態遂失。（即物理療法之一）或血液因受病菌之繁殖而發生重大之危症。用艾灸法。可增加白血球而殲滅病菌。得以起死而回生焉。此針灸學術之所以能超越一切任何治療。而稱萬能也。（未完）

便血之研究（續）

（嚴蒼山）

係濕熱去而腎陰已虛。脈右弦滑。左細數。舌光絳。予用生熟地。土牛膝。赤白芍。桃仁。草梢。粉丹皮。赤苓。澤瀉。淡秋石。歸尾。蒲黃炭。一劑而痛減。二劑加旱蓮草而痛愈。三劑去桃仁，歸尾，草梢，加地榆炭，生龜板。而血亦止。後用六味湯加驢龜膠調理。遂不復發。氣虛溺血。肺氣虛不能攝血。制節失常血色淡薄。脈必虛怠。形色無神。宜補中益氣湯主之。如日久不愈者。并可加五味以斂之。龍骨牡蠣以濇之。治溺血不外淸心涼肝。滋腎養肺爲主。

【溺血與淋濁辨】予觀方書。尿血與血淋赤濁。恆分別不淸。有言淋濁溺管作痛。尿血不痛。有言淋澀屬實。尿血屬虛。其實皆不然。尿血亦有痛者。亦有熱者。試詳分之。淋字。說文淋淋山下水貌。又曰淋瀝渥貌。蓋淋症皆熱氣結於膀胱。氣化失常之故。精溺並出者爲膏淋。遇勞即發者爲勞淋。下如沙石者爲石淋。氣虛而發者爲氣淋。因熱動血者爲血淋。是謂五淋。然皆小便澀痛。欲去不去。欲止不止。淋瀝不斷。有如痢症之裏急後重。此謂淋病。責在膀胱。不關精竅。若濁者。渾濁之謂也。濕勝熱者爲白濁。熱勝濕者爲赤濁。莖中熱痛。甚者如火灼刀割。溲溺自清。惟竅端時流穢濁。如膿如血陸續不斷。與溲溺不相渾濫。責在精室。不關膀胱。至溺血之症。其色清。不似濁症之渾濁膏膩也。其出爽。不似淋症之欲去不去欲止不止也。血有尿前見者。有尿後見者。有時淸血者。不似濁症之竅端終日糊糢也。溺血有屬實者。有屬虛者。實者管痛而色赤。虛者不痛而色淡。不若淋濁之尿管多痛也。然淋症之所以淋瀝不爽者。或先由肺腎氣鬱。或由瘀精阻竅。然後以成五淋。溺血之因。非此之故。故病與淋症不同也。三者治法。雖皆在下焦。亦自有分別。濁症須淸利濕熱。視赤白而以偏淸偏利爲治。淋症無論何淋。而以通利理氣爲第一宗旨。因其氣滯精阻故也。所以八正散之爲淋症而設。再審其寒熱虛實斟酌爲治。至溺血可無事利小便。治法詳前。不復再贅。茲論便血。偶涉及之。然乎否乎。還希明者見教爲幸。（完）

介紹衛生方法　幸福三日刊　指導健康途徑

經驗良方

(十四)普通傷藥方

統治五勞七傷。筋骨疼痛。威靈仙一兩。桃仁一兩。白芨八錢。蘇木八錢。杜仲八錢。紅花一兩。防已八錢。秦艽一兩。川芎一兩。澤蘭一錢。靈脂五錢。獨活一兩。當歸一兩。草烏二兩。六軸子五錢。延胡五錢。淮山藥八錢。五茄皮五錢。製半夏八錢。五谷虫五錢。金銀精石各八錢。地骨皮八錢川玉金五錢。白芥子五錢。川烏炒二錢。金毛狗脊五錢。共爲末。陳酒調服二錢。

(十五)水金鎗方

銀花二兩。當歸一兩。甘草五錢。大黃一兩。紫草五錢。地丁一兩。黃柏五錢。天花粉五錢。方八五錢。用麻油一斤。熬去渣加黃占一兩。白占二兩。乳香。沒藥。藤黃。血竭各五錢。炒川連二兩。研細末。烊入油內。搽敷傷處。無不神效。(完)

▣治喉症良方

(章子宏)

喉症初起時。喉間微作疼痛。急於草地中覓土牛膝之根。搗汁嚥口。將口中之涎吐出。其疾自愈。此汁切勿吞下。因其汁甚寒也。(俗名古樹楓根。)其式樣方梗對葉。草藥店內亦有出售。

▣治婦人血崩良方

以舊棕棚剪下。煅灰。紅糖調服即愈。

▣治跌打損傷良方

向藥店購紅花一錢。再向草藥店購活血龍藥草。同浸燒酒。吞服。

▣治皮蛀良方

用生牛皮燒灰。以蔴油調之。即愈。

▣治濕瘡爛良方

用猪油冰片蘆干石同搗爛。敷之即愈。

▣治濕癢良方

用野苧麻根與松香搗爛。或以山藥與之搗爛。敷之亦可。

▣治瀉痢良方

瀉紅痢者。以白糖調山楂炭。吞服。白痢以紅糖調山楂炭吞服。即愈。或以三月三薺菜花風干。用冰糖煎服。亦效。並前二者均宜。

▣孕婦發癇

(尤學周)

【原因】患此症者。多屬血虛之人。所謂血虛則生風也。血不足者。虛陽無依。上逆而沖腦神經。

【症狀】初起頭痛。暈眩。嘔吐。耳鳴眼花。瞳孔散大。呼吸不舒。心窩痞硬。顏面潮紅。倏即抽搐噴沫。人事不省。似中風而實非中風。連續發作。以致不救。

【療法】青鉛一斤。化烊。傾盆水內。撈起。再烊再傾。三次。取水煎生地八錢。天冬石斛各三錢。甘草菖蒲各八分溫服。脈數者。當歸一錢川芎三分。茯神鉤籐各三錢。煎服。另吞羚羊二分。

出版務求信用切實保證　又名社會醫藥常識報　主持者有學識經驗及人格

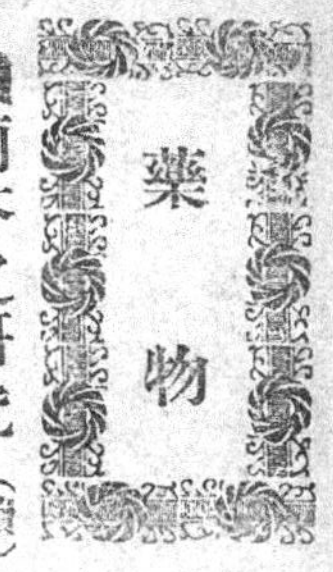

□荊芥之研究（續）

（陳亦穀）

（五）實

1. 有細子如葶藶子狀。黃赤色。（時珍）

產地

產江西。其次浙江杭州府。再次湖北廣城（藥物出產辨）生蜀漢中川澤。（別錄）

生長

夏季出新。冬則枯黃而萎。但以紅梗者爲佳。

氣味

辛溫無毒。

功用

1. 主治寒熱鼠瘻瘰癧。生瘡。破結聚氣。下瘀血。除濕痺。（本經）
2. 治婦人血風及瘡疥爲要藥。（蘇頌）
3. 祛風邪。除寒熱。頭痛目眩。便血崩中。（醫鏡）
4. 產後中風。身强直。研末酒服。（孟詵）

□誤服救治

荊芥一物。有反魚蚧河豚驢肉說。本草醫方間有言之。如李廷龍延壽書所云。凡食一物切無鱗魚。忌荊芥。食黃嘗（魚旁）魚後食之。令人吐血。「惟地漿可解」。與蚧同食動風。野菜贊云。荊芥茁爍作蔬。魚肉忌之。犯無鱗魚卽死。與鯉魚犯紫荊食單（魚旁）飫燒酒殺人等疾。

雜錄

□幾個食無鱗魚後犯荊芥而犧牲者

1. 矛居嶺嶠。見食黃顙魚犯荊芥者立死。甚於鉤吻（卽斷腸草）（見蔡條鐵山叢話）
2. 吳人魏幾道。啖黃顙魚羹後。採荊芥和茶飲。少頃。足痒上徹心肺。狂走足皮欲裂。急服藥。兩日乃解。（夷堅志）
3. 凡食河豚不可服荊芥。藥大相反。矛在江陰見一儒者。因此喪命。（輟耕錄）
4. 凡服荊芥風藥。忌食魚。楊誠齋曾見一人立致於死也。（韋航細談）（完）

本報特聘羅家衡律師為法律顧問

幸福三日刊

中華郵政特准掛號認為新聞紙類

幸福報

褚儀署

第三一五期
（民國二十年三月十六日）
◀每份售洋二分▶
館址上海三馬路雲南路口

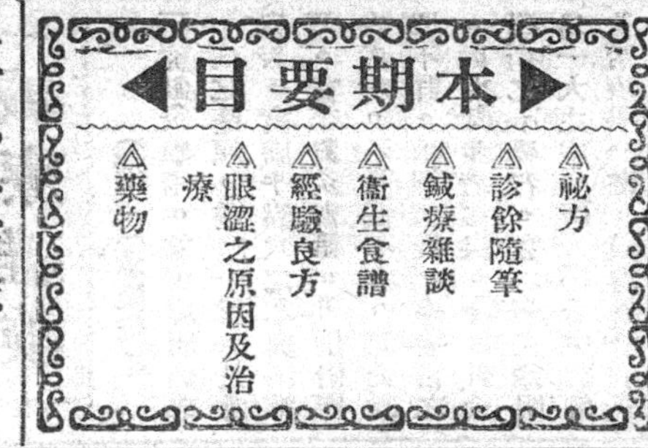

秘方——秘藏的原因 公開的理由（續）

尤學周

菱柄——治諸葦

菩提根——治肺癰

民間有不少流傳的靈方。究其藥料。是很平常。他的效驗。又是非常靈異。在科學未發達的中國。實在無從去研究他的理由出來。

方的靈驗而不肯宣示給別人知道的。便叫祕方。祕方的用意。一般人以為懷寶藏櫝。以求善價而賈。達到他的發財目的。但是以我想來。或者並不止此。因為醫的目的。一方面固然是求利。一方面又是慈悲為懷。在拯拔人家的痛苦。靈驗的方藥。應當急於宣佈。怎會忍心祕藏着呢。這種卑鄙的思想。說不定少數是這樣。大多數未必如此吧。其中最大原因。止少還有二個。」

病的來去。關係於生理心理兩方面，誰也不會否認的。古人說『醫者意也』。可見治病是偏重於心理方面了。心理的足以影響於生理。稍有醫學常識的人。都已知道。可以無用多說。古時醫家。明達其中利害。所以把平常而靈驗的方子祕藏起來。不肯發表。免得病家以方藥平常。不信有治病的效力。心理上起了反響。失掉作用。這是不能不祕的一個原因。還有一個原因是用毒藥治病。所謂靈方也者。至少含有一些毒性的藥料。如果這種方藥。給病人知道了。他肯嚥下肚去麼。

（未完）

診餘隨筆（十四）

楊志一

潞黨參三錢。熟附片三錢。炮姜八分。土炒白朮錢半。川桂枝八分。酒炒白芍錢半。抱伏神三錢。炙遠志一錢。半夏二錢。橘紅一錢。煅牡蠣四錢。煅龍骨四錢。生姜二片。紅棗三枚。服二劑。使瀉止。厥定。夜熱亦減。復依前方去姜棗。加清炙草八分。青龍齒三錢。服四劑。肢冷漸溫。伏脈漸起。顴紅唇焦亦漸退。夜寐甚安。頗思飲食。再服四劑。諸恙全愈。

（按）此症前後共用附子至三兩之多。足見藥貴對症。附子性雖猛烈。亦無流弊。此其一。用大溫大熱之劑。而夜熱顴紅唇焦口渴反退。足徵先賢甘溫能退大熱之說。實為中醫治病神妙之所在。殊非西醫所能望其項背。此其二。此症用藥與角弓反張手足抽搐之腦膜炎。大相逕庭。蓋此則宜溫。彼則宜涼。醫者於此最宜深思明辨。用藥庶免毫厘千里之謬也。此其三。

鍼療雜談

（續）（承淡安）

研究針灸學術。首在詳明經穴。失之毫厘。差以千里。效驗與否。實繫乎點穴之準與不準耳。古來針灸書籍。可供研究參考者。不可謂不多。無如說明不詳。繪圖錯誤。學者苦之。因而却步者多矣。今日針灸學術之不盛行。實以經穴難明為一大主因。鄙人編著中國針灸治療學一書。固為發揚中國特獨之醫術。亦為解決此經穴難明之難題。故所有經穴。用墨點穴人身而攝影之。絲毫不爽。復用部位。解剖治要。手術。等詳細說明之。即可按圖索驥。無須名師之指授矣。（按本書現在印刷中。出版後。本館有代售）今日一般之針灸術者。其運針燐艾。每使病者感受異常痛苦。嬌怯病人。遂畏而不前。以是求者漸少。浸假而治療界亦日少注意。故欲針灸學術之復使病家趨向。必先謀解除運針燐艾之痛苦。鄙人研究數已有心得。實能解決此缺點。年詳述於拙著之中國針灸治療學一書中。供同志之研究焉（未完）

戒海洛英方

（濟平）

用上等好醋。合以等量白糖、（紅糖亦可）每於吸食毒品以前。服食一大羹匙。如此一星期。即可完全除去。毫無痛苦。（錄粵南日報）

衛生食譜

（沈仲圭）

（甲）動物

海參

【功用】補腎陰。壯陽。凡產后病後。衰老尪孱。服之咸宜。【製法】先將紅旗參浸透。剖開洗淨。入水煮糜。稍加冰糖。每晨量食一二隻。【注意】惟此物消化甚難。不宜多食。

甲魚

【功用】此物含鐵質脂肪甚富。貧血諸病服之。功在鐵劑之上。蓋一為有機體鐵質。一為無機體鐵質。功效自不侔耳。【製法】將甲魚剖洗潔淨。或蒸或煮（均加火腿）用以佐膳。味殊鮮美。【注意】三足者。赤色者。獨目者。頭足不縮者。腹有王字者。腹有蛇文者。在山上者。（旱鼈）皆有毒。不可食。亦不宜多食。多食滯脾。不宜久食。久食令人患發背。又忌與莧菜同食。

牛肉汁

【功用】牛肉之成分。為水。蛋白。脂肪。筋纖維等。就中水與蛋白。含量尤豐。故滋養之力。罕與比倫。食之能強壯胃腸。並治婦之消渴。製汁易於消化。【製法】先將牛肉一磅。切成小塊。置於悶氣小瓦鍋中。用紙封固。（酒醬等不可用）然後再置於大瓦鍋中。隔湯煮。下放炭團七八個。上冒以布巾。使火氣不散。如是約經三時。牛肉已變成汁矣。

羊肉粥

【功用】壯陽滋陰。開胃健脾生肌強力。治虛勞骨蒸。療寒疝久瀉。【製法】羊肉四兩。切小塊。山藥末一合。粳米三合。同煮為粥。加鹽少許。冬令常食。有轉弱為強之效。【注意】瘡家瘧疾。食羊肉有復發之虞。痼疾亦忌。又不可用銅器煮。（未完）

介紹衛生方法　幸福三日刊　指導康健途徑

經驗良方

白帶症中西治驗（李健頤）

宜先服萆薢分清飲。加椿皮車前草黃芩赤苓知母。清濕解毒。繼用西藥濃鉄綠水四瓦。溜水一百瓦。一日三次。每次用一匙。滾水和服最效。

血崩中西急救法

婦人血崩。最爲急證。宜先用西藥麥角流膏一瓦。匀服。或注射皮下再投生地阿膠西洋參杭白芍炒地楡麥冬藕片等。煎服。鄙人屢試屢驗。

吐血中西急救法

吐血一症。是因胃中血管破裂。血液上沸。霎時嘔血。傾盆盈盂。命懸旦夕。可用西藥醋酸鉛一瓦。阿片末半瓦。匀服止血。以治其標。復用四生飲。加阿膠茜草丹皮桃仁三七等。以療其本。無不奏效如神。

治濕氣爛脚方（耐緗）

赤石脂四錢。煅石膏五錢。輕粉四錢。製甘石四錢。金爐底三錢。四六片一錢。共研爲末。用猪板油調搽之。

治脚底生繭方

生南星生半夏各五個爲末。用生薑一兩。連皮搗爛。加酒煮成膏。乘熱貼之。

治兩足舉步無力方

淮牛膝三錢。宣木瓜三錢。炒薏仁八錢。虎骨膠一錢當歸三錢。以藥煮猪脚連服數劑即愈。

治流火祕方

生石灰四斤。以清水浸之。將上面浮起一層白沫。與蔴油調匀敷之。頗驗。

湯泡火傷外治方

麥麸粉不拘多寡用眞脂麻油調和成膏敷之痛不止再敷。以痛止爲度。聽其自落。且無疤痕。

腋下狐臭方

用蒸餅一個。劈作兩片。放密陀僧末一二錢。夾在腋下。略睡片刻。候冷棄之。如一邊狐臭者。只取一片夾之。即可斷根。或捉蜘蛛大者一只。（如小可用二隻）以黃泥包好。放火煅紅取出。候冷去泥。加輕粉一錢。共研爲末日搽數次。輕者二日。重者四五日。亦可除根。此方舍親刁義方君試用。三四人皆効。

眼澀之原因及治療（尤學周）

【原因】由神經衰弱。營養不良等。致眼部肌肉不健。發生勞疲。失眠者亦患之。

【症狀】眼球及周圍。如有重壓。眼皮不易抬舉。入夜尤甚。或有日間瞻視如常。晚上則發者。

【療法】用補中益氣湯。（人參。黃耆。白朮。陳皮。紫胡。升麻。甘草。當歸。）重用人參黃耆甚效。昔賢薛立齋常用此方。應手而愈。有人每用目。酸澀無光者累日。服六味丸。愈甚。後以指麻。服此湯。目力漸充。至於失眠者。能償足其睡眠時期。即可復元。

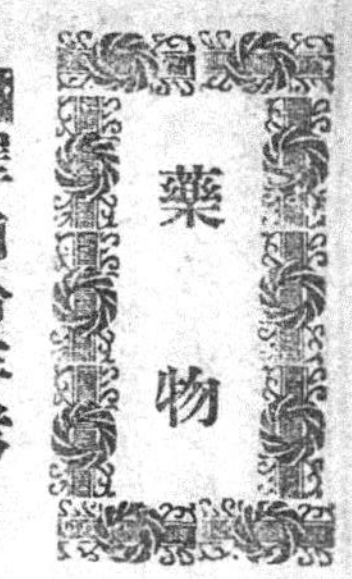

犀角羚羊考

（湯士彥）

按犀角羚羊之為獸。習聞其名。瀉熱解毒有殊功。已諳其用。但多未悉其形為憾耳。曩於青光。見翼予君有犀角羚羊考一文。繪形狀物。引證甚詳。讀之頗饒興趣。爰錄之如下。並參鄙意。增列療效。藉供研究。

犀牛狀如牛。較牛大而比象小。毛如豕。蹄有三甲。頭如馬。鼻上角短。名食角。頂上角長。名通天犀。角上有白縷。直達角尖者為真。有名駭雞犀。置米其中。雞不敢啄。以犀刻魚入水。水開三尺。水族莫敢近。（見抱朴子）中國犀。只一角。位於鼻額頂之間。印度犀。亦一角。非洲犀。有二縱角。角質極堅。可製器。古人以犀為觥。藉辨酒毒。以犀作梳篦。則塵不著髮。（見嶺南表異錄）古人生兒三日。有洗兒之會。以犀角作錢。放水盆中。與兒洗澡。取其靈異而驅邪。（見東坡洗兒錢賦）一名犀渠。與犀牛靡異。惟皮毛蒼翠。聲如嬰兒。乃犀之異種。（見山海經）世傳老子西去時。乘獨角青牛。殆犀渠也。犀角堅黑如鐵。以入氣溫之。可以搗為粉。（見歐陽修歸田錄）凡中毒箭。以犀角刺創處立愈。（見北戶錄）飲食有毒。以角攪之。則生白沫。（見抱朴子）犀食荊棘。不避毒草。故殺鉤吻（鉤吻毒草也食之令人斷腸）鴆羽蛇毒。（張隱庵）犀角入藥。能瀉心包大熱。以其嗜食百草之毒。故又能解百毒。（見抱朴子）按百毒之性皆熱。蟲蛭亦感濕熱而成。其主之者苦寒可以清熱散毒也。氣寒壯腎水。味苦清心火。火降水升。心腎相交。一身之天地位矣。（葉天士語）犀居水。牛屬土。得水土精。如毒物投水中而俱化也。（陳修園語）犀角地黃湯。用之為君。治傷寒及溫病應發汗而不汗之內蓄血者及鼻衄。吐血不盡。（未完）

本報特聘羅家衛律師爲法律顧問

幸福三日刊

中華郵政特准掛號認爲新聞紙類

幸福報

鉊儀署

第三一六期

（民國二十三年十月九日）

◀每份售洋二分▶

館址上海三馬路雲南路口

定報價目

每三日出一張　五個月一元　全年二元　寄費在內　本外埠一律　國外加倍　郵票代現九五計值

廣告價目

每期每格（共計五方寸）五元　均排於新聞之旁　如嵌入新聞中　長期面議

◀本期要目▶

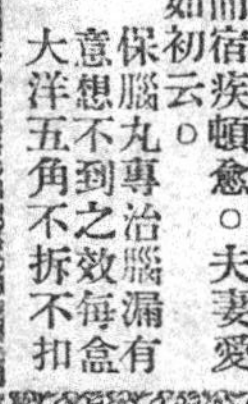

秘方——秘藏的原因　公開的理由

尤學周

菱柄——治諸蕈

菩提根——治肺癰

即使嚥下去。那沒弓杯蛇影。妄自起疑。病必不會好。說不定還要加重。雖有起死回生的妙方。也不中用。這樣。不能不將藥方嚴守秘密了。

方的不能不秘。既然如上所述。怎麼我到肯把秘方公開起來呢。因爲嚴守秘密。是要保持治療上的功効。我的公開。是給與大家試驗而研究他的理由。對於病家。則不妨秘不宣示。目的不同。採取的手段也就不同了。

菱，生在池塘裡。各處都有。他的果實便叫菱。取菱柄。長約寸許。晒乾。在瓦上煅遍成灰。——存性——研細。加些龍腦。不論耳蕈。牙蕈。鼻蕈。痔蕈等。用麻油調塗三五次。便會脫落。

菩提子像高粱。又像蘆荻子。苗高約三四尺。葉極裡生子。一球球像珠子，有尖的圓的兩種。尖的像小川貝母。圓的像半夏。老嫗串作佛珠用。他的根便是治肺癰的妙品。害肺癰的人。不論已成未成。咳出的痰帶有一股腥臭的。用菩提子根。洗淨。搗爛絞取汁。約二兩左右。溫服。吃了五六回。便可好了。

菱柄和菩提子根。不是很平常的麼。諸蕈和肺癰。是最不容易拔除根源的。如果不曾目見。誰也不會深信該物會治好該病。但是。諸君。不要徒作懷疑。不妨實地去試驗一下。（完）

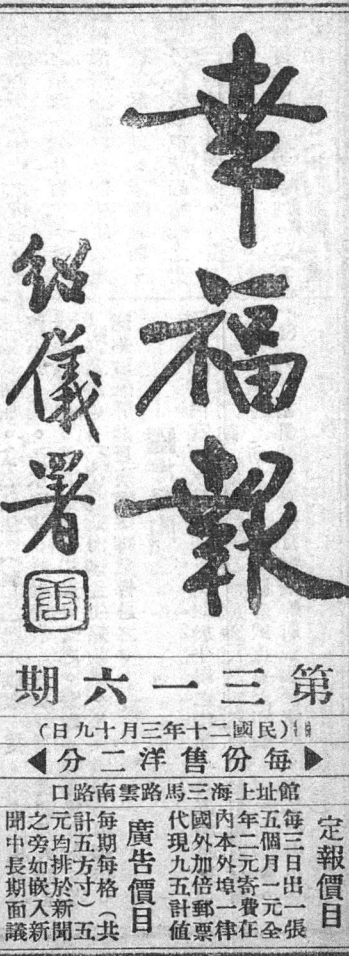

診餘隨筆（十五）

（楊志一）

三期肺癆

小西門福壽坊二十一號曾宅。延余出診。患者爲民立中學學生。年約二十歲左右。症狀甚劇。如咳嗽氣促。音啞神疲。形瘦骨立入夜潮熱。大便溏泄。均已畢露。乃肺脾兩虛之損症。亦卽近世所謂三期肺癆是也。遂對病家曰。病勢至此。凶多吉少。圖治之道。舍培土生金法。別無良策。但効否固未敢必也。姑爲之擬方如下。銀柴胡八分。米炒白朮錢半。淮山藥三錢。抱茯神三錢。炙遠志一錢。冬蟲夏草二錢。生苡仁四錢。御米殼三錢。炒訶子皮三錢。炙甘草八分。廣橘白一錢。服二劑。便泄稍減。再服四劑。病勢依然如故。余曰此症必無生理。在春分節前。或可苟延其生命。家人聞之。聲淚俱下。然余亦愛莫能助也。（按）三期肺癆。殺人如虎。誠人類之勁敵。中西醫界。對於此症之特效療法。尚未發明。誠憾事也。

生育問題

（李健頤）

世人每以不能生育。謂爲婦人身體有病。或因卵子不能結實。以致生子多夭。又謂婦人命帶埋兒白鶴。罪責全歸於婦人。藉以畜妾。不知交媾成孕。男女雙方著力。不特女性有病。不能生育。卽男性有病。於生育之障礙。大有關鍵。吾人不可不盡心研究生育之理也。夫男子之精蟲。爲生育之原素。故精蟲培養强壯。卽生康健兒子。若血氣不足。精蟲衰弱。卽生子多夭。況精蟲枯槁之男子乎。則生育更難矣。今世之人。不明此義。不講衛生。每於情竇初開。發育未透。懷慕少艾。淫慾無度。損傷身體。斲喪精神。以致精蟲萎靡。不能結成胎珠。乃世不咎男子有病。不能生育者。反以買妾之不育。而置妾。因之偏房溺愛。閨閫爭風。反目敗亂。階之爲禍。可不戒哉。吾謂欲望生育之發達。男性一方面。先須修練身體。節制性慾。則氣血充盛。精蟲活潑。女性一方面。則始當補血調經。涵養卵子。則子宮潤濕。春情奮興。又宜男女雙方心情悅愉。兩相感激者。卽與交合。自易成胎。且可生育康健兒女。古云。寡慾多生子。誠哉斯言也。

衛生食譜（續）

（沈仲圭）

鷄飯

【功用】補虛益胃。潤肺止嗽。產后虛羸。及患肺癆者。食之最能滋補。【製法】黃雌雞一隻。去毛及腸肚。生百合擇肥白者一個。洗淨。白粳米飯一盞。將粳米飯百合雞入腹內。以線縫定用五味汁煮雞令熟。開肚取百合粳米飯。與雞汁煮雞令熟。開肚取百合粳米飯。與雞汁調和。食之。食雞肉亦妙。

蘭薰粥

【功用】補脾開胃。滋腎生津。益氣血。充精髓。病後調理。允稱佳品。【製法】米一盌。火腿一塊。切如骰子大。煑之爲粥。略加鹽食。

龍胞鳳胎

【功用】益氣補胃。活血調經。强筋骨充肌肉。凡產虛久瀉。崩帶遺精諸症。食之良佳。【製法】肥大雌雞一隻。斬之成塊。再將猪肚一個。用水洗淨。置雞於中。外加好醬油黃酒及火腿香蕈青筍等物。置瓦釜中。以文火煮之。歷數小時而後取食。其味異常鮮美。【注意】鷄肉多食生熱動風。凡痘疹後。瘡瘍後。瘧痢疳疸肝氣目疾喉症脚氣皆忌之。

海參肉

【功用】猪肉富於水分脂肪。爲亞於牛肉之佳餚。與海參同煑有補肺止喀之効。【製法】先將紅旗參浸透剖洗。乃購壯嫩花猪肉一斤。滌淨。切方塊。同紅旗參武火煑至極爛。以秋油醮食。【注意】凡霍亂痧氣黃疸疔癰喉痺脚氣脹滿諸痛。並忌猪肉。

（未完）

■經驗良方

■戒鴉片方（濟平）

（方藥）甘草八兩。川貝母四兩。杜仲四兩。藥止三味。愼勿稍加他藥。亦不可加減分量。否則不靈。有人一日吸二三兩者。服此藥一料。即已戒淸。（煎製）清水六斤。熬至一半。用布濾去藥渣。入好紅糖一斤成膏。（服法）藥膏一兩。加烟膏一錢。分作三天服之。每天分三次。於飯前用溫開水沖服約一錢之譜。至第四天起。減去烟膏二分。即藥膏一兩。加烟膏八分。仍照前法分服。第七天後。每間五天。即減去煙膏二分。減至第五次時。（即第十六。二十一。二十六。三十天）煙膏已只加二分。至第二十六天起。只加煙膏一分。至第三十天後。仍加煙膏一分。照服十天。以後即不須加煙。服完此膏。其癮自斷。絕無後患。亦不難受。自此即不思吸煙矣。（預防）倘戒除期內。偶生別病。則按期多加煙膏一分。不可過多。萬無一失。（徐鉄如君抄錄）。再紅丸嗎啡等毒。較諸煙害。殆有勝焉。戒除之方。倘未前見。願婆心君子。有以見敎。則幸甚矣。

■接骨驗方（姚夢石）

【說明】無論跌仆毆傷。以及刀斧。誤損其骨者。不拘何處。用之皆効。

【藥物】雄地鱉蟲（米堆旁邊居多。將篾片。刺破其腹。放於潮濕地上。以盌蓋之。次日啓視。接而活者是。取之置瓦上炙研）開元銅泉（須背面有一文字。用童便浸。連煅七次。以鬆脆能研爲度）各等分

【用法】傷勢重者。外敷玉眞散。或七厘散。（藥店中有售。故方不錄）用桑樹白皮。貼肉扎緊。再上竹夾版綁好。取上藥一二錢。以生虎骨三錢爲引。陳酒煎服。一劑即愈。輕則弗綁紮。藥量亦可減少。

【試驗】予用雞一隻。將腿骨抗斷。拗以是藥少許。一二日果愈。開步如恆。隔數月。拙荊欲殺而食之。細驗此骨。幷無損傷。略露微痕。以舌味之。含有銅質氣味。於是益信其效著。未敢自祕。今錄出公開。以告患者。使免西法鋸割殘廢之苦。幸勿平淡而棄之。

■尿血簡治法（尤學周）

【原因】或受跌撲損傷。或熱結膀胱。

【症狀】小便時尿中混有血液。

【療法】由於跌撲損傷者。用杜牛膝煎膏。不時沖服。由於熱結膀胱者。燈心一紮。煎湯。送下琥珀三分。或用鮮生地一兩。木通錢半。生草梢一錢煎服。如尿血已久。傷及血分。用當歸二錢。好酒沖服。

務求出版信用有切實保證　又名社會醫藥常識報　主持者有學識經驗及人格

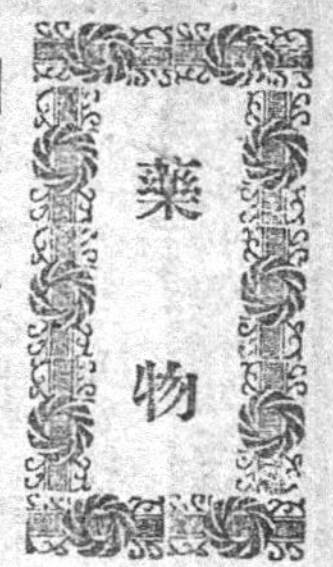

犀角羚羊考（續）

（湯士彥）

內餘瘀血。大便黑。面黃。消瘀血。（見千金）至溫熱入絡。舌絳煩熱。八九日不解。熱勢燄熾。得此湯立效者。非解陽明熱邪。乃解心經之絡熱也。（王晉三語）因犀角苦酸鹹寒。大清君火。（柯韻伯語）故至寶紫雪等。無不用以挽燎燔之勢。靈氣所鍾。用取其尖。烏而光潤最佳入劑磨汁。合丸剉搗。（見本草）

羚羊產於西方。形如山羊。背甚高。毛長而色褐黑。有白毛雜生。足底凸起。故獵者或於雨後。尋其足跡而捕之。羚羊性甚靈敏。有一二角。獨角者更勝。角直而短。角端向後。夜深乃敢睡。睡時不敢躺臥。掛角於樹上。以防患。角色亮而且堅緻。能碎金剛石及掃骨。（各家）入藥治心肝熱邪。狂越僻謬。痘毒攻眼。夢魘駭怪。與熱入血室之驚癎症。及妊娠中風涎潮僵仆口噤搐掣之子癎。按羚羊乃神靈解結之獸。角有二十四節。以應天之二十四氣。故能辟蠱毒惡鬼不祥。（張隱庵語）稟天冬寒之水氣。得地北方之水味。寒可以清熱。鹹堪資益腎。故明目强宗筋而常不魘寐也。（葉天士語）其主明目者。鹹寒以補水。其止注下者。氣寒則清熱。起陰如枯萎得潤。辟邪實靈異通神。（陳修園語）世有以山驢骨贋充者。其一邊必有節而疎。再察其有無掛紋。則眞僞自可判別矣。（本草）（完）

贈書

寄下角票四角並郵資八分當即掛號寄上嘉善葉勃秋著仲景學分析一部精印二百十頁謝利恆王仲奇均有評語又花柳學一部五十頁周瘦鵑題眉又名醫驗案四集中國藥物學一本宣揚中醫特此犧牲上海北四川路餘慶坊七十八號少年中醫社啓

問病新章

（甲）定戶

凡幸福報定戶。欲來函問病者。須將本館所發之問病紙。塡明寄下。如問病紙已遺失或用去。須再向本館購買。『此種問病紙。每張實售大洋一元。定戶半價。祇收半元。』否則。隨問病函附郵票五角。亦可通融。空函恕不答覆。

（乙）社員

凡康健保障社社員。欲來函問病者。須將本社所給之社證。隨同問病函一幷寄下。『此證答病時仍寄還』如第一次已問過。而欲再問病者。亦須附郵票五角。『社證仍須附寄』以示限制。否則。亦不答覆。

（丙）讀者

凡非定戶與社員。而欲來函問病者。一律須附郵票一元。覆診亦然。否則不覆。

（丁）膏丸方

膏丸方每張四元。隔日取件。『郵寄亦可』如係定戶或社員。均作半價。祇收二元。『定戶須將定單號碼示知。社員須將社證附寄。』否則概收四元。

（戊）附告

（一）問病者須將「起病原因」。「經過情形」。「現在病狀」。「二便如何」。「服過何藥」等等。詳細示知。若來函不詳而草草者不答。以免誤事。

（二）病勢危急。本館答覆緩不濟急者。不答。

（三）凡問詢題目中。本館有不能解答者。或登報徵求。或原函寄還。

（四）凡欲在報上披露者。遲速不能一定。

（五）凡事涉離奇。跡近荒誕。怪方僻藥。概不在問答之列。

上海幸福報館康健保障社同啓

本報特聘紹家衛律師為法律顧問

幸福三日刊

中華郵政特准掛號認為新聞紙類

幸福報

紹儀署

第三一七期
（民國二十三年三月廿二日）
◀每份售洋二分▶
館址上海三馬路雲南路口

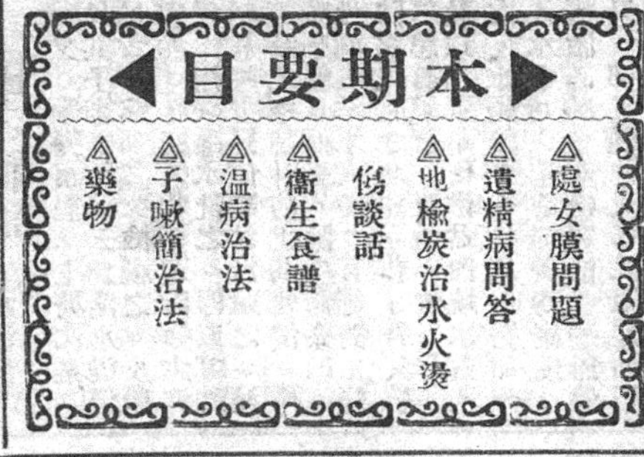

◀本期要目▶

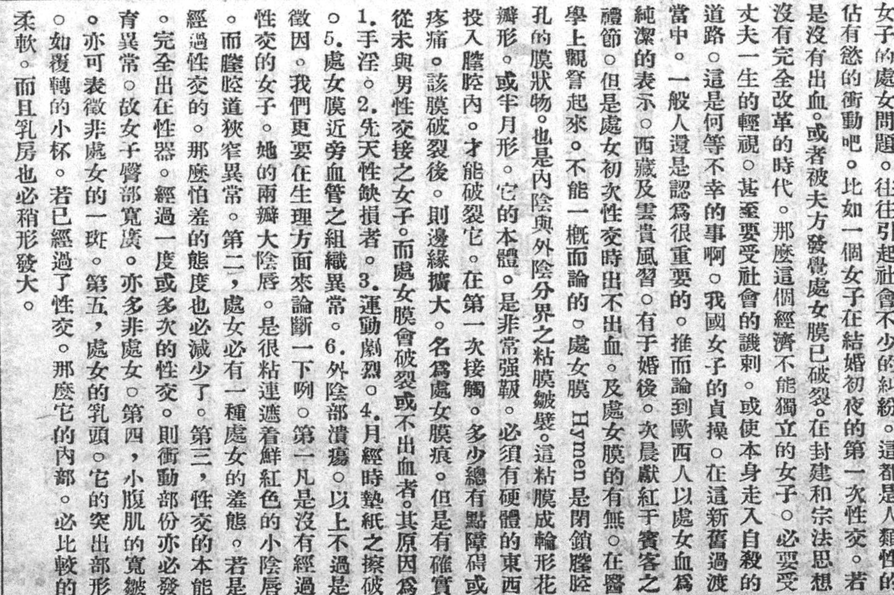

□處女膜問題

（王懋賡）

女子的處女問題。往往引起社會不少的糾紛。這都是人類性的佔有慾的衝動吧。比如一個女子在結婚初夜的第一次性交。若是沒有出血。或者被夫方發覺處女膜已破裂。在封建和宗法思想沒有完全改革的時代。那麼這個經濟不能獨立的女子。必要受丈夫一生的輕視。甚至要受社會的譏刺。或使本身走入自殺的道路。這是何等不幸的事啊。我國女子的貞操。在這新舊過渡當中。一般人還是認為很重要的。推而論到歐西人以處女血為純潔的表示。西藏及雲貴風習。有于婚後。次晨獻紅于賓客之禮節。但是處女初次性交時出不出血。及處女膜的有無。在醫學上觀察起來。不能一概而論的。處女膜 Hymen 是閉鎖膣腔孔的膜狀物。也是內陰與外陰分界之粘膜皺襞。這粘膜成輪形花瓣形。或半月形。它的本體。是非常強靱。必須有硬體的東西投入膣腔內。才能破裂它。在第一次接觸。多少總有點障碍或疼痛。該膜破裂後。則邊緣擴大。名為處女膜痕。但是有確實從未與男性交接之女子。而處女膜會破裂或不出血者。其原因為1.手淫。2.先天性缺損者。3.運動劇烈。4.月經時墊紙之擦破。5.處女膜近旁血管之組織異常。6.外陰部潰瘍。以上不過是徵因。我們更要在生理方面來論斷一下咧。第一凡是沒有經過性交的女子。她的兩瓣大陰唇。是很粘連遮着鮮紅色的小陰唇。而膣腔道狹窄異常。第二，處女必有一種處女的羞態。若是經過性交的。那麼怕羞的態度也必減少了。第三，性交的本能。完全出在性器。經過一度或多次的性交。則衝動部份亦必發育異常。故女子臀部寬廣。亦多非處女。第四，小腹肌的寬皺。亦可表徵非處女的一斑。第五，處女的乳頭。它的突出部形如覆轉的小杯。若已經過了性交。那麼它的內部。必比較的柔軟。而且乳房也必稍形發大。

遺精病問答(一)

(秦丙乙)

【問】遺精有有夢無夢之別。究當作何說。

【答】遺精一症。初起多有夢。日久則無夢。有夢是無夢之因。無夢是有夢之果。然雖曰無夢。究非杳無影響。特夢寐之中。模糊不能復憶耳。若純粹無夢。非生理之遺。即病深不可救藥矣。

【問】生理遺精。與病理遺精。有何異同。

【答】發育既全。偶有少量之精液自遺。或夢或否。間一而作。此生理之遺精也。或一星期一次。或四五日一次。或十日一次。或連數夜頻作。夢幻紛紜。不能自制。寢假而頭暈耳鳴。寢假而記憶薄弱。年深日久。怯象雜呈。此病理之遺精也。

【問】遺精之原因奚若。

【答】目有所見。心有所思。相火內熾。淩爍腎液。遍令外溢。乃慾火偏盛所致。及日久精滑不禁。雖束身自好。隨時留意。而終效等於零者。是腎氣太虛。精關不固也。至溼熱下注。推托之詞。僅屬少數耳。

地榆炭治水火燙傷之談話

(承淡安)

一夕。晚餐甫能。上塘沈某負其子來求治。云爲開水燙傷足背。疼痛𠱛哭。檢視之。皮脫膚赤。有糜爛狀。乃使陳生澤民。用硼酸水洗之。即以硼酸粉和阿那雖信調油膏敷之。減暫時之疼痛。并防止其腐潰。移時痛較止而去。陳生謂余曰。地榆炭治水火燙。有絕對止痛防腐生肌之功能。昔日吾父臀部患有頑癬。百治不愈。有人教以用藥草在浴盆內燒水薰洗之。水過熱。一失足。臀部坐入水中。以是全部燙爲糜爛。痛徹心肺。亟延醫治。毫無效果。即各種水火燙之單方如石灰乳。醬麻油。小鼠油等。不下十數種。應響全無。醫生用藥亦更換至數十種。從無能一止其痛者。遷延將一月。日夜叫號。痛不成寐。飲食減少。氣息奄奄。家人均認爲不治矣。一日有遠戚業藥。特攜藥來。一敷上異常涼爽。痛亦漸止。精神爲之一舒。遂以此藥日敷之。未旬日而全愈。後詢以何藥所製。曰僅地榆炭一味研細。載於本草綱目地榆條。特醫者用麻油浸之。愈久愈妙。此方不注意耳云云。

衛生食譜(續)

(沈仲圭)

蒸肉

【功用】補腎液。充胃汁。潤肌膚。起尪羸。【製法】整塊猪肉。洗淨。略塗糖屑。乾蒸極爛。以秋油(醬油之佳者)蘸食【注意】見前條。

(乙)植物

棗粥

【功用】滋脾健胃。固腸止瀉。養血脈。澤肌膚。瘦弱者服之能肥健。【製法】先將黑棗蒸透。去皮核。粥將成時調入。大約每粥一盌。可和棗十枚。【注意】忌與葱魚同食。南棗蜜棗。皆無補性。且甜膩損齒。紅棗功用相同。惟略遜耳。

豆乳

【功用】本品含蛋白獨多。含水炭素及脂肪次之。滋補之力。不亞牛乳。性能潤腸。有便閉之恆習者。飲之尤宜。【製法】取黃豆五六十粒。(此係一人之量。和水可得豆乳一盌)。先一日以清水浸之。翌晨取出。去皮。以盆杵搗爛。和以開水。用紗布濾之。入鍋煮沸。(一透爲限。二透即成豆腐。)略加糖飲。服時以清晨及臨臥爲宜。如將鷄卵打鬆。以此冲食。尤爲補益。

杏酪湯

【功用】補肺養胃。潤燥化痰。咳嗽者。服之良。【製法】巴旦杏仁四五十粒。開水泡透。去皮尖。取酪法與前同。

桑椹膏

【功用】滋肝腎。充血液。長精神。健步履。並治瘰癧水腫便祕等病。【製法】采黑熟桑椹。微研。以布濾汁。瓷器熬成稀膏。酌加白蜜。熬稠。貯瓷器中。每用一羹匙。開水冲服。(未完)

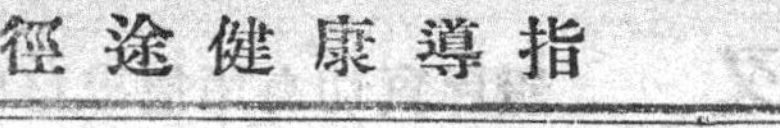

溫病治法（一）

蔣譽卿遺著

溫病與傷寒不同。治法亦異。凡病溫者。始於上焦。在手太陰肺經。傷寒自下而上。始於太陽膀胱。故治溫病。不可依傷寒成例。況吾地當南溫帶之間。氣候溫和。非北方嚴寒可比。昔吳鞠通謂溫病非傷寒。溫病多而傷寒少。職此故也。今將四時溫病分別治法。及心得者。摘錄於後。以備參攷。

春溫

春溫之病。發於立春之後。陽氣發泄之時。由冬受嚴寒。伏於肌膚而不即發。或冬不藏精伏於少陰而不即發。皆待來春加感外寒。觸動伏氣乃發焉。即經所謂冬傷於寒。春必病溫。冬不藏精。春必病溫是也。其初起之證。頭疼肢痛。形寒發熱。無汗不解。欬嗽口渴。舌苔浮白。脉息或弦或緊。或滑或數。尺膚熱甚者。先以銀翹散加減治之。

（不藏精三字。須活看。不能專主房勞說。一切人事能搖動其精者皆是也。）

銀翹散加減

淨連翹三錢　玉桔梗一錢
荊防風各一錢　淡竹茹錢半
大力子一錢半（炒杵）　象貝二錢
淡豆豉三錢　淡竹葉廿張
薄荷一錢（後入）　光杏仁三錢（打）
飛滑石三錢（包）　黑梔皮二錢

夫春溫一症。變幻不一。如服前方後。不寒惡。而熱勢加增。舌苔或黃或膩。胸脘滿悶。是邪已傳入陽明胃腑。勢必化疹。清涼透斑法加味治之。

清涼透斑法

淨連翹三錢　粉前胡一錢半
生豆豉卷各三錢　大力子二錢（炒杵）
黑山梔三錢　廣玉金二錢
煨石膏五錢　玉桔梗一錢
川象貝一錢半（去心 各）　蘆根五錢（去心）
淡竹葉卅張

服清涼透斑湯後。汗仍不出。沙亦不透。身熱如火。舌苔化燥。口渴引飲。是溫邪深踞陽明營分。陰津漸虧有內陷昏痙之變。速用涼解裡熱法。以保津液。而清肺胃

（未完）

子嗽簡治法

（尤學周）

【原因】外因由於感冒風寒。內因由胎氣上逆。冲激肺部所致。

【症狀】頻頻咳嗽。胎動不安。甚則喘不能臥。間或墮胎。

【療法】由於感冒者。帶葉蘇梗二錢。荊芥陳皮各一錢。煎服。由於內因者。桑白皮。川貝母。黃芩各二錢煎服。不效加六味丸三錢（包）同煎。

出版務求信用有切實保證　又名社會醫藥常識報　主持者有學識經驗及人格

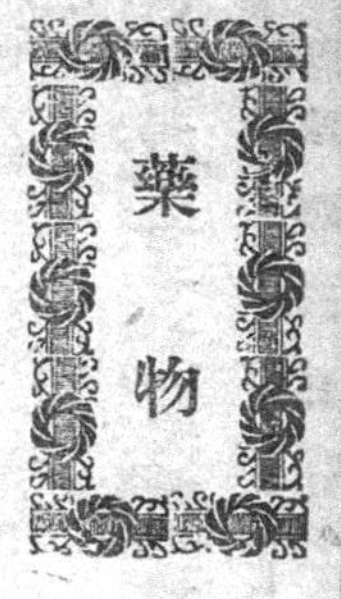

■麻黃之利尿作用（沈仲圭）

麻黃之能治喘發汗。夫人而知之矣。至其利尿作用而爲水腫良藥。則知者尙尠。請引古說。以證吾言。

李時珍曰。散水腫風腫（按麻黃之能療水腫。本經雖未明言。但凡百事業。皆古人發其端。後人竟其志。醫學何獨不然。時珍云散水腫風腫。當由實驗而來。詎得因神農無是言。而遂懷疑哉）

張仲景曰。一身面目黃腫。其脈沈。小便不利。甘草麻黃湯主之。麻黃四兩。水五升。煮去沫。入甘草二兩。煮取三升。每服一升。重覆汗出。不汗再服。愼風寒（按水腫之病源。縱非一端。而治療一道。厥惟利尿爲先務。水去腫消。病自霍然。故仲景立此甘草麻黃湯。以統治諸腫也。）

千金方曰。有患氣急久不差變成水病。從腰以上腫者。宜以此發汗（按金匱云。諸有水者。腰以上腫當發汗。腰以下腫當利小便。

（未完）

中国近现代中医药期刊续编·第一辑

本報特聘羅家衡律師爲法律顧問

幸福三日刊

中華郵政特准掛號認爲新聞紙類

幸福報

紐儀署

第三一八期
（民國二十三年三月廿五日）
◀每份售洋二分▶
館址上海三馬路雲南路口

定報價目
每三日出一張。五個月一元。全年五元。寄費在內。本外埠一律。國外加倍。郵票代現九五計值。

廣告價目
每期每格（共五方寸）計五元。均排於新聞之旁。如嵌入新聞中。長期面議。

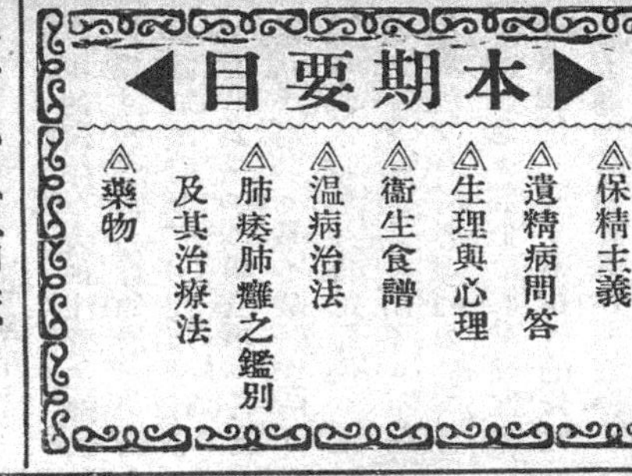

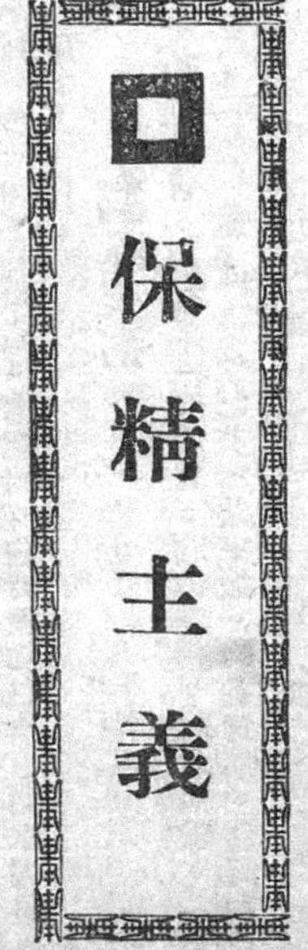

□保精主義

（徐會三）

人身之有精。猶樹木之有根也。樹木無根不能生。人身無精不能存。此千古至當不移之理也。故善於保身者。事業不成不患也。衣食不足不患也。交遊不廣不患也。身精不保。是謂之大患。何哉。夫人身之所以生存者。其要素不外三大端。一曰精。人能寡慾。則養精矣。精養則體强矣。二曰氣。人能寡言。則養氣矣。氣養則心和矣。三曰神。人能寡思。則養神矣。神養則腦靈矣。此三者之外。再能去暴怒。則養性矣。和脾胃。必須節飲食矣。防感冒。必須避風寒矣。堅筋骨。必須常勞動矣。人能如此。未有不延年益壽者矣。奈何時至今日。世風不古。道德淪亡。堂堂青年。以可貴之光陰。終日嬉游。不務正業。將有用之身。寶貴之精。喪於手淫者有之。敗於雞奸者有之。花街柳巷。揮金如土。縱情淫慾。刮骨磨精。甚至染受梅毒。遺害終身。累及祖先斷嗣絕祀之大患也。噫。可勝嘆哉。可勝嘆哉。余則有感於斯。略述數語、奉勸青年。捐除惡習。回頭是岸。入幸福之門。登仁壽之域。遵守保精主義。研究强種方略。是所厚望於有爲之青年同志矣。

◻遺精病問答（二）

（秦丙乙）

【問】女子亦有遺精者乎。

【答】遺精症女子亦多患之者。在醫書謂之夢交。睡醒時每有白液沾褲當際。惟液量稀少。遠不若男子之多耳。

【問】療治遺精。何者爲萬全之策。

【答】遺精病屬心理。故用藥雖有常法可循。非清心寡慾。徒責藥餌之治。仍難足恃。必二者兼顧。斯克有濟。老氏所謂不見可欲使心不亂。此語實爲患遺精病之救迷金鍼。

【問】遺精與結婚有何關係。

【答】結婚有礙於遺精。亦有裨於遺精。其損其益。惟視患者之所爲以爲準。今夫病者結婚之後。房事有節。自知攝養。則融融洩洩。歸宿有所。轉可爲愈病之助。非然者偏重肉慾。不務珍惜。易罩方面之泄精。而爲正式之泄精。舊恙未已。變本加厲。以自戕其身軀者。正比比然也。是知利弊之機。所貴在利用焉。

（未完）

◻生理和心理

（尹裕祥）

在現的醫生。大都注意生理的創傷。而忽視心理的治療。能夠識病識得眞。用藥用得不錯。自以爲醫的能事已畢。什麼心理不心理。是不暇研究的。要曉得心理和生理的關係。如鳥之兩翼。如人之兩手。不可偏廢的。有時心理的力量。還超過生理。我們試驗拿幾條證據來證明一下。春秋時的齊桓公見鬼。晉書上的杯弓蛇影。都是心理上的病而影響到生理上的。假如不是那管仲樂廣的解釋。說不定眞個變成大病。頗上許多的醫生。吃去許多的寃枉藥。也未可知。古時科學幼稚。常把許多關於心理上的現象。編到神話裡去。我們看到這樣的事情。不可漫不經心的讓他過去。想思病完全是心理的病態（又可名之精神病）有因此而喪失理智。說話顛倒的。（未完）

◻衛生食譜（續）

（沈仲圭）

◻栗粥

【功用】補腎氣。健腰脚。開胃活血。高年最宜。【製法】米三合。栗十枚。同煮爲粥。一法先將栗蒸熟。搗成粉。候粥將成時調入。【注意】栗生食難消。熟食滯氣。不可多服。

◻七寶粉

【功用】健脾利濕固本培元。四時常服。勝似其他補品。胃弱體瘦者尤宜【製法】山藥蓮子各四兩。白茯苓米仁芡實各二兩。糯米粳米各一升。均炒黃。磨爲粉。食時稍加白糖。開水調服。味頗甘芳可口。

◻蓮芡粥

【功用】補健胃。濇精氣。厚腸胃。腹瀉遺精。服之甚驗。【製法】米一盌。蓮子（去皮心）芡實共半盌。同煮爲粥。食時和以糖及百弗聖。蓋此二物。消化甚緩耳。

◻珠玉二寶粥

【功用】此粥補脾陰。潤肺燥。凡胃納不旺。虛熱勞嗽。及一切陰虛之證。當點心食之。功效甚捷。因山藥與米仁合用。則補陰而不失膩滯。利溼而不致傷陰。可以久服。而無流弊。【製法】生山藥二兩。生米仁二兩。柿霜餅八錢。先將山藥米仁搗爲粗末。煮至爛熟。再將柿霜餅切碎。調入融化。隨意服之。

◻桃棗圓

【功用】補脾胃。滋肝腎。治虛喘洩數。腿痛久瀉諸恙。老人小兒。用代點心。亦覺佳妙。【製法】黑棗胡桃等分。先將黑棗蒸極透。去皮核。乃置胡桃於擂鉢中擂碎。入棗同搥爛爲丸。仍如胡桃大。【注意】助火生痰。非虛寒者勿多食。

（完）

介紹衛生方法　幸福三日刊　指導健康途徑

□温病治法（二）

蔣譽卿遺著

涼解裡熱法

帶心連翹四錢　粉前胡錢半
黑山卮三錢　天花粉三錢
京川貝錢半　薄荷錢半
清水豆卷五錢　玉泉散五錢
包廣鬱金二錢　大力子半錢
（炒杵）
鮮生地五錢　活水蘆根一兩
（去節）　淡竹葉卅張

此法重用蘆根。大有用意。蓋其味甘。其性涼。其中空。不其能去胃中之熱。抑且能透肌表之邪。誠涼而不滯之妙品也。

此方服後。熱勢依然。手足瘈瘲。譫語神昏。舌苔光絳如鏡。捫之無津。苔黑唇焦。脈弦數是爲熱極生風之候。急用平肝息風法。參以清熱保津。羚其風平津回。伏邪得透。溫邪自解耳。（此時至寶丹牛黃丸紫雪丹均可斟酌用之）

平肝息風法

羚羊尖片錢一（先煎）　鮮鐵斛五錢
廣玉金三錢　嫩雙鈎三錢（後入）
鮮生地五錢　京川貝二錢（去心）
帶心連翹五錢　天花粉三錢
大麥冬三錢（去心辰砂拌）
辰砂拌抱茯神四錢　硃燈心三分　捲心淡竹葉卅張

服此方後。津仍未回。熱亦不退。手足抽掣未定。神識昏瞶。不知人事。不言不語。儼如尸厥。此邪竄心包。清竅被蒙。有內閉外脫之險端。急宜祛熱宣竅。以期救急扶危於俄頃耳。

祛熱宣竅法

帶心連翹五錢　羚羊片一錢（先煎）
雙鈎尖三錢（後入）　至寶丹一粒　竹葉燈心湯化一分
京川貝母三錢（去心）
烏犀尖三分磨冲　肥知母三錢
硃燈心三分　九節菖蒲錢半
黃鬱金三錢　玉泉散五錢（包）
淡竹葉卅張

服藥後。諸恙不退。脈歪躁盛。喘甚痰鳴。是死證也。不可救藥。如病家堅欲求方。卽於前法加竺黃。膽星。沉香。以盡人事。

風溫

風溫之病。發於初春。厥陰風木行令之時。少陰君火初交之際。與春溫彷彿。亦由冬令感寒。當時未發。腎虛之體。其氣伏於少陰。（未完）

□肺痿與肺癰之鑑別及其治療法

（姚夢石）

痿者萎縮也。又名肺臟膨脹不全。因氣管枝閉塞。熱阻上焦。蒸爍肺臟。久則津枯葉悴。其原因不同。約分二種而區別之。

（一）先天性肺痿（卽新生之孩兒）因呼吸力微弱。一不能如健兒之啼哭。其運動亦不甚活潑。且多爲嗜眠狀態。不喜哺乳。又或吸入膏粘之液汁。致氣管枝閉窒。而色澤蒼白。或淺藍。皆屬本症之象徵。

（二）後天性肺痿。因患重病。而致呼吸筋衰弱。或爲肺實質。接近之臟器所壓迫。故喘息上氣。時吐白沫。或唾紅絲。乍寒乍熱。口渴唇燥。喉舌乾焦。漸覺瘦削。神色消白。脈虛而黃者是也。

內經治痿。獨取陽明。有淸下之分。淸者白虎（石膏知毋粳米甘草）下有承氣（大黃厚朴枳實）加芒硝爲大承氣。務要詳審而治之。（未完）

務求出版信用切實保證　又名社會醫藥常識報　主持者有學識經驗及人格

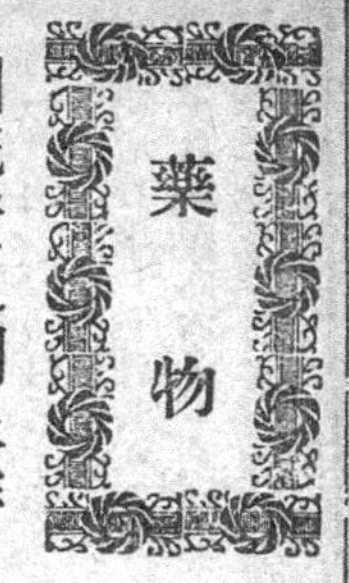

□麻黃之利尿作用（續）（洗仲圭）

蓋汗與小便皆能排洩血中水分也。麻黃一物。發汗利尿。並擅勝場。是以不論腫之上下。均堪迅奏膚功。）金匱曰。水腫脈沈屬少陰。其脈浮者爲氣虛。脹者爲氣。非水者也。麻黃附子湯汗之。麻黃三兩。水七升。煮去沫。入甘草二兩。附子炮一枚。煮取二升半。每服八分。日三服。汗之。（按水腫之主因。乃心腎同病所致。心病則循環遲緩。腎病則排泄失司。二者僉易留蓄水分而爲腫脹。今以麻黃利尿。附以强心。雙管齊下。見效自速）

（未完）

○○○○

本報特聘羅家衡律師爲法律顧問

幸福三日刊

中華郵政特准掛號認爲新聞紙類

幸福報

鐵儀署

第三一九期

（民國二十三年三月廿八日）

◀每份售洋二分▶

館址上海三馬路雲南路口

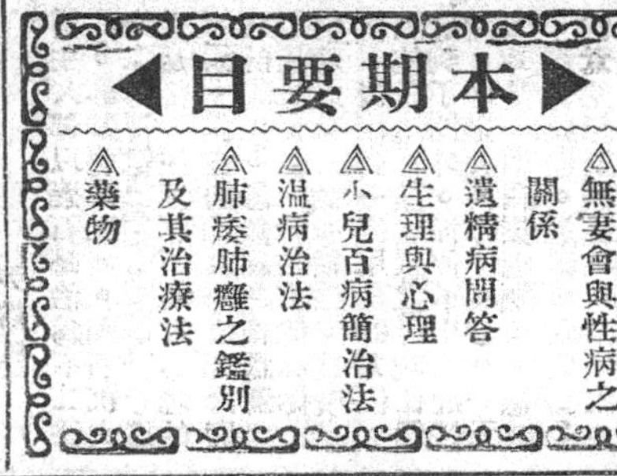

◀本期要目▶

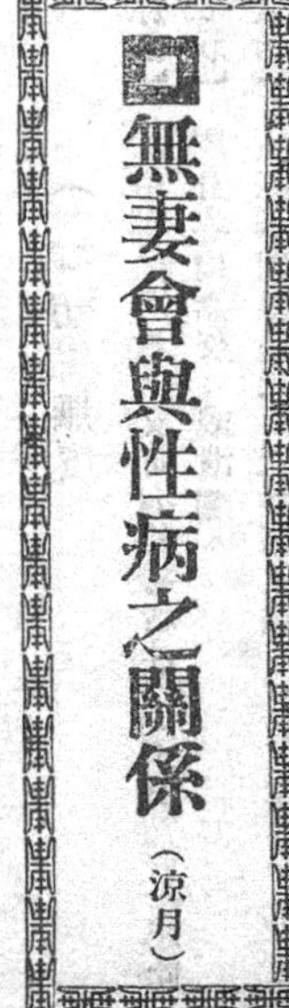

□無妻會與性病之關係

（涼月）

最近漢口會計師樊某。組織『無妻會。』發表宣言。極言有妻的痛苦。與無妻的快樂。新聞報快活林小記者。亦發表了一篇關於『無妻會的談話。不過他們所說的。都是關於『經濟問題。』『苦樂問題』。而現在我所說的。是關於『健康問題。』這是略有不同的

『社會日報』靈犀君曾經說過。『現在社會的經濟。十分恐慌。而人類的性慾。却十分熾盛。』他這二句話。可說是切中時弊了。因爲經濟恐慌。於是乎有無妻之會。因爲性慾熾盛。於是乎性病流行。有的人說。照此而論。那麼無妻會的成立。不但可以解決經濟。並且可以免除性病。豈不是一舉二得之事嗎。可是我的意見。却以爲不然。要知道性慾是人類天賦的許多本能中之一。人們有了牠。方能去尋求配偶。發生戀愛。蕃殖人類的種族。所以性慾是人類保存種族所不可少的東西。不過性慾過度了。就要有性病的發生。假使能夠節制性慾。雖然有了妻子。亦不爲害。否則。無妻之後。難道不能去嫖妓嗎。即使無妓可嫖。亦必有手淫之流弊。（例如沒有娶妻的青年。反多性病。可爲明證）所以我說妻之有無。決不是解決性病的根本辦法。因此之故。我敢大聲疾呼曰：

禁絕性慾是絕對不可能的事

無妻是給人們濫用性慾的機會

□遺精病問答（三）

（秦丙乙）

【問】遺精交合。同屬泄精。一有害。一無弊。何也

【答】交合乃自然之泄精。行之無節。尙多遺害。遺精則非正式出精。偏面之事。獨陽無陰。無調劑之足言。猶之單戀者空勞心機。無裨實際。故結果有不同也。

【問】遺精作時率在黎明以至凌晨。何也。

【答】自寅至辰。爲陽氣發動之時。人之精液屬陰。而遍精自遺者爲相火。相火屬陽。兩陽相湊。如觸電然。此其故也。

【問】遺精病必有之副證有幾。

【答】遺精日久。必有種種副證發見。其最著者。如眩暈。如腰痠。如健忘。皆連帶發生。良以眩暈屬肝。遺精愈久。腎水愈虧。肝火愈熾。肝陰愈弱。而眩暈愈甚。腰爲腎之府。腎水失充。則帶脈不固。而腰部作痠。腦髓與腎精。有密切關係。腎精不固。腦髓不盈。而健忘隨起。（未完）

□生理和心理（二）

（尹裕祥）

醫生大都以藥石醫治爲不二法門。那知藥到肚裡。如石沉大海。或者反增加一點兒毛病。這都是偏重生理而不注重心理的緣故。我從前聽說一位看西廂記的先生。忽然想起崔鶯鶯來。廢止飲食。害得纏綿牀褥。骨瘦如柴。請來醫生。徒喚奈何。後來有一位用一個方法。對他說道。你想崔鶯鶯。現在鶯鶯到了門外。你何不出去迎接她。他勉力支撑。爬起來一看。却是一個白髮老嫗。大怒道。豈有此理。這就是鶯鶯嗎？鶯鶯是這樣的醜嗎。那人說。你錯了。鶯鶯現在已數百年。當年的花容月貌現在豈有不變成鷄皮鶴髮嗎。那位看西廂記害相思病的先生聽了。爽然若失。居然不藥而愈。以上我不過舉一兩個例子。其餘如情塲失意。驟然發橫財和破產。有因之喜極氣極憤極而發狂的。都是心理上的病徵。藥石是絕對無效的。儒林外史裏范秀才。因爲中了舉。喜極而狂。幸虧有他素常懼怕的屠戶岳丈。一打打好。不然藥石是難以奏效的。現在的精神醫師。用催眠治病。完全是利用心理學。不過純粹是惟心派的學說。如關於刀搶的創傷。微菌的作亂。就難以奏效了（完）

□小兒百病簡治法

幼科專家尤學周

（一）初生不啼

【原因】或氣閉不通。或天時寒冷所致。

【症狀】面色皖白。肢冷。不作聲。

【療法】將陳蘄艾與臍帶上。煖氣透腹。卽出聲。亦有因口噤不能出聲者。兒口內上腭。齒齦及舌上下。必有白泡或黃點。以針向兩旁挑破。用白殭蠶。青黛研末塗之。

（二）初生無皮

【原因】胎中毒熱所致。父母有梅毒者。所生子女。每易患此。

【症狀】周身赤肉無皮。或潰爛。

【療治】生石灰四兩（未經水溼而成塊者）用水浸之。約沒指半許。露一宿。面有浮起如雲片者。輕輕取之。微帶清水。視其多寡。和入同量之小磨香油。順攪成膏爲度。用烏毛醮塗。或用生黃柏。熟石膏各等分。（加珍珠粉尤效）溼則乾摻。乾則用猪膽汁調敷。

（三）爛臍

【原因】由傳染微菌而起。

【症狀】初起臍帶溼潤而放惡臭。若漫不注意。則臍帶脫落後。染及臍部。化生膿液。甚則潰爛。臍部浮脹隆起。皮膚變爲紫色。終至牽及全身。發生危害。

【療法】大紅呢燒灰。研末摻之。或龍骨一錢。（煅）輕粉枯礬各五分。黃連一錢。麝香三厘爲末。乾摻。

介紹衛生方法　幸福三日刊　指導康健途徑

溫病治法（三）

蔣譽卿遺著

勞苦之人。伏於肌膜。必待來春或感乎風。觸動伏氣而發也。其證頭疼惡風。身熱自汗。欬嗽口渴。舌苔漱白。脈浮而數者。當用辛涼解表法加味治之。

辛涼解表法

薄荷葉一錢　牛蒡子杵二錢
淡豆豉三錢　淨蟬衣一錢
瓜蔞皮三錢　荊防各一錢
粉前胡一錢半　大貝母一錢半
光杏仁打二錢　淡竹葉卅張

風溫初起。惡風自汗身痛者桂枝湯亦可用之。蓋溫病忌汗最喜解肌故也。但惡風而不惡寒。即宜辛涼解表矣。服後倘有舌絳苔黃。神昏譫語。手足搐搦等證之變。皆可仿春溫變證之法治之。

溫熱。

溫熱之病。發於春末夏初。推原其故。究因冬受寒氣。伏而不發。久化爲熱。必待來年春分之後。月令溫暖。陽氣弛張。伏氣自內而動。一達於外。表裡俱熱也。其證口渴引飲。不惡寒而惡熱。脈形愈按愈盛。此不比春溫外有寒邪。風溫外有風邪。初起之時。可用辛溫辛涼。是證表無寒風。所以忌乎辛散。若誤散之則變證蜂起矣。初起無汗者。祗宜清涼透邪法。有汗者清熱保津法。

清涼透邪法（治溫熱無汗者）

淨連翹三錢　黑山梔三錢
蔴豆衣三錢　淡竹葉卅張
煨石膏五錢　淡豆豉三錢
去節活蘆根五錢
（倘熱傷肺衛。有欬嗽症。清肺之藥。亦可加入。）

清熱保津法（治溫熱有汗者）

淨連翹三錢　西洋參一錢
鮮石斛三錢　鮮生地五錢
青蔗皮五錢　梨皮亦可
去心大麥冬三錢　天花粉三錢
參葉八分

如脈象洪大而數。壯熱譫妄。此熱入三焦也宜以清涼蕩熱法加味治之。

清涼蕩熱法

連翹殼四錢　細生地五錢
黑山梔三錢　陳粳米一撮
煨石膏五錢　知　母二錢　鹽水炒
燈　心卅寸　煎湯代水
西洋參二錢　生甘草八分
淡竹葉卅張

如脈象沈實。而有口渴。讝語。舌苔乾燥。大便閉結。此熱在胃腑也。宜用潤下救津法。

（未完）

肺痿與肺癰之鑑別及其治療法（續）

（姚夢石）

有須急下者或下之不早。手足筋痿。遂成癱痪。若津液枯燥。肺管日窒。欬聲不揚。動即氣喘。治在補氣血。生津液。止嗽消痰。如人參玉竹阿膠。白芍。五味。麥冬當歸熟地杏仁川貝紫苑之大劑養陰。冀其苗槁復興。當可十救一二。其肺癆成痿。虛熱嗽血者固本丸（人參二地二冬）不時　化。肺虛喘急。自汗者安肺湯（參苓朮草歸芍芎麥味阿膠桑皮）乍寒乍熱。自汗煩渴者紫苑散（苑知貝草味參苓桔梗）加銀柴胡。欬唾膿血。發熱盜汗者。宜歸芎參芪熟地半夏五味甘草阿膠之類。多唾涎沫。心中自覺溫溫液液者復脈湯（桂支參麥麻仁大棗炙草生姜）痰嗽午熱聲嘶。紫苑散加丹皮姜棗之類。喘欬失音咯血者。蛤蚧散（蛤蚧二母參苓杏草桑皮）如虛寒羸瘦。呼吸胸滿者。溫中（姜桂陳草麻黃）尤妙。

務求出版信用有切實保證　又名社會醫藥常識報　主持者有學識經驗及人格

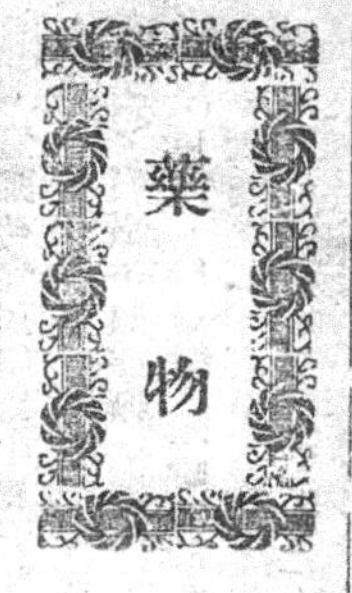

麻黃之利尿作用（續）

（沈仲圭）

王琦跋侶仙堂類辨曰。糧道患內閉。溺不得下。勢甚急。諸醫皆束手。盧晉公以人參麻黃各一兩定劑不踰時溺下（按麻黃之有利尿作生 觀於此則而無可疑 雖小便不通。古有開肺一法。使麻黃而無利尿之功。烏有此立竿見影之効耶）

綜觀右列各條。可得一結論。（一）麻黃有利小便之作用。（二）以麻黃配附子爲水腫良藥。雖然。此種理論矣耳。果有此功效與否。必加臨床之實驗。方克證明。仲圭未嘗行醫。試驗之事。敢嚶求我熱心研究之同志矣。

（完）

本報特聘羅家衡律師為法律顧問　幸福三日刊　中華郵政特准掛號認為新聞紙類

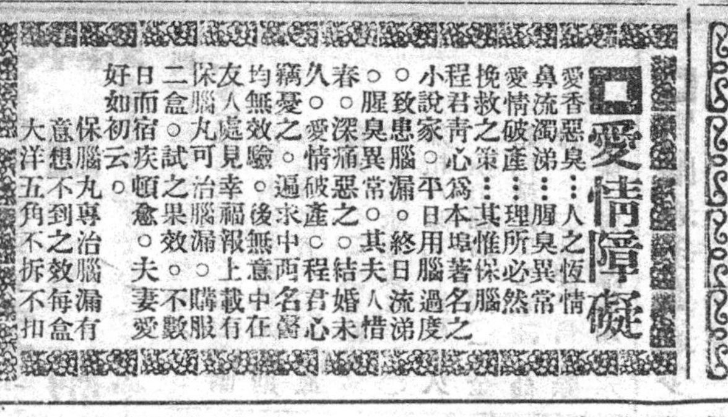

第三二〇期
（民國二十三年三月卅一日）
◀每份售洋二分▶
館址上海三馬路雲南路口

◀本期要目▶

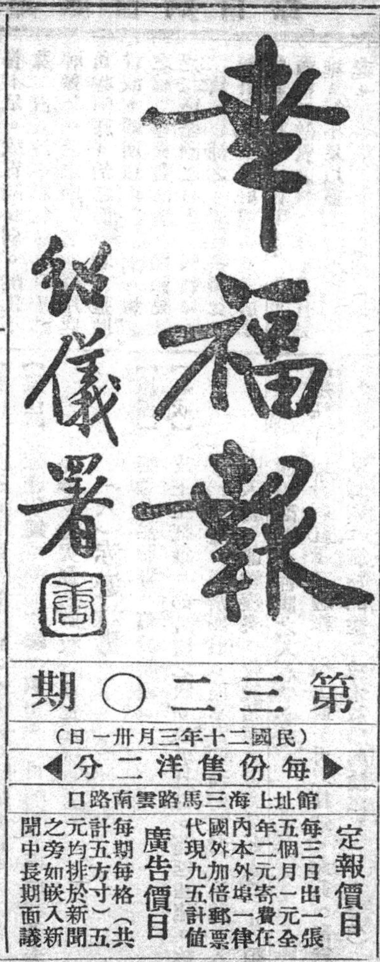

□關於快活林所載之羞形石
——與女子月經有連帶關係說——

（凉月）

新聞報快活林載有楊花君所作之『記醴陵之羞形石』一文。內云醴陵有一石。高約十丈，中裂一縫。厥狀絕類女性。名曰『羞形石』最奇者每逢陰曆月晦。有泥水自縫中流出。色雖不紅。要亦近赭。且時不偶爽。曩曾有某達者。以此石爲邑人羞。乃取土以壅之。孰料縫未彌固。而邑中婦女皆腹痛不已。及去壅土。則腹痛者霍然矣。據此而論。醴陵一邑女子之月經。一若與此石有連帶之關係。此種荒誕不經之談。復見於二十世紀科學昌明時代。豈非笑談。而新聞報快活林編者。竟不加察閱。公然登載。而我國民對於醫學常識之淺陋。竟一至於斯。令人可歎。不知月經乃排卵之作用。與該石猶風馬牛不相及。爰不辭譾陋。將女子月經之所以然。說明如下。

夫女子一至發育成熟時期。其精神上自有一種愉快。或時有幽情蜜意。縈繞於方寸靈台。而同時全體生理上。莫不欣欣向榮。此時最起有殊異之變態者。厥爲卵巢內之卵細胞。生機勃發。待時而動。而子宮內之黏膜。時時分泌臭異之液體，（其中含有亞爾加里性極强）貯藏於黏膜之內。致此液體之來。即爲生殖成熟。猶之瓜果之有瓤也。其子宮之血管。同時起有膨脝之衝動。緣此處紫血。積滯最夥。而新陳亦不一。於是此紫血中之不潔成分。或有廢棄不能生存者。由子宮壁膜之毛細血管。排洩而出。是爲此液之原質。每月一行。即爲月經。故女子月經。完全爲新陳代謝之作用。其與羞形石無絲毫之關係也。明矣。

遺精病問答（四）

（秦丙乙）

【問】遺精病當服何種藥丸。

【答】遺精病最好宜服煎藥調理。若論現成藥丸。則初起可服者。(一)大鳳髓丹。(二)大補陰丸。(三)六味地黃丸。(四)知柏八味丸。遺精日久、亟須固濇。則(一)金鎖固精丸(二)水陸二仙丹。(三)金櫻子膏。除金櫻子膏須臨臥用開水沖服。餘皆在晨間空腹時淡鹽湯送服。每次以三錢爲率。惟病者身兼他疾。或發生胃呆腹脹等特種狀況時。宜暫停弗服。至要至要。

【問】何種補品。最適宜於遺精病者。

【答】遺精病者。對於滋補品。切須審慎。偏寒偏熱。即足以滋弊害。普通和平中正者。約有三種。(一)人乳。(大便溏薄者忌之。)(宜注意於人選一層。以壯強無嗜好者爲標準。)(二)山藥。(當點心)(三)芡實。(一名鷄頭肉。)(煮粥食。)以上三種。無論輕證重證之遺精。皆屬相宜。

（未完）

胃酸過多與過少

（時逸人）

食糖太多則酸多。食肥甘太過則酸多。食物太飽則酸多。胃酸過多。則發胃病。或胸脘脹痛。或消化不良。或呑酸噯腐。或發胃部痙攣作痛。西藥治以雙灰鏀養有捷效。或健胃片亦佳。中藥古用平胃散。余意宜加入滑石。因滑石內含鎂質最多。酸鎂合化。即能發生排泄作用。得一二次之瀉利後。其病即愈。功效甚確。他若牡礪瓦楞子文蛤等類。皆有反酸性質。治必有效。若胃酸太少之病。多發於貧寒之輩。因營養不足。故胃液衰弱。酸化不及。古人治不思食症。有用歸脾養榮。治之而愈者。有用鹿角膠阿膠。治之而愈者。是助胃液。即所以增其酸也。姙娠之婦。多喜食酸者。因胎兒缺乏組織全體之材料。吸收母體之質液以補之。故姙娠嗜食・無有常性。或好或否。非肝嗜酸爲然也。)中醫見酸責之肝。西醫見酸責之胃。非不各有見地。然不足以盡其變。特贅言之。

小兒百病簡治法（續）

幼科專家尤學周

(四)臍風

【原因】剪臍時。手指不潔・或剪刀紮布未曾消毒。傳染破傷風菌而起。

【症狀】初發時。啼哭不安。不肯吸乳。繼之牙關緊閉。四肢痙攣。唇變青色。雙手緊握。腹部脹硬。或熱度增高。此症大多發現於生產後數日。二旬以後則不發生。

【治療】防風二錢。肉桂五分。吳萸五分。烏藥一錢。大茴香七分。玄胡索一錢。小青皮一錢。生大黃錢半。研末作散。吃十分之二。茲藥照原方減半。

(五)虫積腹痛

【原因】多食生冷所致

【症狀】面色不澤。腹中作痛。或下痢。睡眠不安。

【療法】葱汁半鍾。菜油半鍾。調和。一口咽下。或使君子去殼炒。每次食三四枚。日食三次。

(六)赤遊丹毒

【原因】娠母血熱胎毒。蘊於腠理。

【症狀】皮上生紅暈。如丹塗之狀。故名丹毒。蔓延甚速。故又曰赤遊。發於四肢。而不及頭面胸腹者。易治。入腹入囊。即難療矣。發於頭面胸背。身如火灼。煩躁腹悶者。古謂之入心。必死。

【療法】以針刺紅暈之邊緣。微出血。再以朴硝。大黃。青黛。爲末。麻油調塗。或木瓜醋磨塗之。（未完）

□温病治法（四）

蔣譽卿遺著

潤下救津法

熟大黃四錢　細生地五錢

淨連翹三錢　元明粉二錢

大麥冬四錢　黑山梔三錢

西洋參錢半　京元參三錢

抱茯神（辰砂拌）三錢

凡温熱一症。切忌辛温發汗。汗之則狂言脈燥。即成不治之症。如大熱無汗。得汗後而反熱。脈來燥盛。或脈反細小。促結沈代。手足逆冷。神昏痙搐。皆死證也。

温毒

温毒者。由於冬令過暖。人感乖戾之氣。至春夏之交。更感温熱。伏毒自內而出。表裡俱熱。又有冬温風温之證。誤用辛温之劑。以火濟火。亦能成是病也。其證心煩熱渴。欬嗽喉痛。舌絳苔黃。宜用清熱解毒法加味治之。

清熱解毒法

西洋參錢半　細生地三錢

金銀花三錢　大麥冬三錢

元　參三錢　粉甘草八分

淨連翹三錢　桔　梗一錢

菉　豆五錢

温毒抵於陽明。發於肌肉。而成斑疹。其色紅為胃熱者輕也。紫為極甚者重也。黑為極熱者危也。鮮紅為邪透者吉也。色白者。手太陰肺病也。蓋肺主皮毛。温熱之毒。入於肺金衞分。亦能化疹。當其欲發未發之際。宜用清涼透斑法。（方見春温門中）如斑疹發出之後。神氣昏昏。急用犀角白虎法加味治之。

犀角白虎法

（磨冲）　　　　（研包）

烏犀尖三分　生石膏五錢

連喬殼三錢　鮮生地五錢

肥知母三錢　黑梔皮三錢

粉丹皮錢半　京元參三錢

粉　草八分

又有温熱之毒。協少陽相火上攻。耳前耳後。硬腫而痛。面色正赤。滿面皆腫。此為發頤之病。俗名大頭温。蝦蟆温。普濟消毒飲去升麻。柴胡主之。外用水仙花根。剝去赤皮根鬚。搗爛敷於腫處。中留一孔出熱氣。乾則易之。俟膚生黍米黃瘡為度。（未完）

□遺尿之中西經驗方

童國樑

中醫之遺尿。即西醫之膀胱知覺脫失也。患之者。大抵小兒為多。成人較少。小兒每因營養缺乏。或患萎黃病貧血病而誘起。成人因神經衰弱。膀胱弛緩。或腸中生蟯虫而發。遺尿時間。大概於夜眠不自覺之際。頃刻間。褥被皆污染矣。此誠頑固之惡習也。治療亦難見效。今有中西醫方多種。皆諸大醫士由實驗所得之良方。部人亦為病家服用數次。靈效確著。今錄之以作諸君子之研究。

□中醫驗方

（治氣血虛遺尿方）人參。黃蓍。陳皮。茯苓。當歸。熟地。白朮各一錢。益智八分。升麻五分。肉桂五分。甘草三分。

（治身體虛瘦夜常遺尿方）白朮。山藥。芍藥。山歸來各一錢。人參八分。益智。酸棗仁山茱萸各七分。甘草四分。

（治小兒遺尿或尿白濁方）益智。白茯苓。茯神各等分為末。空心時。糯米湯送下。

□西醫驗方

（普通遺尿方）安息香酸八分。桂皮水一百九十二分。右混和。一日三次。每次十六分。

（大人虛弱遺尿方）硫規四分。含糖炭酸鐵四分。白糖一分。共混和後。分十五包一日二包。

（小兒習慣性遺尿方）麥角一分二。茯苓末二分。共分十包。一日服三包。

（小兒虛弱失調遺尿法）硫酸鐵三分。龍膽膏二十二分。共為丸五十粒。每日飯時服一粒。日服三粒。（完）

出版務求信用切實保證　又名社會醫藥常識報　主持者有學識經驗及人格

藥物

□桑椹之便秘特效

熊璋

嘗閱申報常識。謂桑椹可治便秘。其文略云。『予友孫子卿。服務報關行。有芙蓉癖。大便屢苦祕結。腿部疼痛。予囑其服桑椹膏每日四錢。一星期爲限。服後大便暢適。腿痛亦減。又友人張子明。服務恆昌永金號。亦患腿痛大便祕結。予亦囑其服桑椹膏。服後大便卽行。腿痛全愈。此皆春間事也。後予購漢藥實驗談。見桑椹條下。述其有微利之功。惜我國醫經。未曾述及桑椹有輕利大便之一說。予試驗兩次。可信該書之有價值』璋按漢藥實驗談述桑椹之功用曰。『爽神輕瀉解熱。以其稍有涼性。并有微利性。』本品性涼解熱。中國本草。亦有是說。李時珍並云利水氣。消腫。蓋卽輕瀉之效也。至其功用。尚不止此。能補肝腎。袪風遊。治瘰癧。愈消渴。老年服之。長神健步。價廉功宏。詢佳品也。

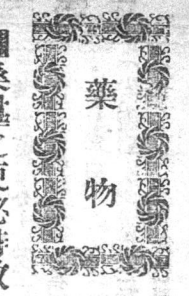

本報特聘羅家衡律師為法律顧問

幸福三日刊

中華郵政特准掛號認為新聞紙類

幸福報

紹儀署

第三二一期

（民國二十四年三月三日）

◀每份售洋二分▶

館址上海三馬路雲南路口

定報價目

每三日出一張五個月一元全年二元寄費在內本外埠一律國外加倍郵票代現九五計值

廣告價目

每期每格（共計五方寸）五元均排於新聞之旁如嵌入新聞中長期面議

◀本期要目▶

△早泄是否無種子之希望？
△遺精病問答
△藥物
△小兒百病簡治法
△鍼療雜談
△改良煎劑之討論
△溫病治法

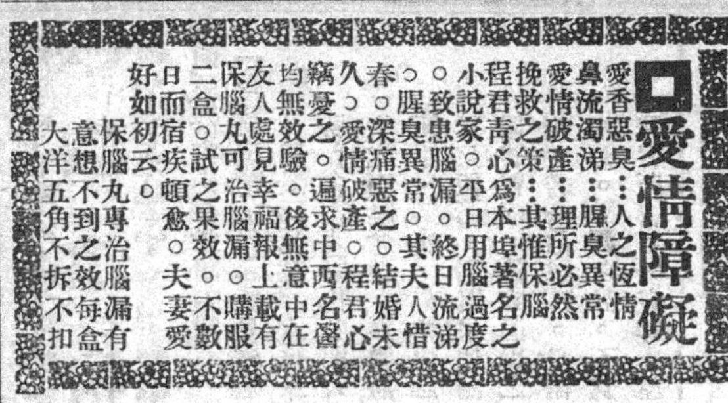

□早泄是否無種子之希望？

□試說明其理由

（涼月）

凡讀過以前之幸福報者。莫不知種子之道。是由於精虫與卵子混合而成。若男子早泄者。勢必無混合之機會。是則其不能種子也明矣。然而證諸事實。却又不然。

S君為余之鄰友也。素體羸弱。幼患手淫。後病遺精。經治雖愈。而仍未斷根。迨結婚後。又患早泄。人皆謂其無種子之望。S君亦以為然。心切憂之。遍求醫治。均謂幼年斲傷太過。須從事節慾。方克有濟。豈知今春二月。居然產一男孩。S君喜甚。走告余曰。人謂早泄無種子之希望。斯言也。今可不攻而自破矣。蓋余素患早泄。並未治愈。而今竟得子。其故何也。余知此問題。不僅為S君欲知。而亦為讀者所樂聞也。今特述之於后。

夫早泄之不能種子者。指一般人而言也。早泄而竟能種子者。偶然之事也。S君自求醫之後。必從事節慾無疑。且偶爾同房。必致雙方同時早泄。故精虫與卵子。仍有混合之機會。此胎孕之所由成也。然此種事。百不得一。決不能因其一人之僥倖。而即曰患早泄者均有種子之希望。而指早泄無子之說為謬論也。良以早泄確為不育之一大原因。決不能以偶然之事為定論也。

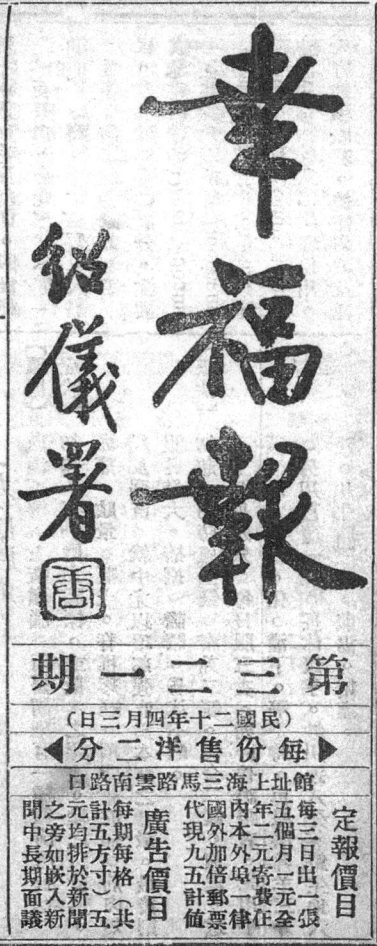

遺精病問答（五）

（秦丙乙）

【問】遺精病忌見兼證若何。

【答】患遺精病最忌兼見欬嗽。因遺而且欬。入損至易。又忌吐血。吐血則火愈亢而陰愈虛。病勢將更進一層矣。外此再忌胃呆便溏。因胃呆便溏屬脾胃病。治宜溫燥之藥。若夫治遺精。必需陰藥。滋潤之品。不爲脾胃所喜。一者脾土就衰。根本不固。一者用藥棘手。在在掣肘也。

【問】遺精病對於飲食方面。其適宜與禁忌。可得聞乎。

【答】患精者。宜常食山藥芡實。因二物有補腎濇精之功。至蝦鴿羊肉煙酒辛辣刺激之類。皆在必禁之列。蓋性熱助陽故也。

【問】遺精家攝生大綱若何。

【答】患者宜自日睡前濯足。實行早起早睡。天明一覺。勿再令睡。臥宜屈足。被勿過厚。此皆簡要之圖也。

【問】遺精家平均年齡。可有統計乎。

【答】自十七八至二十四五。乃最盛時期。三十後亦多患者。大概四十以外。則較少焉。（完）

藥物

談肉桂

（毛靜女士）

（一）產地。廣西。安南。東印度。（二）形態。樟科木本植物。爲常綠喬木。樹高數十尺。葉厚。長尺許。爲長橢圓形而尖。葉面光澤。生三大脈。夏月枝稍葉腋間分芽。開淡黃綠色或白色小花。較樟花小。有嫩枝。皮厚半卷。中心皺起。去外面粗皮。卽名肉桂。查本草綱目肉桂又名牡桂。李時珍謂牡桂葉有毛及鋸齒。似枇杷葉。花全白。與此形態不同。惟同屬樟科。（三）性質。大熱。甘辛。（四）效用之部。葉。根。皮。油。（五）成分。主要成分爲肉桂油 Oleum Cinnamomi 其餘爲單甯酸 Tannicum Acidum 乳糖 Saccharum 鈰 Cerium 肉桂精 Cinnamicum 醛 Aldehyde（六）生理作用。入胃能驅風邪。並使胃液及唾

小兒百病簡治法（三）

幼科專家尤學周

（七）食積

【原因】飲食不節。貪多無厭。

【症狀】腹中脹痛。手不可按。

【療法】山查灰研末。砂糖調服。或枳實二分。磨服。

（八）夜啼

【原因】由於日間驚怖。或衣褥過煖。飲食過飽。或係胃病。便祕等疾病所致。

【症狀】夜內啼哭不休。

【療法】察其原因而治之。日間喂乳與睡眠。均應有規定。勿玩弄。以免其腦繳惹太甚。如胃病及便祕等。當治其本病。通常可用燈艸灰。辰砂末少許。塗乳。令兒吮之。或鉤籐。茯神。研末。每服六七分亦效。

（九）腦膜炎

【原因】風溫不解。上衝巔腦。西醫謂染有一種微菌所致。

【症狀】初起。有一回之戰慄。或數次之惡寒。繼之以發熱。頭痛。眩暈。嘔吐。脊椎疼痛。項背諸筋痛。筋肉短縮及強直。就中尤以項部強直爲本病之特徵。最後則眼孔發大。搐搦。譫語。昏迷不醒。

【療法】初起。用防風三錢。秦艽二錢。鬱金二錢。煎湯。送下玉樞丹四分。每日服三次。如神昏譫語者。先用牛黃清心丸一粒。化。灌下。隔半時。再服磨羚羊三分。另用菖蒲一錢。蚤休錢半。炒川連八分。鮮生地六錢。川牛膝三錢。煎湯。頻灌。

介紹衛生方法　幸福三日刊　指導健康途徑

液之分泌亢進。振起其消化機能。胃內膽汁一遇肉桂。即與肉桂內之單甯酸。和胃內未消化之蛋白。起化合作用。成爲蛋白單甯酸。此物有收歛制酵之功。其餘一部分單甯酸。遇白血球能凝固其蛋白。遇血赤球能與鐵質化合。而止血之流動。且酸性之物。能制腐殺菌。故有制酵止血之性。其在胃內所化合之蛋白單甯酸。至腸始行分解。使腸內膜之微血管收縮。阻止其過量分泌。故有止痢之功。(七)禁忌。陰虛失血。脈弦細數者勿用。幷不宜與生葱。石脂。配合。(八)用量。半錢至一錢半。若服粉末。則一分至三分爲限。如用製成之油。一二滴即可。(完)

鍼療雜談(三)

(承淡安)

孫君晏如。精岐黃。於經穴學。尤多研究。昨晤之於蘇城。彼謂人身有電氣。鍼療之所以有奇效。殆以針有傳電之故。金屬富於傳電性。針乃金屬也。余鼓掌曰。得之矣。吾人兩手摩擦卽生熱力而有硫氣。實爲人身有電之確證。固不僅人身。凡物之摩擦。都生電力。因是而悟經穴確係神經。惟神經之有作用。實藉電氣之傳遞。神經乃如電線耳。苟此線有障礙或破壞。卽失其作用或發生他種之變化矣。

鍼爲金屬。雖有傳電之作用。亦屬以其毫細。能修理此目不易見之神經枝幹耳。修理云者。無非破除神經之障礙。而使電之於神經流行無阻也。

神經障礙發生之原因。一爲痰溼阻滯。一爲血鬱阻滯。痰溼之所以阻滯。其原因有種種。風寒暑溼之侵襲。憂恐悲怒之內狀。皆能造成之。血鬱之關係。或由創傷。或由飲食。而內傷外感亦可促成鬱血而刺激神經。

改良煎劑之討論(一)

(楊贊民)

第一章　原因

第一節　楔子

自前清外交失敗以來。歐洲文化勢力。侵入我國。數十年間。世風大變。西人挾其日新月異之種種發明科學。如春潮怒生。迅雷疾至。肆其智力。逞其野心。以縱橫于我祖國疆土。幾于喧賓奪主。後來居上矣。我國昔時之閉關政策。以不合天演之公例故。皆于無形中自動宣告破產。噫。痛哉。縱觀世界萬國之潮流。皆循向一定之軌道。而趨走于進化路上。未有遷喬入谷。違悖進化之機。而能完然獨立者。然人類所以進化。端賴科學。科學發明愈多。則人生之便利與樂趣亦愈大。以今日汽車飛艇之往來。水火織造之敏速。使吾人衣食住行。快便若仙。不得謂非拜受科學之賜。蓋常人一般心理。畏麻煩而樂便利。不可不有以應其求。苟知其不適于人生。而又因循過去。不起而改良或興革。其終必受天然之淘汰。而處于劣敗之地位無疑。此非讕言也。如我國醫藥問題。是可爲證。

第二節　西醫西藥果能勝過中醫中藥乎?

我國醫藥。發端于神農。自是以後。名賢輩出。各有發明。故中醫之在我國。其所謂深根固蒂。獨步千古者非歟。惟自中外通商以來。西方醫術東漸。國人信之者多。于是中醫方面。大受打擊。就目前形勢而論之。幾乎一落千丈矣。竊以中西醫藥之治法與效力。各有其妙。惟須認得證眞。治法靈活。用藥得當。自必皆可愈病。固不宜存軒輊于其間。惟一般人心理。恆喜服西藥。而惡中藥。余甚惑之。間嘗夷考其故。以爲西醫果眞萬能。勝過中醫耶?此說余實不敢贊成。蓋據觀察所及。中醫之敗類固屬甚多。而西醫亦非皆天上降落之活神仙也。(未完)

溫病治法（五）

蔣譽卿遺著

普濟消毒飲（升麻柴胡方

淨連翹五錢　大力子三錢
桔　梗一錢　上川連五分
薄　荷一錢　元　參五錢
馬　勃五分　粉　葛一錢
荊芥穗一錢　銀　花五錢
天　虫三錢　生　草五分

右爲極細末。初用茶葉水調敷乾則易之繼用香油調敷。

又有溫熱之毒。發越於上。盤結於喉。而成腫痺。卽內經所謂一陰一陽結是也。一陰者。手少陰君火也。一陽者。手少陽相火也。二經之脉。並絡於喉。今溫毒聚於此間。則君相之火並起。蓋火動則生痰。痰壅則腫。腫甚則痺。痺甚則不痛而死矣。急用千年運老根杵汁飲之。以開其喉。繼以清熱解毒法。（方見前）去洋參。麥冬。加天虫。桔梗。牛蒡。射干。治之。

晚發病

晚發者。亦由冬令感寒。當時未發。發於來年清明之後。夏至以前。較溫病晚發一節也。其証頭痛發熱。或惡風惡寒。或有汗無汗。或煩躁。或口渴。脉來洪數者是也。當先辨其因寒因風而觸發者。始可定辛溫辛涼之法。治法均仿諸溫病門中。茲不另立方法。

考春溫風溫。發於大寒至驚蟄。溫熱溫毒。發於春分至立夏。界限雖分。然與內經先夏至日爲病溫。不相符節。何獨晚發一病。發於清明之後。夏至以前。偏與內經拍合。蓋大寒至驚蟄。乃厥陰風木司權。風邪觸之。發爲風溫。初春尚有餘寒。寒邪觸之。發爲春溫。春分至立夏。少陰君火司令。陽氣正升之時。伏氣自內而發。發爲溫熱。溫毒。晚發亦是溫病也。不過較諸溫晚發一節。誠與內經先夏至日爲病溫皆不枘鑿矣。（未完）

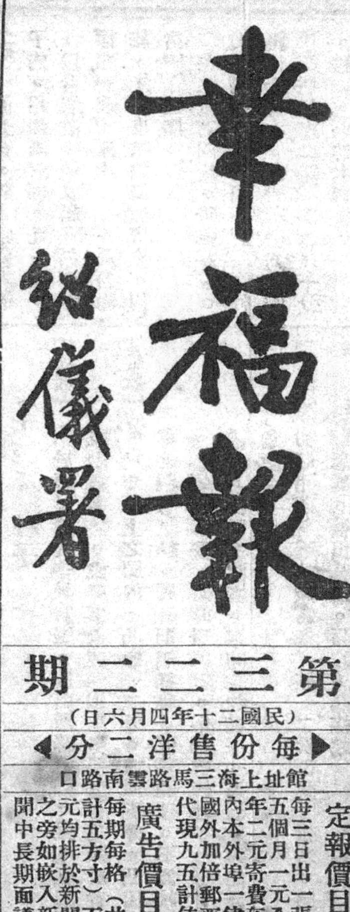

本報特聘羅家衡律師為法律顧問

幸福三日刊

中華郵政特准掛號認為新聞紙類

幸福報

紹儀署

第三二二期
（民國二十四年六月六日）
每份售洋二分
館址上海三馬路雲南路口

本期要目

◻經閉病與妊娠之辨別法

婦女病因為有胎前產後經帶諸疾。所以較男子為難治。而其中尤以經閉病與妊娠。最難辨別。因為經閉病為月經停止。妊娠亦為月經停止。假使誤經閉病為妊娠。而投以安胎之藥。則瘀必內阻。若誤妊娠為經閉病。而投以祛瘀之品。則胎必下墮。其中錯以毫厘。謬以千里。今以經閉病與妊娠之辨別法。分述於后。

◻妊娠

(一)凡月經停閉以後。乳房脹大。乳頭呈紫褐色。嘔吐噁心。喜食酸味。心胸憒悶。不欲飲食。四肢乏力。頭重目眩。無其他病象者是。

(二)胎兒躍動。脈息滑利。或用聽診器聽孕婦之腹。覺有胎兒心臟聲音者是。

(三)或脈症不顯明者。用中藥生川芎一錢為末。煎艾湯冲服。閱三四小時。腹中微動者是。

◻經閉病

(一)凡月經停止。而由於過食生冷之物者是。

(二)經止後而腹部脹痛者是。

(三)經止後。腹不脹痛。而並無妊娠之象者是。

胃癌胃癰之鑑別診斷

（程家聲）

余習岐黃有年。覺內經一書。較爲難解。而胃癌胃癰。尤爲難辨。世人不幸。患此二症者日多。雖徧求醫治。卒愈者少而亡者多。除幾何不治之症外。其誤投藥石而致命者。比比然矣。念醫士有割股之心。豈忍亂投藥石。以玩弄病家之生命耶。實因診察之誤耳。診察既錯。則投藥亦錯。使輕症加劇。重症死亡。竟成可治之病爲不治。良可慨也。

今余爲病家計。不得不將區區之心得。錄之以供諸同志之採納焉。

患胃癌者。以老年爲多。經過甚爲迅速。至多不越二載。營養障害。身體羸瘦而兼衰憊。患部時發疼痛。勢頗劇如針刺。常有少量咖啡色之血液混於痰內吐出。觸患處有凹凸不平之塊磊。左側頭窩之水脈腺。常常腫脹。但胃癰則多發於青年或中年。可延至三五年之久。吐血過多時。方現營養障害。發則胃神經痛。不發則痛即除。發時吐血極多。大都鮮紅純血。觸患部雖偶有腫硬。然亦多平滑而無凹凸者。左側頭窩之水脈腺。則決不腫大。

經驗良方

痔方一束

（濟蒼）

諺云。十八九痔。故痔瘡爲一種最普遍之病症。患者經年屢月。歷久不愈。痛苦異常。記者本爲醫救民疾苦之旨。爰將治痔各法和盤托出。編爲痔方一束。公之於世。非敢云十全之效。亦聊供一得之愚。

（甲）外痔搽藥

（一）頂大五倍子十個。鑽孔去子。金頭蜈蚣三條。（碎）兒茶（研）一兩五錢。將二味裝入倍子內。用銀紙封固。瓦上煅。以青烟散盡。取起研末。配熊胆一錢。冰片五分。再研極細。先用皮硝泡湯洗痔後。用猪胆汁調搽。

（二）寒水石四兩。研極細末。大蜒蝸百個。同搗極爛。陰乾再搗千餘次。如香灰樣。收貯。臨用每末二錢。加冰片一分。和勻。以蚌水調搽。

小兒百病簡治法（四）

幼科專家尤學周

（十）乳積

【原因】乳母喂乳。漫無節制。常見一般乳母。一見小兒啼哭。不問原因。輒以乳頭塞入其口。以爲止哭之法。不知食乳過多。往往停滯不化。

【症狀】頻頻啼哭。喂乳不食。或咽下即泛出。

【療法】麥芽三錢。以所食乳拌勻。炒香。煎服。

（十一）弄舌

【原因】心脾有熱。

【症狀】舌如蛇餂。頻頻左右上下。伸縮搖動不休。唇焦舌乾。煩啼便穢。

【療法】人中白冰片和勻。鵝毛刷上。再用好川連一二分。煎服。自止。或冰片。雄黃。硼砂共爲末。乳調。塗舌上亦效。

（十二）螳螂子

【原因】由於娠母愛食辛辣香燥。腥膩葱蒜之類。或生性暴躁。或體肥多熱。或房事過度。以及男子患有花柳病者。

【症狀】先於牙根上之腮內。凸出一二分。或四五分。凸出之部。繞有紅絲。腮外則無紅絲。而稍匾硬。不能吮乳。有煩躁不安。時時啼哭者。俗謂哭螳螂子。有昏迷糢糊。沈睡多眠者。俗謂睏螳螂子。失治。亦能發生危險。

【療法】初起用薄荷葉朴硝爲末。搽一二次卽愈。重者。將鍼刺患處。擠出膿血。再以上葯搽之。

介紹衛生方法　幸福三日刊　指導康健途徑

(三)明礬一兩。白砒三錢。共研細末。入陽城罐內。外圍炭火。煉至烟起。烟卽砒毒。人不可聞。俟烟盡礬枯。去炭。次日取研。至無聲爲度。四圍搽之。不可使葯流入中孔。致令大痛。

(四)片腦一分。朴硝五分。熊胆二分。蝸牛一兩。螺肉一兩。橄欖五錢。搗爛敷痔上。

(五)大田螺一個。入冰片五厘。俟化水搽敷痔上。

(六)番木鼈用水磨濃汁。加冰片調搽。

(乙)內痔服方

(一)炒蝟皮一兩。雄鷄冠頭一個。血餘炭四錢。槐米一兩。白礬一兩。研末。每晨服三錢。

(二)猪大腸六兩蚯蚓二十條。煑爛去蚯蚓。食大腸。(未完)

□鍼療雜談(四)

(承淡安)

吾人手足頸腰背。往往發生不能俯抑。不能轉側。若以湯茶施之。竟少效果。以針行之。所患若失。針到病除。洵非虛語。雖然。亦須明其原因之何在。而定其施針之經穴。與補瀉之手術。大抵病出於猝起。都於行動中。不知不覺間而挫傷某部之神經所致。苟延久而不治。往往引起該部之痰阻或鬱血而變爲慢性。於鍼療上。在運鍼時多費數分鐘時間。方可解除其障礙。

一切痛症。都屬神經性。其主因似乎屬於痰。食。血。風寒濕熱等所促成。實亦關乎其本身少抵抗原力。被痰食血風寒濕熱等所屈服。鍼能傳電助神經排除一切障礙。故針之於痛症。如鼓之於桴矣。其徒以麻痺神經之藥物。求發時之止痛。相去不可以道里計矣。

中國國民性。階級觀念最深。尤以清季爲最甚。康。乾。時人才衆多。卽我醫界。亦名醫輩出。獨鍼療一學，遜於元明。良以販夫走卒。理髮修足之流。每爲人針鷩挑痧。遂以其人職業低微。而賤視其學。連累數千百年傳下之立起沉疴。回生起死之絕學。竟不屑研究。聽其日見湮沒。豈不冤哉。(完)

□改良煎劑之討論(二)

(楊贊民)

其間處士虛聲之輩。正亦不少。且其治治。多偏于實質方面。常執一定之板法。以療活病。卽使其察證瞭若觀火。亦難免于誤人。此其治術。必不能越過中醫者也。

雖然。或者西藥有偉大功效乎?——提起西藥。更簡單可憐矣。普通用藥。寒熱則金鷄納霜。骨痛發熱則阿司匹靈或藍靜浦藤。大便閉。則清導丸。蓖麻油。瀉鹽。俱可用。虛勞咳嗽。一動手卽殺怪殺菌。……雖其效驗甚昭。但不尋其所以寒熱。所以頭痛發熱。所以便閉所以咳嗽之原因。而細加於治。惟一味以簡單之術治標。卽使運用得宜。亦難免流弊百出。而又有許多酒洗土炒。醋製。水浸。鹽水炒……種種製法。以助其偏性氣力。同爲一藥也。以製法之殊。其用遂大相逈別。又經醫士配定君臣佐使。以治各種雜病。但敎識得證眞。用得藥對。則不論男女老幼强弱。不無能應手回春。效如桴鼓。中醫治法。所以多有神妙不可思議之處。亦多爲中藥確爲精潤博大。洋洋鉅觀。方足收其全效。豈西藥之簡陋。所可塵望而及哉。我國四千餘年前之醫藥始祖神農。始發明藥物治病。然當破天荒初期發明之際。單憑一人之精力。自不能周到。故服法極簡。術未盡善。及伊尹配合而爲湯液。其用乃廣。其效乃神。此我國醫藥進化之早。誠足以自豪者也。彼西葯之于今日。惟以科學發達之故。遠勝我國。(西藥多由化學精製。而中藥則仍原料。此科學不及人的吃虧處)(未完)

□溫病治法（六）

蔣璧卿遺著

□暑溫

暑溫之證。發於正夏之時。著病之偏於熱者也。其初病之時。右脈勝於左部。或洪或數。舌苔微白。或黃而潤。身熱有汗。或口渴。或咳嗽。此邪在上焦氣分。當用清涼滌暑法加味治之。

（按）暑病最易傳受。當細究其因。或夾胃。或夾濕。成胃熱。或陰陽。按證而分治之。以下另立數例。以備應用。

清涼滌暑法

飛滑石三錢　青蒿一錢半　光杏仁三錢　生甘草八分　白扁豆三錢　瓜蔞殼三錢　淨連翹三錢　茯苓三錢　通草一錢　西瓜翠衣三錢

如汗少而有微寒。或有頭痛者。宜透肌膚之胃。於本法內去扁豆。瓜翠。加廣藿。香薷治之。

如口不渴。而作乾嘔。於本法內可加姜夏川連蔻仁。苡米治之。如舌苔黃燥口渴喜飲。宜清胃家之熱。用涼解裏熱法治之。（方見春溫門）

如舌苔光燥。傷於陰也。急用清熱保津法。（方見溫熱門中）暑溫以外。又有傷暑。冒暑。中暑。暑風。暑咳。暑瘵。等症。以下稍備治法。臨症時藉可參用。霍亂。痧氣。穢濁。疰夏。霉濕。等病。概不另立方法。以清界限。

□傷暑

長夏傷暑。有陰陽之別。夫陰暑之爲病。因於寒氣炎蒸。納涼深堂大廈。大扇風車得之者。是靜而得之之陰證也。此爲陰寒所遏。陽氣不得伸越之故。暍暑之證。緣於行旅長途。務農田野。烈日下逼得之者。是動而得之之陽證也。此爲炎熱所蒸。中外俱熱之故。

□問病新章

（甲）定戶

凡幸福報定戶。欲來函問病者。須將本館所發之問病紙。填明寄下。如問病紙已遺失或用去。須再向本館購買。『此種問病紙。每張實售大洋一元。定戶半價。祗收半元。』否則。隨問病函附郵票五角。亦可通融。空函恕不答覆。

（乙）社員

凡康健保障社社員。欲來函問病者。須將本社所給之社證。隨同問病函一幷寄下。『此證答病時仍寄還』如第一次已問過。而欲再問病者。亦須附郵票五角。『社證仍須附寄』以示限制。否則。亦不答覆。

（丙）讀者

凡非定戶與社員。而欲來函問病者。一律須附郵票一元。覆診亦然。否則不覆。

（丁）膏丸方

膏丸方每張四元。隔日取件。『郵寄亦可』如係定戶或社員。均作半價。祗收二元。『定戶須將定單號碼示知。社員須將社證附寄。』否則概收四元。

（戊）附告

（一）問病者須將「起病原因」。「經過情形。」「現在病狀」。「二便如何」。「服過何藥」等等。詳細示知。若來函不詳而草草者不答。以免誤事。

（二）病勢危急。本館答覆緩不濟急者。不答。

（三）凡問詢題目中。本館有不能解答者。或登報徵求。或原函寄還。

（四）凡欲在報上披露者。遲速不能一定。

（五）凡事涉離奇。跡近荒誕。怪方僻藥。概不在問答之列。

上海幸福報館
康健保障社同啓

本報特聘羅家衡律師爲法律顧問　幸福三日刊　中華郵政特准掛號認爲新聞紙類

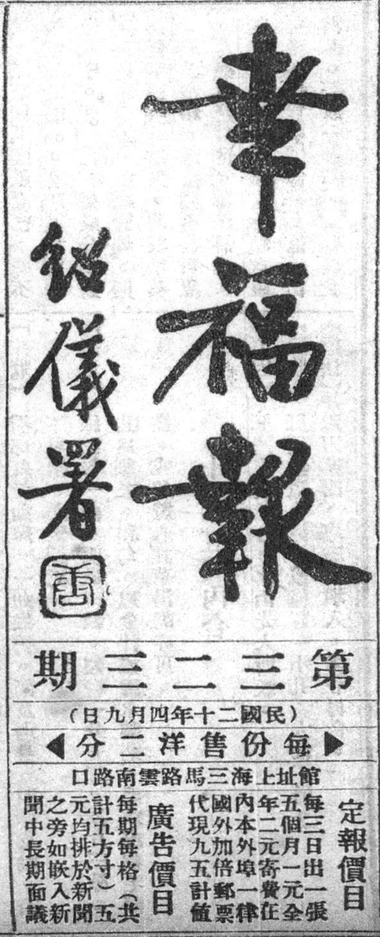

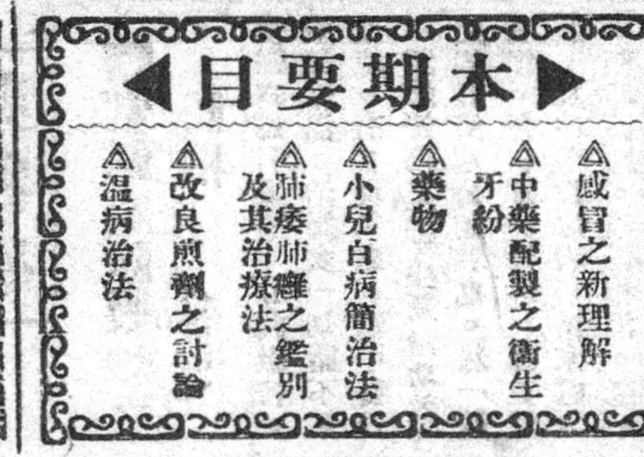

◀本期要目▶

△感冒之新理解
△中藥配製之衛生牙粉
△藥物
△小兒白病簡治法
△肺痿肺癰之鑑別及其治療法
△改良煎劑之討論
△溫病治法

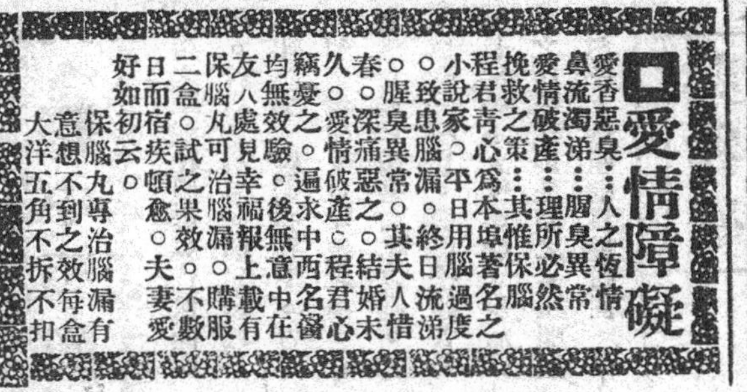

□感冒之新理解

（郭受天）

近世以來。西洋醫學之潮流。日益進步。病理上遂見一大革新。如感冒病。雖四季皆有。而以冬季及春初爲尤甚。前人多以爲此病。起點於感受風寒。因而發現。故以感冒爲風寒之病也。且據現時所研究。人能得新鮮之空氣。則感冒一病。自不難以防免。即或患之。亦極易治。甚爾。則感冒固又顯然非風寒之病也。大抵人烟稠密之地。臭穢之氣最多。若火車之內。窗戶關閉。又若戲園茶館。房屋窄狹之處。皆爲藏垢納污之所。夫淸冷之氣。能於活潑人之身體者。須見其少。而臭惡之氣。能於束縛人之身體者。甚見其多。所以人之居於此者。感冒病每即感染而發生。蓋此病爲傳染病之一。係一種微生物體爲之厲階。斯物專侵人之口鼻喉管之間。祟人致病。人在健全時期。尚不足爲患。及其身體薄弱時。則此種外邪。易於攻入。或任飲食過度。與睡眠不足。及疲勞已甚等時。其體內抵抗力減少。一經吸入此種臭惡之空氣。未有不發生此病者也。

由是以談。中醫學說。既認此感冒病爲風寒所致。以避風驅寒爲主。夫風爲冷熱二空氣播盪而成。且西洋醫學之所謂流通空氣者。即變相之通風。豈不與中醫學說大相反乎。曰否。此不過以外表觀之。固如是云云。若就其內容分析而論斷之。則中西二大醫學之原理。又如出一轍也。謂予不信。請試舉古醫藉以證明之。則知予言之不謬矣。

金匱要略臟腑經絡先後病脈證篇曰夫人稟五常。因風氣而生長。風氣雖能生萬物。亦能害萬物。如水能浮舟。亦能覆舟。若五臟元眞通暢。人即安和。客氣邪風。中人多死。「下略」夫所謂風氣者。即空氣之謂也。風能生萬物者。淸潔之空氣也。亦能害萬物者。不潔之穢氣也。客氣邪風。即臭惡之汚濁空氣。含有微生物體。故中人多死也。而人之所以罹感冒病者。即其人之元眞不通暢。復傷穢濁之邪風。因而致病之謂也。執此以與西洋之最新學理相比較。有何大相反對之可言。不但毫無陳腐之談。且可由此證明古醫學之精理名言。雖値此西洋醫學發達時代。尤爲不可磨滅。是在吾輩後世之爲醫者。善於負此會通之責耳。

□中藥配製之衛生牙粉

(黃萱孫)

人生之幸福在健康腸胃保固齒牙。若齒牙不固。則食物難以咀嚼糜爛。雖勉强吞下。胃腸亦無力消化。且堅硬之塊。有刺激胃腸。妨害消化之虞。於是成營養不良。而使全體各機關及精神上大受影響。疾病亦隨之而來。由是觀之。咀嚼豈可忽乎。然咀嚼貴於齒固。今齒已不固。焉能咀嚼者。故須急謀固齒不爲功。牙粉一物。爲固齒之良藥也。然市上所出售者。乃鏃酸鈣養化碳酸鎂所製成。僅能使齒白豔。毫無固齒之功。且多擦之。有損壞琺瑯質。凡稍知學理者。皆相戒勿用。或有以精鹽擦齒。但久行之。亦有害於上下兩顎之齒齦。而科發之固牙膏。價目昂貴。爲效甚鮮。非平民所能得。茲由友傳祕方。據云甚効。歸而試之。功效頗著。傳之二三親友。亦云甚驗。茲將方錄如下。以供衆覽。法以海螵蛸(漂淨晒乾)四兩。滑石粉(上等)一兩五錢。共和之卽成。日擦一次。頗有靈効。

藥物學

□當歸廢除製炒之商榷

(湯泓)

當歸爲婦科要藥。甘潤微苦。秉氣辛溫。治婦女一切諸不足血症。有調理氣血。溫中養營。活絡舒筋。去瘀生新諸功效。此固吾儕所公認者也。然一般習慣。每喜加酒淬炒。或竟醋製。及小茴拌炒者。醫家處方。藥肆備應。流俗相沿。毫不爲非。揣其用意。盖酒炒取其行散。醋製因其酸斂而已。殊不知當歸之功用。全在其甘潤辛溫四字。所含之有効成分。爲一種揮發油耳。如經製炒。則油質不難盡行消失。汕其精英。取其糟粕。致療効不甚可靠。良藥見疑於世。誰作俑哉。良可慨也。嘗聞德國怡默克製藥廠。採買中國當歸。而提出精華。製成一種治婦女痛經良

□小兒百病簡治法(五)

幼科專家尤學周

(十三)陽物腫脹

【原因】生於潮濕不潔之處。感染濕毒而致。俗謂爲蚯蚓所傷。非也。

【症狀】陽物腫大。倍於常狀。

【療法】民間治法。提一活鴨。拉開其嘴。以陽物塞嘴內少時。一宿卽能退腫。大約鴨涎可以解熱退毒。故有此效。如無鴨。可用金銀花一兩。煎濃汁二碗。以一碗命兒代茶飲之。另一碗洗腫脹之處。一日洗五次。(洗時宜煮溫。)二三日可愈。

(十四)猴子疳

【原因】胎中蘊熱太甚。或父母染有花柳病者。

【症狀】臀部紅暈如癬。一如猴臀。漸及遍身。四圍皮脫。若不早治。必至爛死。

【療法】綠豆粉一兩。標硃一錢。輕粉一分五厘。冰片三分。共爲細末。和勻。以金汁或雪水調菊。毛筆或雞毛醮搽。或用燈心甘草湯調亦可。

(十五)肛門內合

【原因】肛門皮膚結合。多由先天所致。

【症狀】肛門無隙可通。或僅有一小孔。大便不通。

【療法】用銀刀割開。以紗布塡入。勿令再合。

藥。名婀又門羅爾(Edmenol)販運歐美各邦。以及我國。因而大獲其利。卽至今亦盛行不衰。且彼邦婦女界。互相饋贈。莫不視爲無上禮品。其實不過將當歸煎成一種流膏耳。特其機械之精。析化之詳。故製劑時。能不使有效成分耗蝕。並得始終維繫其特殊效力也。返觀我國。曷嘗不知此藥之可貴。其入劑者。丸。散。膏。丹。配和殆遍。惟不悉其重要成分。爲所含之揮發油。有時炮製烘焙。遂令油質消散。而功効不能準確。此實亟須設法研究改良者也。不然。越俎代謀。大有人在。涉獵我學說。利用我生藥。一轉移間。已足致我之死命矣。(未完)

肺痿與肺癰之鑑別及其治療法(三)

(姚夢石)

欬唾咽燥。欲飲水者可愈。張口短氣者危。或辟辟燥欬。呼吸微弱。口吐濁沫。胸脇隱痛。二便赤濇。吐膿血。如糯米粥者。例在不治。附錄驗方兩則。大凡肺痿初起。乾嗽無痰。或口唾白沫。神色萎餒者。日服止嗽膏。或瓊玉膏。均効。

清金止嗽膏。藕汁四兩白蜜三兩川貝(去心)二兩萊陽梨汁四兩薑汁四兩蘿蔔汁三兩巴杏仁(去皮尖)二兩熬膏用磁器盛貯。不時噙化。忌食葱酒。

瓊玉膏中藥店皆有出售。

癰者壅塞也。由於肺管內。吸入異物。其大意不外乎痰濁。熱蒸肺經。胸脇刺痛。呼吸欠利。治在利氣達痰。以桔梗湯(杏蔞枳桔歸芪蚾欠百合苡仁桑皮防已)開提之。如初起肺受風寒喘嗽者。用小青龍湯(麻桂辛芍姜草芎桔芎柴葛根本香大棗)表散之。喘而不得臥。胸脹者。大劑葶藶大棗湯(葶藶大棗)以瀉之。(未完)

改良煎劑之討論(三)

(楊贊民)

若充其用藥之簡單。不過與我國四千餘年前初嘗草味之老祖宗等耳。故西藥之效用。實遠不如中藥。以上爲中西醫藥之比較。病家最信賴者。無過醫與藥。西醫西藥。既不能超越我國而上。昭昭然也。而我國病家。竟大多數喜延西醫。喜服西藥。何歟。可知中國醫藥之不振。非關於中醫之治術。及中藥之效能不及人矣。

第三節　中國醫藥失敗之原因

就吾人冷眼觀察所及。中國醫藥不振之因。其情形雖極複雜。然撮其大綱。則不外以下二種。

(一)宣傳之不及人

(二)科學之不發達

以上二條。一虛一實。實爲中醫藥落伍之原因。宣傳之法。其功甚偉。中醫對於宣傳一事。不甚注意。而西人則每年花出許多資本。天天在各種書報雜誌之上。盡量吹噓。無論其藥品功效如何。卽其招攬手段觀之。已足操勝算矣。(按宣傳範圍。不僅在葯品一部份。凡一切屬於空氣作用之言論者皆是。)我國以科學不及人之故。事事吃虧。不僅醫葯而已。而醫葯之範圍內。有待於科學之改良及補救者極多。然病家最痛苦而感不便者。尤莫甚於煎劑之不經濟也。西葯服法。最爲簡單。普通之葯。多爲開水送下。或單服葯水者。對於病家最便。若中葯殊不然。中葯除幾種長服之丸散丹膏外。服法尙不覺困難。最麻煩者。厥惟水葯(卽煎劑)欲煎一劑。則葯罏。炭火等。皆須齊備。又費多少工夫。過多少時刻。方得完竣。在呼奴使婢手指衆多之家。尙未能覺其痛苦。若夫窮苦煢獨之病家。則爲累甚矣。蓋既不能免於服葯。而一天之事。猶辦不淸。焉有閒工夫以及其他哉。余嘗見許多病人。(輕病的)以煎葯之麻煩故。(未完)

出版務求信用有切實保證　又名社會醫藥常識報　主持者有學識經驗及人格

溫病治法（七）

蔣譽卿遺著

陰暑之證。其脉浮弦有力。或浮緊。頭痛。惡寒。身形拘急。肢節疼痛而心煩。肌膚大熱而無汗。如有嘔逆。便瀉等症。即用辛溫解表法加減治之。

辛溫解表法

香薷　一錢　炒杏仁三錢
淡豆豉三錢　姜半夏錢半
荷梗去刺一尺　廣藿香錢半
苦桔梗一錢　黑梔皮二錢
姜汁炒川連四分　佩蘭錢半
新會皮一錢　茯苓　三錢
通草包滑石五錢

陽暑之證。其脈浮洪有力。或洪數。面垢喘欬。壯熱心煩。口渴欲飲。蒸蒸自汗。泄瀉嘔噦。宜用加減清涼滌暑治之。

清涼滌暑法加減方

姜汁炒西洋參錢半　姜川連四分
淨連翹二錢　鮮荷葉一角
煨葛根錢半　六一散五錢包
杏仁霜三錢
生石膏五錢　赤白苓各三錢
姜竹茹二錢

冒暑

冒暑者。偶然感冒暑邪。較傷暑之證。稍爲輕淺耳。夫暑熱之邪。初冒於肌表者。即有頭暈寒熱汗出欬嗽等症。宜以清涼滌暑法。（方見暑溫門中）其證雖較傷暑爲輕。然失治入裡。則周力煩燥。頭脹體燒。或身如針刺。或有赤腫等症。宜用祛暑解毒法治之。

祛暑解毒法

川黃連八分　飛滑石三錢
連翹　三錢　姜夏　錢半
生甘草五分　銀花　三錢
茯苓　三錢　參葉　六分
菉豆衣三錢

凡暑熱成毒者。此法最宜。夏苓偕甘。即海藏消暑方也。滑石偕甘。即河間清暑方也。更以黃連清心爲君。參葉却暑爲佐。銀翹菉豆以解毒也。

報聘家律爲律問

幸福報

鈕儀署

第三二四期
（民國二十年四月十二日）
◀每份售洋二分▶
館址上海三馬路雲南路口

定報價目
每三日出一張。五個月一元全年二元寄費在內本外埠一律國外加倍郵票代現九五計值

廣告價目
每期每格（共計五方寸）五元均排於新聞之旁如嵌入新聞中長期面議

◀本期要目▶

□肺癆病之普通驗痰法

（黃勞逸）

欲查驗肺癆病之有無。須驗痰中結核桿菌之有無。西醫之治肺癆也。首先驗痰中結核桿菌之多寡。而定其肺癆病之期限。今將普通之驗法。譯述於右。聊見一斑。

□驗法

可於痰中挑取針頭大之膿塊。置小玻璃片上。更以同等大之玻璃片蓋上壓之。候壓至極平。用鑷子撮定玻璃片。緩緩分開。吹乾片時。入火酒燈之火焰中迅速通過一兩次。然後依照下列手續處置之。

（第一染紅）將該玻璃片放平。緩緩滴石炭酸甫苦興（卽紅色）於痰面上。令普及爲度。仍用鑷子撮定。於火酒燈上烘熱。二分鐘取下。

（第二水洗）徐徐冲水。

（第三染青）如前放平。緩緩滴硫酸美企倫青（卽青色）於痰面上。令普及爲度。烘熱一分鐘取下（美企倫青二分冲淡四分之一硫酸水一百分卽成）

（第四水洗）如前洗法。

（第五去水）用吸墨紙吸乾水分。

（第六封閉）薄塗坎拿大樹膠一層。頃刻吹乾蓋住。如上處置既妥。標本卽完全造成矣。乃置顯微鏡下視之。則見結核桿菌顯呈紅色。其餘則現青色。此時卽可計其菌之多寡。而定其症之輕重。則瞭然不謬矣。

□無子原因及其治療

(巽濤女士)

製造小兒。爲男女固有之本能。或因生殖器發生疾病。而失生殖之本能者。亦有之。然求醫診治。乃事理之當然。有何可恥。惜世人以無子爲天命。不究其原。不療其病。竟黯然一世。而不自悟。良足慨也。茲將其原因及治法列舉於次。聊爲世人常識之一助焉。

□原因

(一)由於手淫性慾過度。致損失身體之康健。(二)射精過早。(三)陰部焮腫。(四)子宮不正。(五)男女無同時之快感。(六)交媾不得其時。

□治療

(一)必須痛改惡習。保養身體。注重精神之愛。減少性交之數。(如能暫停一二年。尤佳。)(二)宜用冷水屢洗陰部。下腹纏以毛巾。節飲食。勤運動。並修養精神。(三)以鉛醋水或硼酸水洗滌包皮。(四)可以手術治療。或性交時。男子倚側取勢。以期精液直射子宮。(五)兩性情欲同時發動時。方可性交。(六)性交時。宜在行經後一星期內。

× × ×

經驗良方

□痔方一束(續)(濟蒼)

(三)猪大腸三尺。刺蝟皮二張。(瓦上炙乾)白礬四兩。槐米四兩。研末放入大腸內。二頭扎好。煮爛如泥。合丸。每晨開水送服四錢。

(四)生首烏研末。每晨米飲湯送服五錢。

(丙)痔漏外用藥

(一)百艸霜二錢五分。黃連二分。冰片五分。麝香五分。炒旱蓮艸五錢。蜣螂虫五錢。螞蝗五條。瓦上炒焦研細末爲丸。如粟米大納入管內。三日後。管即化出。用輕粉。乳香。麝香。韶粉。東丹。血竭等分。研末摻之。收功。

(二)小茴香一兩。白芷三兩。白礬一兩。研細銅杓內鎔成餅。再入炭火內煅。俟烟盡取出。出火毒。爲細末。用麩糊成條。插入漏內。直透至痛處。

□小兒百病簡治法(六)

幼科專家尤學周

(十六)百日咳

【原因】百日咳即頓咳。一名鷺鷥咳。流行於冬春寒冷之交。由於不潔之空氣。或器物等媒介細菌。侵入呼吸器而生。

【症狀】先作咳嗽。倦怠好啼哭。少飲食。類乎尋常之感冒。經一二週後。則症候增進。咳聲如吹笛狀或鷺鷥聲。作乾咳須臾。復連咳至吐出稠黏痰始已。當咳時。患兒必面色青紫。眼珠突出。額洩冷汗。頸中青筋綻現。甚將窒息。每月咳五六回至三四十回。每次約咳半分鐘。

【療法】麻黃二錢。杏仁三錢。石膏五錢。甘艸四分煎服。輕者旋復梗。牛蒡子。青蒿子。葶藶子。南查炭各二錢。炙蘇子錢半煎服。

(十七)臍突

【原因】胎母驚悸鬱結。或沓食熱毒之物。兒受其氣。腹中蘊熱。無所發洩。頻頻伸引。努氣冲臍所致。或由啼哭太過。中氣努出者。

【症狀】臍向外突。腫赤虛大。

【療法】不去皮赤小豆。豆豉。天南星。(去皮臍)白斂各一錢共爲末。用五分調敷臍四旁。日二次。又法先以荊芥煎湯洗之。再用葱葉。火上微炙。放地下出火氣。以指甲括薄。搭於突處。由於啼哭太過者。不必服藥。漸能自收。

每日三次。用七日不必另他用藥。十餘日後。即結痂而愈。(三)花蜘蛛十四只。推車虫八只。水馬二百只。麝香五分。珍珠五分。冰片八分。研細末。敷之。能治內外痔年久纏綿之症。即久不收口之流注。敷之亦有神功。先王父錦庭公。稱之爲外科至寶。其外科祕錄中。尊爲章氏外科四寶之第一方。記者於各症棘手時。亦即用此藥救其窮。覺無往不利。眞神方也。

(丁)痔漏內服藥

(一)胡黃連炒一兩。炒甲片一兩。煅石決明一兩。炒槐米一兩。各取淨末。秤準和勻。煉蜜爲丸。如麻粒大。每服五錢。早晚二次。米飯湯下。至重者。四十餘日全愈。如四邊有硬肉突出。可加蠶繭廿個。和入藥內。(未完)

□肺痿與肺癰之鑑別及其治療法(四)

(姚夢石)

破其熱鬱。下其頑痰。使肺氣清肅而癰可立愈。惟葶藶以苦者爲勝。甜者力薄忌用。或肺氣不化。水道不利者。葦莖湯(蘆根瓜瓣桃仁苡仁冬瓜子)疎利之。使其濁痰。悉從溺孔出。如體倦食少脾虛者。參朮芪苓歸陳桔麥五味甘艸之類。若肺癰已成。祇有犀黃丸。(西黃[illegible]寸各五分製乳沒各一兩擣糯米飯一兩爲丸。如粟米大。每服三錢)治之最爲直捷。重者不過二料。膿已潰者排膿散(參芪芷味爲末。每服三錢)用苡仁煎湯。沖服大効。癰久不歛者。川槿皮白歛等分煎服。如思慮勞心。致動陰火。痰臭轉甚者六味丸加麥冬紫菀。然其脈象。尤宜細別。微緊而數者未成膿。緊甚而數者已成膿也。此症潰後。以補脾肺滋腎水爲根本。若專用攻藥。非所宜也。特效方肺癰初起。欬吐膿痰。覺帶腥臭氣味者。用陳淹芥菜滷荷葉汁濃煎。加白蜜溫服。(按)胸脇隱痛。欬嗆有臭痰者。可吐諸水中。沉者爲癰膿。浮者是濁痰。又以箸橫斷之。其斷爲兩段者爲膿。而粘箸不斷者爲痰。其欬痛在胸右者。爲肺之長葉。其痛在胸脇左邊者。肺之短葉也。咯吐膿血。色如敗滷。飲食艱進。聲啞鼻扇。坐臥不安。咸屬不治。(完)

□改良煎劑之討論(四)

(楊贊民)

皆遷延挨過。不願就醫。因而轉爲重病者。有之。嗚呼。中藥令人人煩厭至此。亦可憐可歎矣。余嘗謂中國醫藥。在今日猶能與西醫藥支持者。丹膏丸散之功最大。使我國僅恃葯劑原料。而無丹膏丸散。則中醫之覆亡。無待至今日也。

第四節　煎劑對於病家種種不便

葯者所以補偏救弊。扶顚疾。免夭札也。煎劑之煩。至令人忍痛茹苦。望然而避。亦何貴於煎劑也。有某病家。亦喜延西醫之一份子。初以小疾。先請西醫療治。病情轉劇。後請余診之。數劑而痊。余詢其喜聘西醫喜服西藥之故。據其所對。實足令中國醫藥界起一大猛醒。茲將問答之言錄下。

我問他道。西醫治法。大約比中醫更高妙吧?他說:也不見得!我又問道:西醫既不能勝過中醫。爲甚麽你們只管喜歡請他看病?他說:我們不過取省工夫吧!中西醫既然都會治好病。自然要選那手續較簡便些。方才請他。不料吃的藥不對證。越吃越壞。只得依舊找到中醫來了。

以上所說。足代表一切病家之心理。可懼哉。使吾國醫藥界。依然故步自封者。吾不知將如何結局耳。至於危疾急症。變在瞬間。在需藥力之挽回。刻不容緩。使藥劑煎完後。即能對證。終難免鞭長莫及。苟或未死。亦以時間久延關係。不得不多服數劑。而爲焦頭爛額之挽救。余見多矣。曷勝傷痛。若其更感不便者。厥爲異鄉遊子。蓋吾人受環境之壓迫。經濟之支配。謀生於外者。十居七八。天涯羈旅。寄居異地。(未完)

溫病治法（八）

蔣譽卿遺著

如暑熱入於腸胃。則有腹痛水瀉。小便短赤。口渴欲飲嘔逆等症。宜以增損胃苓法佐黃連治之。然冒暑之證。雖爲輕淺。亦必須防微杜漸耳。

增損胃苓法加黃連方

蒼朮一錢　廣藿錢半
澤瀉三錢　荷梗一尺
姜川朴二錢　川連五分
猪苓三錢　廣皮錢半
滑石三錢　茯苓三錢

中暑

考中暑即係中暍。中暍之證。可以不必另分，蓋中暑。忽然而發。如矢石之中人也。不似傷暑初則寒熱無汗。或壯熱蒸汗之可比。是病猝然悶倒。昏不知人。身熱汗微。氣噎不語。牙關微緊。亦或口開。狀若中風。但無口眼喎斜之別。其脉洪濡。或滑而數。緣其人不辭勞苦。赤日中行。酷暑之氣。鼓動其痰。痰阻心包所致。宜清暑開痰法治之。

清暑開痰法

白金丸包煎三錢　廣皮錢半
川厚朴錢半　上川連八分
光杏仁打三錢　藊豆衣三錢
香薷一錢　姜夏二錢
益元散包三錢　荷梗一尺

汗多去香薷

如見手足漸冷。名曰暑厥。宜用蘇合香丸化開灌之。或以蒜水灌之。或剝蒜肉入鼻中。皆取其通竅也。俟其人事稍甦。繼進却暑調元法爲治。

却暑調元法

煅石膏四錢　茯苓三錢
東洋參二錢　西洋參亦可
飛滑石三錢　姜夏錢半
大麥冬三錢　粉甘草六分
陳粳米一撮

（未完）

問病新章

（甲）定戶

凡幸福報定戶。欲來函問病者。須將本館所發之問病紙。塡明寄下。如問病紙已遺失或用去。須再向本館購買。『此種問病紙。每張實售大洋一元。定戶半價。祇收半元。』否則。隨問病函附郵票五角。亦可通融。空函恕不答覆。

（乙）社員

凡康健保障社社員。欲來函問病者。須將本社所給之社證。隨同問病函一并寄下。『此證答病時仍寄還』如第一次已問過。而欲再問病者。亦須附郵票五角。『社證仍須附寄』以示限制。否則。亦不答覆。

（丙）讀者

凡非定戶與社員。而欲來函問病者。一律須附郵票一元。覆診亦然。否則不覆。

（丁）膏丸方

膏丸方每張四元。隔日取件。『郵寄亦可』如係定戶或社員。均作半價。祇收二元。『定戶須將定單號碼示知。社員須將社證附寄。』否則概收四元。

（戊）附告

（一）問病者須將「起病原因」。「經過情形」。「現在病狀」。「二便如何」。「服過何藥」等等。詳細示知。若來函不詳而草草者不答。以免誤事。

（二）病勢危急。本館答覆緩不濟急者。不答。

（三）凡問詢題目中。本館有不能解答者。或登報徵求。或原函寄還。

（四）凡欲在報上披露者。遲速不能一定。

（五）凡事涉離奇。跡近荒誕。怪方僻藥。概不在問答之列。

上海幸福報館　康健保障社同啓

本報特聘羅家衡律師爲法律顧問

幸福三日刊

中華郵政特准掛號認爲新聞紙類

幸福報

紹儀署

第三二五期

（民國二十年四月十五日）

◀每份售洋二分▶

館址上海三馬路雲南路口

定報價目

每三日出一張。五個月一元。全年二元。寄費在內。本外埠一律。國外加倍。郵票代現九五計值。

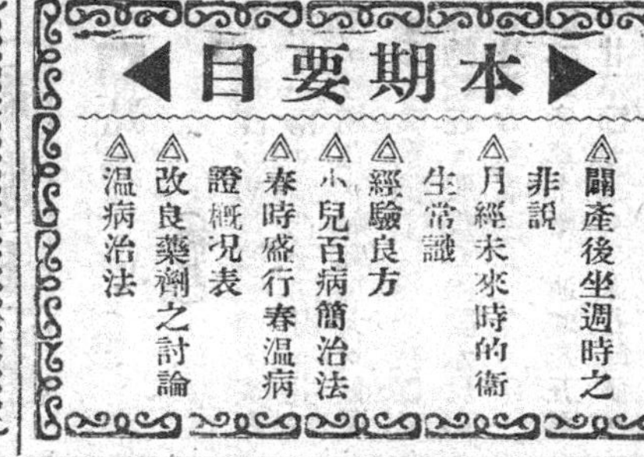

◀本期要目▶

△關產後坐週時之非說

△月經未來時的衛生常識

△經驗良方

△小兒百病簡治法

△春時盛行春溫病證概況表

△改良藥劑之討論

△溫病治法

□關產後坐週時之非說

（阮其煜）

天地之大德曰生。生之一事。無物不有。如目視耳聽。手作事而足行路。至平至常。本無待矯揉造作者也。今世俗對於婦人生產一事。偏多避忌。然而天豈肯以生道殺人哉。特以人事之失而自隕其天耳。嘗聞吳俗婦女分娩後。必使坐一週時。方可平臥。此種俗例。不知何人作俑。甚可怪也。及調查其故。僉云婦人方產之後。每忌平臥。必須疊被架褥。戤坐週時。勿任睡倒。深恐倦極熟睡。血氣上壅。因而眩暈。是以强之不睡。領其精神。提其心力。而惡露易行。可無產後血暈血崩之患。殊不知婦人生產之時。心驚胆戰。疊遭痛苦。精神撩亂。腦力猝衰。於斯時也。骨節開張。大破氣血。迨至分娩之後。力乏神疲。心安意適。每思安睡休養心神。而狃於習俗。偏使之坐領精神。其苦爲何如乎。故產後平臥爲產婦最好之事。而中國習俗。偏使之坐。實是大背生理。始創之人。不知根據何種學說。使數萬女同胞受此惡虐。還歸咎於生產本分。眞屬愚而可笑。按愚見我國人之所以不准產婦平臥者。恐其熟睡。使子宮之收縮力減低。而易現產後流血之虞。然欲免此弊。當在產後以手揉捏子宮。內服收縮子宮之藥品。如（了葛或蝶鞍腺等）直至已覺子宮收縮時。包以腹帶可也。故西法產科。以婦女既經產後。心神交瘁。應當如何休養。使元氣恢復。故產後必任安睡。認爲調養上第一種必要之務。庶其精神立時可回復其半。且能使子宮安全收縮。於產婦實有益不少。敬告女界。萬勿狃於俗說。執迷不悟。以己身作踐。尤有進者。產後不使安臥。損耗精神。猶其小也。子宮諸病。往往因是而起。如子宮屈前或是屈後。或子宮倒前或是倒後。甚而子宮脫落。若成以上諸病。大則不能受孕。次卽爲痛經背痛腰痛頭痛。倘非認眞治療。卽可爲終身之患。可不懼哉

月經來時的衛生常識(一)

(宋道援)

月經俗稱癸水。爲女人生殖器成熟之證據。通常四星期來潮一次。色本暗赤。稀薄而無凝固性。但當其流出時與子宮頸部之粘液混和，故又略帶特異之臭。此時身體之各個機能。俱比較減退。曾有人於經前後及行經時。實驗其體溫脈搏血壓筋力肺容量及吸氣呼氣之力。無不較常時爲減。是知行經雖爲婦女之生理作用。但專於行經。其他各處之抵抗力。不得不同時減弱。偶一不愼。即罹疾病。貽患終身。是以婦女于月經中之衛生。尤須加以注意也。茲特略誌數端，以爲我國婦女界告。

一、須清潔。　我國婦女。於行經時。無論如何垢穢。終不加以洗滌。必至經淨。方能見水。吾甚不解。要知經來時。雖不能如平時之濯滌。但以微溫水稍拭外部。固無妨也。苟從世俗之見。

(未完)

經驗良方

痔方一束(續)

(濟蒼)

(二)蜜汁炒胡黃連一兩。炙刺蝟皮一兩。當門子二分。共爲末。飯糊丸。如麻粒大。每服一錢。食前酒下。專治痔漏。不拘遠近。服後管內膿水反多。是藥力到也。

(三)夏枯草十兩。連翹殼五兩。甘草節五錢。金銀花四兩。共炒研爲末。淨銀花一斤。煎濃汁。和丸如綠豆大。每服三錢。空心淡鹽湯下。若起漏三五年。兩服全愈。一二年者。一料全愈。

(四)頭胎男子臍帶三個。瓦上焙存性。陳棕炭七錢。京牛黃三分。槐米二錢。刺蝟皮三錢。象皮四錢。地榆四錢。共研。酥油糯米糊丸。如黃豆大。每服七丸。空心白開水下。專治痔漏。自能化管收功。

小兒百病簡治法(七)

幼科專家尤學周

(十七)鵝口

【原因】乳母乳頭不潔。染有汙穢而起。

【症狀】口內白屑滿舌，拭去復生。重則滿口白斑。咽間疊疊腫起。難乳。夜啼。

【療法】以毛青布裹指頭蘸薄荷汁。或甘草黃連各一錢煎汁。蘸拭口內。或用雄黃三錢。硼砂。甘草各一錢。冰片二分半。共研末摻之。

(十八)赤眼

【原因】胎母有白帶症者。所生小兒。往往眼赤。蓋產時目染穢液。未加洗治所致。

【症狀】兩目赤腫。眵多。甚則成爲盲者。

【療法】先以荊芥煎湯薰洗。用黃連黃柏。乳汁浸一宿。曬乾爲極細末。用生地汁調點之。或用黃連煮濃汁。俟冷。頻頻洗之。

(十九)嘔吐

【症狀】由於過飽。胃中不能消化。或由於帶鈕過緊。或由於搖動劇烈而起。

【症狀】泛嘔作吐。頻頻啼哭。由不消化而起。嘔吐之次數必多。由帶鈕過緊及搖動劇烈者。偶見吐嗝耳。

【療法】由不消化者。廣鬱金三分。磨。分兩次服。或炙內金二錢。炒大曲三錢焦查肉二錢煎服。由於帶鈕過緊。或搖動劇烈者。即檢查而解放之。或禁忌之。

介紹衛生方法 幸福三日刊 指導健康途徑

(戊)痔瘡洗藥

(一)葱白十個。瓦花一兩。馬牙莧五錢。皮硝五錢。五倍子五錢。槐花五錢。茄根五個。花椒五錢。煎湯頻洗。

(二)爛石榴三只。五倍子五錢。烏梅七個。槐米五錢。地骨皮五錢。煎湯洗。

(三)徧地香。過冬青。鳳尾草各一種。俱要鮮。煎湯洗。

□痢疾神效丹

專治紅痢白痢

硇砂三錢要白如雪者。辰砂二錢。木香二錢。丁香二錢。沉香二錢。當歸二錢。甘草二錢。生軍二錢。巴豆霜一錢。共藥九味。俱不要見火。各味共研細末。用磁瓶收貯。不要洩氣。凡患痢疾者。只用八厘。用開水吞下。即下大便而愈。重者再用八厘。無不全愈。

(按)此方愈人無數。效驗如神。此藥一料可濟百餘人。所費不過銀洋幾角。倘樂善諸君。合備施送。則功德無量。

□春時盛行春溫病證概況表

幸福社社員王喬壽

【病原】時際春令。氣候溫暖。人之腠理輻開。同時陰陽風雨。天變靡常。寒熱不時。尤其是風木萌動。故人最易感受春溫之證！

【證狀】病由感受時邪而起者。即自皮毛而入。太陰經先受病。故病恆多咳嗽。寒熱交加。頭身並痛！

【傳變】如專治風。投以發散之劑。即易化熱。煩躁渴飲。傳致陽明。則便結發狂。逆傳心包。則神昏譫語。否則如專清溫。投以寒涼之劑。即易氣滯喘急。啞咳結胸。頭痛如劈。身疼欲斷！

【診斷】臨床之時。病屬春溫。即宜從春溫二字著眼。春乃時令。溫爲陽邪。係春時溫暖。而傷春風之邪也。即是傷風夾熱之證。按證辨別。當不致誤！

【治法】病證既屬傷風夾熱。方宜辛凉消解。兩歧治之。祇審其孰輕孰重。按證處方。斯便得之。非若傷風之可以一表即愈。溫熱之可以一清告痊。如專治風則有碍溫。如專清溫。則有碍風。此治春溫之礙難處。如能兩歧化裁。自可著手而成春也！

【備考】現在一般流行性春溫之證。觸目皆是。設稍治不如法。更易傳變。爲害不堪設想。茲爲病家解除痛苦。力謀幸福起見。特將其病原證狀傳變診斷治法諸大端。整個列表如此。

□改良煎劑之討論（五）

（楊贊民）

斷不便自蓄爐鼎。爲疾病之計。故其病也。當然必就西醫無疑。即平日素仰中醫之人。然到此地位。不得不請敎於西醫也。故爲淵驅魚者鱣也。爲西醫驅人者煎劑也。余言當非謬乎。

第二章 廢除煎劑之研究及辦法

第五節 煎劑之改良

中藥服法之種種困難。皆足病家起煩厭之念。既如上述矣。某歷見病家延醫之艱窘。與夫庸醫之誤人。刺激最深痛心疾首。因而潛心醫籍。閒出行醫。蓋慶除貴族階級式的醫生習慣。對於病家痛苦。每作精密之觀察。覺其間有待於我國醫學革命家興革者頗多。獨中藥服法。不揣譾陋。謹貢其改良之法於海內。諒亦海內醫藥界所樂聞。及全國病家所樂聞乎。

某之所欲改良者。煎劑方法也。中國醫藥不欲改良則已。如欲改良。則當別謀簡便服藥之法。而煎劑在所必廢。」——嚇嚇嚇殺人。嚇殺人。豈有此理——公等疑吾言乎。願少安無燥。試詳爲公等陳之。

第六節 廢除煎劑之討論

夫天演之理。適者存。不適者亡。煎劑之法。其不適於病家也明甚。前篇盡之無待贅述。由病家一方面言之。則煎劑當然在必改良之數矣。故今日所爭執之點。不在病家之有無回意。而在於藥物本性之可否問題。閒嘗提此議以詢諸病家。無不極力贊成者。惟以質之同道中人。則違奉參半焉。茲將所藉口以反對之理由。俱列於左。而附以論斷。

温病治法(九)

蔣樂卿遺著

著風

著風之病。良由著熱極盛。金被火刑。木無所畏。則風從內而生。此與外感風邪之治法。相去霄壤。若誤汗之。變證百出矣。夫木既化乎風。而脾土未嘗不受其所制者。是以猝然昏倒。四肢搐搦。內擾神舍。志識不清。脈多弦勁。或洪大。或滑數。總當去時令之火。火去則金自清。而木自平。兼開鬱悶之痰。痰開則神自安。而氣自寧矣。擬用清離定巽法佐以玉金。川貝、治之。

清離定巽法加鬱金川貝方

淨連翹三錢　京川貝去心三錢　甘菊花三錢　細生地四錢　廣玉金三錢　霜桑葉三錢　宣木瓜一錢　元參三錢　雙勾尖四錢　淡竹葉卅張

倘有角弓反張。牙關緊閉。痰塞喉間。聲如拽鋸者。前法再加羚羊、胆星、竺黃。引用淡竹油。姜汁少許冲服。服後神識依然。昏憒。再加菖蒲、遠志。然而証候至此。亦難治矣。

暑欬

暑欬之病。獨在暑月也。良由暑熱下逼。先傷乎上。夫五臟之位。惟肺最高。為諸臟之華蓋。暑熱襲之。肺經先病。且暑中有火。肺體屬金。火未有不尅金者也。其脈濡滑而數。兩寸有力而强。欬逆之痰。即有亦少。或身熱口渴。或胸悶脇疼。此皆暑熱入肺之脈證也。宜用清宣金臟法加滑石、甘草治之。

清宣金臟法加滑石甘草方

馬兜鈴一錢半　光杏仁打三錢　飛滑石三錢　牛蒡子杵一錢半　苦桔梗一錢　炙草四分　京川貝去心一錢半　瓜蔞皮三錢　霜桑葉三錢　枇杷葉三張去毛蜜炙

投稿簡章

(一)投寄之稿。不論文言白話。長篇短篇。均所歡迎。惟內容須切合實用。空泛之作。幸勿見賜。

(二)經驗良方。以臨症心得。確屬屢試屢效者。為合格。

(三)凡驗方之轉錄他書者。須將出處注明。在作者可免抄襲掠美之弊。而讀者亦得由流溯源之益。

(四)凡陳陳相因。及在各報已登過之驗方。請勿再投。

(五)投寄之稿。望用墨筆繕寫清楚。並須自行圈斷。

(六)稿末請注明姓名及住址。以便通信。至揭載時如何署名。聽投稿者自定。

(七)投寄之稿。揭載與否。本館不能豫行聲明奉覆。原稿亦概不檢還。惟篇幅較長者。如未揭載。得因豫先聲明寄還原稿。

(八)投寄之稿。俟揭載後。分(甲)現金。(乙)書劵。(丙)本報。三種酬報。

(九)投稿揭載後。其酬報種類及數目。由本館酌定。不豫先函商。若投稿人欲自定者。請於寄稿時聲明。

(十)投寄之稿。經揭載後。其著作權歸本館所有。若本館尚未揭載。已先在他處發見者。恕不致酬。

(十一)投寄之稿。本館得酌量增删之。但投稿人不願他人增删者。可於投稿時豫先聲明。

(十二)投稿者請寄海三馬路雲南路轉角幸福報館編輯部收。

本報特聘羅家衛律師爲法律顧問

幸福三日刊

中華郵政特准掛號認爲新聞紙類

幸福報

铭儀署（印）

第三二六期

（民國二十四年十月八日）

◀每份售洋二分▶

館址上海三馬路雲南路口

定報價目

每三日出一張五個月一元全年二元寄費在內本外埠一律國外加倍郵票代現九五計値

廣告價目

每期每格（共計五方寸）五元均排於新聞之旁如嵌入新聞中長期面議

◀本期要目▶

爲父母者……應注意小兒之疾病

（許瑛）

小孩疾病方面。實爲可怕。因抵抗力不及成人之故。所以很易傳染。要保全其身體康健。必須欲知病的來由。纔可預防。略擇幾種普通傳染病之須防法如下。

□痘症（又名天花）

（病原）何種細菌未明。只知此菌蔓延極速。並爲傳染中之最劇烈者。

（預防法）早種牛痘。如鄰居之有患者。當遠避之。

□瘧疾（又名寒熱病）

（病原）爲一種瘧原蟲。由安歐非蚊所傳染。

（預防法）清潔。驅除蚊。凡有能使蚊產卵的可疑地。必須注意。即排除積水。若有無法排除的地方。當澆以火油以滅之。睡時當用床帳。流行時可服少許『奎甯』以防之。

□流行性感冒（又名傷風）

（病原）爲一種桿菌。極易傳染。受冷後更易。

（預防法）勿感受寒冷。早晚衣服宜多穿。若一時玩後嫌熱。不可立即更換。因此時很易傷風。他人有患者。不可接近。若自己常患者。可注射預防的乏克辛以防之

□肺炎

（病原）係肺炎球菌。使肺部發炎者

（預防法）若有傷風。即行治愈。以免延及肺內。而令發炎。晚上宜穿絨質內衣。並須滋養。助其抵抗疾病之力。

□霍亂

（病原）霍亂弧菌。由水傳染。常患於夏秋二季。

（預防法）勿食生瓜菓。以及茶水必須煮沸。流行時更要注意

□月經來時的衛生常識(二)

(徐道援)

則現代女子之多患赤白帶下者。咎由自取矣。其餘如月經帶亦宜洗滌消毒。以免黴菌寄生。而生疾病。

二、須愉快　當女子行經時。性情每稍更常態。易動怒。善煩惱。苟任性不知。則所謂肝鬱等疾患以起。當極力遏止。思想終期偏於樂觀。不可過事傷悲以致七情感動而應響月事。

三、須安靜　當經行時。各部機能既較常時爲弱。則一切荷重疾走等勞動工作。當然欲較平日少做。卽運動遊戲。亦不可過度。終以不覺疲勞爲適度

四、須節飲食　飲食須選淡泊而富於滋養料之物。最忌油膩及刺激品。

五、須避風寒　月經中人體抵抗力薄弱。對於風寒之刺激。易受侵襲。且能患種種之子宮病。不可不戒。

(完)

藥物學

□當歸廢除製炒之商榷(續)

(湯泓)

又考先哲之論當歸者。如張隱庵曰『……當歸言煮汁飲者。以中焦取汁。變化而赤。則爲血。當歸滋中焦之汁。以養血。故曰煮汁。謂煮汁飲之。得其專精矣。』葉天士曰『……當歸用取汁飲者。取湯液之功。近而速也』。陳修園曰『……煮汁飲之。四字別言。先聖大費苦心。謂中焦受氣。取汁變化爲赤。是爲血。當歸煮汁。滋中焦之汁。與地黃作湯同義。可知時傳土炒。炒燥。反涸其自然之汁。大失經旨』此皆先賢不主張炒製者。尤屬明證。所謂『得其專精』所謂『煮汁飲之』所謂『自然之汁』此正與保存特效成分之理。不啻殊途同歸。從可知中

□小兒百病簡治法(八)

幼科專家尤學周

(二十)痄腮

【原因】風熱內蘊。局部之血絡壅滯。

【症狀】起時患者必頭痛微熱。然後左面之耳邊腫脹而痛。越一二日。右面之耳邊亦腫脹而痛。以致全身發熱。咀嚼困難。

【療治】大黃一兩。青木香三錢。姜黃三錢。椃榔三錢。爲末。醋蜜調勻。塗患處。留一孔出氣。另用甘艸。桔梗。牛蒡。丹皮。當歸。煎服

□呵欠

(尤學周)

【原因】肺因久倦。不得休息。或缺少睡眠。神經起一種反動。見於吸雅片者。爲上癮之兆。

【症狀】倦而伸腰。先張口吸長氣。繼則收縮口及顏面之筋肉。以呼氣終。

【療法】由疲倦而起者。休息或假眠一會卽已。或以有興味之事。以引起其精神。則呵欠自止。不必服藥。

介紹衛生方法　幸福三日刊　指導健康途徑

藥之確有價值。與先賢之實具卓見也。奈何今不如古。謬創製炒之論。如謂欲其行。則不妨加川芎。欲其斂。則不妨加芍藥。佐使相配。正多補助。乃今此之務。僅以製炒為能事。摧殘性味。湮沒功效。復予藥肆以次品經製炒塗飾行其售術之便。此又一利未見。百弊叢生者也。因書當歸廢除製炒之商榷一文。以質高明。蓋非創見。不過為整理藥物之一助而已。

（完）

改良煎劑之討論（六）

（楊贊民）

（一）「煎劑為古聖至今相傳之法。不宜輕廢」——按以上所說。不揣病家之適否。不察時代之進化。純是一種保守派之舊頭腦。全無價值。不足辯也。

（二）「煎劑固然可廢。惟据君之計劃。則須資本多而建設大。以今日之我國。恐無此大能力。致其半途失敗。徒使醫藥界生一大恐慌。何如相安無事。再定進止。」——以上所說。固已顯然承認煎劑之可廢除矣。但所謂「……無此大力……恐慌……無事……」雖未免過於畏葸。然亦持重之論未可厚非。但此乃時間問題。非可與不可問題。

（三）「煎劑焉可廢哉。廢除煎劑之難。在醫藥上應用之不當。不關於病家及一般人之心理。故以病人及一般人心理計之。則煎劑當然在必廢除之列。若以醫藥上之應用言之。則為不可能之事矣。蓋我國藥石。多有奇異之製治法。非苟且一煎。便可了事。如大黃黃連瀉心湯之服法。乃係以麻湯沸漬其藥。而後去渣溫服者。附子瀉心湯。則服法又殊。乃以麻沸湯先漬大黃黃連黃芩三味。絞去渣而後納入附子汁分溫再服者。後賢薛生白治濕熱症十餘日。病勢已退。惟口苦。汗出。骨節痛。餘邪留滯經絡。以元米湯泡白朮浸一宿。去朮煎服。諸如此類。多見於方書。施以煎法。尚不適宜。況如子之簡便方法。能適其用耶。」——！誠然誠然。但猶有說者。仲景一部傷寒論。凡百一十三方。其最奇異之服法。僅此二方。後賢所著醫書。無慮汗牛充棟。其為方衆矣。而子所舉者。區區而已。固不能以極少數人之不便。而累及大衆之幸福也。況余所主張之煎劑改良方法亦有限制。（見第十節）斷必不致使此極少數人。獨抱向隅之痛。

談談小孩的螳螂子

（呂達華）

目今世俗俚言。正沒邪傳。對於初生小孩。適或口噤不乳。或腮部及目略紅。即呼螳螂子。而不請名醫診治。反叫走馬巫婆等人物。用利刀在口內兩腮亂割。脂膜數塊。即係螳螂子。惟經割之後。愈者十中之一。而反加劇者。不可勝數。亦有小孩因割痛而哭。哭久則引動心肝之火。上升於目。目因之而患者。迭聞於耳。豈不悲夫。亦有生命因之而亡者。蓋初生小孩。周身臟腑肌肉。無不鮮嫩。平日調護。又當適宜。何能用刀在口內亂割耶。況口又為進食之要道。豈可刀割。為父母者因割後可愈。慢不經心。路感風邪。至成破傷風。則腮部腫脹。不能進物。倘腹已餓。口痛不能食。請思何日可愈。如此痛脹交加。延久豈不痛餓而斃乎。余惻然憫之。不忍坐視。特錄消散數方。以免刀割之苦。

初生第一方

生地一錢　草麻子六粒　黃柏一錢　黃連一錢

上好醋一酒杯

凡家產小孩後。洗過浴時。即將右藥五味。和搗極爛。扎脚根三日去之可免終身無螳螂子之疾。

溫病治法(十)

蔣樹卿遺著

如痰多者。不因暑而因濕。不名暑而名嗽。不用清而用溫。倘不細辨。以暑爲濕。誤用溫燥。擾動其絡。絡中血沸。而成吐血之疴。補救之法。總宜清暑保金。庶不至變延虛損耳。如果因痰而致嗽者。加味二陳法治之。

加味二陳法

白茯苓三錢　姜夏二錢
生苡仁三錢　生姜二片
廣皮錢半　光杏三錢打
炙草五分

暑瘵

暑瘵者。驟然吐血衄血。頭目不清。煩熱口渴。欬嗽氣喧。脈象浮取則洪。中取則空。沈取復有。此因盛夏之月。相火用事。火爍肺金。復燃陽絡。絡血上溢所致。當清暑熱以保肺。清絡熱以止血。初起體實者。宜以清宣金臟法加黃芩、黑梔治之、。

清宣金臟法加黃芩黑梔方

馬兜鈴錢半　光杏仁打三錢
生黃芩錢半　大力子(杵)錢半
黑山梔三錢　瓜蔞皮三錢
京川貝(去心)錢半　苦桔梗一錢
六一散包三錢　霜桑葉三錢
枇杷葉三張去毛蜜炙

體弱者。宜以却暑調元法去石膏、半夏、粳米。加鮮地、鮮斛、鮮藕、治之。如血未止。再加丹皮、旱蓮草、可也。

失血後。有潮熱欬嗽之證。小數之脈。其陰分不虧亦虧。又當以甘鹹養陰法治之。倘蹉跎失治。傷及真陰。遂難療矣。

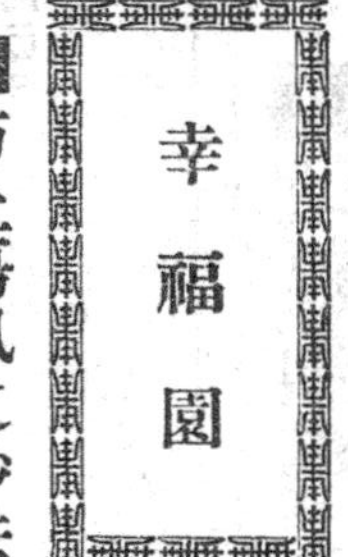

防止傷風之妙法

□臨睡打幾個噴嚏
□鼻烟壺流行倫敦

(秋水)

近數十日來。因氣候之不正。患感冒者甚夥。偶而涉足電影場中。當夫燈暗人靜銀光乍放之時。除叩叩之機聲外。所聞者乃觀客之陣陣咳嗽。此起彼落。與機聲相應和。無有終止之時。亦可見傷風者之多也。頃閱倫敦小雜志。謂英倫有某醫生最近告人曰。避止傷風。有妙法焉。其法即於臨睡之時。設法使作噴嚏數次。以熱水洗面。並清除鼻中之積垢而已。鼻爲呼吸之要具。鼻管清潔。則微菌失其依據。不易侵入內部之肺管。傷風之疾。即易避免。然有一事不能不注意者。即傷風有自他人傳染者。亦有因感冒而生者。上述一法。實際上僅足以防止傷風之傳染而已。欲徹底免傷風之發生者。尚須注意於日常之起居飲食也。

然英倫有一老翁。今年八十歲矣。自言生平未嘗患傷風。偶值感冒初起。即以雞毛入鼻管。強作噴嚏。三五次後。感冒即去。則英倫醫生之言。實與此不謀而合。臨睡作嚏。實能徹底預防傷風矣。質之醫家。以爲如何。

按南洋土民。每遇感冒。輒以草繩通鼻管。使之作嚏。必至其人力竭聲嘶方行作罷。則倫敦醫生之言。實採自黑人舊習參以最新之醫理而成也。又倫敦最近各公共場所。輒備有鼻烟壺以供客用。嗜之者日衆。烟入鼻中。能自然作嚏。想係因上述醫生之言。欲藉此以防止傷風歟。

本報特聘羅家衡律師為法律顧問

幸福三日刊

中華郵政特准掛號認為新聞紙類

幸福報

徐儀署

第三二七期

（民國二十年四月廿一日）

每份售洋二分

館址上海三馬路雲南路口

定報價目

每三日出一張。五個月一元。全年二元。寄費本埠外埠一律。國外加倍。郵票代現九五計值。

廣告價目

每期每格（共計五方寸）五元。均排於新聞之旁。如嵌入新聞中。長期面議。

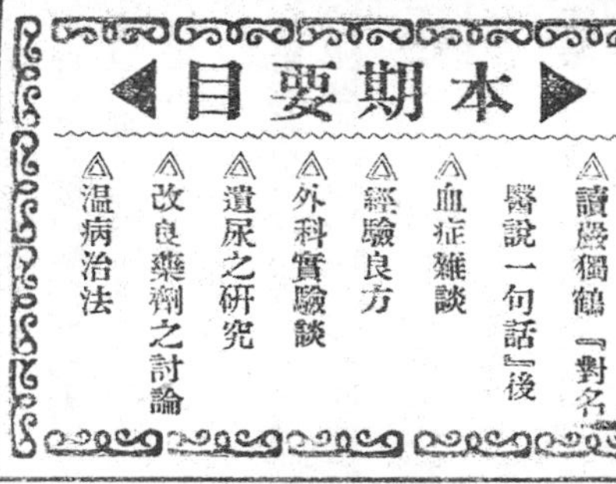

◀本期要目▶

讀嚴獨鶴『對名醫說一句話』後

醫界應有之覺悟

（涼月）

讀本月十五日新聞報快活林嚴獨鶴談話『對名醫說一句話』之後。覺得他所說的。確有至理。眞可作現在一般名醫的當頭捧。茲將原文錄下。

醫生看錯了病。開錯了葯方。照玩忽業務例。訴諸法律。這是應該的。但是醫界中還有一個弊病。就是並非看錯病。也並不開錯葯方。而其壞處在不負責任。『玩忽業務。』可以控告。『不負責任。』在表面上却是毫無過失。不獨不能控告。并且無從指摘。但實際上貽誤病家。確乎是一樣的。

所謂『不負責任。』是怎樣一種情形呢。據事實上觀察。凡是醫道不甚高明的醫生不必說了。就是醫道高明的。也祇有初出道的幾年。對於病家。十分熱心。十分負責。等到名氣大了。聲價高了。就存着『持盈保泰』的心理。治病下藥。處處都是敷衍門面。所開的方子。都是輕描淡寫。斷乎吃不壞。也斷乎吃不好。斷乎不會送命。也斷乎不能救命。所以生了危症。請教到這些名醫。也往往會於無形中大誤其事。

因此之故。有人竟發滑稽的論調。說是『庸醫殺人。』『名醫也會殺人。』庸醫殺人。是急性的。名醫殺人。是慢性的。庸醫殺人。是殺得很笨而有把柄可捉的。名醫殺人。是殺得很聰明而無道理可講的。這些說話。未免過於激切。并且我也知道今日之下。眞肯負責的名醫、也還不乏其人。未可一筆抹煞。不過我總希望越是名醫。越要存着道德心。和責任心。如果你眞要『持盈保泰。』不妨杜門謝客。假令依舊懸壺應診。依舊收了人家很重的診費。那就要時時刻刻。存着『醫家有割股之心。』那句老古話。不可爲避免麻煩起見。專以『輕描淡寫』的方子來敷衍人。便是無量功德了。

（按）我深望醫界同人。讀此文後。從速覺悟。有則改之。無則勉之。而一般名醫對之。尤當痛改前非。則病家幸甚。醫界幸甚。

血症雜談（一）

（楊志一）

嗜酒與咳血

酒之爲物。能興奮神經。刺激血脈。使血脈之流行。失其常度。甚則激動肝火。逼血妄行。此嗜杯中物者所以多吐血之患也。日前甯波蔣君。踵門求診。據述患咳血症。去歲曾經診過一次。服一劑而安。嗣以平素嗜酒若命。欲戒未果。不期今春後發此症云云。余曰。尊恙之病根。在於嗜酒。酒一日不戒。則血一日不止。良以數十劑之止血藥。不敵一杯酒之破壞力也。蔣君聆吾言。以切身利害。決心戒酒。於是爲之處方。案曰。症屬嗜酒引動肝火。肺當其衝。絡損血溢。當從清肝保肺主治。方用水炙桑葉皮各三錢。粉丹皮、大白芍二錢。生石決明、黛蛤散各一兩。瓜蔞皮、光杏仁、川象貝各三錢。側柏炭、茜草炭各二錢。白茆花包一錢。鮮竹茹三錢。服二劑血止。咳嗽未全弭。再囑其常服枇杷葉露而愈。

經驗良方

治小兒瘄子神方

（戴佩玉）

瘄子一症。發而不透。頗形危險。凡小兒初次患此者。謂之正瘄。尤宜注意。倘遇不能透發時。急覓屋上陳年貓糞。擇其乾枯而帶白花者。盛以粗布。視小兒年齡酌定數量。煎湯服之。立能透發見點。其效如神。平時遇有此種陳年貓糞。收置瓦片上。放於風日之中。以備隨時取用。尤爲方便。幸勿輕忽之。

按貓糞。又名天松香。本草綱目附考條載及之。惟須極陳。方爲有效。

外科實驗談

（王肖舫）

今天談外科者。動曰西醫優勝於中醫。夫人而知。無不云然。惟吾獨曰非非。聊將實驗所得。供獻於社會。按條分述。以與海內外各同志一商確之。

一西醫對於外科。首重炎症。（發炎各症）而中醫亦以退熱爲急務。委因氣血偶有瘀滯。則其局部必不能循其常度。而氣血循環至此必有壅淤。壅淤日久。漸積而生熱。熱蒸而發腫。結硬日久氣血瘀腐而生膿。皆因發熱二字造成也。若能及早退熱。則瘀滯通。而氣血流行。循其常度則無病矣。

一中醫對於外科。一曰風熱也。再曰風濕也。三曰濕熱或痰濕也。曾無人道及外科是血分病也。余臨症二十五年。每以血分治外科。時人多笑余之癡。而不公認。殊不知血分之風濕。血分之風熱。血分之濕熱。或痰濕也。謂予不信。請試以血分病治外科。自知余言之不謬也。惟血分之藥物。與內科不同。而外科之血分藥。以濾清血液爲主要。然當歸生地等所能勝任也。需用滲濕藥物較重者。必用礦產。略含汞質之葯方可例。如滲濕者上焦則生苡米茯苓等。中焦則木通猪苓澤瀉。土茯苓等。下焦則川萆解土茯苓車前子化石等。如結硬不痛。推之不動者屬痰濕。則宜用海藻。昆布。花粉。南星等。至於礦產汞質藥。如雄黃。朱砂。紅粉。輕粉。水銀等。惟水銀不能生用。製煉必須配合他藥。如中九丸治外科病於退熱之後。以發展濾清血分之能力。極有効力。（中九丸載管氏外科十三方中。）要知藥西鋏磺主治梅毒。及外科各病。亦因其含有汞質。濾清血分之故、即此數端。亦足證明中西治療。及藥物可以搆通並駕也。

治痘良方

（選錄申報鐵城睡盦道人告白）

邇來天花盛行。用藥不慎。殞命隨之。推原其故。亦由無良方所致耳。現有一方。得自仙傳。不過藥籠中一味耳。其葯維何。紫草茸是也。凡痘初起時。身必熱。喉必痛。過三四日。痘始發齊。亟向葯店買「紫草茸」二錢。用清水一碗許。煎至半碗許。小兒減半。每日飲二三次。或三四次。約五六日。其痘必結靨。一經結靨再用舊臘梅油搽之。（菜油亦可）。其痘便好矣。此方救活無算。實爲痘方之第一。勿以味少而忽之。

（却酬）

遺尿之研究（一）

（朱振聲）

遺尿一症。以小兒與老人爲最多。一則由於年幼氣弱。故俟其年長氣壯。自能漸愈。或用寇氏桑螵蛸散。以調補心腎。亦能自愈。一則由於年衰氣虛。不能攝納下焦。以致水泉不止。膀胱不藏。而成爲遺尿。治法宜用參蓍歸朮益智五味補骨脂升麻之類。以固攝其氣。此乃治法之綱要也。經云。膀胱不約爲遺溺。其實膀胱但主藏溺。主出溺者。三焦之氣化耳。以氣爲水母。水不能蓄。由氣不固攝也。或曰。如子所言。則遺尿一症。其原因不外氣虛。其治法不外益氣。然而世之患遺尿者。何以難於見效耶。余曰。此皆由於辨症不明故也。夫遺尿一症。原因甚多。氣虛者。不過指其大要而言也。且同一氣虛。其中亦有肺虛。腎虛、膀胱虛之不同。肺虛者宜補中益氣湯加五味牡蠣以治之。腎虛者宜兔絲子散以治之。膀胱虛者宜固脬丸以治之。

（未完）

改良煎劑之討論（七）

（楊贊民）

曷不觀於今日之世界乎。自機器替代人工之發明以來。窮人失業者甚衆。然科學家之發明。猶且日新月異。不因此而停頓。何也。進化之趨勢。不能因少數人之關係而止也。但須求此少數人得於科學旂幟之下。遂其生活可也。醫藥亦然。

以上諸問難。當以第三條理由最足。然終不能据以爲準。則廢除煎劑。當無再有不可行之處。顧煎劑廢矣。將採何種方法。以利病人。此實極關緊要之問題也。蓋中藥精偉博大。迥與西藥不同。且一藥之中。製法各殊。功效亦異。斷不能如西藥之單調。而我國以湯藥治雜證。其義最精。其效最著。必無廢湯藥之理。（余所欲廢除煎劑方法者。蓋廢其麻煩之手續。使病家免烹煎之苦耳。非欲廢除湯藥。閱者記清）

（湯者盪也。散者散也。丸者緩也。除幾種正虛邪少之緩性病。宜於丸散慢調之外。其他雜症。多屬六淫外侵。飲食內患。乘其初起之時。正氣尚旺。療以湯藥。以盪滌其內外之邪。效如桴鼓。使舍劑而强以丸散。雖中病。然亦遠矣。）故於此欲謀一簡便之術。詭不可得。蓋謀簡便非難。所難者。既欲求病家之簡便。又欲使其製治了法。合於中藥性質。而保存其固有之功用。斯眞難耳。余徧詢親友。籌思再三。迄不得其改良之法。既而以所難解決者。在藥品上之性質問題。乃據各種中藥。詳加考察。必求確得其一有系統之具體辦法而後已。久而久之。豁然貫通。而余改良煎劑之理想辦法成立矣。

溫病治法（十一）

蔣璧卿遺著

加減却暑調元法

西洋參錢半　鮮生地五錢
鮮藕二兩　打汁沖
大麥冬蛤粉拌三錢　茯苓神
各三錢　生甘草五分
丹皮炭二錢　鮮鈇斗三錢
旱蓮草三錢

甘鹽養陰法

大生地四錢　二泉膠另燉沖
二錢
冬青子三錢　淡菜三錢
炙龜板三錢　旱蓮草三錢
丹皮錢半　井水煎

暑天之病、大概盡於此矣、霍亂等症、此編中本不列入於、前已論及，更有瘧病十餘種、亦一概不立治法、至暑症寒濕溫瘴癉牝痰食疫鬼虛勞等症須於雜病方中研究茲不贅

伏暑

伏暑者。猶春溫病之晚發也。惟治法不同 。蓋是病由伏天所感之暑。當時未發。發於秋後。此時涼風颯颯。侵襲肌膚。新邪欲入。伏邪欲出。以致寒熱如瘧。或微寒。或微熱。不如瘧之分清。其脈必滯。其舌必膩。脘痞氣塞。渴悶煩冤。每至午後則甚。入暮更劇。熱至天明則諸恙稍緩。日日如是。必要二三候外。方得全解。倘調理非法。不治者甚多。不比風寒之邪。一汗而解。溫熱之氣。投涼則安。是證變易爲多。其初起如瘧。先服清宣溫化法

清宣溫化法

淨連翹三錢　瓜蔞皮三錢
廣皮錢半　佩蘭一錢
荷葉一角　光杏仁三錢
茯苓三錢　姜夏一錢
炙草五分

前方能力極薄。於體實病淺者。尚可一用。（未完）

投稿簡章

（一）投寄之稿。不論文言白話。長篇短篇。均所歡迎。惟內容須切合實用。空泛之作。幸勿見賜。

（二）經驗良方。以臨症心得。確屬屢試屢效者爲合格。

（三）凡驗方之轉錄他書者。須將出處注明。在作者可免抄襲掠美之弊。而讀者亦得由流溯源之益。

（四）凡陳陳相因。及在各報已登過之醫方。請勿再投。

（五）投寄之稿。望用墨筆繕寫清楚。並須自行圈斷。

（六）稿末請注明姓名及住址。以便通信。至揭載時如何署名。聽投稿者自定。

（七）投寄之稿。揭載與否。本館不能豫行聲明奉覆。原稿亦概不檢還。惟篇幅較長者。如未揭載。得因豫先聲明寄還原稿。

（八）投寄之稿。俟揭載後。分（甲）現金。（乙）書劵。（丙）本報。三種酬報。

（九）投稿揭載後。其酬報種類及數目。由本館酌定。不豫先函商。若投稿人欲自定者。請於寄稿時聲明。

（十）投寄之稿。經揭載後。其著作權歸本館所有。若本館尚未揭載。已先在他處發見者。恕不致酬。

（十一）投寄之稿。本館得酌量增刪之。但投稿人不願他人增刪者。可於投稿時豫先聲明。

（十二）投稿者請寄海三馬路雲南路轉角幸福報館編輯部收。

本報特聘羅家衡律師為法律顧問

幸福三日刊

中華郵政特准掛號認為新聞紙類

幸福報

紹儀署

第三二八期

（民國二十年四月廿四日）

◀每份售洋二分▶

館址上海三馬路雲南路口

◀本期要目▶

△對病家說幾句話　△血症雜談　△經驗良方　△勝牽筋與雞脚風　△手指足趾發麻　△多汗　△遺尿之研究　△改良煎劑之討論　△溫病治法

□對病家說幾句話

（涼月）

我讀了嚴獨鶴先生的『對名醫說一句話』之後。不覺連想到病家方面。亦有幾句重要的話。是爲病家所不可不知的。今特分述於后。

□無信任心　現在的病家。請醫生看病。往往服了一二劑葯。就要換醫生。他亦不問自己的病。是否可以一二劑藥所能痊愈的。反說看了若干醫生。服了若干劑藥。仍不見效。其實這種醫法。不但無益。反而有害。因爲醫生的用藥。未必相同。今日你一拳。明日我一脚。就是吃壞了病。醫生亦不負責任的。所以奉勸病家。請醫治病。第一要有信任心。

□誤服仙方　有的病家。一方延醫服藥。一方却在暗中求神問卜。另進仙方。他亦不知仙方與病情。是否相宜。一旦誤服。反以爲醫生的藥方不靈。豈不寃哉枉也。

□中西並進　在富貴人生了病。往往因爲金錢多。生命重。請了中醫。還請西醫。進了中藥。再服西藥。他自己本來是希望疾病速愈。却不知藥性不同。反而越弄越糟。結果。與窮人無力延醫。以致不救者相同。古人說太過與不及。均非中庸之道。這句話眞是一些亦不錯。

血症雜談（二）

（楊志一）

□經閉與吐血

吐血一症。最爲危險。苟不速治。每易成癆。獨女子經閉之吐血。（俗稱倒經）其勢雖猛。其治較易。蓋但用上病下治之法。通其經而血自止。如日前出診大馬路鴻康電料行樓上徐姓之症。即其一例也。患者爲一廿餘歲女子。吐血盈盞。連日未止。咳嗽胸痛。苔黃口乾。問其經水來否。則曰四十餘日未來矣。余曰。症屬經閉於下。血逆於上。加以感受燥邪。肺失肅降。法當清燥救肺。導血下行。處方如下。鮮生地一兩。當歸尾三錢粉丹皮、赤白芍各二錢。黛蛤散一兩（包）。參三七八分（研冲）。桑葉皮各三錢。杏仁、瓜蔞各三錢。鬱金錢半。淮牛膝二錢。十灰丸四錢（吞）。此方服一劑。經水即臨。再劑吐血全止。方中妙在利用牛膝一味。引諸藥以下達。故見效有如此之速也。

經驗良方

□驗方一束

（王肖舫）

臭虫血　近讀某醫報可以打爛塗蛇蚊傷。屢經實驗。凡蝎螫蜂傷。及他毒物外傷。疼不可忍者。皆可塗之。極效。委因臭虫血含有阿摩尼亞質。故能具上述各效也。

貓胞衣　焙研末香油調塗。瘰癧久不收口者。一二次。即收口痊癒。

生壁虎　一名蝎虎。去尾（其毒在尾）去腸雜。去皮足頭。只取腿肉脊骨搗碎。生用爲丸藥勿嚼。生吞數次。治瘰癧極效。確有攻血的效力。惟須即速用。萬勿稽遲。以妨腐。尤勿生留過宿。用則毒人。切記。因此

□膀牽筋與雞脚風

（尤學周）

【原因】感受寒氣。局部痞攣。

【症狀】膀牽筋者。小腿旁之經絡。有一條驟然收縮。撫之有結節。酸痛不能舉步。雞脚風者。手指或足趾強強引如雞脚然。不能動作。

【療法】每日飲虎骨木瓜酒一二口。或滴冷水於患處摩擦之。日行五六次。

□手指足趾發麻

【原因】血虛氣弱。血液不能營養四肢。以致末稍神經失其功力。

【症狀】手指與足趾發麻。輕力着物。一無知覺。甚則爲痺。全無感覺。

【療法】輕者。以兩手磨擦使血液暢行。其痺而不虛者。用黑穭豆一兩。海風藤錢半。清水煎服。至一月後。即可收功。

□多汗

【原因】汗者。乃皮膚蒸發之水氣。所以調節身體溫度。此調節機能。操之於神經。如血管神經變常。即生本症。

【症狀】手。足。腋窩及臀部。分泌多量之黏液。

【療法】勤以溫水洗滌用荊芥防風等分。煎湯薰洗尤佳洗後。以海螵蛸末摻之。

介紹衛生方法　幸福三日刊　指導康健途徑

物其毒在尾。如留用過宿。伊飢則自食其尾。故不敢再用也。切記切記。

蕢苗炭 即蕢之根苗焙炭。以香油調塗瘰癧潰爛收口極速。此物乃北地名稱。南方之荸麻根苗約即此物也。請試用之。

沙褱狗 即沙灘內小虫。形如蜘蛛。大肚而黑。內有黃黑汁。取數十個焙研末。加冰片少許。治紅白口瘡。搽之立效。

蜀秫花 一名高粱。取其花焙研末。以蜜汁拌二三手空心食之。治久痢極效。

遺尿之研究（二）

（朱振聲）

且其中更有挾寒（家韭子丸）挾熱（白薇散）滑脫（祕元丹牡蠣丸）以及命火衰微（右歸飲鞏隄丸）之別。除此之外。亦有因心氣不足。恐懼輒遺者。歸脾湯或五君子煎主之。有因下元虛冷。睡中自遺者。螵蛸丸主之。有因心腎不交。遺失不知者。寇氏桑螵蛸散主之。有因產後脬損。小便不禁者。補脬飲加參朮主之。有因妊婦脬熱。溺出不知者。加味逍遙散主之。有因腎氣虛弱。溺後餘瀝者。茯菟丸加覆盆子益智仁主之。有因肝腎濕熱。溺澀莖痛者。龍胆瀉肝湯主之。有因脬氣不足。溺頻晝甚者。縮泉丸主之。夜間溺多者。八味丸加五味主之。有因真陽不固。滴瀝不禁者。固脬湯主之。（按與固脬丸不同）凡此種種。不勝枚舉。全在醫者臨牀鑒別。按症施藥。方克奏效。若症不探其源。藥不分其類。以一定之成法。治變化之疾病。宜乎其投之而不效也。（完）

改良煎劑之討論（八）

（楊贊民）

第七節　改良煎劑之方法

余所欲最先解決者。即求所以解決中藥製治之方法。蓋中藥製治之法。如得解決。則可利用機器。以變化原料。而令病家獲無窮之利。我國藥品雖多。然綜其類而歸納之。可以概用下四種製法包括。

（一）膏　（二）精　（三）末　（四）露

余所論太簡單矣。閱者必惶惑莫所適從。以爲此區區四種製治之法。果能盡我國藥品之功用耶。我國藥品。果能與四種製法相合。而不失其本來性質耶。是皆閱者所諄諄必問者也。謹再絜其綱領而申之曰凡藥品氣味俱厚者宜於膏。概製膏可也。氣味俱薄者。宜於精。概提精可也。氣味平者。精膏皆可各隨其使。諸香諸石。多宜於末。諸涼諸淡。多宜於露。我國藥物雖多。終可以此四者整御之矣。

四者之中。其爲湯藥必不能缺者。厥惟膏精末。若露者。以其辛薄涼淡。病家用以代茶。其益最著。故就可提精之藥。取出幾味。釣以爲露。（凡釣露者。皆可提精。不過爲病家徹底便利計。特加一種手續耳。）然不宜入於湯劑藥中。蓋露之味薄性輕。少用之。則無效。多用之。則並各種君臣佐使之藥。互相攙和。勢必盈盌溢碗。此灌水牛之藥也。病人耐之乎。

第八節　改良煎劑方法之準繩

諸藥製治之法。既得解決。後此手續，則當分類提煉矣。當其提煉爲膏精時。必謹記其原料之重量。提煉以後。再秤其輕重之數。視其折數若何。詳誌其上。如遇購藥者。可即就藥方中各藥分兩之多少。而据提煉之折數折與之。茲舉例數則如下。（末藥無折數）

人參二錢　熟地三錢　當歸三錢
白朮二錢　茯苓二錢　川芎錢半
白芍（酒炒）二錢　甘草一錢
右加姜三片棗二枚煎服

溫病治法(十二)

蔣譽卿遺著

倘伏暑之邪。盤踞太陰陽明。不畏寒而發熱淹綿。欬逆作噦。汗出不暢。屢服發表透汗之劑。汗仍全無。厚膩之苔。漸黃漸燥。漸黑漸焦。是伏暑之熱。已傷其陰。逼近心包。急宜開泄清熱法。佐以保津。冀其微汗透疹。方爲吉兆。

開泄清熱法

淨連翹三錢　粉前胡錢半　淡豆豉三錢鮮生地五錢同打　眞川貝去心二錢　大力子錢半(炒杵)　玉泉散包五錢　廣玉金二錢　瓜蔞皮三錢　黑梔三錢　淡竹葉卅張　燈心卅寸。白蘆根去節五錢

此方服後。邪仍不達。陰滯益傷。舌苔灰燥起刺。齒焦乾唇。大便泄瀉。口渴引飲。當此之時。先止其瀉。以保津液。急用清熱毓陰法。

清熱毓陰法

帶心連翹四錢　廣玉金二錢　葛根炭錢半　滑石通草包五錢　元米炒西洋參二錢　京川貝去心二錢　姜川連　麥冬扎四分　茯苓神各三錢　玉泉散荷葉包五錢　天花粉三錢　霍山石斛五錢　白薇錢半　活水蘆根去節一兩　淡竹葉卅張

服後諸恙不退。頗有內陷風動之象。可仿春溫門中變證治之。(以上之法均是心得頗有効驗)

秋暑 (秋涼附)

七月大火西流。暑氣漸減。而涼氣漸生。其時炎熱尚存。一如盛夏。亦有較盛夏更熱之年。人感其氣而病者爲秋暑。卽世俗所謂秋老虎是也。此時濕土主氣。猶是暑濕交蒸。但見壯熱煩渴。蒸蒸自汗。脉象洪濡或數。是秋暑之證。(未完)

問病簡章

(甲)定戶

凡幸福報定戶。欲來函問病者。須將本館所發之問病紙。填明寄下。如問病紙已遺失或用去。須再向本館購買。『此種問病紙。每張實售大洋一元。定戶半價。祇收半元。』否則。隨問病函附郵票五角。亦可通融。空函恕不答覆。

(乙)社員

凡康健保障社社員。欲來函問病者。須將本社所給之社證。隨同問病函一并寄下。『此證答病時仍寄還』如第一次已問過。而欲再問病者。亦須附郵票五角。『社證仍須附寄』以示限制。否則。亦不答覆。

(丙)讀者

凡非定戶與社員。而欲來函問病者。一律須附郵票一元。覆診亦然。否則不覆。

(丁)膏丸方

膏丸方每張四元。隔日取件。『郵寄亦可』如係定戶或社員。均作半價。祇收二元。『定戶須將定單號碼示知。社員須將社証附寄。』否則概收四元。

(戊)附告

(一)問病者須將「起病原因」。「經過情形」。「現在病狀」。「二便如何」。「服過何藥」等等。詳細示知。若來函不詳。而草草者不答。以免誤事。

(二)病勢危急。本館答覆緩不濟急者。不答。

(三)凡問詢題目中。本館有不能解答者。或登報徵求。或原函寄還。

(四)凡欲在報上披露者。遲速不能一定。

(五)凡事涉離奇。跡近荒誕。怪方僻藥。概不在問答之列。

上海幸福報館
康健保障社同啓

中華郵政特准掛號認為新聞紙類

幸福三日刊

本報特聘羅家衡律師為法律顧問

幸福報

鈕儀署 （印）

第三二九期

（民國二十年四月廿七日）

◀每份售洋二分▶

館址上海三馬路南貿路口

定報價目

每三日出一張 五個月一元全年二元寄費在內本埠一律國外加倍郵票代現九五計值

廣告價目

每期每格（共計五方寸）五元均排於新聞之旁如嵌入新聞中長期面議

◀本期要目▶

△駭人聽聞之奇病
△臨證筆記（一）
△經驗良方
△鹿茸治神經衰弱之特效（一）
△鹿茸炮製之新發明
△外證常識
△改良煎劑之討論
△溫病治法

□駭人聽聞之奇病

□人作蛇形 □敘費研究

（濟平）

陸覺民問。鄉人陸土生。年三十六歲。向業耕種。性至和平。民國十四年秋間某日上午十時。正入田工作。見有長丈餘灰黑色大蛇一條。遊行田間。當即趨前。舉竹竿將蛇擊斃。並將死蛇繞在附近樹枝上而去。不一小時。復往觀看。蛇已不見。偏尋無着。正疑慮間。忽然口張肢慄。舌伸縮。目閃視。口中流涎。語言不能順利。驟呈蛇形。不能自制。現歷數年。病狀如昨。飲食如常。迭經針藥之治。迄未見效。請示病源治法。

（答）察此情狀。病在神經。想當擊蛇之初。一鼓作氣。無暇顧忌。迨擊斃以後。不免有驚定知驚之感。及至復往觀看。蛇又不見。事出意外。更滋疑慮。鄉人多迷信。勇氣必大餒矣。在手繞死蛇。恐已中毒。益以正氣怯。心神虛。邪遂得而乘之。所以驟呈蛇形。現此怪象。舌爲心苗故伸縮。言爲心聲故不利。心主神明。神明紊亂。故怪象畢現。而不能自制也。病屬空前。醫無正軌。濟平愚見。可借用瘋狗傷治法。以（己戌丹）療之。按狗嗅虫蛇遺毒以致瘋。人被咬傷。或啣衣角。均可中毒。陸土生直接弄蛇。更可中毒。狗毒則產狗形。蛇毒則呈蛇形。症亦相類。治求其本。或可借用。質諸高明。以爲然否。吞（己戌丹）本埠海格路範園葉公館及海格路六七八號謝公館。又杭州湖墅觀音橋汽車站郭寅初站長等三號。均有製送。並以附告。（濟平註）

臨證筆記（一）

（楊舒棨）

周姓、年在冲齡。面浮足腫。納減神疲。脈細濇。苔薄白。投以五皮、合二陳、加薏米。砂仁。服二劑。則大便溏泄。腹中隱痛。日晡腹脹更甚。經云、諸濕腫滿。皆屬於脾。脾臟虛寒。水濕陰邪。瀰漫汎溢。陽氣不爲旋運。改投附子理中湯、加製川朴、苓皮、腹皮、椒目、砂仁。服三劑。瀉止。腹痛腹脹均除。跗亦腫淺。略思納穀且香。去椒目。再制小其劑。服六帖。諸恙漸愈。再以香砂六君子爲調理。此案初診失之過於淡滲。致脾陽益憊。故有腹痛泄瀉之變。二診改計溫補。俾陽氣復而得以運行。驅散陰霾。使水濕退舍。則脾運胃納漸漸復職。而竟全功。書云、厚朴白朮除虛脹。亦信然。

於姓孫。身熱無汗。微咳氣喘。日夜不寐。啼而無淚。前醫意謂溫邪。投以鮮石斛、蘆根、天竺黃、鈎藤、羚羊、竹瀝、等。喘急益劇。兩手有抽搐象。改速余。診額不灼。唇色帶青。苔薄白。指紋紅而黯。已過氣關。余曰。此症肺胃有熱。

（未完）

藥物學

鹿茸炮製之新發明

（平潭李健頤）

鹿茸有峻補之功。世所共曉。惟於炮製鹿茸之法。大失本基。有不應炒而亂炒之。不應炮而亂炮之。故鹿茸之功。莫能顯著。夫鹿茸之成分。含有阿摩尼亞。燐酸鈣。炭酸鈣。膠分。幷軟骨等。然其峻補之功。卽在阿摩尼亞。化學實驗新本草云。「鹿茸爲峻補之藥。因其中有阿摩尼亞。峻補之功。卽在阿摩尼亞。得火則飛去。而失其功能。」可見鹿茸一物。不宜燒炙過烈。如用火燒炙。則所有阿摩尼亞已飛去。然其峻補之功。完全消失。孟誥云。「鹿茸不可以鼻嗅之，其中有小白蟲、肉眼視之不見、入人鼻中、必爲蟲顙、藥不及救」也。今之用鹿茸者。多用羊油燒炙極酥。以爲消滅其蟲。不致爲害。余因之大惑不解。乃想我國之藥物。因古人失以研究。所以中藥之失敗。以至於茲。心甚憾焉。遂將鹿茸用顯微鏡視驗。內中並無小白

鹿茸治神經衰弱之特効（一）

（許勤勛）

晚近科學發達。國際交通。至爲敏捷。而醫藥一途。風馳電掣。同時亦頓呈緊張之勢。彼喜新厭故者流。謂中醫藥缺少神經治療。一倡百和。靡然風從。鄙人對於西醫學說。素乏研究。至其治療。更缺經驗。但中醫何嘗無治療神經之專劑。其靈效且有過之無不及者。如鹿茸是也。考鹿之牡者。其生發之氣。純陽之質。完全聚於兩角。而尤以鹿茸爲盛。本品合鹿角膠、鹿角霜、陽起石、肉蓯蓉、酸棗仁、柏子仁、黃耆、地黃、硃砂爲丸。名班龍丸。昔人有歌曰「尾閭不禁滄海竭。九轉靈丹都漫說。惟有班龍頂上珠。能補玉堂闕下穴。」一時朝野人士。羣相傳誦。其名貴可想而知矣。又日本葯劑師小泉榮次郎氏所著之漢藥考。亦謂本品能滋補神經及內部症。在日本藥師尙知之詳且如此。彼謂中醫藥缺少神經治療。何所見而云然耶。不過學說不同則有之。若因學說不同。遂貿然而下斷語。此中西醫爭論癥結固難打破。門外漢更不足怪也。

（完末）

介紹衛生方法　幸福三日刊　指導健康途徑

蟲。惟陳久腐敗者。間亦有之。雖然。余尤懷疑而不敢確定。其眞無小蟲。復將茸片放於水面。用鏡視之。亦不見有小蟲活動之現象。陳久敗壞者。即浮於水面。蠕蠕之狀。實爲可懼。然則用鹿茸者。宜如何其可也。吾謂鹿茸之成分。爲何摩尼亞。燐酸鈣膠分等。如用火炙之其燐質必隨火以化膠分。亦即變成枯燥。奚有峻補之功。此自然之理也。余因此之故。亟思改良其製法。即用茸片浸好酒一夜。甑一注香許。再浸再甑。取出晒乾研末和藥。服。最妙。如經用此製法。雖有小白蟲在內。亦無妨礙。況無蟲者乎。考鹿茸之質。含有燐酸鈣炭酸鈣阿摩尼亞等。則不僅有峻補之力。且有却痰與奮之能。用者宜細究之可也。但此物是經余個人試驗所得。未審確否。質之海內同道者。共襄研究之。

外證常識（一）

（姚夢石）

攷外證書籍甚多。或僅載驗方。或偏重學說。蕪雜支離。各具所長。故其間製方用藥。未能一致。雖各有傳授。然亦有用於此者効速。而施於彼者不驗。其故何也。皆平日臨床工夫。造詣深淺而區別之。所謂醫者意也。在乎心領神會。未可固持一說。諺云。牛溲馬勃。收藏不棄。迺言藥石不在於貴賤。只要用得其當。咸能療疾。記者本此大意。將數年來。治驗之藥劑及症狀。逐一發表。幷書其緣起如此

（一）薄貼

今所用膏藥。古人謂之薄貼。其用大端。與表裏而分別之。治表者如呼膿去腐。止痛生肌。幷遮風護肉之類。其膏宜輕薄而日換。治裡者。或驅風寒。或和氣血。或消痰痞。或壯筋骨。其膏宜重厚而久貼。凡人之疾病。由外以入內。既有定位。在於皮膚。或筋骨之間。可按而得者。用膏貼之。閉塞其氣。使藥性從毛孔。而入腠理。（未完）

改良煎劑之討論（九）

（楊贊民）

此八珍湯古方也。凡提煉之葯。試以六折計算。（譬如每十斤之葯。經提煉爲膏精後。只得六斤者是。）則据方諸藥分兩之輕重。可折得其實數如左。

人參一錢二分　熟地一錢八分　當歸一錢八分
白朮一錢二分　茯苓一錢二分　川芎九分
白芍一錢二分　甘草六分

將以上各味製成之膏精。依來方之輕重戥與之。其姜棗可以用生姜精三五滴。棗膏（棗製成之膏）一小塊與之（其重量約減原方一倍）病家欲服時。先將諸藥膏調至極爲勻和。然後冲以開水。混攪令稀。頓飲之。其有藥性忌火。不宜提煉者。則服法又當變通。爰再舉一例於下。

熟地黃八錢　山茱四錢　薯蕷四錢
澤瀉三錢　茯苓三錢　丹皮三錢
肉桂一錢　附子一錢　水煎服

以上諸藥。試以五折半計算。則可約得其實數如下。

熟地黃四錢四分　山茱二錢二分
薯蕷二錢二分　澤瀉一錢七分
茯苓一錢七分　丹皮一錢七分
肉桂一錢　附子五分五厘

按据五折半計算。則澤瀉茯苓丹皮三葯。當各得實數一錢六分五厘。但秋毫之爭。未免太費事。故採四舍五入之法。以省手續。然更有鄭重聲明者。普通之藥。所關不大。故可略爲含意。苟遇猛烈之性。緊要之味。則寧細心一點。不可妄自加減。以致誤人也。肉桂一味忌火。服法。先以開水冲肉桂末。（開水亦宜依劑中分量）待其味出。然後併入諸膏精中。而混和之。凡一切香藥之忌火者。俱宜此法。

赤石脂三錢　乾姜一錢　粳米二錢

右藥之粳米乾姜。試以五折計算。則粳米得實數一錢。乾姜得實數五分。開水調和後。

溫病治法（十二）

蔣琴卿遺著

其法治與陽暑相同。倘交秋令以來。涼氣襲人。人感其氣。即患頭痛惡寒。發熱無汗。脉象浮弦或緊。是秋涼之証。治法與陰暑無異。茲不另立方法。

濕溫

濕溫之病。議論不一。後學幾無成法可遵。有言溫病復感乎濕。名曰濕溫。據此而論。是病乃在乎春。有言素傷於濕。因而中暑。暑濕相搏。名曰濕溫。據此而論。是病又在乎夏。有言長夏初秋。濕中生熱。即暑病之偏於濕者。名曰濕溫。據此而論。是病又在夏末秋初。細揆三論。濕溫在夏末秋初者。與內經秋傷於濕之訓。頗合符節。蓋大暑至白露。濕土主氣。當以夏末秋初爲界限也。所言溫病復感於濕。當爲溫病夾濕。素傷於濕因而中暑。當爲中暑夾濕。均不可以濕溫名之。

攷濕溫致病之因。良由濕邪踞於氣分。醞釀成溫。尙未化熱。不比寒濕之病。辛散可瘳。濕熱之病。淸利乃解耳。是病之脉。脉無定體。或洪或緩。或伏或細。故難以一定之脉。印定眼目也。其證始惡寒。後但熱不寒。汗出胸脘。舌白或黃。口渴不欲多飲。此時宜分化濕熱。兼疏外邪。擬濕熱兩解法

濕熱兩解法

生茅朮一錢　廣藿梗一錢半
黑山梔三錢　淡竹葉卅張
煅石膏五錢　雀頭草二錢
知母錢半（鹽水炒）
茅根去心五錢　淨連翹三錢
飛滑石包五錢　粉草五分

此方服後。熱甚無汗。脘痞身痛。欬嗽作嘔。舌苔厚膩。是濕熱交熾。（未完）

本報特聘羅家衡律師爲法律顧問　幸福三日刊　中華郵政特准掛號認爲新聞紙類

幸福報

紹儀署

第三三〇期
（民國二十四年三月十三日）
◀每份售洋二分▶
館址上海三馬路雲南路口

定報價目
每三日出一張五個月一元全年二元寄費在內本埠外一律國外加倍郵票代現九五計值

廣告價目
每期每格（共計五方寸）五元均排於新聞之旁如嵌入新聞中長期面議

濕溫傷寒症 中西醫診斷之比較

（葉橘泉）

西醫的診斷。有科學的器械輔助。像「顯微鏡」。「愛克司光」。「體溫計」。「診脈表」。「聽診器」。……但是「愛克司光鏡」。價值奇昂。非小範圍的醫院所能辦。非貧乏的病家可以用。「顯微鏡」專門驗細菌。驗得某菌是某病。這是對於診斷上最算的確的了。但是醫生診病。一一都要顯微鏡下去驗過。那是手續未免太麻煩了。所以非設備完密的大醫院。又不能辦。「聽診器」可以聽「心」和「肺臟」的動作。然而動作的太過和不及。又不全關「心」和「肺」自身的原由。「數脈搏」和「量體溫」。都可以器械來幫助。可算最準確沒有了。例如中年平人。體溫攝氏表爲三十七度。脈搏每分鐘爲七十六至。多則爲熱。少則爲寒。看去似乎一定不易。其實也只能測得其常。不能測其變哩。在下曾診治過一病。是雙林書家費君友石的哲嗣。年二十餘歲。患的是濕溫伏熱。神昏、發躁、發狂、舌强、語蹇、四肢寒冷、脈搏細遲、每分鐘祇有五十一二至。熱度低落攝氏表只有三十四五度。若照西法診斷。脈細遲、無高熱、當然要算心臟衰弱。須用强心藥劑。然而照中醫的診斷。重在搜捕全體證候的主證。最要的主證。當分寒熱、虛、實、表、裡、上、下、的八個大證。脈細遲雖屬「虛」與「寒」。而細脈兼緩滑。熱度雖低。舌質厚而燥。且動靜方面觀察得動多靜少。是故確可斷爲實症熱症。古人叫做「熱深厥深」。「真熱假寒」。經用承氣湯後。熱結得鬆。脈搏與起。熱度遂升。祇以團結之熱。雖得暢達。而心胃之火大熾。狂躁依然不已。乃再以清心解熱之劑。竹葉石膏、及天王補心丹等。以漸而愈。若根據器械的診斷。而用西法强心。則何異潑油入火。怒馬策鞭。怕不幾幾心臟爆烈嗎？平心而論。中西各有所長。斷不能以科學的診斷。爲片面之見。而以爲萬能的。

（完）

臨證筆記(二)

(楊舒棨)

誠然。而不知加以寒邪外束。寒與熱交鬱於肺俞。阻痺氣機。清肅之令不行。如寒涼濡滋之品。適足窒塞氣機。而邪無由出路。依是因循。肺脹可危。亟擬麻杏甘膏湯、加連翹、桔梗、蟬衣、象貝、等。二劑。得汗熱減。抽搐已。喘急平。轉爲咳甚。覆方肅肺化痰而安。

陳姓幼女。二年前、起自中指中節腫硬。漸漸如石如鎚。延及兩手食、拇、小指背如是。而今已潰兩三指。稠水黃。腐薄白。腐搏而難脫。潰者皮色帶紅。不潰者皮色如恆。不但指患。且兩足背亦石硬膨腫。按之骨髓有如山石之層生。無譽無痛。其爲父母曾染梅毒之遺傳歟。抑先天稟賦不足。風毒乘襲之瘋症耶。余學寡陋。不知其症何名。其源何來。其治何法。誠所謂不敏自謝也。余遇類是症者。已有二五。均係幼女。想我中醫界不少宏博之士。未識可不吝而垂敎否。

戴君、年四十餘。體碩色蒼。猝然少腹竄痛季脅。勢如奔豚。金醫謂寒濕夾滯。用胃苓加枳殼元明粉。一劑泄瀉。轉延李醫。云係腸癰。大劑承氣以攻消。瀉益甚。而痛勢不稍殺。邀余診治。(未完)

經驗良方

腦漏方

腦漏一症。因乎胆熱上移於腦。風寒外束。熱鬱不宣。遂致鼻流濁涕。腥臭穢黃。宜服下方。藿香八兩。研細末。雄猪胆汁和丸。每服五錢。飯後用蒼耳子一錢。煎湯送下。倘年久不愈。鼻流腥穢血水。頭眩虛暈而痛者。必係蠶蝕腦也。名曰控腦砂。宜天羅散治之。方用絲瓜絡近根處者。不計多少。燒存性。研爲末。每服三錢。飢後開水送下。但此症久則必虛。清不升而濁不降。當加補中益氣丸三錢。與天羅散同時服之。

痔方

痔瘡。因腸中濁垢。不得下達。釀成濕熱。積久發爲痔瘡。宜內外合治。內服用桂圓肉一個。包明礬五分。嚼碎開水吞下。七日後用明礬一錢。十四

鹿茸治神經衰弱之特效(二)

(許勤助)

夫中醫雖無神經之說。而內經於十二經絡之外。有所謂奇經八脈者。其作用不列於藏府形能之範圍。而別具支配。爲人之生命根原者。非西醫所謂腦脊神經末梢神經乎。本品能填精壯陽。通補奇經。功難盡述。故謂治奇經廢弛也可。謂之治神經衰弱。亦無不可也。謂予不信。請舉清醫葉天士醫案以徵明之。(一)范某稟質不克充旺。見病已是損怯。此寒熱遇勞而發。即內經陽維脈衰。不司維續護衛。包舉下部無力。有形精血。不得充涵筋骨矣。且下元之損。必累八脈。用鹿茸、杞子、歸身、巴戟、沙苑、茯苓、茴香、羊肉膠丸(二)盧某有形血液。從破傷而損。神氣無以擁護。當此冬令藏陽。陽微畏寒。奇脈少津。乏氣貫布。行步欹斜。健忘若憤。何一非精氣內奪之徵。用人參、鹿茸、歸身、杞子、茯苓、沙苑之屬。

綜觀葉氏醫案。一則曰陽維脈衰。不司維續。再則曰行步欹斜。健忘若憤。若非神經衰弱。斷無此等形證。而天士屢屢用之。則本品爲治神經衰弱之專劑也。天士早已發明矣。此外如發背疽瘡。坦陷倒靨。元氣危急之候。尤非本品莫救。方書論述綦詳。茲不再贅。

日後。用明礬一錢五分。待痔枯而止。外用槐花。枳殼。荊芥。艾葉。各三錢煎水。再入白礬二錢。先薰後洗。

□愛情障礙

愛香惡臭……八之恆情
鼻流濁涕……腥臭異常
愛情破產……理所必然
挽救之策……其惟保，

程君青心為本埠著名之小說家○平日用，過度○致患、漏○終日流涕○腥臭異常○其夫人惜春○深痛惡之○結婚未久○愛情破產○程君心竊憂之○遍求中西名醫均無效驗○後無意中在友人處見幸福報上載有保腦丸可治腦漏○購服二盒○試之果效○不數日而宿疾頓愈○夫妻愛好如初云○

保，丸專治，漏有意想不到之效，每盒大洋五角不折不扣

□外證常識（二）

（姚夢石）

通經貫絡。或提而出之。或攻而散之。較之服藥。尤有力焉。余曩年笈負申水。手錄膏藥方數葉。爲潘氏家祕。皆出自經驗。先師申甫公在日。嘗費資不貲者。其間之八寶千搥膏也。閱五十金得之於塘棲某氏。該氏用此膏治手疾著名。識者珍之

（名稱）大紅葉應膏

（效能）治癰疽疔毒痰癧

（藥物用量及製法）

製松香九兩硍硃三兩樟腦六兩兒茶乳香沒藥血竭各六錢蓖麻子一百廿粒四六片元寸各三錢

先將蓖麻肉打爛。松竭硍樟乳沒兒茶。均各研末。緩緩加入。搗極透。再加冰射。打勻成膏

（用法）隔水燉化攤貼

「名稱」烏龍膏

「效能」治一切無名腫毒。初起能消。已成尤可引膿外潰

「藥品用量及製法」

陳小粉（四兩炒研）老薑末姜半夏（各三錢）枯礬（四錢）白占（一兩熔化）用陳米醋調成膏。老嫩得宜。（未完）

□改良煎劑之討論（十）

（楊贊民）

送下赤石脂末。此其變通之法也。如旋覆代赭湯。其代赭石一味。不宜於提練膏精亦須研極細末。而以調和之藥汁送下了按以上所舉數例。用藥轉變之法。不外乎此。其或例中有未及者。可以類推也。

第九節　藥品製治法之商酌

我國藥物。本自有種種製法。計有浸炒。蒸煨泡洗炙燒。煅煮諸術。蓋用酒用蜜。皆取其宜。以土以鹽。各收其效。本草所謂酒製升提。姜製溫散。入鹽走腎而軟堅。用醋注肝而收斂。童便除劣性而降下。米泔去燥性而和中。乳潤枯產血。蜜甘緩益元。陳壁土。藉土氣以補中州。麵煨麴製。抑酷性勿傷上膈。黑豆甘草湯漬。咸解毒致令中和。羊酥猪脂塗燒。並滲骨容易脆斷。去穰者免脹。去心者除煩。此製治各有所宜也。張隱菴所謂製附子目炮。助其熱也。製蒼朮曰炒。助其燥也。製黃連以水浸。助其寒也。……足見製法既殊。則不但功效迥別。且能使補偏救弊之力更大。故於提練膏精之先。務必將該藥若者當酒漬。若者當土炒。若者水浸……先依法製治後。然後提練之。甯多一番手續。切勿因陋就簡。致失中葯之神妙而損中藥之價值也。

雖然。泡製手續。固不獲免。而亦不無變通之處。余可以無言乎。凡泡製者。所以使兩種性質混合也。故製大黃以酒。則酒之性質與大黃互相混合。而大黃之性。遂可上至巔頂。而不僅局於下行。炙鱉甲以醋。則醋之性質與鱉甲互相混合。而鱉甲之性。遂可約之直達病所。

温病治法(十四)

蔣謦卿遺著

太陰陽明合病。有化疹之象。宜以清解透邪法。或用清宣肺胃法。

清解透邪法

連翹殼四錢　大力子炒杵錢半　黑山梔三錢　煨石膏五錢　大豆黃卷五錢　象貝二錢　滑石通草包五錢　白蘆根去節五錢　薄荷後入錢半　粉前胡錢半　茆朮一錢知母錢半同炒

清宣肺胃法

廣玉金二錢　大力子炒杵二錢　姜川連四分　黑梔三錢　粉前胡錢半　大貝母三錢　白蔻仁研後入三分　清水豆卷五錢　淨連翹四錢　苦桔梗三分　雞蘇散包四錢　姜竹茹二錢

濕溫一症。最易變端。倘有邪陷化燥刼津昏痙風動之變。可仿諸溫門中治法損益治之。

秋燥

推六氣之中。燥金主氣。自秋分而至立冬。深秋燥令氣行。人體肺金應之。肌膚乾槁而燥。乃火令無權也。昔人謂燥屬次寒。嘗宗屬涼擬法。余細玩之。誠亦不謬。夫秋燥初患之時。邪客於表。頭微痛。畏寒欬嗽。無汗鼻塞。舌苔薄白。宜用苦溫平燥法治之。

苦溫平燥法

桂枝(三分)　炒白芍錢半　粉前胡錢半　大貝母二錢　淡竹茹二錢　蘇梗葉各錢半　光杏仁打三錢　廣紅八分　荊芥穗一錢　白桔梗一錢　茯苓三錢　(未完)

投稿簡章

(一)投寄之稿。不論文言白話。長篇短篇。均所歡迎。惟內容須切合實用。空泛之作。幸勿見賜。

(二)經驗良方。以臨症心得。確屬屢試屢效者爲合格。

(三)凡驗方之轉錄他書者。須將出處注明。在作者可免抄襲掠美之弊。而讀者亦得由流溯源之益。

(四)凡陳陳相因。及在各報已登過之醫方。請勿再投。

(五)投寄之稿。望用墨筆繕寫清楚。並須自行圈斷。

(六)稿末請注明姓名及住址。以便通信。至揭載時如何署名。聽投稿者自定。

(七)投寄之稿。揭載與否。本館不能豫行聲明奉覆。原稿亦概不檢還。惟篇幅較長者。如未揭載。得因豫先聲明寄還原稿。

(八)投寄之稿。俟揭載後。分(甲)現金。(乙)書劵。(丙)本報。三種酬報。

(九)投稿揭載後。其酬報種種及數目。由本館酌定。不豫先函商。若投稿人欲自定者。請於寄稿時聲明。

(十)投寄之稿。經揭載後。其著作權歸本館所有。若本館尚未揭載。已先在他處發見者。恕不致酬。

(十一)投寄之稿。本館得酌量增刪之。但投稿人不願他人增刪者。可於投稿時豫先聲明。

(十二)投稿者請寄海三馬路雲南路轉角幸福報館編輯部收。

本報特聘羅家衡律師爲法律顧問

幸福三日刊

中華郵政特准掛號認爲新聞紙類

幸福報

鈕儀署（印）

第三三一期

（民國二十年五月三日）

◀每份售洋二分▶

館址上海三馬路雲南路口

定報價目：每三日出一張。五個月一元。全年二元。寄費在內。本外埠一律。國外加倍。郵票九五計值。代現。

廣告價目：每期每格（共計五方寸）。五元。均排於新聞之旁。如嵌入新聞中。長期面議。

◀本期要目▶

△手淫與夢遺

△臨證筆記（三）

△黃連何以能厚腸

△小兒百病簡治法（九）

△外證常識

△改良煎劑之討論

△溫病治法

手淫與夢遺

其貽害是否相同？

（馬超羣）

意。色之爲害。人盡知之。又孰知手淫之害。更爲烈乎。凡犯此惡習者。多在少年。往往旦旦伐之。以短促其生命。至其發生之病狀。爲神經衰弱。記憶不强。作事易倦。頻呼頭痛。動輒忿怒悲泣。陰莖軟弱。或全失交接之力。而成陰萎。倘久久不改。甚至自殺而不自知。卽幸免早殤。而長爲病夫以終身焉。夫無論何事。皆可防患於未然。獨至手淫一疾。暗室虧心。負慚衾影。爲父兄不及知。爲師長不及覺。欲防而不勝其防。故其爲害如是之劇也。或曰。手淫夢遺同爲洩精於外。其中有何區別。答曰。其中固有不同。夢遺所洩者。純爲精囊中之蛋白質。及少數精蟲耳。若夫手淫所洩者。則蛋白質外有數百萬新鮮之精虫由睪丸而出。且有寶貴之液若干同洩。故二者實有天淵之別焉。又據富埃拉其氏云。倘發情期早前四年。則壽命必短促二十餘年。其利害若此。故凡犯手淫者。務宜早早警悟。嚴行戒絕。高尚其志。注重體育。勿食刺戟興奮性之食物。臨臥時加以適宜之運動。庶幾方可成登壽域。凡我少年。甯可忽諸。

□臨證筆記（三）

（楊舒榮）

脈象濡中有弦緊。苔膩厚微黃。余曰、寒濕夾風。病在厥陰之絡。腑失疏泄。症爲內疝。不關於腑。徒攻無益。用金鈴子散。合五苓、桂心飯丸。加小茴、橘核、吳萸、白芍、青皮、全福花、溫通而泄之和之。兩頭尖以濁攻濁。杭菊石決輔桂芍熄風平逆。複方圖治。外用酒炒香附片熨之。二劑霍然。臨症時究病灶之在臟腑經絡。不容不細辨焉。

疔瘡宜弔毒聚攏。用一網打盡計。則無橫散之虞。故薄荷、牛蒡、爲疔瘡之忌藥。然牛蒡乃散解風毒之要品。如大頭瘟、喉風等。卽癰症亦不可少牛蒡子。因疔瘡多生於頭面。醫家每多不愼而用之。必致走橫壞事。余亦曾踏此轍。昨有沈姓男子。生一鎖口疔。已下弔三日。漿水雖有。紫硬及頤。頭腫如斗。勢已走橫。余閱前方。除均清解之品。惟牛蒡子三錢爲禍水耳。

藥物學

□黃連何以能厚腸

（沈仲圭）

本草經謂黃連治腸澼下利。本草經別錄謂黃連治久下洩澼膿血。並云調胃厚腸。據此則黃連之治下利、腸澼。其惟一之作用。端爲厚腸。然厚腸二字。古書無的解。叩諸今之治藥學者。則曰。『黃連清化腸中濕熱。濕熱化。則腸自厚』仍覺影響模糊。不足饜學者之望。乃博覽醫報。更求新的發見。卒得之於七卷十號廣濟醫刊中。爰欣然節錄其文於次。以爲研究藥物者之一助焉

Fellner 氏謂黃連之有效成分(卽 (Berberin) 試驗於動物。見有收縮子宮之作用。故知黃連有收斂性。對於目及胃腸等之炎症。因其有制酵及收斂作用。故確能奏效。

Pohl氏謂一般苦味藥。皆能刺戟腸粘膜。及其附近之淋巴管。使淋巴球增殖。亢進入體之抵抗力。黃連乃苦味藥之一種。當然能使淋巴球增殖。以消退一切炎症

腸澼初起。腸內卽發炎症。黃

□小兒百病簡治法（九）

幼科專家（尤學周）

痧子

原因　此症有一種特別之傳染毒。由痰唾呼吸及各種用具而發。傳染甚易。多發於小兒。成人雖有感染。爲數甚少。

症狀　初起。覺身體疲倦。無他症象。自三日至七日後。則發寒熱。體溫驟增。兼見噴嚏。流淚咳嗆。聲嘎。嘔吐等現象。更二三日。卽發疹。最初見於眼之近旁。漸及顏面頭頸。軀幹。四肢等處。再經三四日。疹漸退消。體溫如常。

療法　本症最易傳染。宜與他兒隔離。居處以不甚光亮爲宜。或頭部背窗。以避光線。然空氣則宜新鮮。初起身熱咳嗆。形似傷風。當用前胡錢半。荆芥錢半。桔梗七分。牛蒡三錢橘紅一錢。杏仁三錢。如苔白加蘇葉一錢。若痧子已現未佈。或便泄目多眵者。前方內加淡荳豉二錢。蟬衣一錢。西湖柳四錢。薄荷七分。赤苓三錢。通草錢半。不咳者。去桔梗。杏仁。若痧子已密佈。因受風寒而復隱者。必氣閉痰喘。煩躁口渴。於前方中加紫背浮萍七分。再不透。加麻黃三分。淡豆豉三錢。另用芫荽煎水。以毛巾醮透。周身熨之。

介紹衛生方法　幸福三日刊　指導健康途徑

連有消炎作用。一也。腸澼爲阿米巴原虫及赤痢桿菌竄入腸中所致。黃連刺激腸膜。使淋巴球激增。將外來之病原菌。悉數殄滅。二也。初痢宜下。久痢宜止。黃連有收斂作用。俾腐爛之瘡面。容易結合。三也。有此三種作用。故古人目爲治痢要藥。痢症諸方。鮮有不用之者如香連丸（木香。黃連。）用之治初利。白頭翁湯（白頭翁秦皮。黃柏黃連）用之治熱利。駐車丸。（黃連。阿膠。茯苓。當歸。乾姜）用之治虛人患利。或利久傷陰。參連湯（人參。石蓮子。黃連。）用之治噤口利。）國醫治療下利。不甚依重黃連。實則黃連有消炎收斂之專長。用之正合拍也。用黃連治腸澼，下利之藥理既明。則別錄所謂「厚腸」。不待煩言而解矣。

（註）腸澼卽痢疾。下利卽泄瀉。

外證常識（三）

（姚夢石）

「用法」攤貼

「名稱」嬰粟膏

「效能」治湯潑火燒。皮肉破爛。焮熱起泡。流水者。

「藥品分量及製法」

麻油八兩嬰粟花三十朵（無花以殼代之）浸油內數日。煎枯濾去渣。入白占六錢熬化傾碗內。候四邊將凝時。再下眞輕粉四錢（研）攪勻坐冷水中。

「用法」薄棉紙攤貼

「名稱」八寶千捶膏

「效能」治手指疔瘡腫毒。拔膿收功。而退消尤著

「藥品分量及製法」

蓖麻子肉一兩建蓮肉十四粒（約三錢）鳳頭荔枝（去核殼淨末三錢）東丹巴豆肉生甘草桃仁各一錢製松香四錢。各打末。惟蓖麻荔枝另敲爛。絡續加入上藥打勻并添麻油每料一兩。煎起泡。便可同藥扯拔百回成膏。

（未完）

改良煎劑之討論（十一）

（楊贊民）

而不致涉及他臟。雖蒸煮泡炙之不同。至其欲使兩性之混合則一。夫適歐洲者。取西伯利亞鐵路西向或泛太平洋東渡。均足以達。固無事乎拘拘走一定之途徑也。竊謂凡屬以流質製治之藥。（流質如酒醋鹽水。姜汁蜜……之類）可以不必先製。不妨竟自將未製過之原料提煉。但以所欲混合於主藥者。酌準其量。（譬如甘草每斤須以蜜若干炙之。但依此推測。酌準其混入之量可耳。）並入主藥之內。調使極和。何莫不有混合之功效耶。然歟否歟。祈閱者有以教我。此等簡便製法。僅限於流質泡製之藥。以外皆不適用。蓋如酒炒之大黃黃芩。卽以酒混入大黃黃芩。而提煉之可也。鹽製之知母黃柏。卽以鹽水混入知母黃柏而提煉之亦可也。若夫土炒火煨。麯拌……未免不對矣。況古人多以巴豆斑蝥等毒物。拌藥炒製。製後藥去。但取其氣。不取其味者。若施以上之簡便法。更爲枘鑿。此不可不知也。酒性久熬則無力。欲混入提煉時。須待其主藥將成功。然後攙入調和。片刻則已。生蜜性甘涼滑潤。熟蜜乃溫。欲混入提煉滋補藥時（如炙甘草炙黃芪之類）須用煉過之熟蜜。

第十節　改良煎劑方法之限制

改良煎劑之理論與辦法。已如前之所述。似可盡替代煎劑之能事。不必再另生枝節矣。然例外辦法。亦有不能免者。煎劑改良之術。誠爲病家所歡迎。惟各地藥肆。終不可不備藥材原料。以爲非常特別之用。蓋如病家有特殊煎製法。以及外科之外治者。需用藥材之原料正多。總而言之。百人之中。必有三四人不適宜於煎劑改良方法。外科爲尤甚。不可不有以應其求。惟不宜以少數人之故。而因噎廢食耳。

□溫病治法(十三)

蔣譽卿遺著

如熱渴有汗，咽喉作痛。欬嗽不爽。是燥之凉氣。已化爲火。此時不可用溫。宜用清凉矣，以清凉平燥法治之。

清凉平燥法

淨連翹三錢　粉前胡錢半　金釵石斛五錢　大力子杵三錢　大麥冬去心三錢　大貝母二錢　薄荷葉錢半　京元參三錢　玉泉散五錢　黑山梔皮三錢　雪梨皮五錢　壽果亦可用之

如欬逆胸疼。痰中帶血。是肺絡被燥火所傷。宜用金水相生法加減治之。

金水相生法

西洋參錢半　京元參三錢　墨汁旱蓮草三錢　藕五錢　金石斛三錢　大麥冬去心三錢　茜草炭三錢　京川貝去心錢半　肥知母鹽水炒二錢　炙黑草五分

秋燥一症。遷延日久。燥氣化火爲熱，有種種變證者。可仿諸溫治法。

冬溫

昔賢謂冬應寒而反溫，非其時而有其氣。人感之而卽病者。名曰冬溫是也。其勞力辛苦之人。動作汗出。溫氣乘襲。多在於表。其冬不藏精之人。腎經不足。溫氣乘襲。多在於裡。冬溫雖發於冬時，然用藥之法。與傷寒迥別。蓋溫則氣泄。寒則氣斂，二氣本屬相反。誤用辛溫。變證疊出矣。其證頭痛有汗，欬嗽口渴。不惡寒而惡熱。或面浮。或咽痛。或胸疼。陽脉浮滑有力者，乃溫邪竄入肺經也。宜辛凉解表法加連翹治之。

辛凉解表法加連翹方

淨連翹三錢　大力子錢半　瓜蔞皮三錢　薄荷錢半　象貝二錢　光杏仁三錢　粉前胡錢半　淨蟬衣一錢　生豆豉三錢　荊防各一錢　淡竹葉卅張

如口渴甚者。溫邪入胃腑也。去荊防、杏仁。原法內再加蘆根、花粉。

冬溫變證。與諸溫略同。治法亦大同小異。此症雖無伏氣。然傳經則一。故不多立治法。臨症時。仿諸溫門中之法。斟酌用之可也。此外尚有傷寒。中寒。冒寒。等症。有仲景書在。茲不贅。(完)

□問病簡章

(甲)定戶

凡幸福報定戶。欲來函問病者。須將本館所發之問病紙。塡明寄下。如問病紙已遺失或用去。須再向本館購買。『此種問病紙。每張實售大洋一元。定戶半價。祇收半元。』否則。隨問病函附郵票五角。亦可通融。空函恕不答覆。

(乙)社員

凡康健保障社社員。欲來函問病者。須將本社所給之社證。隨同問病函一幷寄下。『此證答病時仍寄還』如第一次已問過。而欲再問病者。亦須附郵票五角。『社證仍須附寄』以示限制。否則。亦不答覆。

(丙)讀者

凡非定戶與社員。而欲來函問病者。一律須附郵票一元。覆診亦然。否則不覆。

(丁)膏丸方

膏丸方每張四元。隔日取件。『郵寄亦可』如係定戶或社員。均作半價。祇收二元。『定戶須將定單號碼示知。社員須將社証附寄。』否則概收四元。

(戊)附告

(一)問病者須將「起病原因」。「經過情形」。「現在病狀」。「二便如何」。「服過何藥」等等。詳細示知。若來函不詳而草草者不答。以免誤事。

(二)病勢危急。本館答覆緩不濟急者。不答。

(三)凡問詢題目中。本館有不能解答者。或登報徵求。或原函寄還。

(四)凡欲在報上披露者。遲速不能一定。

(五)凡事涉離奇。跡近荒誕。怪方僻藥。概不在問答之列。

上海幸福報館　康健保障社同啓

本報特聘羅家衡律師爲法律顧問

幸福三日刊

中華郵政特准掛號認爲新聞紙類

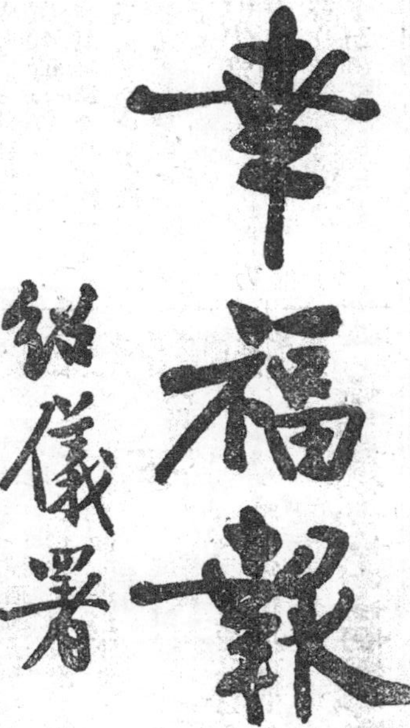

第三三二期
（民國二十年五月六日）
每份售洋二分
館址上海三馬路雲南路口

定報價目
每三日出一張，五個月一元，全年二元，寄費在內，本外埠一律，國外加倍，郵票代現九五計值

廣告價目
每期每格（共計五方寸）五元，均排於新聞之旁，如嵌入新聞中，長期面議

好色與壽命之關係

（馮薇馨）

色爲伐性之斧。斬命之刃。不但邪色不可犯。卽正色亦當撙節。孔子謂少年之時。血氣未定。戒之在色。因少年之人。猶草木之有萌芽。百蟲之在蟄也。當草木始萌之日。而逆折之。未有不摧枯者。當百蟲藏身之會。而忽發之。未有不僵仆者。彼時聖人曾警醒少年。使其力制色心。悚然自愛。方知惜身卽所以孝親。保身斯可以揚名也。無如近世風俗。少年好色。甘作見燈而撲之蛾。任意妄行。不若應時而变之虎。從此傷生者時有所聞。其中之弊。由於青年子弟。情竇初開。偷看淫書。或有婢僕之合。而斲喪眞元。或無男女之私。而暗洩至寶。漸至肢體羸弱。飲食減少。內熱咳嗽。吐血夢遺。腿痠腰痛。終身抱病。日暈頭眩。未老先衰。父母驚憂而無措。藥物救治而難痊。一以爲先天不足。一以爲補養失宜。一以爲風寒所感。不知皆自作之孽。戕賊其性命者深也。縱翻然悔悟。萬端調治。。而後稍安。然少時受傷。中年陽萎。下元虛冷。後嗣艱難。此等之人。雖生於世。亦與死無異。何承先啓後。建功立業乎。由此論之。人之名譽事業。壽夭窮通。皆自少年基始。所以戒色爲第一之要務。又如初婚之時。宜保養柔嫩之軀。知天生配偶。實本分之夫妻。萬不可以爲年少力强。不顧陰陽禁忌。恣情無度。轉成癆瘵。追改莫及。甚至數月斃命。累妻孀苦矣。

■外證常識（四）

（姚夢石）

製松香法……細葱四兩老薑八兩。放鍋內燒爛。濾淸其汁。入松香四斤。加水煮百沸。綿濾瀝起。扯拔數次。裝罎內。用水浸之。

『用法』取一小塊。揑扁。貼患處。

『名稱』夾紙膏

『效能』治腐肉已盡。生肌收口

「藥品分量及製法」

蘆甘石赤石脂寒水石各一兩掃盆一錢冰片五分白占二兩生板油搗成膏

「用法」攤貼

『名稱』猪膽膏

「效能」治頸項癧子穿潰者

「藥品用量及製法」

猪胆二三十個。搗碎取汁。放在銅杓內。炭火上煎韌。用篾挑起來。滴於水中不化爲度。倒冷水內。併爲一塊。然後撩起。收藏磁缸內。

「用法」滴水攪和。燉烊攤貼。一日一易。或二易均可。

「名稱」藥紙膏

「效能」治痘後稆毒膿水淋漓。及胎毒流注。癰疽潰爛。久不歛口等症

「藥品用量及製法」

當歸防風五茄皮各一兩川芎黃柏粉甘草白芷陳皮黃芩大黃紫苑各八錢萆麻肉蒼耳子木香金銀花各五錢河水五升煎至二升

經驗良方

■鵝掌風方

鵝掌瘋。風濕爲患也。宜外用消風散治之。方用五茄皮三錢。梧桐葉二張。芙蓉葉二兩。川花椒一錢。皂角一個。明礬四兩。防風二錢。荊芥三錢。楓子肉十個。烟膠三錢。（按並非雅片烟膏國葯鋪中有之）地骨皮三錢。共研細末。加白鳳仙花一硫。白芥子一個。同搗。用鎮江米醋一斤許。燉熱將藥調勻灌入猪尿泡中。以患手入猪尿泡內札好。浸一週時即愈。倘未除根。可再用之。

■治疥瘡方

疥瘡發爲遍體。用食鹽一兩。重者二兩。入浴水中洗之。內服三妙丸。每早晚各三錢。開水送下。

■治小兒小便不通良方

水上青苔。（春日浮於水面俗名青苔皮）塗於陽物上。頃刻小便下如湧泉。

■胎孕病簡治法

（尤學周）

■久不生育

【原因】女子不育。原因甚多。有由於子宮不正。不能受精者。有由於月經不調者。有由於手淫及房事過度者。而花柳惡疾。估此中十分之四。

【症狀】不能生育。身體多不健全。數年或數十年。未能受孕。

【療法】子宮不正。非藥力可能挽回。宜商諸西醫。有花柳病者。如白濁梅毒。當先去其根源。病去自能受孕。月經不調。先宜調經由於手淫及房事者。當以節慾爲主。相傳有一簡便種子方。甚爲靈驗。方用當歸。益母艸。製香附。各等分炒。研末。每服二錢。滾湯下。

■惡阻

【原因】有謂孕娠以後。身體內部營養。照常應付外。又須供養胎兒。故胃內發生變化。有謂子宮內發生變化。刺激胃部而起。其說以後者爲是。

某兒七歲小便一日夜不下。號哭不已。來家診之。見陽物前半甚腫。是因腫而擁閉尿莖。故取青苔塗之。使腫稍而尿通。取物冷收縮之旨也。

愛情障礙

愛香惡臭：：人之恆情
鼻流濁涕：：腥臭異常
愛情破產：：理所必然
挽救之策：：其惟保腦

程君青心為本埠著名之小說家。平日用腦過度。致患鼻漏。終日流涕。腥臭異常。其夫人惜春。深痛惡之。結婚未久。愛情破產。程君心竊憂之、遍求中西名醫均無效驗、後無意中在友人處見幸福報上載有保腦丸可治腦漏。購服二盒。試之果效。不數日而宿疾頓愈。夫妻愛好如初云。

保腦丸專治腦漏有意想不到之效。每盒大洋五角。不折不扣。

小兒病雜談

（楊志一）

腹瀉與疳積

張姙孩。腹大便瀉。口渴溲短。面青神疲。不思納穀。前醫斷為疳積。投以蕪荑使君肉黃芩丹皮等殺蟲清熱之品。未效。便瀉轉劇。益渴。苔現黑色而潤。余曰。疳積之病。腹無不痛。今腹不痛。當非疳積。且便益瀉。口益渴。顯係脾陽下陷。津不上潮所致。治宜健脾陽以升清氣。利小溲以實大便。擬方如下。

煨葛根錢半　赤伏苓三錢　熟苡仁三錢
炮姜炭五分　炒車前子二錢　炒扁豆衣二錢
土炒白朮錢半　仙半夏二錢　炒穀麥芽各三錢
淮山藥三錢　陳廣皮一錢　鷄內金錢半
干荷叶一角

（按）此方服三劑。黑苔已退。小溲已長。口渴便瀉均減。神疲稍振。漸能納穀。再服三劑。諸恙全愈。

改良煎劑之討論（十二）

（楊贊民）

第十一節　改良煎劑之籌備

改良煎劑不難。所難者在籌備耳。我國以科學不及人之故。製造之品。惟依古式火候爐鼎之老法。故其出品遠不如外人之速。況此種發明如以為可行者。必能廣播國內外之地。苟非設立大藥廠。而以機器生產物品。將不能應國內外之需求。資本必雄。規模必大。奮先聲以振八極。執中央以運四旁。雷厲風行。庶克有濟。慎勿鹵莽將事。功阻半途。使後來者相視裹足。而令人笑我中醫之不長進也。

竊維初期建設之籌備。至少須有百萬元以上之資本。方不致有所顛蹶。其大藥廠中最需要者。為各種製藥機器器具。其他如藥劑師。化學室。冷藏室等。皆不可不備。以期製成精粹之中藥。推銷中外。外拒西藥之侵略。內副病家之願心。一舉兩得。善莫大焉。至其試辦地點。須在通商口岸。人文輻輳。交通利便之處。慎勿設於內地。蓋內地開化較遲。一般人士頭腦。猶多頑固。而且貨材之運需。尤感不便。此其所以不宜也。竊以今日最適當之地點。莫甚滬上。倘能於此試辦。則風聲所播。必能波及全國。此後各地將有相率倣傚者。諒讀者多能見及此矣。

第四章　藥品分類之詳析

第十二節　藥膏中分配之原料

改良煎劑之理論。與其方法。已詳於前章矣。雖未能闡發透闢。以饜閱者之心目。然其大略亦不過此。殊不必徒浪筆墨。多佔篇幅。惟我國藥材。無慮千有餘味。（未完）

□幸福園

□對口菌治虛病之荒謬（嘉生）

對口菌者。生於棺木中之物也。對死人之口而生。故以名之。其狀較常菌爲大。而無根蒂。世人者以之治癆症。然取之不易。因之價値昂貴。分許卽須五六元。服之者亦無特殊之效驗。噫，何世人之好奇也。服之既無效驗，何必取重價以取之。俗云。無毒不成菌。況對口菌尤爲菌中之最毒者。良由病瘟疫之人。死後毒氣蘊鬱。從口內上蒸。棺木腐爛而生。以毒物而治癆疾。猶謂對口菌乃得死人之精氣生成。死人而有精氣。何其荒謬絕倫。一至於此也。願病者勿受廣告之惑。而被圖利者所欺。則幸甚矣。

□醫學上之新發明（張宜）

□腹中男女胎兒之鑒別法

美國有米尼斯醫學博士者。近發明一種診斷胎兒性別法。如懷孕之婦女。欲知其將來所產之嬰孩。爲男或女。可於臨盆前三個月。應用此法。卽能預卜。據米博士語人。彼曾實驗多次。結果無一或爽。

其法以少許碘化鍶注射於腹中胎兒之四周。再以愛克斯光攝照。則此未出嬰孩之雛形。俱能畢露無遺。惟所現出之形象。甚難持久。約經二三小時。卽消退不可復見矣。

此法發明後。除上述作用外。對於醫學方面。亦大有匡助。因一經診斷。倘發現難產情事。便可設法預爲防範。以免意外。故一般醫學家。無不樂於採用云。

□投稿簡章

（一）投寄之稿。不論文言白話。長篇短篇。均所歡迎。惟內容須切合實用。空泛之作。幸勿見賜。

（二）經驗良方。以臨症心得。確屬屢試屢效者爲合格。

（三）凡驗方之轉錄他書者。須將出處注明。在作者可免抄襲掠美之弊。而讀者亦得由流溯源之益。

（四）凡陳陳相因。及在各報已登過之醫方。請勿再投。

（五）投寄之稿。望用墨筆繕寫清楚。並須自行圈斷。

（六）稿末請注明姓名及住址。以便通信。至揭載時如何署名。聽投稿者自定。

（七）投寄之稿。揭載與否。本館不能豫行聲明奉覆。原稿亦概不檢還。惟篇幅較長者。如未揭載。得因豫先聲明寄還原稿。

（八）投寄之稿。俟揭載後。分（甲）現金。（乙）書劵。（丙）本報。三種酬報。

（九）投稿揭載後。其酬報種類及數目。由本館酌定。不豫先函商。若投稿人欲自定者。請於寄稿時聲明。

（十）投寄之稿。經揭載後。其著作權歸本館所有。若本館尚未揭載。已先在他處發見者。恕不致酬。

（十一）投寄之稿。本館得酌量增删之。但投稿人不願他人增删者。可於投稿時豫先聲明。

（十二）投稿者請寄海三馬路雲南路轉角幸福報館編輯部收。

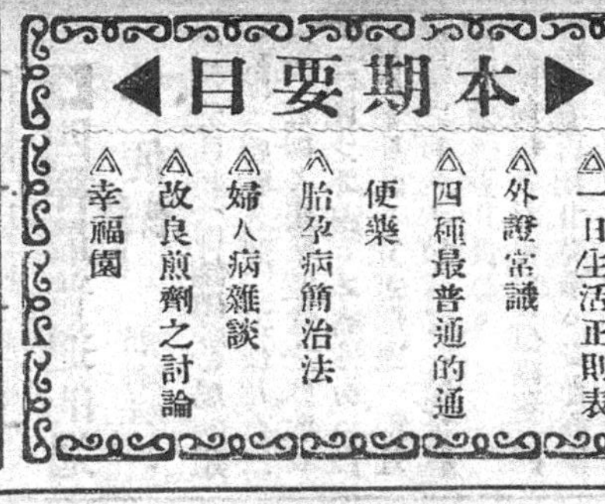

第三三三期
（民國二十年五月九日）
每份售洋二分
館址上海三馬路雲南路口

定報價目
每三日出一張。五個月一元。全年二元。寄費在內。本外埠一律。國外加倍。郵票代現。九五計值。

本期要目

△一日生活正則表
△外證常識
△四種最普通的通便藥
△胎孕病簡治法
△婦人病雜談
△改良煎劑之討論
△幸福園

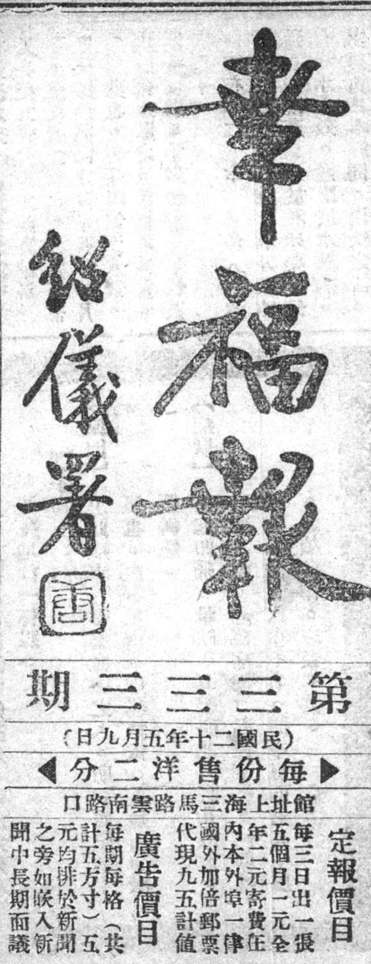

一日生活正則表

◻健康之路 ◻幸福之門

（鴻鼎）

大名頂頂的體育專家王思梅先生。想閱者早已聞得見得。王先生關於體育的著作極多。且都很有精采。對於人們的幸福有極大的貢獻。下面鴻鼎所介紹的一張。「一日生活正則表」。就是王先生著的『健康精言』內之一頁。諸君的每日生活。肯能照這表做去。鴻鼎可以擔保諸君都具有健康的體質。都得享壽百歲長壽。

上午五時三十分蘇醒。
五時四十五分起床。開窗。整理臥具。
六時洗面。刷牙。飲開水一大杯。
六時三十分至七時。行早晨健身體操。或練習戶外運動。與深呼吸。（天寒改行戶內運動。）
七時至七時十五分。溫水摩擦全身。與大便。
七時三十分整衣與休息。
七時四十分進早餐。
七時五十分至八時準備作業。
八時至十一時五十分。爲作業時間。
十二時進午餐。
下午十二時二十分洗面。漱口。刷牙。
十二時三十五分至一時十五分休息。或與同伴談笑。
一時十五分至一時三十分準備作業。
一時三十分至四時三十分爲作業時間。
四時三十分至五時三十分爲游戲時間。作各種戶外游戲運動。或郊外散步。
五時三十分沐浴。
六時進晚餐。
六時三十分洗面。漱口。刷牙。
六時四十五分休息。談笑。
七時至八時四十五分準備來日作事之秩序。（學生溫習功課）
八時四十五分至九時十分行寢前健身體操。
九時十分至二十分靜立自省。
九時二十分歸寢。

（完）

外證常識(五)

(姚夢石)

濾淨藥汁。入乳香沒藥(去油)血竭輕粉雄黃各五錢(研末)龍骨射香冰片各三分。煎四五沸用白棉紙三張。裁作四寸方式。逐方用線穿好。入於藥汁內。文火再煎數沸。從下翻上。使免粘滯鍋底。焦壞其紙。候藥汁乾取出。攤篩上(不時將紙番弄。取其易燥)陰乾收貯『用法』看勢大小裁定。以生薑水浸濕貼之。則不脫落。一日一易

「名稱」阿魏消痞膏

「效能」治一切痞塊

「藥品用量及製法」

阿魏二錢。琥珀元寸上片血竭各二分。乳香唇砂雄黃各一分。共研末。用蟾蜍一隻。剖開去肚雜。乘熱帶血。將藥鋪上。貼於塊上紮緊。

『用法』先以老薑擦塊處。貼後連出濁氣爲驗。

「名稱」生肌鳳雛膏

「效能」長肉收口

「藥品用量及製法」

雞蛋(煮熟去白用黃十餘個)。銅杓內熬油傾入盞內)油三錢。輕粉一錢。龍骨血竭乳香各五分。共攪勻。

(未完)

藥物學

四種最普通的通便藥

沈仲圭

(一)元明粉(卽鈉礦養)屬鹽類瀉藥。鹽類入腸。其作用有二(一)妨礙全腸吸收管之吸收。(二)鹽之本身。本含水分。故能稀釋堅糞。亢進腸動。而達瀉下之目的。故人謂「鹽能軟堅」者。蓋以此也。

元明粉係用朴硝(卽鎂礦養)同萊菔煮再用甘草煎。萊菔爲消化藥。甘草爲和緩藥。朴硝經此製煉。猛烈之性化爲和平。有通便之效。無傷正之弊。且朴硝之性。原屬鹹寒消滲攻下。兼而有之。故仲景於身熱便秘。腹滿譫語之陽明君症。用爲君藥也。每用四錢至八錢。空腹化水服之。治目赤停食。溫病便祕。常習便祕。熱性黃疸等。

(二)郁李仁　本草經治大腹水腫。面目四肢浮腫。利小便水道。和漢藥攷列於利尿藥。云有利水之效。適應於水腫病。其言蓋與本經同。通便之說。

胎孕病簡治法(二)

(尤學周)

【症狀】在妊後一月至二月後。現噁心。嘔吐。胸悶。等象。劇者不但每食卽吐。卽在空心飢餓時。胃中絲毫無物。亦嘔吐不休。以此點水不能下咽。因而虛弱。漸至困頓異常。神疲力乏。頭暈目眩。

【療法】輕者不必服藥。耐心靜養。久能自止。因感情之衝動。或受重大刺戟。亦能自愈。吐之劇者。須從事調理。半夏二錢。茯苓二二錢。生姜三片。先用伏龍肝五錢。打碎。置器中用水攪之。後靜置。取澄清之水煎藥。服之甚驗。或用半夏。陳及。茯苓。旋復花各二錢甘艸三分。姜皮六分。冲生地汁一杯服。

子癇

【原因】患此症者。多屬血虛之人。所謂血虛則生風也。血不足者。虛陽無依。上逆而冲激腦神經。

【症狀】初起頭痛。暈眩。耳鳴眼花。瞳孔散大。呼吸不舒。心窩痞硬。顏面潮紅。條卽抽搐。噴沫。人事不省。似中風而實非中風。連續發作。以致不救。(未完)

始於金之李杲。後人宗之。凡過老人便難。病後便秘。輒於方劑中加本品二三錢。以潤燥通腸。而利水消腫之作用。反湮沒不彰矣。

(三)蓖蔴子油　自蓖蔴子壓榨而得。乃油類瀉藥。味頗惡劣。宜和濃茶咖啡服之。其瀉下之藥理。牛屬蓖蔴酸之刺戟。牛屬油質之滑利。(合山道年治小兒蛔蟲。同薄荷油療赤利初起。張氏葯物講義曰。『愚治多日大便不通。徧服他葯。皆無效者。恆重用蓖蔴子油兩許。便遂通下。其人並不瞑眩』』觀此。可知本品實爲最優之緩下劑。而本草備要「一氣頗近巴豆。內服不可輕率」之言。實難輕信矣。

仲圭按巴豆油峻下。每服只能一滴。蓖蔴油緩下。每服可至八錢。二藥性質。適成反比。

(四)瀉葉(即旃那葉)　狀如小淡竹葉。色綠而微黃。沸水泡之。狀若濃厚之綠茶。功能興奮腸運動神經節。增加蠕行運動。每用五分。六小時後。卽得通調之軟便。其力蓋較大於大黃也。(大黃少用健胃。多用瀉下。)

(編者按)用元明粉須另沖。或一沸卽服。煮過則失其功效。郁李仁須去殼。油類最易惹胃。凡症兼嘔心反胃者。不特蓖蔴子油不可用。卽蔴仁。瓜蔞仁。亦宜審愼。(完)

□婦人病雜談

(楊志一)

□產後腹痛

羅姓婦。產後十餘日。因食生冷之物。致腹痛陣作。按之則稍舒。良以產後子宮空虛。寒氣客入。氣血凝聚。失於流通。不通則痛。爲治之道。以溫通氣機爲主。以氣爲血之帥。氣行則血亦行也。擬方如下。肉桂丸三分(吞)。抱茯神三錢。仙半夏二錢。大白芍錢半。台烏藥錢半。青陳皮各一錢。金鈴子二錢。製香附錢半。六神曲三錢。炙乳沒各八分。延胡索一錢。春砂殼八分。陳佛手八分。陳香櫞皮一錢。

(按)此方服二劑。腹痛卽止。以方中肉桂一味。有直祛子宮寒氣之殊功也。至於產後行房。而致腹痛者。治法與此相同。

□改良煎劑之討論(十三)

(楊贊民)

前章雖有具體的辦法。然製煉之時。固不能囫圇做去。必須有精密之觀察。酌其攸宜。何者宜於膏精。何者宜於末露。細爲分類。庶可施行無弊。某不敏。敢以鄙見作詳細之考驗。察其品性。條分縷析。以商於諸君之前。惟以經驗不多。難免有不適宜之處。倘望閱者加以糾正。使其得爲純粹之改良方法。幸甚。

我國之藥雖多。而常用者。不過二三百味。茲欲每味考察。將依据何種本草爲可。以余觀之。本草綱目太多。神農本草太少。折衷二者之間。本草備要善矣。爰據其所載藥品爲定規。

我國所有藥物之製造。用歸納方法概括之。其法有四。

(一)膏　(二)精　(三)末　(四)露

凡厚稠黏者爲膏。(倘能蒸去水分使稠黏如糊不易流動更妙)

凡藥之可歸於製膏者。必其氣濃。或味濃。或氣味俱濃。或滋潤多液之品。茲將藥中可膏者。詳列於左。

□滋潤補養類

黃芪　味甘厚氣分藥也宜於膏〇炙耆依法泡製後然後爲膏以下類推

甘草　味甘厚製膏最宜

人參　甘溫補氣之藥最宜製膏古人多有行之者矣

高麗參　亦曰東洋參氣味性質似人參但力較遜亦宜膏

太子參　氣味性質同人參宜製膏

黨參　甘平補養之藥宜膏

白朮　甘苦而溫氣分補藥古人多用以熬膏者可知其宜

蒼朮　甘苦溫氣味辛烈其性宜於製膏古人治濕氣身痛者以蒼朮煎膏點服是已開先例矣

玉竹　甘平補益之藥其性緩非多服不能見功故本草有熬膏良之說

黃精　甘平補益之品與玉竹功用相近亦長服之藥也故宜製膏

幸福園

論醫病當究病源

幸福社員（林兆瑩）

同一之症。治療不同。因人體質不同。而致病之源尤當三致意焉。友人於冬時病嗽。初服枇杏覆杏等不效延西醫診之。西醫診以聞症筒斷爲慢性氣管支炎療治一月而病依然。復往中醫診之。中醫云。係肺傷風。進以蘇葉桑葉覆杏竹茹川貝半夏等。一劑身發熱邪外出。漸次嗽減病愈。次兒頤照。生後五個月。因睡驚醒。後常洩瀉。日十餘次。初醫以爲感冒。次以爲食積。次以爲脾虛。歷四週症不見輕。亦不見劇。後細察病源。進以獨味白千紅花數次卽愈。病之治療。固有賴於醫之診斷。然細病源。與體驗服藥經過。則實有賴於調護之人也。

科學上之新發明

（茉莉）

紫外光線可治療毒氣病

轟動一時之科學上新發見物紫外光線。近據匈牙利一醫藥專家言。可以醫療一切中毒氣之病。伊曾以中毒之兒。及某姊妹二人因距煤爐過近而罹煤毒者。分別試驗。均顯著功效。茲述其經過如左。

姊妹二人既中煤毒。卽送醫院治療。醫士施以同樣之治療法。惟其一加用紫外光線。故其血液中之一氣化物降低甚速。故至午後卽神志淸爽。而其一之未用紫外光線者。則終日昏迷。直至午夜。始恢復。因中毒之事。無論有意無意。在日常生活上極易遭見。故英國某醫藥雜誌。曾著一社評。希望匈牙利醫藥專家之發明。將予該社以徹底之查驗、而另據一醫生言。苟查驗結果、而確爲有效者。則紫外光線之用途。將益見廣大。因近世汽車日增。用汽油者亦日夥。此外如煤氣燈煤氣爐等。均爲日常生活所必需。中毒事件。亦時有所聞。則以後無論大小醫院。均須備紫外光線。以爲救急之用。今所希望者。卽醫藥審查會及各大醫院。能謹審研究。如確有效驗。自爲當世醫士所歡迎云。

問病簡章

（甲）定戶

凡幸福報定戶。欲來函問病者。須將本館所發之問病紙。塡明寄下。如問病紙已遺失或用去。須再向本館購買。『此種問病紙。每張實售大洋一元。定戶半價。祇收半元。』否則。隨問病函附郵票五角。亦可通融。空函恕不答覆。

（乙）社員

凡康健保障社社員。欲來函問病者。須將本社所給之社證。隨同問病函一并寄下。『此證答病時仍寄還』如第一次已問過。而欲再問病者。亦須附郵票五角。『社證仍須附寄』以示限制。否則。亦不答覆。

（丙）讀者

凡非定戶與社員。而欲來函問病者。一律須附郵票一元。覆診亦然。否則不覆。

（丁）膏丸方

膏丸方每張四元。隔日取件。『郵寄亦可』如係定戶或社員。均作半價。祇收二元。『定戶須將定單號碼示知。社員須將社証附寄。』否則概收四元。

（戊）附告

（一）問病者須將「起病原因」「經過情形」「現在病狀」「二便如何」「服過何藥」等等。詳細示知。若來函不詳而草草者不答。

（二）病勢危急。本館答覆緩不濟急者。不答。

（三）凡問詢題目中。本館有不能解答者。或登報徵求。或原函寄還。

（四）凡欲在報上披露者。遲速不能一定。

（五）凡事涉離奇。跡近荒誕。怪方僻藥。概不在問答之列。

上海幸福報館
康健保障社同啓

本報特聘羅家衡律師爲法律顧問

幸福三日刊

中華郵政特准掛號認爲新聞紙類

幸福報

紹儀署

第三三四期

（民國二十年五月十二日）

◀每份售洋二分▶

館址上海三馬路雲南路口

定報價目 每三日出一張 五個月一元全 年二元寄費在 內本外埠一律 國外加倍郵票 代現九五計值

廣告價目 每期每格（共 計五方寸）五 元均排於新聞 之旁如欲排入新 聞中長期面議

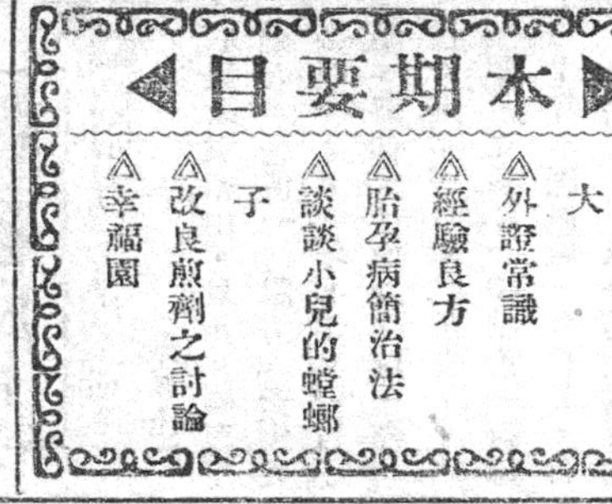
◀本期要目▶
△冷水浴功效之偉大
△外證常識
△經驗良方
△胎孕病簡治法
△談談小兒的螳螂子
△改良煎劑之討論
△幸福園

內科 小兒科 專家尤學周醫士診例

【時間】上午九時至十二時。下午二時後出診。

【診金】門診一元。出診四元。膏方四元。丸方四元。通函論症二元。通函處方一元。郵費自理。

【診所】上海盆湯弄橋北北山西路泰安里第四弄五十八號

冷水浴功效之偉大

（林兆鎣）

可以免感冒

可以治遺精

可以悅精神

冷水刺激神經。使人皮膚增加抵抗力。不易感受風邪。故易受感冒者。常以冷水洗面。則病患可免。患凍瘡者。常以冷水擦患處。使之發熱而後止。則該處可免再發。患遺精者。以冷水貫注脊骨。及生殖器。病可漸減。以冷水注頭面。能令精神快爽。功用之大。效驗之宏。迥非藥力所及。然行之不得其法。亦屬有害。當出汗時。與運動後。均不可施行冷水浴。浴冷水者。須身無疾病。先以冷水浴於身之一部。使體覺寒冷。毛管收縮。後漸次及於他部。是爲至要。

（按）於此可見事之有利者必有弊。此中得失。全在於人之善用與否。醫者之用藥。亦猶是也。用得其當。足以立起沉疴。用失其宜。危害立見。幸世之病家。讀斯文而知所戒也。至於冷水浴之功效雖大。然宜於體强者。而不適於體弱者。否則。不但無益。反而有害。且我國人往往因體質習慣之不同。亦不宜驟用冷水。初起宜用溫水。漸漸將溫度減低。庶能無礙於身體。未識讀者以爲何如。

外證常識(六)

(姚夢石)

『用法』每日早午晚。用鷄翎毛蘸塗患處。蓋膏避風。深者半月完功。

「名稱」潤肌膏

「效能」治白屑風。血風症

「藥品」歸身黃古各五錢。紫艸一錢。香油二兩。奶酥油四兩。將歸身紫艸入油浸二日。文火熬焦去渣。加黃占溶化。沸透傾盌內。不時執柳枝攪之。候冷凝膏。

『用法』或搽或貼

「名稱」九香膏

「效能」治一切無名腫毒。初起可消。已成能托膿外達

「藥物用量及製法」

白芨白蘞白芷甘松山柰阿魏各五兩。乳香沒藥各七兩。各研末和勻。用清涼膏八兩。調和成膏。

『用法』攤貼

「名稱」清涼膏

「效能」遮風護肉。爲摻藥之用

「藥物用量及製法」

鉛粉四兩。菜油一斤。先將菜油熬老。再入鉛粉攪勻。滴水成珠

『用法』嫩油紙攤之

「名稱」琥珀膏

「效能」治諸般濕毒。而髮際症尤效

(未完)

經驗良方

洗眼方(錄池北偶談)

(戴佩玉)

右通政袁密山。景星。廣西平樂人。嘗傳一洗眼方。云宋元豐間。某太守年七十。雙目不明。遇仙人傳此方。洗一年。目力如童子。錄之於左。

每歲立冬日。採桑葉一百二十片。懸風處。令自乾。每月用十片。水一碗於砂罐內煎至八分。去渣。溫洗。每日洗眼。忌葷酒。

治瘧疾方(錄庸閒齋筆記)

咸豐甲寅。先大夫七十二歲。患瘧甚劇。諸醫束手。蘇州馮雨峯太守傳一方。用燕窩三錢。冰糖三錢。先一日燉起。至次日瘧作之前一箇時辰。加生薑三片。滾三次。將薑取出。服之。倘胃不能納。即止啜其湯亦可。一劑不愈。則再。至

胎孕病簡治法(三)

(尤學周)

【療法】青鉛一斤。化烊。傾盆水內撈起。再烊再傾。三次。取水。煎生地八錢天冬石斛各三錢。甘艸。菖蒲各八分。溫服。脈數者。當歸一錢。川芎三分。茯神。鈎籐各三錢煎服。磨羚羊二分。另吞。

子嗽

【原因】外因由於感冒風寒。內因由胎氣上逆。衝激肺部所致。

【症狀】頻頻咳嗽。胎動不安。甚則喘不能臥。間或墮胎。

【療法】由於感冒者。帶葉蘇梗二錢。荊芥。陳皮各一錢。由於內因者。桑白皮。川貝母。黃芩各二錢煎服。不效 。加六味丸三錢(包)同煎。

子淋

【原因】膀胱虛熱。失其約束之力。

【症狀】小便頻數而少

【療法】茯苓。麥冬。各二錢。木通八分煎服。或用車前子三錢。麥冬錢半同煎服。亦佳。

介紹衛生方法　幸福三日刊　指導健康途徑

三劑無不愈者矣。此方得之薊山因校官王君。年八十。病瘡。服此而痊。其後試人屢驗。云云。余因遵方進之。先大夫一服即愈。二十年來。以之傳人。奏效甚衆。尤宜於老人。及久瘡不痊者。其方平淡無奇。而應驗若是。可謂奇矣。

治疿方（錄庸閒齋筆記）

夏日生疿。以蚌粉等撲之無效。惟以隔夜之熱湯水滌之，即瘥。

疿同痱。俗呼痱子。熱瘡也。小兒多患之。

治疝氣方（錄庸閒齋筆記）

疝氣病用薏苡仁。以東向壁土炒黃色。然後水煑爛。入砂盆內。研成膏。每用無灰酒調下二錢。即消。

（却酬）

談談小孩的螳螂子（續三二六期）

呂達華

膏藥第二方

寸香一分　冰片五分

黃柏末一錢　青黛五分　黃連末五分

吾人不論老幼。倘初生時未將第一方照行。適覺口噤。及兩腮部腫硬而痛。防成螳螂子者。可用紅布膏兩張。將右藥研極細。極勻。放於膏中間。貼腮部硬痛處。即消。如不是螳螂子。此部腫硬而痛者。亦可貼之。因此方善於消散也。

內服第三方

如貼膏數日。仍不見退者。須服第三方一二帖。定效。此方善散火毒。並能祛風清熱。不傷脾胃。幸勿輕視。最好貼膏藥時。隨服此方一帖。其效較更速。

薄荷八分　淨連翹三錢　生草六分

荊芥一錢　京赤芍　銀花二錢

防風一錢　歸尾

如大便不爽加元明粉二錢

（完）

改良煎劑之討論（十四）

（楊贊民）

狗脊　苦甘而溫善除寒本草謂熬膏良

霍石斛　甘淡平補惟石生之草體瘦少汁味淡難出故雷斆謂必須熬膏用之爲良

五味子　酸溫其味最厚故本草謂熬膏良

天門冬　苦甘而寒其質肥大明潤本草有二冬俱宜膏之說

麥門冬　甘平而凉氣性功用與天冬相近

百部　苦甘微溫與天冬同類宜製膏

當歸　甘辛苦而溫氣味俱厚且質潤製膏最宜

熟地　甘而微溫其味最濃厚且潤而多液製膏最宜

何首烏　甘苦而溫滋補藥也宜爲膏○按補品之性溫者多宜爲膏

續斷　苦辛而溫亦補膏藥也宜爲膏

骨碎補　苦而溫亦補藥也宜爲膏

肉蓯蓉　甘酸鹹溫長大如臂滋補之藥宜爲膏

瑣陽　甘溫功用同於蓯蓉宜製膏

巴戟天　甘辛而溫滋補藥也宜膏

淫羊藿　辛香甘溫滋補葯也宜膏

菟絲子　甘辛和平滋補之藥子中脂膏最足製膏甚宜

覆盆子　甘酸微溫滋補之葯古方治肺氣虛寒者用此爲膏有先例在也

蒺藜子　苦溫滋補之藥宜膏

旱蓮草　甘鹹滋養之藥服食宜多故本草謂熬膏良

冬蟲夏草　甘平補養之藥宜膏

枸杞　甘平質潤而液多兒宜於重用之藥製膏爲宜

山茱萸　辛溫酸澀滋補之藥以味勝宜於製膏

酸棗仁　甘酸味濃而質潤宜於膏

杜仲　甘辛微溫滋補之藥宜膏

女貞子　甘苦而平平補之藥宜於重用須製膏

幸福園

一產六孩考（繡君）

八事攈摭。久未塗抹。頃閱本林子予君述一胎產六孩事。使余好奇心不能自已。紹城西郭門外。非遼遠也。好事者如實地調査。未嘗不可朝發夕至。產者爲馬姓婦。又非爲有子虛者比。懷孕近廿月不奇。莫奇於臨蓐逾日。而仍能飲食如恆也。從古一產三子。史不絕書。爲民上者。間有衣帛廩食之賜。今馬姓婦產子倍之。未知當道亦賜予否也。余愛嗜博奇。通志暨府州縣志之寓目者。不在少數。似此一產六孩事。實屬罕聞。遠討遐搜。祇有明史五行志。載成化二十一年嘉善民鄒亮妻。初乳生三子。再乳生四子。三乳生六子。是與馬姓婦後先媲美。外此則畿輔通志。載萬曆二年。肥鄉民婦一產六子。民婦何姓。莫得而考也。余於采摭之餘。頗病闕略。雖志書較委巷流傳者。終有依據。然考据家遇此種怪怪奇奇之事。不惜窮源遡委。爬梳鈎索者。恐蹈鑿空杜撰之失耳。尤奇者。馬姓婦所產六子。俱肥皙可愛。不似畿輔通志。載嘉靖六年。河間民陳氏。一孕七女者不立。循是以觀。又何待試啼聲而始知爲英物乎。

本報特聘羅家衡律師爲法律顧問　　幸福三日刊　　中華郵政特准掛號認爲新聞紙類

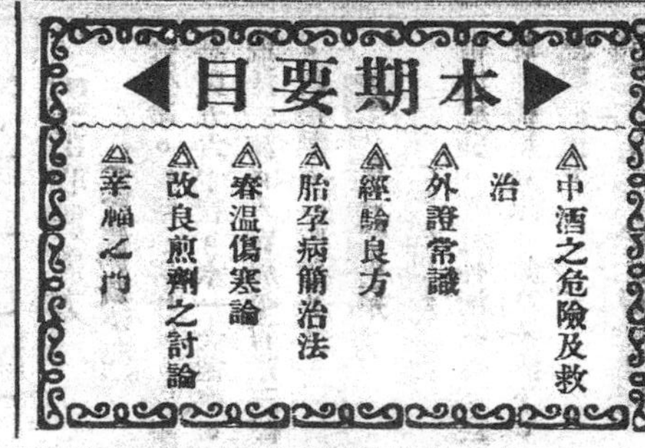

第三三五期
（民國二十年五月十五日）
每份售洋二分
館址上海三馬路雲南路口

本期要目

中酒之危險及救治

謹

禹惡旨酒。古訓垂昭。顧人們之嗜酒。實繁有徒。蓋酒之一物。具有興奮之力。未飲之前。心意頹唐。雖笙簧盈耳。似亦不足引起其興感。一經痛飲。便覺慮盡愁銷。恍惚天下之大。無一不是樂觀。然則酒之爲用。豈不大哉。詎知人之於酒。各有其量。苟逾其量。則其必爲醉漢也無疑。泰西各國之市街上。恆有拘留醉漢之事。此因既爲醉漢。神志往往昏亂。毆人罵人之把戲。悉一一演出。抑市街車輛之來去。至爲擁擠。醉漢神志昏亂。不及避讓。而置身車輛之下。徒爲寃鬼。上海租界之巡捕。亦恆注意醉漢之行走。倫敦紐約。禁酒綦嚴。醉漢不僅須受拘留。且須被科罰金。法至良。意至美也。

醉漢之爲醉漢。不過飲酒逾量耳。若醉漢之使酒風時。尤爲危險。即絕對不能宣布之事。彼亦不自檢討而宣布之。傾家喪身。莫不繫之。

一飲而醉。猶可醒也。最危險者。莫如一醉而暴死。一醉暴死。謂之中酒。此蓋由於酒之刺戟太甚。以致血脈行走及呼吸頓告中止之故。人各有志。豈願死於非命乎。中酒而死。是亦死於非命者矣。孟子誡人不立於巖牆之下者。乃恐死於非命。然則飲酒遣興。未嘗不可偶而爲之。設或耽迷其間或冒充宏量。一醉而中酒以致於死豈不大可悲歟。曩者。吾家張年宴。迎程某以猜拳。程某固一宏量者耳。第飲之太過。幾遭醉死。幸當時救治有方。得以保全性命。而其病。竟綿延床第者三閱月也。

既中酒矣。應用何種方法以救治之耶。依普通方法。不外灌注醬醋湯及雪梨汁。特醋醬湯與雪梨汁。只得救治中酒之輕者。若夫中酒已深。則須另用其他方法。祇其血脈行動呼吸尚未中止時。即宜冷罩其頭部。不如是。則腦經刺戟越深。血行呼吸越速於中止。除爲冷罩頭部後。則更須注意兩項如下之手續。第一。利用清洗胃腸劑清洗其胃腸。第二利用注射强心劑維持其心力。二者相繼行之。或易爲效。中酒者。不但腦經被極深之刺戟。即其五臟內部。亦受傷極大。若以生豆腐置中酒者之下腹。豆腐能煮熟。以手探之。如出自釜中然。其內部之受傷與否。可以不言而喻。倘中酒者呼吸將至中止時。尤須利用人工呼吸法。否則呼吸中止。救治殊難。年來上海市上酒肆。置道德於不講。夾攙火酒。以圖厚利。此種酒之不宜飲也。亦不言而喻。飲之時。即覺頭暈目眩。苟逾其量。勢必至於中酒。年前疊經官廳查禁。迄未有何大效。頗望市政府公安局衛生局切實查禁。以重人命。與其謀畫救治於既然。何如防患於未然耶。

□外證常識（七）

（姚夢石）

（藥物用量及製法）

定粉一兩血餘八錢硇砂七錢輕粉四錢花椒十四粒琥珀五分黃占四兩麻油十二兩用麻油熬數沸。下血餘花椒。候枯去渣。再將各藥末。緩緩添入成膏

【用法】攤貼

【名稱】千捶玉紅膏

【效能】治夏季尋常小癤

（藥物用量及製法）

松香（研）一觔牡蠣（煆研）柏油硇砂白占（熬化）各二兩蓖蔴肉六錢將藥末放石鉢內同擣。絡續添下。和均成膏

【用法】攤貼

（二）圍敷

凡人之一身。七情六慾之伏火。風寒暑濕之留邪。飲食痰涎之積毒。身無所病。皆散處退藏。氣血一聚。則諸邪四面皆會。大者成癰疽。小者成瘡癤。其瘡癤治之較易。而癰疽根盤脹大。惟圍葯能截之。使不併合。則周身之火毒不至矣。夫腫瘍初起。有如塊形者。貼退消膏藥。若漫腫無頭。根脚難辨者。薄貼亦無所用。惟圍藥能束之。

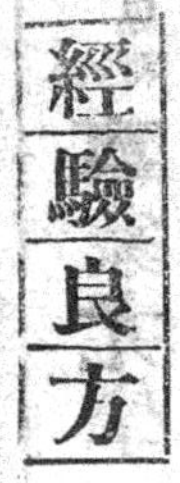

經驗良方

□治心脾痛方

（錄庸閒齋筆記）

食生冷。每致心脾作痛。以陳茱萸五六十粒。水一大盞煎。取汁去滓。入官局平胃散三錢。再煎熱。一服即止。

□治腎虛腰痛方

（錄庸閒齋筆記）

腎虛腰痛。用杜仲酒浸透。炙乾。擣羅為末。無灰酒調下。三服而愈。

□儷玉室驗方叢錄

（戴佩玉）

□沈嫗傳方

單方之佳者。不必出自方書。往往有鄉曲相傳。以之治病。應手取效者。吳江沈嫗。服役余家。會傳數方。試之皆效。備錄之。

□痔瘡　用皮硝煎湯。乘熱薰洗。此方治熱毒。皆效。

□小兒雪口瘡　馬蘭頭汁擦之

□胎孕病簡治法（四）

（尤學周）

□子腫

【原因】此症多發於懷孕後七八月。胎兒漸大壓其下肢絡脈。血液壅滯。水溢於外。此乃極平常之事。無足驚異。

【症狀】兩腿發腫。至晚益劇。夜寢以後。壓力減低。血得暢流。至次日清晨。其腫自消。起身以後。始漸漸復腫。如寢後不自消。上肢與面部及胸背。亦發水腫者。乃腎病。或血中水分太多故也。

【療法】兩腿發腫。清晨自消者。不必服藥。全身水腫用生薑皮一錢。炒穀芽四錢。肉桂四分。雲苓二錢。懷山藥四錢煎服。

□乳泣

【原因】氣虛血弱。不能統攝。

【症狀】有孕在腹。乳自流出。婦人有孕。月經停止。其血轉以養胎。產後。又化為乳。孕娠有乳。則內血不足以養胎。胎兒先天不足。生多不育。

【療法】多服八珍湯。（參。苓。朮。艸。地。芎。歸。芍。）或用黨參五錢。當歸三錢。川芎錢半。常服。

介紹衛生方法　幸福三日刊　指導健康途徑

□眼癬　大盌幕布。以晚米糠舀布。燃糠。有汁滴盌。取抹患處。

□瘡方

餘姚吳蓉峯學博麟書。患膿窩瘡。醫久不痊。後有相識遺一方。云得自名醫。爲療瘡第一良藥。如法治之。果瘉。余於庚戌年。患此甚劇。亦以此方得痊。茲錄於左。

廚房倒挂灰塵三錢鍛伏地氣松香一錢　茴香一錢　花椒一錢　硫黃鍛一錢　癩蝦蟆一錢枯礬一錢　蒼朮一錢　白芷一錢　砯砂一錢

右藥共研細末。用雞子一箇。中挖一小孔。灌藥其中。紙封固口。置幽火中燉熟。輕去其殼。存衣。再用生猪油和藥搗爛。葛布包之。時擦痒處。

□春溫傷寒論

汪壽成

人生于宇宙之間。日出而作。日沒而息。是以爲常。此養身之道也。使有病魔。何敢來侵。可保康健。無庸慮矣。雖然天有四時行氣。當是時也。人自亦不知難免。外感六淫之邪。或內傷七情六鬱。喜怒不節。寒著失常。於是疾病由此叢生矣。而病之多。莫如溫病。內經云。冬不藏精。春必病溫。故素問首章。上古天眞論。即言男女陰精。所以生。所以長。所以枯之理。使人了悟。得養生之道。示人春養生。以爲夏奉長之地。夏養長以爲秋奉收之地。秋養收以爲冬奉藏之地。而藏精二字。不特專重房勞說。凡一切人事。能動搖其精者。皆是也。夫精者身之本也。故藏於精者。春不病溫。譬如國內兵力實厚。外人安敢來侵。內腎充足。外邪無以乘隙而入。因此藏精者。一切病患可却之。豈獨溫病爲然哉。

（未完）

□改良煎劑之討論（十五）

（楊贊民）

桑寄生　苦甘而平專翕大生膏治殞胎必三月肝虛而熱者加入桑寄生爲膏可知其宜於製膏也

桑椹　甘涼滋補之品古人皆製膏用之

石南葉　辛苦然亦屬補品宜膏

金櫻子　酸濇以味勝亦補品也宜膏然其用在濇須於未全熟時採以製膏若極其熟則味純甘而全失其本性之功用矣

南燭　苦酸濇而平服食滋補之品以味勝宜膏

合歡皮　甘平滋補之品製膏爲良

南棗　甘溫以味勝宜膏

龍眼肉　甘溫滋補之藥其味最濃宜爲膏

蓮子　甘涼而濇製膏宜提汁亦可

芡實　甘而濇與蓮子性質功效相同宜製膏

胡麻　甘平滑潤製膏甚宜

山藥　甘甘平補養藥也用同芡實亦宜膏

虎骨　味辛微熱去風定痛之品老人兩補，宜須製膏或膠用之

龜板　甘平至陰其性重濁宜製膏

鱉甲　鹹平重濁之品宜膏

牡蠣　鹹濇微寒以味勝宜膏

桑螵蛸　甘鹹滋補之藥其味濃厚宜於製膏

紫河車　甘鹹而溫血肉補養之品製膏爲宜

白蠟　甘溫蠟本爲膏質之凝者用時化軟極爲容易惟呑嚥不便余謂須製爲薄而小之形務使其如蠟紙之易消化爲妥。以上屬補養類

使君子　甘溫其質油潤宜於膏

榧實　甘濇而潤其性質功用如使君子故亦宜膏

郁李仁　辛苦而甘性降而質潤宜爲膏

海松子　甘溫而潤多脂之物宜膏

柿乾　甘平性濇而潤肺宜於製膏

柏子仁　辛甘而潤其氣清香含有滋養之性宜服膏

枳椇子　甘平而潤宜製膏

火麻仁　甘平滑潤其用在多含脂肪質宜提製之〇以上屬滋潤類

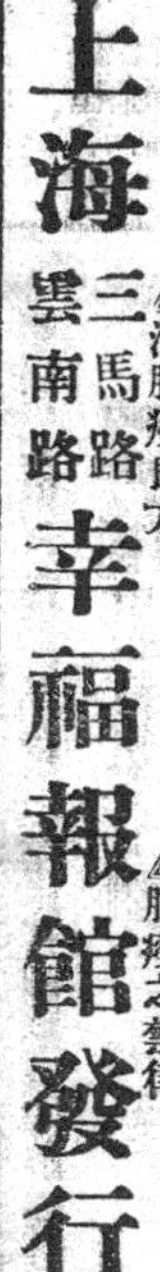

主持者有學識經驗及人格　又名社會醫藥常識報　務求出版信用有切實保證

□幸福之門

□失眠——頭眩（杭州陳聊生問）

經過。余十八歲前。身心俱甚健康。是歲春。偶犯手淫。後屢犯之。十九歲。仍犯手淫。春患咳嗽頗劇。痰亦多。體倦喜臥。至夏加重。彙右胸乳部內側肋骨隆起。內作劇痛。咳嗽時更甚。痰多而結紅塊。服中藥多。而病減輕。痛亦少減。右胸部仍隆起。二十七歲秋在襄樊作戰。患大便血。且不順。偶飲酒。腹（臍下）輒絞痛。服中西藥瀉之。元氣大傷。病月餘始好。而肛門繼之腫痛。坐則更甚。總之。犯手淫近九年雖各部多病而不死亡者。先天實健也。今春雖戒絕。而百病已生奈何。

【現狀】失眠。頭昏痛。視力弱。面色焦黃。皮膚粗。右胸乳部內側肋骨微隆起。勞或煩悶時。內覺微痛。痰多結塊。早晨爲最。大便帶血。過勞則加利害。行路較遠。肛門即有似血液水流出。但從來未曾遺精一次。消化力尚可。體不瘦。善愁。（失眠病一種原因）答案見下期本報

楊志一著　吐血與肺癆　再版出書

讀此書後　可使未病者知所預防◉◉已病者脫離苦海　可使疑似者渙然冰釋◉◉研究者如幽得燭

本書由楊志一醫士撰述。內容豐富。論列精詳。字字皆從經驗中得來。同時附入肺癆吐血特效方十數張。尤爲可貴。故自出版後。風行遐邇、有口皆碑。挽危亡於無形中者。不知凡幾。茲者再版出書。每冊特價大洋四角。郵票通用。寄費七分。特將要目舉列於下。

全書要目一斑

第一章　吐血門

△吐血之診斷　△吐血之原因　△吐血之證象　△吐血之治療　△吐血之攝生　△止血經驗方　△吐血急救法　△血症精警語　△肝火吐血　△陰虛吐血　△陽虛吐血　△嗜酒與血症　△經閉與吐血

第二章　咯血門

△咯血與咳血　△咯血之診斷　△咯血之原因　△咯血之治療　△咯血與肺癆　△血症調治方

第三章　肺癆門

△肺癆之原因　△肺癆之診斷　△藥物療法　△休養療法　△食養療法　△空氣療法　△日光療法　△肺癆之特徵　△肺癆之寒熱　△肺癆之危證　△治癆與補肺　△遺精與肺癆　△咳嗽與肺癆　△吐血與肺癆　△三期肺癆　△肺癆特效藥　△治肺癆良方

△中西醫治癆之討論　△葛可久肺癆神方

第四章　特種肺癆門

△肺痿治療法　△肺癰治療法　△瘰癧治療法　△乾血癆療法　△傳尸癆療法　△縮骨肺癆　△九星肺癆　△魄消肺癆　△魄風肺癆

第五章　附載門

△避免遺精法　△少年夢遺方　△肺癆驗痰法　△除癆療蟲方　△肺癰辨別法　△應用各方考　△肺癆之禁律

上海三馬路雲南路幸福報館發行

（三八〇）

本報特聘經家衡律師為法律顧問　幸福二日刊　華政准號為聞類

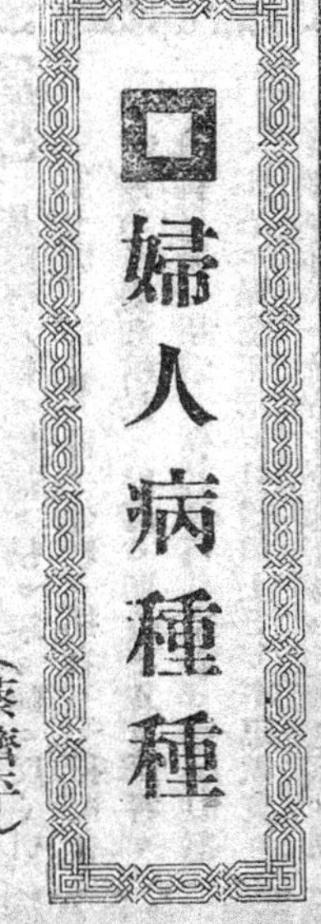

幸福報

鉛儀署

第三三六期
（民國二十年五月十八日）
每份售洋二分
館址上海三馬路雲南路口

定報價目
每三日一出一張。五個月一元。全年二元。寄費在內。本外埠一律。國外加倍。郵票代現。九五計值。

廣告價目
每期每格（共計五方寸）五元。均排於新聞之旁。如嵌入新聞中。長期面議。

◀本期要目▶

口婦人病種種

（蔡濟平）

口經水不調　大凡月經或先或後。或一月數行。或數月一行。或淋瀝不止。或斷續無常。都謂之不調。照普通的看法。先期而至。血色紫黑濃厚。甚至凝結成塊。是血分過熱。可用生地。丹參。赤芍。黃芩。黃連。丹皮。香附。延胡之類調治。後期而至。血色晦黯淡薄。甚至如水如痰。是血分虛寒。可用當歸。川芎。陳皮。半夏。蘄艾。黨參之類調治。這是辨寒熱虛實的大法。此外一月數行。數日一行。淋瀝不止。斷續無常。也當辨虛實寒熱的偏勝。果能認明血質。審察真確。醫治自可不誤。

口赤白帶下　婦女帶下。與男子遺濁。其源相同。皆出於精道。非出於溺道。白帶如白濁。赤帶如赤濁。此外尚有色青。色黃。色黑之辨。病各不同。治亦小異。究其來因。有責在濕熱下流者。有責在脾腎虧陷不能收攝者。有責在情慾所傷者。不能一概而論。大約濕熱下流之病。必兼痰濁。可用黃柏。陳皮。半夏。茯苓。蒼朮。川芎。牛膝。甘草。等品。脾腎虧陷之病。可用當歸。白芍。阿膠。熟地。續斷。牡蠣。山萸等品。至於情慾所傷。則當先節情慾。再辨虛實而治之。

口臨經腹痛　要看痛在經前經後。可以揉按與否。若經尚未行。腹中先痛。自是氣血凝滯。經行則痛止。也要辨明經水的顏色。（如上所說）纔知道他是何種的凝滯。可以參照經水不調的治法。再加行氣藥品。若痛在既行之後。或血愈多而愈痛。用手揉按。其痛稍減。這分明是氣血虛寒。當用四物八珍湯。十全大補湯等類補之。

內科
小兒科

專家尤學周醫士診例

【時間】上午九時至十二時。下午二時後出診。

【診金】門診一元。出診四元。膏方四元。丸方四元。通函論症二元。通函處方一元。郵費自理。

【診所】上海盆湯弄橋北北山西路泰安里第四弄五十八號

■外證常識(八)

姚夢石

輕者可消散。毒已聚者亦得使瘡形縮小而頂高。易膿易潰。故外治中之圍藥。較之他藥尤重。不但初起爲然。卽成膿收口。始終賴之。一日不可缺也。又有極輕之毒。往往至於散越。而不可收拾者。非圍藥莫濟。至於圍藥之方。甚夥。大抵以消痰拔毒。束肌收火爲主要。而寒熱攻提。和平猛厲。悉當隨症去取。未可拘泥也。

【名稱】束毒圍

【效能】治癰瘍發於陽分。盤硬外疼。色紅漫腫者。

(藥品用量及製法)

白芨文蛤各三兩。生軍玉精炭(卽蝘蜓灰)各四兩。生半夏白斂各二兩。百草霜艸烏生南星礬紅陳小粉各一兩。熊膽一錢。共研細末以廣膠化烊。鮮芙蓉葉搗絞汁。醋量和。揭成錠晒乾。

【用法】以醋磨濃塗四圍。洗淨再塗。

【名稱】一宿消。

【效能】同上

(藥品用量及製法)

製乳香沒藥生半夏雄黃五倍子生南星木芙蓉葉各二兩。生湘黃三兩。元寸一分。共乳細入蝦蟆皮一張收燥。

【用法】醋調

(未完)

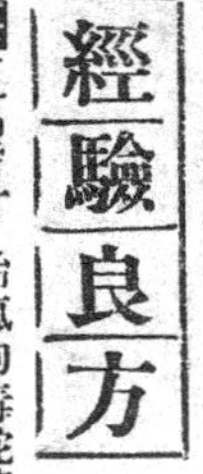

經驗良方

■五聖丹　治瘋狗毒蛇咬神效。

瘋狗毒蛇齩人者多死。方書雖有治法。不甚著效。惟蘄山韓氏所傳五聖丹。獲效如神。救人不可勝數。韓氏惟製藥施送。祕不傳人。鄭拙言司鐸開化。從其同寅汪睦齋。學博世鈴處。得此方見示。汪喜錄單方製良藥施人。此方得之於其至戚。乃自韓氏竊得者。汪按方製藥以拯人。無不應手取效。因錄之。以廣其傳。

上號當門子一錢　梅花冰片一錢　火硝三分　上號腰面雄黃一錢　九製爐甘石一錢

右藥共研細末。男左女右。用竹挖耳點近鼻處大眼角七次。隔一日再點七次。再隔一日。又點七次。雖重傷者自愈。若犬齩至二十日外者不治。若用藥後。誤喫辛肉發物。用藥再

■小兒百病簡治法

兒科專家尤學周

■驚風

【原因】驚風卽腦膜炎。惟前述之腦膜炎。有流行性。能傳染。驚風則不易傳染。流行之腦膜炎。皆風火急症。本症雖屬熱性。則有急慢二種。急驚爲實熱。慢驚爲虛熱。其熱波及於腦。則驚風生焉。間亦有受墜地打撲之震動而起者。

【症狀】是症有八候。卽搐。搦。掣。顫。反。引。竄。視。搐者。兩手伸縮。搦者。十指開合。掣者。勢如相撲。顫者。頭偏不正。反者。身仰向後。引者。臂若開弓。竄者。直視似怒。視者。睛露不活。且體溫上升。不思飲食。現昏睡狀。一如流行性腦膜炎。急驚慢驚。亦大略相同。惟急驚起於倉卒。與慢驚之漸漸變生者有不同耳。

【療法】急驚用牛黃散(牛黃五錢。天竺黃。硃砂。麝香。各一錢。鈎尖。蠍尾各一錢。研末。)服一字。水下。或於七月內預取青蒿節內蟲。入硃砂麝香爲丸。臨用加片腦。每服三分。慢驚用理中湯方。人參。白朮。乾姜(炮)各等。炙甘草減半。爲末。每服二錢。水一盞。姜三片。棗一枚煎服。

介紹衛生方法　幸福三日刊　指導康健途徑

治。遲至二十日外者亦不治。宜忌羊肉發物。四十九日。兼治痧症悶死時疫傷寒瘟發不出者。亦用此藥點眼角。男左女右。　以上均錄冷廬雜識

▣目疾祕方　（鄒保玉）

目中初起星。用白蒺藜三錢。水煎洗之。日四五次。星即退。此方極神效。　錄石室祕籙

▣刀傷神效方　（戴鳴珮）

頂上化龍骨五錢　皮田七三錢
如香五錢　廣丹四錢　頂上珠茂一兩　末藥五錢　珠砂四錢
頭梅一錢　化石羔一兩五錢
象皮一兩一錢

右藥共研細末。敷患處。倘已潰。用菜油棉花沁貼。奏效如神。

▣傷風不藥療法

臨睡時。熱水洗脚。四五次即愈。屢試屢效。　（却酬）

▣春溫傷寒論（續）　汪薔成

金匱云。若五藏元眞通暢。人即安和是也。其理明矣。至其何以斷爲伏氣。當須脉之。若脈微弱者。當喉中痛似傷。非喉痺也。病人云。實咽中痛雖爾。今復欲下利。足以證矣。蓋其脈微弱。可知其邪雖化熱。未離少陰。而致喉痛。因循經絡脈而上灼。却非外邪入內。是內熱欲出喉痛也。若春時外感風邪。脈浮而弦數。先見發熱惡寒。外證。今脈微弱。則非外感。而反喉痛。則確知內發之伏熱。伏熱上行。不得外散。勢必又從下走。故咽中痛。雖亦有兼外感者。審其脈證。可以照此辨之。若少陰病二三日。咽痛者。可與甘草湯。不差者與桔梗湯。此係仲景以緩法治之。而用藥之法。須隨病證而用之。不可墨守右方。不知靈活。所謂用藥如用兵。豈可一概而論乎。　（完）

▣改良煎劑之討論（十六）　（楊贊民）

▣斂濇退熱類

款冬花　辛溫開豁潤肺宜爲膏提精亦可

紫菀　辛苦而溫其性滑下宜於膏提精亦可

旋覆花　苦辛而鹹以味勝故宜膏

夏枯草　辛苦微寒本較宜於提精之品惟此藥常爲人所重用故須製膏

生地　甘苦大寒惟滋潤多液之藥宜爲膏然提精亦可

白微　苦鹹而寒狀似白前惟此入血而白前則入氣且其味較勝故宜膏

黃芩　苦寒以味勝宜於膏

黃連　大苦大寒純以味勝宜於膏

胡黃連　苦寒以味勝宜於膏

苦參　大苦大寒以味勝宜於膏

知母　辛苦而寒其質滋潤以液勝宜爲膏

龍膽草　大苦大寒純以味勝宜爲膏

大青　微苦鹹大寒宜製膏用

茵陳　苦寒以味勝宜爲膏

金銀花　甘寒清熱之藥本宜提精惟煎劑多用此若製爲精恐其水分太多對於病家服藥不便故宜膏況故人多有先例乎

蒲公英　甘平宜製膏

紫花地丁　辛苦而寒宜製膏以上二者所以宜膏之理見金銀花條

山豆根　苦寒以味勝宜膏

漏盧　鹹苦微寒以味勝宜膏

貫衆　味苦微寒以味勝宜膏

射干　苦寒千金方治喉痺有烏扇膏製膏宜也

馬蘭子　甘平本草從新曰甘溫宜製膏

白頭翁　苦寒以味勝宜爲膏

白斂　苦辛甘寒亦味爲勝宜膏

百脚草　苦寒其味較勝故入膏

幸福園

雞卵與奶油

（康翁）

昔有某老僧云。混混沌沌一殼包。也無皮肉也無毛。老僧帶你西天去。免在人間宰一刀。此喫齋喫鷄卵之明證也。近來佛教寖熾。淄白相約。俱事喫齋。故素食菜館。生涯較前發達。然雖擅摹仿鷄鴨魚肉諸形。而未聞以葷食進。前日飯於白克路某寺。菜中有用奶油者。座客相顧愕然。有人曰。此不足異。滬上某大慈善家。喫齋久矣。然仍食牛奶鷄卵。一奶油庸何傷。又有人曰。鷄卵誠非葷品也。無錫人於喫齋之日。大率相戒曰。今日喫齋。喫鷄卵可耳。故錫人此語。殆亦從某僧得來。然讀說文徐鉉注云。葷臭菜也。通謂芸臺椿韭葱蒜阿魏之病。謂氣不潔。爾雅翼則謂西方以大蒜小蒜興渠慈蒜若葱爲五葷。道家以韭蒜芸臺胡荽薤爲五葷。此皆指有臭者而言。鷄卵牛乳。淸潔無臭。似宜於齋。並可爲喫齋者開一方便之門矣。且一雪葷偸喫素之謗云。

幸福之門

答陳聊生君問

（楊志一）

據述頭目眩暈。夜難入寐。乃三陰幷虧。心腎不交使然。加以營養不足。則胸部隆起。濕熱下注。則大便帶血。茲擬育陰潛陽。交通心腎。參以淸化濕熱之品。

大生地三錢　硃茯神三錢
臙連丸包三錢　全當歸三錢
炙遠志一錢　炒槐米三錢
大白芍錢半　炒棗仁三錢
炒滁菊三錢　粉丹皮錢半
青龍齒二錢　甘枸杞三錢
磁硃丸包三錢　川貝母三錢

問病新章

（甲）定戶

凡幸福報定戶。欲來函問病者。須將本館所發之問病紙。塡明寄下。如問病紙已遺失或用去。須再向本館購買。『此種問病紙。每張實售大洋一元。定戶半價。紙收半元。』否則。隨問病函附郵票五角。亦可通融。空函恕不答覆。

（乙）社員

凡康健保障社社員。欲來函問病者。須將本社所給之社證。隨同問病函一幷寄下。『此證答病時代寄還』（如第一次已問過。而欲再問病者。亦須附郵票五角。『社證仍須附寄』以社限制。否則。亦不答覆。

（丙）讀者

凡非定戶與社員。而欲來函問病者。一律須附郵票一元。覆診亦然。否則不覆。

（丁）膏丸方

膏丸方每張四元。隔日取件。『郵寄亦可』如係定戶或社員。均作半價。祇收二元。『定戶須將定單號碼示知。社員須將社證附寄。』否則概收四元。

（戊）附告

（一）問病者須將「起病原因」。「經過情形」。「現在病狀」。「二便如何」。「服過何藥」等等。詳細示知。若來函不詳而草草者不答。以免誤事。

（二）病勢危急。本館答覆緩不濟急者。不答。

（三）凡問詢題目中。本館有不能解答者。或登報徵求。或原函寄還。

（四）凡欲在報上披露者。遲速不能一定。

（五）凡事涉離奇。跡近荒誕。怪方僻藥。概不在問答之列。

上海幸福報館
康健保障社同啓

本報特聘羅家衡律師爲法律顧問　**幸福三日刊**　中華郵政特准掛號認爲新聞紙類

幸福報

鈍儀署

第三三七期
（民國二十年五月廿一日）
◀每份售洋二分▶
館址上海三馬路雲南路口

定報價目
每三日出一張　每月全年五元　國內本埠寄費在內　外埠一元　國外加倍　郵票一律代價　每九五計值

廣告價目
每期每格（共五方寸）計五元　新聞均排於中之旁如嵌入新聞長期面議

◀本期要目▶

口愛情障礙

口普通疾病看護法

治療乃專門之學。非一知半解者所能從事焉。顧疾病有發於倉猝。而不克待醫生之至者。有所居較遠。而醫生不能速之卽來者。病者或疼痛不可言喩。或性命懸於呼吸。家人若不知治療法大要。則臨時手足無措。雖中心憂急。亦何補於事哉。茲搜集普通急病之治法若干條。以備採擇焉。

一、中風　宜臥病者於靜室。弛其衣領。使其頭部稍高。同時又必用冷水或冰囊冷其頭部。以助血液下行。一面仍應速請醫師診察。

二、卒倒　此病發時。宜使病者安靜仰臥。頭部稍低。弛其衣領及腰帶。灑冷水於其面部、胸部。再以布片蘸烈性之酒納其口中。又取阿摩尼亞少許。近其鼻使嗅之。卽能醒覺。

三、疼痛　以下所舉各種疼痛。祇屬於內科之一部分。非外傷之疼痛也。

(1)頭痛　普通處置之法。可用薄荷油。或薄荷精。製成之錠。塗擦前額部。且使靜臥。臥時宜察其面色。色赤者當高其頭部。色青者當低其頭部。並飲葡萄酒少許。

(2)心痛　患此症者。當令安臥靜室。弛其衣服。胸部貼芥子泥。手掌足蹠。俱溫以熱湯。或灑冷水於顏面。更飮葡萄酒少許。

3 胃痛　患此症者。當懷爐於胸。以溫胃之部分。其痛自能漸止。蓋却冷爲胃痛第一良方也。若口吐酸水。可用重炭酸鈉三分。以溫水一杯冲服之。

(4)神經病　此症當溫其疼痛之部分。然治療非易。仍以延醫診治爲宜。

（未完）

□外證常識（九）

（姚夢石）

【三】止血

瘡瘍血出。內應五臟。其大意。總不外乎氣分虧損。虛火動而錯經妄行。治宜清血降火爲主。有肝熱而血妄行者。有肝虛而不能藏血者。有心虛而不能生血者。有脾虛而不能統血者。有肺脾氣虛而出血者。有氣血俱虛而出血者。有陰火動而出血者。必須求其經。審其因而治之。凡失血過多。見煩熱發渴等症。勿論其脈。急補其氣。外摻八參三七末。尤效。所謂血脫補氣。陽升陰長之理也。若發熱脈大者不治。若耳目口鼻。一齊出血者。此上虛下竭。危在須臾。即將冷水。對面噀幾口。或用粗布數層。冷醋浸透。搭在顖門。其血自止。若臂竅出血。晝夜常流。取炒甲片末罨之。扎於手帕。內服補血湯（炙綿芪一兩當歸三錢加沉香五分「磨汁」童便和服）屢試不爽。重者數劑。若小腿上。血箭發者。即貼以銀角子（即銀毫）亦驗

（名稱）紫金驪珠散

【效能】治刀斧傷血箭

【約品用量及製法】

降香末四錢龍眼核【去壳】六錢冰片一分共爲細末

【用法】干摻

（未完）

經驗良方

□四張白玉膏（姚夢石）

治一切老弱患處久不收斂。幷遠年濕毒臁瘡。

【甲】月石輕粉各五錢。東丹製甘石各一兩。松香白芷棒冰各二兩。鉛粉八兩。煅牡蠣四兩。麻油（熬透）八兩。調成膏攤貼。

【乙】臘月腊日猪板油（不下水）熬去渣。每斤加白占八兩。樟腦四兩調勻。先用花椒。葱白。甘艸。猪蹄各等分。煎濃洗去惡肉。以棉紙做膏。貼於患處。

【丙】飛甘石四兩。掃盆四錢。煅石膏二兩。製乳沒。千年石灰。漂鉛粉各一兩。冰片八分。共爲末。用猪油（去皮筋）約一斤。搗和成膏。

【丁】龍骨。白占。金爐底各三錢。鉛粉五錢。製甘石二兩。冰片一錢。共研末。用板油擣成膏。

□小兒百病簡治法

兒科專家尤學周

□陰囊腫

【原因】多坐地上。受潮溼。或爲虫蟻所咬。

【症狀】陰囊浮腫

【療法】蟬衣五錢。入水一碗。煎湯洗之。

□肺風痰喘

【原因】感受風寒。失於治療。鬱久而成。

【症狀】初則咳嗽身熱。纏綿不退。繼則痰喘動風。面赤鼻煽。

【療法】麻黃三分。前胡一錢。萊菔子三錢。鈎鈎二錢。天竹黃五分煎服。

□小便不通

【原因】氣化不宣

【症狀】膀胱脹急。溺不能通。

【療法】葱白搗爛。麝香三厘。摻上敷臍。或用孩兒茶研極細末分許。煎扁蓄湯調下。

介紹衛生方法　幸福三日刊　指導健康途徑

胎孕病（尤學周）

胎病

【原因】過於勞碌。或因房事。以致衝虛。不能約束。

【症狀】妊婦下血。腰痠。腹痛。

【療法】蓮蓬灰。研末。溫開水送下二三錢。甚者人參一錢。阿膠三錢煎服。如紅漏不多。精神如故。六脉和平。乃血氣有餘。無用服藥。（完）

論血症（汪蓋成）

廣矣哉血症也。今簡就數則。誌錄於下。吐血之病。症源不一。或感邪傷氣。忽然吐血。以爲陰虛。其實非也。蓋陰虛吐血。與陽虛不同。陰虛之症。大熱作渴。欲飲冷水。舌絳有刺。陽虛則口不渴而舌苔滑也。其病原則各有不同。或暴怒傷肝。以致吐血。或傾盆而出。或沖口而出。一時昏暈。死在頃刻。以止血治之。則氣悶不安。以補血治之。則胸滿不受。變證蠭起。宜主以解血平氣之味。蓋怒傷肝。不能平其氣。以致吐血。若不先舒其氣而遽止血。則愈激動肝火之氣。必氣愈旺。而血愈吐矣。或人非以爲火盛。即以爲陰虧。倘進涼藥以瀉火。乃火愈退。而血愈多。或用滋陰之味。兼以止血之品。當不見效。此乃血不歸經。使然。當用補氣之藥。而佐以引血歸經之味。不止血而血自止矣。

（未完）

改良煎劑之討論（十七）（楊贊民）

側柏葉　苦濇微寒宜爲膏提精亦可

梔子　苦寒以味勝宜爲膏

黃柏　苦寒之藥且其用在下宜製膏

槐實　苦而寒以味爲主宜膏

苦楝子　苦寒以味勝宜膏

薏仁　甘溫宜爲膏

藕　甘濇而寒製膏（黃連膏中以藕製膏）提精澄粉均可惟澄粉不宜入煎劑耳

荷葉　苦平製膏提精俱可

木槿　苦寒涼以味勝宜膏。以上屬退熱類

地榆　苦酸而澀以味勝者宜爲膏

秦皮　苦寒性濇以味勝宜干膏

椿樗白皮　苦寒而濇以味勝宜膏

訶子肉　酸濇而溫以味勝宜爲膏

蓮蕊鬚　甘溫而濇其味厚宜膏

烏梅　酸濇而溫以味勝宜膏

木瓜　酸濇而溫氣味俱厚宜膏

石榴皮　酸濇而溫以味勝宜膏

御米殼　酸濇而斂世人割取其汁煮爲膏而吸之以治百病名曰鴉片余謂欲入煎劑亦宜製膏惟其性甚猛用之須謹愼耳

文蛤　性質功用同于牡蠣惟較長于清熱亦宜製膏。以上屬斂濇類

熱烈香宣類

遠志　苦溫之藥其氣辛通宣散宜于膏

石菖蒲　辛苦而溫芳香而散其性略同遠志亦宜膏

桔梗　苦辛而平以氣勝氣分藥也宜膏

半夏　辛溫氣味雄烈宜于膏

天南星　味辛而苦氣性雄烈宜于膏

土貝母　形大味苦外科之藥宜于膏

幸福園

紅茶之後　(偉)

日本嶋口女士。係極力提倡胎教的一人。今年九月的『婦人俱樂部』(刊物名)有一小段載嶋口女史從胎教上得了很好的結果。其事頗趣。足助茶餘的話料。現譯錄如后。仍照原題曰紅茶之後。

日本文部省督學官嶋口女士。最近以得胎教的良好體驗。以爲社會上不良兒童。和劣等兒童的產生。其責任都應由母親全部負起。因爲嶋口女士。自身得着了良好胎教的結果。所以近來很熱心地高唱胎教論。

嶋口女士有子女五人。她第一位女兒。是在她從學校畢業之後。讀書慾非常盛旺時所誕生。所以她這位女兒也非常好學。她第二個兒子。恰在她常寫小野鵝堂法帖的時候墮地。她這兒子。書畫天才都很高。在學校中的積分。常常滿點。後來她在埋頭設計建築她房子的時候。她第三個兒子出世。這第三個兒子。數學成績。非常優秀。又她因爲常讀明治天皇御製的詩文。感覺到明治天皇的高德。而以孝行稱於一家的第四兒子。就在這時出世。最後在教育事業中奔走。又生第五子。這第五個兒子對於一切事物考察得非常細心。而頭腦也非常精密。

食忌　(戴佩玉錄)

醫書所載食忌有無藥可解者。錄以示戒。痧症腹痛誤服生薑湯。疔瘡誤服火麻花。骨蒸似怯症誤服生地黃。青筋脹(即烏痧脹)誤認爲陰症投葯。渴極思水誤食花瓶內水。驢肉荊芥同食。茅檐水滴肉上食之。食三足鼈。餚饌過荊林食之。老雞食百足蟲有毒誤食之。虺蛇涎毒暗入飲饌食之。

問病新章

(甲)定戶

凡幸福報定戶。欲來函問病者。須將本館所發之問病紙。塡明寄下。如問病紙已遺失或用去。須再向本館購買。『此種問病紙。每張實售大洋一元。定戶半價。紙收半元。』否則。隨問病函附郵票五角。亦可通融。空函恕不答覆。

(乙)社員

凡康健保障社社員。欲來函問病者。須將本社所給之社證。隨同問病函一幷寄下。『此證答病時代寄還』(如第一次已問過。而欲再問病者。亦須附郵票五角。『社證仍須附寄』以社限制。否則。亦不答覆。

(丙)讀者

凡非定戶與社員。而欲來函問病者。一律須附郵票一元。覆診亦然。否則不覆。

(丁)膏丸方

膏丸方每張四元。隔日取件。『郵寄亦可』如係定戶或社員。均作半價。祇據二元。『定戶須將定單號碼示知。社員須將社證附寄。』否則概收四元。

(戊)附告

(一)問病者須將「起病原因」。「經過情形」。「現在病狀」。「二便如何」。「服過何藥」等等。詳細示知。若來函不詳而草草者不答。以免誤事。

(二)病勢危急。本館答覆緩不濟急者。不答。

(三)凡問詢題目中。本館有不能解答者。或登報徵求。或原函寄還。

(四)凡欲在報上披露者。遲速不能一定。

(五)凡事涉離奇。跡近荒誕。怪方僻藥。概不在問答之列。

上海幸福報館　康健保障社同啓

本報特聘羅家衡律師爲法律顧問

幸福三日刊

中華郵政特准掛號認爲新聞紙類

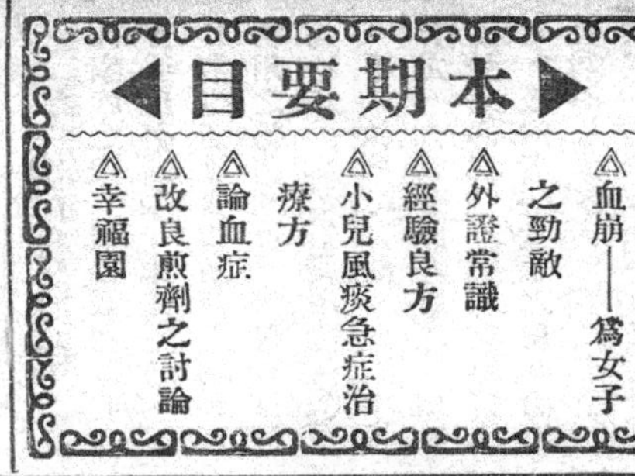

第三三八期
（民國二十年五月廿四日）
每份售洋二分
館址上海三馬路雲南路口

定報價目
每三日出一在五個月一張全年二元寄費尺內本外埠一律國外加倍郵票代現九五計值

廣告價目
每期每格（共計五方寸）五元均排於新聞之旁如嵌入新聞中長期面議

本期要目

血崩——爲女子之勁敵

（汪薔成）

女子之疾病也。每每隱而不言。以致微疾轉劇比比皆是。故丹溪云。甯治十男子。毋治一婦女。足見婦科之難也。胥憑一脉之象。欲瞭臟腑之病。是安可得哉。故爲醫者。當不厭其煩。加以詳詢症情。方不致隔膜。是不可不慎也。余今就婦科中最危險之血崩一病而述之。其來病狀或在經期之時。或于經前。或于經後。陡然下冲。床褥盡汚。如山崩裂。勢不可遏。見之慄然。故名血崩。內經云。脾統血。肝藏血。其爲患因脾胃虛損。不能攝血歸源。或因肝經有熱。血得熱而下行。或因有風。血得風而妄行。或因怒動肝火。血熱而沸騰。或因脾經鬱熱。血傷而不歸經。或因悲哀太過。胞絡傷而下崩。治療之法。不一而定。當審其源而與其藥。則症對藥合。其效易見。夫天下一切之事。均不能貿然從事。豈獨醫道哉。

□外證常識（十）

姚夢石

【名稱】陽鐵箍散。

【效能】治一切陰症。

【藥品用量及製法】安桂草烏細辛川烏降香末各八兩。白芥子生半夏生南星各四兩。川椒三兩。陳小粉（炒焦研）十斤共乳細和勻

【用法】葱汁調敷四圍。使不走散。

【名稱】陰鐵箍散

【效能】治一切陽症

【藥品用量及製法】大黃赤小豆各三斤。乳香生南星沒藥山茨菰各四兩。降香末黃芩各八兩方八一斤。陳小粉（炒黑）十斤。共研細末。

【用法】醋調敷

【名稱】五福化毒丹

【效能】治一切腫毒未成者卽消

【藥品用量及製法】川烏白芷草烏各五錢。山柰貝母大黃各三錢。花椒蟾酥各一錢。麝香四分。各研細末和勻收用切勿洩氣。

【視症加減】客痰加乾姜四錢。陰症加肉桂三錢。癥瘕痞塊加猪桂一錢。水紅花子三錢。風氣諸痛加安桂三錢。細辛一錢。閙楊花三錢。

【用法】調敷或乾摻隨意斟酌。

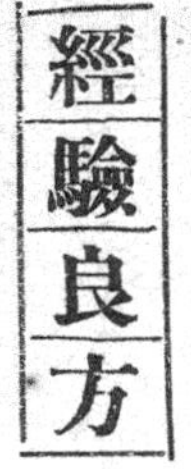

經驗良方

家庭固有良藥

凡家庭之間。無論貧富。必有普通良葯幾種。此良藥者。即日常生活及食物所用之物。可利用之爲葯劑者。然常人每習焉不察。以其無醫學知識故也。不知救病之良藥。各家中皆有之。人苟有此等知識。則雖處於荒僻之地。而近處無藥舖者。或病者値危急之秋。而醫治刻不及待者。自不致束手無策矣。玆舉家庭固有之物。可爲葯劑者。列之如左。

一、砂糖　砂糖有退熱之功用。各種熱病發熱之際。可用砂糖一錢。溶於水中飲之。則體熱可略減。其性又能刺戟腸胃而助消化。故可用之爲消化劑。多食砂糖。能清潔胃腸。故積食者可服之。人飽食後。腹中不舒。以砂糖一錢溶水服之。頗覺心地爲之暢

□小兒風痰急症治療方

李健頤

小兒肝胃柔弱。消化不良。易罹風痰之症。其因胃積生痰。肝動生風。風痰上湧。窒塞肺管。阻滯氣道之升降。故霎時四肢攣急。兩目上吊。口開唇反。危在頃刻。西醫不知是痰。乃指腦病。專投安腦麻醉之藥。如鈲臭鏀楾綠養冰臭剎等……。而其頑痰窒塞者。不之問也。何異膝癢摸背。以是不能取效。鄙人發明一方。用之最靈。誠有勝於西藥之却痰劑。謹錄於下。川貝母五分。眞硃砂三分。天竹黃四分。陳皮三分。南星五分。薄荷葉五分。青礞石八分。蘇絡珠一分。殭蠶二尾。沉香四分。風化硝四分。共研爲極細末。藏於玻璃瓶裡。臨急之時。用一錢。開水冲。灌服自愈。

介紹衛生方法　幸福三日刊　指導健康途徑

快焉。

二、炭　炭能消臭及收溼氣。故可置於病人床下。惡瘡發臭。可用饅頭或芝麻粉合炭末爲軟膏。敷於瘡面。又如泄瀉、胃不消化、噯氣者。可用炭粉一分至一錢。加砂糖拌和。用水冲服。（按我國習俗食積服山楂末飯灰等亦炭質也惟知其法而不知其理耳）中植物質之毒。即燒動物之骨肉。使其變成動物炭。研細服之。其毒自解。

三、薑　無論鮮者與乾者。皆有辣味。以之浸酒。或製成糖薑。可治食物不消化之病血滯身冷。及腹痛氣臌。均可服之。又喉痛及胸痛等。將薑搗爛外敷。能消炎止痛。

論血症（續）

（汪蒼成）

久病之人。吐痰皆白沫。乃白血也。白沫何以名曰血。以其狀似蟹涎。無敗痰存其中。實血而非痰也。如人不信將所吐白沫。露於星光之下。一夜色變紅矣。此沫出於腎。而腎火沸騰於咽喉。不得不吐者也。雖是白沫。而實腎中之精。豈特血而已。苟不速治。則白沫變爲綠痰。已成絕症。無法圖治矣。鼻血爲病。或風邪客肺。肝火上冲。以致鼻紅。內經云。肺氣通於鼻。是明證也。便血出於後陰。尿血出於前陰。最難調治。然總之出血於下也。蓋大小便各有經絡。而其證皆因膀胱之熱也。婦女癸水先期而來。是血分有熱也。或月事落後。血虛氣滯也。或經期參差斷續者。乃血虛肝氣之鬱結也。夫經水出於腎。而肝爲腎之子。肝鬱則腎亦鬱矣。子母相關。子病而母亦隨之矣。總言之。凡人血不歸經。或上或下。或四肢毛竅各處出血。循行經絡。外行於皮毛。中行於臟腑。內行於筋骨。上行於頭目兩手。下行於二便一臍。周身無非血絡。一不歸經。向各處妄行。有孔則鑽。有洞則洩。甚則嘔吐。或露於二便。或見於皮毛。或顯於齒縫。或滲於臍腹。皆宜順其性以引之歸經焉。（完）

改良煎劑之討論（十八）

獨活　辛苦微溫其氣雄宜膏
羌活　辛苦性溫氣最雄烈宜于膏
防風　辛甘微溫宣發升浮以氣勝宜膏
藁本　辛溫宣散其性雄烈宜膏
白芷　辛溫芳香宣散亦氣分藥宜膏
細辛　辛而溫氣味俱猛烈宜膏
柴胡　苦平升宣氣分藥也以氣勝宜膏
前胡　辛甘苦微寒亦氣分藥與柴胡同能治風邪柴胡性升前胡性降爲不同耳亦宜製膏
紫蘇　辛香溫散以氣勝宜膏
天麻　辛溫宣透以氣勝宜膏
秦艽　苦辛宣散以氣爲勝宜膏
豨薟草　苦辛宣散古人多熬爲膏以爲服食之品故宜膏
威靈仙　辛鹹而溫性極烈宜爲膏
茵芋　辛苦微溫以氣勝宜膏
川芎　辛溫升浮其性極烈宜爲膏
艾葉　苦辛溫熱氣血兼宜然其氣最勝宜製膏
延胡索　辛苦而溫宣利氣血走而不守亦以氣勝者宜膏
常山　辛苦而寒其性悍暴宜膏

藜蘆　辛寒至苦以味勝者宜膏
青蒿　苦寒氣分藥也本草謂熬膏良
附子　辛甘大熱其性猛烈無比宜爲膏
草烏頭　辛苦大熱性更烈于川烏宜爲膏
白附子　辛甘大熱宜爲膏
破故紙　辛苦大溫宜爲膏
胡蘆巴　苦溫純陽氣分葯也宜膏
仙茅　辛熱氣分之藥宜膏
蛇床子　辛苦而溫祛風燥濕亦屬氣分藥宜膏
益智仁　辛熱以氣勝宜膏
砂仁　辛溫氣分之藥宜膏
白荳蔻　辛熱氣分之藥宜膏
肉豆蔻　辛溫香燥亦屬氣分宜膏
草果　辛熱香散以氣勝宜膏
香附　性平氣香味辛微甘苦長于宣解以氣勝宜膏
木香　辛苦而溫以氣勝宜膏
藿香　辛甘微溫以氣勝宜膏
茴香　溫熱以氣勝宜製膏
良薑　辛熱以氣勝宜膏
甘松香　甘溫芳香以氣勝宜膏
山柰　辛溫以氣勝宜膏
蓽撥　辛熱以氣勝宜膏
白蘚皮　氣寒味苦性通而燥以味勝宜膏
蓼實　辛溫其主治多屬氣分之病亦宜膏

幸福園

記化州橘（柔从）

廣東化州。產橘極夥。以治痰著名。而不知化州之橘。似橘而非橘也。實大於柚。肉酸皮厚。殊不可食。土人相傳爲仙人羅辨種樹於石龍之腹。故有此效。其地固州治之蘇澤堂。大約產蘇澤堂者爲上。州署前後者次之。賴家園者又次之。聞化州譙樓鼓聲者又次之。蘇澤堂祗十餘樹。歲產橘約千頭。實時官籍其數。旣熟以餽上官及同僚。凡幕友亦分三五。郡志謂每斤值一金。今且倍蓰之。猶難得矣。

產賴家園者皮質較粗。性亦不逮蘇澤堂所產。然環山徧植。歲可獲橘數萬。有上園下園之辨。然惟高州人能得之。廣市所售。皆聞化州譙樓鼓聲者耳。若外省藥肆。都係距化州城六十里某墟所產柚皮。皮粗毛長。與橘皮異。而價貴益甚。且謂毛長者爲眞。可哂也。

聞諸陸存齋先生云。化州有山產礞石。州署適傍山麓。蘇澤堂址爲礞石所聚。橘生其上。故能治痰。而尤能治寒痰。是橘之治痰。以礞石故。礞石漸遠。力亦漸微。羅仙之說。特土人附會耳。此說似尤近理。惟醫家有以研究之。

本報特聘羅家衡律師為法律顧問

幸福三日刊

中華郵政特准掛號認為新聞紙類

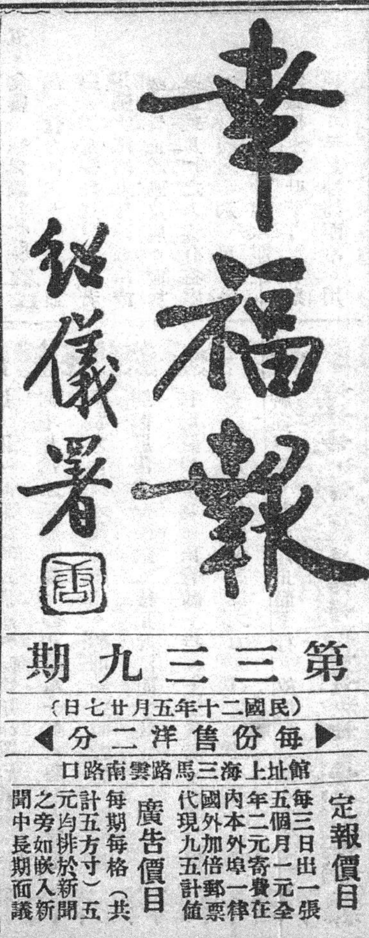

幸福報

鈕儀署

第三三九期

（民國二十五年五月廿七日）

◀每份售洋二分▶

館址上海三馬路雲南路口

定報價目

每三日出一張　五個月一元　全年二元　寄費在內　本外埠一律　國外加倍　郵票代現　九五計值

廣告價目

每期每格（共計五方寸）五元　均排於新聞之旁　如嵌入新聞中　長期面議

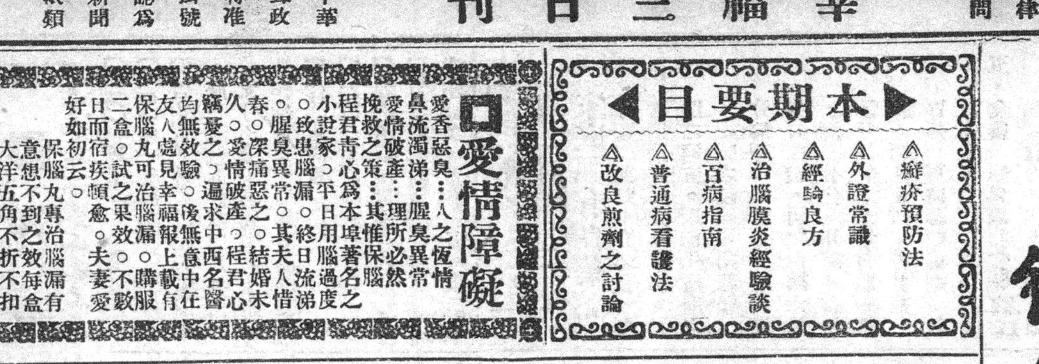

◀本期要目▶

愛情障礙

愛香惡臭…人之恆情
鼻流濁涕…腥臭異常
愛情破產…理所必然
挽救之策…其惟保腦

程君青心爲本埠著名之小說家。平日用腦過度。致患腦漏。終日流涕。腥臭異常。其夫人惜春。深痛惡之。結婚未久。愛情破產。程君心竊憂之。遍求中西名醫。均無效驗。後無意中在友人處見幸福報上載有保腦丸可治腦漏。購服二盒。試之果效。不數日而宿疾頓愈。夫妻愛好如初云。

保腦丸專治腦漏有意想不到之效每盒大洋五角不折不扣

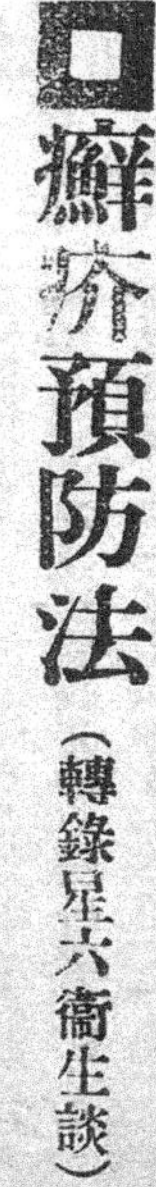

癬疥預防法

（轉錄星六衛生談）

『癬疥之疾』。向來所不重視。傳佈却又極廣。爲吾國常見之皮膚病。很易傳染。亦很易預防。今分述於下。

疥瘡卽癩疥。我國患者很多。無論男女大小。士農工商。常有兩手部生疥瘡者。那不清潔之家庭。和身體汚穢之人。害者更多。學校不講衛生。疥瘡亦很易傳染

▲病狀　疥瘡是一種皮膚的小瘡。平常生在手指縫裏手腕手背手掌胸前臀部和大腿的內面。在兒童更容易染到面頸和生殖器。初起爲發癢的小珠。漸漸灌膿。變成黃白色的膿珠。瘡勢重的。皮膚發炎。膿水橫流。一塊一塊的爛開來。

▲病原　並非濕氣或因腸胃不消化的緣故。是爲一種小蟲。叫做疥蟲。這種蟲有雌雄兩種。雄的住在皮面上。雌的鑽到皮膚裡頭。掘一條暗溝。在溝裏產卵。過了七八天。蟲子孵化。變爲小蟲。再過幾天。就長爲成蟲。續續的從溝裡爬出來。和雄的交合以後。又另外去掘新溝。預備產子。

▲傳染　病人的指甲上藏着疥蟲。他和別人握手時。就把疥蟲親手傳給人。若和患瘡的人同床睡眠。亦要染着疥蟲。病人貼身的裡衣。都有那看不清楚的疥蟲。若是隨便亂放。衣上的疥蟲。就可爬到別人的衣服或被上去。若是用一隻浴盆。亦有危險。疥瘡傳染的機會很多。所以往往全家的人都患這瘡。

▲預防　預防疥瘡的方法。第一要清潔。就是(一)不和病人握手。(二)禁止兒童和病人游戲。(三)不和病人同床。(四)不和病人同盆洗澡。(五)病人用過的浴盆。先用滾水澆洗兩次。然後再用。(六)不可同盆洗衣。(七)病人的裏衣。被單。枕套。手巾。手帕。等。每次換下。先放在鍋裏煑五分鐘。或放在蒸籠裡蒸半點鐘。後來洗淨。(八)不要到混堂裏去洗澡。去洗盆湯。亦要先洗浴盆。弗借用公共或別人的手巾。

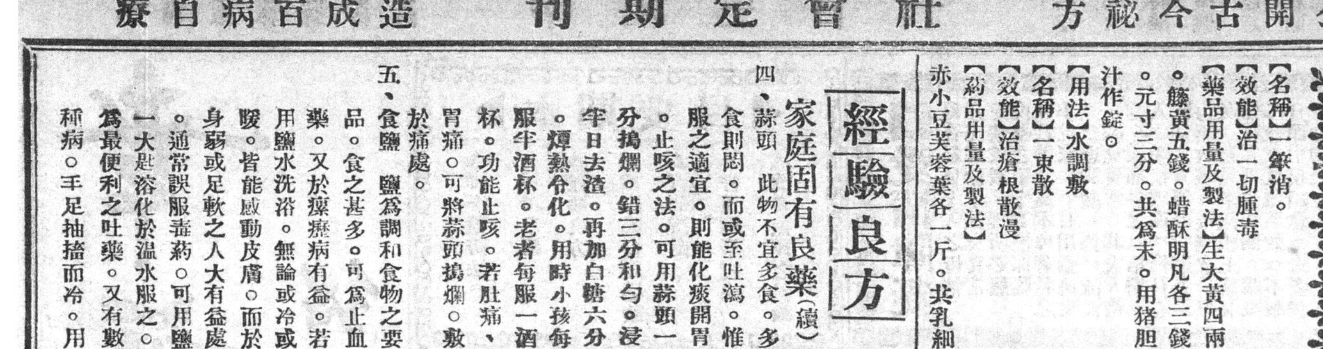

外證常識（十一）

（姚夢石）

【名稱】一筆消。
【效能】治一切腫毒
【藥品用量及製法】生大黃四兩。籐黃五錢。蜡酥明凡各三錢。元寸三分。共爲末。用猪胆汁作錠。
【用法】水調敷

【名稱】一東散
【效能】治瘡根散漫
【藥品用量及製法】赤小豆芙蓉葉各一斤。共乳細末。

【名稱】烏龍散
【效能】治寒濕陰毒頑症。筋骨不利。累月不散。無膿堅硬如石。身似板夾者。
【藥品用量及製法】猪牙皂末四兩
【用法】調敷患處。頸腫喉痧醋調。喉風痰壅者。吹入喉內。立卽涌吐。

【名稱】如意金黃散
【効能】治瘡癤腫毒。浮大高突者。
【藥品用量及製法】大黃白芷姜黃川柏各五兩。天花粉十兩。厚朴陳皮蒼朮甘草天南星各二兩。共研細末。
【用法】調塗

【名稱】白花膏
【效能】治硬性頑瘡鬌鬆尤速
【葯品用量及製法】花椒百部蛇床子黃柏厚朴紫艸

經驗良方

四、家庭固有良藥（續）

蒜頭　此物不宜多食。多食則悶。而或至吐瀉。惟服之適宜。則能化痰開胃。止咳之法。可用蒜頭一分搗爛。錯三分和勻。浸半日去渣。再加白糖六分。燉熱令化。用時小孩每服半酒杯。老者每服一酒杯。功能止咳。若肚痛、胃痛。可將蒜頭搗爛。敷於痛處。

五、食鹽　鹽爲調和食物之要品。食之甚多。可爲止血藥。又於瘰癧病有益。若用鹽水洗浴。無論或冷或暖。皆能感動皮膚。而於身弱或足軟之人大有益處。通常誤服毒葯。可用鹽一大匙溶化於溫水服之。爲最便利之吐藥。又有數種病。手足抽搐而冷。用

□治腦膜炎經驗談

（俞惠丞）

天時不正。時多發現疫症。而於流行性之腦膜炎爲最夥。吾餘北爲鄉僻之壤。山郁而氣清。向少疫症。素流行之腦膜炎。尚未一見。不意今春發現此症甚繁。茲特將治療方法。述之於下。以供同道之研究焉。

今春初。鄰家一孩。發現腦膜炎甚劇。倩余至。已不能言。面紅頰赤。呼吸偪促。大熱身汗。手足搐搦。因一時取藥不及偶想到西醫用冰罩治傷寒。余何不用冷水治腦膜炎。卽用冷水一盆。將病人雙足置於水內。未幾卽出聲。纔則熱退而神清。再進龍胆瀉肝湯壹劑而愈。後用此法而多效。

按腦膜炎本爲血由脊髓上行。上至於顛。卽所謂腦充血。血上行而無壓制之力。以雙足浸入水內。則神經感觸。其血停止而下行。故能有效也。（未完）

食鹽炒熱。包於布中。以摩擦四肢。

六、白礬　此物收斂之性甚大。能止身外之流血。又可作洗膿瘡之藥。每用一分至三分。溶於水中。飲之能止腸胃肺腎血溢之病。眼發紅腫。可用濃白礬水洗之喉中生瘡。亦可用白礬水漱喉。誠家居必用之良藥也

七、油　油之效用甚廣。火傷之際。用之爲最良藥劑。因可免火傷之痛苦。中毒時以油浴溫湯中飲之。可以解毒。有時爲黃蜂。蜜蜂。昆蟲及蛇。蝎所螫。則以溫油摩擦其所。至十份分鐘時有效。又微細之蟲。鑽入耳中。用油一滴或數滴。入於耳中。其蟲自死也（按油有種種。此所舉者。乃香油菜橄欖油等是也。）

□百病指南

（張治河）

□症

【病原】本症病原。西醫尚未査出。中醫書籍。則謂「胎毒」爲患，此毒來自先天。待時而動，必有誘導。伊方出發。一發無餘。則不再患此症。西醫云「凡疾病之成立。必須內外二因俱備然後可」。患過斯症。再過疫年不病者。有外因而無內因也。

【病灶】徧考我國醫書。皆云「毒藏於腎」。庶不知腎乃泌尿器也。健康時。排洩工作。一息不停。毒素斷難藏於此處。吾認爲容伊蟄居之地。决爲腰脊。蓋脊屬動物性管成、立於各器官先。（西醫云。人體由兩大管構成。一爲動物性管。在軀幹背側。包容神經中樞。又名神經管。一爲植物性管。在軀幹腹側。包容營養繁殖之器官。又名內臟管）胎毒臟於此處。當無疑義。特其潛伏之時。雖在此處。若一旦出發。（未完）

□普通疾病看護法

（續）

（5）痛經　此症當以絨布纏腹下部。用懷爐溫之。夜間須注意。勿令着冷。每日兼以溫湯洗下半身。更有效。飲料以用溫者爲良。

四、出血　此所謂出血。乃身體中之出血。非創傷時出血也。玆各因其出血之處。而略舉如下。

（1）鼻血　當使靜臥。高其頭部。速解頸項間之紐。鼻上使冷罨法。或以冰冷之。若仍出血不止。則用潔淨之棉絮。蘸白礬水塞鼻孔。

（2）咯血　患此症時。當靜臥於高而冷之室中。解鬆衣服。覆以輕被。更取食鹽一茶匙。冲冷開水一杯飲之。

（3）吐血　宜靜臥。外貼水囊於胃部。內飲冰水等寒冷之物。

（4）腸出血　宜速令安臥。而飲以適量冷物。若其血液色赤。則出自腸管下端可知。是宜以木棉等物塞之。

五、感冒咳嗽　治法宜內服薄荷、紫蘇葉煎劑。外用芥子泥熱湯濯足。使之發汗。於一二時間多穿衣服。而避冷風。其疾自愈。

六、齒病　通常之齒痛。可用芥子泥貼於耳後。而以微溫湯含漱之。若係齲齒。則齒間有小孔。（未完）

改良煎劑之討論（十九）

甘遂　苦寒功用略同大戟亦宜爲膏

芫花　性苦寒以味勝宜膏

澤漆　辛苦微寒與大戟甘遂等莖葉相似主治亦同宜爲膏

萹蓄　苦平亦瞿麥之儔也宜膏

蕳茹　辛寒血分攻破之葯製膏爲宜

天仙藤　苦温以氣勝宜膏

鶴蝨　辛苦温亦宜爲膏

蓖麻子　温甘走瀉性近巴豆近人罕取其油以作瀉劑雖可採用然蓖麻子之功不僅在瀉也宜爲膏

三七　甘苦微温其性略似紅花亦宜爲膏

莪蒁　辛苦而温氣味俱勝宜於膏

大黃　大苦大寒以味勝宜爲膏

防巳　大苦大寒以味勝宜膏

大戟　苦寒以味勝宜爲膏古方百祥膏治痘症變黑之證

商陸　苦寒沉陰與大戟甘遂同功亦宜爲膏

蕘花　性辛而苦主治略同芫花亦宜膏

瞿麥　苦寒通破宜爲膏

卷柏　辛平血分攻破之葯製膏爲宜

菴藺子　苦辛微寒行水散血之品製膏爲宜

杜牛膝　甘寒其質厚而潤宜製膏

續隨子　辛温狀與大戟澤漆甘遂相似主療亦同宜爲膏

王不留行　甘苦而平血分藥以味勝宜膏

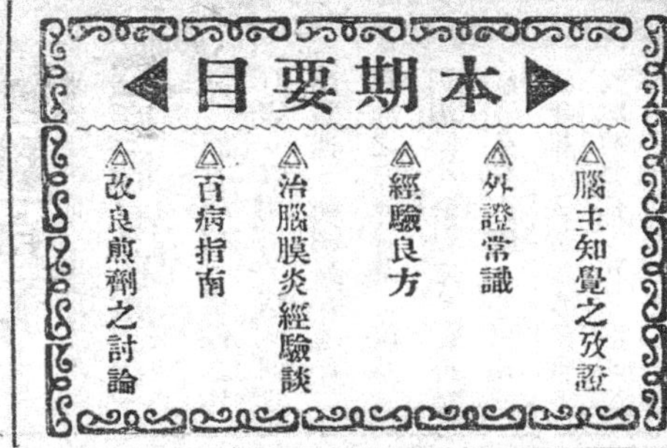

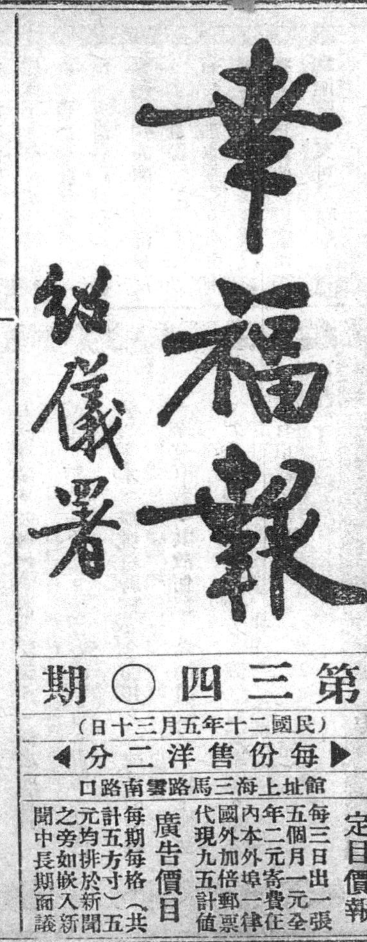

本報特聘羅家衡律師爲法律顧問　　幸福三日刊　　中華郵政特准掛號認爲新聞紙類

幸福報

紉儀署

第三四〇期
（民國二十年五月三十日）
◀每份售洋二分▶
館址上海三馬路雲南路口

定報價目
每三日出一張五個月一元全年二元寄費在內本外埠一律國外加倍郵票代現九五計值

◀本期要目▶

□腦主知覺之攷證

沈仲圭

腦主知覺。心主運血。此解剖實驗之談。無可議也。然內經一書。對於生理衛生病理診斷諸端。言之綦詳。詎於心腦之功用。反不明瞭耶。蓋亦心粗氣浮者。讀書未得其間耳。心主運血之義。余既草經脈即血管之研究一文。（見山西醫學雜誌第廿九册）質諸博雅矣。玆將先聖後賢腦主知覺之學說。條列於次。

內經曰。頭爲精明之府。（按）精明。即神明也。頭爲精明之府。猶言腦爲神明之府。蓋頭蓋腔內。除腦外。無他物也。

靈樞海論篇曰。腦爲髓海。髓海有餘。則輕動多力。自過其度。髓海不足。則腦轉耳鳴。脛痠眩冒。目無所見。懈怠安臥（按）腦分大腦小腦延髓三部。大腦司運動言語視聽智能。小腦司調節運動。延髓司呼吸運血。故腦强則輕動多力。腦弱則諸恙蜂起。（海論所叙各症。皆神經衰弱之象。）細玩經文。軒岐非唯明腦主知覺。即腦司運動。何嘗不了然於胸耶。

李時珍曰。腦爲元神之府。（按）此與內經頭爲精明之府。意義從同。金希正曰。人之記性。皆在腦中。

汪昂曰。今人每記憶往事。必閉目上瞪而思索之。

王淸任曰。小兒無記性者。腦髓未滿。高年無記性者。腦髓漸空。（按）以上三條。皆云記性在腦。洵屬實驗之談。王氏推究記性之强弱。由於腦髓之盈虛。其說尤精。

王氏又曰。兩耳通腦。所聽之聲歸於腦。兩目系如線長於腦。所見之物歸於腦。鼻通於腦。所聞香臭歸於腦。（按）由腦出發之神經。凡十二對。第一對。入於鼻者爲嗅神經。第二對。入於目者爲視神經。第三四五對。亦入於目而司目之運動者。爲動眼神經。滑車神經。外旋神經。第八對。入於耳者爲聽神經。王氏此言。殊與西說一般無二。

靈樞經脈篇曰。人始生。先成精。精成而腦髓生。（按）男性之精蟲。與女性之卵種結成胎後。最先生成者。爲腦及脊髓。中西印證。不差纍黍。綜觀各說。對於腦主知覺之義。推闡盡致。則腦之功用。先醫早已瞭解。奈何務新者恆嘵中醫不知神經。守舊者强謂靈性在心哉。顧難者曰。知覺既在於腦。人受驚恐。何以躍然心跳歟。答曰。猝遇驚恐。血行頓滯。心恐其滯。而努力噴出。此其所以感覺心跳也。

□風流小病

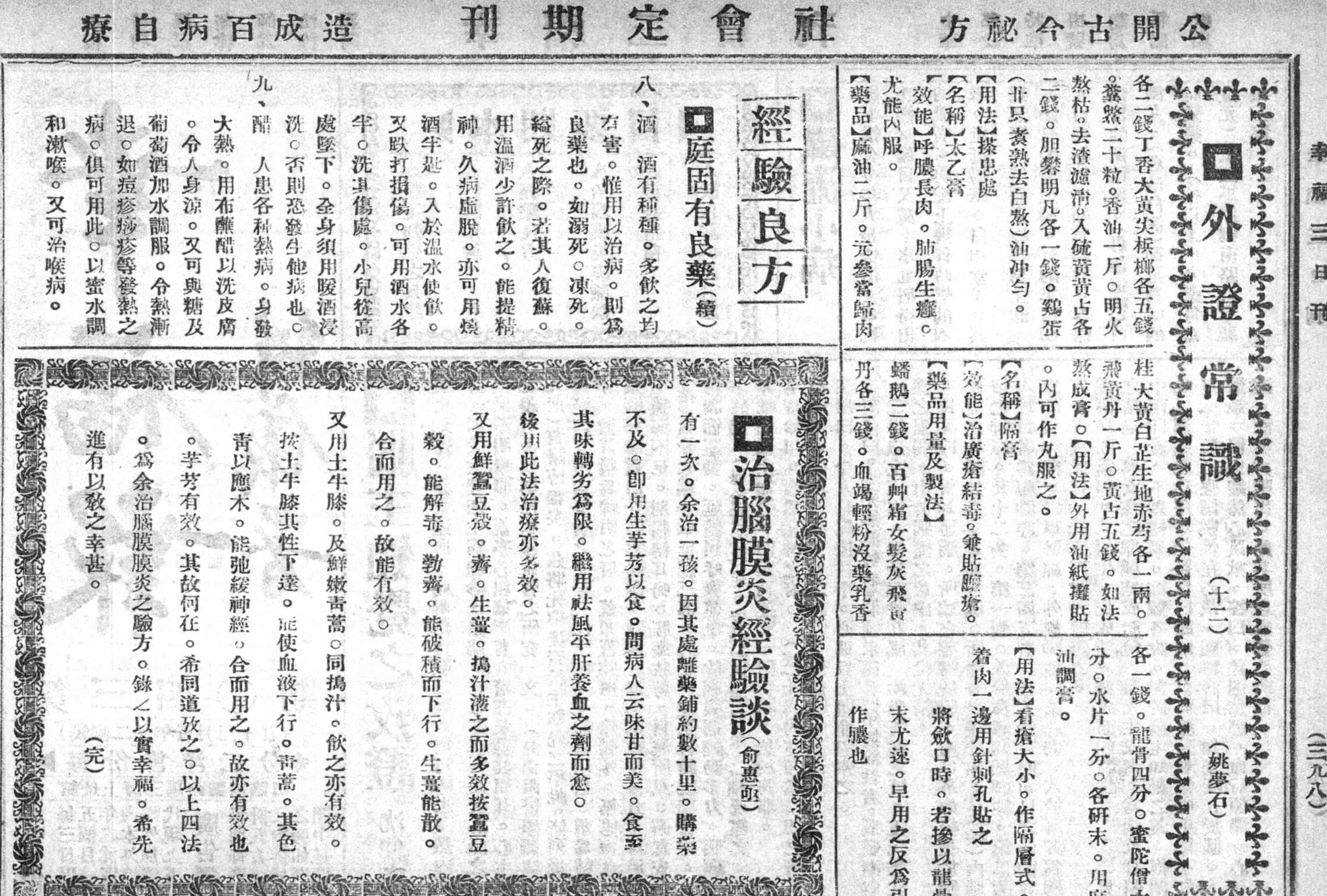

外證常識（十二）

（姚夢石）

各二錢丁香大黃尖梹榔各五錢。蘘鼈二十粒。香油一斤。明火熬枯。去渣濾淨。入硫黃黃占各二錢。胆礬明凡各一錢。雞蛋（卄只煮熟去白熬）油沖勻。

【用法】搽患處

【名稱】太乙膏

【效能】呼膿長肉。肺腸生癰。尤能內服。

【藥品】麻油二斤。元參當歸肉桂大黃白芷生地赤芍各一兩。飛黃丹一斤。黃占五錢。如法熬成膏。【用法】外用油紙攤貼。內可作丸服之。

【名稱】隔膏

【效能】治廣瘡結毒。兼貼臁瘡。

【藥品用量及製法】

蟠鵝二錢。百艸霜女髮灰飛黃丹各三錢。血竭輕粉沒藥乳香各一錢。龍骨四分。蜜陀僧六分。水片一分。各研末。用麻油調膏。

【用法】看瘡大小。作隔層式。着肉一邊用針刺孔貼之將斂口時。若摻以龍骨末尤速。早用之反爲引作膿也。

經驗良方

庭園有良藥（續）

八、酒　酒有種種。多飲之均有害。惟用以治病。則爲良藥也。如溺死。凍死。縊死之際。若其人復蘇。用溫酒少許飲之。能提精神。久病虛脫。亦可用燒酒半匙。入於溫水使飲。又跌打損傷。可用酒水各半。洗其傷處。小兒從高處墜下。全身須用暖酒浸洗。否則恐發生他病也。

九、醋　人患各種熱病。身發大熱。用布醮醋以洗皮膚。令人身涼。又可與糖及葡萄酒加水調服。令熱漸退。如痘疹痧疹等發熱之病。俱可用此。以蜜水調和漱喉。又可治喉病。

治腦膜炎經驗談（俞惠甌）

有一次。余治一孩。因其處離藥鋪約數十里。購藥不及。即用生芋艿以食。問病人云味甘而美。食至其味轉劣爲限。繼用祛風平肝養血之劑而愈。後用此法治療亦多效。

又用鮮蠶豆殼。薺。生薑。搗汁灌之而多效按蠶豆殼。能解毒。勃薺。能破積而下行。生薑能散。合而用之。故能有效。

又用土牛膝。及鮮嫩青蒿。同搗汁。飲之亦有效。按土牛膝其性下達。能使血液下行。青蒿。其色青以應木。能弛緩神經。合而用之。故亦有效也。芋艿有效。其故何在。希同道致之。以上四法。爲余治腦膜炎之驗方。錄之以實幸福。希先進有以敎之幸甚。

（完）

百病指南（續）

（張治河）

則隨血流行。內而臟腑。外而皮膚。又無處不受其害矣。

【病狀】本症初起。形似傷寒。先發寒戰。繼發高熱。或咳或嘔。口鼻氣粗。目含淚。咽赤痛。不時驚悸。尻冷腰疼。二三日後。頭面先發紅點。次第蔓延於軀幹四肢。再二三日。則紅點起高放大。變爲水疱。又二三日。火疱變爲膿疱。體溫升高。顏面腫脹。各症增劇。又二三日。體溫與各症漸退。膿疱或破或否。悉行乾燥而結痂。痂結數日。徐徐脫落。患部當有褐瘢。久乃變爲白色。

【病理】形似傷寒。寒戰發熱。此症原因。雖爲胎毒。然其誘因。多有感冒。是以初起時多夾外感症狀也。

改良煎劑之討論（二十）

（楊贊民）

絡石藤　苦溫之藥以氣爲勝宜膏

桂枝　辛甘而溫氣味俱勝宜爲膏△桂心同此

五加皮　辛苦而溫亦以氣勝者宜於膏

杉木　辛溫以氣勝宜膏

皂角　辛鹹性燥鶇梨煎用以製膏已有先例在也△刺辛溫以氣勝亦宜膏然研細末亦可

赤檉柳　甘鹹而平其透發之性如水楊柳宜膏爲末亦可

荔枝核　甘濇而溫以氣勝宜爲膏

香欒　苦甘辛酸而平氣味俱勝宜膏

化橘紅　辛微溫氣味俱勝宜膏

▲破消行類▼

牛膝　苦酸其味厚而質潤宜於膏

海帶　性味功用同海藻

益母草　辛微寒古方多用以製膏者慈仍之

松節　苦雜而燥以氣勝宜膏

烏藥　辛溫香竄氣分之藥宜膏

海桐皮　苦溫以氣勝宜膏

水楊柳　苦平善透動氣血宜爲膏

川椒　辛熱純陽氣味俱烈宜膏

陳皮　辛苦而溫氣味俱勝宜膏

佛手　辛苦酸溫氣味俱勝宜膏

櫻桃核　性熱而透發亦水楊柳西河柳之儔也

金柑皮　性質及功用同陳皮宜爲膏

海藻　鹹寒與海帶昆布等俱以味勝宜膏

昆布　功用同海藻而性雄

紅花　辛苦甘溫其汁最濃故宜爲膏

茜草　色赤酸鹹而溫亦以氣勝者宜於膏

薑黃　苦辛而溫氣味兼勝宜於膏

荊三稜　苦平功近香附而力峻可知其以氣勝宜於膏

牽牛　辛熱猛烈雄壯勝味俱勝宜爲膏

葶藶　辛苦大寒以味勝宜膏

務求出版信用有切實保證　**又名社會醫藥常識報**　主持者有學識經驗及人格

九九秘本 醫學叢書 今日出版

本書爲杭州醫學家裘吉生先生之藏本。共計九十九種。分裝三大錦盒。從前是祕而不宣。所以雖有千金。亦難求得。今應時代之需要。公開發表。盡洩祕藏。凡屬醫藥家。醫學校。圖書館。皆不可不備。現存一百八十部。售完永不再版。欲購從速。茲將全部書目分列如下

第一集總目

溫熱逢源……
醫事啓源……
醫經祕旨……
醫病簡要……
醫階辯證……
喉科祕訣……
癧科全書……
時行伏陰芻言……
村居救急方……
毆蠱燃犀錄……
外科方外奇方……
欬論經旨……
臨症驗舌法……
沈氏經驗方……
痧疫指迷……
靈蘭要覽……
凌臨靈方……
推篷寤語……
舊德堂醫案……
內經辯言……
診脉三十二辯……
專治痲痧初編……
評註產科心法……
本艸衍句……
先哲醫話……
陳氏幼科祕訣……
秋瘧指南……
宋本備急灸法……
醫源……
馬培之醫案……
本事方續集……
曹仁伯醫案……
南病別鑑……

第二集總目

醫脈摘要……
崇實堂醫案……
千軍醫案……
醫學課兒策……
經歷雜論……
痢疾明辯……
伏邪新書……
鬼遺方……
醫醫醫……
察病指南……
溫證指歸……
女科折衷纂要……
延陵弟子紀要……
過庭錄存……
醫中一得……
醫學說約……
醫學妙諦……
發背對口治訣論……
脚氣治法總要……
集驗背疽方……
伏瘟證治實驗談……
肯堂醫論……
傷科方書……
和緩遺風……
証治心傳……
金氏門診方案……
長沙證彙……
治痢捷要新書……
素問校義……
中風論……
琉球問答奇病論……
羊毛瘟證論……
走馬疳急方……

第三集總目

醫學輯要……
陰證略例……
瘍科綱要……
醫驗隨筆……
歷驗再壽編……
仿寓意草……
毛對山醫話……
女科輯要箋疏……
繪殘篇……
喉科家訓……
外科學講義……
醫餘……
傷風約言……
解圍元藪……
丹溪脉訣指掌……
醫學體用……
疝癥積聚編……
醫易一理……
虺後方……
醫津一筏……
許氏醫案……
醫經讀……
攝養枕中方……
靈藥祕方……
藥徵……
評琴書屋醫略……
重樓玉鑰續編……
傷寒論讀……
醫徵續編……
上池雜說……
暑症發源……
徐氏醫案……
行軍方便便方……

特價

每部特價祇收大洋念壹元外埠另加掛號寄費六角三分郵票九五計算

上海三馬路雲南路轉角 幸福書局謹啓

本報特聘羅家衡律師為法律顧問　幸福三日刊　中華郵政特准掛號認為新聞紙類

幸福報

銘儀署

第三四一期

（民國二十年六月三日）

◀每份售洋二分▶

館址上海三馬路雲南路口

定報價目

每三日出一張五個月一元全年二元寄費在內本外埠一律國外加倍郵票代現九五計值

廣告價目

每期每格（共計五方寸）五元均排於新聞之旁如嵌入新聞中長期面議

◀本期要目▶

□婦人應該注重體育

馮長楷

女同胞呀。我們中華民族。常為外人譏笑。是個「東亞病夫」。這個頭銜。加在我們身上。眞可恥呵。然我們中國人。所以薄弱不能强健的歸宿點。實在我國婦女們。不講體育。平時又缺少運動。那裡還能强種呢。一般窈窕的身體。弱不禁風的樣兒。生了小孩子。當然是很微弱。俗語說。「子必肖母」。可說「母弱子必弱」。這是的確不錯的。

試看外國婦女的身體。强健的很多。她生出來的孩子。也是很强健。很活潑。這是什麼原故呢。就是因為注重體育。每天有兩小時的運動。所以就有如此的結果。這不是我們女同胞一個最好的借鏡嗎。

近數年來。我國新學界裡的女子們。也能講究體育上的功夫了。拳術呀。乒乓球呀。跳舞呀。都能練習了。但是女學校裡雖有體育的一門功課。往往有三分之二的女學生。不肯用心練習。倘若出了學校的門呢。那就完全不思運動了。

還有許多舊式家庭的女子們。終日不出大門。坐在深閨裡面。只顧她刺繡的生活。她的父母是很愛惜她的。一點事不要她做。恐怕損壞她的身子。其實這種愛法。不是愛她。簡直是害她罷了。近年據研究新醫學的報告說道。「人們的兩性原子。都是强的。生出來的小孩。男女强弱也是一樣的」。那末無論男子。或婦女。只要操作和運動。都能練成强健的身體。決不是女子本來懦弱的。所以對於女子衛生上。第一要提倡體育。至於運動的時間。每日只要兩小時就夠了。我希望全國的女子們。大家起來一致實行。都要練成一個强健的身體。那末將來生下來的孩子。一定都是健兒。這才是一個强國强種的方法哩。

□風流小病

世上惟有少年人最快活。年紀既輕。面目又麗。水也掐得出的肌膚。再配上幾件時髦的衣服。逛逛馬路。白相堂子。其樂無窮。然而樂極每易生悲。因此有的患遺精。有的患白濁。百藥無效。痛苦萬狀。本館代售的遺精散。（專治遺精）白濁丸。（專治白濁）都是對症的特效藥。（按以上兩丸藥每盒壹元）上三馬路雲南路口幸福報館售

外證常識（十三）

（姚夢石）

【名稱】金瘡鵝黃散
【效能】治刀傷止血
【藥品用量及製法】
取陳散石灰不拘多少韭菜打汁和勻貼於牆上陰乾研末
【用法】干摻

【名稱】金刀如聖散
【效能】止血老爛腿亦効
【藥品用量及製法】
枯礬瀝青明生各兩半共爲末
【用法】或摻或塗

【名稱】金鎗桃花散
【效能】治血箭狗咬腳爛等症
【藥品用量及製法】
陳散石灰半斤生錦紋兩半二味同炒至灰色紅大黃焦黑去黃用灰研末
【用法】干摻或麻油調

【名稱】定痛止血丹
【效能】止血
【藥品用量及製法】
即上方所去之炒黑錦紋黃研末
【用法】干摻

【名稱】大紅膏
【效能】治癰疽疔毒對口發背
【藥品用量及製法】
松香四兩【葱汁製】樟腦蓖麻霜各一兩漂硃砂八錢製乳香巴豆霜製沒藥各一錢元寸四六片各三分

經驗良方

家庭固有良藥（續）

十、冷水及熱水　水爲卓越之藥品。冷水於挫傷及打傷尤有效。當其初傷時。即用冷水洗滌。可免積血發炎。但水暖卽換之。打傷時可將傷處全部浸於冷水。至無痛苦乃止。出血不止。用冷水淋傷處亦有效。凡患熱症。皆可飲以冷開水。蓋冷水外用有消炎止血之功。內服有解熱平脈之效也。熱水亦爲普通良藥。多服能發表出汗。外用可作脚湯。卽以食鹽一撮。投於微溫湯中。（不可過熱熱則有害）使脚入水約十五分時。卽以毛布擦乾。不可受冷。凡用此法。於普通頭痛。頭眩耳鳴呼吸逼迫。胸痛。脊骨病。各症。行之咸有效也。

胃病之治法

成都易上達

胃者肚也。脾者膵貼也。脾胃爲人一身之消化總機關。脾附脊骨而生。胃附脾而長。胃在前。脾在後。凡水穀下喉。卽入肚內。膵貼在肚之後。排擠使水穀變爲糟粕。一呼一吸。只排擠一下。禽獸之所以不積食者。因不仰臥。不昂坐。不使胃壓於脾。故脾之排擠力愈能發展。自無宿食之患也。人之一生强弱。亦由消化機關而定。凡小孩好扒者或常覆臥者。長大必强。亦因其脾未受壓於胃也。故體弱之人。切忌仰臥昂坐。

介紹衛生方法　幸福三日刊　指導康健途徑

百病指南（三）

（張治河）

咳嗽氣粗　肺受病毒刺激故也。

嘔吐　胃受病毒刺激故也。

目含淚　角膜炎也。

咽赤痛　咽喉粘膜炎也。

尻冷腰疼　此種病狀。為本症預兆。蓋因此處。爲病毒巢穴。病毒從此起義。首先受害故也。

驚悸　伏毒蠢動。神經受其擾也。

灌膿時期。體溫升高。顏面腫脹。各症增劇。梟毒集中病灶。氣血為其腐化。猶之瘡瘍釀膿痛苦尤加之理也。

【治法】此症順者。原不必治。逆者治亦無濟。惟順逆之間之險者。乃可治耳。方書治法。詳且備矣。綜其目的。皆期毒藥發盡。然其不盡之原因。不外二種。（未完）

兩種家庭實用藥水自製簡法

自新

歐化東漸。人文大開。而科學亦日臻發達。觀夫東西各國數十年來之物質文明。無不令人驚佩者。但人事愈繁。物品之應用愈廣。以致日常生活必需之品。層出不窮。以應社會之需要。吾人若購之於市。價値既貴。所得又少。頗不合算。是非用簡法製造。難收美滿之效果。夫臭藥水夏日必需之品也。而救火藥水雖用非其時。然家中設備。不可或缺。故就鄙見所及。將該兩種藥水之自製簡法。述之於後。且已先行試驗。屢得奇效。並非向壁虛造。閱者諸君。不妨依法試行。當知余言之不謬也。

（一）臭葯水製造法　用木炭半斤。綠礬半斤。（粗製者。已足矣。價較廉。市上藥店。均有出售。）將以上各藥。研成細末。以水混擾。即可應用。洒於污穢之處。其殺蟲滅臭之功。不亞於市上之臭藥水也。

（二）救火藥水製造法。　以石灰六斤。放入大桶內。和以清水八斤。擾拌時許。隔數日後。即呈褐色。再用麻布袋濾過。更加鹹水五斤。充分擾拌。然後注入玻璃瓶內。用時將瓶投火中。火可立時消滅。

務求出版信用有切實保證　又名社會醫藥常識報　主持者有學識經驗及人格

□改良煎劑之討論(二十二)(楊贊民)

冬葵子　甘寒淡滑惟性頗悍與輕清甘淡之可爲精者有別故宜膏
劉寄奴　苦溫血分之藥宜膏
馬鞭草　味苦微寒血分之藥宜膏
木鼈　苦溫微甘其性頗猛宜膏
敗醬　苦平破血之藥宜膏
落得打　甘平血分之藥其液黏膩宜膏
仙鶴草　血分之藥宜膏
地錦　辛平血分之藥宜膏
雞血藤　血分之藥宜製膏
楮實　甘寒然瀉實軟堅之品須製膏
枳實　苦酸鹹寒以味勝者宜製膏▲枳殼同此
厚朴　苦辛而溫其用似枳而氣更過之宜製膏
檳榔　苦辛而溫以氣微宜膏
大腹皮　辛溫其氣性同檳榔故亦宜膏
榆白皮　甘滑性似冬葵子且其汁黏于膏
烏柏木　苦涼通利性沉而勝宜于膏
桃仁　苦平微甘血分之藥亦以味勝者宜膏
青皮　同陳皮而性更悍
山查　酸甘鹹溫以味勝宜膏
瓦楞子　甘氣以味勝宜膏

以上歸于製膏之範圍者。凡二百二十八味。

第十三節　藥精中分配之原料

但濃而不稠黏者爲精。凡藥之可歸于提精者。必其氣味輕清淡薄。或升浮而非濁重之藥。茲將藥中可提精者詳列如下。

甘淡清熱類
沙參　甘苦微寒味淡體輕爲精最宜
元參　苦鹹微寒善瀉無根火陰柔藥也宜精

(未完)

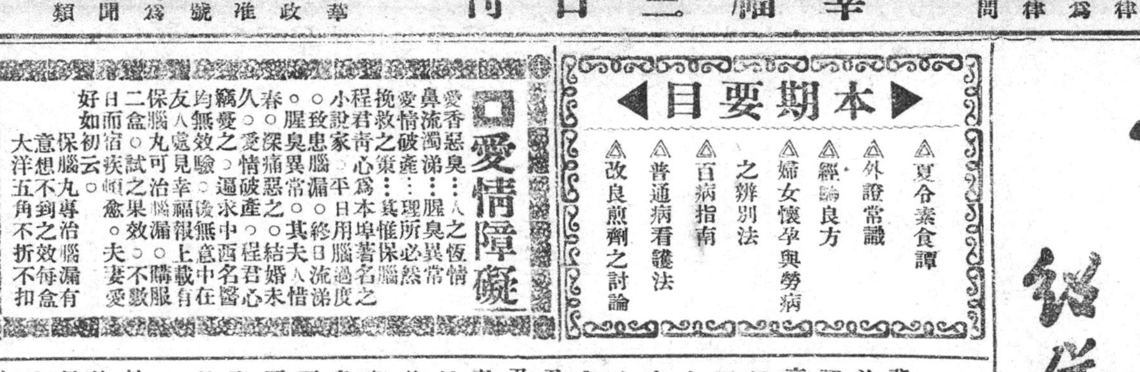

本報特聘羅家衡律師爲法律顧問

幸福三日刊

中華郵政特准掛號認爲新聞紙類

幸福報

鉉儀署

第三四二期

（民國二十年六月六日）

每份售洋二分

館址上海三馬路雲南路口

定報價目

每三日出一張 每五個月一元全年二元寄費在內本外埠一律 國外加倍郵票代現九五計值

廣告價目

每期每格（共計五方寸）五元均排於新聞之旁如欲入新聞中長期面議

本期要目

□夏令素食譚

丁熹康

薰風南來。又是溽暑天氣。一般宗教家衞生家。多實行茹素主義。而世人或惑於素食營養不足之故說。而憚於嘗試。略贅數語。以申其說。其亦爲關心素食者所樂聞歟。

高忠憲公曰。少殺生命。最可養心。最可惜福。一般皮肉。一般痛苦。物但不能言耳。此孺家之言也。考老人與牛羊雞鴨。豕魚蝦蟹等。皆屬動物類。立於一條平等線上。宜一律平等。人類不應自恃其聰明。以欺智識低下之動物。此社會學汪精衞李石曾吳稚暉先生等之所以戒殺。而實行素食也。佛言我觀衆生。輪迴六道。迭爲父母六親眷屬。更相噉肉。無非親者。不食肉者。卽是無量功德之聚。此釋家之素食主義也。或曰。是乃迂談。是乃迷信。此反對以上之說者。其確否姑不具論。今乃專就狹義的醫學的言之。

苟獸類多食不潔之物。故蟲卵易入其腸中。發爲子虫。而轉入於筋肉。吾人偶一不愼。取而食之。則繁殖於人類之腹中。如條虫旋毛虫等。Muskeltrichnen 其尤甚者也。其症候輕者。則起各種之胃腸症。漸至全身衰弱。重者則其子虫穿貫腸壁。棲息於筋肉內。旋捲如螺旋。漸至殞命。而其他因食獸肉。至罹不虞之害者。更數見不鮮。如破傷風鼠疫脚脫疽結核菌等。均可由肉食而致。爲害孔多。再考吾人飲啖食物之目的。在乎攝取滋養素。而滋養素中所含之成分。除蛋白質炭水化物脂肪之外。尙有最要之維他命 Vitemin之存在。而含有維他命最富者。厥爲植物與果類。維他命一名生活素。爲吾人生活上不可或缺之一要物。而動物類除肝腦之外。皆無維他命。然吾人有維他命則生。缺維他命則死。所以人類專食動物。則生命必起障礙。若僅啖蔬果。則生命反可延長。昔有航行者。僅恃獸肉以爲食。未幾。全舟之人。悉患壞血病。此其明證。故吾人攝取滋養物之最要點。首在維他命。（未完）

外證常識（十一）

（姚夢石）

各研末放入磁器內。用皮紙封好。隔水燉煉。以一枝香為度

【用法】臨時隔湯燉化。攤貼。

【名稱】綠雲膏

【效能】去腐生肌

【藥品】萆麻肉一兩　松香四兩（蔥姜汁煮）　銅青五錢　杏仁三錢　土木鱉五個　乳香沒藥血竭各五分　各研末打成膏

【用法】攤貼

【名稱】隔紙膏

【效能】治爛脚尤効

【藥品用量及製法】廿石（童便煮）　枯礬　黃占　輕粉各二錢　樟腦三錢　白占四錢　製乳香　製沒藥各五分　猪油三兩　菜油五錢

各研末先將菜油猪油熬沸。下二古烊化。再下樟腦拌勻。傾於磁盤內。待溫下各藥粉攪和成膏

【用法】攤貼

【名稱】新紅膏

【效能】治沿皮蛀頑搶癩瘡

【藥品用量及製法】松香　礬紅各四兩　香油八兩

先將油煎數沸。入藥攪勻成膏

【用法】攤貼

【名稱】玉紅膏

【效能】治爛膝尤驗

【藥物用量及製法】杏仁　明礬　東丹各等分各研末用板油打和成膏

【用法】攤紙上作夾層刺孔貼之

經驗良方

治瘋犬咬傷之經驗方

楊舒棨

瘋犬又名邪狗。被其咬傷之厲害。人人曉得凶險。毋用多述。鄰郡鄭姓家傳此方。祕而不宣。售價甚昂。余託人僞稱邪狗咬傷。犧牲五圓鈔幣兩紙。購得該藥三料。再請藥師甄別。得其葯品及葯量。錄成方。試服不不數百。均得良好効果。而不失一。故敢公諸於世。輕者三服。重者五服。未成年者減半。

廸香三錢　生甘草五分　蕎麥三錢　車前子三錢　桃仁七粒　散紅花一錢五分　木通一錢五分　銀花三錢　黑芝蔴三錢　歸尾三錢　天花粉三錢　蟄螯三只去頭足　猥毒五分

加韭菜。赤豆。茄子。羊骨。每味少許。仝煎。水三飯盌。煎六分。服時須

婦女懷孕與勞病之辨別法

張又良

婦人懷孕。則月經停止。勞病亦月經停止。懷孕而兼干嗽。頗似勞病。勞病而兼腹脹。頗似懷孕。更有懷孕食少形瘦而類勞。勞病氣逆泛噁而似孕。辨若不明。治必有誤。壽域黃泉。相距咫尺。可不慎哉。爰將兩者之辨法。分述于下。以供家庭之實用焉。

（辨一）面色　懷孕面色紅潤光澤。或略罩淡黃色。勞病面色皖白枯樵。或兩顴紅赤。

（二）辨舌苔　懷孕則舌上略有薄苔。捫之潤澤。勞病則舌上光絳。捫之乾澀。

（三）辨乳頭　懷孕則乳房漸膨。乳頭呈紅褐色。勞病則乳房乾癟。乳頭呈灰白色。

（四）辨腹部　懷孕三四月之後。腹中漸覺跼躍。勞病三四月之後。腹中毫無動躍。

（五）辨症候　懷孕無潮熱盜汗。肌膚甲錯等症。勞病有潮熱盜汗。肌膚甲錯等症。

（六）辨脈象　懷孕之脈。必陰搏陽別。兩關滑甚。勞病之脈。必弦細芤數。兩尺虛甚。

介紹衛生方法　幸福三日刊　指導健康途徑

敲鑼放銃。尤須喫猪頭肉鷄肉。食品一概勿忌。服藥之先。另用生軍三錢溫水浸汁。送吞麝香三厘。（豆腐衣包）以爲外導。又另用螽螽七只去頭足。入糯米一升。仝炒至米色黃。去螽。留米磨粉。開水調。分七日食。

按此方用韭菜鷄肉等等發物作引。搜逐瀉驅。由二便瀉出。有一鼓而殲之之妙。如多瀉倦弱不勝者。可飲薄糯米粥止之。

百病指南（四）

（張治河）

一爲梟毒過盛而無制。一爲正氣虛弱而不支。毒過盛者。多起充血變化。如痘色紫黑。周身熱壯。面赤氣粗。口渴煩躁。便閉溲紅。唇焦舌赤。脈象洪大等是，宜用白虎承氣等湯。通利大便。以殺其勢。正氣虛者。多起貧血變化。如痘色灰白。面色慘淡。精神疲倦。大便溏瀉。唇舌色白。脈象沉細等是。宜用保元八珍等方。激腦强心。以助其抗毒能力。又有外寒刺激太甚。肌腠縮緊者。則宜麻桂升柴等方。以啓發毛竅。舒張血管。使腐屝大開。穢濁可以暢泄

【調攝】患本症者。宜令靜臥淸潔之所。窗前蒙以紅布。禁忌葷腥。避免風寒。西醫對於發熱。多用冰罨之法，庶不知痘瘡發熱。正係毒素蒸發作用。若施冷罨。是抑其外出之機也。且血管因寒而縮。則出路閉塞。病毒欲出不得。必然倒戈反攻。中樞受敵。命必危矣。此法萬不可從

普通疾病看護法（續）

可用消毒棉醮樟腦酒。或醮極稀薄之石炭酸水（百分之五）塞之。倘係齒根膿潰。當時時用微溫湯或硼酸水含漱。如無效驗。須延牙科醫生治之。

七、眼病　每日用微溫之硼酸水洗之。宜避日光。

八、喉病　初起者須用硼砂水或食用水常常含漱。重者須速延醫生治之。

九，熱病　普通治法。初起時用瀉利鹽二三錢。以開水一碗冲服。或服一次。或連服二三次。務使腹中宿垢瀉淸。去其發熱之根。再用金鷄納霜丸。每粒約二厘者。每日服三丸。或於發熱前四點鐘服之更佳。每日早晚須注意病人之體溫。用寒暑表測之則較有把握也。

（完）

改良煎劑之討論（二十二）

（楊贊民）

之品製精爲宜

西洋參　苦甘涼其氣薄補清補

珠兒參　苦寒微甘清補之品性同西洋參宜精

土人參　甘微寒氣香味淡其性清肅涼潤宜于精

薺苨　甘寒亦清揚之品也宜于精

瓜蔞　甘寒潤滑最宜于提精其仁去油提精用之

天花粉　酸甘微苦微寒滑潤如瓜蔞宜于提精

連翹　味苦微寒而性清揚輕宜散結瀉火宜于提精

丹皮　辛甘微寒清柔之品宜于精

白茅根　甘寒涼解其性輕揚提精最宜

蘆根　甘寒涼解其性輕揚提精最宜

薔薇根　苦濇而冷亦宜於提精

芭蕉根　甘寒清熱解暑須製爲精

木通　甘淡輕虛宜於提精

通草　體輕味淡氣寒宜於提精

澤瀉　甘淡微鹹其味薄宜於提精

車前草　甘寒涼利宜於提精

燈草　甘淡而寒宜於提精

牛蒡子　辛平消散其涼潤之性宜於提精

山慈菰　甘微辛涼淡清熱之品宜提精

王瓜　苦寒涼瀉清瀉之性提精爲宜

萆薢　甘苦性平其味淡滲宜於精

土茯苓　甘淡而平宜於提精惟此藥人多重用之者須兼製膏以利其需

馬勃　辛平經虛清解之藥其治多在上焦提精最宜

淡竹葉　甘淡而寒清火利便製精最宜

琥珀　甘淡而平最宜提精

本報特聘羅家衡律師爲法律顧問　**幸福三日刊**　中華郵政特准掛號認爲新聞紙類

幸福報

鈕儀署

第三四三期
（民國二十年六月九日）
◀每份售洋二分▶
館址上海三馬路雲南路口

◀本期要目▶

口風流小病

世上惟有少年人最快活。年紀既輕。面目又麗。水也搯得出的肌膚。再配上幾件時髦的衣服。逛逛馬路、白相堂子。其樂無窮。然而樂極每易生悲。因此有的患遺精。有的患白濁。百藥無效。痛苦萬狀。本館代售的遺精散。（專治遺精）白濁丸。（專治白濁）都是對症的特效藥。（按以上　丸藥每盒壹元）上三馬路雲南路口幸福報館售

口白帶與白淫白濁之研究

阮金堂

白帶與白淫白濁。其形態雖無軒輊之異。其病理實有天淵之別。若吾人偶一不慎。誤白帶爲白淫。或誤白濁爲白帶。鮮有不誤人生命者。此白帶與白淫白濁。所以有辨別之必要也。查白帶爲子宮之陰液。其起病之原。在於任脈。即內經所謂任脈爲病。女子帶下瘕聚之謂也。蓋任脈起於胞中。連于臟腑。爲陰脈之總司。主臟腑之營運。即西人所謂植物性神經系也。其神經受風寒濕熱。痰瘀氣滯之刺激。或因督脈氣血之虛弱。而累及任脈。或任脈虛而自病者。皆能變成帶下之病也。白淫爲卵巢之陰精。內經謂白淫病理曰。思想無窮。所願不得。意淫於外。入房太甚。宗筋弛縱。發爲筋痿。及爲白淫。此症在男子則謂遺精。在女子則似帶下。其實與帶下相似而不同也。患帶下者。時時而下。患白淫者。有時而下。與男子之遺精相同。是以遺精有夢遺滑遺之分。夢遺屬於相火之旺。滑遺責於腎臟之虛。故女子白淫。亦有相火旺症。及腎虛症之分焉。白濁爲膀胱及尿道內蘊釀之穢水。其爲病也。膀胱發炎。尿道阻塞。水液溷濁。小便不利。淋濁時下。局部疼痛。與白帶之症。截然不同。蓋白帶爲子宮及膣腔之病。故西醫名爲子宮內膜炎。白濁爲膀胱尿道之病。故西醫名曰膀胱內膜炎。查白濁病理。大抵爲下列數種。（一）濕熱症（二）濕毒症。（三）心虛症（四）腎虛症。總之白帶與白淫白濁。其形態雖似相同。然各有各病狀。各有各原因。必須詳細推察。自可明也。若觀此而猶未明者。可讀王師所著之女科病理學及女科診斷學。則無疑難矣。

外證常識（十五）

（姚夢石）

【名稱】拖膏

【效能】治濕風臁疥并老爛骹者效

【藥品用量及製法】蔴油十兩。熬數沸。下白臘一兩。烊化盡再下金佗僧一兩。一二滾。將鍋取下。候至半冷半熱。用草紙拖起。放地上一夜。去其火氣。

【用法】貼患處。外用布札緊。隔一日。翻轉再貼（封曙寅）

【名稱】黃連膏

【效能】治一切燥瘡裂痕作痛者尤妙

【藥品用量及製法】黃連黃柏薑黃各三錢歸尾五錢生地一兩香油十二兩先熬油入藥煠枯。撈去渣下黃占四兩溶化盡。用夏布將油瀝淨。傾入磁盌內。以柳枝不時攪之。以凝爲度

【用法】擦患處

【名稱】必效膏

【效能】治脚瘡爛見骨者

【藥品】用量及製法。

麻油八兩乳香沒藥（去油）各三錢黃占白腊各二兩蘆甘石（煅紅童便浸七次。再用黃柏一兩川連五錢煎汁。將甘石煅紅淬七次）八兩

先將麻油熬透次下二古烊化再下乳沒末製甘石一併攪勻成膏

（未完）

經驗良方

女科簡效良方

王南山

婦人痞塊外治方

婦人腹有痞塊。攻撑作痛。可用麝香（三厘）阿魏（三分）芒硝（三錢）舖蓋痞塊上。周圍用麵條圍住。以防藥末之散開。上面覆以青布。隨用熱熨斗頻頻熨之。使藥氣內走。即覺腹中暢快。如此多熨數次。無論遠年痞塊。均有消散之效。如再內服湯藥。則取效尤速也。

（按）痞塊之原因。多屬氣血痰三者凝滯而成。停積於皮裡膜外。服藥每難建功。用此外熨之法。可使葯氣直達病灶。且麝香爲破氣之將軍。阿魏乃消瘀之神丹。芒硝是軟堅之專藥。又加熨斗外熨。以助藥力。誠爲治痞塊之良方也。

產育簡治法

尤學周

難產

【原因】太半由於孕娠期內過於安逸之故。或因生理關係如胎兒位置不對。胎兒太大。骨盤太小。交骨不開。胎不能出。

【症狀】痛陣頻頻胎兒不下。久則痛陣衰弱。以致氣脫。或母子俱傷。

【療法】臨產之前。雖忌勞動。亦不宜過於安逸。如難產不下。用當歸四錢。川芎五錢。王不留行三錢。黃芪三錢蜜炙。並服。如胎兒位置不對。用以下各手法

一、橫生。臨盆時。兒先露背。令產母正臥以手徐推兒背。下體令其正直。復以中指摸其肩。勿令臍帶盤緊。即生。

二、逆生。逆生者。先露足也。令產母正臥。以手徐推兒足。仍推兒轉正。即生。（逆產一節。胥由轉胎試痛。未能忍睡。即行用力逼送。爲孕婦者。注意於先。

三、偏生。兒頭偏在一邊而出。亦令產婦正臥。以指徐摸兒頭。扶正即生。或兒頭後骨。偏在穀道旁。徐推近上。即生。（未完）

介紹衛生方法 幸福三日刊 指導康健途徑

百病指南（五）

（張治河）

□肺勞

【病原】本症病原。雖爲結核性菌作祟。然除傳屍勞症。稟有先天素因外。其他得之後天者。無一不關大時人事之失調也。膏粱子弟。多因貪戀酒色。戕賊其身。藜藿之人。多因勞力傷絡。不知保養。又有感冒風寒。誤進補品者。肥甘內蘊。釀成濁痰。久之氣血腐敗。化生細菌。肺勞屬此類者。十居七八。俗云「傷風不省變成勞」。是誠經驗語也。更有病後失調。久虛不復。再染細菌。變而爲勞。屬此類者。亦不少也。

【病灶】本症病灶。開始在肺。繼則腸胃肝腎。亦皆受累。

【病狀】本症病狀。可分三期。第一期爲潛進性。或隱或現。無特異徵候。（未完）

從霉雨說到濕溫

楊舒榮

連朝陰雨綿綿。潮沴濕氣。彌滿空中。人在氣交之間。鮮有不吸著者也。稟賦强者。藉臟腑自然機能。或由毛孔以分泌。或由溺竅以排泄。所謂氣行則已是也。若弱者。肺與膀胱少宣化而通調之職。脾胃少升清降濁而旋運之能。無不着而爲病也。且有喜啖肥厚。嗜飲茶酒之體。內濕加以外濕。互資而愈恣横也。惡寒發熱。身重。頭裹。胸悶。或無汗。或有汗。有汗而熱仍不解。或不渴。或渴不多飲。脈濡大而數。苔白膩。或轉黃。或帶灰。此即濕溫初起見症也。葉香岩云。濕爲粘膩之邪。最難驟化。王孟英曰。濕溫爲病。如抽蕉剝繭。層出不窮。或發疹痦。或爲痙厥。或一經不移。或臟腑傳變。濕溫本非不治之症。惟纏綿難於速痊耳。前賢論治法。條分縷晰。準繩可循。淺學如余。以爲備而無遺。毋容置贅。然余以平素之經驗。而目擊時弊。有不能已於言者。夫濕溫爲粘膩有質之邪。濕乃病之本。溫乃濕所化。去濕爲第一要務。滲濕宣濕以芳香。利濕以淡滲。泄溫以苦寒。乃不易之法。毫無疑義也。初起兼無汗畏寒之表症。佐以蒼朮羌活微汗之。寒熱而挾痰者。溫膽加柴胡。或海蜇。地栗可任用。胸痞而泛噁。瀉心、佐蒼佩。濕化熱甚。舌苔轉黃。口渴面赤。譫語如夢者。邪在陽明。陽明者胃也。胃熱上薰。清竅被蒙。專以芩、連、豆卷、通艸、

務求出版信用切實保證　又名社會醫藥常識報　主持者有學識經驗及人格

改良煎劑之討論（二十三）

（楊賛民）

桑白皮　甘辛而寒清潤之品宜於製精▲桑枝同此

豬苓　甘淡微苦其淡泊滲利之性同于茯苓故亦宜提精

芙蓉花　辛平性滑清涼之品宜爲精

竹茹　甘而微寒主治上焦之煩熱最宜提精

粳米　甘涼清淡養胃之品宜於提精

石膏　甘辛而淡其性大寒最宜提精然煎劑用量多有至數兩者須兼製膏或飛研極細末備用（研末似較妥）

浮海石　鹹寒清肺而輕宜于提精

蜂蜜　不必再製惟生者甘涼滑熟爛則温補不可不知

金汁　不必製

芳香宜透類

甘菊花　清暑退熱輕揚芳香之品宜於提精

水仙根　苦微辛寒滑冷利之性宜于精

茯苓　甘平淡泊滲利之品提精爲最宜惟此藥常爲煎劑所重用須兼製膏以應病家之求▲赤苓茯神同此

地骨皮　甘淡而寒清潤之品宜于製精

桑葉　甘寒涼血潤燥提精最宜

蜜蒙花　甘而微寒涼潤之品其治在上宜提精

山茶花　甘微辛寒清涼之品宜提精

杏仁　辛苦甘温然利氣潤肺之品提精爲宜巴旦杏潤功更大尤宜爲精

百合　甘平清潤之品宜於提精

本報特聘羅家衡律師為法律顧問

幸福三日刊

中華郵政特准掛號認為新聞紙類

幸福報

鈕儀署

第三四四期

（民國二十六年十月二十日）

◀每份售洋二分▶

館址上海三馬路雲南路口

定報價目

每三日出一張五個月一元全年二元寄費在內本外埠一律國外加倍郵票代現九五計值

廣告價目

每期每格（共計五方寸）五元均排於新聞之旁如嵌入新聞中長期面議

◀本期要目▶

□關兒枕塊痛之謬

朱溪裔

嘗聞吾鄉有諺曰。婦人產後少腹硬痛。乃是兒枕塊痛也。其意蓋謂兒在母腹之中。宛若常人之睡臥有枕。至胎兒產下之後。兒枕無以安置。故致擾而作痛。且謂此病不必治之。亦無可治之法。惟有聽其自然而已。然兒在胞中。四面皆係羊水。兒乃浮沉於羊水之中。猶雛之在於卵也。試觀雛之在於卵時。安有枕哉。夫禽類之卵。尤人類之胞。其理相同。所異者。禽類之卵。常人皆能見之。而吾人之胞。非常人所能見也。觀於禽卵之內無枕。則人胞之內亦必無枕矣。況胎兒在胞中。乃蹲屈而居。非仰直而臥。何有枕乎。且卽使有枕。此枕若為廢物。則當攻而去之。若為有用。則當補而安之。豈有不必治及不可治之理乎。然則所謂兒枕塊痛者。豈非大謬不然哉。其實產後少腹之硬痛。多由於瘀血為患也。所以然者。因產婦之體質素虧。至分娩時。復傷氣血。以致子宮無力縮復。瘀血不能送出。積於子宮。子宮閉塞。不通則痛矣。其治法當以其病體之寒熱為區別。寒體宜服生化湯加肉桂紅花等藥。熱體宜服石芾南新訂生化湯。（全當歸益母草丹參桃仁益元散）加牛膝血珀等藥。使其氣血流通。瘀血下流。猶之溝渠壅塞。必須疏導。瘀血既去。則塊痛自消而病可愈也。奈何誤為兒枕。聽其自然。輕者或可自愈。重者必致轉危。甚致百病因此而蠭起。良可慨也。余因知其謬。故特作文以闢之。以減少女界之痛苦耳。然謬誤之處。奚啻於此。此不過愚者之一得而已。

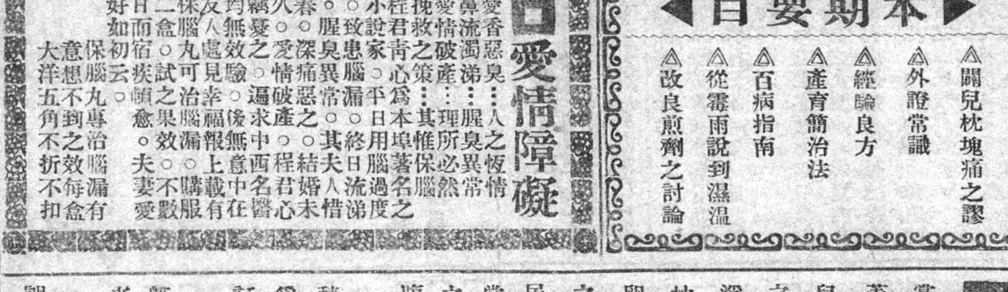

□外證常識 (十六)

(姚夢石)

【用法】以荆煎水。洗拭患處。取油紙攤貼。外用軟絹札緊。任其流膿。不可開看。三日一易。九日收功。

【名稱】消核膏

【效能】治頸間核子

【藥品用量及製法】川烏草烏(研)各一兩葱汁薑汁廣膠各二兩米醋四兩如法熬膏

【用法】攤貼

【名稱】樹皮膏

【效能】治一切水毒

【藥品用量及製法】纖樹皮椿樹皮柳樹皮○樹皮柏樹皮(○柏皆用尖)艾尖各等分先將水○去渣。濾淨。後加香油二兩黃丹一兩收膏

【用法】攤貼

【名稱】硃砂膏

【效能】呼膿敗毒

【藥品用量及製法】藤黃四錢麝香巴豆肉各三錢硃砂二兩松香八兩白占一兩草蔴油四兩各研末先將草油白占同熬沸入各藥粉。滴水成珠。再入硃砂攪勻。色紅取出

【用法】攤貼一日一換

【名稱】鼈甲膏

【效能】治氣瘕血瘕及一切塊痞

經驗良方

□女科簡效良方 (續)

□產後乳少方

產後乳水缺少者。宜常用赤豆煎食。乳汁即能漸多。試之屢驗。勿輕視之。

(按)此方之赤豆。即平常作點心之赤豆也。赤豆內含滋養成分甚多。且能排除水濕。流通乳腺。故乳少者之服往往有效也。

□乳吹腫痛外治方

哺乳之婦人。忽覺乳房紅腫脹痛。乳汁難出者。名曰吹乳。宜用葱一大把。搗成餅。加麝香少許。攤乳上。用鉄罐盛灰火熨葱上。須臾汗出。其病即愈。屢試甚効。

(按)乳吹之症。由於乳腺阻塞所致。治不得法。每成乳癰乳嚴等症。本方用葱以通乳腺。由麝香以達病所。再以熱罐熨之。助其藥力。使其乳腺得通。腫痛自消。屢試屢驗。誠爲外治之良方也。(未完)

□產育簡治法 (續)

尤學周

四、礙生。產時。兒頭雖正。但不能下。因胎出時臍帶絆肩。用中指按兒兩肩。理脫臍帶。即生。

五、瀝漿生。又名瀝胞生。不必驚惶。惟安睡俟漿流漸少。或流盡自生。如胎兒太大。交骨不開。非藥力可助。速入醫院。以免產婦多受痛苦。

□產後血暈

【原因】有因臨產去血過多。氣竭神昏而暈。有因惡露不下。敗血上沖而暈。一虛一實。當詳審明辦。

【症狀】氣喘神昏。心慌汗出。若惡露不下。二便濇少。少腹脹實。乃爲實症。否則爲虛症。

【療法】酸醋數斤。注入銅壺。以炭燒紅投醋內。其氣上沖。薰入鼻孔。即能立醒實者。荆芥穗二錢炒黑研末。用紹酒調服。或當歸三錢。川芎八分。煎湯下失笑丸二錢。虛者歸身三錢。炮姜四分。荆芥炭五分煎服。汗多加人參一錢。(未完)

介紹衛生方法　幸福三日刊　指導健康途徑

夏令素食譚（續）

又觀古來高僧。常年拜經之老嫗。年逾八九十。而耳目聰明。精神矍鑠者。爲數尤夥。近人如花旗銀行買辦王松堂先生。與鉅商周舜卿先生。二人者年相等。少年時身體之强弱相等。事業相等。其環境與衛生之程度亦相等。惟王茹素而周則肉食。其結果周六十餘歲時。身體漸衰。達七十一齡而歿。王則至今健在。望之猶如四十許人。於此素食與肉食之利害。蓋可見矣。又觀近十年來茹素者。如聶雲台王一亭關絅之單仲範諸先生。均言較之以前肉食時代。體力精神。爲强爲健。

昔之生理學家。以爲獸肉含蛋白質較富。故攝取滋養素。首推肉類。顧自維他命發明以來。學說爲之一變。而前說乃成陳舊。素食主義。於以風行。前據伍廷芳博士之調查。美國素食者、有二十五萬人。近年當不止此數也。際茲夏令。國人每有素食之舉。若無他種障礙發生。不妨恃之以恆。其亦强身之一端乎。

百病指南（六）

（張治河）

但易疲乏。小有勞動。則呼吸迫促。時而咳嗽。日晡潮熱。第二期。則諸症較爲顯著。如咳嗽增劇。痰帶膿血。日晡熱甚。夜出盜汗。肌膚蒼白。或面色黧黑。身體憔悴。第三期則諸症更進。音嗄咽痛。食思缺乏。大便自利。肢面浮腫。

【病理】

第一期病狀。或隱或現。無特異徵候。求眞氏云。「夫疾病成立之要件。必須內外二因之共存。而外因雖有任何作用於吾身。若不與內因共鳴。則不能成立。此千古之鐵案也。」肺勞在此期內。必係謹厲外因作祟。而未感受七情六慾之刺激。體內抗菌力强。可以與之應付。戰鬥或勝或負。則病狀或隱或現也。又或非染外因。而爲七情六慾所傷。則其現狀。自無特異徵象。此卽先哲所謂「將成未成之候也」。若再延誤。則入第二期矣。

從霉雨說到濕溫（續）

滑石、蘆根、清泄熱邪。毋庸開竅。便祕而兼神糊者。宜涼膈散。便溏如利者。葛根芩連加荷葉。語云。傷寒大便溏。爲邪已盡。濕溫大便溏。爲邪未淨。葛根荷葉。升下陷之清氣。芩連苦寒。去未盡之濕熱。瀰漫三焦者。分消之。及至熱勝化　。傷陰劫津。石斛滋液適可用。逼入營陰。走竄胞絡。痙厥遞見。苔紅絳。或焦黑。脈細。或伏。亟宜涼營清宮。開竅透邪。犀、羚、菖蒲、紫雪。至寶。則當還矣。白痦邪在氣分。宜化濕清氣。紅疹熱在營分。宜涼營泄邪。疹痦並見。乃濕與溫充斥氣營。清氣涼營並施之。斷述濕溫證治之梗概也。每覩時醫遇濕溫初起。疏方即以石斛羚羊爲主要。但不究石斛甘寒。生津液。厚腸胃。爲滋潤之品。頻清熱而反助濕。羚羊直達東方。專走厥陰。乃肝經之風藥。於風木司令之春溫爲適用。於濕溫初起之頭痛。不啻隔靴搔癢。並且時下遇陽明熱劇之譫語。不圖清泄氤氳之熱邪。妄以邪入胞絡神昏之治法。紫雪丹、牛黃丸、蘇合香、石菖蒲、之開竅。致邪乘勢直入宮城。一厥不起。何殊開門揖盜。習俗難返。欺人自欺。可勝嘆哉。

改良煎劑之討論（二十四）

（楊贊民）

滑石　甘淡滑滲最宜提精

蟾酥　辛涼清熱之品宜於提精

人乳　不必製

荊瀝竹瀝　不必再製

貝母　甘辛微寒宜散清潤宜於提精

葛根　辛甘而平其性輕揚清發宜於提精

木賊　溫微甘苦中空輕揚其性輕發宜散最宜於精

荊芥　辛苦而溫芳香而散然亦輕宜之藥也宜於精

雞蘇　辛而微溫其輕宜之性似薄荷宜於精

浮萍　辛散輕浮入肺經達皮膚最宜提精者也

穀精草　辛溫輕而上浮其主治在上焦頭面宜於精

決明子　精甘苦鹹平氣性主治似青葙子亦宜精

辛夷　辛溫輕浮宜散其治在上宜於提精

晚蠶砂　辛甘而溫提精用行消通降類

丹參　氣平味苦陰柔之藥也宜精

馬兜鈴　苦辛而寒體輕而虛宜於提精

紫草　甘鹹氣寒其性涼瀉宜於精

大小薊　甘涼清柔涼瀉之藥宜於精

麻黃　辛溫味苦其性輕發宜於精

升麻　甘辛而苦其性輕宜升發宜於精

薄荷　辛涼升浮輕宜清散宜於精

蒼耳子　甘苦性溫輕宜升▲提精爲最宜

香薷　辛輕解宜散宜爲精惟夏天多有重用以解著者須兼製膏昔人驗方亦曾以此製膏治水腫

本報特聘羅家衡律師爲法律顧問

幸福三日刊

中華郵政特准掛號認爲新聞紙類

幸福報

[illegible]署

第三四五期
（民國十六年十月五日）
◀每份售洋二分▶
館址上海三馬路雲南路口

定報價目
每三日出一張。五個月一元。全年二元。寄費在內。本外埠一律。國外加倍。郵票代現。九五計値。

廣告價目
每期每格（共計五方寸）五元。均排於新聞之旁。如登入新聞中。長期商議。

◀本期要目▶

□風流小病

世上惟有少年人最快活。年紀既輕。面目又麗。襯得出的肌膚。再配上幾件時髦的衣服。逛逛馬路、白相堂子。其樂無窮。然而樂極每易生悲。因此有的患遺精。有的患白濁。百藥無效。痛苦萬狀。本館代售的遺精散。（專治遺精）白濁丸。（專治白濁）都是對症的特效藥。（按以上丸散每盒壹元）上海三馬路雲南路口幸福報館售

□可怕之霍亂

（楊寅初）

霍亂即虎力拉。（俗稱痧氣）吐利交作。揮霍而撩亂也。亦即癟癧（俗稱癟螺痧）轉筋。（俗稱吊腳痧）有日發而夕死者。（俗稱子午痧）竟有滅門之禍。其病菌之厲。其傳染之速。誠無有過於是者矣。或謂斯症於十八世紀後。始由印度傳入我國。然考諸醫集。早經載列。內經雖非黃帝原文。當係周秦諸子所演。可稽以爲證也。然竟創是說者。僅在中西名稱之不同。則亦未可厚非耳。上所述者。必現泄瀉手足厥冷癟瘰脈陷。音嘶眶伏等證。方爲眞性霍亂。中醫投以四逆理中等方。西醫施用鹽與針。（如康福而提亞林）以及鹽水注射等法。均可收回春效。假謂異曲而同工也。又如腹中絞痛。上不吐下不瀉之乾霍亂（所稱絞腸痧）則須催吐消導之法治之。他若脘痛而吐。（胃炎）俗稱泄瀉（腸炎）之類似霍亂。證象各殊。治法迥別。均不容混亂也。總之霍亂一症。其性速。其勢猛烈。診治之頃。間不容髮。惟是愚氓之儕。往往疑鬼疑神。奔求祈禳。坐失時機者。比比皆然。或專事挑刮。（俗稱挑痧）則不惜以千金之體。委諸不學無術之人。偶或中的。究非根本療治之道。古人有曰。渴鑿得所。則不必問鍼灸。何況晚近之操是業者。何嘗獲得兪穴。識得經絡耶。抑更有進者。治療之學。雖日新精進。總不如積極預防之爲獲佳果。諺云。『刀劍藥雖好。不割爲妙。』豈以慮詳哉。首宜注意飲食原料之清潔。勵行街道汚穢之掃除。以杜病菌之發生。尤須設立治疫之醫院。普及衛生之宣傳。以免傳染而防蔓延。吾願眥中諸同志。與熱心公益諸君子。協力提倡。躋斯民於壽域。不禁馨香禱之。

□外證常識（十七）

姚夢石

皆效

（藥品用量及製法）莧菜十斤入砂鍋內煮熟。以夏布濾去渣。取汁活團魚一只（男用雄女用雌）同煮熟撈起晒乾研末用麻油十兩。沸透入鱉末。再熬。以鉛粉收膏。忌鐵品（用法）青布攤貼塊上。年遠者十四日。近者一星期見功。按鱉莧併食。即脹滿而死。故此膏切忌入口。相傳白馬溺可解

（事實）昔有昝人。將鱉莧併食。遂致命。屍未殮。忽有無數小鱉。自七竅湧出。散走馬廐中。惟遇馬溺。輒化爲水。見洗冤錄

（名稱）烏金膏

（效能）治成膿瘡癤用此即穿如

（藥品）巴豆肉數粒。去皮。火上焙黃。打爛

（用法）貼瘡口

（名稱）神傳大紅膏

（效能）治癰疽疔癤拔毒消退

（藥品）瀝青一斤血竭一錢銀硃五錢萆蔴油四兩打成膏

（用法）攤貼

（名稱）象皮膏

治一般爛腿長肉收功

（藥品）鉛粉金爐底乳香沒藥各一兩象皮（炒）竭血各三錢輕粉五錢黃占一兩五錢各研細末麻油八兩先

經驗良方

□女科簡效良方（續）

□妊娠惡阻之簡單治法

婦人妊娠三四月間。多患嘔吐。名曰惡阻。可用淘淨粳米。和入姜水少許。炒微黃。每日於清晨未起床之先。嚼下二三十粒。其吐即差。有勝於服藥之神效也。

（按）婦人懷妊在二三月間。血液壅於子宮。子宮充血。而起反應。反應於胃。而起嘔吐。故於晨起胃中空虛之時。易於嘔吐也。本法於未起床時。先服粳米者。使其得食而血亢於胃。胃血既多。則子宮之充血。不能反應於上矣。加姜汁者。因患惡阻者。每多痰盛之人。用姜以化痰。且又能刺激胃膜。使其充血。上下之血液平勻。則惡阻之患自除矣。

□產育簡治法（三）

尤學周

□惡露不給

【原因】產時勞傷筋脈所致。

【症狀】血色淡紅。綿綿不已。氣血俱虛也。血色深紅或紫黑。咽喉乾燥。口苦唇焦者。血分有熱也。四肢怠倦。食後脹滿。則又屬脾虛而不能統血矣。

【療法】氣血兩虛。用人參一錢。當歸三錢。熟地五錢。濃煎服之。血熱。用黑山梔二錢。黃芩錢半。元參二錢。澤蘭叶錢半煎服。脾虛不能統血。用炒於朮二錢。龍眼肉二十枚。煎汁。日日服之。

□血虛發熱

【原因】產後發熱。多屬血虛。

【症狀】肢體怠惰。其熱不揚。日輕夜重。

【療法】龍眼肉十二枚。紅棗肉十二枚。白冰糖一兩。河水煮取濃汁。和入生雞蛋一枚。打爛溫服。每日清晨服之。

介紹衛生方法 幸福三日刊 指導健康途徑

■龜頭糜爛之原因及治療

（黃萱孫）

龜頭糜爛之第一原因、爲不潔之性交、其次如手淫或入浴傳染等。治法以五十倍石炭酸水參入百倍之里防兒水洗之、再撒布沃度兒或沃度呼命、以防腐、綳帶包裹、如痛極難堪、則或塗二十倍之哥嘉銀水、

■軟性下疳之症候及治療

（謙孫）

軟性下疳者、卽爲不潔之交接後、龜頭部發生一種形圓而凹之潰瘍、疼痛劇烈、有時陰莖腫脹、分泌膿狀物、鼠蹊部亦發生橫痃者是也、治療以五十倍硼酸水或五十倍之鉛糖水洗之、撒以沃度封護、外包裹綳帶、如能於初期將其橫痃摘去、則尤爲妙事、

■百病指南（七）

（張治河）

第二期諸症顯著。病在初期。延誤失治。先染外因者。復遭七情六慾之刺激。先有內因者。復遇細菌侵入。內外湊合。勞病乃成。一切症狀。於是顯著。

咳嗽增劇　咳嗽一症。爲肺病徵兆。肺內結核旣成。則咳嗽自增劇也。

痰帶膿血　血管破裂則帶血。組織腐敗則帶膿。

日晡潮熱　日晡潮熱。爲勞症必有之現象。西醫書云。「人之發熱。多因血中染着毒素。阻抑溫腦中樞。增加放熱工作。」此種解釋。誠爲精確。然而發熱在於午後。惜未說明其理。中醫「陰火」之玄談。更屬似是而非夫人之體溫適中。端賴神經調節。勞者之神經。大多衰弱。

■黃連之考證

雙林葉橘泉

品考　產於我國四川省者最良。其他如雲南貴州以及日本加賀州朝鮮歐羅巴等。均有產。入藥以中國四川產者爲良。

植物形態　爲毛茛科植物。生長於山野。或栽植園圃之宿根草。其種類頗多。莖高自二三寸至尺餘。四時不凋。春季於舊葉傍抽花莖。其上部簇生白色花。葉由種類而異。係採掘其曾經七八年之根莖。根爲連珠形而色黃。去鬚根。晒乾而用之。

性味　苦寒。

主治　（別錄）主五臟冷熱。久下洩澼膿血。止消渴。大驚。除水。利骨。調胃。厚腸。益膽。療口瘡。（本經）熱氣。目痛。眥傷泣出。明目。腸澼。腹痛。下利。婦人陰中腫痛。久服令人不忘。（元素）治鬱熱在中。煩躁噁心。兀兀欲吐。心下痞。（東洞）（藥徵）主治心中煩悸。旁治心下痞。吐下。腹中痛。

經方考證

（黃連阿膠湯）證曰胸中煩。不得臥。（黃連湯）證曰胸中有熱。腹中痛。欲嘔吐。（乾姜芩連湯）證曰吐下。（葛根芩連湯）證曰利遂不止。（白頭翁湯）證曰下利欲飲水。（大黃黃連瀉心湯）證曰。心下痞。按之濡。（瀉心湯）證曰。心氣不足。（附子瀉心湯）證曰心下痞。

觀上例諸方。黃連治心中煩悸明矣。故心中煩悸而痞。吐利腹者。用此皆治也。考千金方。心氣「不足」作「不定」。斯仲景之古也。不定卽煩悸之謂也。（未完）

務求出版信用有切實保證　又名社會醫藥常識報　主持者有學識經驗及人格

改良煎劑之討論（二十五）

（楊贊民）

青箱子　味苦微寒善祛明目之風熱且亦輕散上浮之藥也宜於精

蔓荊子　辛苦微寒輕浮宜散其治在上宜於提精

殭蠶　辛鹹微溫其性輕宜清化宜於提精

明月砂　辛平其性辛宜明目宜提精用

白前　辛苦微寒瀉肺降氣之品宜於精

白芍　苦酸微寒陰分之藥宜提精▲赤芍同此

凌霄花　甘酸而寒陰柔之藥宜於精

蒲黃　甘平涼滑宜於提精

鬱金　辛苦氣寒而其性輕揚宜解故當提精

地膚子　甘苦而寒清利之品宜爲精

海金砂　甘寒淡滲清利宜於提精

建蘭　芳香清和之品除宿氣解煩鬱提精最宜

藍根　甘苦而涼清熱涼解之品宜提精用

穀芽　甘溫宜提精製膏亦可

赤小豆　甘酸通利宜於提精

刀豆　甘平宜提精

雞膍胵　甘平性濇提精爲宜末用亦可

童便　不必製

苧根　甘寒滑潤最宜提精

石葦　甘苦微寒清利之品宜於精

澤蘭　苦甘辛香雖善行血利水然亦和緩之品宜爲精

馬蘭　苦微辛性涼與澤蘭同功亦宜提精

梅花　酸澀而平清香通氣解鬱除煩宜提精

大麥芽　鹹溫宜提精製膏亦可

白扁豆　甘溫平淡亦宜提精

（未完）

本報特聘羅家衡律師爲法律顧問

幸福三日刊

中華郵政特准掛號認爲新聞紙類

幸福報

鉛儀署

第三四六期

民國二十年六月十八日

每份售洋一分

館址上海三馬路雲南路口

定報價目

每三日出一張。五個月一元。全年二元。寄費在內。本外埠一律。國外加倍。郵票代現。九五計值。

廣告價目

每期每格（共計五方寸）五元。均排於新聞之旁。如嵌入新聞中。長期面議。

▶本期要目◀

△警告病家
△外證常識
△經驗良方
△產育簡治法
△無須乎醫
△百病指南
△黃連之考證
△改良煎劑之討論

□警告病家

（顧培生）

世第知夾陰傷寒之重而且危。殊不知一切新久輕重內外各症。莫不深戒乎房幃。不甯唯是。舉凡人事之足以動搖其精者。皆在禁例。而昧者無知。漫不加意。以爲不幸而遭疾病。則惟醫藥之是賴。舍此可置而弗顧也。夫病者邪氣也。精者正氣也。邪正不兩立。此勝則彼負。邪之乘隙而入者。端賴正氣以抗之。藥石以攻之。正勝則邪却。邪却則病愈。邪勝則精却。精却則危矣。譬如寇盜之圍城。斯時一致抗敵。勝敗尙不能必操左券。若再加以內亂。而未有不見其失敗者。一遇危殆。病家不自引咎。往往歸罪於醫生。可嘆亦復可憫。夫醫生責任之鉅。固爲當務首。但審症雖確。處方亦當。尤須藥品眞。藥品眞而尤須泡製精。泡製精而尤須銖兩稱。銖兩稱而尤須煎得法。煎得法而尤須服得時。服得時而尤須病家加意於藥餌之外。必如是。庶克相濟而爲功。斯爲盡善盡美。如但知服藥爲盡能事。而纖有不合調攝。或戕傷。則功將焉取。是故醫生之治疾病。誠戛戛乎難哉。或曰。君所論者。似專指外感言。然則內傷各症當不在禁例歟。曰。內傷雖無外來之邪。其所以致病之由。要皆臟腑之偏勝。精氣之不足。藥石之功。不過補偏救弊。爲他山之助耳。雖藥中不乏有情之品。終不若吾身固有之精血。是故尤須攝生養正。以匡藥餌之不逮。願世人三致意焉。

二〇，六，一，

□外證常識 (十八)

(姚夢石)

煎滾然後入藥和勻成膏
(用法)攤貼
(名稱)青夾紙膏
(效能)治臁瘡年久未愈者
(藥品)陳小粉銅綠定粉各二兩松香一斤各研勻用板油擣糊
(用法)作隔紙式刺孔攤貼
(名稱)綠夾紙膏
(效能)同上
(藥品)自然銅四錢黃占百草霜黃柏各三錢各研末用豬油打勻
(用法)以上同樣
(名稱)紅夾紙膏
(效能)收口生肌
(藥品)製甘石赤石脂東丹明礬冰片各等分研末用熟豬油擣勻成膏
(用法)攤貼
(名稱)千搥銅綠膏
(效能)貼退、拔膿、手指尤效
(藥品用量及製法)草麻肉四兩乳香沒葯(去油各五錢)東丹銅綠各二錢菜油八兩麻油斤半上葯各研末與油共煎二炷香、滴水成珠、即撈去藥渣、每用油一兩、配入建蓮肉(十四粒)水製松香(二錢)草蔴肉(六錢)鳳頭荔枝肉(七枚)生甘草(七分)共搗成膏
(用法)攤貼

經驗良方

□女科簡效良方(續)

□產後小便不通外治方

凡胎前患腫脹者。產後每患小便不通。宜用食鹽一撮。麝香一分。填於臍中。外用葱白一兩。打成餅狀、覆蓋於上。用艾火灸之。病人覺有熱氣入腹。初頗難忍。稍忍片時。則小便通矣。

(按)此症由於膀胱氣化不宜。水濕停留者。用此法最爲有效。惟因內熱盛而津液乾涸者。忌用。

□產後腰痛方

胡桃肉(一兩)鹿角屑(三錢)陳酒煎服。甚效。

(按)產後腰痛。多因於虛。胡桃善於補益腰腎。鹿角善於溫和血脈。又得酒以引之。故能直達病所。而愈腰痛。但此二味。均偏於溫。若其人素體熱盛者。慎不可服。

□產育簡治法 (四)

(尤學周)

□小便不禁

【因原】氣血虛弱。不能收攝腎氣或產時用力太過。以致膀胱受損。

【症狀】尿意頻頻。時欲小便。

【療法】氣血虛弱。炙黃芪二錢。菟絲子二錢。覆盆錢半。益智仁錢半。煅牡蠣五錢煎服。膀胱受損。用柴灰淋汁。入黃絹於汁中煮極爛。稍加白芨末。且服。

□產後喘促

【原因】產後血虛。孤陽無主。而浮越於上。此乃元海無根。虛脫之兆。或因敗血上攻。犯肺作喘。

【症狀】脈微。而無血色。汗出淋漓。屬於虛喘。若敗血上攻。其面上必晦黑。舌色必紫黯。且腹中必有痛處可辨。

【療法】黨參五錢。萸肉四錢。炙草八分。濃煎服。甚者。黨參一兩。明附片二錢。以救其脫。敗血上冲。用當歸三錢。川芎八分。煎湯。下失笑丸二錢。氣虛而夾瘀者。黨參一兩。蘇木二兩。水煎。加陳酒三匙服。

介紹衛生方法　幸福三日刊　指導健康途徑

無須乎醫（健厂）

延醫而不信任。雖信而不專任者。無須乎醫。迷信神權者。無須乎醫。不攝生。而無謂之斲喪者。無須乎醫。不節口腹者。無須乎醫。吝惜金錢而計藥價者。無須乎醫。看護不謹者。無須乎醫。不戒七情六欲者。無須乎醫。

贈送性病學

本書內容。描寫性病（即花柳病）情形。無微不至。引人入勝。（故又名花柳病治療學）青年男女閱之。增進智識。醫生閱之。可以應變。茲願以廣贈各界。函索附郵一角。上海北四川路餘慶坊六十二號　少年中醫社啓

百病指南（八）

（張治河）

清晨起身。經一夜睡眠之休息。腦筋安靜。尚可調節其體溫。迨至午後。精神不免疲乏。腦中樞衰弱。則失其維持力矣。血中一切毒素。乃乘虛猖獗。肆其燒刼行爲，病者於斯炕熱

夜間出汗　汗之作用。關係體溫甚大。汗之排泄。必待蒸發。夜間體溫增高之時。兼受衾褥蓋覆。蒸發力强。汗乃出焉。汗出既多。體溫被其吸收。於是黎明之時。遂又熱退身涼。

肌膚蒼白　毛細血管。貧血故也。

面色黧黑　毛細血管。鬱血故也。

身體憔悴　營養不良。血液枯也。

第三期音嗄咽痛。　喉頭與聲帶。被腐蝕也。

便瀉食少。　腸胃腐蝕。消化不良故也。

黃連之考證（續）

雙林葉橘泉

前代記載　元素　曰黃連性寒味苦。氣味俱厚。入手少陰經。其用有六。瀉心火一也。去中焦濕熱二也。諸瘡必用三也。去風溼四也。赤眼暴發五也。止中部見血六也。張仲景治九種心下痞。五等瀉心湯。皆用之。

朱震亨　曰。黃連去中焦溼熱。而瀉心火。若脾胃氣虛。不能轉運者。則以茯苓黃芩代之。以猪胆汁拌切。佐以龍胆草。則大瀉肝胆之火。下痢胃熱噤口者。用黃連人參煎湯。終日呷之。如吐再强飲之。但得一呷下咽便好。

效能　苦味健胃。涼血。消痰。厚腸。

特效方劑　黃連散　治大人小兒熱氣盛。熱乘於血。血乘熱氣溢於鼻。衄血。得寒則凝溢結聚。得熱則流散妄行。

黃連　一兩爲末。用白羊子肝一具去膜。同於砂筒內研極爛。衆手急丸。

簡效單方　熱毒血痢。黃連一兩。水二升。煮取半升。露一宿。空腹熱服臥。將息一二日卽止。（見孫眞人備急方）

用量　三分至一錢。

修治　去蘆頭及鬚根。剉片。姜汁拌炒。或酒炒。或猪胆汁拌。

禁忌　惡芫花。殭蠶。菊花。玄參。白蘚皮。畏欵冬。牛膝。鮮巴豆毒。虛寒爲病者禁用。　（未完）

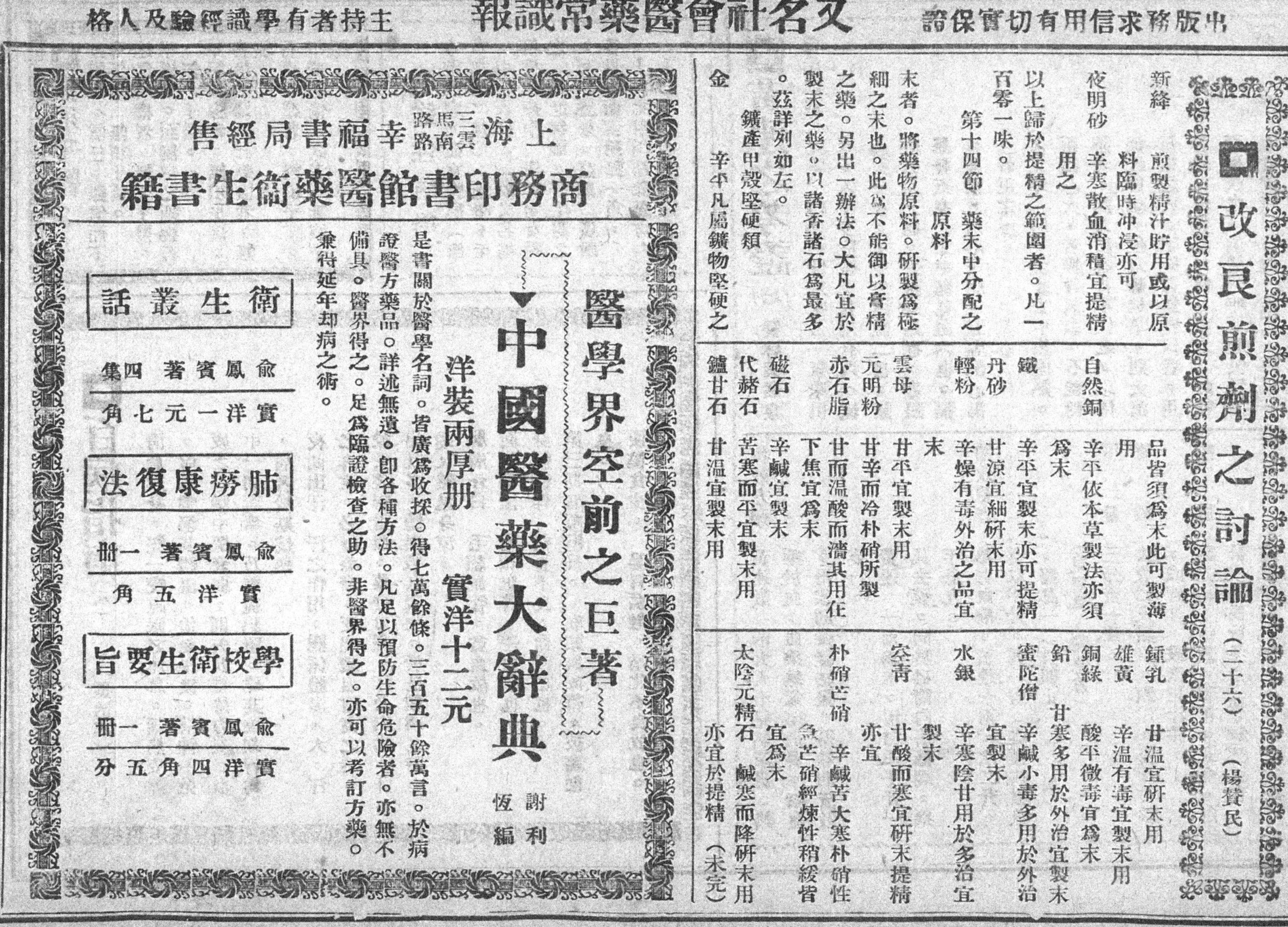

幸福三日刊　（四六四）

出版務求信用有切實保證　又名社會醫藥常識報　主持者有學識經驗及人格

改良煎劑之討論（二十六）

（楊贊民）

新絳　煎製精汁貯用或以原料臨時沖浸亦可

夜明砂　辛寒散血消積宜提精用之

以上歸於提精之範圍者。凡一百零一味。

第十四節　藥末中分配之原料

末者。將藥物原料。研製爲極細之末也。此爲不能御以膏精之藥。另出一辦法。大凡宜於製末之藥。以諸香諸石爲最多。茲詳列如左。

鑛產甲殼堅硬類

金　辛平凡屬鑛物堅硬之品皆須爲末此可製薄用

自然銅　辛平依本草製法亦須爲末

鐵　辛平宜製末亦可提精

丹砂　甘涼宜細研末用

輕粉　辛燥有毒外治之品宜末

雲母　甘平宜製末用

元明粉　甘辛而冷朴硝所製

赤石脂　甘而温酸而濇其用在下焦宜爲末

磁石　辛鹹宜製末

代赭石　苦寒而平宜製末用

鑪甘石　甘温宜製末用

鍾乳　甘温宜研末用

雄黃　辛温有毒宜製末用

銅綠　酸平微毒宜爲末

鉛　甘寒多用於外治宜製末

蜜陀僧　辛鹹小毒多用於外治宜製末

水銀　辛寒陰甘用於多治宜製末

空青　甘酸而寒宜研末提精亦宜

朴硝芒硝　辛鹹苦大寒朴硝性急芒硝經煉性稍緩皆宜爲末

太陰元精石　鹹寒而降研末用亦宜於提精（未完）

本報特聘羅家衡律師為法律顧問

幸福三日刊

華郵政特准掛號認為新聞紙類

幸福報

紹儀署

第三四九期

（民國二十年六月念七日）

◀每份售洋二分▶

館址上海三馬路雲南路口

定報價目

每三日一出一張五個月一元全年二元寄費在內本外埠一律國外加倍郵票代現九五計值

廣告價目

每期每格（共計五方寸）五元均排於新聞之旁如嵌入新聞中長期面議

◀本期要目▶

口蠶豆之遺孽

秦丙乙

蒲新麥熟。節屆端陽。瞥眼春光。乍成陳跡。際此黃霉天氣。霪雨霏霏。大自然景象。既呈一種新變化。時令病之流行。又在在肆其蠢動矣。查最近一般人。類多精神不振。食慾大衰。居恆手疲足輭。坐立都非。尤其如終日閒逸。缺少運動之輩。此項現象。幾成普遍狀況。雖症屬溼阻。一年一度。無非應時點綴。而從實際上論之。要不得不歸咎於蠶豆之遺孽也。攷蠶豆以成熟於蠶時而得名。當清明前後。斑紫茸茸。與青黃麥浪。相映成趣。新莢初實。飫郇廚而饜饕口。時鮮佳饌。何愧田園風味。厥後由嫩而壯。由穉而腴。仍未嘗稍隳其受人歡迎之情況。人同此嗜。家同此肴。自春徂夏。供過於求。而孰知遺孽人間。亦種因久而暴露漸矣。良以此物性味酸澀。微帶助溼。食之過多。且易作脹。觀其豆沙黏厚。入水茁芽。可知不誣。顧天生萬物。初皆富於滋養。是物功過相抵。過無不及。其所以作祟人間者。實由於烹煮之失當。固在彼而不在此也。烹煮蠶豆。端賴甘以調味。糖量一寡。或純任清煮。即澀口有餘。可口不足。又何堪佐饍。乃甘味助溼之尤。糖入其中。助桀為虐。造成人身中溼邪。得不變本而加厲。人徒快一時口腹。愈甜愈妙。惟甘是求。焉知隱患之潛。亦彌久而彌深耶。溼為重濁有質之邪。人體內四時咸有。惟夏日獨甚。豆已助溼。糖尤濟惡。多月所積。醞釀成疾。在壯實者勞動者。隨受隨消。不足為病。其如體弱之人何。我於此得一結語曰。近日流行病。厥惟肢軟神疲。納呆胸悶。簡言之。名曰溼阻。其原因為蠶豆之遺孽。其實際則糖味之嫁禍。此雖由天時地氣關係。要亦人事之不臧耳。（完）

□膈病治療法（續）（姚夢石）

素問曰。「飲食不下。膈塞不通。邪在胃脘。」

【症象】初起胸膈悶痛。噯氣嘔酸。甚至食物咽入。阻礙不下。或窒塞胃膈。刺戟作痛。嘔逆善吐。便溏善泄。胃脈弦滑。肝部緊急。

【診斷】脈大有力。嘔吐酸臭者。爲熱膈。脈小無力。嘔吐清水者。爲寒膈。面色黃白而枯者。爲虛寒。面色紅赤而澤者。爲實熱。

【療法】平肝胆。而扶脾胃。滋胃陰而調脾液。如熱膈者。用金匱麥門冬湯。大半夏湯。啓膈飲之屬。寒膈者。用吳茱萸湯。連理湯。蠶薑飲五膈飲之屬。虛寒者。用大建中湯、加附子乾薑半夏之屬。實熱者。用半夏瀉心湯。竹葉石膏湯之屬。

□產後骨盤虛痛　李健頤

產後骨盤虛痛。與產後瘀血作痛。相似。而治法迥異。骨盤虛痛。宜投補藥。瘀血積痛。則當破瘀。若互相誤用。禍即立見。豈不慎哉。然骨盤虛痛者。宜用補中益氣湯。加楝川元胡木香小茴香等。最有效驗。

藥物學

□當歸廢除製炒之商榷　湯士彥

當歸爲婦科要藥。甘潤微苦。秉氣辛溫。治婦女一切諸不足血症。有調理氣血。溫中養營。活絡舒筋。去瘀生新諸功効。此固吾儕所公認者也。然一般習慣。每喜加酒淬炒。或竟醋製及小茴拌炒者。醫家處方。藥肆備應。流俗相沿。毫不爲非。揣其用意。蓋酒炒取其行散。醋製因其酸歛而已。殊不知當歸之功用。全在其甘潤辛溫四字。所含之有効成分。爲一種揮發油耳。如經製炒。則油質不難盡行消失。涸其精英。取其糟粕。致療効不甚可靠。良藥見疑於世。誰作俑哉。良可慨也。嘗聞德國怡默克製藥廠。採買中國當歸。而提出精華。製成一種婦女痛經良藥。名婀又門羅爾。Eumenol.

□產育簡治法（五）（尤學周）

【症狀】其初有輕微之寒熱。四肢怠倦。或暈眩眼花。或頭痛自汗。漸致骨蒸勞熱。月事不至。

【療法】本症無對症良葯。惟有投調補氣血之品。增加其抵抗力。使病邪消滅於無形。西洋參一錢麥冬三錢生地四錢知母二錢煎服。

□產後房勞

【原因】產後未滿二月。不戒於慾。

【症狀】身熱脈數肢體怠倦。飲食漸減。似外感而非外感。似內傷而非內傷。與蓐勞無大異。故有誤認爲蓐勞者惟蓐勞乃產後月內之病。此乃生產後一月以外之病也。

【療法】延胡索。生蒲黃。當歸。紅花各二錢。琥珀五分。陳皮一錢五分。用好醋浸一宿。共爲細末。每服二錢。陳酒送下。如虛弱者。用人參湯送下。

介紹衛生方法　幸福三日刊　指導健康途徑

販運歐美各邦。以及我國。因而大獲其利。卽至今亦盛行不衰。且彼邦婦女界。互相餽贈。莫不視爲無上禮品。其實不過將當歸煎成一種流膏耳。特其機械之精。晰化之詳。故製劑時。能不使有効成分耗蝕。並得始終維繫其特殊効力也。返觀我國。曷嘗不知此藥之可貴。其入劑者。丸、散、膏、丹、配和殆遍。惟不悉其重要成分。爲所含之揮發油。有時炮製烘焙。遂令油質消散。而功効不能準確。此實亟須設法研究改良者也。不然。越俎代謀。大有人在。涉獵我學說。利用我生藥。一轉移間。已足致我之死命矣。又考先哲之論當歸者。如張隱庵曰。……當歸言煮汁飲者。（未完）

□百病指南（九）

（張治河）

肺癰

【調攝】本症發生。不可純恃藥物。必須注意飲食起居。所食之物。宜擇滋養。如牛肉雞肉雞蛋山藥百合苡仁。隨意食之。但辛辣香燥之品。不可入口。衣服宜乎溫暖輕快。柔軟清潔。薄者毋使受寒。厚者毋使發汗。居室宜擇面南。常通日光空氣。天氣清朗之候。散步於郊外田間。常令精神愉快。不可鬱鬱寡歡。

【病原】本症病原。爲外邪傷肺。有受風寒刺激者。有受暑熱刺激者。亦有溫病餘熱。及痧疹餘熱。留連不去。薰蒸其肺者。更有善飲嗜啖。肥甘內蘊。鬱熱上薰。肺遭其灼者。

【病灶】本症病灶。多在肺臟。日久不愈。（未完）

□男女乳部大小不同之研究（續）

（林鴻藻）

試以手按之。稍加壓力。何以乳汁四射。其壓力之在上者。則乳汁從乳頭之上面流出。壓力在下者。則乳汁從乳頭之下面流出。是卽爲有乳腺之明徵也。乳房之有乳腺其理固明。而必待分娩後始顯其分泌乳汁之功用者。何也。蓋以乳汁必於是時成熟。嬰孩賴以哺育。爲與生俱來之滋養品。尤奇者。初生嬰孩。卽能吮乳。方其吮也乳汁自然流出。其不致如泉之湧。而又不致涓滴難出者。賴有乳腺司其啓閉之能事故也。然則乳腺不僅有疏泄之功。兼有括約之力。能瀉能存。啓閉自如。以備嬰孩不時之需。此乳房之所以必有乳腺也。此乳腺之所以必于有乳汁時。始顯其分泌之功用也。是生產後而斷乳前。爲乳部分泌乳汁之第三期也。

總上以論。則女子有育兒天職。具此豐隆突起之兩乳。乃在生理上爲神祕機能。豈男子之所可及哉。故男子祇在發育時期。兩乳略具塊核而已。女子兩乳。則有醞釀時期。與分泌時期。生理不同。功用自異。宜其兩乳發育較男子爲勝也。（完）

□談流行病

（徐相任）

風寒暑濕燥火。流行於四時。實有其氣。無男婦老幼。人人有深切之感覺。初非醫醫之向壁虛造也。惟天時正。人事盡。則當然之氣。感覺而不必受病。天時有不正。人事有未盡。則感而受。受而病作矣。外感之病。完全以天時氣候爲消長。治外感而不明天時氣候。未有能澈底者也。今年春寒用事。入夏則陰寒而又益以陰雨。病多寒濕傷表之證。不煩言而自明。若不知調攝。或本有內熱。寒濕搏於外。裡熱鬱於中、則是寒濕火（甚則爲火。微則爲熱。）三氣交互爲病矣。見證不同。治法大概可明也。寒之重者。用靈桂可也。寒之輕者。用荊防紫蘇亦可也。濕之重者。用陳蒼樸苓可也。濕之輕者。用茯苓腹絨通艸苡仁亦可也。輕清神熱。則梔鼓銀麴蘆根竹茄可也。重清內火。則芩連膏知亦可也。有分治。有合治。有錯綜變化治。而更參之以開閉。解毒。攻下。熄風。隨病機爲進退。無板法之可拘。總之不外全神貫注於寒濕火三氣而已。

幸福三日刊

（四七五）

改良煎劑之討論（二十七）

（楊贊民）

沉香　辛苦性温忌火故古人入湯劑者磨汁用入丸散者紙裹置懷中待燥碾之須爲末

檀香　辛温凡芳香辛烈之葯皆以研末冲服爲宜

檀香　鹹寒宜爲末

降眞香　辛温爲末

天竹黃　爲大竹之津氣結成卽竹內黃粉順其自然之性故須爲末而以藥汁送下之

伽南香　辛熱芳香宜爲末

金雞勁　辛熱西人製以爲霜可依之

安息香　辛香苦平宜爲末

柿霜　竟自入藥不必再製

神麯　平苦而温消導之品製爲流質恐其易于變壞故須研末

乾姜　辛温乾姜與生姜之殊在于水分少而辛味雄烈若製爲膏精則恐與生姜之體用無別故不如爲細末之當

黑姜　母姜炮黑爲黑姜成爲炭質之狀性輕而浮更宜于末

萊菔子　辛甘宜散凡屬于消導性之子　研末爲宜

白芥子　辛温豁痰利氣性用略同萊菔子故宜爲末

甜瓜蒂　苦寒宜吐之藥研末最宜

茄根　散血消腫之品研細末提精亦可

孩兒茶　苦濇清熱生津乃細茶末入竹筒埋土中所製成者宜研末

百草霜　辛温仍原料不再製

墨　辛温臨時磨用

伏龍肝　辛温宜製細末臨時冲浸用

五靈脂　甘温散血定痛之品古人多用末服故宜爲末

本報特聘羅家衛律師爲法律顧問

幸福三日刊

中華郵政特准掛號認爲新聞紙類

幸福報

紹儀署

第三五〇期

（民國二十年六月三十日）

每份售洋二分

館址上海三馬路雲南路口

定報價目

每三日出一張五個月一元全年二元寄費在內本外埠一律國外加倍郵票代現九五計值

廣告價目

每期每格（共計五方寸）五元均排於新聞之旁如嵌入新聞中長期面議

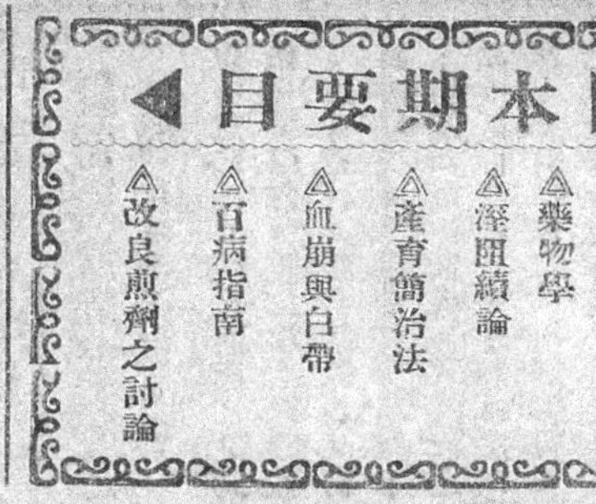

訪病問題

秦丙乙

訪病是人世酬應繁文縟節之一。在戚友知好。藉以表示親誼。洵爲必要之需。在病家則有弊無益。正不必多此一舉。識者宜消除避免之。斯幸已。

病家當病重之際。正苦心力交瘁。爛額焦頭。安有功夫心緒。作無謂之應答。以敷衍彼隆情盛意之來賓。若訪客復絮聒不已。向病者作不利之慰藉。予病者以煩苦。雖曰愛之。其實害之。雖曰憂之。其實仇之。病家至此。眞末如之何也已。此直接有害於病家一也。

訪病之餘。輒復薦醫。某也如何。某也如何。盛意拳拳。難以概絕。於是心存嘗試。且冀僥倖。胸無成竹。道謀是用。卒之精力兩損。庸夫自擾。空勞時日。無裨實際。早知鎮定。不悔當初。凡此情況。更僕難數。此間接有害於病家者又一也

□喘鳴治療法

平潭李健頤

【定義】喘急而喉中有鳴聲也。

【原因】熱邪射肺。肺氣不歛。即爲喘鳴。素問至眞要大論曰「。諸病喘滿者。皆屬於熱。」

【病理】素問陰陽別論曰「。陰爭於內。陽擾於外。魄汗未存。四逆而起。起則熏肺。使人喘鳴。」陰。是肺陰。陽。爲熱氣。肺皷不已。熱氣乘之。肺熱刺戟。氣爲震動。即作喘鳴。內爭外擾。熏蒸于肺。隨肺之合。外出於皮膚。故汗流不止。汗出太多。手足反寒。然外雖寒。而內仍熱。熱氣上熏。肺葉鴟張。且肺如鐘。動則鳴。熱動於肺。故爲喘鳴。

【症象】六脈濡數。弦虛無實。舌苔乾絳。喘鳴氣急。汗流不止。手足寒厥。骨肉瘦削。形神兩疲。

(未完)

藥物學

□當歸廢除製炒之商榷(續)

湯士彥

以中焦取汁。變化而赤。則爲血。當歸滋中焦之汁。以養血。故曰煑汁。請煑汁飲之。得其卓精矣。……葉天士曰。……當歸用取汁飲者。取湯液之功。近而速也。……陳修園曰。……煑汁飲之。四字別言。先聖大費苦心。謂中焦受氣。取汁變化爲赤。是爲血。當歸煑汁。滋中焦之汁。與地黃作湯同義。可知時傳土炒。炒燥。反涸其自然之汁。大失經旨。……此皆先賢不主張炒製者。尤屬明證。所謂「得其專精」所謂「煑汁飲之」所謂「自然之汁」此正與保存其特效成分之理。不啻殊途同歸。從可知中藥之確有價值。與先賢之實具卓見也。奈何今不如古。謬創製炒之論。如謂欲其行。則

□溼阻續論

秦丙乙

前論溼阻症之原因。茲寫其豫防法。及治療法。

炒廣皮　錢半　白茯塊　三錢
生薏仁　三錢　江枳殼　一錢炒
香穀芽　三錢　范志麯　三錢包炒

以上六味。(藥肆中購就)煎湯代茶。飲服不拘。可以理溼悅胃。似平淡而效宏。凡溼症初起。精神方面。納食方面。自覺漸失常態者。或素體溼痰偏盛。身形肥胖之人。俱堪依服。藉資豫防。

仙半夏錢半　川朴花一錢　新會皮錢半炒
連皮苓三錢　焦枳殼錢半
白蔻仁五分後下　洗腹絨二錢　范志麯炒三錢包
栝蔞皮三錢　生熟苡米各三錢　建澤瀉三錢炒

以上爲溼阻通治方。凡胸膈滿悶。胃納不馨。肢軟神疲。小溲熱少。口不渴。或渴不引飲。舌苔白膩等證。皆溼濁內蘊。中焦被阻。脾胃運化失司所致。可服此方。

介紹衛生方法　幸福三日刊　指導康健途徑

不妨加芎藭。欲其斂。則不妨加芍藥。佐使相配。正多輔助。乃不此之務。僅以製炒爲能事。摧殘性味。腹削功効。復予葯肆以次品經製炒塗飾行其售術之使。此又一利未見。百弊叢生者也。因書當歸屬除製炒之商榷一文。以質高明。蓋非創見。不過爲整理藥物之一助而已。

火眼奇方

（方）溥公

用嫩荸薺六枚。去淨皮。入石臼中搗爛。再加入正冰片末一分五厘。合搗之。放有蓋磁碗內。勿令洩氣。先取多少。閉眼敷其上。（要眼胞周圍全敷、單眼疼敷一隻、雙眼疼俱敷之。）靜臥一霎覺藥氣鑽入。涼爽異常。俟葯熱再換敷之。日三四次。無論眼部紅腫刺疼。風火暴發。一日即愈。重者二三天收功。此法余得之野叟。試之應手取効。家庭之絕妙方。眼科之新紀錄也。

百病指南（八）

（張治河）

亦有延及胸膜者。

【病狀】本症病狀。初爲惡寒發熱。咳逆上氣。繼則胸膺疼痛。痰有腥臭。最後則嘔吐臭膿。音嗄喘急。

【病理】惡寒發熱　外邪刺激皮膚。生理起變化也。

咳逆上氣。　外邪刺激肺臟。肺臟欲發炎也。

胸膺疼痛痰有腥臭。　毛竅肺臟。同爲排泄廢物之溝渠。寒觸皮膚。毛竅閉塞。新陳代謝之廢物。向從兩處而去者。今則咸奔於肺。而肺因外邪刺激。亦正發炎。自顧不暇。何能勝任。然既不能兼代其勞。又不能止其廢物不來。於是愈積愈多。組織爲之腐敗。胸膺疼痛痰有腥臭者。癰將成之兆也。

嘔吐臭痰。　腫瘍潰裂。膿外溢也。

血崩與白帶

（唐一宗）

婦人陰中暴下血液者謂之崩。陰中時流粘液者。謂之帶。帶之與崩。皆爲婦女習見之病也。而緩急不同。病因各殊。請申論之如下。內經曰。陰虛陽搏。謂之崩。此蓋言其病理也。何以言之。蓋陰爲水血之代詞。陽乃氣火之符號。人身氣血。貴乎和平。陰陽二氣。須乎相濟。是故內經有曰。陰平陽祕。精神乃治。假令陰血虛者。則陽氣偏勝。水液虧者。則邪火易亢。經云陰虛者陽必湊之。以急迫之氣火。搏流動之營血。血脈之激盪愈甚。血液之流行愈速。遂使錯經妄行。驟然而下。猶之天著地熱。火熱激盪于空氣間。水氣蒸騰于宇宙中。致爲雷雨驟作也。雖然此不過言病理之一部分而已。至其致病之原因。固甚繁也。茲再約略言之。有因肝脾虧損。不能統藏者。有因勞傷元氣。不能固攝。有因腎氣不足。蟄藏無權者。有因瘀血內阻。新血不得歸經者。其因既殊。其治亦異。各當求其所因而治之。不得執定陰虛陽搏一語。而概予寒涼也。帶下者任脈之病也。夫任脈起于胞中。主營運內臟之自然運動。設受六淫之侵襲。七情之刺激。則失其營運之良能。而子宮之內膜發炎。分泌增多。綿綿流下。一若肺傷風之流涕。大腸病之下利。惟此病屬乎慢性。不若崩中之勢洶莫遏。故世之患此者。多視爲常有之病。漠不關意。豈知一患帶下。必影響月經。月經失常。必生育艱難。且其所分泌者。皆人身可寶可貴之津液。常流不止。人其何堪。雖不如崩中之可須臾畢命。然亦終至液涸津枯。同歸於盡而後已。嗚呼。可不慎哉。（完）

改良煎劑之討論（二十八）

（楊贊民）

牛黃　甘涼宣透宜研末用
阿膠　甘平潤補研細末用方易溶化
黃明膠　甘平研細末用
麝香　平溫香竄研末用
熊膽　苦寒善竄臨時切塊化服
象皮　外科之藥宜研末用
獺肝　甘鹹而溫殺癆虫之品宜爲末
猬皮　苦平不入煎劑研末用
兩頭尖　甘而微雄鼠也宜研末
白花蛇　甘鹹而溫用于丸散之藥故宜研末
烏梢蛇　功用同白花蛇製法亦如之
斑蝥　辛寒有毒宜研末用之
蜈蚣　辛溫有毒宜研末用
蝎　辛甘宜研末用
蚯蚓　鹹寒利用晒乾爲末用之顧宜
五穀蟲　其性最寒宜製末用
秋石　鹹寒滋潤屬于霜末之類不必再製
人中黃　甘寒研末用
人中白　鹹平研末用
血餘　味苦微寒煆灰研末用或製精亦可

以上歸于製末之範圍者。凡一百有五味。

第十五節　藥露中分配之原料

露即精之最薄者是也。大凡可以釣露之藥。必其氣味辛涼輕淡。宜于病家代茶。故特于上三種製法之中。另闢此一門以爲病家徹底利便計。此不宜混入煎劑中也。亦詳列如下。

元參　甘菊花　天門冬
麥門冬　天花粉　夏枯草
薄荷　生地黃　白茅根
蘆根　薔薇　芭蕉根　香
薷　藿香　金銀花　蘭花
淡竹葉　茯苓　地骨皮

本報特聘羅家衡律師為法律顧問

幸福三日刊

中華郵政特准掛號認為新聞紙類

幸福報

鈕儀署

第三五一期

（民國二十年七月三日）

◀每份售洋二分▶

館址上海三馬路雲南路口

定報價目：每三日出一張。五個月一元。全年二元。寄費在內。本外埠一律。國外加倍。郵票代現九五計值。

廣告價目：每期每格（共五方寸）計五元。均排於新聞之旁。如嵌入新聞中。長期面議。

暑中有濕辯

沈仲圭

王秉衡曰。濕土分旺四季。長夏是其正令。土潤溽暑。故暑濕二氣。最易相合。人受其感。名曰濕溫。亦曰濕熱。即暑濕相兼之病。為五種傷寒之一。難經已詳其脈證。而昧者逞其臆說。謂濕與熱合。始名為暑。然則濕與寒合。又將何名乎。夫天寒地凍。天暑地熱。陰陽之對待也。暑必濕熱相合。而始為暑。寒將何氣相合。而始為寒乎。若亢旱之年。流金爍石。禾苗欲槁。河裂井枯。不名酷暑何名乎。蓋濕無定體。風也。寒也。暑也。無不可合。故治濕者。須察其相合。治暑者。亦必審其有無兼濕。庶無遺憾也。然濕熱之病為獨多。而變症甚易療治頗難。惟香巖先生之法。可謂空前絕後。學者宜奉為金科玉律也。王國祥曰。暑也。濕也。皆五氣之一也。暑為火。濕為土。各居五行之一。火土合德。故暑濕每易相兼。亦理之常也。若謂暑中有濕。是析一行為二也。若謂濕熱合而始為暑。則併二氣為一也。豈五行之理未知。而五氣之名未聞乎。自誤誤人。莫此為甚。仲圭曰。賢喬梓之辨。透澈極矣。夫暑濕二氣。既不容混稱。又最易相兼。是則暑中有濕一語。改為暑多挾濕。庶乎近焉。奈市井之醫。每作此言。豈王先生之論。未嘗見耶。

風流小病

嬰兒養育上之注意（一）（姚伯麟）

兒童養育法。疾病豫防法。吾國家庭中。因常識之不足。與各國較。懸殊太甚。故每年之乳兒死亡率。亦較各國特多者。自不待言。總之尚不脫野蠻生活而已。可慨也。作兒童養育常識說。然此其責非異人任。乃在家庭主婦之爲人母者。

一、嬰兒之養育法

生產爲婦人一生之大任。生產後之養育。爲父母之重任。毋俟贅述。然圓滿盡厥責任者。須要父母之學識與經驗也。更不待論。嬰兒呱呱墮地之後。肺呼吸完全成立。沐浴身體。穿着衣服。凡初生後之一切手續終了。則所謂如何養此子。如何而使無恙。得以安全養育之問題。接踵於兩親之前。此爲人父母者最苦心之處。然遍國中確知養之教之之父母。果有幾人乎。（未完）

喘鳴治療法（續）

李健頤

【診斷】肺津內枯。故喘鳴汗流。心液外洩。故骨炎瘦削。症涉危險。急當斂肺。

【療法】斂肺固腎。育陰清熱。用祕旨補肺湯。（即五味棗仁胆炒遠志桔梗白伏苓補骨脂蒸百合甘杭菊枸杞子○）或用生脈飲。合腎氣丸。（完）

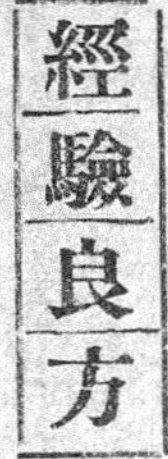

經驗良方

單方錄（黃勝白）（轉錄同德醫學）

□血崩單方

地榆一兩側柏葉五錢

昔風先生傳我此方。謂治一切婦人血崩。甚有靈驗。此方未經試驗。但聞師言甚佳。竊按地榆一藥。原爲酸斂之劑。Adstringentia 按之載籍。神農本經稱其止汗。及主婦人帶下五漏。陶氏別錄。稱其止膿血主內漏。開寶本草稱止痢極效。日華子敍其功効。則謂止吐血。鼻衂。腸風。月經不止。血崩。產前後諸血症。幷水瀉。其餘方書皆云。用之斷下。Obstipatia 如聖惠方用之止男女吐血。及婦人漏下赤白不止。肘後方且云下血二十年不止者。地榆可止之。劉河間亦云。陰結下血不止。漸漸極多。腹痛不已。地榆湯主之。其方

小兒最普遍之三種病（秦丙乙）

一曰泄瀉　小兒饑飽不知。父母溺愛不明。小兒之多泄瀉。蓋在此二語中。小兒脾胃薄弱。而飲食偏極雜妄。或隔食隔乳。或過飢過飽。或飲乳怒後。或飲乳房後。或多食油膩。或多飲茶水。卒之消化不及。積滯於中。腸胃不能合作。變成泄瀉之症。初起病輕失治。遷延日久。輕車熟路。重門洞開。關隘不固。甚至粒米不化。清穀下利。則形勢危重。調治爲難。小兒之纏綿於此者。比比然也。要知泄瀉最傷元氣。日久不痊。卽爲慢驚之漸。病家聞慢脾驚風。咸知戒懼。而於泄瀉則淡然漠然。眞所謂不知本末者矣。

二曰咳嗽　咳嗽關係於肺。夫人而知之。小兒肺藏嬌嫩。尤甚於常人。一有感冒。咳嗽隨之。如響斯應。其速無比。乍愈乍作。習以爲常。乃欬愈頻則肺愈弱。肺愈弱而欬愈易。醫或失治。卽纏綿無愈期矣。於是乎面黃肌瘦焉。聲嗄咽乾焉。爲父母者。不問其原委。但見其現象。而曰是癆病也。（未完）

爲地榆四兩甘草三兩半炙半生。縮砂仁七枚右爲末每服五錢。水縮砂同煎至一半。去滓溫服。他如肘後以地榆煮汁。熬如飴糖。以止痢痢　綱目取地榆上截。切片炒用。治大小便血。無非稱其有收斂之功。然則地榆止血。殆有徵乎。若夫側柏葉中本含有 Acidumtannicum 甚多。自然爲絕對收斂之劑。故別錄謂其主一切血症。他書亦稱其止尿療蟲利。然則二藥相合。能止血崩。殆可信乎。

泄瀉治法

泄瀉與痢疾。雖然都從肛門排泄而出。情形上完全不同。一則裏急後重。常欲大便。及至登坑。又不能使。所下之物。或赤或白。或膠或凍。一則小便不利。大便反快。今將泄瀉治法。述之如下。按此病類別甚多。源流不一。擇要而論。大致由於飲食不節。脾胃受傷。所飲湯水。轉化爲濕。所食穀麥。轉變爲滯。氣機不運。下無常度。治法有宜調中分利者。有宜燥濕者。有宜升提者。有宜固濇者。須看瀉之久暫。隨症而施。無一定之成法也。茲將泄瀉初起。普通治方。酌列於後。以備採擇。方用川朴六分。猪苓陳皮各錢半。蒼朮一錢。甘草五分。茯苓三錢。澤瀉二錢。桂木三分。水煎服。至於孕婦泄瀉。除去桂木一味。餘亦可以照服。現當黃霉時令。正多霪雨腹疾。同病者試之。

百病指南（十三）

（張治河）

音嗄　聲帶腐蝕則音嗄

喘急　肺臟潰爛則喘急。

【治法】本症多爲感冒失治或其他原因釀成。故當初起有寒熱者。速投麻杏石甘湯。桂枝去芍加皂莢湯等方。發汗清肺。兼顧治之。若痰涎壅盛。不得去者。則宜皂莢丸葶藶湯葶藶大棗瀉肺湯等方。消炎化痰。兩清肺胃。如汚濁已去。肺氣不足者。可與內補黃芪湯。以收其功。

【調攝】患此症者。務須避風免勞。然又不可久居不通空氣之室內。如遇天氣清和之時。不妨散步於郊外田間。俾吸新鮮空氣。而受日光之益。飲食切忌葷膩辛辣之品。可用苡仁和米煮粥。再以陳芥菜爲餚。藕汁藕粉。亦可常食。

肺痿肺癰肺痮

陳耀堂

人身之臟腑。肺爲華蓋。居至高之地。主藏津液。以灌溉五臟。灑陳六腑。若夫內有蘊熱。積久不化。則輕虛之竅窒塞。清肅之令失司。故吾人患病。肺病恆居多數。因其感受風寒最易也。茲以金匱論中肺痿肺癰肺痮。爲之分別論治。金匱云。熱在上焦者。因咳爲肺痿。夫痿者萎也。如草木之枯萎而不榮也。其始或患消渴。小便利數。或患風寒。大發其汗。或嘔之吐之。利之下之。皆是令津液耗傷。於是肺氣爲之空虛。虛則燥熱生。而肺痿成矣。脈象虛數。咳唾涎沫者。乃熱積於中。氣機流通不宣。津液無以輸佈週身。爲熱所灼。追而上行。咳唾之不已。津液亡而化源竭。愈吐愈燥。肺金乾涸。安得不痿。此時治法。當以清潤爲主。千金麥門冬湯。喻氏清燥救肺湯。炙甘草湯等。皆爲此症要方。不可以痿爲不渴。而用燥熱之品。因於虛寒者。千金有生薑溫中湯。咽燥而渴有生薑甘草湯。金匱云亦。肺痿吐沫。不渴不咳。遺尿小便數者。爲上焦陽虛。不能制下焦陰水。此爲肺冷。當甘草乾薑湯溫之。此則又不可相混也。因肺爲嬌臟。恐過用寒涼。其氣爲阻之故。

（未完）

改良煎劑之討論（三十一）

（楊贊民）

桑葉　竹茹　巴旦杏　梨
枇杷葉　白荷花　藕　甘
蔗　荸薺　西瓜　冬瓜
梅花　粳米　綠豆　薏苡
仁　萊菔

以上歸于釣露之範圍者。凡三十五味。惟余所主張釣露之藥。皆就病人所最需要之代茶品。故與本草備要所列之各種藥露。互有出入。然本草備要所載者。當仍存之。因將前所未列者。咸登于左。

玫瑰露　佛手露　香櫞露
金橘露　橙子露　桂花露
茉莉露　雞露　鮮稻露
姜露　椒露　丁香露

共十二種。合前藥露。共得四十七種。

第十六節　例外談　概括法之

其有本草備要雖載。而屬于菜蔬。魚肉。果穀。雜品。一切日用飲食之類。不便混入藥品中者。（雖或會入藥。但不能稱為正式之藥材。）亦有數條。列如下。此不能與前相提並論矣。

蔬肉花果類

香蕉　菓品
秋海棠　酸寒潤悅之品可當茶
玫瑰花　氣香味甘可當茶
野薔薇　清熱解暑可當茶
栗　食品
梨　甘寒微酸涼潤之果惟煎劑亦常用之提精製膏俱宜
白果　食品
落花生　食品
甘蔗　甘寒溫病燥症多用之者釣露為宜
荸薺　甘微寒滑溫病燥症膈症多用之者製露和澄粉
西瓜　甘寒之果宜提精釣露備用

（未完）

本報特聘羅家衞律師爲法律顧問

幸福三日刊

中華郵政特准掛號認爲新聞紙類

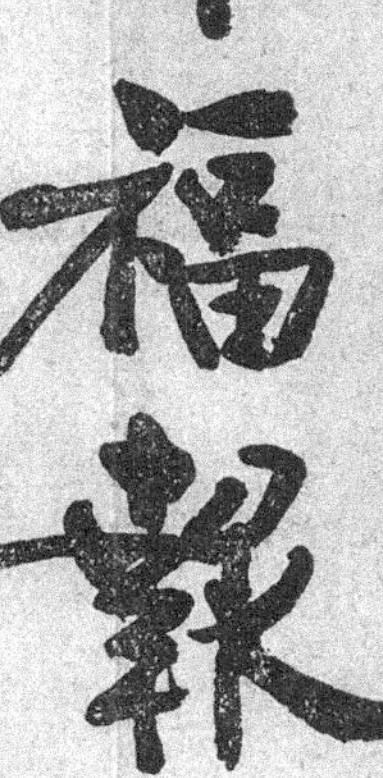

第三五二期

（民國二十年七月六日）

◀每份售洋二分▶

館址上海三馬路雲南路口

定報價目

每三日出一張。五個月一元。全年二元。寄費在內。本外埠一律。國外加倍。郵票代現。九五計值。

廣告價目

每期每格（共計五方寸）五元。均排於新聞之旁。如嵌入新聞中。長期面議。

愛情障礙

愛香惡臭……人之恆情
鼻流濁涕……腥臭異常
愛情破產……理所必然
挽救之策……其惟保腦

程君青心。爲本埠著名之小說家。平日用腦過度。致患腦漏。終日流涕。腥臭異常。其夫人情春。深痛惡之。結婚未久。愛情破產。程君心竊憂之。遍求中西名醫均無效驗。後無意中在友人處見幸福報上載有保腦丸可治腦漏。購服二盒。試之果效。不數日而宿疾頓愈。夫妻愛好如初云。

保腦丸專治腦漏有意想不到之效每盒大洋五角不折不扣

金貴聲中之西藥

（方公溥）

自金價騰貴以來。凡百洋貨無不突飛猛漲。使用者目惕心傷。而西藥之飛漲爲尤甚。據箇中消息。最近原料藥之漲價比較當在六七成至一二倍以上。（如阿斯匹靈。每磅舊售一元一角。今售二元八角。退熱冰。每磅舊售八角五分。今售一元八角。癥生牌橡皮膏十二寸五碼。舊售二元二角五分。今售四元九角四分。安替拜林。每磅舊售四元半。今售八元半。海碘仿。每磅舊售十二元。今售廿五元。沒食子酸。每磅舊售二元二角。今售四元三角。幾阿蘇每磅舊售一元六角。今售二元八角。鉄殰養每磅舊售一角今售一角六分。滑石粉每磅舊售一角。今售一角六分。握姆納丁。每盒舊售五元二角今售七元九角二分。海而半。每盒舊售一元八角。今售二元四角。奧拍泰純。每盒舊售二元六角。今售三元九角半之類。）藥生處方配藥。每劑起碼一二元。從前數角之葯方。現在已絕對不可再見（大概售價加一倍半左右。如前售八角。今售二元。卽方中僅一味者。售價亦在一元以上。）嗚呼。金潮之怒漲未已。西葯之自製。無人際此國藥通行。西藥試銷之時代。該價尙高騰如此。使當日者。盡如中衞會少數人之主張。把中國醫藥完全消滅。一日求過于供。代替無方。其漲價當止十倍百倍哉。言念及此。不寒而慄。特 而出之。以告于留心社會民生者。

□嬰兒養育上之注意（二）

（姚伯麟）

無教育之村人農夫。雖尚可恕。然有教育之中等社會家庭。對於其子之保育上。尚淡焉漠焉。毫不關心者。甯非一大痛恨事哉。又自民族之發展上。有如何之大損失。亦豈可不精密計及哉。故余本此大旨而草此文。所以傾有子之兩親及未來之爲父母者之一顧也。

生產之後。對於嬰兒立刻所應爲之事。如洗澡點眼等。一切手續經過後。更必要者。爲嬰兒口內。每日清洗一事。若稍長大。則以用牙刷爲宜。此外陰部及其附近。常保清潔。且所用之襁褓。須常乾燥。一經尿濕。無論何次。均須更換。而以定大小便時間之故。須先造成良習慣。哺乳口中。每兩小時一次。夜間每三小時一次。努力造成此良習慣。若夫嬰兒之居室。由學理上指定之。則以日光射入。空氣流通者佳。至少須有一千立方尺之房屋。溫度較六十度不熱者。平均六十八度。爲最適於嬰兒也。

衣服之製造。房屋之選擇。既經決定後。其次必要者爲哺乳。此爲嬰兒養育上最不能不注意之一大事。（未完）

經驗良方

□單方錄（黃勝白）

轉錄同德醫學　（續）

□墮胎單方

鮮土牛膝一味削去皮。搽入宮中。可以墮胎。

此方聞之久矣。多烘學究。以其有關風化。故祕之不傳。傳之者。皆言極有靈驗。繼聞吾師說揚州有茶博士者。獨擅墮胎之方。頗矜奇祕。凡富貴人家婦女。有欲出私胎。而往求之者。彼。苛索金錢。復淫其身體。然此等婦女。爲保全貞操名譽起見。惟有任其苛求。鮮有敢與之抗者。後仇家多。終陷於獄。卒爲人調得其方。實即土牛膝一味。插入陰道中也。前年予親戚家有一婢女。私通隣子。遂懷胎孕。急欲墮之。而求廚師。廚師索伊五金爲購一方。未經服用。爲主人聞知。此婢女與廚師悉遭斥逐。余聞之。急追問其方。則鮮土牛膝一味上煎湯服。而下爲梃插入陰中也。然則此方。殆可信乎。

竊查土牛膝一物。據李時珍言。即是牛膝。但土生而不長大

□小兒最普通之三種病

（續）　（秦丙乙）

是童子癆也。親戚友好。更隨聲附和。以盡其敷衍之應酬功夫。而曰是某期肺病也。不幸而遇庸醫。又不屑探微索隱。從而附之曰。癆病也。肺病也。川貝母。潤肺膏。不一而足。白松漿。魚肝油。紛至沓來。病者至此。果一一實踐前言。而至不可救藥矣。此非作者言之偏激。讀者試一推想。然耶否耶。

三曰疳積。　小兒篤嗜糖食。味甘足以釀濕熱。溼熱蘊久生蟲。侵蝕臟腑。亦有父母溺愛。百依百從。飲食乖度。腸胃受傷。遂致血不華色。肌瘦體瘠。大腹膨脹。或堅或痛。日久則骨蒸發熱。欬嗽盜汗。泄瀉不食。髮豎毛焦。小兒之夭扎於此者。何可勝道。有心人輒爲之扼腕不置焉。

以上三項病證。小兒至易感患。大抵小兒死亡。獨多以此。世俗徒患小兒之難養。其實小兒質稚性純。天眞爛熳。初無七情六欲之侵。負撫育之責者。果能於食飲衣著方面加之意焉。則亦庶乎其可也。（完）

者。卽謂之土牛膝。風師則云。土牛膝。俗名野胡羅蔔。其莖名地菘。其花名鶴蝨。考之藥籍。天蔓精條下確云。花名鶴蝨。根名杜牛膝。但其所說功效。頗不相類。至野胡羅蔔之爲物。則予習見之甚稔。其花作傘狀。其氣甚惡。其根不長。亦未知是否卽土牛膝。然吾師博識。想必有所本也。竊查婦人良方云。以獨根土牛膝。塗麝香。插入牝戶中。仍以牛膝一握。搗以無灰酒一盞。煎七分。空心服。可以立墮生胎。則此方古人已久傳之矣。又查本草之論牛膝。本經謂可墮胎。別錄謂可通月水。甄權稱其逐惡血。大明稱其落死胎。似乎牛膝功有此效。不必定土牛膝也。醫界法律。最禁墮胎。非其胎與大人生命有關者。不許以人力强墮之。卽墮之亦多佳方。故雖諗知此方。亦無從一試之也。

口白病指南（十四）

（張治河）

口肺痿

【病原】本症原因。多爲津液消耗。或從汗出。或從嘔吐。或從消渴小便利數。或從便難又被快藥下利。重亡津液。肺火所套。轉枯轉燥。遂成斯症。

【病灶】本症病灶。初在肺臟。其後全身關節。亦漸乾枯。

【病狀】本症病狀。先覺咳嗽。常唾涎沫。咽喉乾燥。日久不愈。卽增肢體痿軟等証。

【病理】咳嗽。肺少津液滋潤。不耐空氣刺激故也。常唾涎沫。肺受熱灼。分泌元精故也。津液愈少。則內熱愈熾。內熱愈熾。則分泌愈甚。則咳唾愈甚。有不盡全體津液不止之勢。咽喉乾燥。津液不足。喉頭粘膜。發炎故也。

口鼽衄治療法

（李健頤）

【定義】鼽。爲鼻中流清涕也。衄爲鼻中血出也。

【原因】鼽。因肺胃鬱熱上升。或外侵風邪。邪埋於腦與鼻之間。鬱遏不通而成。衄。因傷寒不解。而熱鬱於經也。或因陽熱憤鬱。迫血妄行也。

【病理】肺胃伏火。陽熱升上。風邪上遏。肺通於鼻。風鬱不舒。肺爲之實。實則不通。肺竅窒塞。肺中之液。爲風之蒸。變成清涕。故爲鼻鼽。靈樞經脈篇曰。「實則鼽窒。頭背痛。熱氣上升。胃火騰發。足陽明之經。多血多氣。氣盛血溢。更加重熱熏胃。胃通口鼻。熱激血亂。上溢於鼻。故爲鼻衄。繆刺論曰。「邪客於陽明之經。令人鼽衄。齒上寒。」

【症象】鼽病。鼻中常流清涕。重則鼽窒。而頭背痛。輕則鼽嚏而漸通。衄病。六脈浮洪。目睛暈黃。口渴煩熱。鼻中忽然血溢不止

【診斷】鼽屬於寒邪。故脈浮而兼有表症者。衄屬於熱邪。故脈數而兼有裡症者。鼽有急性慢性之別。急性疎表卽愈。慢性。小孩居多。服葯較緩。衄與鼽不同。其急性最多。故當急治。自無後患。.

【療法】鼽。宜疎風清熱。通絡爲主。用二陳湯加川芎當歸細辛白芷防風羌活桔梗薄荷生薑之屬。日久不止者。用芷荑散去薄荷。加荊芥黃芩半夏南星。熱鬱鼽窒者。宜知母川貝蒺藜各二兩。煎服卽愈。衄宜涼血瀉胃肺爲治。用生欄柏桑白皮。四生飲之屬。

出版務求信用有用切實保證　**又名社會醫藥常識報**　主持者有學識經驗及人格

改良煎劑之討論（三十二）

（楊贊民）

韭　辛温微酸用于煎劑提精爲宜▲韭子須研末

薤　辛苦温滑提精用

萊菔　蔬屬然宜製露以備不時之用

蕓薹　蔬屬食品

冬瓜　蔬類▲子提精用

秋海棠　酸寒潤悅之品可當茶

野薔薇　清熱解暑可當茶

梨　甘寒微酸涼潤之果惟煎劑亦常用之提精製膏俱宜

落花生　食品

荸薺　甘微寒滑温病燥症膈症多用之者製露和澄粉

胖大海　味甘微濇平微涼宜于釣露然不如泞胖冷食之妙

葱　生辛散熟甘温入煎劑提精用

胡荽　蔬類食品

蕓菁　蔬屬食品

馬齒莧　蔬屬

絲瓜　蔬類▲絡提精用

雞　食品

猪　食品

羊　食品

雀　非入藥之品

鯉　食品

石首魚　食品

鱧魚膽　陰乾用

鰻鱺　食品

海狗腎　甘鹹大熱亦滋補服食之品入煎劑不宜故不必製

蝦　食品

蛤蚧　鹹平滋補服食之品入煎劑不宜不必製

海馬　食品

淡菜　食品可製膏▲按海參淡菜皆食品不宜入藥後人以此與熟地麥冬桂附同煎腥臭欲嘔徐靈胎已有極端之反對矣然此以化學精製之法去其腥氣未嘗不可入藥也

貝子　食品

本報特聘羅家衡律師為法律顧問

幸福三日刊

中華郵政特准掛號認為新聞紙類

幸福報

紹儀署

第三五三期

（民國二十年七月九日）

◀每份售洋二分▶

館址上海三馬路雲南路口

定報價目

每三日出一張 五個月一元全年二元寄費在內本外埠一律 國外加倍郵票代現九五計值

廣告價目

每期每格（共計五方寸）五元均排於新聞之旁如嵌入新聞中長期面議

口僱用乳母之選擇

（鄭衡白）

生母與嬰兒有密切之關係。如生母有疾病。萬一不能哺乳。則不得不僱乳母。惟對於乳母性情之優劣。體質之強弱。乳汁之濃淡。疾病之有無。非詳細檢查不可。茲列其要點如下。

（一）年齡二十歲至三十歲。血氣最旺。體力最強。在此期內。乳汁最佳。分量亦多。但乳母應以此期內之經產婦。與生母之年齡相近者為宜。

（二）分娩期——生母哺乳。乳汁隨嬰兒之年月而改變。自然適合其發育。但乳母不然。故應求與生母相近者為要。萬一難以求得。則至遠不可過三月以上。否則有害於小兒之消化器。不可不慎。如數月之嬰兒。而啜飲初產婦之乳。亦屬不宜。故最早在二星期以後。

（三）體格——儀容端正。面色紅潤。筋骨健壯。毛髮烏澤。齒牙純白。而無蛀患。齒齦鮮紅。而不浮腫。口鼻無一臭氣。身體瘦肥及長短均適度。則甚相宜。

（四）性情——宜溫和仁慈。精細智慧。愛清潔。不粗暴。不嫉妬。不陰險。不淫邪。不狡詐。不怠惰。不嗜酒。不奢侈者。為佳。蓋能感化兒童之性情。故不可不鄭重也。

（五）生育數——生育多而且早者。則乳量多。但不免稀薄。且生育二次以上。五次以下為宜。

（六）疾病——乳母若患喘息。腳氣腺疾。白濁。梅毒。肺癆。及各種傳染病等。均不宜用。（完）

口風流小病

幸福三日刊

（四八九）

□嬰兒養育上之注意（三）

（姚伯麟）

嬰兒食物中。母乳最適。故母乳如何飲之而無害。不致誘起胃腸病乎。則定分量定時間尙焉。而在生後。

第一星期者。由十盎斯以至十六盎斯。

第二星期者。由十三盎斯以至十八盎斯。

第三星期者。由十四盎斯以至二十四盎斯。

第四星期者。由十六盎斯以至二十六盎斯。

第五星期至第十三星期者。由二十盎斯至三十六盎斯。

第四月至第六月者。由二十四盎斯以至三十八盎斯。

第六月至第九月者。由三十盎斯至四十盎斯（按一盎斯約當中國八錢二分三厘）者。爲哺乳之適量。哺乳由午前六時。至午後十時。兩小時一回。夜間每三小時一回。母乳者。生後至於第十月時。則其成分中之脂肪質。蛋白質減少、水分增多。遂成爲不適於哺乳者。故須予以少量之牛乳。又如粥之稀湯、漸次予以他物。以成習慣。

母乳者。小兒保育上。爲最適當之食物。然產婦或時而有乳不足者。又以肺病梅毒腎臟病及其他產後疾病之故。有不能哺乳者。（未完）

經驗良方

□單方錄（黃勝白）

□痛經單方

全當歸一支煎濃汁不斷服。可治一切痛經及經期不調諸病。

此方余試之屢矣。靈效非常。治痛經尤佳。獨惜無從定其劑量。故服之者。僅至減輕而止。不能斷根也。博物志稱當歸能止痛。不可解。吾初謂當歸。原無止痛之用。後乃知所謂止痛者。殆即指止痛經而言也。此藥本極佳之品、惟中國有之。乃中國醫家自標寒熱之目。強劃當歸爲熱藥、自是當歸僅與他種補藥數十百種。爲老婦人熬膏煎藥之用。其真正之效用。乃令然晦矣。反是西人識其功能。製爲流膏。Eumenol主一切子宮月經各症。自是當歸出口日多。（廣東有專販當歸之店自成一街）而當歸

□痺厥治療法

（李健頤）

定義　痺病。與厥病雜合也。

原因　寒氣外侵。冷氣內結　即成厥病。血行枯滯。營衛阻礙。即成痺病。

病理　年高血衰。氣機不旺。又屆降冬。寒冷外襲。侵入血中。血液受寒冷之羼雜。遂變固質。凝滯不暢。則營衞不通。氣機阻礙。寒薄而厥。厥而兼痺。素問金匱眞言曰。「冬善病痺厥」即此之故也。

症象　初起發時。身必痛。脚氣腫痛。有如中風。六脈沉滯。肝心虛濇。

診斷　此症非重用　壯補溫血之品。則莫能奏捷奇功。

療法　和血理氣。煖藏袪寒爲主。用炒當歸酒白芍川芎姜炒橘皮姜半夏威靈仙羌獨活姜附片肉桂防風乾地黃高良姜巴戟等味。常服即可奏功。

介紹衛生方法　幸福三日刊　指導健康途徑

之價。乃日昂矣。

□蛇咬單方

半邊蓮一味搗汁塗一切毒蛇螫傷。余有一次旅行時。舉此藥問舟人。舟人搖首云。『此藥大難得。俗語云。識得半邊蓮。土龞子(毒蛇名)咬一口不値錢。(言無礙也)。吾鄉有人識之。彼不肯告吾儕也。彼若采藥與人。必揉搓至不可辯識。始肯與之。故吾儕亦無從辨認之也。』云云。其語頗可笑。然亦大可歎也。查本草綱目。所載半邊蓮一條云。『半邊蓮。小草也。生陰濕塍塹邊。就地細梗。引蔓節節而生細葉。秋開小花。淡紅紫色。止有半邊。如蓮花狀故名。』(未完)

□百病指南（十五）

（張治河）

肢體痿軟。全體津液。一爲內熱消耗。一爲肺臟吸去。關節失其濡養。故痿廢也。

【治法】本症治法。宜首補肺生津。消炎清熱。如紫菀散清燥救肺湯溫增液湯瓊玉膏竹葉石膏湯等方。採擇用之可也。

【調攝】患此症者。切忌香燥之品。可以常食梨。柿。荸薺。甘蔗。葡萄。香膠。及牛乳。雞蛋肉汁等物。以蕩清熱生津。而佐藥力。更宜常在空氣新鮮之處。練習深呼吸法。既可籍其呼炭吸養。淘汰不良之質。又可擴張肺臟。促進細胞活動，俾痿縮之處。漸轉奮興。一舉數得。利莫大焉。

痰飲

【病原】本症原因。爲氣管粘膜發炎。西醫名爲「慢性支氣管炎」。多因常患感冒。

□肺痿肺癰肺脹

陳耀堂

癰者壅也。如土之壅而不通。熱聚不散而爲潰也。金匱云口中辟辟燥咳胸中隱隱痛。脈反滑數者。此爲肺癰。肺癰之候。其人咳唾膿血。氣味腥臭。凡患此症。或體質素熱。或爲陰虛。或熱病之後。復感熱邪。或五臟蘊積之熱。與夫胃中停蓄之火上乘乎肺。肺受火熱薰灼。則痰爲之凝。血爲之裹。由是浸淫而成癰。按其脈數而實。則大熱蘊中可知。咳而喘滿。咽燥不渴。多唾濁沫。時時振寒者。乃熱則傷氣。氣不調和故咳而胸滿。氣不充足。故皮毛空疎而振寒。咽乾而時唾濁沫者。津液被爍。熱邪迫竅而上行也。此即所謂熱之所過。血爲之凝滯。畜結癰膿吐如米粥者也。斯時當瀉去其熱邪。葶藶大棗瀉肺湯爲主。餘如兩帶膿水。有桔梗湯。或千金葦莖湯。桂枝去芍藥湯等。皆可加減施用。始萌之時。失治或誤治。則必致膿成而死。(按近人有以鹹芥菜滷治肺癰服之有效有不效然究屬丹方之類未可爲訓惟有一法治肺癰初起頗有效驗用川貝母末三錢甜杏仁末三錢金絲荷葉草不拘搗取汁白蜜二匙白芷蘿汁半盃藕汁半盃燉溫以藥末沖服三服可痊再肺癰身熱不休而灼手者必死。治肺痿者。肺被水逆。羌滿而不用也。金匱云。脹而上氣。此爲肺脹。其人喘。目如脫狀。蓋因氣往上逆。不得下行。乃入於肺。肺氣壅塞胸中窒而不宣。氣機流通失暢。則必發喘。喘極而目如脫也。治法以越婢加半夏湯最佳。方中如麻黃以散表邪。石膏以清內熱。甘草大棗養正去邪。生薑半夏散逆下氣。因此症邪多飲少不用辛熱。故利辛寒也。又云肺脹咳而上氣。煩躁而喘脈浮者。心下有水。此乃肺癰將成之候。風寒入於營衛。挾飲上逆。以小青龍湯加石膏。使水得泄於外。飲得散於內。濕寒並進。水熱俱消。誠爲妙劑。其咳而上逆。喉中有水雞聲者。射干麻黃主之。此方亦爲妙劑。最妙者莫如五味斂肺熱翹散之藥。復傷正氣也。總之肺痿肺癰肺脹。病原不同。治法各異。治之得當。其邪可解。治違其法。變端即出。可不愼哉。

務求出版信用有切實保證　又名社會醫藥常識報　主持者有學識經驗及人格

□改良煎劑之討論（三十三）

（楊贊民）

馬蚵　食品
日用雜物類
菸草　日用之品
草木棉　外科之藥療瘡止血子製爲油▲木棉寄生枝三錢和瘦猪肉煮食治久年便血症極效
臘脂　不製
肥皂筴　辛温多用于外治可製膏或研末
茶　日用品
黃揀芽　當茶之品
糯米　甘温補脾之品宜製膏
稷　食品
粟　日食之品

蕎麥　甘寒而降多用于外治宜製粉備用
黑大豆　甘寒雖日食之品然爲內外科所常用製膏研末俱宜
小麥　甘微寒宜于提精▲浮小麥亦同此
綠豆　甘寒的露最妙或製粉
淡豆豉　苦寒宜提精或仍原料
薏苡仁　甘淡微寒最宜提精惟爲煎劑所重用不可不製膏也
紅麴　不再製
醋酒　不再製
生姜　辛温宜散提精爲宜或澄粉用但澄粉則散寒之功小而温胃之功大耳
豆腐　日食之品
鍋巴　用末不再提製
飯鍋焦滯用末不再提製
食鹽　不再提製
鹼　不再提製
燕窩　甘淡而平服食之品不宜入藥故不必製

右爲花果日用飲食之品。凡八十二種。

以上分類之詳析。隨意寫來。荒謬甚多。尙望讀者敎我

（未完）

本報特聘羅家衡律師爲法律顧問　幸福三日刊　中華郵政特准掛號認爲新聞紙類

幸福報

鉞儀署

第三五四期

（民國二十年七月十二日）

◀每份售洋二分▶

館址上海三馬路雲南路口

定報價目

每三日出一張五個月一元全年二元寄費在內本外埠一律國外加倍郵票代現九五計值

廣告價目

每期每格（共計五方寸）五元均排於新聞之旁如欲入新聞中長期面議

◀本期要目▶

預知胎兒男女法

（李如珪）

世之妊娠婦女。每以不能預知胎兒之屬男屬女爲遺憾。考世俗預測之法。均以孕婦腹部之形態爲標準。大概以上小下大。如箕之形者。屬女。而以中正圓高。如釜之形者。屬男。然證諸事實。往往不確。余自入助產學校後。對於鑑定胎兒之男女。必欲得一確切不移之方法而後快。乃以平日學校師長之指導。與醫院臨症之經驗。互相證明。得鑑定法數則。披露如下。是否有當。尚希高明指教爲幸。

凡屆預定之分娩期。而遲遲不分娩者。及夫較妻强壯者。觸知其胎兒爲比較的大者。分娩時甚需力者。多屬男子。反是者。則多屬女子。

然此不過指平產而言。若遇難產之婦。或初產而產門狹小者。以及胎兒肥大者。均不能因其分娩時之甚需力。而即斷其屬男胎也。

此外更有一法。卽先將夫婦之年齡相加。更注意其妊娠之經過。是否爲跨於兩年者。若跨及兩年。則於年齡之總數加二。不然則加一。其得數。如係偶數。則爲女子。奇數則爲男子。此法余聞諸同學言。未知確否。因未經實驗。不敢遽言其有效也。

玆更述一事以告讀者。卽去年在醫院中。有一產婦。勢將臨產。同學中有欲余鑑定此胎之男女。以證余診斷之確否。余先以聽筒聽胎兒之聲。後再施行其他之診察。均屬男而非女。乃曰男胎也。及產果然。足見天下事苟能潛心研究。自然有明瞭之日。豈獨產科也哉。

□嬰兒養育上之注意（四）

（姚伯麟）

此際爲小孩最適當之哺乳。則莫若雇用乳母。乳母之子。以與此主人家之小孩生日無大差者爲佳。又無肺病梅毒等素質及他種疾病者。自不待言。乳母年齡。以二十歲以上三十五歲以下者爲宜。然得此適當者。頗感困難。（欲知其詳宜參看上期本報雇用乳母之選擇法文）故所謂人工哺乳術之必要生焉。人工哺乳術者。非依賴人力而造母乳者。取牛羊山羊等。下等動物之乳。以此與母乳。爲相等之調和術。使其爲最適於嬰兒之食品。牛乳最多使用。故今比較母乳與牛乳之含有成分量。而移於哺乳之方法。

母乳之成分量（據霍爾托氏分析）

脂肪質	四・〇〇
糖分	七・五〇
蛋白質	一・五〇
鹽類	〇・二〇
水	八七・三〇

牛乳之成分量（同上）

脂肪質	三・〇五
糖分	四・三〇
蛋白質	四・〇〇
鹽類	〇・七〇
水	八七・〇〇

經驗良方

□單方錄

（黄勝白）

□蛇咬單方（續）

又名急解索（勝按急解索者言蛇繞人如索此藥能急解之也）主治蛇咬傷。擣汁飲。以滓圞塗之云云。惜余少野居之暇。不得勸採訪之也。

或云。此草亦 Lobelia 之一種。或云即 Lobelia 但未見鮮植物。不敢遽加判斷。但觀本草。論其又治寒齁氣喘。其功能或近似乎。會當求得兩種生藥標本一詳辨之。

□子淋治法

（濟平）

孕婦小溲短赤頻數。溺道淋瀝痛澀。甚至帶下血液。病名子淋。多屬熱結膀胱。法當清利。可用當歸一錢。赤茯苓錢半。赤芍　黑山梔各二錢。子芩六分。甘草稍五分。水煎服。

□休糧方

（潯谿漁人）

遜清咸同間。秀水多隱者。陸先生炳元。乃其一也。雅喜黃老術。結茅於西湖紫陽山麓。

□痿易治療法

（李健頤）

定義　四支不舉。左右變易爲痿也。

原因　寒濕內傷膀胱。飲食凝滯脾臟。

病理　膀胱外屬皮膚。又爲貯尿之器。膀胱有病。則皮膚排泄失常。貯尿能量障礙。尿毒由經脈外溢於皮膚。即爲黃痺。內入於脾。脾主四肢。四肢之筋脈。受尿毒所害。則爲痿易。痿易者。委棄而不能如常之動作也。素問陰陽別論曰。「三陽三陰發病。偏枯痿易。四支不舉。」張隱庵註云。「三陽三陰者。太陽太陰之爲病也。偏枯者。半身不遂。痿易者。委棄而不能如常之動作。太陽爲諸陽主氣。陽氣虛而不能養筋。則爲痿。脾屬四支。故不舉。」三陽膀胱之脈。自頭背下行於足。三陰脾之脈。通於四支。二經之筋脈有積毒。毒蘊筋敗。故四支不舉。左右變易爲痿也。（未完）

介紹衛生方法　幸福三日刊　指導康健途徑

與天台鄭公直最契。每當春秋佳日。二公常徜徉於苕霅之間。泛輕舟、陟重巒。優游歲月。樂此不疲。民八孟春。記者晤陸公於笠澤東北區之定庵。古稀之年若四十許人也。叩其平日起居如恆。所異者天未明。卽起身。數年如一日。神采奕奕。目光炯炯。細問其故。只說止靜養氣。幷授余禪機直旨一篇。廖廖數百字。道盡幻軀奧妙。誠非封建時代之禪學也。尤奇者跡重山複嶺間。數月不食。而未覺飢渴者。惟用此三方。今實本刊。以饗讀者。藉作紀念云

□止渴丹

雨前茶一斤。烏梅肉(淨)半斤。生甘草半斤。共研細末。用白蜜四兩。和開水擣成團。每丸重五分(晒乾)含之可以止渴。如出外遠行。過窮鄉僻處。帶之大爲合宜。

(未完)

□百病指南（十六）

（張治河）

不愼飲食起居。致令氣管組織變弱。粘膜極薄。稍受感觸。旋卽發炎生痰。痰也者。病灶產出物也。可謂病之結果。先哲因見病者多痰。遂認痰爲病原。倒果爲因。莫此爲甚。

【病灶】病灶始在肺臟。纏絡全身血管。

【病狀】本症病狀。初與感冒無異。咳喘多痰。纏綿不愈。數月之後。漸復健康狀態。再受感冒。則哮喘又作。喉中痰聲。儼如曳鋸。每至冬令。尤易舉發。發則吼喘痰鳴。不得安臥。徧體浮腫。肢冷爪青。患此症者。多係老人。

【病理】初起症狀。與感冒無異。本症起因。多爲外感刺激。故其現象。與感冒相同。咳喘多痰。氣管發炎。分泌亢進故也。綿纏不愈。感冒風寒。氣管業已發炎。復因不愼飲食起居。

(未完)

□地黃之研究

（葉橘泉）

品考

和漢藥考曰。地黃之販品有三種。卽生地黃(鮮地黃)乾地黃熟地黃。生地黃爲未晒乾有汁之生根。熟地黃爲蒸乾者。乾地黃係冬季採掘晒乾者。三種新鮮時內部都爲黃色。經久則變黑色。又嘗細沙於桶。將活地黃根貯藏其中。保全其生意者。日本謂之砂活。

將地黃生根置入水中。浮者謂之天黃。半浮半沉者謂之人黃。全沉者謂之地黃。天黃不適藥用云。

東洞藥徵曰。諸家本草皆謂乾地黃爲熟地黃。而藥舖以乾地黃爲生地黃。非也。乾者燥乾之謂。如乾姜是也。生者新鮮之名。如生姜是也。故古人言生地黃必言汁。言之順也。豈有乾而有汁哉。仲景氏之所用。生乾二品而已。其熟云者。後世之爲也。不可用矣。

植物形態

屬玄參科地黃之根。爲多生草。多栽植於園圃。莖高六七寸。葉厚而互生。作長橢圓形。邊緣有踞齒。面有縐紋毛茸。花作總狀。花序排列。有黃白色帶紫色。脣形花冠。

地黃有赤夫白夫二種。甲根細長皮薄肉厚。皮部縐紋緻密。乙根肥大皮厚。縐紋不緻密。有疣瘩。爲下品。

性味

生地黃(鮮地黃)甘大寒。乾地黃(生地黃)甘寒。熟地黃甘微苦微溫。

改良煎劑之討論（三十四）

（楊贊民）

第五章　餘論

第十七節　改良煎劑方法之例外討論

聞之友人言。近日外地大藥房。有兼爲病家煎藥者。（如虎豹行則然）有將成方煎貯藏之。待逢有相當之病。乃與之服者。據以上二種辦法論之。皆不經濟。蓋由藥行爲病家煎治。病家雖免其煩。然久耐時間則一也。且其法亦必不能通行各處。使病家皆受實惠。何則。蓋彼大藥行者。多爲批發營業。零星售賣。爲數較少。而且手足衆多。故其爲病人代勞。自無難事。若夫鄉村小鎮。所有藥肆。批售者少。皆賴門市支持。資力既薄。傭工自寡。使終日代病家役役爐竈之間。無寧早日閉店之爲愈矣。若夫煎貯成方。以待百病。更屬可笑。人有男女老少强弱之分。氣有風寒燥火濕熱之變。膠柱鼓瑟。守株待兎。亦多見其徒勞而無功耳

余平素多火。而又治事多。每覺火氣過大。身體微有不適。常以數文購梔子黃芩。即庭前花盆中。採車前草三五莖。並納杯中。冲以沸水。嚴蓋片時。俟其味出。然後飲之。其有微恙之人。聞亦效以此服法。蓋余懶于煎藥。故作此偸閒之術。於是有人咨余。以爲何不據此辦法。而修良之。以替代煎劑之苦。用力又省。較余提議方法。其勞逸難易之懸殊。何啻千百倍。胡爲去簡就煩耶。余謂此法之可行。其故有三。爰列於下。細論之。

（一）藥味不能盡出　煎劑沸度經久。藥味尙未能盡出。病家之儉者。多有並渣再煎服。若僅賴沸水冲浸。味更不全。且浸不久。則味淡。時間過多(未完)

本報特聘羅家衡律師為法律顧問

幸福三日刊

中華郵政特准掛號認為新聞紙類

幸福報

紹儀署

第三五五期

（民國二十七年十月五日）

◀每份售洋二分▶

館址上海三馬路雲南路口

定報價目

每三日出一張。五個月一元。全年二元。寄費在內。本外埠一律。國外加倍。郵票代現九五計值。

廣告價目

每期每格（共計五方寸）五元。均排於新聞之旁。如嵌入新聞中。長期面議。

◀本期要目▶

口風流小病

世上惟有少年人最快活。年紀既輕。面目又麗。水也掐得出的肌膚。再配上幾件時髦的衣服。逛逛馬路。白相堂子。其樂無窮。然而樂極每易生悲。因此有的患遺精。有的患白濁。百藥無效。痛苦萬狀。本館代售的遺精散。（專治遺精）白濁丸。（專治白濁）都是對症的特效藥。（按以上兩九藥每盒壹元）上三馬路雲南路口幸福報館售

口懷孕後之性交問題

（楊志一）

不佞於家庭醫藥寶庫第一集中。草產後行房與夾陰傷寒同樣之危險一文。以婦人生產之後。子宮空虛。惡露未盡。苟犯房事。則寒氣乘虛而入。氣血凝滯。每每釀成腹痛之症。青年男女。最易犯此。故為文以警告之也。

若夫孕後行房。其為害更有甚於此者。蓋胎元始肇。一月二月如露珠。三月四月而後。血脈形體始具。五月六月而後。筋骨毛髮方生。當其初不過一滴之元精耳。鞏之則固。決之則流。倘於受孕之後。不知節慾。徒乘一時性慾之衝動。肆無忌憚。輕則無形暗產。甚則動胎小產。不然。子雖生產。而多不壽。以胎元漏洩於未產之前也。

然而性慾是天賦人類許多本能中之一。亦為蕃殖人類種族之工具。每月性交二次。適盡新陳代謝之妙。若長期絕慾。為事實上所不可能。豈非亟擒研究之事乎。然則將如何而後可。曰人為有理性的動物。決不為性慾所支配。當性慾衝動之際。苟一思吾妻暗產小產之危險。與夫產後小兒夭折之慘劇。則衝動之慾念。不期而消退矣。且西哲有精力移用之說。老子有上士別床之訓。則從事運動。實行獨宿。尤為根本之圖矣。（完）

嬰兒養育上之注意（五）

（姚伯麟）

如左所示。母乳之脂肪質及糖分。雖足以淩駕牛乳。然其蛋白質及他類。則頗在下位。而在實際哺乳必要之脂肪質。最初三月間。爲二・〇〇。其次之三月間。爲三・〇〇。又最後之三月間。則爲四・〇〇。故牛乳之脂肪。其初減之。後則不能不增加。又如蛋白質。在第一期者。需一・〇〇第二期者。一・五〇。第三期者。即在最後之三月。不過需二・〇〇。故牛乳蛋白質四・〇〇者。失於甚多。因之務必減少以適於哺乳者。有較母乳嚴密之必要。何以言之。蓋母乳之成分。縱使或多或少。不能保學理上適當之量。實際不認有何等害處。然在人工乳。則直有害胃腸之虞。

自右之見地言。則以牛乳適於哺乳之故。種種方法。遂被發見。巴納威斯托利特　哈米爾頓　嘉頻　伍因答　巴伊塞克等之方法。雖皆各有長處。然霍爾托斯之方法。最爲簡單　且適於實際。故揭載於下。以供哺乳上之參考

霍爾托斯氏。分嬰兒哺乳期爲三期。最初三月間。爲第一期。次之三月。爲第二期。第三期者。由七月初以至九月之終。（未完）

經驗良方

泄瀉治法之種種

（吳少和）

瀉乃普通常有之病。不知者。總名之爲瀉而已。難經有溼多成五瀉之文。茲不俱論。論其別於尋常之瀉者。拉雜書之。陳旭東。新秋患滑瀉。其色正黑。服藥百餘日。如水投石。腹不甚痛。飲食可進。惟日夜滑瀉數次。無可如何耳。偶逢郭梓行。爲書一方。全屬花類。如原朴花。玫瑰花。銀花。菊花。蒲黃。葛花等。一服而愈。蓋暑溼陷入營分。得芳香透其橫絡。故佳。安愼甫。治十年滑痢。其滑甚速。追不及待。令服海蜇頭。與白蘿蔔。切爲絲。以白糖拌之。服數日而愈。此不過化痰行氣而已。其理雖常。其效則神也。張振之。有友羅某。初起每日

僱用乳婦之弊害

（俞敏章）

凡生母與子女體質必極相似。故以母乳哺育小兒。實爲極上妙品。如她人之乳汁代之。必難充分適意。而乳汁有濃淡之判。體氣有溫涼之別。故乳汁不合。而致嬰兒於食滯腹瀉等疾。故嬰兒之賴以發育。多由於乳也。若不注意。輕則身軀消瘦。疾病叢生。重則以致死亡。而僱用乳母之家。每每疎忽診斷乳母之體如何。有疾病否。有種疾病。其症狀不甚顯明。如潛伏性梅毒。初期肺癆等是。而此種疾病。能由接傳染於小兒危險孰甚。故人云。吃奶像三分。但此語係指品性而言。故嬰兒哺乳日久。則舉動都似乳婦。但乳婦多係無知識者。而小兒隨乳婦之流。亦受其惡化。但以子女衆多之家。而治用乳母。則於經濟方面。必感困難。倘能廢除此制。更使一舉而二得。然嬰兒僱用乳母。誠有百害而無一利。但在特殊情形。亦不得不用變通辦理。例如生母之體弱。而乳汁不足以供需要者。或傳染梅毒肺癆。及其他疾病者。則以僱用健康純良之乳母爲宜。

介紹衛生方法　幸福三日刊　指導健康途徑

入廁三五次。別無所苦。三年以來。次數加多。飲食減少。肉瘦骨弱。起坐須人。藥石單方。俱不少效。後有磨坊主人贈以驢尾下橫木一枚。教之削片煎服。遂愈。（按）驢皮得阿井水。製爲膠。柔潤可熄內風。此正合倉公所云。【飲食下咽而輒後之。名曰洞風】之意。然阿膠滑潤。安有治滑瀉之理。此驢尾下橫木之所以熄風而不滑潤者。以氣勝也。單方一味。氣煞名醫。此之謂歟。

種子仙方（胡克玄）

古今來對于生育子女之方雖多。實不能出其右者。不惟穩妥。亦且操劵。屢試屢驗。堪稱種子仙方也。服半年不效。此方俟月經信至。煎服兩帖。當歸錢半。知母二錢。川芎二錢。生甘艸一錢。紅棗二個。水盅半。煎至六分。如有外感風邪。勿服此方。此方十分祕密。求之非易。幸讀者勿輕視之。

百病指南（十七）（張治河）

頻加其他刺激。致氣管組織轉弱。無力恢復健康。纏綿不愈。遂成慢性炎症。數月之後漸復健康狀態再受感冒則吼喘又作。數月後。或經藥餌調治。或得自然機轉。則否極泰來。由危而安。然氣管受創太深。終難健壯如舊。故稍有感觸。則復發炎。而吼喘又作。每至冬令。尤易舉發。薄弱之氣管。不耐寒侵故也。喉中痰鳴聲如曳鋸。氣管發炎。粘液阻滯氣道故也。不得安臥。坐則痰沈肺底。臥則痰壅氣道。呼吸爲其窒塞。故不能臥。徧體浮腫。肺靜脈。起鬱血變化。血循環發生障礙。血中水分。滲入組織之內。

地黃之研究（葉橘泉）

主治

本經　傷中逐血痺。塡骨髓。長肌肉。作湯治寒熱。積聚。除痺。療折跌絕筋。

別錄　男子五勞七傷。女子傷中胞漏。下血。破惡血。溺血。利大小腸。去胃中宿食。通血脈。益氣力。利耳目。

大明　助心胆氣。强筋骨。長志。安魂。定魄。治驚悸勞劣。心肺損吐血。鼻衄。婦人崩中血運。

元素　涼血。生血。補腎水眞陰。除皮膚燥熱去諸溼熱。（以上乾生地）別錄　治婦人崩中血不止。及產後血上薄心悶絕。傷身胎不落。墮墜腕折。瘀血留血。鼻衄。吐血。皆搗汁飲。

甄權　解諸熱。通月水。利水道。搗貼心腹。能消瘀血。（以上鮮生地）時珍　塡骨髓。長肌肉。補血生精。利耳目。烏鬚髮。（以上熟地黃）

經方考證

東洞吉益曰。地黃主治血證。及水病也。八味丸證明「小腹不仁」又曰「小便不利」芎歸膠艾湯證。曰「漏下」又曰「下血」三物黃芩湯證。曰「在草蓐自發露得風。四肢苦煩熱」右歷觀此三方。主治血。及水。而不及其他也。

前代記載

王好古曰。生地黃入手少陰。又爲手太陽之劑。故錢仲陽瀉小腸火與木通同用。以導赤也。諸經之血熱與他藥相隨。亦能治之。溺血便血皆同。戴原禮曰。陽盛陰微。相火熾盛。陽乘陰位。日漸煎熬。爲虛火之證。宜地黃之屬。以滋陰退陽

改良煎劑之討論（三十五）

（楊贊民）

則水易涼。涼而再使之溫。其手續之煩難。時間之久曠。何殊于爐火之烹煎哉。就余視就試驗者言之。沸水冲後。不久將涼。味猶未甚出。懼其冷。遂先飲。再冲一次。任其久浸。約一二時的味乃大濃。乃熾於沸水中使溫而服之。然酸苦辣甘鹹之藥。冲浸以沸水。雖時間太久。亦能出味也。使遇淡而堅之物。如蓮子芡實等。雖經沸水。亦不過浸熱其外皮耳。又如金石斛之妙。全在其枯瘦莖中。含有黏汁。其汁非經熬煎不能出。使冲以沸水。則清者自清。黏者自黏。雖浸之數十天。有何益哉。

（二）失藥性本然之妙。 如熟地龜板之類。其功用在於黏膩重濁。以沸水冲浸雖可。然亦僅得其輕薄之味而已。蓋無火力之鼓盪。其黏濁之質。終固結其中。莫能出也。試以煮粥譬之。米必經火力之熬迫。纔有稠黏之湯。若冲以沸水。則清稀澈底矣。

（三）方劑之不適宜。 方劑分兩輕者。倘可用冲浸之法。如分重太重。藥物山堆。（外科爲尤多）水少。則淹浸不周。水多。則運杯浸碗。如灌水牛。果真腹中有海量耶。不慮其脹破腹耶。

且吾聞之。物質進化。乃力求物質之精進改良。而使人生獲其便利之謂。並非因陋就簡之謂。蓋因陋就簡者。實爲進化之蟊賊。讀者幸勿有所誤會也。

（未完）

中華郵政特准掛號認為新聞紙類

幸福三日刊

本報特聘羅家衛律師為法律顧問

幸福報

錫儀署

第三五六期

（民國二十七年十月十八日）

◀每份售洋二分▶

館址上海三馬路雲南路口

定報價目

每三日出一張 五個月一元全年二元寄費在內本外埠一律國外加一倍郵票代現九五計值

廣告價目

每期每格（共五方寸）五元均排於新聞之旁如嵌入新聞中長期面議

◀本期要目▶

△太胖與太瘦 △嬰兒養育上之注意 △經驗良方 △霍亂之治法及預防 △百病指南 △地黃之研究 △改良煎劑之討論

太胖與太瘦

（朱振聲）

不但失去其美的姿勢 並且妨礙其身體健康 大胖之人易患中風症 太瘦的人易患瘵病 欲使身體不胖不瘦者 請注意本篇所載之內容

太過與不及。均非中庸之道也。今余為之轉一語曰。太胖與太瘦。均非健康之道也。雖然。余知世之女子。胖者莫不欲其變瘦。而瘦者無不欲其發胖。特未知其變胖變瘦之法耳。考古之胖而不失其美者。惟太真楊玉環一人而已。玉環之肥。能保持其美者。想亦較普通女子略略勝些耳。若果肥大如豕。步履艱難。則雖面如桃花。膚如凝脂。必不以美人目之矣。脂肪過多。身體肥胖者。不但失去其美的姿勢。而且轉輾困難。行動不便。一至夏日。熱不可耐。困苦萬狀。莫可言宣。且肥胖之人。易患中風。變生不測。危險殊甚。胖人泰半地位清閑。心性冷靜。少憂慮。多安眠。治療之法。不在藥物。以增進運動。減少食品。為第一要務。運動之時宜長。然不可劇烈。玩啞鈴。木棒。打網球。划小船。皆甚合宜。其不能運動。倩人按摩亦可。含有脂肪性之食品。一律減少。多食水菓和膏藥。食後二小時內。不可飲水。每日飲水次數。亦宜減少。減食運動。相輔而行。持之以恆。不可求其速效。蓋多年所積之脂肪。非一二日可以減少。逐月減去若干。久而久之。自然腰圍漸減。身裁合度。恢復婀娜之態矣。至於太瘦之人。不但風吹欲倒。失其健全之美。而且形消骨立。易成瘵療之病。嘗云。瘦人都木火體質。信不誣也。若不從事調養。勢必後悔莫及。考古之飛燕。美人也。以瘦名。與楊太真之肥並稱。然飛燕之瘦。不過腰支瘦削而已。故昭陽宮裏。嫋嫋翩翩。其姿勢之美。不因瘦減。太瘦之人。姿容雖麗。亦必減色。欲其健全而增美。當注意於調養。飯食以米麵青菜水菓肉類為主。脂肪雖能增肥。然不宜多食。以努力加餐。而不傷食為主。注意多身運動。每日按時操練。使筋肉發達。少用思想。節省腦力。無謂之苦思焦慮。當極力免避。睡眠宜足。夜間尤宜早睡。久久實行。自然肌肉豐富。表露健全之美矣。（完）

嬰兒養育上之注意(六)

(姚伯麟)

為哺乳期之最後。而第一期中。即最初三月間所需之乳　為二•〇〇(二分)之脂肪質。與一•〇〇之蛋白質。可據左之處方而製之。

庫利穆	二•〇〇
牛乳	二•〇〇
拉伊讀水	一•〇〇
乳糖	一•五〇
水(全量)	二四•〇〇

第二期者　為四月初至六月終之三月間。其所需之三•〇〇脂肪質與一•五〇之蛋白質　據左之處方而調合之。

庫利穆	三•〇〇
牛乳	三•〇〇
拉伊讀水	一•〇〇
乳糖	一•五〇
水(全量)	二四•〇〇

第三期者。由第二期之終。以至生後第九月之終。其所要四•〇〇之脂肪質與二•〇〇之蛋白質。其處方如左。

庫利穆	四•〇〇
牛乳	八•〇〇
拉伊讀水	一•〇〇
乳糖	一•五〇
水(全量)	二四•〇〇

(未完)

經驗良方

甘露飲

(潯溪漁人)

白老藕十斤(去皮節打)大南棗二斤(去皮核)桂圓二斤(去殼核)歸身(炒)八兩白蓮二斤(去心)廣皮遠志肉(炒)白芍(酒炒)各八兩紫降香(碎)丹參(酒炒)雲苓何首烏(製)各一斤生甘草四兩鮮佛手二斤右十四味配齊吊露。每飲一杯。或二三盃。溫熱服之。不拘早晚。空心尤妙。功能凝神聚氣。調和六脈。涵養心血。滋補真元。久服益壽。妙品也。

止饑丸

糯米十斤(淘淨晒乾炒熟)黑荳十斤(洗晒)芝蔴五斤(炒)黑棗十斤(煮去皮核)紅棗十斤(煮時加燈芯一束。去皮核)共搗和作團。每粒重三錢。晒乾。臨用時含化一粒。漸漸嚥下。早午晚含之。可止一晝夜飢餓。亦乾糧中之佳物耳。按是

霍亂之治療及預防

沈仲圭

(甲)原因　為可買菌侵入小腸所致。其侵入之媒介物。為水、魚類、蔬菜。而蒼蠅尤為利器。可買菌入胃。胃液中之鹽酸。本能殺滅之。其所以為病者。多因胃液分泌減少之故。胃液分泌何以減少。則以飲食過量。恣啖生冷。機能發生障礙耳。昔美國醫師爾立乏司氏。於天氣晴明之日。謂學生曰。『余今日身體甚健。可飲霍亂菌。以行實驗。乃飲培養液一小杯。翌日。僅瀉三次。健旺如常。觀此。可知身心健全。抵抗力充足時。雖有可買菌潛入胃腸。不能為病也。

(乙)病狀　前驅症為輕度泄瀉。腹鳴口渴。食慾不進。倦怠疲勞。一二日後。乃發霍亂症狀。每日數十回之上廁。並劇烈之嘔吐。腹痛。大便始呈胆汁色。繼如米泔汁。同時疲勞眩暈。心悸亢進。又因血液失去多量之水分。循環不良。致口渴尿少。眼凹脈微。四肢厥冷。皮膚乾癟。體溫下降。腓筋攣縮。

(未完)

介紹衛生方法　幸福三日刊　指導健康途徑

瘓易治療法（續）

（李健頤）

三方。記者曾修合試過。確有效驗。

【症象】四支不舉。左手臂痛。一二日後。即變爲右手臂痛。或左脚痛。而易於右脚痛。（即俗名走絡風症也）。脉形濡弱。舌苔淡黃。

【診斷】屬慢性。宜早療法。如滋養日久。即成偏枯。

【療法】行血去濕　活絡清心爲治。用生白芍二兩。當歸薏仁茯苓防已絲瓜絡乾地黃各五錢。羌活威靈仙黃耆各一錢。草薢澤蘭五加皮甘草各一錢。活絡丹一粒。常服即愈。

（完）

百病指南（十八）

（張治河）

所以發腫。此與肺勞發腫同理。肢冷爪青。此亦爲鬱血現象。

【治法】本症原因。雖爲氣管發炎。然其誘因。則非一端。臨床之際。務須詳細審察。如因感冒風寒。腠理閉塞。由表累及於裡者。可用小青龍湯苓桂朮甘湯等方。開其毛竅。而消肺炎。如因煩勞急躁。精神激昂。或過飲傷食。內熱上蒸。以致病灶分泌亢進。痰涎壅塞者。則可先用控涎丹十棗丸等方。掃除肺胃汚濁。以治其標。而後再用蘇杏二陳六君子湯腎氣丸等方。扶助正氣。以顧其本。

【調攝】有此患者。務要提防感冒。生冷葷膩甜粘之物。切不可食。深呼吸法。亦須常常練習。此法對於一切肺病。皆有莫大俾益。

地黃之研究（三）

（葉橘泉）

效能

宗奭曰本經只言乾生二種。不言熟者。如血虛勞熱。產後虛熱。老人中虛燥熱者。若與生乾。當虛大寒。故後世改用蒸熟者。生熟之功殊別。不可不詳。

清血通經及强壯劑。

特效方劑

瓊玉膏治咳嗽吐血。能補精血。化除癆瘵。

地黃四斤。茯苓十兩。人參六兩。白蜜二斤。將地黃搗汁去渣。入白蜜煉稠。再入參苓細末。和入磁罐封固。重湯中煮半日。每日温湯化服四錢。

普通應用

養血潤燥。以及婦女胎產。調經之用。

簡效單方

孕婦腹痛。搾生地黃汁。用温酒服下。竹木刺入肉。嚼爛生地黃貼之自出。

用量

一錢至三錢。

泡製

米泔洗或酒洗剉用。

禁忌

銅鐵金屬及貝母蕪荑仁茶葉。

近世研究

本品新鮮者。其肉色黃。若晒之或蒸之則變黑色。近經化學家研究。知其中含有鐵質故也。熟地黃所含尤富。足徵其補血之功不虛。

編者按

生地黃之藥物作用(一)清解血熱。(二)逐血中廢物。利水消瘀。(三)補助血液。熟則補血之力勝清血。消瘀。通經。之功能減退。故疾醫用以治病。宜宗東洞之說。熟地不可用也。蓋病則生理之違常也。治病當去其障碍。

改良煎劑之討論（三十六）

（楊贊民）

第十八節　絮談

淡者爲露。濃者爲精。濃而至於稠黏者爲膏。濃淡異。故名稱不同耳。或謂膏精可併爲一。不必另立一種製法名稱。徒亂人意。此說殊亦有理。惟以余之意。膏可併入於精。而精不可併於膏。何則。蓋如各種輕淡之藥。欲提煉爲各種黏濁厚重之膏。殊不合宜。惟煉膏之藥。改製爲精。尙無所碍耳。然膏之水分少。精之水分多。使藥皆精汁。則遇大劑之藥。其爲量必多。沸水少和則不濃。多則水過分量。又不便矣。似不宜合併。閱者以爲如何。藥既製成。購藥者可以碗或大杯來。依其分量與之。然膏精乃黏濕流動之物。配之甚爲費事。竊謂可倣西醫量水杯之式。而製爲量藥杯。其錢分俱有精詳之刻數。斟汁於杯。據其刻數。自可一望而知。便孰甚焉。

改良煎劑理論。將於此告終矣。狂言建議。大地飛瀾。僭妄之罪。固不獲免。然觀察所及。爲全國病人計。爲中醫前途計。爲抵制帝國主義者之侵略計。不忍效金人之三緘也。知我罪我。是存明哲。

（完）

本報特聘羅家衡律師為法律顧問

幸福三日刊

中華郵政特准掛號認為新聞紙類

幸福報

鈕儀署

第三五七期

（民國二十年七月念一日）

◀每份售洋二分▶

館址上海三馬路雲南路口

定報價目

每三日出一張。五個月一元。全年二元。寄費在內。本外埠一律。國外加倍。郵票代現。九五計值。

廣告價目

每期每格（共五方寸）計五元。均排於新聞之旁。如嵌入新聞中。長期面議。

◀本期要目▶

△祖體之害及改良法
△嬰兒養育上之注意
△經驗良方
△霍亂之治療及預防
△地黃之研究
△傷寒病與腸窒扶斯異同之研究
△黃芪之研究

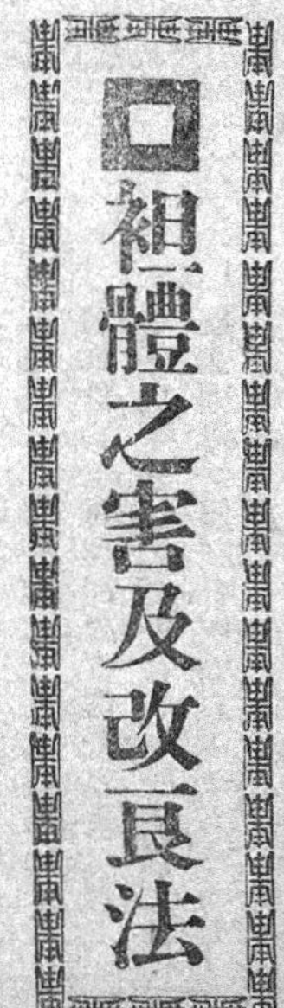

□祖體之害及改良法

（沈熊璋）

吾國人有最失禮之事。習俗相沿。迄莫能改者。袒體是也。當夫炎帝施威。火傘張空之際。試一涉足市廛。則沿途之小販工役。肆中之夥友學徒。莫不袒裼裸裎。一絲不掛。斯不特對人失敬。於己亦損人格。近年以來。各報對於此事。或婉言勸告。或嚴詞責備。亦已數見不鮮。然言者諄諄。聽者藐藐。曾未有一部分人改良者。蓋僅言袒體之不道德。不述袒體之不衛生。固不爲世人所注意。而僅有勸止之詞。無改良之法。又奚能收圓滿之效果。今請先敘袒體之害。次及改良之法。

（甲）袒體之害

（一）袒體之不道德　吾國服制。以長衫馬掛爲敬禮。今沿途小販。商店夥友。日與主顧交易。縱不長衫馬掛。亦當短褐蔽體。豈可赤裸裸地並褻衣而去之耶。至居家男婦。亦當衣裳整齊。蓋一旦客臨。不至遑迫無措也。

（二）袒體之不衛生　袒體不合衛生。約有數端。分述於下。（子）衛生家嘗言。衣服顏色冬令宜黑。夏令宜白。蓋黑色有吸熱之作用。白色有反射之功能。夏著白色葛布。光熱反射。熱度自減。若夫裸體。即失此效。炎熱自較著衣爲增。（丑）袒體放出之汗臭。聞之令人不耐。

（未完）

幸福三日刊

嬰兒養育上之注意（七）

（姚伯麟）

從右之方法。假定爲調理生後八月嬰孩之乳。則可目爲造全量二十四盎斯者。庫利穆爲四盎斯。牛乳爲八盎斯。拉伊謨水爲一盎斯。乳糖爲一盎斯半。取而混合於容器中。至量至二十四盎斯　若加水則成四・〇〇脂肪質與二・〇〇蛋白質及適宜糖分之牛乳。牛乳既經調和後。直以輕火至沸騰點而熱之。殺菌後保存之。然每日須一回或二回調和而當用其新鮮者。又在哺乳時。不能不以稍溫者予之。庫利穆者。人工乳之調和上。爲必要者。然以其價不廉之故。非能爲任何人均可使用者。故在中流以下之家庭。若欲幾分減其費用。則勢不能不求何等代用品。然庫利穆之代用品。得以同一之庫利穆而爲之。此稱爲「托普庫利穆。」在乳瓶中由乳分離者。例如將每朝送來之乳瓶。五小時放置之。則其浮於上部者爲庫利穆。一科托之牛乳中。含有五盎斯乃至七盎斯之庫利穆。其脂肪質之量。較諸市場之庫利穆。品質劣者。雖不待論。然作哺乳用而最爲便利者。故用小杓而略取之。以爲庫利穆之代用。其後所餘之牛乳。若極力振盪而用之。

（未完）

經驗良方

血症良方（蕭熙）

凡患血症者。身體虧虛。即取柴炭之灰。（茅草諸灰均可。惟煤例外。）約一小杯。溫水冲服。立效。

熙按灰類性濇。失血過多。瘀滯已盡者。用之允當。此法余由樓欄灰得來。去冬鄰人某。大下血不止。欲作暈厥。夜半叩門乞診。以深夜市藥不便。乃苦思得上述之方。連進二杯。逾時而止。蓋植物體莖部枝部之組成。皆含鐵之有機酸鹽類。鐵性止濇。鐵鹽能强血。二者相作用。故有止血治厥之功也。又按服此方時。須俟其水稍澄清。否則恐難下咽耳。

霍亂之治療及預防

沈仲圭

（丙）診斷　本病初起。與急性胃腸炎。無甚差別。此時欲辨眞僞。極爲困難。惟吐瀉稍久。則眞性霍亂之糞便。形如米泔。以顯微鏡視之。可見其中有無數之可買菌。及腸之上皮。又眞性霍亂至此程度。腹反不痛。亦足爲診察上有力之證據也。

（丁）治療　霍亂爲急性傳染病之一。死亡之速。（發病後約一晝夜即死）傳染之廣。言之令人色變。惟治之中肯。則病來雖暴。病去亦速。爰將有效中方。介紹於次。

（一）聖濟附子丸　治霍亂初起。上吐下瀉。瀉如米泔。

生附子一錢　干姜　黃連各錢半　烏梅二錢　水煎服。

（二）仲景四逆湯　治霍亂危症。脈搏微細。四肢厥冷。汗出如漿。

生附塊　干姜各三錢　炙甘草二錢　水煎服。

（三）仲景理中湯　治霍亂愈後。體疲胃呆。

（未完）

介紹衛生方法　幸福三日刊　指導健康途徑

治疝氣神效方

（彭壽）

剝荔枝肉。搵食鹽。早晨空肚生啖十枚。小兒減半。久服有奇驗。此方曾經試過多人。奏效如神。

中西醫藥研究社徵求免費研究員啓事

上海中西醫藥研究社。成立已久。社務非常發達。現為造就中西醫葯人才起見。特徵求免費研究員。欲知章程。請寄上海郵箱二九九號。當即寄奉。

地黃之研究

（續）（葉橘泉）

而復其常。血病多端。無非因邪致病。因病而虛。先解病毒。則可復其虛。如瘍中血痺。吐衄崩漏。血薄悶絕。折跌積聚。皮膚燥熱。魂魄不安。驚悸胎動等。何一非血液自身中毒。瘀痺發熱而致之病。本品之能治以上諸病証者。要皆由清血消瘀利水之功也。因其兼含鐵質。攻逐瘀血中毒素。兼能補助其血液自身之消耗。實一純柔之血證藥物也。（完）

傷寒病與腸窒扶斯異同之研究

（劉亞農）

吾國漢唐醫書。所謂傷寒者。皆根據漢張仲景之傷寒論。乃包括風寒著濕熱病而言也。凡人受病之初。常由感冒風寒。襲於皮毛。入於腠理。傳諸太陽陽明少陽諸經。為三陽病。傳於太陰少陰厥陰諸經。為三陰病。傳諸各經或化寒。或化熱。隨人體之素寒素熱素濕而變化也。然傷寒之名稱。竟無人議其短長者。何哉。蓋寒者冬氣也。冬時嚴寒。萬物閉藏。君子固密慎居。不易所侵。若觸冒之者。乃名傷寒。其傷於四時之氣。亦皆能為病。惟非若冬令殺厲寒毒之氣。中人者深。其不即病者。因寒氣藏於肌膚。至夏至前變為溫病。至後變為暑病。經云冬不藏精。春必病溫。夏蓋不藏精則腎氣虛浮。至春夏地氣上升。觸寒觸暑。極易生病。其原因由傷寒而起也。近世西學東漸。西醫有腸窒扶斯之名詞（即腸炎之通稱）乃傷寒之一種。素問所謂熱病者傷寒之類。仲景所謂溫瘧風溫溫疫溫毒。今人所謂溫病及濕溫也。岐伯曰傷寒一日。巨陽受之(巨陽太陽也)傷寒二日。陽明受之。三日少陽受之。四日太陰受之。五日少陰受之。六日厥陰受之。仲景曰。傷寒一日。太陽受之。脈若靜者。不傳也。頗欲吐。若躁煩。脈數急者。為傳也。故外感之邪。不必按日順序傳經也。太陽主小腸膀胱兩經。太陽傷寒。頭痛身熱。惡寒項脊腰疼。或無汗而喘。陽明主大腸與胃經。又主肉。其脈挾鼻絡於目。其病身熱惡寒燥煩。不得臥。或無汗。或自汗。（未完）

務求出版信用有切實保證　又名社會醫藥常識報　主特者有學識經驗及人格

黃芪之研究

雙林葉橘泉

【品考】本品產日本加賀州和泉金剛山及安藝廣島等處者。名「岩黃芪」產富士山謂之「木黃芪」又呼「富士黃芪」根莖俱小而硬。味苦而淡。爲下品。出中國陝西綿上者名「綿黃芪」。其根粗軟。折之柔韌如綿。內部黃白色。味甘。爲上品。

【原植物形態】屬荳科植物。多年生草。莖臥地成蔓狀。葉爲羽狀，複葉有毛。邊緣鋸齒。七月中開黃紫色或白色花。花冠爲蝶形。日本名「鋸草」或作「羽衣草」結莢如赤小豆。根肥大。長二三尺。入藥部分爲根。

【性味】甘温。

【效能】强肌表。温分肉。實腠理。逐水利尿。

【主治】本經　癰疽久敗瘡。排膿止痛。大風癩疾。五痔鼠瘻。補虛。

藥徵　主治肌表之水也。傍治身體腫。或不仁。

【方考】黃芪防已茯苓湯　治四肢腫。水氣在皮膚中。

黃芪桂支五物湯　治身體不仁

芪芍桂支苦酒湯　治身體腫。發熱汗出而渴。又云汗沾衣。色正黃如藥汁。

防已黃芪湯　治身重汗出惡風。

透膿散　治癰疽諸毒。膿成而不穿破者。

幼科保元湯　治小兒天痘頂陷。漿清。皮薄發瘍勢難灌漿者。

玉屏風散　治自汗不止。氣虛表弱。易感風寒。

【前人記載】鄒澍學曰防已黃芪湯白朮守中。黃芪行外。防已除病。甘草調劑。防已黃芪之爲劑。汗劑也。黃芪能行而不能發。故芪之任非特重於朮。且更以姜棗佐之。（未完）

本報特聘羅家衡律師爲法律顧問

幸福三日刊

中華郵政特准掛號認爲新聞紙類

幸福報

鈕儀署

第三五八期

（民國二十年七月念四日）

◀每份售洋二分▶

館址上海三馬路雲南路口

◀本期要目▶

口祖體之害及改良法

（沈熊璋）

若一著之人。盡皆袒體。則汗臭充溢。旁人嗅之。必致觸穢致病。（寅）不着衣服。蚊蠅飛集人體。散佈毒素。必致疾病。（卯）袒體最易藏垢納污。而使肌膚不潔。

乙）改良之法

（一）關於物質者　工廠學校公廨及大商店等。宜裝置電扇。則涼風習習。徧體爲爽。自無揮汗經營之苦。且因此不感若熱　工作自較平時增加。得既可超於所失。而爲之主者。又曷必惜此區區。而礙衆人之衛生哉。若無力置備電扇之商店及私人住宅。可用人工風扇或雇人拉之。亦可得涼爽之效。至於沿途之小販走役。宜備草帽一事。以遮烈日。

（二）關於心理者　夫人雖分精神肉體兩界。但精神之偉力。恆能左右乎肉體。試觀催眠術之利用暗示。使被術者執熾熱之火箸。而告之曰不熱。執者卽不覺其苦。幷肌膚亦不稍變者。豈非一彰明較著之鐵證歟。是故吾人治事。或勞動身體。苟能出之以鎮靜從容。未有熱而不能耐者。蓋心在事而忘其暑矣。彼手不停揮汗流浹背之人。皆一時暴躁使然耳。要之氣候無論如何酷著。事業無論若何紛紜。斷無并一層霧縠輕紗不能著。而必去之便快者。矧彼婦女。同是人耳。何以能著衣不感其熱耶。（完）

□嬰兒養育上之注意(八)

(姚伯麟)

則可不需市塲高價之庫利穆。得以調和者也。

然右之方法。需不少之時間。又必須熟練。故中流以下之主婦。不能不節儉其生活費之一部。在扶助良人之位置者。有多少不便者。在所不免。故吾人爲此等婦人便宜之故。更加二三處方。以供哺乳之參考。若據此法。則水一滴亦可以不用。代之以麥湯。又拉伊讀水。亦可以不用。頗爲最簡便之方法。而所謂麥湯者。以一匙(約半盎斯)之麥。用一科托之水。兩小時煑沸之後。濾過而用之。

處方第一(用諸一月以內之嬰兒)(據菲西亞氏)

牛乳 四盎斯
乳糖 一盎斯
麥湯 一六盎斯

右保存於冰室。每哺乳時。各一同分。以煑熱後予之爲宜。將右之全量。各以二盎斯半。分爲八瓶。每三小時。各予一瓶。

(未完)

經驗良方

□培橘齋外科良方

錄驗 (丹徒臧橘圃)

□一筆勾

消腫毒。

大黃四兩。藤黃五錢。蟾酥三錢。明礬三錢。射香三分。爲末。用猪胆汁爲錠。茶水調敷。

□拔疔散

專治十三種疔。挑起貼之。其根二日卽出。

嫩松香一錢。白菓一兩。荔子肉四兩。巴豆十粒。溏雞糞五錢。蟾酥五錢洒化 黃丹五錢。輕粉三錢。白信石三錢。銀朱二錢。白丁香 錢。蒼耳虫二錢。乳沒各二錢。射香一錢,端陽午時。千搥成膏。勿見婦人。

□偸糞鼠散

搽之立刻止痛。

猫鬍鬚(五個陰陽瓦焙存性) 三仙丹六分。冰片六分。射香

□霍亂之治療及預防

沈仲圭

西洋參三錢 白朮二錢 生姜三片 炙甘草一錢 水煎服。

(戊)攝生

霍亂病中。宜絕對斷食。雖飯滯稀粥。亦不許入腹。蓋腸消化吸收兩種機能。此時完全停止。所食之物。不但無補於身體。反爲病菌良好之培養料也。惟恢復時期。輕軟流動之物。不妨稍稍與之。而苡米粥尤佳。以苡米爲禾本科中最滋。養而易消化之穀類植物。並有利尿之效。可免霍亂後腎臟炎之發生耳。

(己)預防

霍亂流行時。宜(一)化驗飲料水。有無可買菌存在。(二)努力撲滅蠅蒼。以杜傳染之途徑。(三)淸潔公厠。毋使蠅之幼虫發生。(四)注射霍亂漿苗。增加人體抵抗力。然此屬國家衞生行政範圍。非一般人所能舉辦。至個人衞生。可得言者。約有四端如下。

(1)五穀蔬菜。淸輕易化。在胃腸機能比較衰減之夏日。尤宜素食。

(2)凡未經煑沸之飲料食品。切勿入口。

(3)夜臥宜以絨毯加身。勿使胸腹受寒。(恐感冒風寒。引起腸炎也。)

(4)霍亂病人用過之食器。未經消毒。不得再用。

昔葛稚川曰。『凡所以得霍亂者。多起於飲食。多食生冷雜物。肥膩酒膾。或當風履濕。溫涼不調。』是言簡明切要。吾人遵此以行。彼可買菌自無侵襲之機會矣。(完)

□蠶蝎丸

魚口便毒。未成可消。

姜蠶(炙)。全蝎(酒炒)。甲片(土炒)。槐米(炒)、土貝(各等分)。末糊丸。每服三錢。此方頗驗。仰有力君子。配合濟人。

□大痲風方

生漆十斤。螃蟹四十個。明雄四拾兩。先將生漆同螃蟹用壜貯好埋於土內。過十四天。取起用鐵鍋炒。約每斤可成灰八錢。冷涼再將明雄用布袋貯好。放白花酒內。下鍋懸掛。燒三開取起。涼乾共研細末。每服一錢。輕者十天而愈。重者多吃數日。但每晚服。務要百花酒四兩。燉開冲和送下。

□小產之原因

牛峻齋

民族之強弱。在產育之盛衰。螽斯衍慶。宗族幸福。不孝有三。無後爲大。小產者。殺民族之根源。滅子嗣於母腹。。姙未十月。同甘獨苦之味嘗嘗。胎無長成。喪子失明之悲早來。瓜未熟而早摘。果正青而已落。死于非命。殤于未成。民族宗嗣。何能昌盛。總理民族主義。首倡擴長人口。此小產豈可聽其爲害耶。然天既與人以生殖。自必錫人以正產。而彼半途墮胎小產者。何自來也。多由不肯衛生耳。蓋婦人之孕子也。身宜靜養。心宜寡慾。不然操勞過度。氣血虧損。運動一激。振撼子宮。情志一傷。刺戟神經。則難免有小產之災。或有胎不長大之憂。如此而欲民族強盛。子孫昌茂。豈能得乎。

(完)

□傷寒病與腸窒扶斯異同之研究

(續)(劉亞農)

少陽主膽與三焦。其脈循脅絡於耳。其病寒熱胸滿。心煩發汗。身熱不退。喜嘔。口苦或渴。或欬。耳聾目眩。

邪傳三陽。皆經絡爲病。而未入於腑者。可汗而愈。屢汗身熱不解。邪傳於陰經也。

太陰主屬肺脾兩經。其脈布胃中絡於嗌。其病腹滿而嗌乾。

少陰主心腎兩經。其脈貫腎絡於肺。繫舌本。其病口燥舌乾而渴。

厥陰主肝與包絡。其脈循陰器而絡於肝。其病煩滿而囊縮。

邪傳三陰。可下而愈也。三陰三陽皆受病。五臟六腑皆受病。榮衛不行。五臟不通。則死矣。

然則腸炎病卽內經所謂熱病。既無疑義矣。

病常發於春夏秋三季。溫熱帶之人。則四時皆有。其病常傳於太陽陽明少陽三經。經云。少陽之上。火氣治之。陽明之上。燥氣治之。太陽之上。寒氣治之。其證象則頭痛。寒熱煩躁。胸滿。便結小便短赤。脅胸腰痛。汗後身熱不退。有時寒熱似瘧。屢汗屢下。而邪熱終不解也。

然則治腸炎之法。將奈何。曰隨其症之變化而定之。仍不外傷寒論三百九十七法也。其素體虛寒者。雖熱邪亦化寒病。脈見浮緩者。不離辛溫發汗之法也。其素體實熱者。雖眞寒亦化熱病。脈見浮大而緊者。不離辛涼清解之法也。

故有夏月暑病。用寒暑表測其熱度在四十度以上者。以桂枝湯香薷湯進之。有冬月傷寒。用寒暑表測其熱度在四十度以上者。以白虎湯進之。祇看其體之厚薄盛衰。其臟氣之寒化熱化而已。

陳修園傳經發明論曰。寒熱二氣。盛則從化。

(未完)

黃芪之研究（續）

雙林葉橘泉

蓍防已驅逐水溼。水溼勢必下行。下行過急。仍恐土餒且頹。病既在表。不如發之便捷。從表出為愈也。風溼風水。脈浮身重。汗出惡風者。防已黃蓍湯主之。皮水四肢腫。水氣在皮膚中。四肢聶聶動者。防已茯苓湯主之。以是知黃芪非止汗者。特能行營衛中氣。營衛中氣行。邪無以干。則汗自止耳。何以言之。夫水氣在皮膚中。則從汗出為便。今去姜棗與朮。加桂支茯苓。則不欲其解于汗。欲其解於小便矣。本不汗出。且欲水氣從小便解。而仍用黃芪。倘以黃芪為止汗耶。雖然。兩方雖皆用黃芪。其旨終不同也。防已黃芪湯證。病本向外。則乘勢壯營衛之氣。使水溼從標而解。是用以厚表氣。故分數甲於全方。防已茯苓湯證。病不向外。則通其水道。從本而解。是用以利陰氣。故分數退居于茯苓下。與桂支並。防已黃芪湯。中焦之劑。防已茯苓湯。下焦之劑也。

逢原曰。黃蓍氣薄味厚。升多降少。陰中陽也。能補諸虛。入肺而固表虛自汗。入脾而托已潰癰瘍。本經首言癰疽久敗瘡。排膿止痛。次言大風癩疾。五痔鼠瘻。皆生用者。以疏衛氣而調血脈。流行經絡。可無擬以經滯也。其治氣虛盜汗。及皮膚病。是肌表之藥。同人參則益氣。同當歸則補血。同白朮防風則運脾溼。同防已防風則祛風溼。同附子桂支則治衛虛亡陽汗不止。故黃蓍為腠理開闔之總司。性專實衛走皮膚也。昔人云。無汗不得用黃蓍。服之令人胸滿。此指表實形瘦色蒼。胸中氣盛者而言。

（未完）

本報特聘羅家衡律師爲法律顧問

幸福三日刊

中華郵政特准掛號認爲新聞紙類

幸福報

銘儀署

第三五九期

（民國二十年七月念七日）

◀每份售洋二分▶

館址上海三馬路雲南路口

定報價目

每三日出一張五個月一元全年二元寄費在內本外埠一律國外加倍郵票代現九五計值

廣告價目

每期每格（共計五方寸）五元均排於新聞之旁如嵌入新聞中長期面議

◀本期要目▶

口風流小病

世上惟有少年人最快活。年紀既輕。面目又麗。水也搯得出的肌膚。再配上幾件時髦的衣服。逛逛馬路、白相堂子。其樂無窮。然而樂極每易生悲。因此有的患遺精。有的患白濁。百藥無效。痛苦萬狀。本館代售的遺精歒。（專治遺精）白濁丸。（專治白濁）都是對症的特效藥。（按以上丸藥每盒壹元）上三馬路雲南路口幸福報館售

口毒蛇咬人之萬應救治妙方

▲消遲不救必有性命之虞

▲解救妙方祗須臭虫或黃皮果核

彭祖壽

世界上最毒之動物。莫有甚於毒蛇者。毒蛇之種類不一。要之頭形三角。項扁而鼓氣如拳者。均爲毒蛇。毒蛇之所以毒。非全在其噴氣之猛烈。實因其含毒之齒內。分泌出毒汁所致。故人一被咬著。毒即隨血液而反攻。登時知覺消失。如感電氣者。而肢體之腫脹。不啻打氣。膚肉之青黑。何異擊傷。倘稍延不施以急救。必有性命之虞。其危險不待智者而後知也。聞諸捕蛇者說。凡遇毒蛇咬人。以乾臭虫末。（預先捕臭虫乾之。研末。包好備用。）冲酒飲之。則酒隨血行。臭蟲氣味。亦隨血而反攻。任如何危險。終能於最短時間。平安無事。又如在被咬一小時以前。用黃皮果核嚼爛嚥下。亦必可以解救。靈驗萬分。特表而出之。或亦求幸福者之所樂聞也（完）

□嬰兒養育上之注意(九)

(姚伯麟)

處方第二(自一月至二月)

牛乳　七盎斯

乳糖　一盎斯半

麥湯　二十盎斯

右者各四盎斯半。分爲七瓶。每三小時給一瓶。

處方第三(自二月至四月)

牛乳　十盎斯

乳糖　一盎斯

麥湯　十九盎斯

右者各五盎斯分給六瓶。每三小時半或四小時爲一瓶。

處方第四(自四月至六月)

牛乳　十五盎斯

乳糖　一盎斯半

麥湯　十四盎斯

右各六盎斯分爲五瓶。每四小時分給一瓶。

處方第五(自六月至九月)

牛乳　二十八盎斯

乳糖　一盎斯十六分之六

麥湯　十二盎斯

右各八盎斯分爲五瓶。每四小時分給一瓶。

處方第六(自九月至十二月)

牛乳　三十二盎斯

乳糖　一·六盎斯

麥湯　四盎斯

右各九盎斯分爲四瓶。每四小時給一瓶。

據右方法而爲哺乳時。與在他之人工哺乳者同。如由第一處方而至第二。由第二處方而至第三。處方有變更時。乳之成分亦多少爲變更者。故有時保無不害胃腸之虞。遂於處方變更前後。稍加注意而爲分量之加減。非一時急來大變更。則無何等禍害者。徵諸每日之實驗而已明。故右之方法。在中流以下家庭者。不謹爲最適當者。且在經費之點。亦與用製乳者無大差。且在兒童養育上。優於製乳者數倍。故於霍爾托氏方法感不便者。用右之方法。較爲得策也。(完)

經驗良方

□治癬藥酒

土荊皮三錢。月石五錢。姜蠶八個。班毛八個。白芷一錢。蒼朮三錢。洋莊一錢。枳殼一錢。原寸三分。共爲粗末。火酒四兩。浸擦。

□牛皮癬方

茄蒂連肉寸許。頻擦患處(癬皮反厚。是其驗也。仍以茄(皮頻頻擦之。三四日後。癬皮自鬆可剝。

□鵝毛散

崇治跌打損傷。疼痛欲死。鵝毛下牛段血管。(童使浸一日。炒如膏。不可枯。一兩)白頸蚯蚓。(韭菜地上者妙。)去泥洗炙。)班毛。(去頭足。糯米炒黃。(去米不用。)蟅虫。(用羊血拌米糖飼三日。以火酒浸死炙。)螻蛄。(酒浸炙干。各一兩。)虫。(四十九)蜣螂。(酒洗炙干。)自然銅。(醋煆七次。研細。水飛。)硼砂。(各二兩。)廣三七五兩。胎骨五錢。眞射干五錢。各製好爲末。每服一分三厘。以白糖和勻。陳酒送下。覆被出汗。切勿見風。

□談談萊菔

(絜廬)

植物中之最有益者。莫若萊菔。以其地下莖柔軟多肉。富於碳水化合物(澱粉)及水分。可以供食。故在植物學上。屬食用植物。與蕪菁•甘藷•芋•馬鈴薯等。皆可供人食用者也。然萊菔在醫藥及烹飪上。獨有特殊之功能。此又吾人所不可不知耳。萊菔俗名羅蔔。一作盧菔。爲蔬類植物。蔬類食品。本有益于吾人之健康。而萊菔又具醫藥之功能。蓋秋冬之交。天氣乾燥。每易發生喉症與猩紅熱。苟能每晨以萊菔爲佐饌之物。不但可助消化。且能祛毒清血。爲預防喉症與猩紅熱之良劑。某年秋末。吾鄉喉痧盛行。傳染甚迅。有傳萊菔可以預防者。法以萊菔數枚。和米中煮之。則其汁盡入飯中。食之足以祛毒。後試者甚多。喉痧之勢果衰。按喉痧與猩紅熱等。爲法定八大傳染病之一。(法律上指定應報告官廳嚴重隔離的急性傳染病有八種)注射血清。爲當今唯一的療法。然常食萊菔。確有預防之效。則萊菔中不唯有新發明之『維他命。』Vitamine且含『抗毒素』Antitoxin矣。吾國習俗。于立秋時。家家食萊菔子。名曰『被秋。』蓋秋多疫癘。多原於身分飲食不慎之故。古人殊知萊菔可以除病。故有斯言。況萊菔者。來服也。誠以萊菔之爲物。有百益而無一害。吾人皆宜服之。觀其命名。可以知矣。且海上煤氣甚重。冬令尤甚。常食萊菔。實爲防病之無上寶物。(未完)

介紹衛生方法　幸福三日刊　指導健康途徑

急救小兒慢驚神方（佚名）

全蝎九只。殭蠶九條。麝香頂好者一分五釐。正眞硃砂三分。大梅冰片三分。以上之藥。切勿入口。右藥五味。研成極細末。用糖蜜少許。做成餅。再用鷄蛋一個。（不用油放在鑊內。）煎成荷包蛋式、乘蛋溫熱。將葯餅放在小孩肚臍眼上面。將荷包蛋放在藥餅上面。用布條扎住。隔兩小時解去。倘小孩腹內有響聲。或有大便解下。即是效驗之證。倘貼此藥餅、依時解下時。不見動靜。可再用一鷄蛋。照舊煎成荷包蛋式。將原藥餅仍照法貼扎臍上。隔二小時解下。無不立獲奇效。救活小孩已難數計、甲子正月初八時。住上海寶山路鴻興坊一百零八號俞姓之女孩、患慢驚症。諸藥無效。勢將氣絕。獲此良方。幸慶更生。又界路均益里一百二十四號張姓之兩歲小孩。亦賴此方醫好。閱者幸勿忽視。倘症過重。宜再買藥末一服。如法貼扎。仍隔二小時解下。無不起死回生、眞至寶靈方也。

治痢淺言

藹如

古人泄利並稱。所以云利者當利其小便。故可用葛根升清。是等蓋非指滯下之痢疾言也。若夏秋之瘧痢。皆因於暑熱之毒。古人云入臟爲瘧入腑爲痢。痢之爲病、不若瘧之病情複雜。乃著毒蘊結陽明。清熱消暑兼和陰而已。亦有用大黃者。惟不可利小便。蓋熱已耗陰。倘可利小便以涸其陰乎。葛根一味。不特要分前後。直須禁用。蓋葛根乃治清氣下陷。古人泄利並稱之利。不可以治滯下之痢疾。痢疾白屬氣分紅屬血分。其說近理。至於以白爲寒以紅爲熱則不然。蓋白者是脂膏紅者是血液、逢寒逢熱。均爲古人治滯下熱症方法。清熱解毒則川連爲主黃芩爲佐。導滯用檳榔木香等可也。即夾濕毒。亦必使從大腸而下。切勿利小便。至於和陰之法。古人有以川連阿膠同用者。有以川連當歸同用者。何也。腹痛若是。後重若是。其血分之熱結可知。故以血藥和之。觀繆仲淳治產後滯下。用阿膠乳香沒藥。又以砂仁運其氣。思其故。和陰之理得矣、滯下一症。直分初中末三候。至盛候總以清熱導滯。或兼和陰。視人體質行之。至其大邪已去。（未完）

傷寒病與腸窒扶斯異同之研究（續）

（劉亞農）

譬之於酒。製酒取諸水泉。寒物也。製酒釀以麵麥。又熱物也。陽臟之人。過飲之不覺其寒。第覺其熱。熱性迅發。則爲肺炎肝火吐血瘡癤。口乾心煩諸熱症作矣。陰臟之人。過飲之不覺其熱。但覺其寒。寒性凝滯。則停飲。腹脹瀉泄諸寒症作矣。故善治病者。診斷既確。施治尤宜達變。所謂有治人無治法也。

（二）中西醫療治腸炎病其相同之點有三

（甲）近代名醫診治溫病及濕溫病。不與重表。但以輕清宣發之品。透其外邪。清其內熱。挾濕則祛濕。挾積則消積。挾痰則治痰。候其傳經之期已過。邪衰正復。其病自愈。西醫療治腸炎之症。未嘗與以重藥。每俟三星期以後。任其熱邪漸退。本根據我國內經之意旨也。岐伯云。傷寒七日巨陽病衰。頭痛少愈。八日陽明病衰。身熱少愈。九日少陽病衰。耳聾微聞。十日太陰病衰。腹減如故。則思飲食。十一日少陰病衰。渴止不滿。舌乾已而嚏。十二日厥陰病衰。少腹微下。大邪皆去。病自日已。即西醫所謂快復期也。若不待其自復之期。大汗大下之。其症傳逆。余嘗慨近時病家。凡遇溫病。必張皇莫錯。日更數醫。日進數藥。藥必求重。病必速愈。因茲而誤治者不知凡幾。故將我國古訓。西醫治法。特揭而明之焉。

（乙）西法令病者安臥。不與行坐動氣。即上古寶命全形之法也。又令病者絕口腹之欲。（一）不與固形之食物。（二）令其忍飢。即內經食肉則復。多食則遺之訓也。岐伯熱病論諄諄垂囑曰。熱甚而強食之。時有所遺。遺者邪氣衰去不盡也。皆病已衰而熱有所藏。因其穀氣相薄。兩熱相合。故有所遺也。又曰。病熱少愈。食肉則復。吳又可曰。溫病下後熱退不可食。食者必復。周十二時後緩緩與食。先與清者。勿食飽。飽必復。復必重也。我國人不講衛生。祇重飲食。凡遇疾病。輒以飲食調養爲第一要務。余嘗見患傷寒病及溫病者。身熱稍退。急進穀食。尤以火腿滷味等。爲下飯要品。以致腸胃積滯未除。三焦樞機未轉。寒熱復發者。非醫之罪也。乃飲食不節之罪也。以原則論之。非身熱退至一星期以後。絕不可食麵飯及餅餌。非二星期以後。不可食魚腥及肉類也。

（丙）中醫濕溫之症。則用芳香之藥。除邪祛濕。如藿香平胃散。香薷飲。（未完）

又名社會醫藥常識報 主持者有學識經驗及人格 務求出版信用有切實保證

□黃芪之研究（續）

雙林 葉橘泉

若衞虛表衰之人感寒。雖用表藥。都不能作汗。須用黃蓍建中之屬。始得汗解，不得拘于俗見。唐許胤宗治柳太后病風不能言。脈沉而口噤。乃煮黃蓍防風湯數斛。置於床下。氣如烟霧。一夕便得汗出而語。此義惟玉屏風散得之。黃蓍性畏防風。然得防風。其功愈大。蓋相畏而相使者也。

【用量】八分至三錢。

【簡效單方】本品爲細末。摻經久潰瘍。排膿生肌。極效。

【泡製】蜜炙用。生用。

【禁忌】表實有熱。積滯痞滿者忌。惡龜甲。白鮮皮。

【外人研究】荷蘭藥鏡第十八卷。黃蓍條。載本品治癩疾及梅毒頗爲有效。其拉丁名爲「阿斯篤拉格留斯。愛基斯加卑斯」用左方治梅毒諸症。

黃蓍煎。 黃蓍（一盎斯）右加水適宜。煮濾取二磅。朝夕各服一磅。

【編者按】 古人論藥效。漫無系統。如甄權曰『腎虛耳聾。發背。內補』日華曰「助氣壯筋骨。長肉補血」。元素曰「虛勞自汗。補肺瀉火」等。可謂極不一致。日本東洞吉益氏。所以推倒一切。專以仲景諸方主證之治效。考證其主治。謂只能治肌表之水。最爲確實。惟力闢補虛之說・近賢章次公謂其未免偏枉過正。誠大有見地。惟章君以爲黃蓍之補。祗限于皮膚肌肉、而不及於內臟。鄙意倘未盡然。竊以爲黃芪究是一種略含興奮性之強壯藥。（古稱溫補）其性善走肌表。（古稱氣薄味厚升多降少陰中陽也）故能治皮膚之病。排肌肉之毒。（固表止汗。排膿生肌。逐水利尿。散腫）蓋黃蓍外治肌表。溫分肉。而內強心肺。健腰腎。心肺強則血液循環增進。肌肉組織獲得營養。而表實肉溫。膿自排。而難自化。腰腎健則濾尿工作促進。皮膚之水因以排除。黃汗退而腫亦消矣。（完）

本報特聘羅家衡律師為法律顧問

幸福三日刊

中華郵政特准掛號認為新聞紙類

幸福報

鈕儀署

第三六〇期

（民國二十七年三月十日）

每份售洋二分

館址上海三馬路雲南路口

定報價目

每三日出一張

五個月一元

全年二元

本外埠寄費一律在

內國外加倍郵票

代現九五計值

廣告價目

每期每格（共計五方寸）五

元均排於新聞之旁如議

中長期面新聞

◀本期要目▶

△本報今後改組之方針

△夏令中飲茶與飲開水孰宜

△經驗良方

△談談萊菔

△治痢淺言

△傷寒病與腸窒扶斯異同之研究

△痿躄治療法

□本報今後改組之方針

朱振聲

本報自出版以來。倏焉三載。蒙讀者熱烈之歡迎。以致銷數日增。惟仝人等每因診務羈身。無暇兼顧。以致校對與稿件。往往不能滿意。本擬滿此三年。（即三百六十期）從事結束。況同事楊君志一。又適因合同期滿。另設診所。對於編輯方面。更乏人管理。此本報不得不停版之情形也。

惟思本報已有三年之歷史。外埠定戶亦達三千餘份。在此醫報潮流衰落時代。亦不能不謂之好現象。一旦停版。不但無以對外埠數千讀者之雅愛。抑且影響中醫前途之發展。蓋本報為一純粹的對於社會民衆宣傳醫藥常識之報紙。在此海上各醫報紛紛停版之後。可謂碩果之僅存。由一齡而二齡。而三齡。彷彿嬰孩之呱呱墮地。已至牙牙學語時矣。設或停版。影響殊大。此本報大有不能停版之必要也。

在此二難之中。於是乎有改組之方針。經再三之討論。決定將今後之本報。改三日刊而為月刊。名曰幸福月刊。（另售每册大洋四角。第一期約八月一日出版）。未滿期之定戶。皆改寄月刊。全年十二册。預定者連寄費仍收二元。以示優待。此乃仝人等顧全雙方之苦衷也。尚希讀者原諒爲幸

夏令中飲茶與飲開水孰宜

（彭祖壽）

處此炎夏之時。酷暑蒸人。操作動走。殊感熱氣之侵襲。際茲長日漫漫。驕陽似火。身體之欠適快。亦自然之現象也。故當茲之時。一飲一食。固必求其澹泊。去其肥膩。始恰於夏令之攝生。茲專以飲一方面言之。飲茶與飲開水。同一飲也。何有宜否之別。殊不知其間優劣。判若鴻溝。夫茶。消肥膩之物妙品也。於飯後飲之甚宜。如鎮日之間。遇渴則飲。究腹中有若干肥膩可消。豈不將腸胃腔壁。大刮一空。腸胃之分泌作用。將失其應用之生機。而起敗味乏食之感乎。開水經沸而得。性清白。於煩悶混濁之夏令飲之。不惟可以解渴煩。亦所以保持身體輕清之氣。而養育於不蔽也。言衛生者。希注意擇飲可也。（完）

經驗良方

記石卵治盲

（隻園）

世傳空青石產生之地。十里內無盲者。然空青余未之覩。石卵則確有之。前日有攜卵求售者。韜以錦匣。裹以文綃。外質黝黑。裂一綫露黃色沙粒。云得諸湘礦。破之可治青盲。索價既鉅。余亦隨觀而隨還之。蓋礦中石卵。可以治盲，余曾親受其惠者。

辛亥以後。友人從事實業。知長興王姓山地。爲明代老礦。請於山主。醵貲開採。延胡某爲礦師。而以許君頌華總其成。礦在合溪鎮。蜿蜒曲折。始達山頂。祭神破土。各礦丁於老篠下鍬。犂鋤並舉。不數丈見沙石一畝許。上排石卵九。礦丁誤碎其三。乃取二以奉山主。餘悉攜歸杭州公司。分貽同人。其破者亦盛於盤盂內。供人賞玩。卵凡三層。外係石質。如卵殼然。中係沙質。如卵白然。內係細沙和水。清涼非凡。如卵黃然。始亦不甚愛惜。僅爲礦中紀念品而已。

談談萊菔（續）

（犁廬）

此萊菔所以可入藥用植物類也。又羅蔔中有名糖羅蔔者。亦草本。花似藜花。而根多肉。帶白色。含多量砂糖。與甘蔗爲製糖之原料云。

切萊菔爲條或片。加砂糖與醋。密儲於甕。月餘取出。味極可口。爲佐粥之佳品。羅蔔乾。鹽羅蔔。糟羅蔔等等。亦足供食用者也。按萊菔具消化功能。可以試驗而得。試以萊菔與肉類同煮。肉必易熟鬆脆肥嫩。其味尤美。斯非萊菔汁有消化類結縮組織之明證乎。吾故曰。萊菔在醫藥及烹飪上具特殊之功能也。萊菔之功用。古人論之亦詳。東坡雜記。裕陵傳王荊公偏頭痛方。云是禁中祕方。用生蘿蔔一蜆殼。注鼻中。左痛注右。右痛注左。或二鼻皆注亦可。雖數十年之宿疾。皆一注而愈。荊公與僕言之。已愈數人矣。愚按患流行性感冒者。宜服蘿蔔絲湯。加葱薑等（又熱時服後。）即擁被寢瀋然汗出。病即痊矣。（又患感冒時。以熱水洗足痛。亦能痊病。洵可奇也。）若王荊公所謂能已偏頭懸之檐下。至十餘年。每屆夏秋。有患痢疾者。煑水服之。即止。愈久者愈佳。此殆取萊菔能助消化之性。吾鄉亦傳斯法。然重症亦痢。多不見效。蓋赤痢病菌。不僅在積食。實爲動物性的假足蟲。與植物性的細菌。釀成一種腸炎病。重者病毒不僅在直腸。生命甚爲危殆。非延醫治療不可。（完）

傷寒病與腸窒扶斯異同之研究（續）

（劉亞農）

冲和湯。敗毒散。桂枝麻黃湯等。皆寓除纖殺蟲於表散之中。治溫熱之病。則以白虎湯。承氣湯。牛黃清心丸。至實丹。葛根芩蓮湯。清營湯等。或以苦溫安蚘。或以辛香醒脾。或以苦寒滌腸。皆寓驅邪殺蟲。於淸熱涼血之中。夫疾病之生。由於營衞不和。血脉不通。物腐則蟲生。機滯則血聚。通其隊道。暢其氣脉。菌類自不能生存而爲患。古聖特未揭而明之。

（二）中西醫療治腸炎病其不同之點有二

（甲）中醫治傷寒病。分汗吐下三法。區別稍徼。內經云。外症未表不可下。又曰未發汗而卜之。此爲逆也。又曰病喘胸滿不可下。又曰濕家下之則臟。又曰寒濕在裡勿下。又曰少陰病心中溫溫欲吐不吐。手足寒。豚逆弦者。此胸中實不可下也。又厥陰爲病。四肢厥冷者。不可下也。虛家亦然。故凡邪熱鬱於上焦著。見胸腸飽滿溢氣頭痛鼻寒流淚等症。均不宜逵下。邪傳厥陰。爲傳經盡。將入腑之時。四肢厥冷亦不可下。西法治病。不分六經。不審三焦。無論寒熱虛實。急急泄下。而不知中西人體質之不相若。何雷倍蓰哉。西人向食牛肉。多運動。牛爲筋力最强壯之動物。常食之。則脾胃强而氣力旺。鮮寒濕虛寒之症候。我國人向食猪肉。猪爲水畜。富於脂肪膂。含卑濕之性。多食之。令人多瘀阻氣滯之病。故西人患溫病。極易腸中發炎。我國人患溫病著病。大半太陰濕阻。書云。無濕不冒著。無濕不成瘧。乃冒暑挾濕者多。瘧疾挾痰者多也。西人患病。攻下雖早。却能引熱下行。無陷邪之斃。我國人患病。攻下太早。便見留邪中焦。每有神昏胸痺之症。故治腸炎之症。中醫較爲神速。乃分三焦。而次第宜發還滌清解之。西醫祇守通使忍饑之法。不知其病之誘因所在。非連帶治撥不可。且亦解啓膈舒氣寬胸開痺之藥耳。傷寒例曰。擬欲攻之。當先解表。乃可下之。先解表而下。則無傳邪之患也。

（乙）中醫治病重氣化。西法治病重實質。夫大腸炎小腸炎之症。從解剖而見之。抑知大小腸炎發熱之原因乎。夫肺與大腸相表裡也。小腸與腸胱。皆屬太陽纖。太陽傷寒。頭痛發熱。小腸即受其影嚮。故多小便短赤。腸痛諸症。邪傳陽明。則咳嗽喘急。胸滿煩燥。肺移熱於大腸。則腹痛便閉。即大腸炎之症候。中胃用升表宜揚之法。上焦熱解。而後清其下焦。如治盜然。元凶就擒。餘誹斂跡奐。故西法用冰帽冰袋等以降熱度。不如中藥石膏湯瀉肝湯涼膈散等之神妙也。用甯睡之品以安腦。不如中藥羚犀苓連梔柏生熱地等撲其燎原之火。如反掌也。見症治症。何若探本究源。補毋瀉子。聲東擊西。用藥如用兵焉。中醫之所長。西醫之所短也。所以西醫療治腸炎之症。常以清滌腸胃之法。不與飲食之法。使病者形如骨立。腸皆枯稿。所謂細菌自滅。熱自退者非也。乃其病之快復斯巳至也。（完）

余於癸丑夏間。左目忽患青盲。而百樂不效。落瓜黃氏。眼科之最著也。余曾往就診。前黃氏謂瞳神漸大。無可療治。諸宜達觀。並將及右。若能得空青當可及。然世無眞者。余亦日覺目光放大。而中有雲醫。忽友人陳君農甫來。述許君有此石卵。當可一試。余因請其乞醯。許君慨然以半卵贈。雖水已乾涸。而細沙一掬。調以清泉。筆點眼珠。寒刺腦際。俄而漸暖。淚涔涔下。望之字皆縮小矣。如是岑晝夜。盲疾全失。細沙刮罄。僅存石殼。後由南湖居士持去。謂尙可爲芝瑛夫人治目疾云。余盲既愈。聞者大稱神異。而同病者不惜厚幣以求一治。然一卵爲屈某所得。一卵爲李某所得。均極獲效。余亦十餘年來。未曾復發。今見此卵。殊懷舊雨。長興之礦。台併久矣。不識頌華震甫。至今尙在杭州否也。（完）

治痢淺言（續）

譪如

勢成脫症。以古人有以參扶元者。至休息痢不宜純用濇樂。但。延胡烏樂等一二味加入治痢樂中。氣運痢自止矣。濕熱痢狀兜濇太早。熱毒竄人經絡。有成風症者。惟既成風症之後。切忌濇樂。當以通絡養陰爲治。初痢身熱脈狩者。是挾表邪。外解其表。久痢身熱脈虛者。正氣巳盧。宜顧其正。張石頑言濕熱痢有血溫發熱一症。此與陰虛發熱。似同而巽。蓋血溫發熱實症也。陰虛發熱虛症也。如遇血溫發熱之症。和陰樂中。當酌亦宜愼用。後重一症。方書均謂爲氣滯。導滯是其正治。然詳究病情。其熱已結於二陰合纂之間。其附迅之大筋。緊急不舒。故有此象。素間骨空論。合纂間云云。王氏註爲在前陰後陰之間。經文又云。其生病不得前後云云。即此意也。吾急可於治痢樂中。加川山甲角刺以開其熱結。許白沙治特方有穿山甲皂角。李時珍本草綱目亦謂山甲司治下痢裏急。又李氏治柳喬案謂熱結在二陰之間。故前阻小使後阻大使。以穿山甲治愈。足爲其證。以上述爲濕熱痢。至若盧寒之痢。或痢久而寒涼過劑。則又宜溫宜補宜升。此則張介賓張石頑二家論之最詳。（完）

出版務求信用切實有保證　又名社會醫藥常識報　主持者有學識經驗及人格

痿躄治療法

（李健頤）

【定義】足輭而不能也。又名皮毛痿。

【原因】富貴剝落。神志挫折。精氣內傷。筋肉枯屈。肺葉熱焦。皮膚縐摺。素問痿論曰。「肺葉熱焦。則皮毛虛弱急薄著則痿躄。」

【病理】汗註云。「貴者脫勢。雖不中邪。精神內傷。身必敗亡。」精神為人身之至寶。精神傷耗。真血乃虛。血能生精。精敗則筋肉之膠質日枯。韌帶之彈力日疲。肺主皮毛。肺焦則皮毛虛弱。汗竅乾澀。而筋肉皮膚。即為縐摺而痿。夫筋肉皮膚為運動神經所司。筋肉皮膚若為枯焦。則運動之能全失。故足輭而不能行也。素問疎五過論曰。「皮焦筋屈。痿躄為攣。」靈樞經脈篇曰。「虛則痿躄。坐不能起。」虛為真血之虛。躄即足輭之症。

【症象】皮急筋攣。肉枯骨痺。足輭不能行。胕屈不能步。如傀儡之狀者。尺脈微弱。或弦滑、苔白口渴。

【診斷】為慢性之痿病、治療最難。

【療法】此症治療須取少陽經之絡。足少陽之絡。別走厥陰。即光明穴。在足外踝。上五寸。別走厥陰下絡足跗。用補針法。針六分。留七呼。灸五壯。可愈。或多服加味健步虎潛丸。又須使志意和愉。內守精神。則筋肉強健。而痿即可緩緩而愈矣。如皮膚乾澀而痿者。宜養陰清肺湯。或用黃耆二冬石斛百合山藥犀角通草桔梗枯芩梔子仁杏仁秦艽之屬。（完）